U0338961

现代呼吸科疾病诊断与治疗

主编 李 正 刘 腾 朱 聪 赵金花

赵荣华 邓小彬 张永娟

黑龙江科学技术出版社
HEILONGJIANG SCIENCE AND TECHNOLOGY PRESS

图书在版编目（CIP）数据

现代呼吸科疾病诊断与治疗 / 李正等主编. -- 哈尔滨：黑龙江科学技术出版社，2023.2

ISBN 978-7-5719-1768-5

Ⅰ．①现… Ⅱ．①李… Ⅲ．①呼吸系统疾病－诊疗 Ⅳ．①R56

中国国家版本馆CIP数据核字（2023）第025635号

现代呼吸科疾病诊断与治疗
XIANDAI HUXIKE JIBING ZHENDUAN YU ZHILIAO

主　　编	李　正　刘　腾　朱　聪　赵金花　赵荣华　邓小彬　张永娟
责任编辑	包金丹
封面设计	宗　宁
出　　版	黑龙江科学技术出版社
	地址：哈尔滨市南岗区公安街70-2号　邮编：150007
	电话：（0451）53642106　传真：（0451）53642143
	网址：www.lkcbs.cn
发　　行	全国新华书店
印　　刷	黑龙江龙江传媒有限责任公司
开　　本	787 mm×1092 mm　1/16
印　　张	30
字　　数	758千字
版　　次	2023年2月第1版
印　　次	2023年2月第1次印刷
书　　号	ISBN 978-7-5719-1768-5
定　　价	198.00元

编 委 会

前言
Foreword

　　近年来,由于大气污染、吸烟及人口老龄化等因素,呼吸系统疾病的发病率有明显上升的趋势,严重影响着人们的身体健康。不同的呼吸系统疾病常有许多相似的临床症状、体征、影像学改变及其他辅助检查结果,全身性疾病也可累及呼吸系统而呈现与呼吸系统原发疾病相似的表现,这些原因导致临床上医师容易对呼吸系统疾病出现误诊情况。因此,掌握不同疾病的鉴别诊断要点,在临床诊治过程中认真进行问诊和体检,合理安排辅助检查,并进行细致而全面的分析,对及时作出正确的诊断非常有益。此外,不断更新的新诊疗技术、新临床治疗方案使临床原有的一些治疗难题得到了部分解决,及时总结经验也变得十分重要。由此,我们特组织相关专家编写了《现代呼吸科疾病诊断与治疗》一书。

　　本书首先对呼吸系统的生理学特点、呼吸系统疾病常见症状等做了简单概述;然后对呼吸系统疾病的诊断与治疗展开论述,依次讲述了各类疾病的流行病学、病因与发病机制、临床表现、实验室检查与诊疗原则;最后讲述了呼吸系统危重症。本书内容新颖,通俗易懂,涵盖全面,又不乏专业性、学术性、规范性、先进性与实用性。希望通过此书,呼吸专业的临床医师能很快建立本专业的基本知识框架,了解常见呼吸系统疾病的基础知识与诊断措施,掌握指南推荐方案,熟悉常用治疗方案,不断培养与建立临床思维,提高专业技术水平。

　　由于呼吸系统疾病涉及的专业面广,尽管编者们竭尽全力,但由于水平有限,肯定还存在着诸多不足。不当之处,恳请关心此书的前辈、专家、学者与同行赐教,对此将不胜感激。

《现代呼吸科疾病诊断与治疗》编委会

2022 年 9 月

目 录
Contents

第一章

呼吸系统的生理学特点

第一节 呼吸运动与呼吸动力

呼吸运动是人体借助呼吸肌的收缩和松弛、肋骨的活动、膈肌的升降、肺组织的弹性、胸廓的重力作用使胸廓和肺的容积发生变化,完成通气任务。正常人的呼吸运动可以是不随意的,如静息状态下的呼吸;也可以是随意的,如歌唱时的呼吸。所谓呼吸动力是从物理力学观点说明呼吸运动的过程。

一、呼吸压力

人体肺脏犹如一个有弹性的囊袋,密封于胸廓腔内,两者间的空隙叫胸膜腔。呼吸肌的收缩和松弛能改变胸廓容量,产生胸廓内、肺泡内和呼吸道内压力的变化,成为呼吸运动的动力(图1-1)。

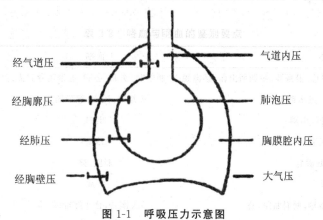

经气道压 ——— 气道内压

经胸廓压 ——— 肺泡压

经肺压 ——— 胸膜腔内压

经胸壁压 ——— 大气压

图 1-1 呼吸压力示意图

(一)胸膜腔内压

胸膜腔内压是胸廓向外扩张,肺组织弹性向内回缩,两者作用于胸膜腔所产生的负压,也是促使静脉血回流入胸腔的动力。在平静呼吸周期中,胸膜腔内压始终呈负相变化,范围在 $-1.49 \sim -0.47$ kPa($-15 \sim -5$ cmH$_2$O)。在平静呼气末、吸气前,当呼吸停顿的一瞬间,这两个相反方向的力量处于平衡位置。因此从动力学观点,此时的肺容量即功能残气量,它反映胸廓与肺组织的弹性情况。肺弹性减退时(如肺气肿)功能残气量就增加。肺水肿、肺间质纤维化、间质性肺炎时,肺弹性回缩力增加,故功能残气量减少。

(二)肺泡压(或称肺内压)

胸膜腔内压与肺脏向内收缩压的差数产生肺泡压。平静呼吸时,肺内压波动范围在$-0.49\sim+0.49$ kPa($-5\sim+5$ cmH$_2$O)之间。吸气时,胸膜腔内的负压增加,而弹性收缩保持稳定,故肺泡内负压相应增加,产生口腔-肺泡压力差,使空气从口鼻流向肺泡。呼气时,吸气肌松弛,胸廓回缩复位,胸腔内负压减少;当低于肺弹性收缩力时,肺泡内压力转为正压(大于大气压),于是肺泡气排出体外。肺泡压力也作用于肺泡周围的毛细血管,正压挤压,负压扩张,使循环血流阻力也随之有所变化。

(三)气道内压

大气压与肺泡内压的压力差,称为气道内压。吸气时,肺泡内压为负值,气道内压从口鼻腔向肺泡递减;至吸气末,肺泡内压与大气压平衡时,气道内压等于大气压。呼气时,肺泡压转为正压,气道内压从肺泡向口鼻腔的大气压递减;当平静呼吸终了时,肺泡压、气道内压与大气压达到平衡。

(四)经气道压

经气道压是使呼吸道扩张或压缩的压力,取决于气道内压和胸膜腔内压的压差,也就是指气道壁内外的压力差。临床上采取措施,增加呼气阻力,提高气道内压,减少小气道内外压力差,以防止小气道闭陷,保持呼气通畅。

(五)经胸廓压

经胸廓压是扩张和压缩胸壁和肺脏的总压力,相当于肺泡压与胸廓外大气压的差数。当肺泡压大于大气压时,胸廓扩大;反之,则缩小。机械通气时,经胸廓压是间歇正压或负压通气的动力。

(六)经肺压

经肺压是肺脏扩张或收缩的压力,相当于肺泡内压与胸膜腔内压的差数。吸气时,胸腔内的负压增加,当超过肺泡内压时,肺脏扩张;呼气时,胸膜腔内压的负压减少,肺脏收缩。在正常呼吸周期中由于经肺压在肺脏的各部分变化不一致,导致吸气后的气体在肺脏分布不匀。

(七)经胸壁压

经胸壁压是扩张或压缩胸壁的压力,它相当于胸膜腔内压与胸壁外大气压的差数。铁肺呼吸器就是利用经胸壁压的变化作为机械呼吸的动力。

二、呼吸运动的阻力

呼吸压力的变化说明呼吸运动存在阻力。组成的阻力就是呼吸器官的弹性阻力和呼吸道气流摩擦为主的非弹性阻力。

(一)呼吸器官的压力和容量

图 1-2 是正常人从呼吸流量计吸入或呼出空气,而后让胸廓松弛,描记其气道压力,而得到的压力和容量曲线。图中显示在功能残气位时,肺脏和胸廓的松弛压力(图中的 A 和 B)相当于大气压(等于零),也就是说在功能残气位时肺脏的弹性回缩力平衡了胸廓向外的扩张力。超越功能残气位时,压力是正的;低于功能残气位时,压力低于大气压。由此可知,肺脏的弹性回缩力的方向总是向内,始终是吸气的阻力,但有助于呼气。胸廓的弹性则是双向,小于 76% 时帮助吸

气,>76%时,有利于呼气。在生理条件下,肺脏被包围于胸廓中,并紧贴在胸廓内,胸肺的弹性回缩力相互牵制,产生胸内负压。静息呼气末,吸气肌完全松弛,两个反方向力量处于平衡,这时的肺容量称为功能残气量。当肺组织回缩力减退时,功能残气量增加;反之,则减少。吸气肌用最大收缩力扩张胸廓,抵消肺脏回缩力后的肺容量称为肺总量。呼气肌最大收缩,压缩胸廓,加上肺脏本身弹性回缩力的肺容量为残气容积。所以,肺总量、功能残气量和残气容积都是呼吸肌、胸廓、肺脏弹性力量三者综合作用后的肺容量。肺活量则是肺总量与残气容积的差值,也是反映呼吸动力的指标之一。

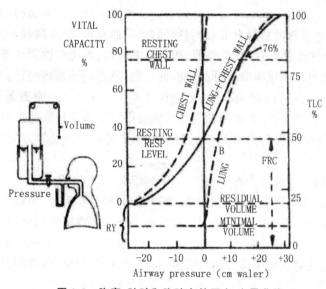

图 1-2　胸廓、肺脏和胸肺合并压力-容量曲线

当肺弹性回缩力减退时,功能残气量增加;当静息呼气基线上移时,肺容量越接近肺总量的76%,吸入的潮气量越容易超过肺总量76%,而超过后增加时的肺容量、胸肺回缩力都成为呼气肌必须克服的阻力,因此通气潜力就相应减少了。

(二)顺应性与弹性回缩力

顺应性也称应变性,是一个物理学的概念,是弹性物体的共同属性,是单位压力改变时所引起的容积改变。呼吸系统顺应性(C)的测定,通常包括肺顺应性(C_L)、胸壁顺应性(C_{cw})和总顺应性(C_{RS})的测定。

胸廓和肺脏的弹性,若用顺应性来表示,即是单位压力作用下的胸廓或肺脏容量的改变。

$$组织顺应性(C_L) = \frac{肺容积改变(\Delta V)}{经肺压}$$

$$胸壁顺行性(C_{cw}) = \frac{肺容积改变(\Delta V)}{经胸壁压}$$

$$呼吸器官总顺应性(C_{RS}) = \frac{肺容积改变(\Delta V)}{经肺压+经胸壁压}$$

$$\therefore \frac{1}{C_{RS}} = \frac{1}{C_L} + \frac{1}{C_{cw}}$$

从上式可知呼吸器官的总顺应性一定小于胸壁或肺组织的顺应性。正常人胸壁和肺组织的

3

顺应性很接近,约为 0.02 L/kPa,呼吸器官的总顺应性约为 0.01 L/kPa。在病理情况下,如肺间质纤维化、肺水肿、肺淤血时,肺组织较为坚实,弹性阻力大,顺应性小,此时施用机械通气时必须用较大压力才能使肺容量扩张。

肺顺应性可分为静态顺应性(C_{st})和动态顺应性(C_{dyn})两种。前者是指在呼吸周期中,气流暂时阻断时测得的肺顺应性,它相应于肺组织的弹力,动态顺应性是指在呼吸周期中,气流未阻断时所测得的肺顺应性,它受气道阻力的影响。

(三)非弹性阻力

呼吸时产生的压力是用以克服呼吸器官的弹性和非弹性阻力。非弹性阻力包括气流通过呼吸道时的阻力和肺呼吸器官变形时所受到的黏性阻力。非弹性阻力只存在呼吸运动时并与呼吸运动的速度有关,与容积大小变化无关。在正常呼吸频率时,非弹性阻力所消耗的能量约占总能量的 30%,其中气流阻力占非弹性阻力的 80%～90%。气道阻力是以单位流速所需呼吸道两端压力差表示。呼吸道两端分别为口鼻和肺泡,故呼吸空气时两端压力差为大气压与肺泡压差,以公式表示:

$$气道阻力 = \frac{大气压 - 肺泡压(cmH_2O)}{气流速度(L/s)}$$

健康人平静呼吸时呼吸道阻力在 0.098～0.294 kPa(1～3 cmH₂O)·s/L。呼气阻力稍大于吸气时阻力,分别为 0.124 kPa 与 0.120 kPa(1.27 cmH₂O 与 1.23 cmH₂O)·s/L。影响气道阻力的因素很多,主要是呼吸道内径。气道阻力增加可见于支气管哮喘发作时,它可被支气管扩张药所缓解;阻塞性肺气肿时,气道阻力也增加,但它不受支气管扩张药的影响。

在机械通气时,应注意气道阻力。阻力高者,应适当延长吸气时间,减低流速。

气道阻力测定不受主观意志的影响,因此可用通气功能检查(如用力呼气流速和最大通气量)减低,来了解是否由于气道阻力增加或其他原因引起。

三、呼吸功

呼吸功是指空气进出呼吸道时,用以克服肺、胸壁和腹腔内脏器官的阻力而消耗的能量。换言之,呼吸肌的活动是用来克服弹性和非弹性阻力来完成呼吸运动。在平静呼吸时,呼吸肌所做的功基本用于吸气上。呼吸功增加说明呼吸器官存在病理上的缺陷,客观上表现为呼吸困难或呼吸费力。

在正常情况下,平静呼吸的功约为 0.6 kg/(m·min),最大呼吸功可达 10 kg/(m·min)。正常人体总的耗氧量为 200～300 mL/min,呼吸器官的耗氧量为 0.3～1.8 mL/L,占总耗氧量的 5% 以下。当静息每分钟通气量从正常 5 L/min 增加到 7 L/min 时,呼吸器官的耗氧量占总耗氧量的 30%。因此,当肺弹性阻力增加(如肺纤维化)时,呼吸变为快而浅,用以克服弹性阻力增加而消耗的功;反之,当呼吸道阻力增加时(如支气管哮喘),呼吸变为深而慢,用以减少因阻力增加而消耗的功。施行机械呼吸时,当患者的呼吸肌完全松弛时,呼吸器使用的潮气量和吸气压力的乘积就是自发呼吸所做的功。

(李 正)

第二节　呼 吸 调 节

呼吸的调节机制比较复杂,它通过中枢神经系统、神经性反射和体液化学变化等三个途径对呼吸进行调节。

一、呼吸的中枢性调节

呼吸中枢的神经细胞群分布在大脑皮质、间脑、脑桥、延髓和脊髓等部位。这些部位的神经细胞相互协调和抑制,通过对各种传入冲动的分析,以实现对呼吸运动节律的统一调节。

(一)随意呼吸的调节

主要从大脑皮质发挥作用。

(二)自主呼吸的调节

(1)延髓呼吸中枢:它从许多感受器直接或间接接收信息,并与脑桥和大脑皮质取得联系。此中枢对呼吸的节律性产生和维持有关。

(2)脑桥的呼吸调整中枢:它有使吸气转变为呼气,防止吸气过长或过深完善呼吸节律的作用。

(3)脑桥的长吸中枢:它有使呼气转向吸气的作用。

二、呼吸的反射性调节

(一)肺牵张反射

肺牵张感受器位于呼吸道的平滑肌中。吸气时,肺扩张刺激感受器,兴奋由迷走神经传入到呼吸中枢,抑制吸气中枢;呼气时,反射消失,发生吸气。此反射为一种反馈节制机制。

(二)呼吸肌本体感受性反射

肌梭就是肌肉本体的感受器。当肌肉被动地拉长或主动收缩时,肌梭感受刺激而兴奋,冲动传入脊髓前角 α 神经元,使之兴奋,引起肌梭肌纤维收缩。呼吸道阻力增加时,呼吸运动立即加强。

三、呼吸的化学性调节

肺脏的正常通气和换气使 PaO_2、$PaCO_2$ 和 pH 维持相对的稳定,而 PaO_2、$PaCO_2$ 和 pH 的变化又可影响肺的通气量,此即呼吸的化学性调节。肺的化学感受器可分两大类。

(一)中枢性化学感受器

位于延髓的腹外侧表面。它对[H^+]比对 CO_2 更为敏感,然而,[H^+]不易通过血-脑屏障而 CO_2 容易通过。$PaCO_2$ 上升时,CO_2 从脑血管进入到脑脊髓液,与 H_2O 结合成为 H_2CO_3,释出[H^+],刺激中枢化学感受器。因此对中枢化学感受器起主导作用的是[H^+],氧气对中枢化学感受器无刺激作用。

(二)周围化学感受器

位于主动脉体或颈动脉体。它对血液中的 O_2、CO_2 和[H^+]的变化敏感。对氧的敏感性决

5

定于 PaO_2,换言之,缺氧或低氧血症对颈动脉体有刺激作用,而高 PaO_2 对通气反而有抑制作用。因此,慢性呼吸衰竭患者,由于长期的高碳酸血症和 $[H^+]$ 升高使中枢化学感受器反应减弱,此时对呼吸起驱动作用的是缺氧或低氧血症对周围化学感受器的刺激。若在氧疗初期就给患者吸入高浓度氧气,会削弱周围化学感受器的驱动作用,使患者的呼吸变慢,引起 CO_2 进一步潴留,甚至导致"CO_2 麻醉状态"。

（李　正）

第三节　肺内气体的组成、运输与交换

一、肺内气体组成和气体压力梯度

呼吸空气条件下,血液中的主要气体是氧(O_2)、氮(N_2)和二氧化碳(CO_2),除此以外还有微量的氩(Ar)、一氧化碳(CO)和某些稀有气体。

海平面干燥空气含氧 20.9%,故其氧分压(PO_2)为 101.3 kPa(760 mmHg)$\times$20.9%=21.2 kPa(159 mmHg)。空气吸入到人体后,经过呼吸道、肺泡、肺泡毛细血管网、肺静脉、左心、体动脉、体循环毛细血管网、组织,最后进入到细胞的线粒体时,PO_2 只剩下 0.5～3.0 kPa(3.8～23.5 mmHg)。从空气到线粒体,PO_2 逐步降低所经过的步骤,称为氧降阶梯。氧降阶梯中任何一个环节发生病变或缺陷都可引起缺氧或低氧血症。海平面干燥空气中含二氧化碳(CO_2)约0.04%,故二氧化碳分压(PCO_2)为 101.3 kPa(760 mmHg)$\times$0.04%=0.04 kPa,而体循环动脉血的 $PaCO_2$ 却为 5.3 kPa(40 mmHg)。此是由于机体通过正常的新陈代谢,从肺脏排出的 CO_2 高达 13 000 mEq 所致;由于某种疾病引起通气过度设法维持患者血液内的氧气压力和二氧化碳压力在正常范围内运行。图 1-3 为人体的正常氧气压力梯度和二氧化碳压力梯度的示意图。

从图 1-4 氧降阶梯上可以了解氧气吸入疗法只对Ⅰ段、A 段、部分 a 段和 a 到 c 段的缺氧或低氧血症有效,它不能改善所有原因引起的缺氧:如静脉血分流量增加(即静脉血掺杂)引起的缺氧,氧疗就无能为力;通气/血流比值失衡时氧疗有时反而有害。由于氧疗不等于通气,因此医师在进行氧疗时,一定要先找到原因。再者,氧运输到组织主要依靠正常浓度的血红蛋白携带,若红细胞所含的正常血红蛋白(Hb)减少(如缺铁性贫血),而不全血红蛋白、碳酸血红蛋白、正铁血红蛋白或硫血红蛋白含量增多时,所出现的低氧血症,氧疗也起不到作用。

二、氧的运输和氧合血红蛋白结合（解离）曲线

(一)氧的运输

血液离开肺毛细血管网后必须把 O_2 运输到全身组织。O_2 在血液中的运输主要依靠红细胞内的血红蛋白(Hb),极少部分依靠物理溶解,通过弥散进入到红细胞内。

Hb 由血红素、铁和珠蛋白结合而成,它与 O_2 的结合具有变构的特点,就是说的 4 个血红素集团不是同时而是相继地与 O_2 结合。若在第一个肽键的血红素集团与 O_2 结合后就引起肽键间盐键的断裂和分子结构的改变,促使其余肽键的血红素集团与 O_2 的亲和力增加,结合速度也

明显增快,从而形成了有特征性的 S 形的血红蛋白曲线。图 1-5 中的曲线就是按图中的说明绘制而成,我们习惯上称它为"氧合血红蛋白结合(解离)曲线"(简称"曲线")。

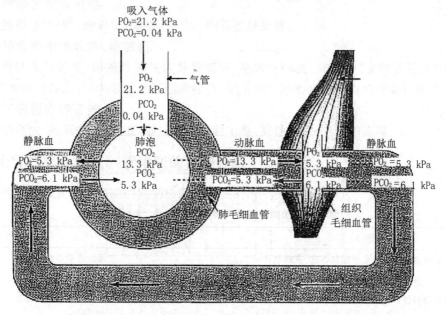

图 1-3　静息时空气、肺泡、动脉、静脉、毛细血管内 PO_2 和 PCO_2 的梯度变化

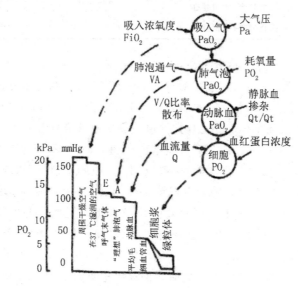

图 1-4　氧降阶梯

曲线代表大气到线粒体 PO_2 的正常下降幅度,右上提示影响 PO_2 变化的因素

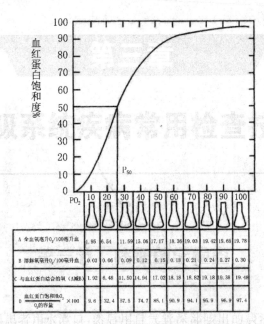

	10	20	30	40	50	60	70	80	90	100
A 全血氧毫升O₂/100毫升血	1.95	6.54	11.59	15.06	17.17	18.36	19.03	19.42	19.65	19.78
B 溶解氧毫升O₂/100毫升血	0.03	0.06	0.09	0.12	0.15	0.18	0.21	0.24	0.27	0.30
C 与血红蛋白结合的氧(A减B)	1.92	6.48	11.50	14.94	17.02	18.18	18.82	19.18	19.38	19.48
D $\frac{血红蛋白饱和O_2}{O_2的容量}\times 100$	9.6	32.4	57.5	74.7	85.1	90.9	94.1	95.9	96.9	97.4

图 1-5 氧合血红蛋白结合(解离)曲线

"标准的"HbO₂ 和解离(结合)曲线对于具有 HbA 的正常人,血液pH＝
7.4,体温＝37 ℃;P₅₀＝在 37 ℃,pH＝7.4 的条件下,Hb 与 O₂ 结合的
50%饱和度所需的血液 PO₂

从"曲线"可以看到,当动脉血氧分压(PaO_2)为 13.3 kPa(100 mmHg)时,血氧饱和度(SaO_2)为 97.4%,当 PaO_2 从 13.3 kPa(100 mmHg)下降至 10.7 kPa(80 mmHg)时,SaO_2 为95.9%,只减少 1.5%;当 PaO_2 下降至 9.3 kPa(70 mmHg)时,SaO_2 为 94.1%,后者与前者相比,降低的幅度也是不多。此意味着,呼吸疾病患者,当他的 PaO_2 为 9.3 kPa(70 mmHg)时,SaO_2 仍可达到 94.1%,可以满足生理上的基本需求。当 PaO_2 从 8.0 kPa(60 mmHg)下降时,曲线陡直向下。当 PaO_2 约为 5.3 kPa(40 mmHg)时(也就是指血液流到静脉时),Hb 仅能结合74.4%;当 PaO_2 降到 4.0 kPa(30 mmHg)时 Hb 只能结合 32.4%,65%都释放到组织细胞里去,保证组织从血液中摄取大量 O₂。从此 S 形的曲线不难看出,曲线的平坦部分表明即使患者患了广泛的肺疾病,Hb 还能从肺部结合 94.1%的氧以保证生命的需要;从曲线的陡直部分也可理解,当血液流到组织时,组织细胞仍可从血液中摄取大量 O₂。由此可见曲线的生理特点是既适应它在肺脏摄取和结合充分的 O₂,又适宜到组织里释放大量 O₂。试将此曲线的形成和理论运用到控制性氧疗上:当患者的 $PaO_2 > 8.0$ kPa(60 mmHg)时,$SaO_2 > 90\%$,无须给氧。假定患者的 PaO_2 为4.0 kPa(30 mmHg)时,SaO_2 为 57%,此时我们只要把吸入的氧浓度从空气中的 21%提高到25%(也就是每分钟吸入纯氧 1 L),患者的 PaO_2 就可从 4.0 kPa(30 mmHg)上升到 6.0 kPa(45 mmHg),提高 2.0 kPa(15 mmHg),此时患者的 SaO_2 则从 57%上升到 80%,提高 23%,可以满足生理上最低需求。此即控制性氧疗的生理学基础。

物理溶解的 O₂,虽然溶解的量很少,每 100 mL 血液只溶解 0.29 mL,仅占动脉血氧含量的1.5%,但是它有两大特点:①物理溶解的 O₂ 决定 PaO_2。②随着 PaO_2 的上升,物理溶解量直线上升(0.003 L/100 mL/PaO_2/37 ℃)。由于它不需要解离,可以直接从分压高的动脉血输送到组织细胞,成为供氧的来源。如果在吸入气体中增加 2~3 个大气压 O₂,那么依靠溶解的 O₂ 就可以最低限度地满足组织的需要。CO 中毒时,由于 CO 与 Hb 结合的能力比氧强 $200\sim300$ 倍,结合速度也快得多。因此我们不能依靠吸氧来抢救危重 CO 中毒患者,只能把患者送到高压氧舱去。以往用换血和吸氧的办法现已摒弃。

(二)氧合血红蛋白结合(解离)曲线

P_{50} 是指 $pH=7.40$,$PCO_2=5.3$ kPa(40 mmHg),温度$=37$ ℃条件下,保持 SaO_2 为 50% 时所需要的 PaO_2(图 1-6)。

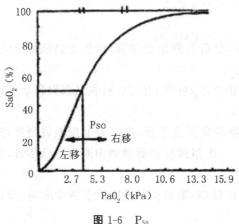

图 1-6 P_{50}

由于 P_{50} 位于"曲线"陡直的中间位置,它的变化可以粗略地反映"曲线"的左移或右移。P_{50} >3.5 kPa 表示"曲线"右移,也就是说要保持 SaO_2 为 50% 需要 >3.5 kPa(26.6 mmHg)的 PaO_2,它提示:①Hb 与 O_2 结合的亲和力降低,氧合 Hb 释放的 O_2 增多。②此时患者的 SaO_2 虽然偏低,然而组织可以没有明显的缺 O_2。当[H^+]增多、酸中毒、PCO_2 升高、高热、2,3-DPG(2,3-二磷酸甘油酸)增加时,可出现 P_{50} 增高和"曲线"右移。$P_{50}<3.5$ kPa(26.6 mmHg)表示曲线左移,意味着要保持 SaO_2 为 50%,不需要 3.5 kPa(26.6 mmHg),它说明 Hb 和 O_2 的亲和力增加,有利于 O_2 在肺内与 Hb 结合,但不利于 O_2 在组织里释放,所以曲线左移将加重组织的缺氧,当[H^+]减少、碱中毒、2,3-DPG 减少、体温降低时都可引起曲线左移(图 1-7)。

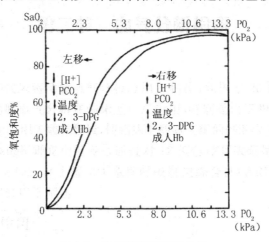

图 1-7 血红蛋白氧解离曲线

P_{50} 增加和降低在生理上有重要意义,因为动脉血的 pH 偏碱,有利于 Hb 与 O_2 的结合;血液流到末梢时,pH 偏酸,有利于 O_2 的释放。

测定 P_{50} 对了解患者血液的氧合血红蛋白结合(解离)曲线所处的位置有帮助。

2,3-二磷酸甘油酸(2,3-DPG)是葡萄糖酵解的产物,在红细胞内浓度很高,在其他细胞内仅微量存在,它是影响 Hb 与 O_2 亲和力的主要因素。其机制有二:①2,3-DPG 能与 Hb 结合,使 Hb 的分子结构趋向稳定,不易再与 O_2 结合,因此,游离的 2,3-DPG 越多,"曲线"左移越明显。②2,3-DPG 本身是一种有机酸,增加时,可降低红细胞内 pH,通过 Bohr 效应使"曲线"右移,当 2,3-DPG 浓度增高时,第二个机制起作用。

三、二氧化碳的生成、运输和排出

人体 CO_2 产生的部位在细胞内的线粒体,因此 PCO_2 在线粒体内最高。它通过胞质、间质、毛细血管、静脉、右心进入肺泡,然后呼出。低代谢水平高灌流量的组织,如皮肤,PCO_2 低;代谢旺盛的组织,如心肌,PCO_2 高。右心混合静脉血的 PCO_2 可代表全身组织的 PCO_2 平均水平,约为 6.1 kPa(46 mmHg)。

正常人静息时每分钟消耗 O_2 为 250 mL,产生 CO_2 200 mL;所以每分钟排血量为 5 L 的正常人必须带走 900 mL CO_2,即每升血液中含 CO_2 400 mL。既然 $CO_2+H_2O \rightleftharpoons H_2CO_3 \rightleftharpoons H^+ + HCO_3^-$。一个静息的成人,每天产生的 CO_2 可形成 13 000 mEq H^+;机体必须动员所有缓冲系统和调节机制,使血液的 pH 不变动太大,维持在 7.36~7.44。排出 CO_2 最多的器官是肺脏,它每天排出约 13 000 mEq,肾脏的排泄以非挥发酸为主,每天排出 40~60 mEq。

(一)CO_2 在血液中的运输

CO_2 在血液中的运送,由于其中有 $CO_2+H_2O \rightleftharpoons H_2CO_3 \rightleftharpoons H^+ + HCO_3^-$,故 CO_2 的运输较 O_2 复杂。血液中的 CO_2 约 1/3 存在于红细胞内,2/3 存在于血浆中,其运输方式有 3 种。

1.溶解的 CO_2

CO_2 在血液中的溶解度较 O_2 强 20 倍,CO_2 的溶解量=α(PCO_2),α 为溶解系数。正常人的 $PaCO_2=5.3$ kPa(40 mmHg),每升血浆可溶解 1.2 毫克分子或 27 mL 的 CO_2。此仅仅占血液运送 CO_2 总量的 5%。由于血液中缺乏碳酸酐酶,故溶解的 CO_2 只有极小部分(约 0.1%)水化为碳酸,后者又解离为 $H^+ + HCO_3^-$;如有碳酸蓄积,可使反应停止。血液中溶解的 CO_2 量虽少,但它决定 CO_2 弥散的驱动压力,直接影响血液的 pH,且对体液的酸碱平衡和呼吸调节起重要作用。

正常健康人混合静脉血的 PCO_2 为 6.0 kPa(45 mmHg),动脉血的 PCO_2 为 5.3 kPa(40 mmHg),动脉血与静脉血的 PCO_2 差为 0.7 kPa(5 mmHg);肺泡气的 PCO_2 为 13.3 kPa(100 mmHg),静脉血的 PCO_2 为 5.3 kPa(40 mmHg),肺泡气与静脉血的 PCO_2 差为 8.0 kPa(60 mmHg)。由此可见,CO_2 的弥散驱动力相当于氧弥散驱动力的 1/10。可是由于 CO_2 的溶解系数为 O_2 的 10 倍,弥散能力约为 O_2 的 20 倍,所以 CO_2 能在较小驱动力和短时间内完成气体的交换任务;在一般情况下,不致发生 CO_2 弥散障碍。

2.HCO_3^- 盐

进入血液溶解的 CO_2,有一部分通过弥散进入红细胞,由于红细胞内含有大量碳酸酐酶,故 CO_2 进入红细胞后,在该酶的催化作用下,迅速水化为碳酸,进而解离为 $H^+ + HCO_3^-$。

由此可见,在肺部 Hb 与 O_2 结合,促使 CO_2 释放,在组织内 CO_2 结合 H_2O 成为 HCO_3^- 有助于 O_2 的解离。血浆中的 CO_2 绝大部分不是以溶解形式存在,而是以 HCO_3^- 形式存在。

HCO_3^- 占动脉血 CO_2 总量的 85%～90%,其中 1/4 存在于红细胞内,3/4 存在于血浆中。

红细胞内形成的 HCO_3^-,大部分扩散到血浆;与此同时,Cl^- 向红细胞内转移(称为氯转发)。在肺里,反应向相反方向进行,红细胞内 HCO_3^- 转换为 CO_2→血浆→肺泡,血浆 HCO_3^- 进入到红细胞,而 Cl^- 转移到血浆。

3.氨基甲酸血红蛋白

由血浆进入红细胞的 CO_2,除大部分变为 H_2CO_3 和 HCO_3^- 外,尚有一部分可与血红蛋白的氨基结合成为氨基甲酸血红蛋白,同时产生 H^+,后者大部分被 Hb 分子中的组氨酸的咪唑基所缓冲,小部分被磷酸盐所缓冲。氨基血红蛋白虽然只占 CO_2 总量的 5%～7%,但是它是可变的并易于交换,在 CO_2 运送中发挥重要作用。

(二)CO_2 通过肺脏的排出

在肺脏里,$PaCO_2$[5.3 kPa(40 mmHg)]低于流入肺泡毛细血管的 $PvCO_2$[6.0 kPa(45 mmHg)],因此 CO_2 从血液进入到肺泡。当 Hb 充分氧合时,它结合 CO_2 和缓解 H^+ 的能力减弱,故 CO_2 和 H^+ 均从 Hb 分子中释放;CO_2 通过弥散作用经血浆进入肺泡,H^+ 则在碳酸酐酶的催化下与红细胞内的 HCO_3^- 结合,后者分解产生的 CO_2 也弥散到血浆和肺泡内。因此,红细胞内的 HCO_3^- 不断减少,而血浆中的 HCO_3^- 则进入红细胞内进行补充,同时 Cl^- 离开红细胞进入到血浆中以维持离子平衡。

(三)二氧化碳解离曲线

与血红蛋白氧解离曲线呈 S 形不同,CO_2 解离曲线基本上呈直线(图 1-8)。准确地说,血液的 CO_2 含量与 PCO_2 呈函数关系;在 PCO_2 的生理范围内[4.7～6.0 kPa(35～45 mmHg)],血中 CO_2 含量与 PCO_2 成正比 $PaCO_2$↑,于是动脉、毛细血管、静脉血的 CO_2 含量也增加;通气过度时,通气不足时 $PaCO_2$↓,于是动脉、毛细血管、静脉血 CO_2 的含量也减少。肺泡通气量增加 1 倍,$PaCO_2$ 下降一半,肺泡通气量减半时,$PaCO_2$ 则升高 1 倍。

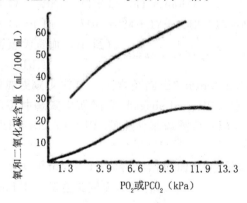

图 1-8 CO_2 解离曲线(上)与氧合血红蛋白解离曲线(下)的比较

众所周知,血液的 PCO_2 影响血氧饱和度(Bohr 效应)。换言之,在组织水平,当 SaO_2 降至 75%以下时,CO_2 解离曲线左移,CO_2 与 Hb 结合增强,从而有利于血液从组织摄取 CO_2;在肺毛细血管内,HbO_2 接近饱和,CO_2 解离曲线右移,Hb 与 CO_2 的亲和力降低,有利于 CO_2 从血液中释放和析出。

(李 正)

11

第四节 肺 循 环

一、肺血管

肺由双重循环系统供应血液。一个为肺循环,全身回心的静脉血均流经肺循环,在肺内进行气体交换。肺循环由肺动脉干及其分支、毛细血管和肺静脉所组成。肺循环的血管具有管壁薄、长度短、口径粗等特点。由于肺循环只供应肺组织血液,<0.1 mm的动脉无平滑肌,肺循环是一个低阻、低压的系统。肺动脉开始与支气管伴行,到小叶中心的终末细支气管以后则沿肺泡壁组成毛细血管床。另一个为支气管循环,包括支气管动脉和静脉,是肺、气道和胸膜的营养血管。肺循环与支气管循环之间通过动脉-动脉和静脉-静脉吻合支互相交通,因此当肺动脉分支阻塞时,其所支配的区域则可由支气管动脉供血。

(一)肺循环系统

1.肺动脉

起自右心室圆锥部,肺动脉干随后分为左右肺动脉。右肺动脉在右上叶支气管的前下方行进,而左肺动脉则在左上叶支气管的上方。当右肺动脉分出肺动脉前干时,左肺动脉分出上叶动脉后即称右、左中间动脉。肺动脉与支气管相对应逐渐分支,直到终末小动脉为终端动脉,分为肺毛细血管,在肺泡间隔内形成毛细血管网。

2.毛细血管

肺泡间隔内毛细血管网由两部分所组成:①流入毛细血管,其直径约40 μm,在动脉和静脉之间形成粗网。②毛细血管网,直径约10 μm,在肺泡周围形成血管网,当每分钟心排血量增加时,该血管网容纳增加的循环量。

肺泡的毛细血管网是全身最密的,且多吻合支与静动脉短路。毛细血管间的距离甚近,常小于毛细血管本身。肺毛细血管内的血容量为60~80 mL,由于肺泡的面积有70 m^2,肺毛细血管内的血流是极薄的,这有利于气体的交换。在肺循环血量下降,肺毛细血管灌注不足时,通过自主神经反射引起肺毛细血管后括约肌的收缩,有利于肺毛细血管的充盈。

3.肺静脉

最小的肺静脉血管从肺泡管的远端起,为毛细血管后支,再会合成小叶间静脉,直径为20~30 μm。最后逐渐汇合在肺门部。两侧上、下静脉干各以两支肺静脉注入左心房。

(二)支气管循环

1.支气管动脉

一般从胸主动脉腹侧相当于气管分叉部位分出,支气管动脉在支气管周围的结缔组织中伴随支气管而不断分支,直到终末细支气管远端。

2.支气管动脉丛

支气管动脉在支气管壁外膜组织中形成动脉丛,并由此分出分支穿透肌层进入黏膜下层,再分支形成细的毛细血管丛,以营养黏膜。

3.支气管静脉

支气管静脉分深、浅两种。深支气管静脉起源于肺内的细支气管、肺泡管的毛细血管网，并同肺静脉相吻合，最后注入肺静脉或左心房。右侧支气管静脉注入奇静脉，左侧支气管静脉通常注入副奇静脉或左最上肋间静脉。来自支气管动脉的血液只有一部分经由支气管静脉流入体循环的静脉而进入右心房。另一部分则经由肺静脉入左心房。终末小动脉之间不相交通，但可能与肺静脉间有相当大的交通支。正常时，通过肺毛细血管血压的侧支分流，也就是不通过气体交换的血流量一般很小。当肺纤维化、支气管扩张等疾病时，肺动脉和静脉之间的毛细血管前交通支和支气管、肺动脉间的交通支较正常时明显增多。在肝肺综合征时，上述交通支也明显增多。支气管扩张时，由于扩张的支气管动脉受体循环支配而压力高，一旦咯血常常量大且严重。

(三)肺毛细血管网和终末肺单位

终末肺单位包括由呼吸细支气管分出的肺泡管和肺泡。在功能上，终末肺单位与毛细血管网紧密相邻，氧分子由气相弥散入血液循环，CO_2分子由血液循环中透入气相就在终末肺单位中进行。理论上，气-血屏障病理学结构上的增厚影响气体分子的弥散虽有可能，但是事实上临床上表现的肺泡-毛细血管弥散障碍乃是因毛细血管血流量灌注和通气不均衡的结果。

肺血管内膜表面的内皮细胞与血液接触，具有多种重要的生理功能，如物质交换、抗凝促凝作用、抗血栓形成等，又通过代谢、转运和分泌体液因子在维持内环境稳定中起着重要作用。内皮细胞通过产生和释放内皮依赖性因子参与血管平滑肌舒缩活动的调节，分泌促进平滑肌细胞增殖的物质使血管结构发生变化。肺血管内皮细胞的损伤在缺氧性和原发性肺动脉高压、急性呼吸窘迫综合征等疾病的发生、发展有着重要的作用。

二、肺循环的功能特点

(一)肺血容量与分布

在成人，肺血容量为 $204 \sim 314$ mL/m²，约为体循环的 10%。在静态下，毛细血管床含量 $60 \sim 100$ mL，运动时可增至 250 mL。肺血流量的分布，受重力、胸膜腔内压与肺容积等因素的影响。立位时，因重力关系，肺尖部和肺底部血流量有差异，分别为 0.6 L/min 和 3.4 L/min，相差约 5 倍。平卧位时，这种差异则不存在。运动时，无论上肺部或下肺部，血流量均增大，局部差异减小。胸膜腔内压和肺容积的改变，也可影响肺血流量。吸气时，由于胸内负压增大，较大的肺动脉和肺静脉均扩张，而在呼气时，胸内负压减少，两者均缩小，毛细血管与肺泡组织密切接触。在吸气时，由于肺泡增大，可以受到压缩，导致血管内阻力增加，血量减少。由于同时发生的较大动脉在吸气时的扩张和肺泡表面张力的限制作用，在一定程度上，毛细血管血流受限较小。

(二)双重血源

如前所述，肺脏具有肺动脉和支气管动脉双重血源。支气管动脉分支分布于终末细支气管以上各级支气管、淋巴组织和脏层胸膜。在终末细支气管末端，分出毛细血管网，与位于呼吸性支气管周围的、由肺动脉灌注的肺泡毛细血管相结合。支气管动脉血量，虽仅为心排血量的 $1\% \sim 2\%$，但肺脏的双重血源有重要的生理意义。两者可以相互调节、相互补充，支气管树也可以由肺动脉循环而保持完整。

(三)气体交换

肺血液循环，在结构上，保证了非常有效的气体交换的进行。在终末肺单位，亿万毛细血管紧密地依附在肺泡周围。为了满足充分氧化的生理需要，静脉血流经仅容一个红细胞通过的纤细的毛细血管,扩散到面积达 70 m² 的广阔区域内,在 0.75 秒的流经时间内,气体交换在短短 0.3 秒中即可达到平衡。

(四)低压、低阻

平静呼吸时,肺动脉压约为 3.07/1.07 kPa(23/8 mmHg),为体循环压力的 1/6。在运动过程中,因肺血管阻力低,扩张能力强,即使在心排血量急剧增加的情况下,肺循环压力一般并不明显增高。肺循环阻力远较大循环阻力低。从毛细血管末端到左心房的压力下降的梯度仅为 0.13 kPa(1 mmHg),说明肺静脉系统阻力也很小。

(五)非呼吸功能

肺循环的主要功能是输送血液完成气体交换,除气体交换外,还具有其他功能。

(1)滤过功能:肺毛细血管可以滤过悬浮在回心静脉血内的癌细胞或其他微粒,而使脑、肾等重要器官免受损伤。肺脏尚可滞留血中白细胞。

(2)代谢功能:肺脏可以合成、储存、释放、激活或灭活多种具有生物活性的化学物质。这些过程大部分在肺血管内皮内或在肺血管内皮上进行,一氧化氮、内皮素、胺类、前列腺素类、血管紧张素转换酶等是其中较为重要的活性物质。

(3)贮血功能:通过肺内毛细血管的开张和扩张,在肺内血量增加、血压增高的过程中,肺血管阻力不增高或增高甚微。这种情况可见于激烈运动时,或由立位转换为平卧位,血液从肢体灌流入肺。因此,除脾脏外,肺脏也具有贮血功能。

(六)液体转运

正常情况下,肺内液体不断逸出、不断引流,保持着动态平衡。病理状态下,特别是在毛细血管流体静水压增加,或毛细血管内皮细胞通透性增高的情况下,肺内液体的逸出和引流的动态平衡遭到破坏,在临床上出现肺水肿。影响液体转运的有关因素如下。

(1)毛细血管内皮细胞通透性:如内皮细胞间裂隙、吞饮小泡等。液体可以通过这些裂隙或吞饮小泡而外溢,也可直接通过细胞膜而渗出。在病理状态下,例如在缺氧、吸入高浓度氧或有毒气体时,内皮细胞胞质突起可以回缩,裂隙因而扩大,或由于血液容量增加,毛细血管内流体静水压增高,裂隙也可以扩大。这些均可导致毛细血管内皮的通透性增高。

(2)毛细血管流体静水压和胶体渗透压:在正常情况下,毛细血管流体静水压约为 12.14 kPa(130 cmH₂O),胶体渗透压约为 31.75 kPa(324 cmH₂O)。

(3)间质流体静水压和胶体渗透压:间质流体静水压为负压,为 $-6.47\sim-3.82$ kPa($-66\sim-39$ cmH₂O)。因此毛细血管的透壁压为 [12.14 $-$($-6.47\sim-3.82$)] kPa 或 18.61~16.96 kPa。间质的胶体渗透压约 24.3 kPa(248 cmH₂O),较血液渗透压为低。

(4)淋巴引流:淋巴循环分布于胸膜表面和支气管-血管周围,最后流向肺门。位于肺泡附近的淋巴组织称"邻近肺泡淋巴管"。后者可以抽吸附近的肺间质积液,转送到深层淋巴循环。

肺水肿发生机制主要有 4 个方面:①肺毛细血管内皮细胞通透性增强。②肺毛细血管流体静水压增高。③肺毛细血管胶体渗透压降低。④肺淋巴引流障碍。4 种因素中,任何一种发生障碍,均可导致间质水肿或肺泡水肿。

通过内皮细胞的液体流量(Qv)可用 Starling 方程式来表示。

Qv＝kf(P_{mv}－P_{pmv})－J_{pd}(πmv－πpmc)

Qv:单位时间内滤过的液体容量,即液体净流入。

kf:过滤系数。

P_{mv}：肺毛细血管内的静水压。

P_{pmv}：毛细血管周围的静水压力。

J_{pd}：血浆蛋白的渗透反射系数，此外为毛细血管膜对蛋白的渗透指数。

πmv：血浆所产生的胶体渗透压。

πpmc：间质液体所产生的胶体渗透压。

如同方程式所示，液体净流入（Qv）由跨膜净水压（P）、跨膜胶体压差（π）和过滤系数的相互作用所决定，而过滤系数则与滤过膜的多孔性及其表面有关（kf）。正常情况下，跨膜静水压和胶体压之间的关系如下：任何流进肺间质的液体都由淋巴管来处理。但是当膜过滤系数改变之后，膜的漏出增加，而淋巴管的排泄功能不能及时处理漏出液时，则可发生原发性肺水肿。而当跨膜胶体压（π）或静水压（P）改变后，致使大量液体从肺毛细血管和小静脉流向肺间质时，可产生继发性肺水肿。通常原发性和继发性肺水肿常混合在一起。

（七）肺的水平衡

在肺泡约 $0.5\ \mu m$ 的薄层将肺毛细血管的血液与肺泡气体隔开，使肺泡不被液体充满，这对正常气体交换很重要。根据 Starling 定律的计算，在肺内液体是从毛细血管流向间质，在正常成人大约每小时 20 mL，这些肺泡周围间质内的液体去向通常是经血管周围和支气管周围的淋巴被送到肺门淋巴结，病理情况下则积聚为间质肺水肿，进而穿过肺泡上皮进入肺泡。

任何原因，凡能使将液体排出到肺毛细血管外的力增加，或将液体吸入到肺毛细血管内的力减少，均可促使液体进入肺间质和肺泡，进一步则发展为肺水肿。如过量输液、左心衰竭时肺静脉压增加、先天性心脏病患者肺血流量过高、气管切开患者吸痰时负压过大（使肺泡压下降）均可导致肺水肿。此外，血浆蛋白下降、肺毛细血管通透性增加（感染因素、胃内容物误吸、氧中毒、呼吸窘迫综合征等）均是肺水肿的原因。近年来的研究表明，肺表面活性物质减少也是导致肺水肿的一个重要因素。

运动或体力劳动时，肺循环（包括肺毛细血管）压力增加，将液体吸入肺毛细血管内的力将减少，在心功能本已不正常的患者，易导致肺水肿。临床上中枢神经系统病变如颅脑损伤、脑水肿等也可产生急性肺水肿，可能是脑缺氧使交感神经中枢活动亢进，反射性地造成肺小静脉痉挛的结果。

三、肺循环的压力

（一）血管内压力

肺循环压力甚低，正常人肺动脉平均压力仅 2.0 kPa（15 mmHg），而主动脉的平均压力为 13.3 kPa（100 mmHg），后者比前者高 6 倍，但左、右心房的压力差别并不大，分别为 0.3 kPa 与 0.7 kPa（2 mmHg 与 5 mmHg）。据此，肺循环的驱动压力为 1.3 kPa（10 mmHg），体循环的驱动压力为 13.0 kPa（98 mmHg）。

肺循环的低压是由其功能决定的。从减轻右心负担目的来看，肺动脉压只要能克服重力，将血液推向肺的不同部位（包括肺尖），即可满足气体交换的要求。

（二）跨壁压力

跨壁压力即血管周围的压差，与体循环不同，肺循环受血管周围压力影响甚大。肺毛细血管被气体所包围，易受肺泡压的影响而被压缩。正压呼吸对循环系统的影响之一，就是由于跨壁压力增大，影响了肺循环血流。

15

(三)肺动脉高压

在吸入低浓度氧时肺动脉压增高,当动脉血氧饱和度降至 77% 时,肺动脉压增加 0.7 kPa (5 mmHg),但血流增加较少,表明同时肺血管阻力增加。肺组织局部缺氧时有上述同样表现,其临床意义在于将血液引出缺氧的局部,以减少 V/Q 比例失调的程度。此外肺血量增加(如室间隔缺损)、肺换气总面积减少(因肺气肿破坏)、肺循环阻力加大(如肺小动脉栓塞)和呼吸性酸中毒时均可使肺动脉压增高。较严重的肺动脉高压对右心是重大负担,可引起心力衰竭,慢性的肺动脉高压可形成慢性肺源性心脏病(肺心病)。

四、肺血流的分布特点

(一)肺血流的分布

肺血管有较大的扩张性,重力作用对肺各部血流有明显影响,肺不同部位的血流量几乎与其高度呈直线关系,越向上流量越小,肺尖与肺底的距离有 30 cm,其压差可有 2.84 kPa (29 cmH$_2$O),即相当 3.1 kPa(23 mmHg),与肺动脉压数值甚接近。肺各部位的血流量,取决于肺动脉压和肺静脉压的关系,直立位在肺的上、中、下三带和底部,有 4 种不同情况。

1.第一区(上带)

从肺尖到向下约 4 cm 处,肺泡压大于肺动脉压,无血流通过肺泡,形成无效腔样呼吸。正常人此区范围较小或不存在,但当肺动脉压下降(如休克)或肺泡压增加(如机械通气时正压通气)时,此区范围可能扩大。

2.第二区(中带)

此区肺动脉压大于肺泡压,但肺静脉压仍低于肺泡压,此处的肺血流量取决于肺动脉与肺泡的压力差(而不是通常的动静脉压差),随着位置的下移,肺动脉压增加,肺泡压基本不变,开放的肺毛细血管增多,肺血流量也加大。

3.第三区(下带)

此区肺静脉压超过肺泡压,血流量由肺动静脉压差决定,由于血管内压的增加,原来关闭的毛细血管也将开通,原已开放的毛细血管,因重力作用也更扩张,肺血流量较中带更大。

4.第四区(底部)

由于间质内重力形成的压力作用,使肺泡外血管受压,血管阻力大,导致此区血流减小。

以上是立位时肺血流分布情况,平卧位时则有所改变,身体靠下的部位血流量将偏多。病理情况下,如肺泡过度膨胀,气体滞留,或应用呼吸机时正压过大,可使大部肺转向二区或一区,使肺血流量明显减少。另一些病理情况,如血管周围间质水肿、左心衰竭、窒息缺氧等,可造成肺毛细血管渗漏,由于血管阻力加大,血流减少,可使靠下的肺大都成为四区。

肺血流分布对换气功能有重要影响,肺血流及其分布的主要调节是血管运动性调节,它同时受体液因素和神经反射的影响。区域性肺血流的调节可能与该区域的某些细胞(如肥大细胞)释放的血管活性物质有关。

(二)影响肺血流分布的因素

1.运动

运动时,肺血流量能从静息时的 5.4 L/min 增至 30~40 L/min。当大量的血液回到右心室时,心室扩张更大,从而增加了心室的收缩力,使心室排出更多的血液。此外,在运动时,原先关闭的肺血管开放,阻力血管口径加大。

2.肺容积

在正常潮气容积范围内,肺血流分布基本上是均匀的。在功能残气容积时,肺底部血流量大于肺尖部。在残气容积时,肺尖部的血流量反而大于肺底部。在肺总量时,肺血流量从第二前肋间向肺底部递增,接近肺底部时又减少。

3.低氧和高碳酸血症

低血氧时,肺血管收缩,通气不良的肺区血流减少,而转向通气良好的肺区。低氧对肺血管平滑肌的收缩作用可能与去极化和钾离子的释放有关。高碳酸血症时,肺血管也收缩,肺血流量减少,这可能与局部 H^+ 浓度的增高有关。

4.神经调节

交感神经兴奋时,肺血管收缩,血流分布减少。副交感神经兴奋时,与之相反。

(李　正)

第五节　呼吸道与肺的防御功能

肺为开放器官,成人每天进入肺内的空气量达 1 万升以上,如果其中的尘埃颗粒都沉积在肺内,很快会将呼吸道填满,尚且不考虑致病微生物的有害作用。为了保证肺脏的正常气体交换功能,整个呼吸道和肺有复杂完善的防御系统。一旦上述防御系统被破坏,如反复感冒,长期烟、尘刺激和大气污染等都可以引起呼吸道和肺脏疾病(如慢性阻塞性肺疾病、肺源性心脏病、肺间质纤维化、尘肺和肺癌等)。

一、对有害气体的防御

呼吸道对少量有害气体的防御机制包括反射性停止呼吸、呼吸频率和深度发生变化、咳嗽和支气管痉挛。呼吸道对吸入的有害颗粒,首先是机械阻拦,然后是排出。不同部位的呼吸道有不同的功能,包括肺泡的吞噬作用和支气管黏液纤毛的清除作用。上述作用是相互配合的,值得强调的是吞噬细胞对有害微生物的防御作用。在人类生活过程中,经常有细菌颗粒沉落在肺泡表面,它的排出速度较慢,易对机体形成危害;但是正常肺泡内仍能保持无菌状态,全靠吞噬细胞和肺泡液的作用。全肺约有 6 亿吞噬细胞,可吞噬进入肺泡的细菌,在数小时内将其杀灭;有些吞噬细胞还可抵御病毒、真菌和结核分枝杆菌。肺泡表面活性物质对肺也起重要的防御作用。据研究,呼吸道分泌物中的免疫球蛋白 A(IgA)在防御呼吸道感染上也起一定作用。对不同微生物,机体产生不同的分泌物 IgA。呼吸道内其他抵御微生物的物质尚有其他免疫球蛋白、溶菌酶和干扰素等。

二、影响呼吸道防御功能的因素

(一)张口呼吸

各种原因的鼻堵塞时,患者常张口呼吸,影响吸入气体的加温和湿润作用,使气管黏膜易于干燥、黏液纤毛功能减弱、清除有害颗粒的速度变慢,也使分泌物凝结在气管膜上,不易咳出。

(二)冷空气刺激

冷空气刺激使纤毛运动变慢。

(三)气管切开或气管插管

除影响纤毛运动外,由于受刺激使分泌物增多,不易清除,导致感染的机会增多。

(四)缺氧

肺泡吞噬细胞需要的氧甚多,缺氧时可降低肺泡吞噬细胞的防御功能。

(五)药物

大剂量肾上腺皮质激素类药物和其他免疫抑制剂,均可降低呼吸道免疫能力。可待因、吗啡等麻醉药物也可抑制咳嗽和纤毛功能,从而影响呼吸道的消除能力。

(六)高浓度长时间吸氧

长时间吸入70%以上的氧可使纤毛运动减弱,甚至纤毛上皮脱落。

（李 正）

第二章

呼吸系统疾病常见症状

第一节 发 热

一、概述

正常人体的体温在体温调节中枢的控制下,人体的产热和散热处于动态平衡之中,维持人体的体温在相对恒定的范围之内,腋窝下所测的体温为 36～37 ℃;口腔中舌下所测的体温为 36.3～37.2 ℃;肛门内所测的体温为 36.5～37.7 ℃。在生理状态下,不同的个体、不同的时间和不同的环境,人体体温会有所不同。①不同个体间的体温有差异:儿童由于代谢率较高,体温可比成年人高;老年人代谢率低,体温比成年人低。②同一个体体温在不同时间有差异:正常情况下,人体体温在早晨较低,下午较高;妇女体温在排卵期和妊娠期较高,月经期较低。③不同环境下的体温也有差异:运动、进餐、情绪激动和高温环境下工作时体温较高,低温环境下工作时体温较低。在病理状态下,人体产热增多,散热减少,使体温超过正常时,就称为发热。发热持续时间在两周以内为急性发热,超过两周为慢性发热。

(一)病因

引起发热的病因很多,按有无病原体侵入人体分为感染性发热和非感染性发热两大类。

1.感染性发热

各种病原体侵入人体后引起的发热称为感染性发热。引起感染性发热的病原体有细菌、病毒、支原体、立克次体、真菌、螺旋体及寄生虫。病原体侵入机体后可引起相应的疾病,不论急性还是慢性、局限性还是全身性均可引起发热。病原体及其代谢产物或炎性渗出物等外源性致热原,在体内作用致热原细胞如中性粒细胞、单核细胞及巨噬细胞等,使其产生并释放白细胞介素-1、干扰素、肿瘤坏死因子和炎症蛋白-1 等而引起发热。感染性发热占发热病因的 50%～60%。

2.非感染性发热

由病原体以外的其他病因引起的发热称为非感染性发热。常见原因如下。

(1)吸收热:由于组织坏死,组织蛋白分解和坏死组织吸收引起的发热称为吸收热。①物理和机械因素损伤:大面积烧伤、内脏出血、创伤、大手术后、骨折和热射病等。②血液系统疾病:白血病、恶性淋巴瘤、恶性组织细胞病、骨髓增生异常综合征、多发性骨髓瘤、急性溶血和血型不合输血等。③肿瘤性疾病:各种恶性肿瘤。④血栓栓塞性疾病:静脉血栓形成如静脉、股静脉和髓静脉血栓形成;动脉血栓形成如心肌梗死、脑动脉栓塞、肠系膜动脉栓塞和四肢动脉栓塞等;微循环血栓形成,如溶血性尿毒综合征和血栓性血小板减少性紫癜。

(2)变态反应性发热:变态反应产生时形成外源性致热原抗原抗体复合物,激活了致热原细胞,使其产生并释放白细胞介素-1、干扰素、肿瘤坏死因子和炎症蛋白-1等引起的发热,如风湿热、药物热、血清病和结缔组织病等。

(3)中枢性发热:有些致热因素不通过内源性致热原而直接损害体温调节中枢,使体温调定点上移后发出调节冲动,造成产热大于散热,体温升高,称为中枢性发热。①物理因素:如中暑等。②化学因素:如重度安眠药中毒等。③机械因素:如颅内出血和颅内肿瘤细胞浸润等。④功能性因素:如自主神经功能紊乱和感染后低热。

(4)其他:如甲状腺功能亢进、脱水等。发热都是由于致热因素的作用使人体产生的热量超过散发的热量,引起体温升高超过正常范围。

(二)发生机制

1.外源性致热原的侵入

各种致病的微生物或它们的毒素、抗原抗体复合物、淋巴因子、某些致炎物质(如尿酸盐结晶和硅酸盐结晶)、某些类固醇、肽聚糖和多核苷酸等外源性致热原多数是大分子物质,侵入人体内后不能通过血-脑屏障作用于体温调节中枢,但可通过激活血液中的致热原细胞产生白细胞介素-1等。在各种外源性致热原侵入人体内后,能激活血液中的中性粒细胞,单核-巨噬细胞和嗜酸性粒细胞等,产生白细胞介素-1、干扰素、肿瘤坏死因子和炎症蛋白-1。其中研究最多的是白细胞介素-1。

2.白细胞介素-1的作用部位

(1)脑组织:白细胞介素-1可能通过下丘脑终板血管器(此处血管为有孔毛细血管)的毛细血管进入脑组织。

(2)POAH神经元:白细胞介素-1也有可能通过下丘脑终板血管器毛细血管到达血管外间隙的POAH神经元。

3.发热的产生

白细胞介素-1作用于POAH神经元或在脑组织内再通过中枢介质引起体温调定点上移,体温调节中枢对体温重新调节,发出调节命令,一方面可能通过垂体内分泌系统使代谢增加或通过运动神经系统使骨骼肌阵缩(即寒战),引起产热增加;另一方面通过交感神经系统使皮肤血管和立毛肌收缩,排汗停止,散热减少。这几方面作用使人体产生的热量超过散发的热量,体温升高,引起发热,一直达到体温调定点的新的平衡点。

二、发热的诊断

(一)发热的程度诊断

1.低热

人体的体温超过正常,但低于38 ℃。

2.中度热

人体的体温为38.1~39 ℃。

3.高热

人体的体温为39.1~41 ℃。

4.过高热

人体的体温超过 41 ℃。

(二)发热的分期诊断

1.体温上升期

此期为白细胞介素-1 作用于 POAH 神经元或在脑组织内再通过中枢介质引起体温调定点上移,体温调节中枢对体温重新调节,发出调节命令,可通过代谢增加,骨骼肌阵缩(寒战),使产热增加;皮肤血管和立毛肌收缩,使散热减少。因此产热超过散热使体温升高。体温升高的方式有骤升型和缓升型两种。

(1)骤升型:人体的体温在数小时内达到高热或以上,常伴有寒战。

(2)缓升型:人体的体温逐渐上升,在几天内达高峰。

2.高热期

此期为人体的体温达到高峰后的时期,体温调定点已达到新的平衡。

3.体温下降期

此期由于病因已被清除,体温调定点逐渐降到正常,散热超过产热,体温逐渐恢复正常。与体温升高的方式相对应的有两种体温降低的方式。①骤降型:人体的体温在数小时内降到正常,常伴有大汗。②缓降型:人体的体温在几天内逐渐下降到正常。

体温骤升和骤降的发热常见疟疾、大叶性肺炎、急性肾盂肾炎和输液反应。体温缓升缓降的发热常见伤寒和结核。

(三)发热的分类诊断

1.急性发热

发热的时间在两周以内为急性发热。

2.慢性发热

发热的时间超过两周为慢性发热。

(四)发热的热型诊断

在不同时间测得的体温数值分别记录在体温单上,将不同时间测得的体温数值按顺序连接起来,形成体温曲线,这些曲线的形态称为热型。

1.稽留热

人体的体温维持在高热和以上水平达几天或几周。常见于大叶性肺炎和伤寒高热期。

2.弛张热

人体的体温在一天内都在正常水平以上,但波动范围在 2 ℃ 以上。常见化脓性感染、风湿热、败血症等。

3.间歇热

人体的体温骤升到高峰后维持几小时,再迅速降到正常,无热的间歇时间持续一到数天,反复出现。常见疟疾和急性肾盂肾炎等。

4.波状热

人体的体温缓升到高热后持续几天后,再缓降到正常,持续几天后再缓升到高热,反复多次。常见布鲁杆菌病。

5.回归热

人体的体温骤升到高热后持续几天后,再骤降到正常,持续几天后再骤升到高热,反复数次。

常见恶性淋巴瘤和部分恶性组织细胞病等。

6.不规则热

人体的体温可高可低,无规律性。常见结核病和风湿热等。

三、发热的诊断方法

(一)详细询问病史

1.现病史

(1)起病情况和患病时间:发热的急骤和缓慢,发热持续时间。急性发热常见细菌、病毒、肺炎支原体、立克次体、真菌、螺旋体及寄生虫感染。其他有结缔组织病、急性白血病、药物热等。长期发热的原因,除中枢性原因外,可包含以下四大类:①感染是长期发热最常见的原因,常见伤寒、副伤寒、亚急性感染性心内膜炎、败血症、结核病、阿米巴肝病、黑热病、急性血吸虫病等;在各种感染中,结核病是主要原因之一,特别是某些肺外结核,如深部淋巴结结核、肝结核。②造血系统的新陈代谢率较高,有病理学改变时易引起发热,如非白血性白血病、深部恶性淋巴瘤、恶性组织细胞病等。③结缔组织病,如播散性红斑狼疮、结节性多动脉炎、风湿热等疾病,可成为长期发热的疾病。④恶性肿瘤生长迅速,当肿瘤组织崩溃或附加感染时则可引起长期发热,如肝癌、结肠癌等早期常易漏诊。

(2)病因和诱因:常见的有流行性感冒、其他病毒性上呼吸道感染、急性病毒性肝炎、流行性乙型脑炎、脊髓灰质炎、传染性单核细胞增多症、流行性出血热、森林脑炎、传染性淋巴细胞增多症、麻疹、风疹、流行性腮腺炎、水痘、肺炎支原体肺炎、肾盂肾炎、胸膜炎、心包炎、腹膜炎、血栓性静脉炎、丹毒、伤寒、副伤寒、亚急性感染性心内膜炎、败血症、结核病、阿米巴肝病、黑热病、急性血吸虫病、钩端螺旋体病、疟疾、阿米巴肝病、急性血吸虫病、丝虫病、旋毛虫病、风湿热、药物热、血清病、系统性红斑狼疮、皮肌炎、结节性多动脉炎、急性胰腺炎、急性溶血、急性心肌梗死、脏器梗死或血栓形成、体腔积血或血肿形成、大面积烧伤、白血病、恶性淋巴瘤、癌、肉瘤、恶性组织细胞病、痛风发作、甲状腺危象、重度脱水、热射病、脑出血、白塞病、高温下工作等。

(3)伴随症状:有寒战、结膜充血、口唇疱疹、肝脾大、淋巴结肿大、出血、关节肿痛、皮疹和昏迷等。发热的伴随症状越多,越有利于诊断或鉴别诊断,所以应尽量询问和采集发热的全部伴随症状。寒战常见于大叶肺炎、败血症、急性胆囊炎、急性肾盂肾炎、流行性脑脊髓膜炎、疟疾、钩端螺旋体病、药物热、急性溶血或输血反应等。结膜充血多见于麻疹、咽结膜热、流行性出血热、斑疹伤寒、钩端螺旋体病等。口唇单纯疱疹多出现于急性发热性疾病,如大叶肺炎、流行性脑脊膜炎、间日疟、流行性感冒等。淋巴结肿大见于传染性单核细胞增多症、风疹、淋巴结结核、局灶性化脓性感染、丝虫病、白血病、淋巴瘤、转移癌等。

肝脾大常见于传染性单核细胞增多症、病毒性肝炎、肝及胆管感染、布鲁杆菌病、疟疾、结缔组织病、白血病、淋巴瘤及黑热病、急性血吸虫病等。出血可见于重症感染及某些急性传染病,如流行性出血热、病毒性肝炎、斑疹伤寒、败血症等。也可见于某些血液病,如急性白血病、重型再生障碍性贫血、恶性组织细胞病等。关节肿痛常见于败血症、猩红热、布鲁菌病、风湿热、结缔组织病、痛风等。皮疹常见于麻疹、猩红热、风疹、水痘、斑疹伤寒、风湿热、结缔组织病、药物热等。昏迷在发热之后者常见于流行性乙型脑炎、斑疹伤寒、流行性脑脊髓膜炎、中毒性菌痢、中暑等;昏迷在发热前者见于脑出血、巴比妥类中毒等。

2.既往史和个人史

既往史和个人史,如过去曾患的疾病、有无外伤、做过何种手术、预防接种史和过敏史等。个人经历,如居住地、职业、旅游史和接触感染史等。职业,如工种、劳动环境等。发病地区及季节对传染病与寄生虫病特别重要。某些寄生虫病,如血吸虫病、黑热病、丝虫病等有严格的地区性。斑疹伤寒、回归热、白喉、流行性脑脊髓膜炎等流行于冬春季节;伤寒、乙型脑炎、脊髓灰质炎则流行于夏秋;钩端螺旋体病的流行常见于夏收与秋收季节。麻疹、猩红热、伤寒等急性传染病病愈后常有较牢固的免疫力,第二次发病的可能性甚少。中毒型菌痢、食物中毒的患者发病前多有进食不洁饮食史。疟疾、病毒性肝炎可通过输血传染。阿米巴肝病可有慢性痢疾病史。

(二)仔细全面体检

(1)记录体温曲线:每天记录 4 次体温,以此判断热型。

(2)细致、精确、规范、全面和有重点的体格检查。

(三)准确的实验室检查

1.常规检查

常规检查包括三大常规(即血常规、尿常规和大便常规)、血沉和肺部 X 线。

2.细菌学检查

细菌学检查可根据病情取血、骨髓、尿、胆汁、大便和脓液进行培养。

(四)针对性的特殊检查

1.骨髓穿刺和骨髓活检

骨髓穿刺和骨髓活检对血液系统的肿瘤和骨髓转移癌有诊断意义。

2.免疫学检查

免疫球蛋白电泳、类风湿因子、抗核抗体、抗双链 DNA 抗体等。

3.影像学检查

如超声波、电子计算机 X 线体层扫描和磁共振下摄像仪检查。

4.淋巴结活检

淋巴结活检对淋巴组织增生性疾病的确诊有诊断价值。

5.诊断性探查术

诊断性探查术对经过以上检查仍不能诊断的腹腔内肿块可慎重采用。

四、鉴别诊断

(一)急性发热

急性发热是指发热在 2 周以内者。病因主要是感染,其局部定位症状常出现在发热之后。准确的实验室检查和针对性的特殊检查对鉴别诊断有很大的价值。如果发热缺乏定位、白细胞数不高或减低、难以确定诊断的大多为病毒感染。

(二)慢性发热

1.长期发热

长期发热是指中高度发热超过 2 周以上者。常见的病因有四类:感染、结缔组织病、肿瘤和恶性血液病。其中以感染多见。

(1)感染:常见的原因有伤寒、副伤寒、结核、败血症、肝脓肿、慢性胆囊炎、感染性心内膜炎、急性血吸虫病、传染性单核细胞增多症、黑热病等。

感染所致发热的特点:①常伴畏寒和寒战。②白细胞数大于 $10 \times 10^9/L$、中性粒细胞大于80％、杆状核粒细胞大于5％,常为非结核感染。③病原学和血清学的检查可获得阳性结果。④抗生素治疗有效。

(2)结缔组织病:常见的原因有系统性红斑狼疮、风湿热、皮肌炎、白塞病、结节性多动脉炎等。

结缔组织病所致发热的特点:①多发于生育期的妇女。②多器官受累,表现多样。③血清中有高滴度的自身抗体。④抗生素治疗无效且易过敏。⑤水杨酸或肾上腺皮质激素类药物治疗有效。

(3)肿瘤:常见各种恶性肿瘤和转移性肿瘤。肿瘤所致发热的特点:无寒战,抗生素治疗无效,伴进行性消瘦和贫血。

(4)恶性血液病:常见恶性淋巴瘤和恶性组织细胞病。恶性血液病所致发热的特点:常伴肝脾大、全血细胞减少和进行性衰竭,抗生素治疗无效。

2.慢性低热

慢性低热是指低度发热超过3周以上者,常见的病因有器质性和功能性低热。

(1)器质性低热。①感染:常见的病因有结核、慢性泌尿系统感染、牙周脓肿、鼻窦炎、前列腺炎和盆腔炎等。注意进行有关的实验室检查和针对性的特殊检查对鉴别诊断有很大的价值。②非感染性发热:常见的病因有结缔组织病和甲亢,借助于自身抗体和毛、爪的检查有助于诊断。

(2)功能性低热。①感染后低热:急性传染病等引起高热在治愈后,由于体温调节中枢的功能未恢复正常,低热可持续数周,反复的体检和实验室检查未见异常。②自主神经功能紊乱:多见于年轻女性,一天内体温波动不超过 $0.5\ ℃$,体力活动后体温不升反降,常伴颜面潮红、心悸、手颤、失眠等,并排除其他原因引起的低热后才能诊断。

(邓小彬)

第二节　咳　　嗽

一、概述

咳嗽是一种突然的、暴发式的呼气运动,有助于清除气道内的分泌物或异物,其本质是一种保护性反射。咳嗽分为干咳和有痰的咳嗽(或称湿性咳嗽)。咳痰是借助气管支气管黏膜上皮细胞的纤毛运动、支气管平滑肌的收缩及咳嗽时的用力呼气将气道内的痰液排出的过程。

咳嗽反射的反射弧构成包括以下环节。①神经末梢感受器:引发咳嗽的感觉神经末梢多分布于咽部和第二级支气管之间的气管和支气管黏膜。其他部位,如咽部、喉部、肺组织、胸膜,甚至外耳道都有咳嗽感受器的分布。分布于上呼吸道的神经末梢对异物敏感,属于机械感受器,而分布在较小气道内的神经末梢对化学物质,尤其是对有毒的化学物质敏感,属于化学感受器。分布在气管支气管树中的神经上皮可以延伸到细支气管和肺泡,但是一般认为肺泡中分布的神经感受器不会引起咳嗽。当肺泡中产生的分泌物到达较小的支气管时才会引起咳嗽。②传入神经:引起咳嗽的刺激通过迷走神经、舌咽神经、三叉神经和膈神经等传入。其中迷走神经传导的刺激来源于咽、气管、支气管和胸膜。舌咽神经传导来自喉部的刺激。三叉神经则主要是鼻和鼻窦。膈神经传导来自心包和膈的刺激。③咳嗽中枢：位于延脑。④传出神经：舌下神经、膈神经和脊神经。⑤效应器：膈肌和其他呼吸肌。咳嗽的具体过程依次为吸气、声门紧闭、呼气肌快速收缩在肺内产生高压，然后声门突然开放、气体快速从气道中暴发性的呼出，通过这种方式带出气道中的物质。

　　引起咳嗽的三种常见刺激类型：物理性、炎症性和心因性。物理性刺激有吸入烟雾、颗粒、气道内新生物或气管支气管外压迫、肺纤维化和肺不张所致的气道扭曲等。炎症性刺激包括气道炎症、气道和肺实质渗出物等。心因性刺激是由中枢神经系统直接兴奋咳嗽中枢后发放冲动形成，无外周感受器传入的具体刺激。

　　咳嗽是否有效取决于咳嗽反射通路中各个部分的功能是否正常及发生咳嗽时的肺内气体量。镇静药或麻醉剂可以削弱咳嗽感受器的敏感性；神经肌肉病变可以损害咳嗽反射的通路以致患者不能有效地咳嗽。气管插管或切开时，由于声门无法闭合，不能在肺内形成足够的高压，也会影响咳嗽的效果。另外，通气功能损害（慢性阻塞性肺疾病、胸廓畸形等）、黏膜纤毛运动障碍及痰液黏稠等都会使患者的气道廓清能力减弱。

　　剧烈的咳嗽会对患者的日常生活和睡眠造成很大的影响。剧烈而持久的咳嗽可能会造成患者胸壁软组织的损伤，甚至肋骨骨折。剧烈的咳嗽还可引起胸膜腔内压显著增加，某些患者可出现咳嗽性晕厥。

二、常见病因

　　心、肺疾病是咳嗽最常见的病因，包括急慢性呼吸系统感染、非感染性呼吸系统疾病、心血管疾病等。另外，咳嗽的病因还包括药物、理化刺激和焦虑症等。

（一）呼吸系统感染
　　各种病原微生物或寄生虫等引起的呼吸系统感染均可引起咳嗽，包括急慢性上呼吸道感染、急性气管支气管炎、肺炎、慢性阻塞性肺疾病急性加重、支气管扩张、肺脓肿、胸膜炎、肺结核、肺部真菌感染、寄生虫病等。

（二）非感染性呼吸系统疾病
　　哮喘、慢性支气管炎、气道异物、嗜酸性粒细胞性支气管炎、过敏性鼻炎、支气管肺癌、间质性肺病、肺血管疾病（如肺栓塞）等。

（三）其他
　　肺水肿（心力衰竭、肾衰竭）、结缔组织病、胃食管反流等；药物所致咳嗽（血管紧张素转换酶抑制剂、β受体阻滞剂）；心因性咳嗽（焦虑症等）。

三、咳嗽的病因诊断

　　对咳嗽患者的病史询问具有重要意义，80%的患者可以通过问诊获得较为明确的诊断或为获得明确诊断提供重要的线索。详细的病史采集和体格检查（重点在上呼吸道、肺和心脏）后，再根据可能的病因选择影像学、肺功能等有针对性的检查。

（一）病史采集
1.咳嗽的病程
咳嗽的病程是了解咳嗽病因的重要因素。根据咳嗽发生的时间可将咳嗽分为下列几种。

①急性咳嗽:小于 3 周。②亚急性咳嗽:持续时间 3～8 周。③慢性咳嗽:病程超过 8 周。咳嗽的病程不同,引起咳嗽的常见疾病构成也各不相同,(表 2-1)。急性起病的咳嗽往往提示急性呼吸道感染;持续存在的咳嗽则提示患者有慢性疾病;反复发生的、冬春季加重的咳嗽是慢性支气管炎诊断的重要线索。

表 2-1　胸部 X 线正常的咳嗽的常见病因

分类	时间	常见病因
急性咳嗽	<3 周	普通感冒
		急性气管支气管炎
		急性鼻窦炎
		过敏性鼻炎
		慢性支气管炎急性发作
		哮喘
亚急性咳嗽	3～8 周	感染后咳嗽(又称感冒后咳嗽)
		细菌性鼻炎
		哮喘
		咳嗽变异型哮喘(CVA)
		上气道咳嗽综合征(UACS)
		嗜酸性粒细胞性支气管炎(EB)
慢性咳嗽	>8 周	胃食管反流性咳嗽(GERC)慢性支气管炎
		支气管扩张
		支气管内膜结核
		变应性咳嗽(AC)
		心因性咳嗽

2.咳嗽的诱因

接触冷空气、异味或运动时出现咳嗽常见于哮喘、AC。

3.咳嗽本身的特点

发生于上呼吸道和大气道疾病的咳嗽,往往是一种短促的刺激性咳嗽。鼻后滴流引起的咳嗽,常常被描述为清喉的动作,是一种短促而频繁的干咳,或告之有来自后鼻腔的分泌物。发生于较小气道和肺部病变的咳嗽则往往是深在的、非刺激性咳嗽。

4.干咳

干咳常常是急性上、下呼吸道感染最开始的表现。吸入刺激性烟雾或异物也可以引起持续性干咳。临床上持续干咳的常见原因有感染后咳嗽、CVA、UACS、EB、GERC、服用血管紧张素转换酶抑制剂、支气管内肿物或肺淤血等疾病。少见的原因包括气管或支气管外的压迫,特别是纵隔肿物或主动脉瘤;慢性肺间质病变,尤其是各种原因所致的肺间质纤维化也常常表现为持续性干咳。胸膜病变是干咳的原因之一。

5.咳痰及痰的性状

脓性痰常常是气管支气管树和肺部感染的可靠标志。急性疾病有咳痰时,痰液性状常常对诊断有提示作用。如铁锈色痰可见于肺炎球菌肺炎、砖红色胶冻样痰见于克雷伯杆菌肺炎感染、带有臭味的脓性痰常常见于厌氧菌感染,如吸入性肺脓肿。慢性支气管炎缓解期痰液的外观为白色,黏液性,合并急性感染后痰液常常变为黄绿色,剧烈咳嗽有时可以痰中带血。黏液性痰对诊断帮助不大,任何原因所致的长期支气管刺激都可以产生黏液样痰。持续性脓性痰见于支气管扩张和慢性肺脓肿等慢性化脓性肺部疾病,痰液往往较多,留置后可出现分层,上层为泡沫,中层为半透明的黏液,下层为坏死性物质。粉红色泡沫样痰见于急性左心衰竭。大量白色泡沫样痰是细支气管肺泡癌一种少见但有特征性的表现。

6.一天之中咳嗽发生的时间

慢性支气管炎、慢性肺脓肿、空洞性肺结核、支气管扩张等疾病的咳嗽、咳痰经常发生于早晨起床时。由于夜间潴留在支气管中的分泌物较多,晨起时体位发生改变,分泌物会刺激气管支气管黏膜产生咳嗽和咳痰。肺淤血、CVA的咳嗽往往在夜间发生,咳嗽常会使患者醒来。其中肺淤血所致的咳嗽在患者坐起后可明显缓解。在某些特定体位才出现的咳嗽见于带蒂的气道内肿瘤。进食时出现咳嗽提示吞咽机制紊乱(常由脑血管病变引起)、食管憩室炎或食管支气管瘘。

7.伴随症状的问诊

咳嗽伴发热多见于急性气管支气管炎、肺部感染、胸膜炎等感染性疾病;部分患者可自觉有哮鸣音,常见于哮喘、气道狭窄(如气道内肿物)。

8.既往病史的询问

有无慢性肺部疾病(包括肺结核)、鼻炎和鼻窦炎、心脏病、高血压、糖尿病、结缔组织病、过敏史;有无呼吸道传染病接触史等。

9.个人史的询问

对咳嗽患者吸烟史的详细询问具有重要意义,长期吸烟史不但有助于慢性支气管炎的诊断,而且对于肺癌的诊断有提示意义。需要特别注意的是,慢性咳嗽患者如果咳嗽的性质发生了改变,要注意肺癌发生的可能,尤其是长期吸烟者。职业病史(刺激性气体、毒物或粉尘接触史)。环境中是否存在变应原或刺激性物质(宠物、花草、家居装修情况)等。

10.诊疗情况的询问

是否进行血常规、X线、CT等胸部影像学检查、肺功能(舒张试验或激发试验)、支气管镜、皮肤变应原试验;心电图(ECG)、超声心动描记术(UCG)等检查。有无使用抗生素和镇咳药物、平喘药、吸入激素、抗过敏药等,疗效如何。有无使用血管紧张素转换酶抑制剂(ACEI)、β受体阻滞剂等。

(二)体格检查

进行常规体格检查时,除关注心、肺疾病外,需要特别关注的情况有鼻和鼻窦的检查(注意有无鼻塞、鼻窦压痛等,必要时请耳鼻喉科医师进行专科检查)、咽后壁情况(黏膜鹅卵石样改变是诊断上气道咳嗽综合征的重要线索)、有无杵状指(常见于慢性化脓性肺部疾病,如支气管扩张、肺脓肿等,也见于部分肺间质疾病或支气管肺癌)等。

(三)相关辅助检查

下述诊断措施有助于明确咳嗽的病因,可选择性使用。

1.影像学检查

胸片仍然是最常采用的检查手段,对于明确肺实质、间质病变、胸膜病变等的诊断具有重要的参考价值和排除诊断的意义。对于病因不明的咳嗽,时间超过3周者应考虑胸片的检查。胸部CT有助于发现胸部X线不能很好显示的隐蔽部位的肺部病变、纵隔病变,高分辨CT(HRCT)对于支气管扩张和间质性肺病具有重要的诊断价值。鼻窦CT对鼻窦炎的诊断非常重要。

2.肺功能检查

常规通气功能检查+舒张试验对支气管哮喘和慢性阻塞性肺疾病的诊断具有重要的价值,

同时有助于较早发现上气道病变。支气管激发试验阳性对 CVA 具有重要的诊断价值。

3.诱导痰检查

对于慢性咳嗽患者,利用超声雾化吸入高渗盐水的方法进行痰液诱导,并进行其白细胞分类,对诊断 EB 具有重要意义。也可用于支气管结核和支气管肺癌的检查。

4.支气管镜检查

该检查可有效发现气管支气管腔内病变,如肿瘤、异物、黏膜病变等。

5.食管 24 小时 pH 监测

该检查是目前诊断 GERC 最有效的方法。

6.耳鼻喉相关检查

该检查包括鼻咽镜、纤维喉镜等,对明确上呼吸道病变有意义。

7.有关过敏性疾病的检查

该检查对 CVA 和 AC 的诊断有意义,包括外周血嗜酸性粒细胞计数、皮肤变应原试验(SPT)、IgE 和特异性 IgE 测定等。

8.咳嗽敏感性检查

通过雾化使受试者吸入一定量的刺激物气雾溶胶颗粒而诱发咳嗽,并以咳嗽次数作为咳嗽敏感性的指标。常用辣椒素吸入进行咳嗽激发试验。咳嗽敏感性增高常见于 AC、EB、GERC。

四、引起咳嗽的常见疾病

(一)急性咳嗽

普通感冒即急性鼻炎,是引起急性咳嗽的常见病因。临床表现为鼻塞、流涕、打喷嚏和鼻后滴流等鼻部炎症症状,常常有咽喉部刺激感或不适,可有或无发热。常见病因为病毒感染。治疗无须使用抗生素,以对症治疗为主。常用治疗药物为含有退热药物、减充血剂、第 1 代抗组胺药物(H_1 受体拮抗剂)和镇咳药物等不同成分组成的非处方药(OTC)感冒药物。但也有研究显示,对于卡他和打喷嚏等症状,各种类型的抗组胺药物在疗效之间并无显著性差异,而且第 1 代抗组胺药有镇静的不良反应。

(二)亚急性咳嗽

感染后咳嗽是引起亚急性咳嗽的常见病因。患者在发生急性上呼吸道感染后,持续咳嗽超过 3 周时应考虑感染后咳嗽。感染后咳嗽常呈自限性,持续时间一般不超过 8 周,多属于亚急性咳嗽。发生机制可能和感染后出现气道高反应性、黏液分泌过多等有关。咳嗽持续 8 周以上者需要除外 UACS、CVA 和 GERC 等的可能。患者常常对抗菌治疗无反应,可短期应用 H_1 受体拮抗剂及中枢性镇咳药。吸入异丙托溴铵有可能减轻咳嗽症状。少数顽固性咳嗽患者在上述治疗无效时可试用吸入或者口服糖皮质激素类药物(10~20 mg/d)治疗,疗程为 3~7 天。

需要注意的是部分成人患者也可发生百日咳杆菌感染,主要表现为阵发性干咳,可出现痉挛性咳嗽和喘鸣(阵发性咳嗽后,由于喉痉挛,出现的吸气性高调喉鸣音)及咳嗽后呕吐等。多数以夜间症状为著。咽拭子培养出百日咳杆菌可确诊,但常常需要较长时间。治疗首选大环内酯类抗生素,疗程 2 周。但如果咳嗽症状出现 1~2 周后使用常常不能有效控制症状,治疗的目的更多地在于防止疾病的传播。支气管舒张药、H_1 受体拮抗剂和吸入糖皮质激素类药物往往无效。可对症使用镇咳药物控制症状。

(三)慢性咳嗽

CVA、UACS、EB、GERC 在所有慢性咳嗽的门诊患者中占 70%～95%。这些患者容易被误诊为"慢性支气管炎",有些甚至长期服用抗生素或镇咳药物,需要引起注意。现简介如下。

1.CVA

其本质为哮喘,咳嗽为其主要临床表现,常表现为刺激性干咳。患者可无明显喘息、气促等典型的哮喘症状。但是,其发作特点和诱因与哮喘基本一致,比如容易在夜间出现咳嗽,常常在接触冷空气、刺激性气体或上呼吸道感染后诱发或原有症状加重。一般镇咳药效果欠佳,但支气管舒张药和糖皮质激素类药物治疗常常有效。

因为其本质为哮喘,因此具有气道高反应性。肺通气功能检查常正常,但是支气管激发试验阳性为其重要特征。

其治疗和哮喘相同,主要使用吸入糖皮质激素类药物和支气管舒张药。

2.UACS

曾称为鼻后滴漏综合征(PNDs),在欧美国家是引起慢性咳嗽的首位病因。病因包括一系列呼吸道炎症。①各种原因所致的鼻炎:感染性鼻炎(如普通感冒、细菌性鼻炎)、过敏性鼻炎(常年性过敏性鼻炎和季节性过敏性鼻炎)、血管运动性鼻炎(药物、理化因素、情绪等所致)、药物性鼻炎(主要包括阿司匹林等)等。②鼻-鼻窦炎:病因包括感染和过敏(主要针对真菌或非甾体抗炎药)。

咳嗽以白天为主,常常在清晨或体位改变时出现,睡醒后较少咳嗽。除咳嗽外,患者常常有鼻塞、流涕、咽干、异物感、反复清咽喉、咽后壁黏液附着感或滴流感等症状。这些症状虽不具备特异性,但对诊断具有一定的提示作用。查体可见口咽部黏膜呈鹅卵石样改变,或发现咽部有黏液附着。

UACS 引起咳嗽的主要机制为分布在上气道内的咳嗽反射传入神经受到了机械刺激。由于部分患者并没有后鼻滴流感症状,而且后鼻滴流感并不一定是咳嗽的直接原因,因此目前PNDs 的名称逐渐被 UACS 所取代。

UACS 的治疗主要是针对引起咳嗽症状的鼻和鼻窦疾病的治疗。根据不同的病因选择不同的治疗措施。①避免变应原暴露:主要是过敏性鼻炎患者。②改善炎症反应和分泌物的产生:对于非过敏性因素所致者,可首选第 1 代抗组胺药(代表药物为马来酸氯苯那敏)和减充血剂(常用药物为盐酸伪麻黄碱)。多数患者在治疗后数天至 2 周内症状改善。针对过敏性鼻炎则可选用无镇静作用的第 2 代抗组胺药联合鼻腔吸入糖皮质激素类药物(常用药物丙酸倍氯米松,每鼻孔每次 50 μg,1～2 次/天,或相当剂量的其他吸入激素)。③控制感染:细菌性鼻窦炎需应用抗生素。急性细菌性鼻窦炎的常见病原为肺炎球菌和流感嗜血杆菌,因此可选用 β-内酰胺类、新型大环内酯类、氟喹诺酮等药物。阿莫西林(或加酶抑制药)可作为首选治疗药物。注意根据细菌的耐药性选择治疗药物。对于抗感染治疗效果欠佳或分泌物较多者,可同时使用鼻腔吸入糖皮质激素类药物、抗组胺药及减充血剂减轻炎症。慢性细菌性鼻窦炎以厌氧菌、链球菌等为主要病因,可有生物被膜形成。治疗仍然以 β-内酰胺类为主,可采用大环内酯类抗生素抑制生物被膜的产生,对减少复发有一定的效果。抗生素一般用至症状消失后数天至 1 周。治疗效果欠佳时选择鼻腔冲洗、引流或手术治疗。④纠正鼻腔解剖学异常:处理鼻中隔、鼻息肉、鼻甲等问题。

3.EB

EB 是以气道嗜酸性粒细胞浸润为特征的支气管炎,是慢性咳嗽的重要原因。与哮喘不同,

EB 缺乏气道高反应性。其主要临床表现为慢性刺激性干咳,且常常为唯一临床症状。咳嗽白天或夜间均可出现,部分患者对油烟、灰尘、刺激性气味或冷空气敏感,可诱发咳嗽症状。体格检查常常无异常发现。肺通气功能及呼气峰流速变异率(PEFR)正常。支气管激发试验阴性。

EB 的临床表现缺乏特异性,诊断主要依靠诱导痰的细胞学检查。诱导痰细胞学检查示嗜酸性粒细胞占白细胞比例≥3%,结合上述临床症状和肺功能检查,在除外其他嗜酸性粒细胞增多性疾病后,可诊断为 EB。

EB 对糖皮质激素类药物治疗反应良好,治疗后咳嗽常常明显减轻或消失。常用丙酸倍氯米松(每次 250～50 μg,2 次/天)或等效剂量的其他吸入糖皮质激素类药物。连续使用 4 周以上。初始治疗时可联合应用泼尼松口服,每天 10～20 mg,使用 3～7 天。支气管舒张药治疗无效。

4.GERC

胃食管反流病(GERD)是引起慢性咳嗽的重要原因之一。患者多表现为白天、直立位时出现的咳嗽,少部分患者可以有夜间咳嗽。少数患者有 GERD 的典型表现,如胸骨后烧灼感、反酸、嗳气、胸闷等。部分患者可因为存在微量误吸,出现咽喉部症状。大部分患者咳嗽症状为唯一表现。其发生机制并未完全明了,可能包括刺激上呼吸道咳嗽反射的传入神经、反流物吸入下呼吸道及刺激食管-支气管咳嗽反射等。最后一种机制可能是最重要的原因,即反流至远端食管时就可以引起咳嗽。应当注意的是,GERC 的反流并非都是酸反流,少数患者也存在碱反流的情况。

对于慢性咳嗽患者,在除外 CVA、EB、UCAS 后应考虑 GERC 的可能。尤其是患者存在反流症状,或和进食有关的咳嗽时,更应注意其可能。通过 24 小时食管 pH 监测可明确 GERD 的诊断,并可能发现反流和咳嗽的相关性。其他检查如胃镜、上消化道造影等对诊断的价值有限。

对于诊断明确的患者,首先应规范地治疗 GERD,措施如下。①调整生活方式:减重、少食多餐、避免过饱和睡前进食,避免加重反流的食物、饮料和行为,如酸性食物、油腻食物、咖啡、吸烟等。夜间休息时应采取高枕卧位。②制酸药:首选质子泵抑制药,或选用 H_2 受体拮抗剂。③促胃动力药:如多潘立酮。④治疗胃十二指肠的基础疾病:如慢性胃炎、消化性溃疡等。内科治疗 2～4 周后才能出现明显的疗效,总疗程常常需要 3 个月以上。少数内科治疗失败的严重反流患者,可考虑抗反流手术治疗。

5.AC

AC 是慢性咳嗽的病因之一。患者表现为阵发性刺激性咳嗽,多为干咳,常有咽喉发痒。刺激性气体、冷空气或讲话等可诱发症状。多数患者有特异质,可表现为皮肤变应原皮试阳性、外周血 IgE 增高等。肺功能正常、支气管激发试验阴性可和支气管哮喘鉴别,诱导痰嗜酸性粒细胞比例无增加和 EB 鉴别,患者也不具备过敏性鼻炎的典型症状。治疗可选用抗组胺药物和/或糖皮质激素类药物。AC 目前还不能确定为一种独立的疾病,它和其他疾病之间的关系有待进一步的观察和研究。

6.血管紧张素转换酶抑制剂(ACEI)诱发的咳嗽

咳嗽是 ACEI 的常见不良反应,发生率为 10%～30%。主要症状为刺激性干咳,多有咽干、咽痒、胸闷等,症状以夜间为重,平卧后可加重。其主要机制为 ACEI 抑制缓激肽及其他肽类物质的分解,这些炎症介质可刺激肺内 J 受体,引起干咳。同时,ACEI 可引起气道反应性增高。停用 ACEI 后咳嗽症状缓解可确诊。通常在停药 1～4 周后咳嗽明显减轻或消失。对于 ACEI

引起咳嗽的患者,可使用血管紧张素Ⅱ受体拮抗剂(ARB)替代ACEIs。

7.心因性咳嗽

又称习惯性咳嗽,常常与焦虑、抑郁等有关。儿童更为多见。典型表现为日间咳嗽,可表现为高调咳嗽,当注意力转移时咳嗽症状可消失,夜间休息时无咳嗽。心因性咳嗽的诊断需要排除其他器质性疾病所致的咳嗽。成年患者在治疗时以心理咨询或精神干预为主,可适当辅助性应用抗焦虑药物。

五、慢性咳嗽的诊断程序

对慢性咳嗽的患者进行诊断时应重视下述问题。

(1)注意询问咳嗽发生的时间、特点、伴随症状和诱发因素。

(2)病史的采集除了解下呼吸道疾病(如急慢性支气管炎)的相关症状外,还应特别关注:上呼吸道疾病(耳鼻咽喉)症状和病史、消化系统疾病(尤其是胃食管反流性疾病)、个人和家族过敏性疾病史、药物治疗史(包括ACEI的使用,对抗生素、支气管舒张药等药物的治疗反应)。

(3)根据上述情况选择相关的检查。首先进行X线检查以明确有无明显的肺、心脏和胸膜病变等。如果胸片有阳性发现,可根据具体情况选择进一步的检查和治疗。如胸片基本正常,可参考图2-1的慢性咳嗽诊断流程,逐步明确咳嗽的病因。

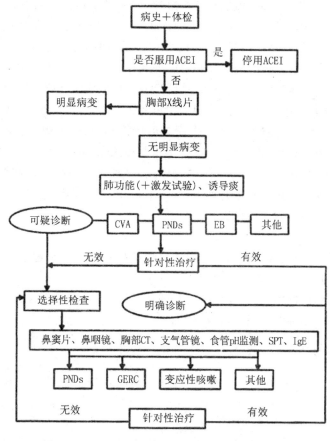

图2-1 慢性咳嗽的诊断流程

31

（4）对于临床症状较为典型的慢性咳嗽患者，可根据疾病的临床特征进行初步的判断，并同时进行试验性治疗。

（5）对于临床症状不典型的患者可按照先常见后少见、先易后难、先无创后有创的检查顺序进行。如可先后进行肺功能（包括支气管激发试验）、诱导痰、耳鼻喉科的鼻咽镜检查、鼻窦 CT、特异质的相关检查（外周血嗜酸性粒细胞、IgE、SPT）、24 小时食管 pH 监测等。

（6）对于慢性咳嗽常规检查仍不能明确病因的患者，应进行 HRCT、支气管镜和心脏的相关检查，以明确有无不典型的气道病变（如支气管内膜结核、支气管扩张）、慢性充血性心力衰竭等。

六、常用咳嗽治疗药物

咳嗽作为一种防御性反射，有利于清除呼吸道分泌物和异物，因此程度较轻时无须处理。对于分泌物较多，尤其是感染后痰液黏稠的患者应以抗感染和化痰治疗为主，应避免使用镇咳药物。对于慢性咳嗽，在病因不明确时，一般不建议使用强镇咳药物。但是，当剧烈干咳对患者的工作和休息造成严重影响时，可适当给予镇咳药物控制患者的症状。

（一）镇咳药

1.中枢性镇咳药

该类药物主要作用于延脑的咳嗽中枢，又分为依赖性和非依赖性镇咳药。前者包括吗啡类生物碱及其衍生物，镇咳作用明显，但也具有成瘾性，仅在其他治疗无效时短期使用。非依赖性镇咳药多为人工合成，如喷托维林、右美沙芬等，无镇痛作用和成瘾性，临床应用广泛。

（1）依赖性镇咳药。①可待因：作用于中枢 μ 阿片肽受体，止咳作用强而迅速，同时具有镇痛和镇静作用。在有效剂量下具有成瘾性和呼吸抑制作用。口服或皮下注射，每次 15～30 mg，每天用量为 30～90 mg。②福尔可定：作用与可待因相似，但成瘾性较弱。口服每次 5～10 mg。

（2）非依赖性镇咳药。①右美沙芬：作用于中枢和外周的 sigma 受体，是目前临床上应用最广泛的镇咳药，用于多种 OTC 镇咳药物。作用与可待因相似，但无镇痛作用，偶可引起轻度嗜睡。治疗剂量下对呼吸中枢无抑制作用、不产生依赖性和耐受性。口服每次 15～30 mg，3～4 次/天。②喷托维林：作用强度为可待因的 1/3，有轻度的阿托品样作用和局部麻醉作用，大剂量时还具有抗惊厥和解痉作用。口服每次 25 mg，3 次/天。青光眼及心功能不全者慎用。③右啡烷：右美沙芬的代谢产物，耐受性良好。

2.外周性镇咳药

抑制咳嗽反射弧中的感受器、传入神经及效应器的某一环节。它包括局部麻醉药和黏膜防护剂。

（1）苯丙哌林：非麻醉性镇咳药，作用为可待因的 2～4 倍。抑制咳嗽冲动的传入，同时对咳嗽中枢也有抑制作用。不抑制呼吸。口服每次 20～40 mg，3 次/天。

（2）莫吉司坦：非麻醉性镇咳药，是一种乙酰胆碱拮抗药，作用较强。口服每次 100 mg，3 次/天。

（3）那可丁：为阿片所含的异喹啉类生物碱，作用与可待因相当。口服每次 15～30 mg，3～4 次/天。

（二）祛痰药物

可以选用 N-乙酰半胱氨酸、盐酸氨溴索、愈创甘油醚、桃金娘油和中药祛痰药等。

(三)抗组胺药物

常用的 H_1 受体拮抗剂包括氯苯那敏、氯雷他定、西替利嗪等,主要用于 UACS、普通感冒和感染后咳嗽的治疗。

(李　正)

第三节　咯　血

咯血是指喉及喉以下呼吸道出血经口排出。

一、病因

(一)呼吸系统疾病

以肺结核最多见,其次为支气管扩张、肺癌。其他原因包括肺脓肿、慢性支气管炎、肺炎、肺梗死、支气管结石、肺寄生虫病、肺囊肿、尘肺、支气管异物等。

(二)其他系统疾病

循环系统疾病(如二尖瓣狭窄、房间隔缺损、动脉导管未闭等)、血液病(如血小板减少性紫癜、白血病、血友病、再生障碍性贫血等)、风湿病(如白塞病、结节性动脉周围炎等)、传染病(如肾综合征出血热、钩端螺旋体病等)、肺出血肾炎综合征及子宫内膜异位症等。

二、诊断

(一)咯血与呕血的鉴别

见表 2-2。

表 2-2　咯血与呕血的鉴别要点

鉴别要点	咯血	呕血
病因	肺结核、支气管扩张症、肺癌、肺炎、肺脓肿、心脏病等	消化性溃疡、肝硬化、急性胃黏膜病变、胆管出血等
出血前症状	喉部痒感、胸闷、咳嗽等	上腹不适、恶心、呕吐等
出血方式	咳出	呕出,可为喷射状
血色	鲜红	暗红、棕黑,有时鲜红
血中混合物	痰、泡沫	食物残渣、胃液
酸碱度	碱性	酸性
黑便	除非咽下血,否则无	有,柏油样便,呕血停止后仍持续数天
出血后痰性状	常有血痰数天	无痰

(二)明确病因

通过详细的病史询问、全面的体格检查、胸部 X 线及其他必要检查综合判断。如咯血伴低热、盗汗,胸片示空洞等病灶时应考虑肺结核病(痰查到结核分枝杆菌可确诊)。40 岁以上的男性吸烟者,少量咯血,胸片示占位性病变,应考虑肺癌可能(病理学确诊,如纤维支气管镜检查等)。长期咳嗽、咳脓痰、反复咯血,应考虑支气管扩张(支气管造影可确诊)。发热、咯血、皮下出血、尿少、休克、肾功能异常,可能为肾综合征出血热。咯血伴全身出血倾向,应考虑血液病,需做相应的检查。

(三)确定出血部位

胸部听诊及酌情选择 X 线、CT、纤维支气管镜及支气管动脉造影等检查。

(四)判断严重程度

每天咯血量<100 mL 为小量咯血,100～500 mL 为中等量咯血,>500 mL(或 1 次咯血>300 mL)为大量咯血。1 次出血量>800 mL 可有血压改变,>1 500 mL 可发生休克。短时间内大量咯血,血块阻塞气道可引起窒息,表现为突然烦躁不安、极度紧张、端坐呼吸、咯血不畅、发绀、昏迷、抽搐等。

三、治疗原则

(一)小量咯血

应镇静、止咳,保持大便通畅,酌情应用止血药物,如卡巴克络(安络血)片、云南白药等。

(二)中等量及大量咯血

1.一般处理

卧床休息(患侧卧位)、镇静、通便、吸氧、监护生命体征等。

2.止血

(1)药物:垂体后叶素 5 U 加入 50％葡萄糖液 40 mL,缓慢静脉注射。继用 10～20 U 加到50％葡萄糖液 500 mL 中静脉滴注维持。冠心病、高血压患者及孕妇忌用。普鲁卡因 200～300 mg 或酚妥拉明 10～20 mg 加到 5％葡萄糖液 500 mL 中静脉滴注。云南白药 0.5 g,每天3 次口服。

(2)经纤维支气管镜局部止血:灌注冷生理盐水、凝血酶止血,吸收性明胶海绵、Fogarty 气囊压迫止血,或激光止血氩气刀止血等。

(3)支气管动脉栓塞疗法。

(4)反复大量咯血,内科治疗无效者,出血部位明确,对侧肺无活动性病变,且无手术禁忌证,可行相应肺叶或肺段切除术。

3.输血

咯血量过多,可根据血压和血红蛋白酌情输注新鲜血。

(三)窒息

(1)立即取头低脚高体位,拍击患者背部,以便血块排出。

(2)尽快挖出或吸出口、咽、喉、鼻部血块,保持气道通畅。

(3)必要时气管插管或气管切开,吸出淤血,解除呼吸道阻塞。

(4)充分给氧。

(5)心跳、呼吸停止者,立即予心肺复苏术。纠正酸碱平衡失调。

(四)其他

病因治疗。

(张永娟)

第四节　胸　痛

一、病因和机制

(一)胸壁疾病

胸壁疾病,如皮下蜂窝织炎、带状疱疹、肋间神经炎、非化脓性肋软骨炎(Tietze病,第1肋和第2肋软骨疼痛肿胀)、流行性胸痛、肌炎和皮肌炎、肋骨骨折、强直性脊柱炎、颈椎病、急性白血病、多发性骨髓瘤等。这些疾病累及或刺激了肋间神经和脊髓后根传入神经引起疼痛。

(二)胸腔内脏器疾病

胸腔内脏器疾病主要通过刺激支配心脏和大血管的感觉神经、支配气管、支气管和食管迷走神经感觉纤维引起胸痛,累及胸膜的病变则主要通过壁层胸膜的痛觉神经(来自肋间神经和膈神经)。

1.心血管疾病

心血管疾病如心绞痛、急性心肌梗死、心肌炎、急性心包炎、肥厚性心肌病、主动脉瘤、夹层动脉瘤、肺栓塞、肺梗死、神经官能症等。

2.呼吸系统疾病

呼吸系统疾病如胸膜炎、胸膜肿瘤、气胸、血胸、血气胸、肺炎、肺癌等。

3.纵隔疾病

纵隔疾病如纵隔炎、纵隔气肿、纵隔肿瘤、反流性食管炎、食管裂孔疝、食管癌等。

(三)其他相邻部位疾病

肝脓肿、膈下脓肿、肝癌、脾梗死等。膈肌中央部位的感觉神经由膈神经支配,而外周部位由肋间神经支配,其感觉中枢分别位于第3、4颈椎和第7～12胸椎,腹腔脏器的病变刺激或影响膈肌可以引起疼痛,同时疼痛还可放射至肩部或下胸部等部位。

二、诊断和鉴别诊断

要注意询问病史,了解胸痛部位、性质、持续时间、影响因素和伴发症状。

(一)根据胸痛部位鉴别

胸壁疾病引起的疼痛常局限,有明显的压痛点,可伴有红、肿、热。带状疱疹的疼痛沿肋间神经走行,常伴有局部皮肤疼痛和异常敏感。Tietze病的肋软骨疼痛常侵犯第1、2肋软骨,在胸壁呈单个或多个隆起。食管和纵隔疾病的疼痛主要在胸骨后,食管疾病时胸痛可能与进食有关。夹层动脉瘤破裂引起的疼痛常在胸部中间,可向下放射。胸膜炎的疼痛常发生在腋前线与腋中线附近,与呼吸有关。心绞痛和心肌梗死的疼痛则在胸骨后和心前区,可放射至左肩、左臂内侧,达环指和小指。肺上沟癌引起的疼痛以肩部为主,可向上肢内部放射。

(二)根据胸痛性质和特征鉴别

1.根据疼痛发生的时间

急性或突然发生的胸痛常见于急性心肌梗死、肺栓塞、气胸、动脉瘤破裂等。

2.根据与体位的关系

食管炎引起烧灼痛,饱餐后和仰卧位时加重,服用抗酸药和胃肠动力药后可缓解。而心包炎引起的疼痛,于卧位时加重,坐起或身体前倾时减轻。

3.根据疼痛的特征

心绞痛为闷痛伴有窒息感,休息或含硝酸甘油可以缓解,而心肌梗死的疼痛则更为剧烈,伴有恐惧和濒死感,同时有大汗、血压下降和休克。肋间神经痛为阵发性灼痛和刺痛。胸膜疼痛常在深呼吸和咳嗽时加重。

4.根据伴发症状

严重肺炎、肺栓塞、气胸引起的疼痛可伴有呼吸困难。夹层动脉瘤破裂和大块肺栓塞时也可出现血压下降或休克。心包炎、胸膜炎、肺脓肿和肺炎常伴有发热。食管疾病所致胸痛可伴有吞咽困难。肺梗死和肺癌的胸痛可有咯血或痰中带血。带状疱疹发生时,在胸壁出现沿肋间神经分布的成簇水疱,疱疹不越过体表中线。肺上沟癌出现胸肩部疼痛,可伴有霍纳综合征。结核性胸膜炎引起的胸痛可伴有结核中毒症状。

（张永娟）

第五节 呼 吸 困 难

一、概述

呼吸困难是常见症状,也是客观体征,患者主观感觉气不够用或呼吸费力,客观上表现为呼吸频率、深度(如呼吸快而浅、慢而深)和节律的异常。严重者可见鼻翼翕动、张口耸肩呼吸及发绀,呼吸辅助肌也参与呼吸活动。

二、呼吸困难的病因、发生机制与临床表现

引起呼吸困难的原因主要是呼吸系统和心血管系统疾病,此外中毒、神经精神因素、血液病等也会引起呼吸困难。

(一)呼吸系统疾病(肺源性呼吸困难)

1.病因

(1)气道阻塞:喉与气管疾病,如急性会厌炎、急性喉炎、喉水肿、喉癌、白喉、喉与气管异物、气管肿瘤、气管受压(甲状腺肿大、纵隔肿瘤等)、支气管哮喘、慢性阻塞性肺疾病、支气管肺癌等。

(2)肺疾病:如大叶性肺炎、支气管肺炎、肺不张、弥漫性肺间质纤维化、传染性非典型肺炎(SARS)及急性呼吸窘迫综合征、卡氏肺囊虫肺炎、肺水肿等。

(3)胸壁、胸廓与胸膜疾病:如气胸、大量胸腔积液、广泛显著胸膜粘连增厚、胸廓外伤和严重胸廓、脊柱畸形等。

(4)神经-肌肉疾病与药物不良反应:如脊髓灰质炎和运动神经元疾病累及颈髓、急性多发性神经根神经炎、重症肌无力、药物(肌肉松弛药、氨基苷类抗生素等)致呼吸肌麻痹等。

(5)膈疾病与运动受限:如膈肌麻痹、大量腹水、腹腔巨大肿瘤、胃扩张和妊娠末期等。

2.发生机制

(1)上、下气道阻塞、胸廓与膈运动障碍、呼吸肌力减弱与活动受限:致肺通气量降低、肺泡氧分压降低等。

(2)肺实质疾病:主要因肺通气/血流(V/Q)比例失调。

(3)肺水肿、肺间质疾病:主要因弥散障碍,致动脉血氧分压降低,而引起呼吸困难。

3.临床表现

(1)吸气性呼吸困难:特点为吸气费力、显著困难,重者因呼吸肌极度用力,胸腔内负压增高,出现三凹征(胸骨上窝、锁骨上窝、肋间隙在吸气时明显凹陷),可伴有高调吸气性喉鸣音。此种表现提示为喉、气管与大支气管狭窄与阻塞。

(2)呼气性呼吸困难:特点是呼气费力,呼气时间明显延长而缓慢,听诊时肺部常有哮鸣音。见于下呼吸道阻塞疾病,如支气管哮喘、喘息型支气管炎等。

(3)混合性呼吸困难:表现为吸气与呼气均感费力,呼吸频率加快、变浅,听诊肺常有呼吸音异常(减弱或消失),可有病理性呼吸音。主要见于广泛肺实质或肺间质病变及严重胸廓、膈肌、胸膜与神经-肌肉疾病。

(二)心源性呼吸困难

由循环系统疾病所引起,主要见于左心或右心功能不全。

1.病因

(1)各种原因引起的心力衰竭,特别是左心衰竭,如高血压心脏病、冠心病、风湿性心脏瓣膜病、心肌病、心肌炎及先天性心脏病、慢性肺源性心脏病等。

(2)心包积液、心脏压塞。

(3)原发性肺动脉高压。

(4)肺栓塞。

2.发病机制

呼吸困难主要是由于肺淤血、间质性肺水肿等导致肺换气功能障碍,引起低氧血症和二氧化碳潴留,刺激呼吸中枢产生呼吸困难。

3.临床表现

(1)左心衰竭:呼吸困难的特点是活动劳累后出现或加重,休息时减轻或缓解;平卧时加重,坐位时减轻。故病情较重者,常被迫采取半坐位或端坐呼吸。急性左心衰竭常出现夜间阵发性呼吸困难,发作时患者于熟睡中突感胸闷憋气惊醒,被迫坐起,轻者数十分钟后减轻缓解,重者高度气喘、颜面发绀、大汗、咳粉红色泡沫痰,两肺哮鸣音有较多湿啰音,心率增快,有奔马率,称为心源性哮喘。常见于高血压心脏病、冠心病,青少年则多考虑风心病、心肌炎、心肌病、先天性心脏病。

(2)右心功能不全:呼吸困难主要由于体循环淤血,患者也常取半坐位以缓解症状。常见于慢性肺源性心脏病。

(3)心包疾病:患者喜取坐位前倾体位,以减轻增大的心脏对左肺的压迫。

(三)中毒性呼吸困难

1.病因

(1)各种原因引起的酸中毒,如尿毒症、糖尿病酮症酸中毒。

(2)急性高热性疾病。

（3）化学物质中毒，如一氧化碳（CO）中毒、有机磷中毒、亚硝酸盐中毒、氰化物中毒等。

（4）抑制呼吸中枢的药物中毒，如吗啡、巴比妥类药物等。

2.发病机制和临床表现

（1）急、慢性肾衰竭、糖尿病酮症酸中毒和肾小管性酸中毒：血中酸性代谢产物增多，强烈刺激颈动脉窦、主动脉体化学受体或直接兴奋刺激呼吸中枢，出现深长规则的呼吸，可伴有鼾声，为酸中毒呼吸。

（2）急性感染和急性传染病：由于体温升高和毒性代谢产物的影响，刺激兴奋呼吸中枢，使呼吸急促。

（3）某些毒物可作用于血红蛋白：如 CO 中毒时，CO 与血红蛋白结合成碳氧血红蛋白；亚硝酸盐和苯胺类中毒，使血红蛋白转变为高铁血红蛋白，失去携氧功能致组织缺氧。氰化物和含氰化物较多之苦杏仁、木薯中毒时，氰离子抑制细胞色素氧化酶的活性，影响细胞的呼吸作用，导致组织缺氧均可引起呼吸困难。临床表现一般为呼吸深快，严重时因脑水肿呼吸中枢受抑制，呼吸表浅、缓慢，也可有节律异常。

（4）某些药物和化学物质中毒时：如吗啡类、巴比妥类、苯二氮䓬类药物和有机磷杀虫药呼吸中枢受抑制，致呼吸变缓慢、变浅，且常有呼吸节律异常。

（四）神经精神性呼吸困难

1.病因

神经性呼吸困难的病因是重症颅脑疾病，如颅脑外伤、脑出血、脑炎、脑膜炎、脑脓肿及脑肿瘤等；精神性呼吸困难病因主要是癔症。

2.发病机制和临床表现

（1）神经性呼吸困难：是由于呼吸中枢因受增高的颅内压和供血减少的刺激，使呼吸变慢变深，并常伴呼吸节律的异常，如呼吸遏制（吸气突然终止）、双吸气（抽泣样呼吸）等。

（2）癔症：患者由于精神或心理因素的影响可有呼吸困难发作，其特点是呼吸表浅而频数，每分钟可达 60~100 次，并常因通气过度而发生呼吸性碱中毒，出现口周、肢体麻木和手足搐搦，严重时可有意识障碍。叹息样呼吸，患者自述呼吸困难，但并无呼吸困难的客观表现，偶然出现一次深大吸气，伴有叹息样呼气，在叹息之后自觉轻快，这实际上是一种神经官能症表现。

（五）血液性呼吸困难

1.病因

重度贫血、高铁血红蛋白血症、硫化血红蛋白血症等。

2.发病机制和临床表现

因红细胞携氧减少，血氧含量降低，致呼吸加速，同时心率加快。大出血或休克时，因缺血与血压下降，刺激呼吸中枢，也可使呼吸加速。

三、呼吸困难伴随症状

询问了解呼吸困难时的伴随症状，有助于协助判断病因与病变定位。

（一）发作性呼吸困难伴有哮鸣音

见于支气管哮喘、心源性哮喘；骤然发生的严重呼吸困难，见于急性喉水肿、气管异物、大面积肺栓塞、自发性气胸等。

(二)呼吸困难伴一侧胸痛

见于大叶性肺炎、急性渗出性胸膜炎、肺梗死、自发性气胸、急性心肌梗死、支气管肺癌等。

(三)呼吸困难伴发热

见于肺炎、肺脓肿、胸膜炎、急性心包炎、咽后壁脓肿等。

(四)呼吸困难伴咳嗽、咳脓痰

见于慢性支气管炎、阻塞性肺气肿并发感染、化脓性肺炎、肺脓肿、支气管扩张症并发感染等,后两者脓痰量较多;伴大量浆液性泡沫样痰,见于急性左心衰竭和有机磷杀虫药中毒。

(五)呼吸困难伴昏迷

见于脑出血、脑膜炎、尿毒症、糖尿病酮症酸中毒、肺性脑病、急性中毒等。

四、心源性哮喘和支气管哮喘的鉴别诊断

心源性哮喘和支气管哮喘的鉴别诊断见表 2-3。

表 2-3　心源性哮喘和支气管哮喘的鉴别诊断

鉴别点	支气管哮喘	心源性哮喘
病史	多见于青少年有过敏史	有导致左、右心功能不全的心血管疾病史
临床表现	常有吸气性、呼气性或混合性呼吸困难特点,如三凹征及呼气延长;咳出泡沫痰后可缓解	左心衰竭表现为劳力性呼吸困难、端坐呼吸和阵发性夜间呼吸困难;急性左心衰竭咳粉红色泡沫痰
肺部体征	可闻及哮鸣音,呼气延长,呼音减弱或消失	双侧肺可闻及干、湿啰音
心脏检查	多数正常	心脏扩大、奔马律、心脏杂音等
X 线检查	肺部疾病改变	心脏增大,肺淤血表现

(董丽萍)

第三章

呼吸系统疾病常用检查技术

第一节　痰细菌学检查

痰细菌学检查应先嘱患者用水漱口,然后用自气管深部咳出的痰液,盛于洁净容器内,切勿将鼻涕吸入。

一、目视检查

(一)颜色

在呼吸系统化脓性感染或肺炎时,痰中因含有大量脓细胞、上皮细胞而呈黄色,铜绿假单胞菌感染的痰呈绿色。大叶性肺炎或肺坏死因血红蛋白分解,痰可呈铁锈色。患阿米巴肺脓肿时痰可呈咖啡色。急性心力衰竭、肺梗死出血、肺结核或肺肿瘤引起的血管破裂时,痰可呈咖啡色。

(二)性状

由于所含成分不同,呈现黏液性、黏液脓性、浆液性及血性等。

1.黏液性痰

黏液性痰见于上呼吸道炎症或支气管炎初期。

2.黏液脓性痰

最常见,因痰液中脓细胞含量不同而呈不同程度的黄色,见于支气管炎的恢复期、肺结核等。

3.脓性痰

浑浊,内含大量脓细胞,见于肺脓肿、浸润性肺结核、穿透性脓胸等。

4.浆液性痰

呈稀薄的泡沫状,见于急性肺水肿。

5.血性痰

血性痰是指痰中混入大量血液者。因血量的多少、新旧程度不同,及其他成分的多少不一,而呈现种种颜色,如鲜红色、褐色、黑色等。还应注意区分是否有血丝、血块、血痰混合。

(三)异常物

1.支气管管型

支气管管型是由纤维蛋白和黏液等在支气管内形成的灰色树枝状体,在咳出的痰内常卷曲成团。如将其浮在盐水中则展开成树枝状。痰液中支气管管型见于纤维素性支气管炎、肺炎链球菌性肺炎、白喉等。

2.Curschmanna 螺旋体

肉眼所见为淡黄或白色的富有弹性的丝状物,多卷曲成团,展开长度可达 1.5 cm,常见于支气管哮喘及急性和慢性支气管炎。

3.其他

痰液有时可见寄生虫(如肺吸虫、蛔虫及钩虫的蚴虫)、肺结石及肺组织等。

二、显微镜检查

选取可疑部分涂片,加少量生理盐水混匀,制成盐水涂片镜检,或待痰涂片干燥后进行染色镜检。

涂片染色镜检时根据需要可将痰涂片进行 Wright 染色、革兰染色和抗酸染色镜检。

(一)Wright 染色

可做白细胞分类计数,嗜酸性粒细胞计数增多,见于支气管哮喘和肺吸虫病等。结核病时,痰液中淋巴细胞计数常增多,若混合感染则中性粒细胞计数增多。

(二)革兰染色

多用于一般细菌涂片检验,痰液中可见到细菌种类很多,以检出肺炎链球菌、葡萄球菌、链球菌、肺炎杆菌较有意义。

(三)抗酸染色

染色后用油镜检查,镜检至少 100 个视野。结果以"找到分枝杆菌"或"未找到分枝杆菌"报告。找到者,若 100 个视野中分枝杆菌 1～2 条者,报告菌数,3～9 条者为"＋",10～99 条者"＋＋",每个视野中 1～10 条者"＋＋＋",每个视野 11 条以上为"＋＋＋＋"。

必要时可将痰标本进行浓缩处理,后查分枝杆菌,检查分枝杆菌的报告必须注明直接涂片法或浓缩法。

(董萌萌)

第二节　血气分析检查

国外于 20 世纪 50 年代末将动脉血气分析应用于临床,我国于 20 世纪 70 年代开始逐步在临床上推广应用。随着动脉血气分析在临床上广泛应用,特别是由于酸碱失衡预计代偿公式、潜在 HCO_3^- 和阴离子隙概念应用于酸碱领域,使临床上酸碱失衡的判断水平有了明显提高。1967 年美国科罗拉多大学 Ashbaugh 研究小组专家通过对 12 例急性呼吸衰竭患者的动态监测动脉血气分析并结合临床,首次在 Lancet 上提出了急性呼吸窘迫综合征(ARDS)新概念。本节主要就动脉血气分析的临床应用做以下阐述。

一、动脉血气分析作用

(一)判断呼吸功能

动脉血气分析是判断呼吸衰竭最客观指标,根据动脉血气分析可以将呼吸衰竭分为 Ⅰ 型和

Ⅱ型。

(1) Ⅰ型呼吸衰竭：标准为海平面平静呼吸空气的条件下 $PaCO_2$ 正常或下降，PaO_2 <8.0 kPa(60 mmHg)。

(2) Ⅱ型呼吸衰竭：标准为海平面平静呼吸空气的条件下 $PaCO_2$ >6.7 kPa(50 mmHg)，PaO_2 <8.0 kPa(60 mmHg)。

(3) 吸氧条件下判断有无呼吸衰竭，可分为以下两种情况：① 若 $PaCO_2$ >6.7 kPa (50 mmHg)，PaO_2 >8.0 kPa(60 mmHg)，可判断为吸氧条件下Ⅱ型呼吸衰竭。② 若 $PaCO_2$ <6.7 kPa(50 mmHg)，PaO_2 >8.0 kPa(60 mmHg)，可计算氧合指数，其公式如下：

$$氧合指数 = \frac{PaO_2}{FiO_2} = \frac{80}{0.29} < 40.0 \text{ kPa}(300 \text{ mmHg})$$

氧合指数 $= PaO_2/FiO_2$。

氧合指数 <40.0 kPa(300 mmHg)，提示呼吸衰竭。

举例：鼻导管吸氧，流量 2 L/分，PaO_2 10.7 kPa(80 mmHg)。

分析：$FiO_2 = 0.21 + 0.04 \times 2 = 0.29$。

提示：呼吸衰竭。

(二)判断酸碱失衡

1.单纯性酸碱失衡

呼吸性酸中毒(呼酸)、呼吸性碱中毒(呼碱)、代谢性酸中毒(代酸)和代谢性碱中毒(代碱)。

2.混合型酸碱失衡

(1)传统认为有四型：呼酸并代酸、呼酸并代碱、呼碱并代酸和呼碱并代碱。

(2)新的酸碱失衡类型：混合性代酸(高 AG 代酸＋高 Cl^- 性代酸)、代碱并代酸包括代碱并高 AG 代酸和代碱并高 Cl^- 性代酸、三重酸碱失衡(triple acid base disorders,TABD)包括呼酸型三重酸碱失衡(呼酸＋代碱＋高 AG 代酸)和呼碱型三重酸碱失衡(呼碱＋代碱＋高 AG 代酸)。

二、AG 的临床应用

AG 是按 $AG = Na^+ - (HCO_3^- + Cl^-)$ 计算所得。其真实含义反映了未测定阳离子(UC)和未测定阴离子(UA)之差。AG 升高的最常见原因是体内存在过多的 UA,即乳酸根、丙酮酸根、磷酸根及硫酸根等。当这些未测定阴离子在体内堆积,必定要取代 HCO_3^-,使 HCO_3^- 下降,称之为高 AG 代酸。临床上重要意义就是 AG 升高代表了高 AG 代酸。AG 在酸碱失衡判断中主要用途是可判断以下六型酸碱失衡：①高 AG 代酸。②代碱并高 AG 代酸。③混合性代酸。④呼酸并高 AG 代酸。⑤呼碱并高 AG 代酸。⑥三重酸碱失衡。

三、潜在 HCO_3^-

潜在 HCO_3^- 是最近提出的新概念,是指排除并存高 AG 代酸对 HCO_3^- 掩盖作用之后的 HCO_3^-,用公式表示为潜在 HCO_3^-＝实测 HCO_3^-＋ΔAG。其意义可揭示代碱＋高 AG 代酸和三重酸碱失衡中的代碱存在。若忽视计算 AG、潜在 HCO_3^-,常可延误混合型酸碱失衡中的代碱的判断。

四、常用的考核酸碱失衡的指标

(一)pH

它是指体液内氢离子浓度的反对数,即 $pH=\log\dfrac{1}{H^+}$,是反映体液总酸度的指标,受呼吸和代谢因素共同影响。正常值:动脉血 7.35～7.45,平均值 7.40,静脉血 pH 较动脉血低 0.03～0.05。pH<7.35 时为酸血症;pH>7.45 时为碱血症。

(二)PCO_2

血浆中物理溶解的 CO_2 分子所产生的压力称为 PCO_2。正常值:动脉血 4.7～6.0 kPa(35～45 mmHg),平均值 5.3 kPa(40 mmHg),静脉血较动脉血高 0.7～0.9 kPa(5～7 mmHg)。它是酸碱平衡呼吸因素的唯一指标。当 PCO_2>6.0 kPa(45 mmHg)时,应考虑为呼酸或代碱的呼吸代偿;当 PCO_2<4.7 kPa(35 mmHg)时,应考虑为呼碱或代酸的呼吸代偿。

(三)HCO_3^-

HCO_3^- 即实际碳酸氢盐(acutebicar bonate,AB),是指隔绝空气的血液标本在实验条件下所测的血浆 HCO_3^- 值。正常值 22～27 mmol/L,平均值 24 mmol/L,动、静脉血 HCO_3^- 大致相等。它是反映酸碱平衡代谢因素的指标。HCO_3^-<22 mmol/L,可见于代酸或呼碱代偿;HCO_3^->27 mmol/L,可见于代碱或呼酸代偿。

(四)标准碳酸氢盐(standard bicarbonate,SB)

在标准条件下(PCO_2 5.3 kPa(40 mmHg),Hb 完全饱和,温度 37 ℃)测得的 HCO_3^- 值,它是反映酸碱平衡代谢因素的指标,正常值 22～27 mmol/L,平均值 24 mmol/L。正常情况下 AB=SB;AB↑>SB↑见于代碱或呼酸代偿;AB↓<SB↓见于代酸或呼碱代偿。

(五)缓冲碱(buffer base,BB)

体液中所有缓冲阴离子总和,包括 HCO_3^-、Pr^-、Hb^-。

血浆缓冲碱(BBp)= HCO_3^- + Pr^- = 24+17=41 mmol/L

全血缓冲碱(BBb)= HCO_3^- + Pr^- + Hb^- = 24+17+0.42×15=47.3 mmol/L。

仅 BB 一项降低时,应考虑为贫血(Hb 低)。

(六)碱剩余(base excess,BE)

它是表示血浆碱储量增加或减少的量。正常范围±3 mmol/L,平均为 0。BE 正值时表示缓冲碱增加,BE 负值时表示缓冲碱减少或缺失(basede-fect,BD),它是反映酸碱失衡代谢性因素的指标。全血碱剩余=BEb=BE15=ABE,细胞外液碱剩余=BE5=BEECF=SBE。

(七)总 CO_2 量(TCO_2)

它是反映化学结合 CO_2 量(24 mmol/L)和物理溶解的 CO_2 量(0.03×40=1.2 mmol/L)。正常值=24+1.2=25.2 mmol/L。其意义同 HCO_3^- 值。

(八)CO_2-CP

它是指血浆中呈化合状态的 CO_2 量,理论上应与 HCO_3^- 大致相等,但因有 $NaCO_3$ 等因素干扰,比 HCO_3^- 偏高。其意义同 HCO_3^- 值。

五、常用判断低氧血症的参数

(一)氧分压(PO_2)

氧分压是指血浆中物理溶解的氧分子所产生的压力。动脉血氧分压(PaO_2)正常值10.7～

13.3 kPa(80~100 mmHg),其正常值随着年龄增加而下降,预计 PaO_2 值(mmHg)=102-0.33×年龄(岁)±10.0。静脉血氧分压(PVO_2)正常值 5.3 kPa(40 mmHg),静脉血氧分压不仅受呼吸功能影响而且可受循环功能影响。呼吸功能正常的患者,当休克微循环障碍时,由于血液在毛细血管停留时间延长、组织利用氧增加,可出现动脉血氧分压正常,而静脉血氧分压明显降低。因此在判断呼吸功能时,一定要用动脉血氧分压,决不能用静脉血氧分压替代。

(二)血氧饱和度(SO_2)

血氧饱和度是指血红蛋白实际上所结合的氧含量被全部血红蛋白能够结合的氧除得的百分率。血氧饱和度的计算公式如下:

$$SO_2 = \frac{氧合血红蛋白}{全部血红蛋白} \times 100\%$$

动脉血氧饱和度以 SaO_2 表示,正常范围为 95%~99%,动脉血氧饱和度与动脉血氧分压间的关系即是氧离解曲线。动脉血氧饱和度可直接测定所得,但目前血气分析仪上所提供的动脉血氧饱和度是依动脉血氧分压和 pH 推算所得,$SaO_2$90% 时,PaO_2 约为 8.0 kPa(60 mmHg)。

(三)氧合指数

氧合指数=PaO_2/FiO_2,又称通气/灌注指数,正常值为 53.3~66.7 kPa(400~500 mmHg)。ARDS 时由于存在严重肺内分流,PaO_2 降低明显,提高吸氧浓度并不能提高 PaO_2 或提高 PaO_2 不明显,故氧合指数常可小于40.0 kPa(300 mmHg)。

(四)肺泡-动脉血氧分压差[$P_{(A-a)}O_2$]

在正常生理条件下,吸空气时 $P_{(A-a)}O_2$ 为 1.3 kPa(10 mmHg)左右;吸纯氧时 $P_{(A-a)}O_2$ 正常不应超过 8.0 kPa(60 mmHg)。ARDS 时 $P_{(A-a)}O_2$ 增大,吸空气时 $P_{(A-a)}O_2$ 常可增至 6.7 kPa(50 mmHg);而吸纯氧时 $P_{(A-a)}O_2$ 常可超过 13.3 kPa(100 mmHg)。

(五)肺内分流量(QS/QT)

正常人可存在小量解剖分流,一般不超过 3%。ARDS 时,由于 V/Q 严重降低,QS/QT 可明显增加,达 10% 以上,严重者可高达 20%~30%。

QS/QT 计算公式如下:

$$QS/QT = \frac{P_{(A-a)}O_2 \times 0.003\ 1}{P_{(A-a)}O_2 \times 0.003\ 1 + (CaO_2 - CvO_2)}$$

式中,CaO_2 为动脉血氧含量,$CaO_2 = Hb \times 1.34 \times SaO_2 + PaO_2 \times 0.003\ 1$;$CvO_2$ 为混合静脉血氧含量,$CvO_2 = Hb \times 1.34 \times SvO_2 + PvO_2 \times 0.003\ 1$。

临床上使用上述公式时,$CaO_2 - CvO_2$ 常可用 5 代入,以此计算所得肺内分流量虽不如直接测定混合静脉血含量精确,但为临床诊治参考仍有一定价值,尤其动态监测此值变化,可以作为病情恶化或好转的一项指标。

六、静脉血取代动脉血行血气分析的可行性

血气分析原则上应采用动脉血,但在临床上常可遇到患者动脉穿刺困难,特别是婴幼儿,此时往往用静脉血取代动脉血测定。但必须牢记静脉血气分析只能用于判断酸碱失衡,不能用于判断呼吸功能。其理由如下:①动、静脉血 pH、PCO_2、HCO_3^- 有明显替代关系,即静脉血 pH 较动脉血 pH 低 0.03~0.05,静脉血 PCO_2 较动脉血 PCO_2 高 0.7~0.9 kPa(5~7 mmHg),动、静脉血 HCO_3^- 大致相等。②静脉血 PO_2 不仅受呼吸功能影响,而且受循环功能影响,当微循环障碍

时,血液在毛细血管停留时间延长,组织利用氧增加,回到静脉血 PO_2 可明显下降,此时可表现为动脉血 PO_2 正常,而静脉血 PO_2 明显下降。

七、酸碱失衡的判断方法

(一)分清原发与继发(代偿)变化

酸碱失衡代偿必须遵循下述规律。

(1)HCO_3^-、PCO_2 任何一个变量的原发变化均可引起另一个变量的同向代偿变化,即原发 HCO_3^- 升高,必有代偿的 PCO_2 升高;原发 HCO_3^- 下降,必有代偿 PCO_2 下降。反之也相同。

(2)原发失衡变化必大于代偿变化。根据上述代偿规律,可以得出以下三个结论:①原发失衡决定了 pH 是偏碱也或偏酸。②HCO_3^- 和 PCO_2 呈相反变化;必有混合性酸碱失衡存在。③PCO_2 和 HCO_3^- 明显异常同时伴 pH 正常,应考虑有混合性酸碱失衡存在。

牢记上述代偿规律和结论,对于正确判断酸碱失衡是极重要的。根据上述的代偿规律和结论,一般地说,单纯性酸碱失衡的 pH 是由原发失衡所决定的。如果 pH<7.40,提示原发失衡可能为酸中毒;pH>7.40,原发失衡可能为碱中毒。

举例:pH 7.32,HCO_3^- 15 mmol/L,$PaCO_2$ 4.0 kPa(30 mmHg)。分析:$PaCO_2$ 4.0 kPa(30 mmHg),<5.3 kPa(40 mmHg),可能为呼碱;HCO_3^- 15 mmol/L,<24 mmol/L,可能代酸,但因 pH 7.32,<7.40 偏酸,结论:代酸。

举例:pH 7.45,HCO_3^- 32 mmol/L,$PaCO_2$ 6.4 kPa(48 mmHg)。分析:$PaCO_2$ 6.4 kPa(48 mmHg),>5.3 kPa(40 mmHg),可能为呼酸;HCO_3^- 32 mmol/L,>24 mmol/L,可能代碱,但因 pH 7.45,>7.40 偏碱,结论:代碱。

举例:pH 7.42,$PaCO_2$ 3.9 kPa(29 mmHg),HCO_3^- 19 mmol/L。分析:$PaCO_2$ 3.9 kPa(29 mmHg),<5.3 kPa(40 mmHg),可能为呼碱;HCO_3^- 19 mmol/L,<24 mmol/L,可能代酸,但因 pH 7.42,>7.40 偏碱,结论:呼碱。

举例:pH 7.35,$PaCO_2$ 8.0 kPa(60 mmHg),HCO_3^- 32 mmol/L。分析:$PaCO_2$ 8.0 kPa(60 mmHg),>5.3 kPa(40 mmHg),可能为呼酸;HCO_3^- 32 mmol/L,>24 mmol/L,可能代碱,但因 pH 7.35,<7.40 偏酸,结论:呼酸。

(二)分析单纯性和混合性酸碱失衡

根据上述代偿规律可表现如下。

(1)$PaCO_2$ 升高同时伴 HCO_3^- 下降,肯定为呼酸合并代酸。

举例:pH 7.22,$PaCO_2$ 6.7 kPa(50 mmHg),HCO_3^- 20 mmol/L。分析:$PaCO_2$ 6.7 kPa(50 mmHg),>5.3 kPa(40 mmHg),而 HCO_3^- 20 mmol/L,<24 mmol/L,结论:呼酸并代酸。

(2)$PaCO_2$ 下降同时伴 HCO_3^- 升高,肯定为呼碱并代碱。

举例:pH 7.57,$PaCO_2$ 4.3 kPa(32 mmHg),HCO_3^- 28 mmol/L。分析:$PaCO_2$ 4.3 kPa(32 mmHg),<5.3 kPa(40 mmHg),而 HCO_3^- 28 mmol/L,>24 mmol/L。结论:呼碱并代碱。

(3)$PaCO_2$ 和 HCO_3^- 明显异常同时伴 pH 正常,应考虑有混合性酸碱失衡的可能,进一步确诊可用单纯性酸碱失衡预计代偿公式。

举例:pH 7.37,$PaCO_2$ 10.0 kPa(75 mmHg),HCO_3 42 mmol/L。分析:$PaCO_2$ 10.0 kPa(75 mmHg),明显大于 5.3 kPa(40 mmHg);HCO_3^- 42 mmol/L,明显大于 24 mmol/L,但 pH 7.37 在正常范围内,提示有混合性酸碱失衡的可能。用单纯性酸碱失衡公式判断:$PaCO_2$

>5.3 kPa(40 mmHg),提示有呼酸可能。公式计算如下：

$\Delta HCO_3^- = 0.35 \times \Delta PaCO_2 \pm 5.58 = 0.35 \times (75-40) \pm 5.58 = 12.25 \pm 5.58$

预计 $HCO_3^- = 24 + 12.25 \pm 5.58 = 36.25 \pm 5.58 = 41.83 \sim 30.67$

实测 HCO_3^- 42 mmol/L，>41.83 mmol/L，提示代碱存在。结论：呼酸并代碱。

正确认识混合性酸碱失衡的关键是要正确地应用酸碱失衡预计代偿公式、AG 和潜在 HCO_3^-。目前在临床上所使用的酸碱失衡预计代偿公式较多，但要正确使用公式必须要遵从以下步骤：①必须首先通过动脉血 pH、PCO_2、HCO_3^- 三个参数，并结合临床确定原发失衡。②根据原发失衡选用合适公式。③将公式计算所得结果与实测 HCO_3^- 或 PCO_2 相比作出判断。凡落在公式计算代偿范围内判断为单纯性酸碱失衡，落在范围外判断为混合性酸碱失衡。④若为并发高 AG 代酸的混合性酸碱失衡，则应计算潜在 HCO_3^-，将潜在 HCO_3^- 替代实测 HCO_3^- 与公式计算所得的预计 HCO_3^- 相比。

(三)用单纯性酸碱失衡预计代偿公式来判断

举例：pH 7.53，$PaCO_2$ 5.2 kPa(39 mmHg)，HCO_3^- 32 mmol/L。分析：HCO_3^- 32 mmol/L，>24 mmol/L，提示有代碱可能。按代碱公式计算如下：

$\Delta PaCO_2 = 0.9 \times \Delta HCO_3^- \pm 5 = 0.9 \times (32-24) \pm 5 = 7.2 \pm 0.67 = 6.53 \sim 7.87$ kPa

预计 $PaCO_2 =$ 正常 $PaCO_2 + \Delta PaCO_2 = 40 + 7.2 \pm 5 = 47.2 \pm 5 = 6.96 \sim 5.63$ kPa

实测 $PaCO_2$ 5.2 kPa(39 mmHg)，<5.6 kPa(42 mmHg)，提示：有呼碱成立。虽然此时 $PaCO_2$ 5.2 kPa(39 mmHg)在正常范围内，仍可诊断为原发代碱的基础上合并相对呼碱。

举例：pH 7.39，$PaCO_2$ 3.2 kPa(24 mmHg)，HCO_3^- 14 mmol/L。分析：HCO_3^- 14 mmol/L，<24 mmol/L，$PaCO_2$ 3.2 kPa(24 mmHg)，<5.3 kPa(40 mmHg)，pH 7.39，<7.40，提示代酸存在。按代酸预计代偿公式计算如下：

$PaCO_2 = 1.5 \times HCO_3^- + 8 \pm 2 = 1.5 \times 14 + 8 \pm 2 = 21 + 8 \pm 2 = 29 \pm 2 = 3.6 \sim 4.13$ kPa

实测 $PaCO_2$ 3.2 kPa(24 mmHg)<3.6 kPa(27 mmHg)，提示：呼碱存在。虽然 pH 7.39 在正常范围内，仍可诊断为呼碱并代酸。

(四)结合临床表现、病史综合判断

动脉血气分析虽对酸碱失衡的判断甚为重要，但单凭一张血气分析报告单做出的诊断，有时难免有错误的。为使诊断符合患者的情况，必须结合临床、其他检查及多次动脉血气分析的动态观察。

举例：pH 7.45，$PaCO_2$ 6.9 kPa(52 mmHg)，HCO_3^- 35 mmol/L。分析：根据动脉血气分析结果，判断 HCO_3^- 35>24 mmol/L，可能为代碱，$PaCO_2$ 6.9 kPa(52 mmHg)>5.3 kPa(40 mmHg)，可能为呼酸，但因 pH 7.45>7.40，偏碱，结论：代碱。若按代碱公式计算如下：

预计 $PaCO_2 =$ 正常 $PaCO_2 + \Delta PaCO_2 = 40 + 0.9(35-24) \pm 5 = 49.9 \pm 5 = 5.97 \sim 7.32$ kPa (44.9~54.9 mmHg)

实测 $PaCO_2$ 6.9 kPa(52 mmHg)在此代偿范围内。结论：代碱。但是结合病史，此患者是肺心患者，原有血气分析示呼酸，经使用呼吸机和积极抗感染改善通气治疗后，病情有明显改善。故应判断为呼酸并代碱，也可称为 CO_2 排出后碱中毒。

（隰威威）

第三节　酸碱平衡检查

一、酸碱平衡的基本概念

在正常生理状态下,血液的酸碱度,即 pH 经常维持在一个很狭小的范围内,即动脉血 pH 稳定在7.35～7.45(平均 7.40),此种稳定为酸碱平衡。如果体内酸与碱产生过多或不足,引起血液 pH 改变,此状态称酸碱失衡。凡是由原发 HCO_3^- 下降或 $PaCO_2$ 升高,引起[H^+]升高的病理生理过程称为酸中毒;凡是由原发 HCO_3^- 升高或 $PaCO_2$ 下降,引起[H^+]下降的病理生理过程称为碱中毒。而以 pH 正常区分又可分为酸血症或碱血,pH<7.35 为酸血症,pH>7.45 为碱血症。

(一)pH 和[H^+]

体液酸碱度可用 pH 或[H^+]来表示。正常 pH 7.35～7.45(平均 7.40);[H^+]为 35～45 nmol/L(平均 40 nmol/L)。pH 是[H^+]的负对数形式,即 $pH = \log \dfrac{1}{[H^+]}$,两者间负相关。在 pH 7.35～7.45 范围内,两者近似于直线关系,即 pH 每变化 0.01 单位,等于[H^+]往反方向变化 1 nmol/L。

(二)pH、$PaCO_2$ 和 HCO_3^- 之间的关系

人体体液中存在一系列重要的缓冲系统,根据等氢离子原则(isohydric principle),$[H^+] = K_1 \dfrac{H_2CO_3}{HCO_3^-} = \dfrac{H_2PO_4^-}{HPO_4^{2-}} = \cdots\cdots$因此,只要通过测定任何一对缓冲系统的有关数据,即可分析体液的酸碱变化。碳酸氢盐缓冲系统是人体中唯一能自己更新的缓冲对,且在体内贮量丰富,HCO_3^- 反映酸碱变化的代谢成分,H_2CO_3 反映酸碱变化的呼吸成分,两者较易测定,故临床上常以测定 H_2CO_3/HCO_3^- 比值作为衡量体液酸碱平衡的主要指标。

pH、HCO_3^- 和 H_2CO_3 三者之间的关系可用 Henderson-Hasselbalch 公式(简称 H-H 公式)来表示。

$$pH = pK^+ \log \frac{[HCO_3^-]}{[H_2CO_3]}$$

因为 H_2CO_3 浓度是和被溶解在体内的 CO_2 浓度成正比,即[H_2CO_3]$= \alpha \cdot PCO_2$。因此上述公式可表示如下:

$$pH = pK^+ \log \frac{[HCO_3^-]}{\alpha \cdot PCO_2}$$

其中 $pK^+ = 6.1$,$\alpha = 0.03$ mmol/(L·mmHg)。

正常生理状态下动脉血 $pH = 6.1 + \log \dfrac{[HCO_3^-]}{[H_2CO_3]} = 6.1 + \log \dfrac{[HCO_3^-]}{\alpha \cdot PaCO_2} = 6.1 + \log \dfrac{24}{0.03 \times 40} = 6.1 + \log \dfrac{20}{1} \approx 7.041$

从上述公式中我们可以看到以下两点：①pH 是随 HCO_3^- 和 PCO_2 两个变量变化而变化的变量。②pH 变化取决于 HCO_3^-/PCO_2 比值，并非单纯取决于 HCO_3^- 或 PCO_2 任何一个变量的绝对值。在人体内由于存在肺、肾、缓冲系统等多种防御机制，因此 HCO_3^- 或 PCO_2 任何一个变量的原发变化均可引起另一个变量的继发（代偿）变化，使 HCO_3^-/PCO_2 比值趋向正常，从而使pH 也趋向正常，但决不能使 pH 恢复到原有的正常水平。

二、酸碱平衡调节

人体具有十分完善的酸碱平衡调节机制，主要由缓冲系统、肺、肾调节三部分组成，它们在酸碱平衡调节中起主要作用。

(一)缓冲系统

缓冲系统是人体对酸碱失衡调节的第一道防线，它的作用能使强酸变成弱酸，强碱变成弱碱，或者变成中性盐。由于缓冲系统容量有限，因此缓冲系统调节酸碱失衡的作用也是十分有限的。人体缓冲系统主要有以下四对缓冲对组成，即碳酸-碳酸氢盐（H_2CO_3-HCO_3^-）、磷酸二氢钠-磷酸氢二钠（NaH_2PO_4-Na_2HPO_4）、血浆蛋白系统（HPr-Pr^-）、血红蛋白系统。

(1)碳酸-碳酸氢盐系统（H_2CO_3-HCO_3^-）是人体中缓冲容量最大的缓冲对，在细胞内外液中均起作用，占全血缓冲能力的 53%，其中血浆占 35%，红细胞内占 18%。

$$H^+ + HCO_3^- \rightarrow H_2CO_3 \rightarrow CO_2 \uparrow + H_2O$$

CO_2 可通过呼吸排出体外，从而使 HCO_3^-/H_2CO_3 比值趋向正常。

(2)磷酸二氢钠-磷酸氢二钠系统（NaH_2PO_4-Na_2HPO_4）在细胞外液中含量不多，缓冲作用小，只占全血缓冲能力 3%，主要在肾脏排 H^+ 过程中起较大作用。

(3)血浆蛋白系统（HPr-Pr^-）主要在血液中起缓冲作用，占全血缓冲能力的 7%。血浆蛋白作为阴离子而存在，因此血浆蛋白可以释放或接受 H^+ 而起缓冲作用。对 H^+ 调节作用是通过二氧化碳运输来完成的，当代谢产生的二氧化碳进入血浆后，Pr^- 可对 H_2CO_3 起缓冲作用，形成酸性更弱的蛋白酸（HPr）和 $NaHCO_3$。$NaHCO_3$ 又可成为 $NaHCO_3/H_2CO_3$ 缓冲对中的成分。

(4)血红蛋白缓冲对可分为氧合血红蛋白缓冲对（$HHbO_2$-HbO_2^-）和还原血红蛋白缓冲对（HHb-Hb^-）两对，占全血缓冲能力 35%。$HHbO_2$ 呈较弱酸性，可释放出较多的 H^+（$HHbO_2 \rightarrow H^+ + HbO_2^-$，pK=6.08），$HHb$ 呈弱碱性（$HHb \rightarrow H^+ + Hb^-$，pK=7.93）。机体代谢产生的二氧化碳，在血液中以物理溶解（$\alpha \cdot PCO_2$）、化学结合（碳酸氢盐）形式及与 Hb 结合的氨基甲酸化合物形式运输。$HHbO_2$ 具弱酸性，在组织释放氧后成为弱碱性，有助于与二氧化碳反应过程中生成的 H^+ 相结合。组织产生的二氧化碳经弥散入红细胞内，然后通过以下两种形式运输和缓冲。①水合作用：CO_2 进入红细胞后，在碳酸酐酶（CA）作用下生成 H_2CO_3，随即解离出 HCO_3^- 和 H^+，经氯移作用排出；H^+ 与 Hb 结合成 HHb。②CO_2 与 Hb 形成氨基甲酸化合物：即 $HbNH_2 + CO_2 \rightarrow HbNHCOOH \rightarrow HbNHCOO^- + H^+$，此种反应不需要酶参与，且在生理 pH 范围内几乎完全电离，产生的 H^+ 则由 Hb 缓冲系统缓冲。机体代谢产生的 CO_2，其中 92% 是直接或间接由 Hb 所缓冲。

(二)肺的调节

1.调节方式

肺在酸碱平衡调节中的作用是通过增加或减少肺泡通气量控制 CO_2 的排出量使血浆中 HCO_3^-/H_2CO_3 比值维持在 20/1 水平。正常情况下，若体内酸产生增多，H^+ 升高，肺则代偿性过度通气，CO_2 排出增多，致 pH 仍在正常范围；若体内碱过多，H^+ 浓度降低，则呼吸浅慢，减少 CO_2 排出，维持 pH 在正常范围。肺泡通气量是受呼吸中枢控制的。延髓呼吸中枢接受来自中枢化学感受器和外周化学感受器的信息。中枢化学感受器位于延髓腹外侧表浅部位，接受脑脊液及脑间质液 H^+ 的刺激而兴奋呼吸，使肺泡通气量增加。它对 $PaCO_2$ 变动非常敏感，$PaCO_2$ 升高时，血浆 CO_2 弥散入脑脊液中，$CO_2 + H_2O \rightarrow H_2CO_3 \rightarrow H^+ + HCO_3^-$，升高 H^+ 刺激中枢化学感受器，使呼吸中枢兴奋引起肺泡通气量增加。由此可见，它不是 CO_2 本身的直接作用。但当 $PaCO_2$ 增高大于 10.7 kPa(80 mmHg) 时，呼吸中枢反而受到抑制。外周化学感受器系指主动脉体和颈动脉体，HCO_3^- 降低、$PaCO_2$ 和 H^+ 升高均可使其受到刺激而增加肺泡通气量。例如代酸时 pH 由 7.4 降至 7.0 时，肺泡通气量由正常 5 L/min 增到 30 L/min。

2.调节特点

肺脏调节作用发生快，但调节范围有限，当机体出现代谢性酸碱失衡时，肺在数分钟内即可代偿性增快或者减慢呼吸频率或幅度，以增加或减少 CO_2 排出。此种代偿可在数小时内达到高峰。但肺只能通过增加或减少 CO_2 排出来改变血浆中 H_2CO_3，故调节范围有限。

(三)肾脏调节

肾脏在酸碱平衡调节中起着很重要的作用，它是通过改变排酸或保碱量来维持血浆 HCO_3^- 浓度在正常范围内，以维持血浆 pH 不变。

1.调节方式

肾脏调节酸碱失衡的主要方式是排出 H^+ 和重吸收肾小球滤出液中的 HCO_3^-。由于普通膳食条件下，正常人体内酸性物质的产生量远远超过碱性物质的产生量，因此肾主要是针对固定酸负荷的调节。具体通过 HCO_3^- 重吸收、尿液的酸化和远端肾小管泌氨与 NH_4 生成三种途径排 H^+ 保 HCO_3^-。

(1)HCO_3^- 重吸收：肾小球滤出的 HCO_3^- 约 90% 在肾近曲小管被重吸收，其中大部分是在这段起始的 1～2 mm 处，即初段近曲小管相当于 S_1 和 S_2 段进行，其余 10% 的回收部分是在较远的节段，主要是在外髓集合管。HCO_3^- 重吸收是通过 H^+-Na^+ 交换机制，将肾小球滤液中的 Na^+ 重吸收，并与肾小管细胞中的 HCO_3^- 相结合生成 $NaHCO_3$，重吸收回血液循环。肾小管细胞中的 HCO_3^- 并不来自肾小球滤液，而是来自肾小管细胞中 CO_2 和 H_2O 结合生成的 H_2CO_3。后者分解成 H^+ 与 HCO_3^-，其中 H^+ 被排出肾小管细胞入肾小球滤液，H^+ 又可与肾小管滤液中 $NaHCO_3$ 的 HCO_3^- 相结合生成 H_2CO_3，并转变为 CO_2 和 H_2O，CO_2 可扩散回到血液循环，H_2O 则成为终尿中的主要成分，由尿排出体外。此种将原尿中 $NaHCO_3$ 转变为 H_2CO_3 的过程，实质上是 H^+-Na^+ 交换形式下的 HCO_3^- 重吸收过程，在此过程中并无 CO_2 丢失。HCO_3^- 重吸收受多种因素影响。①碳酸酐酶活性：肾小管上皮细胞的碳酸酐酶对 HCO_3^- 重吸收起着关键作用。动物实验证实，给予碳酸酐酶抑制剂后，尿液中可滴定酸明显减少，且肾小球滤液中 50% $NaHCO_3$ 不能被再吸收，而从尿液中排出。碳酸酐酶可以明显催化 $CO_2 + H_2O \rightarrow H_2CO_3 \rightarrow H^+ + HCO_3^-$ 反应，肾小管上皮细胞，特别是近曲小管上皮细胞的刷状缘富含有碳酸酐酶，因此上述反应在此段明显加速。使用碳酸酐酶抑制剂后，上述反应被抑制，H_2CO_3 生成受限，断绝 H^+ 来源，H^+-Na^+ 交换无法进行，$NaHCO_3$ 再吸收减少。临床上应用碳酸酐酶抑制剂治疗代碱的机制也就在此。②$PaCO_2$：增高时，HCO_3^- 重吸收增加，临床上常见呼酸时 HCO_3^- 代偿性升高，是因 HCO_3^- 重吸收所致。③细胞外液容量减少：已有实验证明，细胞外液容量增多时，醛固酮分泌减少、尿钠排出增多、水分也随之排出增多;相反,当细胞外液容量减少时,醛固酮分泌增加,尿钠排出减少,除水分随之排出减少外,HCO_3^- 重吸收增加。

(2)尿液的酸化:主要是通过肾小管细胞内 H^+-Na^+ 交换机制,使肾小球滤液中 Na_2HPO_4 变成 NaH_2PO_4 的过程,该过程可使原尿的 pH 7.4 降为终尿 pH 4.4～6,故称为尿液的酸化,当终尿 pH 4.4 时,所含 H^+ 可能比血浆多 1 000 倍。该过程是机体排泄可滴定酸的过程。但是通过磷酸缓冲液增加酸分泌的作用是有限的,一旦尿液 pH 低于 5.0,实际上尿液中所有磷酸盐都已转变为 $H_2PO_4^-$,进一步发挥缓冲作用已不再可能。近端肾单位的酸化作用是通过近曲小管上皮细胞管腔膜的 Na^+-H^+ 交换完成的,Na^+-H^+ 交换所需的能量是由基侧膜 Na^+-K^+-ATP 酶泵间接提供的。远端肾单位的酸化作用是由皮质集合管和髓质集合管的细胞承担。此细胞又称泌氢细胞,它并不能转运 Na^+,是一种非 Na^+ 依赖性酸碱调节,是借助于管腔膜 H^+-ATP 酶泵向管腔中泌 H^+,同时重吸收等量 HCO_3^-。HCO_3^- 重吸收入血需与血 Cl^- 交换,是 Cl^--HCO_3^- 交换的结果。

(3)远端肾小管泌氨与 NH_4^+ 生成、排出:是远端肾小管细胞重要的功能之一。此过程是 pH 依赖性的,酸中毒越重,尿排出 NH_4^+ 量越多,实际上是一强酸排泄的过程。因为远端肾小管泌氨率可能与尿的 H^+ 成正比,尿越呈酸性,氨的分泌越快;尿越呈碱性,氨的分泌越慢。所以氨的分泌率与尿的 pH 成反比,氨的分泌越多,尿的 pH 越低,尿越呈酸性,反之,氨的分泌越少,尿的 pH 越高,尿越呈碱性。由此可见,正常远端肾小管泌氨作用,同样也是排酸或尿液酸化的过程。此过程,借助于 Na^+-H^+ 交换和 H^+-ATP 酶泵不断地分泌 H^+,将来自肾小管细胞内谷氨酰胺及其他氨基酸的 NH_3 与来自肾小管滤液中 Cl^- 和来自肾小管细胞内 H^+ 结合成 NH_4Cl,并由终尿排出体外。

2.调节特点

与肺的调节方式相比,肾脏调节酸碱平衡的特点表现如下。

(1)慢而完善:肾脏调节酸碱平衡的功能完善,但作用缓慢,常需 72 小时才能逐步完善,因此临床上常以代偿时间 3 天作为分急慢性呼酸的依据。

(2)调节酸的能力强:肾调节酸的能力大于调节碱的能力。肾在酸碱平衡中的调节作用是,一方面全部回收经肾小球滤出的 HCO_3^-,另一方面肾小管上皮细胞分泌 H^+ 与肾小管滤液中的 NH_3 或 HPO_4^{2-} 结合,形成 NH_4^+ 或可滴定酸($H_2PO_4^-$)随尿排出。因此尿中排出的酸量＝滴定酸＋NH_4^+－HCO_3^-。

(3)远曲肾小管 H^+-Na^+ 与 K^+-Na^+ 交换机制:肾小管远曲肾小管除能分泌 H^+ 外,尚能分泌 K^+,K^+ 也可与原尿中 Na^+ 交换,称 K^+-Na^+ 交换,这也是肾脏调节酸碱平衡的基本环节,两者之间始终存在着竞争机制,即当 H^+-Na^+ 交换增多时,K^+-Na^+ 交换必然减少;反之,K^+-Na^+ 交换增多时,H^+-Na^+ 交换也必然减少。由于上述竞争机制构成电解质紊乱与酸碱失衡之间的关系,即临床上常见的低钾碱中毒、碱中毒低钾和酸中毒高钾。①低钾碱中毒:低血钾时,K^+-Na^+ 交换减少,H^+-Na^+ 交换必然增多,H^+-Na^+ 交换增多后,H^+ 排出增多,易引起碱中毒。②碱中毒低钾:碱中毒时,H^+-Na^+ 交换减少,K^+-Na^+ 交换必然增多,K^+-Na^+ 交换增多后,K^+ 排出增多,血钾减低,容易出现低钾血症。③酸中毒高钾:酸中毒时,H^+-Na^+ 交换增多,K^+-Na^+ 交换必然减少,K^+-Na^+ 交换减少后,K^+ 排出减少,血钾增高,出现高钾血症。

(4)碳酸酐酶作用:碳酸酐酶活性降低时,肾小管分泌 H^+ 过程减弱,H^+-Na^+ 交换减少,K^+-Na^+ 交换必增多,K^+-Na^+ 交换增多后,K^+ 排出增多,血钾降低,如临床上应用碳酸酐酶抑制剂纠正代碱时,就会出现减少 H^+ 分泌,减少 H^+-Na^+ 交换,同时 K^+-Na^+ 交换增多,出现低钾酸中毒。而低钾又会引起碱中毒,因此在使用碳酸酐酶抑制剂纠正代碱时,应注意补钾。

三、酸碱失衡类型及判断

传统认为,酸碱失衡类型仅有代酸、代碱、呼酸、呼碱、呼酸并代碱、呼碱并代酸、呼碱并代碱和呼碱并代酸八型。随着 AG 和潜在 HCO_3^- 概念在酸碱失衡领域应用,认为尚有以下几种酸碱失衡存在。①混合性代酸(高 AG 代酸＋高 Cl^- 型代酸)。②代酸并代碱包括高 AG 代酸并代碱和高 Cl^- 性代酸并代碱两型。③三重酸碱失衡(TABD)包括呼酸＋代碱＋高 AG 代酸(呼酸型 TABD)和呼碱＋代碱＋高 AG 代酸(呼碱型 TABD)两型。必须强调,迄今为止,在临床上只能对并发高 AG 代酸的 TABD 作出判断,而对伴有高 Cl^- 型代酸的 TABD,从理论上讲可以存在,但尚缺乏有效的判断手段。

(一)代酸

原发的血浆 HCO_3^- 减少称为代酸。临床上常按 AG 将代酸分为高 AG 型和高 Cl^- 型。不管为何种类型的代酸,其机体代偿作用和动脉血气特点相同;其不同点为:高 AG 代酸 HCO_3^- 下降必有等量 AG 升高,而 Cl^- 不变,即 $\Delta HCO_3^- = \Delta AG$;高 Cl^- 型代酸 HCO_3^- 下降必有等量 Cl^- 升高,而 AG 不变,即 $\Delta HCO_3^- = \Delta Cl^-$。

(1)机体代偿作用:代酸时,$[H^+]$ 的上升可刺激中枢和外周化学感受器,引起代偿性通气增加,其结果 $PaCO_2$ 下降。此种代偿完全需 12~24 小时。代酸预计代偿公式如下:

$$PaCO_2 = 1.5 \times HCO_3^- + 8 \pm 2$$

(2)动脉血气和血电解质变化特点:① HCO_3^- 原发下降。② PCO_2 代偿性下降,且符合 $PCO_2 = 1.5 \times HCO_3^- + 8 \pm 2$。③ pH 下降。④血 K^+ 升高或正常。⑤血 Cl^-:高 AG 代酸时,血 Cl^- 正常,高 Cl^- 型代酸时,血 Cl^- 升高。⑥血 Na^+ 下降或正常。⑦AG:高 Cl^- 型代酸时 AG 正常,高 AG 代酸时 AG 升高。⑧ PaO_2 常正常。

(二)代碱

原发的血浆 HCO_3^- 升高称为代碱。

(1)机体代偿作用:代碱时,由于 pH 升高,H^+ 浓度下降,抑制了中枢和外周化学感受器,使通气减弱,$PaCO_2$ 升高。以往,认为代碱的呼吸代偿无明显规律,特别是低钾碱中毒常见不到呼吸代偿。其预计代偿公式为:$\Delta PaCO_2 = 0.9 \times \Delta HCO_3^- \pm 5$。其代偿完全时间为 12~24 小时,代偿极限为 $PaCO_2$ 7.3 kPa(55 mmHg)。

(2)动脉血气和血电解质变化特点:① HCO_3^- 原发升高。② PCO_2 代偿性升高,且符合 $PaCO_2 = $ 正常 $PaCO_2 + 0.9 \times \Delta HCO_3^- \pm 5$。③ pH 升高。④血 K^+ 下降或正常。⑤血 Cl^- 下降。⑥血 Na^+ 下降或正常。⑦AG 正常或轻度升高。⑧ PaO_2 常正常。

(三)呼酸

原发的 PCO_2 升高称呼酸。

(1)机体代偿作用:呼酸时机体可通过缓冲对系统、细胞内外离子交换、肾脏代偿等机制,使 HCO_3^- 代偿性升高。即使机体发挥最大代偿能力,但 HCO_3^- 升高始终不能超过原发 PCO_2 升高,即 HCO_3^-/PCO_2 比值肯定要下降(即≤0.6),pH 肯定要＜7.40。又由于呼酸代偿主要靠肾脏代偿,因肾脏代偿作用发挥完全较缓慢,因此临床上按呼酸发生时间将其分为急、慢性两型。

呼酸 3 天以内为急性呼酸,3 天以上者为慢性呼酸。第三军医大学新桥医院研究表明:在慢性呼酸代偿程度为 PCO_2 每升高 0.1 kPa(1 mmHg),可引起 HCO_3^- 代偿性升高约 0.35 mmol/L,即国人慢性呼酸公式为:$\Delta HCO_3^- = 0.35 \times \Delta PCO_2 \pm 5.58$;其代偿极限为 $HCO_3^- < 42$ mmol/L。急性呼酸时最大代偿程度为 HCO_3^- 升高 3~4 mmol/L,即 HCO_3^- 代偿极限 30 mmol/L。

(2)动脉血气和血电解质变化特点:①$PaCO_2$ 原发性升高。②HCO_3^- 代偿性升高,但慢性呼酸必须符合预计 $HCO_3^- = 24 + 0.35 \times \Delta PaCO_2 \pm 5.58$ 范围内;急性呼酸 $HCO_3^- < 30$ mmol/L。③pH 下降。④血 K^+ 升高或正常。⑤血 Cl^- 下降。⑥血 Na^+ 下降或正常。⑦AG 正常。⑧PaO_2 下降,低于 8.0 kPa(60 mmHg),严重时 $PaO_2 < 5.3$ kPa(40 mmHg)。

(四)呼碱

原发的 PCO_2 下降称呼碱。

(1)机体代偿作用:一旦发生呼碱,机体通过缓冲对系统、细胞内外离子交换、肾脏代偿等机制使血 HCO_3^- 代偿性下降,其中肾脏减少 HCO_3^- 重吸收,增加尿液排 HCO_3^- 是主要的代偿机制。代偿完全约需 3 天。因此呼碱 3 天以内为急性呼碱,3 天以上者为慢性呼碱。第三军医大学新桥医院研究表明:慢性呼碱的代偿程度为 PCO_2 每降低 0.1 kPa(1 mmHg),可使 HCO_3^- 代偿性降低 0.49 mmol/L,即国人慢性呼碱预计代偿公式为:$\Delta HCO_3^- = 0.49 \times \Delta PCO_2 \pm 1.72$,其代偿极限为 HCO_3^- 12~15 mmol/L。急性呼碱预计代偿公式为:$\Delta HCO_3^- = 0.2 \times \Delta PCO_2 \pm 2.5$,其代偿极限为 18 mmol/L。

(2)动脉血气和血电解质变化特点:①$PaCO_2$ 原发下降。②HCO_3^- 代偿性下降,但慢性呼碱必须符合 $HCO_3^- = 24 + 0.49 \times \Delta PaCO_2 \pm 1.72$ 范围内,急性呼碱符合 $HCO_3^- = 24 + 0.2 \times \Delta PCO_2 \pm 2.5$ 范围内。③pH 升高。④血 K^+ 下降或正常。⑤血 Cl^- 升高。⑥血 Na^+ 正常或下降。⑦AG 正常或轻度升高。⑧PaO_2 下降,常低于 8.0 kPa(60 mmHg)。

(五)混合性代酸

此型失衡为高 AG 代酸并高 Cl^- 型代酸。其动脉血气特点与单纯性代酸完全相同,pH 下降、HCO_3^- 原发下降、PCO_2 代偿性下降,且符合 $PCO_3^- = 1.5 \times HCO_3^- + 8 \pm 2$。但检测 AG 可揭示此型酸碱失衡存在。单纯性高 Cl^- 型代酸符合 Cl^- 升高数(ΔCl^-)= HCO_3^- 下降数(ΔHCO_3^-),若在此基础上再合并高 AG 代酸,HCO_3^- 继续下降数(ΔHCO_3^-)= AG 升高数(ΔAG),其结果为 $\Delta HCO_3^- = \Delta Cl^- + \Delta AG$。因此一旦出现 AG 升高时伴有 $\Delta HCO_3^- > \Delta Cl^-$ 或 $\Delta AG < \Delta HCO_3^-$,应想到混合性代酸存在的可能。

(六)代碱并代酸

此型失衡的动脉血气变化复杂。pH、HCO_3^-、PCO_2 均可表现为升高、正常或降低,主要取决于两种原发失衡的相对严重程度,按 AG 正常与否,可分为 AG 升高型及 AG 正常型两型。

(1)AG 升高型:此型失衡为代碱并高 AG 代酸,AG 及潜在 HCO_3^- 是揭示此型失衡的重要指标。高 AG 代酸时,$\Delta AG \uparrow = \Delta HCO_3^- \downarrow$,$Cl^-$ 不变。而代碱时,$\Delta HCO_3^- \uparrow = \Delta Cl^- \downarrow$,AG 不变。当两者同时存在时,则 $\Delta HCO_3^- = \Delta AG + \Delta Cl^-$;而潜在 HCO_3^- = 实测 $HCO_3^- + \Delta AG$ 必大于正常 HCO_3^-(24 mmol/L);$\Delta HCO_3^- < \Delta AG$。当代碱严重时,AG 升高同时并不伴有 HCO_3^- 下降,HCO_3^- 反而升高。相反当高 AG 代酸严重时,HCO_3^- 下降可与 Cl^- 下降同时存在。

(2)AG 正常型:此型失衡为代碱并高 Cl^- 型代酸。在临床上较难识别,在很大程度依赖详尽的病史。如急性胃肠炎患者同时存在腹泻和呕吐,腹泻可引起高 Cl^- 型代酸;呕吐可引起低

K^+ 低 Cl^- 代碱。详尽病史及低钾血症存在可以帮助我们作出较正确的判断。

(七)呼酸并代酸

急慢性呼酸复合不适当 HCO_3^- 下降或者代酸复合不适当 PCO_2 升高,均可称为呼酸合并代酸。

(1)动脉血气与血电解质变化特点:①$PaCO_2$ 原发升高。②HCO_3^- 升高、下降、正常均可,以下降或正常多见,但必须符合实测 $HCO_3^- < 24 + 0.35 \times \Delta PaCO_2 - 5.58$。③pH 极度下降。④血 K^+ 升高。⑤血 Cl^- 下降、正常或升高均可,但以正常或升高多见。⑥血 Na^+ 正常或下降。⑦AG 升高。⑧PaO_2 下降,常低于 8.0 kPa(60 mmHg)。

(2)临床上常见有以下三种组合:①PCO_2 升高[> 5.3 kPa(40 mmHg)],HCO_3^- 下降(≤ 24 mmol/L,即所谓 PCO_2 升高同时伴 HCO_3^- 下降,肯定为呼酸并代酸。②PCO_2 升高伴 HCO_3^- 升高,但符合 $HCO_3^- < $ 正常 HCO_3^-(24 mmol/L)$+ 0.35 \times \Delta PCO_2 - 5.58$。此时需要结合临床综合判断,若起病时间不足 3 天,应考虑为单纯呼酸;若起病时间超过 3 天,应考虑为呼酸并相对代酸。③HCO_3^- 下降伴 PCO_2 下降,但符合 $PCO_2 > 1.5 \times HCO_3^- + 8 + 2$。即所谓代酸并相对呼酸,上述代酸若为高 AG 代酸,那么 AG 升高常是揭示并发代酸的重要指标。

(八)呼酸并代碱

急慢性呼酸复合不适当升高的 HCO_3^- 或代碱复合不适当升高的 PCO_2 均可诊断呼酸并代碱。其动脉血气特点为 PCO_2 升高,HCO_3^- 升高,pH 升高、下降、正常均可。其 pH 主要取决于呼酸与代碱成分的相对严重程度。若两者相等,pH 正常;若以呼酸为主,则 pH 下降;若以代碱为主,pH 升高。

(1)动脉血气及血电解质变化特点:①$PaCO_2$ 原发升高。②HCO_3^- 升高,且必须符合实测 $HCO_3^- > 24 + 0.35 \times \Delta PaCO_2 + 5.58$。但必须牢记,慢性呼酸最大代偿能力是 HCO_3^- $42 \sim 45$ mmol/L,因此当 $HCO_3^- > 45$ mmol/L 时不管 pH 正常与否,均可诊断为慢性呼酸并代碱。③pH 升高、正常、下降均可,其 pH 正常与否只要取决于两种酸碱失衡相对严重程度,但多见于下降或正常。④血 K^+ 下降或正常。⑤血 Cl^- 严重下降。⑥血 Na^+ 下降或正常。⑦AG 正常或轻度升高。⑧PaO_2 下降。

(2)临床上常见于下述三种情况:①急性呼酸时,只要 $HCO_3^- > 30$ mmol/L,即可诊断急性呼酸并代碱。②慢性呼酸为主时,PCO_2 原发升高,HCO_3^- 代偿升高,且符合 $HCO_3^- > $ 正常 HCO_3^-(24 mmol/L)$+ 0.35 \times \Delta PCO_2 + 5.58$,或 $HCO_3^- > 45$ mmol/L,pH 下降或正常。③代碱为主时,HCO_3^- 原发升高,PCO_2 代偿升高,且符合 $PCO_2 > $ 正常 PCO_2[5.3 kPa(40 mmHg)]$+ 0.9 \times \Delta HCO_3^- + 5$ 或 $PCO_2 > 7.3$ kPa(55 mmHg),pH 升高或正常。

四、酸碱失衡的处理

(一)酸碱失衡的防治原则

(1)积极治疗原发病和诱发因素,如糖尿病、休克、慢性阻塞性肺疾病、缺氧、呕吐、腹泻、感染等。因为这些原发病和因素是引起和加重酸碱失衡的主要因素。

(2)针对不同酸碱失衡类型及 pH,确定补充碱性或酸性药物。

(3)兼顾水、电解质紊乱的纠正。因为酸碱失衡常与水、电解质紊乱同时存在,且相互影响。

(4)维护肺脏、肾脏等主要酸碱调节器官功能。

（二）呼酸的处理

（1）对呼酸处理原则是通畅气道，尽快解除 CO_2 潴留，随着 PCO_2 下降、pH 随之趋向正常。

（2）补碱性药物原则：原则上不需要补碱性药物，但 pH＜7.20 时，为了减轻酸血症对机体的损害，可以适当补 5％$NaHCO_3$，一次量为 40～60 mL，以后再根据动脉血气分析结果酌情补充。只要将 pH 升至 7.20 以上即可。因为只有在 pH＜7.20 时，酸血症对机体有四大危害作用：①心肌收缩力下降，使心力衰竭不易纠正。②心肌室颤阈下降，易引起心室纤颤。再加上酸血症伴高钾血症存在，更容易引起心室纤颤。③外周血管对心血活性药物敏感性下降，一旦发生休克不易纠正。④支气管对支气管解痉药物的敏感性下降，气道痉挛不易解除，CO_2 潴留得不到纠正。鉴于上述情况，在 pH＜7.20 时应补碱性药物。但切记酸血症对机体危害的 pH 是在 7.20 以下。呼酸并代酸时，由于同时存在代酸，补碱性药物的量可适当加大。但必须要在 pH＜7.20 时，一次补 5％$NaHCO_3$ 量控制在 80～100 mL 即可，以后再根据动脉血气分析结果酌情处理。

（3）纠正低氧血症：呼酸往往与低氧血症同时存在，应尽快纠正低氧血症，最好将 PaO_2 升至 8.0 kPa(60 mmHg)以上。临床上常出现肺性脑病患者经治疗后，CO_2 潴留减轻并不明显，但只要 PaO_2 升高，大于 8.0 kPa(60 mmHg)，患者常可清醒。

（4）应注意区分急、慢性呼酸，慢性呼酸急性加剧。

（5）应严防 CO_2 排出后碱中毒，特别是使用机械通气治疗时不宜通气量过大，CO_2 排出过多过快。

（6）注意高血钾对心脏的损害：严重酸中毒可因细胞内外离子交换，而出现细胞外液 K^+ 骤升，即为酸中毒高钾血症。

（三）呼碱的处理

对于此型失衡的处理原则是治疗原发病，注意纠正缺氧，对于呼碱不需特殊处理。值得注意的是：呼碱必伴有代偿性 HCO_3^- 下降，此时若将 HCO_3^- 代偿性下降误认为代酸，而不适当补碱性药物，势必造成在原有呼碱基础上再合并代碱。因此，我们认为：危重患者救治过程中，切忌单凭 HCO_3^- 或二氧化碳结合力下降作为补碱性药物的依据，特别是在基层医疗单位，无动脉血气分析检查，单凭血电解质来判断时，一定要结合临床综合分析血 K^+、Cl^-、Na^+ 和 HCO_3^-。若 HCO_3^- 下降同时伴有血 K^+ 下降，应想到呼碱的可能，不应再补碱性药物。牢记："低钾碱中毒，碱中毒并低钾"这一规律。

（四）代酸的处理

应在积极治疗原发病的同时，注意维持 pH 相对正常范围，尽快解除酸血症对机体的危害。其补碱性药物的原则为：轻度代酸(pH＞7.20)可以不补碱性药物；当 pH＜7.20 时，一次补 5％$NaHCO_3$ 量控制在 250 mL 以内即可，以后再根据动脉血气分析结果酌情处理。严重酸血症时常伴有高钾血症，应注意预防和处理。

（五）代碱的处理

1.治疗原则

危重患者的碱中毒可见于呼酸并代碱、呼碱、呼碱并代碱、代碱和呼碱型三重酸碱失衡(呼碱型 TABD)五种类型。轻度碱中毒对于危重患者来说并无严重的不良后果，但是严重碱中毒，特别是伴有严重缺氧时可成为危重患者直接致死的原因。通常，其中代碱大部分是医源性引起的，临床上应注意预防。而对于呼碱不需要特殊处理。但应注意以下两点：①此型失衡常伴有缺氧，因此对此型失衡处理应是在治疗原发病同时，注意纠正缺氧即可。②此型失衡也可见于原有呼酸治疗后,特别是机械通气治疗时二氧化碳排出过快,即二氧化碳排出后碱中毒。因此在危重患者治疗中应注意不要二氧化碳排出过多。

对于混合性酸碱失衡所致的碱中毒,应按混合性酸碱失衡处理原则治疗。实际临床上需要用药物纠正的碱中毒,仅见于代碱或碱血症严重且伴有代碱的混合性酸碱失衡。

2.常用的药物治疗

(1)补氯化钾:这既是纠正代碱,又是预防代碱最常用、有效的措施。口服和静脉滴注均可。肺心患者只要尿量在 500 mL 以上,常规补氯化钾每天 3～4.5 g,一旦发生低钾碱中毒,宜用静脉补氯化钾,500 mL 静脉补液中加 10%氯化钾 15 mL。

(2)补盐酸精氨酸:使用盐酸精氨酸纠正碱中毒的主要机制是其中的盐酸(HCl)发挥了作用。10 g 盐酸精氨酸含有 48 mmol 的 H^+ 和 Cl^-。使用方法:10～20 g 盐酸精氨酸加到 5%或 10%葡萄糖液 500 mL 中,静脉滴注。

(3)补乙酰唑胺:此药是碳酸酐酶抑制剂,主要作用于远端肾小管,H^+ 的生成和分泌减少,导致 H^+-Na^+ 交换减少,从而使尿液中排出 Na^+ 和 HCO_3^- 增多。同时也可增加排 K^+ 量,加重低钾血症。因此,在临床使用时注意补氯化钾。另外,也应注意到乙酰唑胺可以干扰红细胞内碳酸酐酶的活性,影响 $CO_2+H_2O\rightarrow H_2CO_3$,引起体内二氧化碳潴留加重。因此在通气功能严重障碍、二氧化碳潴留明显的危重患者中,不宜使用乙酰唑胺。使用方法:乙酰唑胺每次 0.25 g,1～2 次/天,连用 2 天即可。

(4)补氯化铵:在临床上常将氯化铵作为祛痰药使用。用于纠正碱中毒的机制是此药进入体内后可产生 H^+,即 $NH_4Cl\rightarrow Cl^-+NH_4^+$,$2NH_4^++CO_2\rightarrow CO(NH_2)_2+2H^++2H_2O$,产生的 H^+ 可起到酸化体液,纠正碱中毒的作用。但 NH_4^+ 仅在肝脏内可与二氧化碳相结合转化为尿素,尿素从尿中排出。因此,当肝脏功能不好时忌用 NH_4Cl,以免血 NH_3 积聚,引起肝性脑病。使用方法:NH_4Cl 口服每次 0.6 g,3 次/天。

(5)使用稀盐酸:可从中心静脉缓慢滴注 0.1mol/L 的 HCl,每次 500 mL。临床上也可用口服稀盐酸或胃蛋白酶合剂。

(六)混合性酸碱失衡的处理

对于混合性酸碱失衡处理的原则是:治疗原发病,纠正原发酸碱失衡,维持 pH 相对正常,不宜补过多的碱性或酸性药物。

1.积极地治疗原发病

混合性酸碱失衡常见于危重患者,是危重患者重要的并发症,有时常可成为危重患者致死的直接原因,原发病不解除,酸碱失衡很难纠正。因此在危重患者救治中一定要积极治疗原发病,同时兼顾混合性酸碱失衡的处理,特别要注意维护肺脏、肾脏等重要的酸碱调节脏器的功能。

2.同时纠正两种或三种原发酸碱失衡

混合性酸碱失衡是同时存在两种或三种原发酸碱失衡,因此在处理时应同时兼顾两种或三种原发酸碱失衡,针对不同原发失衡采取不同的治疗措施。

3.维持 pH 在相对正常的范围内

混合性酸碱失衡患者,只要 pH 在相对正常的范围内,不必补碱性或酸性药物,仅需要积极地治疗原发病,只要原发病纠正了,混合性酸碱失衡就自行缓解。因为酸碱失衡时对机体损害主要是由于血 pH 过度异常所致,补碱性药物或酸性药物的目的也只能纠正其 pH,并不能治疗原发病。因此只要 pH 在相对正常范围,不必补过多碱性或酸性药物。只有在以下两种情况时可适当补一些碱性或酸性药物。

(1)补碱性药物的原则:当 pH<7.20 时,可在积极治疗原发病同时适当补一些碱性药物,特别是混合性代酸时,高 AG 代酸和高 Cl⁻性代酸复合,补碱量可适当多一些。

(2)补酸性药物的原则:一般情况下,混合性酸碱失衡不必补酸性药物,即使是 pH 升高较为明显的呼碱并代碱。但应注意以下三点:①对合并呼碱的混合性酸碱失衡中呼碱不需特殊处理,只要原发病纠正,呼碱自然好转。②对混合性酸碱失衡中代碱处理应以预防为主,因为代碱绝大部分是医源性所造成的,其中包括慎用碱性药物、排钾利尿药、肾上腺糖皮质激素类药物,注意补钾。③对于严重碱血症的混合性酸碱失衡,常见于呼碱并代碱,应尽快将碱性 pH 降下来。

4.同时兼顾纠正电解质紊乱

混合性酸碱失衡常同时存在严重电解质紊乱,其中 HCO_3^- 和 Cl⁻ 变化与二氧化碳变化有关,不需特殊处理。临床上要重视对低 K⁺、低 Na⁺的纠正。

5.注意纠正低氧血症

危重患者并发混合性酸碱失衡时,常存在低氧血症,特别是伴有呼吸性酸碱失衡的患者,常可存在严重的低氧血症。

(董丽萍)

第四节　电解质平衡检查

水、电解质和酸碱平衡是维持人体内环境稳定的三个重要因素,它们相互影响,相互制约,共同起着维持内环境稳定、保障生命的作用。机体电解质的主要功能如下:①维持体液的渗透压平衡和酸碱平衡。②维持神经、肌肉、心肌细胞的静息电位,并参与其动作电位的形成。③参与新陈代谢和生理功能活动。人体电解质平衡对于维持上述功能至关重要,本节主要就电解质分布、调节、生理功能及常见电解质紊乱做一介绍。

一、电解质分布与调节

电解质分布依细胞内、外液及各种不同体液,所含的浓度不尽相同。了解电解质在不同部位体液中的含量,有助于分析和判断不同部位体液丢失后电解质丢失的情况,为及时补充所缺电解质提供依据。然而,现有的常规方法尚不能测定细胞内液电解质的含量,故常以血清的电解质数值代表细胞外液的电解质含量;并以此作为判断、纠正电解质紊乱的依据。这在相当程度上限制了对细胞内液电解质真实含量的了解,尤其是对那些主要存在于细胞内液的电解质,如细胞内液钾含量由血浆或血清钾含量测定所代替,血浆或血清钾含量降低不能完全代表细胞内缺少 K⁺的状况,血清 K⁺增高也不能代表细胞内一定高 K⁺。在判断与纠正高、低血钾时,必须综合判断,全面考虑。

(一)电解质分布

1.细胞内、外液

细胞内、外电解质分布差异是由于细胞代谢产生能量维持细胞膜"离子泵"作用的结果。病理情况下能源不足,"离子泵"功能障碍,细胞内外离子可以重新分布,如库血中"钠泵"作用被阻滞,细胞内、外的 K^+ 和 Na^+ 相互弥散,血浆 K^+ 含量明显升高,故高血钾患者不宜多使用库血,其确切机制尚待探讨。具体分布如下。①细胞外液:主要阳离子是 Na^+,约占体内总钠含量的 90%;其余为少量 K^+、Ca^{2+}、Mg^{2+} 等;主要阴离子为 Cl^- 和 HCO_3^-。②细胞内液:主要阳离子是 K^+,浓度是 $150\sim160$ mmol/L,约占体内总钾含量的 98%,是细胞外钾浓度的 30 余倍,其余为 Na^+、Mg^{2+};主要阴离子为磷酸盐($H_2PO_4^-$),蛋白质占主要成分,少量硫酸盐;Cl^- 只在少数组织细胞内含微量,而大多数组织细胞内缺如,因为 Cl^- 不易渗入细胞内。虽然细胞内、外电解质分布种类不尽相同,但以 mEq/L 为单位,任何部位体液内阴、阳离子总数必须相等,这就是所谓的电中性规律。

2.组织间液

电解质含量与细胞外液或血浆极为相似,唯一重要区别是蛋白质的含量。正常血浆蛋白质含量是70 g/L,而组织间液仅为 0.05%～0.35%。原因是蛋白质不易透过毛细血管,其他电解质浓度稍有差异,即血浆内钠离子浓度稍高于组织间液,而血浆内氯离子浓度稍低于组织间液。

3.胃肠分泌液

胃肠道各段分泌液所含电解质的浓度不同。胃液中,氢(H^+)为主要阳离子,氯(Cl^-)为主要阴离子;小肠液中,钠(Na^+)为主要阳离子,碳酸氢根(HCO_3^-)为主要阴离子。胃肠道各段分泌液均含一定量的钾离子,一般估计胃液中钾的浓度比血清高 2～5 倍,小肠液电解质中钾的浓度则与血清大致相等。

由于胃肠道各段分泌液中电解质浓度很不一致,当大量丢失胃肠液后,依据所丢失胃肠道各段分泌液的不同,丢失电解质的类别也不同。如大量丢失胃液后,损失较多的是 H^+ 与 Cl^-,而丢失大量肠液后,损失较多的是 HCO_3^- 与 Na^+;两者丢失均可造成不同程度 K^+ 丢失。因此,临床上多依照所丢失胃肠分泌液的部位和数量,判断和估价电解质紊乱的性质和程度,并作相应的处理。

4.尿液

主要以排 Na^+ 和 K^+ 为主,其中排 K^+ 的意义尤为突出,因为人体丢失 K^+ 主要途径是通过尿液。

5.汗液

分显性排汗和非显性排汗。非显性排汗以排水为主,电解质含量甚微,可以只当作丢失水分看待;显性排汗是汗腺活动的结果,虽然含有 Na^+、K^+、Cl^-,但以排 Na^+、Cl^- 为主,浓度是 10～70 mmol/L,仅含少量 K^+。

(二)电解质的需要量与调节

1.钠

钠离子为细胞外液中重要阳离子,占细胞外液中总阳离子的 90% 以上。钠离子对细胞外液渗透压、体液分布、阴阳离子平衡与酸碱平衡方面,起着重要作用。正常血清 Na^+ 为 134～145 mmol/L,平均 142 mmol/L。正常人每天钠的需要量约为 6.0 g,从普通饮食中获得的钠足以维持。Na^+ 主要由尿液中排出,少量由汗和粪便中排出。

人体保留钠的能力较强,排钠的原则是少食少排,多食多排;禁食后,如完全停止钠的摄入,2 天后钠的排出可减至最低限度。

2.钾

正常血清 K^+ 为 3.5～5.5 mmol/L,平均 4.0～4.5 mmol/L。正常人每天需要钾量为

80 mmol,相当于 6 g 的 KCl。动、植物食物和水中均含有足量的钾,一般不致缺乏。85%～90% 的 K^+ 由尿中排出,其余由粪便排出,仅微量由汗排出。人体保留钾的能力远不如保钠的能力强,K^+ 不断由尿中排出后,当 K^+ 摄入不足时,钾的丢失仍继续进行,每天有 30～50 mmol 的 K^+ 由尿中排出,最终可导致低血钾。临床上,多数危重患者摄食少,发生低血钾的机会远比发生低血钠的机会多,原因就在于机体对钾的排泄原则是不食仍排。

3.钙

正常血清钙 2.25～2.75 mmol/L。血清钙 50% 以游离状态存在,是维持生理作用的主要部分;另外 50% 与蛋白质结合。正常人每天需钙量尚未查到准确记载,但 500 mL 牛奶中所含钙量即足够。99% 钙沉积在骨骼及牙齿内,1% 为细胞外液,细胞内液仅含少量钙。

影响钙吸收因素:①食物中含钙量,即摄入多寡。②机体吸收、利用程度,也受多种因素影响,如足量维生素 D,正常胃液酸度,促进可溶性钙盐吸收;正常的脂肪消化与吸收等。③食物中钙、磷比例,当脂肪消化、吸收不良时,钙与脂肪结合成不溶性皂,由粪便排出。正常情况下,约 80% 钙呈不溶性盐类由粪便排出,20% 由尿中排出。

影响钙排泄因素:①钙的摄入量。②肾脏的酸碱调节机制。③骨骼大小。④内分泌因素如甲状腺、甲状旁腺、性激素、脑垂体。此外,胃肠道分泌物内含大量钙盐,当发生胃肠道功能紊乱、肠瘘、肠梗阻、严重腹泻时,钙吸收减少,低钙血症产生。

4.镁

正常血浆镁 1.5～2.5 mmol/L 或 1.6～2.1 mmol/L。每天需要 0.3～0.35 mmol,主要由小肠吸收。每天由饮食摄入镁,为 5～10 mmol/L,故一般不会发生镁缺乏症。人体镁 50% 沉积在骨骼中,50% 存在于细胞内。血浆中镁 65% 为游离形式存在,35% 与蛋白质相结合。

5.氯

正常成年男性总氯量约为 33 mmol/kg 体重。人体内氯离子主要存在于细胞外液中,是细胞外液中主要阴离子;少部分可存在于红细胞、肾小管细胞、胃肠黏膜细胞、性腺、皮肤等细胞内液中。血清氯 98～108 mmol/L,平均 103 mmol/L。每天需氯量 3.5～5 g,相当于 0.9% 生理盐水或 5% 葡萄糖盐水 500 mL。大量丧失胃液,如上消化道梗阻、胃肠减压、呕吐等,则大量 Cl^- 丢失。Cl^- 与机体酸碱平衡有着密切的联系。

6.碳酸氢根(HCO_3^-)

HCO_3^-、Cl^- 均是细胞外液主要阴离子。正常血清 HCO_3^- 是 24 mmol/L。血清 HCO_3^- 高低,直接反映机体酸碱状况。

(三)调节机制

1.肾上腺皮质激素类药物

(1)盐皮质激素类药物:即醛固酮系统,主要通过对肾远曲小管和收集管对钠的重吸收增加和钾的分泌增加,促进钠的重吸收和钾的排出,起着保钠排钾的作用。这种作用并不局限于肾脏也在唾液、汗液及胃肠道液的分泌中起作用。

(2)糖皮质激素类药物:也有类似于醛固酮的保钠排钾作用,只是作用较醛固酮弱得多。该激素分泌受脑垂体促肾上腺皮质激素类药物(ACTH)和丘脑下部调节的控制和影响。

2.甲状旁腺

能分泌降钙素,主要抑制肾小管和胃肠道对钙的重吸收,降低血钙。此外,在抑制肾小管对钙重吸收的同时,也可抑制肾小管对磷、钠、钾的重吸收,使这些离子从尿中排泄增多。因此,甲状旁腺能调节多种血电解质水平。

二、电解质的生理功能

各种电解质均是机体维持生命和脏器功能不可缺少的物质。电解质种类不同，所起的生理功能也有所不同。

(一)钾的生理功能

1.维持细胞的新陈代谢

钾的生理功能与细胞的新陈代谢有密切关系。细胞内许多酶的活动，需要一定浓度钾的存在，尤其是在糖代谢中，钾的作用十分重要。糖原合成时，需要一定量的钾随之进入细胞内；血中糖及乳酸的消长与钾有平行趋势；蛋白质分解时，钾的排出增多；每克氮分解时，可释放出 $2.7\sim 3$ mmol钾；钾：氮为$(2.7\sim 3)：1$。

2.保持神经、肌肉应激性(兴奋)功能

神经、肌肉系统正常的应激性能力需要钾离子，钾与其他电解质对神经、肌肉应激性影响的关系用下列比例式表示：

$$应激性 = \frac{Na^+、K^+（提高兴奋性）}{Ca^{2+}、Mg^{2+}、H^+（抑制兴奋性）}$$

钾浓度过高时，神经、肌肉兴奋性增高；反之则下降。如低血钾所致的肠麻痹和肌无力就是较好的例证。

3.对心肌作用

与骨骼肌和平滑肌相反，钾对心肌细胞有明显的抑制作用，血钾浓度过高可使心肌停止在舒张状态；相反，血钾过低时可使心肌的兴奋性增加，心肌异位节律点兴奋性增加，能引起一系列不同类型的心律失常。因此，在危重病救治过程中，由低血钾引起的心律失常十分多见，严重时可直接危及患者生命，如低钾引起的室性心动过速与室颤，其中室颤是常见心搏骤停的原因之一。

4.维持酸碱平衡

钾与酸碱平衡密切相关，并互为因果。血钾增高或降低能引起酸碱平衡失调，酸碱平衡失调也能引起血清钾的改变。因此，钾在维持机体酸碱平衡状况中起着重要作用。

(二)钠的生理功能

1.维持细胞外液容量和渗透压

钠是细胞外液中的主要阳离子，在维持细胞外液容量和渗透压方面起了重要作用。血钠增高，血浆容量可随之增加，血浆渗透压也随之升高；反之则相反。

2.缓冲盐

在维持机体酸碱平衡中起主要作用的血浆缓冲系统，如碳酸氢根(HCO_3^-)，常受钠离子增减的影响而消长，故钠离子总量对体液的酸碱平衡也具有重要作用。

3.神经、肌肉应激性

体液中各种离子保持一定的比例是维持神经、肌肉正常应激功能的必要保障，钠离子浓度正常是保证其功能的重要因素。此外，血钠减低时，患者可能出现倦怠、乏力、定向力减低等精神经系统症状。

(三)镁的生理功能

镁也是体液中重要的阳离子。随着对镁的临床研究增多，镁代谢的生理功能日益受到重视，目前已经明确的功能如下。

1.细胞活动与代谢

镁是重要的辅酶。在试管内,镁能激活许多重要的酶,如胆碱酯酶、胆碱乙酰化酶、磷酸酶、碱性磷酸酶、羧化酶、己糖激酶等。在细胞的代谢活动中,均需要镁的参与;许多酶的功能活动也需要镁的作用。

2.镁对心血管抑制作用

与钾对心肌细胞的抑制作用类似。低镁时也可出现心动过速、心律失常等。此外,镁能通过激活与 ATP 代谢有关的酶,刺激心肌线粒体内氧化磷酸化的过程,并影响细胞膜的 Na^+-K^+-ATP酶,而后激活心肌中的腺苷酸环化酶。镁还能通过参与肌原纤维对 ATP 的水解和肌凝蛋白的凝固及肌浆网对钙离子的释放和结合,参与心肌的收缩过程。

3.与钾代谢有关

临床上,低血钾常同时合并低血镁;有时低血镁得不到较好地纠正,低血钾也很难纠正。这说明镁代谢可能与钾的代谢有关。

4.对血管和胃肠道平滑肌作用

镁能扩张血管使血压下降,镁也能解除胃肠道平滑肌痉挛,有较好的利胆和导泻作用。

5.中枢神经系统作用

镁有抗惊厥和镇静作用。低血镁时,患者可出现激动、神经错乱及不安。

6.抑制呼吸

镁过量或中毒能引起呼吸抑制,并造成呼吸衰竭。

(四)钙的生理功能

1.对心肌作用

与钾对心肌的作用相反,Ca^{2+} 能增加心肌收缩力,提高心肌兴奋性,应用强心苷时禁用。

2.神经、肌肉应激性

与钾对骨骼肌应激性作用相反,钙离子抑制骨骼肌的兴奋性。当血钙降低时,患者可出现手足搐搦、肌肉抖动或震颤等一系列神经、肌肉应激性增高的症状。

3.参与磷的代谢

钙、磷代谢密切相关,共同参与骨骼的发育和生长。

(五)氯的生理功能

主要功能体现在调节和维持酸碱失衡方面。如低氯性代碱和高氯性代酸,原因在于机体体液的电中和原理。即细胞外液的阴离子主要为 Cl^- 与 HCO_3^- 两者互为消长。当其中某一个离子减低时,必然引起另一个离子的增加。高氯时,HCO_3^- 减少而引起代酸;低氯时,HCO_3^- 增加而引起代碱。同样,代酸时,HCO_3^- 减少而引起高氯;代碱时,HCO_3^- 增加而引起低氯。血清 Cl^- 和 HCO_3^- 一样是维持机体酸碱平衡、水分交换和细胞内外渗透压的主要阴离子。但是,血 Cl^- 变化往往与血 Na^+、HCO_3^-、K^+ 等其他主要细胞外液离子变化、酸碱平衡密切相关。其主要表现在:①血 Cl^- 水平往往是受血 Na^+ 水平影响,根据电中和原理,正常情况下,细胞外液中 Na^+、HCO_3^-、Cl^- 之间有一较恒定常数,即 $Na^+ = HCO_3^- + Cl^- + AG$(aniongap),AG 为 8~16 mmol/L。当血 Na^+ 下降时,血 Cl^- 或 HCO_3^- 相应减少或同时减少,以求阴、阳离子总和相等;反之,正好相反。②血 Cl^- 与 HCO_3^- 呈相反方向变化。同样,根据电中和原理,为了维持血液阴离子总数为一相对常数,当血 HCO_3^- 下降时,必有血 Cl^- 升高;反之,正好相反。即临床上常讲的:低氯性代谢性碱中毒,高氯性代谢性酸中毒。③血 Cl^- 变化与血 K^+ 变化密切相关。即高氯性代酸时伴高 K^+ 血症,低氯性代谢性碱中毒时伴低 K^+ 血症。

(刘 腾)

第五节 纤维支气管镜检查

20 世纪 60 年代,可曲性纤维光束支气管镜(FFB)的问世,是内镜发展史上的一次革命。与硬质气管镜比较,这种可曲性纤维支气管镜具有以下优点:①可视范围大。纤维支气管镜纤细柔软,并可以弯曲,可进入全部段支气管,74%亚段支气管及 38%的亚亚段支气管。②亮度大、视野清晰、可看清微小病变,并可将图像显示于电视屏幕上。③技术操作比较简单,容易掌握。④被检查者痛苦小,易于接受。⑤细胞学和组织学阳性率高。由于可视范围的增加,扩大了细胞学和组织学诊断的范围。近年来,又相继推出了电子支气管镜,是继硬质支气管镜和纤维支气管镜出现后的第三代电子支气管镜系统。关于支气管镜检查在支气管及肺疾病如肺癌、肺结核、肺间质纤维化诊断中的价值是人们所熟知的,近年来,国内外又开展了支气管镜技术在呼吸系统疾病治疗中的应用,为呼吸系统疾病治疗增加了一种新的手段,尤其对需气管插管建立人工气道、气道异物及气管、支气管内有分泌物潴留、阻塞者的治疗有其独到之处。

一、适应证与禁忌证

(一)适应证

(1)呼吸衰竭、肺性脑病及呼吸、心脏骤停需紧急建立人工气道者。

(2)气道异物。

(3)咯血经药物治疗无效者。

(4)肺脓肿、支气管扩张、炎症所致肺不张需经纤维支气管镜吸引分泌物及加药者。

(5)危重支气管哮喘黏液栓阻塞支气管者。

(6)肺部感染经抗菌药物治疗无效者。

(7)结核、肿瘤所致气道狭窄。

(8)支气管癌腔内放射治疗。

(9)其他,如肺泡蛋白沉着症、煤工尘肺、肺间质纤维化等,可通过支气管肺泡灌洗治疗。

(二)禁忌证

(1)不稳定型心绞痛者。

(2)新近(6 周内)心肌梗死者。

(3)严重心律失常者。

(4)严重心功能不全者。

(5)主动脉瘤有破裂危险者。

(6)顽固性低氧血症[吸入 35%氧气 15 分钟后,PaO_2 升高不到 0.1 kPa(10 mmHg)或仍低于 4.7 kPa(35 mmHg)],血氧饱和度低于 90%者。

二、检查操作方法

(一)术前准备

检查前应了解患者体温、脉搏、呼吸,血压、心肺功能和血电解质,阅读胸部 X 线片。有义齿者取下义齿。术前禁食 4～6 小时,以免术中呕吐。局麻者应向患者解释检查目的,说明术中感受,以取得患者的充分合作。还应准备 1%丁卡因、2%利多卡因、1∶1 000 肾上腺素或稀释麻黄碱液,经纤维支气管镜气管插管者尚需准备地西泮注射液、注射器、适当内径的气管导管[女性可用 6.0～7.0 mm,男性可用 6.5～7.5 mm,以聚氯乙烯或硅酮低压气囊者为好,充气后气囊压应在 0.5 kPa(3.5 mmHg)]。

(二)术前用药

术前 30 分钟注射阿托品 0.5 mg,以减少气管内分泌物,还可防止术中迷走神经反射引起的心脏骤停。精神紧张者可肌内注射苯巴比妥钠 0.1 g,或地西泮 10 mg。有频发性室性期前收缩者,术中和术后应给予利多卡因静脉注射。肺功能不佳者,应予吸氧或机械通气。

(三)器械准备

插镜前,对纤维支气管镜的目镜、操作部、镜体、光源、自动吸引接头、细胞刷、活检钳、冷光源等部件,均应详细检查,合格时方可使用。

(四)麻醉

一般采用局麻。常用 1%～2%丁卡因做咽喉部喷雾麻醉,总量不宜超过 60 mg。然后经纤维支气管镜注入 2%普鲁卡因。也可用 2%利多卡因,总量不宜超过 300 mg。

(五)插镜方法

患者可取仰卧位或坐位。插镜途径可经鼻或口,目前多采用经鼻插入法。此法操作简便,较易进入气管,患者痛苦小。但若镜面被污染又吸引不掉,则会使视野模糊,影响观察。

1.经鼻腔插入法

先用 1%～2%丁卡因或 2%利多卡因加 1%麻黄碱滴鼻。术者左手握纤维支气管镜操纵部,右手将镜送入鼻腔,边插镜边调节角度调节钮,使镜端沿咽后壁进入喉部,窥见会厌及声门,此时可令患者深呼吸或发出"啊"音,观察声门活动情况。对麻醉良好者,待声门开放时,即可将镜送入气管。如麻醉不足,喉部稍受刺激后声门即紧闭,可加喷少许麻药,待麻醉充分后再插入。

2.经口插入法

钳取支气管异物时以经口插入为宜。咽喉部麻醉后,在患者口部放置咬口器,可直接将纤维支气管镜从口腔插入气管。

三、并发症及其防治

(一)并发症

纤维支气管镜检查并发症的发生率因患者选择、术者技术水平、操作措施的繁简及确定并发症的标准不同而异。纤维支气管镜检查在治疗中应用的并发症主要有以下几个方面。

1.局麻与术前用药所致

局麻药的严重反应有喉痉挛、抽搐、虚脱、呼吸抑制,甚至心脏骤停。丁卡因的麻醉效果虽然较好,但严重反应发生率高,因而目前多主张用利多卡因。慢性阻塞性肺疾病患者术前应用镇静剂可引起呼吸抑制。

2.插镜检查及治疗操作所致

(1)喉、气管或支气管痉挛:诱因多为声门及气管内麻醉不良。支气管哮喘患者的气道易受激惹,故插镜刺激后喉、支气管痉挛的发生率高。

(2)低氧血症:约80%的患者插镜后 PaO_2 下降,可下降 1.3～2.7 kPa(10～20 mmHg),操作

时间越长,下降幅度越大。

(3)心律失常:与低氧血症及潜在心脏疾病有关。心律失常主要为窦性心动过速。其他尚有房性、结性及室性期前收缩,也可出现 T 波低平,ST 段下移,Q-T 间期延长。严重心律失常可致心脏骤停。

(4)发热:约占 6%。

(5)肺浸润性阴影:常因支气管肺泡灌洗(BAL)治疗所致,发生率低于 10%,发生于灌注液体的肺段,于灌注 24 小时内发生,持续时间不长。

(6)肺功能损害:BAL 可致肺功能损害,主要有肺活量(VC)、第一秒用力肺活量(FEV_1)下降。

(7)损伤性出血:可由钳取异物或 BAL 治疗引起。

(二)防治

为了避免术前用药引起的并发症,有的单位已废除术前用药。对有通气功能障碍的患者,不应使用镇静剂。甲状腺功能亢进症心动过速未控制者,可减少阿托品用量。应用胰岛素治疗的糖尿病患者,术晨暂停胰岛素,以免禁食后发生低血糖。麻醉药过敏主要表现为胸闷、面色苍白、脉快而弱、周身麻木,或呼吸困难、四肢抽搐、昏迷等,因此,初次喷药后,要严密观察并随时询问患者有无不适。一旦发生过敏,应立即吸氧、静脉注射地塞米松,抽搐者注射地西泮。咽喉、气管、支气管内均应麻醉良好,操作应轻巧,以避免喉、支气管痉挛的发生。PaO_2 低于 8.3 kPa(70 mmHg)者,应予给氧,支气管哮喘患者 BAL 前应吸入 β 受体激动剂,操作全过程要给氧,并进行心电监护和血氧饱和度监测。对于急性呼吸窘迫综合征者,BAL 时,应在吸入氧浓度≥或等于 0.5,以呼气末正压 0.49 kPa(5 cmH_2O)的支持下,进行 BAL。

四、临床应用

(一)引导气管插管

临床上,对于呼吸衰竭,肺性脑病及呼吸心脏骤停等患者,可通过纤维支气管镜引导下气管插管从而有利于建立人工气道,进行机械通气。

1.主要适应证

(1)急性呼吸衰竭患者,经合理氧疗后,PaO_2 不能达到 8.0 kPa(60 mmHg)者。

(2)慢性呼吸衰竭严重低氧血症和/或高碳酸血症,经合理氧疗后,PaO_2 不能达到 6.7 kPa(50 mmHg),或肺性脑病者。

(3)患者自主呼吸突然停止,需紧急建立人工气道进行机械通气治疗者。

(4)呼吸衰竭患者不能自主清除上呼吸道分泌物、胃内反流物或出血,随时有误吸危险者。

(5)呼吸衰竭患者下呼吸道分泌物多或出血需反复吸出者。

(6)呼吸道损伤、狭窄、阻塞、气管-食管瘘影响正常通气而致呼吸衰竭者。

对意识清醒需经鼻气管插管者,鼻腔滴入麻黄碱液或 1∶1 000 肾上腺素液,然后以 1%丁卡因或 2%利多卡因作喷雾麻醉,意识不清楚者可省去表面麻醉。

2.插管方法

常用的有以下三种。

(1)将纤维支气管镜插入气管导管内,前端露出,将纤维支气管镜与导管一起经鼻或口腔送达咽喉部,喷麻药,待声门活动减弱后,先将纤维支气管镜插入声门,然后将导管缓慢送入气管内。

导管插入深度依患者身高而定，其末端在隆嵴上 3～4 cm 为宜，一般插入 25～28 cm。

（2）先将导管插入鼻咽部，再将纤维支气管镜经导管内插过鼻腔入声门，最后沿纤维支气管镜送入导管。

（3）将导管套在纤维支气管镜外，置于纤维支气管镜的上端，先将纤维支气管镜插入声门，然后沿纤维支气管镜送入导管至气管。插管后仔细听诊肺部，如双肺呼吸音对称，说明插管位置在气管隆嵴上方，为正常位置，如一侧呼吸音低，提示插管进入另一侧主支气管，此时可将插管适当外提，至两侧呼吸音一致，即可用胶布固定，充填气囊，进行机械通气。

应该注意，纤维支气管镜与气管导管刺激咽喉与气管，可使交感-肾上腺系统活性增强，儿茶酚胺释放增加，导致心率增快，血压升高，极少数可出现心律失常，但一旦插管成功，应用机械通气后，绝大多数的心率增快、血压升高及心律失常在 1 小时内恢复。对气管插管困难的患者，如需应用全身麻醉或肌肉松弛药及镇静药时，应在局麻下进行，待从纤维支气管镜看到声门后方可应用，以免发生意外。经鼻腔气管插管者，若因舌下坠堵住咽部，妨碍声门显露，可用钳将舌向前拉起，即能清楚观察到声门。高血压患者应用血管收缩药应避免使用肾上腺素，可用麻黄碱。插管过程中应注意防止胃内容物反流误吸。

（二）钳取气管或支气管内异物

呼吸道异物主要指喉、气管、支气管异物。按其性质可将异物分为植物性、动物性、矿物性与化学合成品等四类。一般以植物性异物最常见，化学合成品最少。呼吸道异物所在部位，常与异物的大小、形态、轻重、异物吸入时患者体位及解剖学因素有密切关系。一般以右侧支气管为最多，其次为气管或左主支气管。较大而形状不规则的异物易发生嵌顿。据报道，呼吸道异物能自行咳出的不到 3%，通过硬质气管镜或纤维支气管镜钳取呼吸道异物是最好的治疗方法。对于硬质气管镜不能窥见的周围气道的异物，尤其是上肺者，或头颅、下颌和颈椎骨折或畸形而无法进行硬质气管镜检查者，均适应于经纤维支气管镜钳取异物。

麻醉方法同一般纤维支气管镜检查，在儿童，尤其是 7 岁以下者，要在手术室、全身麻醉下进行。治疗前及治疗时要吸入高浓度氧。并根据异物大小、形状及部位而选用持物钳，如普通活检钳，长颚口持物钳，鼠咬钳，或带金属蓝网的钳子等。插镜途径以口腔为妥，以便钳取大的异物不致卡在鼻腔内。进镜后，如发现异物先露部，不要急于立即取出，应该使镜端接近异物，先吸净周围的分泌物，仔细察看先露部分的形状和位置，及其与管腔之间的空隙情况。邻近黏膜如有肿胀，可用镜端将其轻轻推开，或喷入少许 1∶1 000 的肾上腺素，使其收缩。使纤维支气管镜与气管、支气管保持在同一纵轴上。并使镜腔对准异物中心，然后确定异物钳张开的方向，趁患者吸气，气管、支气管同时扩大之际，迅速将张开的异物钳伸向异物两旁，紧夹其最大径，以免滑脱。如为易碎的异物，须用有孔杯状钳，钳夹的力量要适当，既要平稳，又不能夹碎。对于较大而又易滑脱的异物，如蚕豆等，可采用分块摘取的方法。对于尖锐异物，要防止纤维支气管镜将其挤入肺实质，如潜入气管壁或肺实质，要仔细找到其尾端，轻轻将其牵引至管腔内。如遇金属异物（如大头针、注射针头、气枪子弹等），并位于亚段以下的小支气管内时，可在 X 线透视下，将活检钳从相应的段或亚段支气管，进入异物处，进行钳取。此时要防止大出血，并做好出血的急救准备。对于部分不能通过支气管镜腔的异物，应将其夹紧后牵引至管口部分，然后将纤维支气管镜、异物钳、异物一并取出。有时异物在被向外钳拉时，常因碰到声带后脱落在口腔内，此时助手应用弯曲的长钳从口腔内取出异物。术后要注意观察有无继发呼吸道及肺部感染和出血，在小儿，尤应注意呼吸道是否通畅，因呼吸道分泌物过多或声带水肿可发生窒息。

(三)治疗大咯血

对于大咯血,应用其他止血措施无效者,可通过纤维支气管镜吸引残留于气管支气管内积血,然后局部给予止血药物,或气囊压迫止血,常可收到较好的止血效果。Tsukamoto 等报告经纤维支气管镜应用凝血酶或纤维蛋白原-凝血酶治疗咯血 33 例,有效率为 80%,并认为经纤维支气管镜注入止血药物是治疗咯血简单、有效、危险性小的方法。

(1)当纤维支气管镜到达出血部位后,注入 4 ℃生理盐水 5 mL,保留 30~60 秒后吸出,连续数次,因冷刺激使血管收缩而止血。

(2)注入 100 U/mL 凝血酶溶液 5~10 mL,或 1∶2 000 肾上腺素溶液 1~2 mL,或去甲肾上腺素 2~4 mg+生理盐水 10~20 mL 局部滴入。或先给肾上腺素 2 mg(用 2%利多卡因 1 mL 稀释),在出血明显减少后,用巴曲酶 2 000 U。

(3)Kinoshita 方法:将纤维支气管镜插入出血叶或段支气管,注入 100 U/mL 的凝血酶溶液 5~10 mL,或 2%纤维蛋白原 5~10 mL,尔后再注入 10 U/mL 的凝血酶原 5~10 mL,保留 5 分钟,当证明出血停止时,再拔管观察。该法简单,安全有效。因凝血酶能直接作用于血液中的纤维蛋白原,使其转变为纤维蛋白,加速血液凝固而达到止血目的。

(4)气囊套管压迫法:在插入纤维支气管镜后,找到出血支气管,放置 Forgarty 气囊套管(外径 1 mm、顶端气囊最大直径 4~14 mm,充气 0.5~5 mL),堵塞出血部位而止血。24 小时后放松气囊,观察数小时无再出血即可拔管。大咯血时经纤维支气管镜加药或气囊压迫止血要求:①术前充分麻醉;②术中操作要轻巧,以免引起咳嗽,使咯血加重;③吸引负压要求能达到 93.3 kPa(700 mmHg),以便迅速有效地清除气管、支气管内积血。

(四)吸引下呼吸道分泌物

应用纤维支气管镜吸引下呼吸道分泌物,是近年用于治疗呼吸系统疾病的一种方法。有学者报道,对气管支气管有分泌物阻塞的呼吸衰竭患者进行分泌物冲洗、吸引,由于分泌物被冲洗、吸出,通气/换气功能明显改善,低氧血症、高碳酸血症得以纠正。由于分泌物引流通畅,也有利于感染的控制,从而使病情缓解。其近期有效率为 100%。对分泌物阻塞呼吸道、肺不张所致急性呼吸衰竭,应用纤维支气管镜吸引下呼吸道分泌物,对于通畅气道、促使肺复张、纠正呼吸衰竭,也有良好效果。Stevens 对重危病房经胸片证实有肺不张的 118 例患者,经纤维支气管镜吸引下呼吸道分泌物后,80%患者有胸片及临床表现的改善。Vijay 报道 8 例肺不张,用纤维支气管镜吸出黏稠脓性痰,一次处理后,肺不张获得完全复张或部分复张。因此,肺脓肿、支气管扩张、炎症所致肺不张、慢性支气管炎呼吸道分泌物阻塞等患者,若抗感染、吸痰等综合治疗效果不佳,应立即应用纤维支气管镜吸引,清除气管内分泌物,使气道通畅,同时,局部可给予抗菌药物及黏液溶解剂等,可望获得良好效果。从而有利于保持气道通畅,改善通气功能。

检查前,鼻腔滴入 1∶1 000 肾上腺素或麻黄碱使血管收缩,以 1%丁卡因做鼻咽部表面麻醉,患者仰卧,将纤维支气管镜插入气管、支气管,应用负压吸引器吸引。分泌物黏稠者,可以生理盐水 10~30 mL 分次冲洗,使分泌物稀释后再吸引。总量不应超过 100 mL。对顽固性低氧血症,血氧饱和度低于 90%者,宜在供氧条件下进行吸引,必要时应在机械通气,如高频通气时进行吸引,以免缺氧加重。此外,抽吸分泌物宜在直视下进行,纤维支气管镜的前端要恰好与分泌物接触,不宜直接接触支气管黏膜,否则,将引起出血,尤其是支气管黏膜充血、肿胀时更易发生。

(五)支气管局部给予抗菌或抗结核药物

肺脓肿、支气管扩张、慢性支气管炎、肺炎等,经应用抗菌药物等治疗效果不佳时,可考虑经纤维支气管镜局部给予抗菌药物。近年也有报告经纤维支气管镜局部给予抗结核药物,治疗肺结核、支气管内膜结核,获得较好疗效。经纤维支气管镜局部给药,有利于减少全身用药,也可作为全身用药的一种辅助手段。但这种治疗毕竟属于有创,患者要承受一定痛苦,且有引起感染扩散及其他并发症的可能,因此应权衡利弊。仅在全身用药难以奏效,或同时具有其他治疗或诊断适应证需行纤维支气管镜检查时,方可考虑此种治疗。

插入纤维支气管镜后,一般先用生理盐水对感染的肺叶段进行冲洗,然后注入有关的抗菌药物或抗结核药物。抗菌药物的选择可参考细菌培养及药物敏感试验结果,常用药物有氨基糖苷类药物,如庆大霉素、阿米卡星、妥布霉素、硫酸依替米星等。也可用喹诺酮类或其他药物。

(六)支气管肺泡灌洗治疗

支气管肺泡灌洗(BAL)可用于治疗肺泡蛋白沉着症,肺含铁血黄素沉着症、特发性肺纤维化及肺泡微结石等。全身麻醉下每次灌 1.5 L,反复灌洗,总量 3~10 L,隔两天再灌对侧。无大咯血、严重心律失常、喉、支气管严重痉挛等严重并发症发生。因此认为,BAL 治疗是一项安全有效的治疗措施。

(七)治疗气道狭窄

对肿瘤、结核等所致气道狭窄,可经纤维支气管镜置放镍钛记忆支架,撑开狭窄的气道。除常规术前用药外,口服可待因 30~90 mg。插入纤维支气管镜,在 X 线监视下,根据纤维支气管镜插入深度进行体表定位,于活检孔注入巴曲酶 2 000 U、2%利多卡因 5 mL,插入导引钢丝,并越过狭窄部位,退出纤维支气管镜。选择镍钛记忆合金支架(NET),于冰水中使其变软,并装入置入器内。患者头部后仰,将置入器沿导引钢丝插入气道狭窄部位,先拔出导引钢丝,然后释放支架,退出置入器,记忆支架遇热膨胀,使狭窄部位气道撑开。再次纤维支气管镜检查支架复型、与气道贴合及气道撑开等情况。术中应进行心电图、血压及血氧饱和度监测。

(八)支气管癌治疗

1.腔内放射治疗

原发性支气管癌阻塞主支气管或并发肺不张,或经综合治疗后支气管腔内仍有肿瘤残留,继发性气管腔内新生物,均可经纤维支气管镜置管后装腔内放射治疗。纤维支气管镜插至病灶处,拔出纤维支气管镜,在电视透视下核对位置后,利用电子计算机制订治疗计划,按计划用后装机沿施源器管传送高能同位素铱或铯,用分剂装置以均等的剂量分次传送,每周 1 次,治疗 3~6 次。总有效率 80%~90%。

2.冷冻治疗

不能手术的晚期中央型支气管癌,可经纤维支气管镜进行冷冻治疗。通过纤维支气管镜导入长 70 cm,外径 2 mm 的可曲性冷冻探头(其顶端温度−80 ℃),将冷冻探头置于肿瘤表面或插入肿瘤,用液氮或氧化亚氮,将肿瘤冷却至−70~−30 ℃。在同一或邻近区域做 1~3 次冷冻,持续 1 分钟,整个过程 10~15 分钟。一般治疗 2 次,间隔 1~2 周。

3.激光治疗

支气管癌阻塞气道、手术后复发或失去手术时机者,均可经纤维支气管镜导入激光治疗,有效率可达 80%。插镜后,首先观察肿瘤大小、位置及表面情况,吸去分泌物及表面坏死物质,然后经活检孔插入光导纤维,头端伸出 1 cm,对准照射部位,一般距肿瘤 2~5 mm,脚踏起动激光源开关,每次 1～3 秒,激光输出功率 25～40 W。根据肿瘤大小,单次积累照射时间 4～30 分钟。烧灼程度与功率大小、照射时间及光源距肿瘤距离有关。功率大、照射时间长、光源距离短,则烧灼越明显。一次治疗未成功者,间隔 5～7 天可再次照射。

4.纤维支气管镜-高频电刀治疗

适应证同激光治疗。除常规术前用药外,口服可待因 30～90 mg。在右侧肩胛下放置用浸泡纱布裹着的辅助电极板,插镜后,先吸去肿瘤表面的分泌物,然后插入高频电刀,使其伸出纤维支气管镜口 0.5～1 cm,以免将其烧坏,将电刀对准肿瘤,按需脚踏"电刀"或"电凝"开关,两者选择其一。小心按压开关指数达 4～5,功率为 30～50 W,直视下对肿瘤组织进行烧灼、切割,再用活检钳取出碎块。电刀烧灼时应由病灶中心向周围扩展,并从上端向下端逐步治疗,以便快速打开一个通道,解除气道梗阻。如气管支气管梗阻不甚严重,直视下可见到病灶下端病变时,电刀烧灼治疗应由下逐步向上。这样可使视野清晰,利于烧灼对于易出血病变,电刀切割烧灼时,使用"电凝"开关。如极少出血或不出血,烧灼时使用"电刀"开关。每次电刀烧灼治疗时间不超过 1 小时,间隔时间以 7～10 天为宜。可有纵隔气肿、气胸、气管支气管瘘及出血等并发症。

(李慧芳)

第四章

呼吸系统疾病常用治疗技术

第一节 吸入疗法

吸入治疗是将干粉剂或转化为气溶胶的药物，经吸入途径直接吸至下气道和肺达到治疗目的的一种治疗方法。气溶胶是指能悬浮于空气中的微小液体或固体微粒。气溶胶微粒有一个十分有利的表面积与容量的比例，有利于药物迅速弥散，进入气道后有广泛的接触面（成人肺泡面积 $40\sim70\ m^2$）且作用部位直接。给药剂量很低，肺内沉积率高，体内的吸收很少，因此不良反应很轻微。药物开始作用的时间迅速而作用持续的时间较长，在治疗呼吸系统疾病时，呼入治疗和静脉及口服用药相比有独特的优势，近年来已被广泛应用于临床并取得了较好的治疗效果。因此，一般情况下常首选吸入治疗。

一、雾化治疗装置

常用的吸入装置有喷射雾化器、超声雾化器、定量吸入器和干粉吸入器。

(一)喷射雾化器

它是临床上最常用的雾化器，其以压缩空气和氧气气流为驱动力，高速气流通过细孔喷嘴，根据 Venturi 效应在其周围产生负压携带贮罐内的液体卷入高速气流而被粉碎成为细小的雾滴，再通过喷嘴两侧的挡板拦截筛选，使雾滴变得均一细小。一般喷射型雾化器每次置入药液 $4\sim6\ mL$，驱动气流量 $6\sim8\ L/min$，常可产生理想的气雾量和雾化微粒。氧气驱动雾化吸入是以氧气作为驱动力，氧气驱动雾化吸入过程中患者可以持续得到充足的氧气供给，在雾化吸入治疗同时 SaO_2 上升，吸入雾气对患者呼吸道刺激性小，患者感觉舒适，但对慢性呼吸衰竭低氧血症伴高碳酸血症患者应慎用。喷射雾化吸入是以压缩空气作为动力，将雾化液制成气溶胶微粒，药液迅速到达深部细支气管和肺组织等病变部位，起效快，吸入时间短，操作方便，简单易行。氧气驱动雾化吸入和喷射雾化吸入的液体量少，且雾化颗粒小，一方面使水蒸气对吸入氧浓度的影响减少，另一方面也减少了湿化气对呼吸道的阻力，减轻了患者的呼吸做功，避免了呼吸肌疲劳。

(二)超声雾化器

它是利用超声发生器薄板的高频震动将液体转化为雾粒，同时将部分能量转化为热能使雾粒加温。由于一些药物在超声雾化后可能会影响其稳定性，目前超声雾化器一般仅用于化痰、湿化等治疗，而不主张使用平喘药和糖皮质激素类药物等药液的雾化吸入治疗。此外有研究显示，老年慢性阻塞性肺疾病加重期(AE 慢性阻塞性肺疾病)患者采用超声雾化治疗的不良反应(发绀、心悸、胸闷、喘息加重)发生率较高。原因可能有以下几种：①吸入气雾中水蒸气含量大，使吸入气体氧浓度降低，从而使患者的 SaO_2 明显降低；②吸入过多的水蒸气后气道阻力增加，同时气道内干稠分泌物吸水后膨胀，加大了气道阻力，使呼吸做功加大，耗氧量增加，产生膈肌疲劳，难以维持必要的肺泡通气量；③老年 AE 慢性阻塞性肺疾病患者，由于肺功能受损，肺储备降低，代偿能力差，在雾化吸入治疗过程中容易受到吸入气溶胶的刺激，引起剧烈咳嗽，诱发支气管痉挛，加重低氧血症。因此，建议老年慢性阻塞性肺疾病患者在雾化吸入治疗时选择氧气驱动雾化吸入或喷射雾化吸入，以减少不良反应的发生，提高舒适度。

(三)定量吸入器(metered dose inhalers，MDI)

此装置内含有加压混合物，包括推进剂，表面活性剂和药物(仅占总量的 1%)等。使用 MDI 无须额外动力，操作简单、便于携带，且无继发感染的问题。但使用 MDI 必须要掌握正确的缓慢吸气与手的同步动作，才能将药液吸入到肺内。

(四)干粉吸入器(dry power inhalers，DPI)

吸入器内可装多个剂量，每次传送相同剂量，操作简便，携带方便。干粉吸入器是呼吸驱动的，因此不需要患者像应用 MDI 那样掌握动作的协调性。但吸入器有一定的吸气阻力，需要达到一定的吸气峰流速才能吸入药物。

二、吸入治疗的常用药物及临床应用

支气管舒张药能够通过松弛呼吸道平滑肌、减少气道炎症细胞释放介质、降低血管通透性等作用，最终达到扩张支气管管腔，改善症状的目的。常用于慢性阻塞性肺疾病、支气管哮喘，其他具有喘息、气道阻塞性疾病也可选用。目前常用的支气管舒张药包括 β_2 受体激动剂，抗胆碱能药等。

(一)β_2 受体激动剂

它可以选择性作用于 β_2 肾上腺素能受体，激活腺苷酸环化酶从而使细胞内 cAMP 浓度增加，引起细胞内的蛋白激酶 A 脱磷酸化，并抑制肌球蛋白的磷酸化，引起细胞内的 Ca^{2+} 泵和气道平滑肌上的 K^+ 通道激活，从而使细胞内的 Ca^{2+} 排出细胞外，细胞内 Ca^{2+} 浓度下降，造成细胞内粗细丝微细结构发生改变、肌节延长，达到支气管扩张的目的。根据药物种类，药物的起效时间和作用时间不同，分为短效和长效的 β_2 受体激动剂。

1.短效 β_2 受体激动剂

沙丁胺醇、特布他林，为选择性 β_2 肾上腺素受体激动剂，是目前临床最常用的短效的快速起效的选择性 β_2 受体激动剂。它能选择性地与支气管平滑肌上的 β_2 受体结合，对心脏 β_1 受体作用弱，对 α 受体几乎无作用。由于它选择性高，选择性指数(即气道平滑肌与心肌作用所需的等强度浓度之比)沙丁胺醇为 250，特布他林为 138，异丙肾上腺素只是 1.4，所以较少发生心血管系统不良反应。且它有较好的稳定性，作用维持时间长，给药途径多等优点。剂型有雾化吸入剂，雾化溶液和干粉剂。沙丁胺醇每次吸入 $100\sim200~\mu g$，雾化溶液每次 $2\sim4~mg$。

2.长效 β_2 受体激动剂(LABA)

福莫特罗、沙美特罗为长效定量吸入剂，作用持续 12 小时以上，与短效 β_2 激动药相比，作用更有效与方便。福莫特罗吸入后 $1\sim3$ 分钟起效，常用剂量为每次 $4.5\sim9~\mu g$，2 次/天。沙美特罗30 分钟起效，推荐剂量 $50~\mu g$，2 次/天。

(二)抗胆碱能药物

抗胆碱能药物是目前治疗慢性阻塞性肺疾病最有效的支气管扩张药物。抗胆碱能药物主要作用于气道平滑肌和黏膜下腺体的胆碱能受体,抑制细胞内环磷酸鸟苷(cGMP)的合成,降低迷走神经张力,抑制胆碱能神经对支气管平滑肌和黏液腺的兴奋,使支气管平滑肌松弛,黏液分泌减少。由于 M_3 受体主要分布在大气道,故胆碱能药物对大气道的作用优于周围支气管。抗胆碱能药物的起效时间较 β_2 受体激动剂慢,作用时间因药物种类而异。常用药物有异丙托溴铵与噻托溴铵。

1.异丙托溴铵

异丙托溴铵是阿托品的第四代衍生物,有舒张支气管作用。由于它脂溶性低,降低了黏膜表面对它的吸收及其对中枢神经的侵入性。它是一种强效高选择性抗胆碱能药物,是一种水溶性季胺类,口服不易被吸收,所以该药很少被全身吸收(<1%),即使在实验给药高达 1 000 μg 也不会产生明显药物毒性,临床安全性显著。临床主要采用雾化成气雾吸入给药。雾化吸入后直接进入气道,作用于胆碱能节后神经节,吸入后 5~10 分钟起效,30~60 分钟达最大效应,能维持 4~6 小时。阻断支气管平滑肌 M_3 胆碱受体,可有效地解除平滑肌痉挛,既对大气道又对小气道具有较强的支气管弛张作用。其半衰期为 3~4 小时。多次用药不会导致耐受,对呼吸道腺体及心血管作用较弱。它能选择性地抑制迷走神经,阻断支气管平滑肌 M_1 胆碱受体,有效抑制气道的胆碱能神经功能,降低迷走神经张力,抑制肺内活性物质的释放(如 5-羟色胺),从而促使支气管平滑肌松弛,发挥解痉作用。异丙托溴铵是仅次于速效 β_2 受体激动剂的另一种急性缓解药物,与 β_2 受体激动剂联合应用可产生更好效果,不良反应更小。本品有气雾剂和雾化溶液两种剂型。雾化剂常用剂量为 20~40 mg,3~4 次/天;雾化溶液经雾化泵吸入,常用剂量为 50~125 mg,3~4 次/天,主要用于治疗支气管哮喘、慢性阻塞性肺疾病。在慢性阻塞性肺疾病急性加重和哮喘持续发作时一次最大剂量可 500 mg,3~4 次/天。

2.噻托溴铵

噻托溴铵选择性作用于 M_3 和 M_1 受体,为长效抗胆碱能药物,作用可达 24 小时以上,为干粉剂,吸入剂量为 18 μg,每天 1 次。长期吸入可增加深吸气量(IC),减低呼气末肺容积(EELV),进而改善呼吸困难,提高运动耐力和生活质量,也可减少急性加重频率。

(三)糖皮质激素类药物

糖皮质激素类药物是最有效的控制气道炎症的药物。多用于气道炎症性疾病,主要有过敏性鼻炎,慢性阻塞性肺疾病及支气管哮喘等。品种有二丙酸倍氯米松、布地奈德、丙酸倍氯米松等。常用的剂型有定量雾化吸入、干粉吸入与雾化溶液吸入。雾化溶液是布地奈德,每次 2~4 mg,2 次/天,用于哮喘急性发作和慢性阻塞性肺疾病急性加重,儿童和老人不能配合 MDI 吸入时,也可应用。吸入治疗药物直接作用于呼吸道,所需剂量小,不良反应小。吸入后应及时用清水漱口,避免或减少声音嘶哑,咽部不适和假丝酵母感染。

(四)联合制剂

联合用药较单独用药效果要好,在我国常用的联合制剂有激素/LABA、异丙托溴铵/沙丁胺醇。激素和 LABA 两者具有抗炎和平喘协同作用。联合应用效果更好。

三、雾化吸入治疗的注意事项

(1)指导患者配合治疗,保证吸入治疗效果:治疗前、后充分做好解释工作,根据具体情况给予耐心解释与说明,介绍吸入方法、时间、效果及作用原理,教会患者如何配合呼吸。定量雾化吸入和干粉吸入应先做呼气动作,然后深吸气,将药物吸入下呼吸道,屏气 10 秒,恢复正常呼吸。溶液雾化吸入过程中嘱患者深吸气,吸气末尽可能稍做停顿,使雾粒吸入更深。对不适应且难以坚持吸入的患者可采用间歇吸入法,即吸入数分钟暂停片刻后继续吸入,反复进行直到吸完治疗药液。治疗时宜选择坐位,有利于吸入的药液沉积于终末细支气管及肺泡局部。对体质较差的患者可采取侧卧位或床头抬高 30°～45°,有利于横膈下降、增大潮气量。雾化吸入用的面罩或口含器应专人专用,用后以浓度为 500 mg/L 的含氯消毒剂浸泡30 分钟,灭菌蒸馏水冲洗干净后晾干备用。

(2)溶液雾化吸入过程中,严密观察不良反应、保持呼吸道通畅。治疗过程中严密观察病情变化,密切监测患者的神志、心率、SaO_2、呼吸变化,并注意监测动脉血气指标变化,如患者在治疗过程中出现不适症状,如胸闷、憋气、喘息、心悸、呼吸及心率加快、发绀、呼吸困难等,或出现血氧饱和度下降至 90% 以下时,应暂停雾化治疗,予以吸氧,积极采取措施,分析原因,对症处理。雾化吸入前、后要始终保持呼吸道通畅,雾化过程中痰液稀释、分泌物增多,应及时将痰液排出,对痰液阻塞呼吸道明显者应先进行排痰处理,积极指导并鼓励患者进行有效咳嗽、咳痰,及时拍背及体位引流,必要时行负压吸引协助排痰以使雾粒进入呼吸道深部,有利于药液吸入和气体交换并防止痰堵。

(3)凡吸入激素者,应及时漱口,以防口咽部假丝酵母感染和不适。

(张永娟)

第二节　体位引流术

体位引流术是利用重力作用,将分泌物由一个或多个肺段引流至中央气道,进而通过咳嗽或机械吸痰清除的一种疗法。体位引流术的原则在于每个体位均需将目标肺段置于高出隆嵴的部位,并维持3～15分钟。

一、适应证

(1)排痰困难伴咳痰量＞30 mL/d,或人工气道内分泌物潴留。
(2)存在或怀疑存在黏液栓引起的肺不张。
(3)支气管扩张、空洞性肺疾病和囊性纤维化等肺部疾病。
(4)存在气道异物。

二、禁忌证

对于大多数患者来说,体位引流术不存在绝对禁忌,尤其是坐位、半卧位和角度较小的倾斜位。以下情况应慎行体位引流术:颅内压＞2.7 kPa(20 mmHg);头颈部损伤固定前;活动性出血伴血流动力学不稳定;近期脊柱手术或急性脊柱损伤;脓胸;支气管胸膜瘘;肺水肿伴充血性心力衰竭;大量胸腔积液;肺栓塞;无法耐受体位改变的年老体弱、意识不清或焦躁患者;肋骨骨折伴或不伴连枷胸。

三、方法

(1)体位引流术的排痰主要依靠患者自己完成,故必须向患者说明引流的方法、目的,使患者建立信心,积极配合。

(2)借助正侧位胸片、胸部 CT 等确定病变部位。要求明确病变至肺段。

(3)引流体位的设计:确定引流体位的总原则是必须将病灶置于最高位置,使脓痰从病灶处经肺段、肺叶支气管引流到主支气管,再流向大气管,经咳嗽或吸痰排出体外。因此不同部位的病变需设计不同的体位姿势才能达到良好的排痰效果,具体参见表 4-1。

表 4-1　不同病灶部位引流体位

病灶部位	引流体位
右上叶	
尖段	半坐位
后段	左侧卧位,面侧 43°倾斜
前段	仰卧位
右中叶	左侧卧位,背侧 43°倾斜,头低脚高成 14°
左上叶	
尖后段	右侧卧位,面侧 43°倾斜,头部垫 3 个枕头
前段	仰卧位
左舌叶	右侧卧位,背侧 43°倾斜,头低脚高成 14°
下叶	
背段	俯卧位,臀下垫枕头
前基底段	仰卧位,臀下垫枕头,头低脚高成 18°
后基底段	俯卧位,臀下垫枕头,头低脚高成 18°
右内与左外基底段	右侧卧位,臀下垫枕头,头低脚高成 18°
右外基底段	左侧卧位,臀下垫枕头,头低脚高成 18°

(4)摆好体位后,嘱患者咳嗽和深呼气,并轻拍病变部位,使脓痰受震动以促进引流。有支气管痉挛的患者,在体位引流前可先给予支气管扩张药,痰液干燥的患者应注意湿化气道。每次引流 10~15 分钟,每天 2~3 次。术毕,用温开水漱口,以消除异味和防止口腔内感染。

(5)体位引流宜在早晚空腹时进行。头低脚高位引流时,为预防胃食管反流、恶心和呕吐,应在饭后 1~2 小时再进行,尤其是留置胃管的患者。如果有多个体位需要引流,可先从病变严重或积痰较多的部位开始,逐一进行。

四、并发症

(1)低氧血症。

(2)颅内压增高。

(3)操作过程中急性低血压。

(4)肺出血。

(5)肌肉、肋骨或脊柱疼痛或损伤。

（6）呕吐、误吸。

（7）支气管痉挛。

（8）心律失常。

（张永娟）

第三节　胸腔闭式引流术

一、适应证

（1）张力性或交通性气胸。

（2）血气胸或液气胸,可同时排气和排液(血)。

（3）减少胸膜粘连、增厚的危险,并观察出血情况。

（4）恶性胸腔积液,排液以改善症状和提高生活质量。

（5）脓胸和支气管胸膜瘘,排出脓液并观察病情变化。

二、禁忌证

（1）出血体质、应用抗凝剂、出血时间延长或凝血机制障碍者。

（2）血小板计数$<50\times10^{9}/L$ 者,应在操作前先输血小板。

（3）体质衰弱、病情危重,难以耐受操作者。

（4）皮肤感染,如脓皮病或带状疱疹患者,感染控制后再实施操作。

三、操作方法

(一)置管引流前的准备

1.术前检查

进行引流前应完成全面而仔细的病史复习和体格检查,并常规行血常规、出凝血时间等检查,术前应行 B 超、胸部 X 线检查,以确定是否存在胸膜粘连、胸腔内包裹性积液或分隔等,明确最佳置管部位。

2.征得患者同意

应让患者及家属了解胸腔闭式引流术的目的和必要性,了解引流过程,消除其顾虑;并签署手术同意书。

3.患者准备

胸腔闭式引流术为一种简便、安全的操作,无须使用特别术前药。对于精神紧张的患者,可于术前半小时肌内注射地西泮 10 mg 或可待因 30 mg 以镇静止痛。

4.检查室的准备

胸腔闭式引流术必须在无菌条件下进行,最好在固定消毒的检查室内进行。有时因病情所限,胸腔闭式引流术也可在病房的床旁进行,此时应严格注意无菌操作,限制室内人员数量,尽量减少室内人员走动。

5.器械准备

局部麻醉药品;洞巾、小方纱、5 mL 注射器、手术剪、手术刀、止血钳、持针器、缝针、缝线、有齿镊及胸腔引流管、套管针等;阿托品、肾上腺素、利多卡因、肝素和氧气等。

(二)操作方法

1.患者体位

一般情况下,引流血液、脓液或恶性胸腔积液时,应选择坐位,使其胸内液体在重力的作用下集聚于胸腔下部;引流气体时可选择半卧位、仰卧位或坐位。

2.置管部位的选择

引流脓胸和胸腔积液,应选择低位肋间插管,可选择腋后线第 7～9 肋间或腋中线第 6～7 肋间;引流气胸,应选择高位肋间插管,通常选择锁骨中线第 2 肋间。对于局限性气胸或包裹性胸腔积液的患者,需结合超声或 X 线检查定位。选择切口部位时,应避开肥厚的胸部肌群,以防止肌肉活动造成引流管脱落。避免在胸膜粘连的部位置管,以免引起出血。一般不宜在背部进行插管,以免影响患者睡眠和造成胸腔积液外溢。置管位置不宜太低,以免因引流导管刺激膈肌而出现胸痛。

3.插管方法

操作者戴口罩、帽子,清洗双手,常规消毒置管部位皮肤(消毒皮肤区域直径在 15 cm 以上),戴无菌手套,铺置无菌洞巾,用 2% 普鲁卡因 2 mL 或 2% 利多卡因 3～5 mL 在选定的置管部位自皮肤至壁胸膜进行局部分层浸润麻醉,麻醉过程中边进针边回抽,并根据抽出胸腔积液或气体的进针深度判断胸壁的厚度。具体插管方法有以下 3 种。

(1)导丝置管法:这是内科常用的胸腔引流术,可在盲视下操作,也可以在 CT 或者超声引导下操作。但由于胸腔引流管管径较细,较易发生堵管,进行脓胸、血胸等引流时受限。具体操作方法类似于深静脉置管。选择好穿刺点(同胸膜腔穿刺术),表皮局麻后沿肋骨上缘刺入麻醉针,逐层麻醉至壁胸膜。换用穿刺针,沿麻醉针路径进入胸腔,在抽出胸腔积液或气体后,从穿刺针尾部置入导丝至适当深度,拔除穿刺针,换用扩皮器沿着导丝旋转进入直至壁胸膜,拔除扩皮器,沿着导丝置入胸腔引流管至适当深度(根据穿刺点距离膈肌的距离、进针方向等判断引流管深度),拔除导丝,回抽液体满意后固定引流管,连接三通及引流袋。

(2)套管针置管法:沿肋骨上缘做一小切口,用止血钳适当分离皮下组织和肌层,将带针芯的套管针的针芯插入套管中,经切口一并插入胸腔内,拔出针芯,用一手指暂时堵住套管外口,以止血钳将胸腔引流管的远端夹闭,并经套管将胸腔引流管的近端送至胸腔内的适当深度,然后将引流管与水封瓶连接,松开止血钳,观察有无液体或气体溢出,以及置入水平面下的引流玻管内的水柱是否随呼吸而波动。为避免置入套管时刺伤肺组织,穿刺时应适当控制进针深度。为保持良好的引流效果,应根据引流玻管水柱波动情况调整引流管深度。如引流良好,再拔出和退出套管,缝合皮肤切口并用缝线将引流管固定于皮肤,覆盖无菌纱布,以胶布固定。

(3)肋间切开置管法:沿肋骨上缘做一小切口,用止血钳钝性分离皮下组织和肌层至壁胸膜表面,以止血钳将胸腔引流管的远端夹闭,用另一较长的止血钳夹住胸腔引流管的近端,一并送至胸腔内的适当深度,然后将引流管与水封瓶连接,松开止血钳,观察有无液体或气体溢出,以及置入水平面下的引流玻管内的水柱是否随呼吸而波动。为保持良好的引流效果,应根据引流玻管水柱波动情况调整引流管深度,并应注意引流管插入胸腔的长度不宜过长或过短,一般为 3～5 cm。如引流良好,缝合皮肤切口并用缝线将引流管固定于皮肤,覆盖无菌纱布,以胶布固定。

4.引流的类型

置管后,通常采用水封瓶进行引流。根据不同病情和引流需要选择不同的引流方法,各种引流方法如下。

(1)单向活瓣引流法:为最简单的引流方法,仅适用于无水封瓶时气胸患者的临时引流。以单向活瓣与胸腔引流管外口连接后,如胸腔内压低于大气压时,翼状活瓣闭合,使外界气体不能逆向进入胸腔;当胸腔内压高于大气压时,翼状活瓣张开,胸腔内气体被排出体外。

(2)单瓶引流法:适用于脓胸、血胸、胸腔积液和各种类型的气胸引流。仅需一个引流瓶,瓶内盛一定量的无菌生理盐水,在瓶盖上插入长短两根玻管,其中长管为引流管,与胸腔引流管相连,其下端置于瓶内水平面下 $1 \sim 2$ cm,短管为排气管,与大气相通。当胸腔内压超过 $0.098 \sim 0.20$ kPa($1 \sim 2$ cmH_2O)时,胸腔内的气体或液体可经长管排入引流瓶内;当胸腔内压为负压时,长管内水柱液面上升,并随呼吸而上下波动。由于该法属于一种正压式引流方法,在对胸腔积液患者进行引流时,随引流出的液体量不断增加,引流瓶内的液面随之上升,此时必须克服较大的阻力才能排出胸腔内的气体或液体,故应及时调节长管在水平面下的深度,使之保持在 $1 \sim 2$ cm;为防止引流瓶内液体反流进入胸腔内,应始终保持引流瓶位于患者胸部水平以下。

(3)双瓶引流法:适用于引流和收集较大量的胸腔积液。即在单瓶引流的基础上,在患者与水封瓶之间另加一个引流瓶(集液瓶),两引流瓶的瓶盖均插入两根玻管,两瓶之间以一管相连,起到单瓶引流时长管的作用,其在水封瓶的一端置入水平面下 $1 \sim 2$ cm,另一端插入集液瓶内,其下端应高于瓶内液体平面;集液瓶的另一管与胸腔引流管相连,其下端也应高于瓶内液体平面;水封瓶的短管与大气相通。

(4)负压吸引引流法:适用于张力性和交通性气胸。此法又可分为两种方法,即连续吸引引流法和连续恒压吸引引流法。连续吸引引流法需要两个引流瓶,利用负压吸出胸腔内的气体或液体,即在单瓶引流的基础上,在其排气管上再接一个引流瓶,以电动吸引器或胃肠减压器作为吸引动力,但该法较难以控制吸引力的大小,易于产生并发症,一般情况下不宜选用。连续恒压吸引引流法需要 3 个引流瓶,即在双瓶引流的基础上再加一个调压瓶,集液瓶(标本瓶)瓶盖的一根玻管与胸腔引流管相连,另一根玻管与水封瓶相连并置于水平面下 $1 \sim 2$ cm,水封瓶另一玻管与调压瓶相连,调压瓶上插入三根玻管,其中一根为压力调节管,置于水平面下 $12 \sim 20$ cm,其余一根玻管与负压吸引装置相连。通过调节压力调节管插入液体下的深度或通过增减调压瓶中的液体量,可以调节吸引负压的大小。吸引负压＝调压瓶内调压玻管插入液体下的深度－水封瓶内玻管插入液体下的深度。当进行负压吸引时,调压瓶内形成负压,如该负压超过压力调节管 $1.18 \sim 1.96$ kPa($12 \sim 20$ cmH_2O)时,瓶外的空气即可经压力调节管进入瓶内并产生气泡。此时调压瓶内的压力为 $-1.96 \sim -1.18$ kPa($-20 \sim -12$ cmH_2O),集液瓶内的压力(吸引负压)则为该值减去水封瓶连接管内水柱压力 1.96 kPa(20 cmH_2O),即为 $-1.76 \sim -0.98$ kPa($-18 \sim -10$ cmH_2O)。根据不同的病情,可选择适当的吸引负压,即调节压力调节管插入液体平面下的深度。为保证达到预期的吸引负压,在确定压力调节管插入液体平面下的深度后,进行负压吸引时必须保持压力调节管内连续产生气泡。临床应用负压吸引过程中,有时在胸腔积液不多的情况下可取消集液瓶,进行双瓶的连续恒压吸引引流。

四、胸腔引流的观察和管理

每个胸腔引流的患者,均应密切观察,加强管理,以及时调整获得最佳引流效果。

(1)气胸患者,采用单瓶或双瓶引流法时,应观察水封瓶内的气泡。在胸腔引流管与水封瓶连接后,随患者呼气活动,胸腔内压力增加,促使胸腔内气体通过引流管由水封瓶逸出,此时在水封瓶内可见水平面下的管口不断产生气泡。若无气泡产生,可嘱患者咳嗽或用力呼气,出现气泡,说明引流管通畅。如仍无气泡逸出,应观察引流管玻管内的水柱波动情况,水柱平面随吸气而升高,随呼气而降低,说明引流管通畅和胸膜伤口已愈合。如引流管内水柱无波动,则提示引流管不通畅,可能由分泌物阻塞引流管、引流管移位及肺已复张等所致。此时应进行及时的检查和相应的处理。如果观察到引流管内气泡逐渐减少直至消失,水柱波动由明显到不明显,如患者的临床表现也随之好转,则强烈提示肺组织已经复张,反之,则提示导管阻塞。

(2)负压吸引的患者,在连续吸引过程中,压力调节管内会连续不断地产生气泡。但如持续引流达12小时以上而水封瓶内仍有气泡时,应对引流装置进行检查,可用止血钳夹住胸腔引流管,如仍有气泡逸出,提示引流装置漏气,否则表示胸膜裂口尚未愈合。应随时观察调压瓶内压力调节管插入液体平面下的深度,引流瓶中液体丢失过多时应及时补充。

(3)对于引流胸腔内液体的患者,应密切观察其集液瓶内引流液的性状和数量,发现问题及时进行引流液分析。同样,也需观察引流管是否通畅,及时调节引流玻管在液体平面下的深度,保证引流效果。在使用较小的引流管时,含蛋白质较高的胸腔积液往往可在引流管内凝结而阻塞管腔,采用定期挤捏引流管的方法可明显减少其阻塞的发生率。对于大量胸腔积液的患者,引流的速度不宜过快。

(4)进行引流后,应每天更换水封瓶或者引流袋至少一次;并应定期做胸部 X 线检查,根据复查结果调整引流方法和引流管长度。

(5)观察引流后患者的反应,特别是在胸腔引流的最初阶段,患者气促、发绀减轻,呼吸音恢复表明引流有效。如出现呼吸困难加重、心悸、咳嗽等应考虑有复张性肺水肿的可能。

(6)及时夹管和拔管:经有效引流后,肺已复张并维持 24～48 小时以上者,可将引流管夹闭,继续观察 24 小时,患者病情无反复,必要时经胸部 X 线检查证实肺组织已复张,则可将引流管拔除。应在患者深吸气后屏气时拔管,并注意防止气体进入胸腔,拔管后缝合皮肤伤口,并采用蝶形胶布进行粘贴固定。

五、并发症

(一)胸痛

剧烈胸痛的发生机制有以下几个方面:①肺复张后脏胸膜接触引流管;②引流管太硬,引起壁胸膜受刺激或压迫肋间神经;③引流管插入过深,刺激膈肌所致,常伴有同侧肩部放射性疼痛;④负压吸引时吸引力过大。应根据情况酌情处理,如适当退出引流管,或更换较软和较细的引流管等。预防措施包括避免插管过深、在肋骨上缘置管以减少肋间神经受压、在获得有效引流的前提下尽量选择较细的引流管、负压吸引力应适度等。

(二)皮下气肿

为胸腔内气体进入皮下疏松结缔组织内所致,表现为引流后出现局部或全身皮肤肿胀,检查时有捻发感,以接受肋间切开置管法者为多见。常见于皮肤切口小而胸膜裂口大的患者,由于引流管向外滑脱,导致部分管口位于皮下,或因皮肤切口缝合过紧,以及患者剧烈咳嗽等引起皮下气肿;有时尚可由于反复置管出现多个胸壁窦道,或因使用机械通气等所致。对于局部性皮下气肿,一般不需特殊处理。对于广泛性皮下气肿,则应检查引流管的安置情况,敞开皮肤切口排气,必要时用针头在皮下穿刺或做皮肤小切口进行排气,并将患者头部放低,适当给予抗菌药物预防感染。有时可发生纵隔气肿,对较重的纵隔气肿应选用胸骨上切迹切开排气。预防措施包括:选择适当的引流管进行正确的置管,尽可能保证一次置管成功,避免反复多次置管。尽量不用机械通气,必须应用时应考虑设置低吸入压的机械通气方式。

(三)胸腔感染

长期留置胸腔引流管或者未严格进行消毒及无菌操作,易出现胸腔感染。患者在出现胸腔感染前,常出现穿刺局部疼痛,此时应引起高度重视。一旦发生胸腔感染,患者可出现发热,引流管内出现黏稠脓性引流液,甚至出现有臭味的引流液,显微镜检查可发现引流液中的白细胞计数和中性粒细胞分类计数增高,涂片或培养可发现病原菌。应及时给予全身和局部抗感染治疗,加强胸腔引流。预防措施包括置管前对局部皮肤进行清洗和严格的消毒;置管时严格按无菌操作规程进行,每天更换水封瓶及引流袋,并注意更换时的无菌操作。对于向外滑脱的引流管,不能再将其插入胸腔,应在无菌条件下进行更换。

(四)引流管阻塞

引流管可因分泌物、脓性或血凝块而发生阻塞,影响引流效果,此时引流玻管内水柱不随患者呼吸而上下波动。可通过空针抽吸或挤捏引流管及调整引流管的方向等进行处理,有时可使其恢复通畅,如经反复处理后仍不能通畅,应拔出和更换新的引流管。但应注意,不宜试图通过引流管向胸腔内注气或注液的方法使引流管通畅,因为此法极易引起胸腔内继发感染。

(五)其他

较为少见的并发症尚有复张性肺水肿、引流管脱落、插管损伤肺脏或将引流管置入肺内、引流管刺激心脏引起心律失常等。应根据实际情况积极处理。

(张永娟)

第四节　低氧特殊治疗

一、吸入性一氧化氮

吸入一氧化氮(NO)可选择性地扩张通气区域的肺血管,从而改善通气/血流比值,提高氧分压。由于其进入循环后迅速与血红蛋白结合而失活,因而对循环没有影响。动物实验及早期的患者报道均证实吸入 NO 可改善氧合,减少肺内分流,随后进行的一系列Ⅰ、Ⅱ期临床试验也表明该方法可以改善患者的血流动力学及氧合,但在病死率及通气治疗时间方面与对照组没有明显区别。最近,在欧洲开展的一项多中心、随机、空白对照的Ⅲ期临床试验中,286 名患者中180 名受试对象吸入最低有效量 NO,虽然治疗组中严重呼吸衰竭的发生率有所降低,但是死亡率与对照组并无差异。Taylor 等在迄今为止一项最大规模的Ⅲ期临床试验中(共计患者数385 例。纳入标准:非脓毒症为诱因且无肺外器官功能障碍的 ALI 患者),观察吸入 NO 的疗效,结果与前面的试验相似,尽管患者的氧合情况有短期改善,但未能降低病死率、缩短通气治疗时间。虽然大量的临床研究证明 NO 并不是治疗 ARDS 的特效药物,但由于该药可短期内改善氧合,因而在重症 ARDS 发生顽固性低氧血症时可以作为"营救药物"。

（一）主要应用指征

(1)新生儿持续肺动脉高压(PPHN)，PPHN 常继发于严重缺氧状态，临床特点为出生后不久持续性青紫，吸氧不能使青紫缓解，病死率高达 50%，对常规呼吸治疗及血管活性药物均反应欠佳。近年来国外应用 NO 吸入治疗 PPHN 和严重低氧血症取得了良好效果。

(2)小儿先天性心脏病伴肺动脉高压。

(3)原发性肺动脉高压(PPH)。

(4)伴肺动脉高压的成年心脏病患者在围术期吸入 NO 可显著降低肺动脉压。

(5)ARDS 伴肺动脉高压。

(6)慢性阻塞性肺疾病。

(7)高原肺水肿。

(8)先天性膈疝。

（二）禁忌证

(1)高铁血红蛋白症。

(2)对高铁血红蛋白症具有遗传敏感性的人群。

（三）剂量选择

动物实验显示 NO 的疗效呈剂量依赖性。许多临床研究证明，持续性低浓度吸入即可产生显著疗效。据临床研究，有肺动脉高压的新生儿选择剂量浓度为 $4.2\sim8.4$ mg/m³(5～10 ppm)，儿童 $8.4\sim16.8$ mg/m³(10～20 ppm)，成人 21.0 mg/m³(25 ppm)，而心脏直视手术后选择 37.8 mg/m³(45 ppm)左右浓度可收到良好效果而无任何毒副作用。但极严重的肺损伤患者对 NO 吸入治疗无反应。虽然 NO 浓度与效应呈剂量相关，但一般不选择＞67.2 mg/m³(80 ppm)。但也有研究表明在吸入 NO 治疗新生儿持续肺动脉高压(PPHN)时，初始吸入 NO 浓度应为 16.8 mg/m³(20 ppm)，因为＜8.4 mg/m³(10 ppm)效果欠佳，如无效可逐渐增加 NO 浓度，但最高不超过 33.6 mg/m³(40 ppm)。NO 是一种潜在的毒性气体，NO 和 O_2 在气道内很快形成 NO_2，过高的 NO 对气道和肺组织细胞有害，故要求达到有效治疗作用时吸入的浓度尽可能低。总之，关于 NO 吸入的最低有效浓度、最佳疗效浓度和最大作用浓度目前尚无定论。持续时间吸入 NO 的时间主要依据病情的严重程度、吸入 NO 的疗效及潜在的毒副作用发生的情况而定。患者吸入 NO 的时间无严格限制，平均天数为(15.8±8.1)天。有研究证明吸入 NO 治疗 PPHN 时，疗程时间一般持续 24～48 小时，最多不超过 72 小时。当长时间 NO 治疗突然停止时，可瞬间引起肺动脉高压，甚至导致肺动脉高压危象，因此需谨慎撤离 NO。但有的研究认为，当患者适应以下呼吸参数：呼气末正压≤0.39 kPa(4 cmH₂O)，I：E＝1：2，FiO₂≤0.8，可间断减量，直至 PaO_2＞8.0 kPa(60 mmHg)，即可完全停用 NO 而不引起反跳。

（四）NO 的毒副作用

由于 NO 与 O_2 接触后很快会生成具有很强毒性的 NO_2，可被人体吸收或呼气时排入空气造成污染，当 NO_2 达到一定浓度时，可导致急性肺损伤，如肺炎、肺水肿、肺气肿。作为氧化物，NO 还可使细胞受损或死亡。吸入的 NO 和体内过氧化物可以形成过氧化亚硝基，对肺表面活性蛋白结构具有破坏作用，从而影响肺功能。NO 与 Hb 结合生成 NO-Hb，易氧化生成高铁血红蛋白。高铁血红蛋白无携氧能力，当其超过一定浓度时，会降低血红蛋白的携氧能力，造成缺氧和肺水肿等不良反应。有报道称，NO 可引起血小板聚集，降低其黏附性，从而影响凝血功能，但其对血小板功能的影响尚待进一步研究。人类实际使用 NO 吸入疗法的过程中，并未出现凝血功能障碍的情况。但对于已有出血倾向的患者,在吸入过程中仍需密切观察。

二、部分液体通气

20世纪20年代就有研究者发现当一些液体物质如盐水充满肺脏时,可降低肺的表面张力。1962年Kylstra应用盐水溶液灌入肺脏进行液体通气实验。由于盐水溶液对氧的溶解度很低,故只能在特定的实验条件下进行,但人们已意识到作为理想的肺气体交换的液性媒介应具备以下特点:稳定的理化性质,无毒副作用;对氧及二氧化碳的较高的溶解性;极少被机体组织吸收。1966年,Clark和Golan首先应用全氟化碳(perfluorocarbon,PFC)作为液体通气的一种介质。最初应用PFC进行的临床及实验研究是以全液体通气(totalliquidventilation,TLV)的形式进行的。

1990年,Greenspan等首次将液体通气技术用于早产儿呼吸窘迫综合征(respiratorydistresssyndrome,RDS),治疗期间患者肺顺应性明显增加,PO_2 及 PCO_2 均有不同程度的改善。1991年,Fuhrman及其同事通过将液体及气体通气技术相结合,在部分灌注PFC的肺内加入潮气通气,显著简化了液体通气技术的应用程序。其方法是,首先向肺内灌注PFC至功能残气量(FRC)位,随后进行常规气体通气。

根据近年来研究结果的综合评价,认为全氟化碳在呼吸系统方面可能具有以下生理作用:①具有较高的携氧及 CO_2 能力,在肺内起着气体转运的作用;②液态呼气末正压效应,使萎陷的肺泡重新开放,降低肺泡表面张力,减少无效腔;③受PFC的重力作用,肺内上、下区域的血流得以重新分布,尤其是使肺下垂部位的血流相对减少,改善肺内通气/血流比;④促进肺内源性肺泡表面活性物质产生;⑤有利于肺泡及小气道分泌物的排出;⑥抑制肺组织的炎性反应,防止或减轻肺损伤;⑦有稳定细胞膜及抑制肺内炎性介质及细胞因子释放的作用;⑧有一定的抑制呼吸道细菌生长繁殖的作用。PLV技术在不同人群中的应用是安全的,可有效地改善肺功能,增加肺容量。新近的一些研究探讨了PFC的雾化及汽化吸入对ALI/ARDS的治疗作用,其研究结果令人鼓舞。Bleyl及其同事应用油酸诱发绵羊肺损伤模型进行的研究显示,汽化吸入18%的PFC[全氟己烷,20℃时蒸气压为23.6 kPa(177 mmHg)]能改善氧合。即使汽化吸入全氟己烷仅30分钟,对氧合的改善仍可维持近2小时。而且,通过测定吸入气、呼出气中全氟己烷浓度及静息每分钟通气量发现,仅有非常少量吸入的全氟己烷存留在肺中(约3 mL/kg)。因此,汽化吸入全氟己烷改善氧合的作用不能归功于液体呼气末正压效应。另外两个研究小组探讨了肺灌洗ALI动物模型中雾化吸入PFC的作用。Kely及其同事以兔子为研究对象,给予雾化吸入PFC(PF-5080)未发现氧合改善的证据,而应用PF-5080给予PLV时却发现氧合明显改善。与此相反,Kandler等发现给小猪雾化吸入PFC(全氟萘烷,FC-77)对气体交换及肺力学的改善与PLV一样有效。并且在停止雾化吸入治疗后,FC-77的改善效应仍能持续6个小时,而应用FC-77进行PLV的改善效应在治疗停止后迅速丧失。这两个研究小组研究结果的差异,可能是由于雾化吸入方法的不同造成的。Kely小组是在呼吸机管路吸气支离进气口30 cm处,应用超声雾化的方法给予PFC雾化吸入,这导致了PFC微粒在呼吸机管路中的沉积并限制了PFC向肺泡的输送。另一方面,Kandler小组则是应用了一种特殊的雾化导管,更有效地将雾化的PFC微粒送入了肺泡。在此技术临床推广应用前,仍需进一步的研究来确定适宜的雾化方法,了解PFC的肺内分布,以及选择最适宜雾化的PFC制剂。PFC的种类和剂量、雾化的方法及动物模型的不同都会对试验结果产生一定的影响。PFC雾化或汽化吸入方法是目前需要对肺进行

PFC 液体灌注的 PLV 技术的一种令人振奋的替代技术。

三、俯卧位通气

俯卧位通气可以改善 ARDS 患者的气体交换,可能的机制包括以下几种:①减轻重力依赖区的肺不张(暂时性);②通过降低胸廓顺应性增加胸膜腔内压促使肺泡复张;③改善局部膈肌运动;④改善通气/血流比;⑤促进分泌物清除;⑥避免肺泡过度膨胀改善氧合。

(一)适应证

当已使用最优化呼吸机通气模式及参数时仍无法改善氧合:$PaO_2 < 8.5$ kPa(64 mmHg),$FiO_2 \geqslant 0.6$,呼气末正压 > 0.98 kPa(10 cmH$_2$O)。

(二)禁忌证

(1)绝对禁忌证包括严重颅脑、脊髓、腹部损伤、血流动力学波动剧烈者。

(2)相对禁忌证包括近期腹部手术、巨腹、妊娠、脊柱不稳定、频发癫痫、多发创伤及颅内压增高者。

(三)方法

一般需要四个人协作完成翻转患者的工作,一个人负责保护患者的头部和气管插管。通常第一步将患者翻转至侧卧位,在翻转至侧卧位时之前将枕头置于患者胸部及腹部的下方,然后在向左翻转时先将左臂置于臀部下方,右臂抱在前胸部,随后将患者翻转至俯卧位。俯卧位时枕头位于患者肩部和髂部下方。抬高床头,使患者一侧手臂伸展,另一侧弯曲,头部朝向伸展的手臂方向。同时需特别注意避免男性生殖器受到压迫。

部分患者可能会从俯卧位通气中受益,氧合得到暂时性改善,但是需要频繁改变体位,有一些患者很难恢复至平卧位。俯卧位通气对肺不张的改善可以持续近 2 小时,2 小时后应该将患者恢复至平卧位。某些情况下需要维持 18 小时俯卧位通气,但一般每 2 小时需要改变头部和手臂的位置。

(四)并发症

面部水肿,手臂位置不当导致神经麻痹,引流管或导管意外滑脱,局部受压导致组织坏死和骨化性肌炎。

四、体外膜肺氧合

(一)发展简史

体外膜氧合(extracorporeal membrane oxygenation,ECMO),简称膜肺,是抢救垂危患者生命的新技术。ECMO 技术源于心外科的体外循环,早在 20 世纪 60 年代末期就有人用体外膜肺氧合(ECMO)治疗呼吸衰竭,不幸的是这些患者颅内出血发生率高。1975 年成功用于治疗新生儿严重呼吸衰竭。1975 年美国国立卫生研究院对此进行调查,结果是急性呼吸窘迫综合征用常规方法治疗生存率为 8%,而用 ECMO 的生存率也仅为 10%,两种疗法效果无明显差异。有 3 个因素导致 ECMO 疗效较低:①这些患者的肺大多为不可逆器质性改变;②在 ECMO 治疗时还继续应用 60%氧浓度(FiO$_2$)进行呼吸机支持,导致肺组织纤维化;③病因学上这些患者的 ARDS 为病毒和细菌感染所致,而 ECMO 对损伤、栓塞所致 ARDS 疗效较佳。

1980 年,美国密歇根医学中心 Bartlett 医师领导并建立了第一个 ECMO 中心,随后世界各地相继建立了 145 个 ECMO 中心。近年来,随着新的医疗方法的出现,ECMO 技术有了很大的改进,应用范围较以前扩大。

(二)ECMO 的原理和方法

ECMO 治疗期间,心脏和肺得到充分的休息,而全身氧供和血流动力学处在相对稳定的状态。此时膜肺可进行有效的二氧化碳排出和氧的摄取,体外循环机使血液周而复始地在机体内流动。这种呼吸和心脏的支持优越性表现如下:①有效地进行气体交换;②长期支持性灌注为心肺功能恢复赢得时间;③避免长期高氧吸入所致的氧中毒;④避免了机械通气所致的气道损伤;⑤提供有效的循环支持;⑥ECMO 治疗中可用人工肾对机体内环境,如电解质,进行可控性调节。

ECMO 主要分为两种方式:V-V 转流与 V-A 转流(图 4-1)。

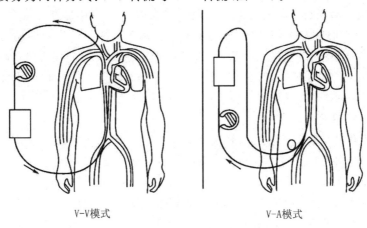

V-V模式　　　　　　　　　　V-A模式

图 4-1　ECMO 模式

1.V-V 转流

经静脉将静脉血引出,经氧合器氧合并排出二氧化碳后,泵入另一条静脉。通常选择股静脉引出,颈内静脉泵入,也可根据患者情况选择双侧股静脉。原理是将静脉血在流经肺之前已部分气体交换,弥补肺功能的不足。V-V 转流适合单纯肺功能受损,无心脏骤停危险的患者。可在支持下降低呼吸机参数至氧浓度<60%、气道压<3.92 kPa(40 cmH_2O),从而阻断为维持氧合而进行的伤害性治疗。需要强调 V-V 转流只可部分代替肺功能,因为只有一部分血液被提前氧合,并且管道存在重复循环现象(指部分血液经过 ECMO 管路泵入静脉后又被吸入 ECMO 管路,重复氧合)。

2.V-A 转流

经静脉将静脉血引出,经氧合器氧合并排出二氧化碳后,泵入动脉。成人通常选择股动静脉;新生儿及幼儿由于股动静脉偏细,选择颈动静脉;也可开胸手术动静脉置管。V-A 转流是可同时支持心肺功能的连接方式。V-A 转流适合心功能衰竭、肺功能严重衰竭并有心脏骤停可能的患者。由于 V-A 转流ECMO管路是与心肺并联的管路,运转过程会增加心脏后负荷,同时流经肺的血量减少。长时间运行可出现肺水肿甚至粉红泡沫痰。这可能就是 ECMO 技术早期对心脏支持效果不如肺支持效果的原因。当心脏完全停止跳动时,V-A 模式下心肺血液滞留,容易产生血栓而导致不可逆损害。如果超声诊断下心脏完全停止跳动>3 小时则应立即开胸手术置管转换成 A-A-A 模式。两条插管分别从左、右心房引出经氧合器氧合并排出二氧化碳后泵入动脉。这样可防止心肺内血栓形成并防止肺水肿发生。

ECMO 基本回路与 CPB 类似,一路导管将体内血液引流至储血罐,然后由机械泵将血泵入氧合器,经膜肺将血液氧合、排出 CO_2 并加温后再通过另一路管道回输体内。引流体外和泵入体内的管道之间有一备用的短路,其作用是一旦回路或机械故障时可迅速将机体与 ECMO 系统脱离,从而确保临床使用安全。

ECMO 的管道回路模式分两种,即静脉-动脉体外氧合(VA-ECMO 模式)和静脉-静脉体外氧合(VV-ECMO模式)。VA-ECMO 模式经静脉置管到达右心房引流静脉血,通过动脉置管到主动脉弓处将排出了 CO_2 的氧合血回输动脉系统。新生儿一般选择右侧颈内静脉和颈总动脉置管,而成人可选择股动静脉。

ECMO 方式的选择要参照病因、病情,灵活进行。总体来说 V-V 转流方法为肺替代的方式,V-A 转流方法为心肺联合替代的方式。心脏功能衰竭及心肺衰竭患者选 V-A;肺功能衰竭选用 V-V 转流方法;长时间心跳停止选 A-A-A 模式。在病情的变化过程中还可能不断更改转流方式。如在心肺功能衰竭急救过程中选择了 V-A 转流方法,经过治疗心功能恢复而肺还需要时间恢复,为了肺功能的快速恢复,转为 V-V 模式。不合理的模式选择则可能促进原发症的进展,降低成功率;正确的模式选择可对原发症起治疗作用,提高成功率。

(三)ECMO 的适应证

ECMO 治疗效果主要取决于心脏和肺功能结构是否恢复。可逆性呼吸衰竭患者均可考虑用 ECMO,如急性休克、误吸、严重损伤、感染等造成的呼吸功能不全。

1.心脏适应证

(1)急性心力衰竭:无法以药物或主动脉内球囊反搏维持足够的循环时,可考虑使用 ECMO。

(2)心脏手术后心源性休克:多由再灌注损伤引起的心肌顿抑所致。若无其他心脏结构异常或心肌梗死,单纯的心肌顿抑尽管暂时功能很差,都能在 4~6 天恢复。

(3)急性心肌炎:多为暂时性,是应用 ECMO 的良好指征。

(4)急性心肌梗死后心源性休克:可在 ECMO 辅助下行内科支架(PTCA)或外科搭桥(CABG)。

(5)心肌病:可在 ECMO 辅助下过渡到安装心室辅助装置或心脏移植。

(6)急性肺栓塞引起的右心衰竭:可先用 ECMO 稳定患者,再给予溶栓药,或手术去除肺动脉内的血栓。

2.肺适应证

急性呼吸衰竭,无法以传统呼吸器,甚至高频呼吸器维持时,可考虑用 ECMO 取代肺脏功能,维持足够的换气,并降低呼吸器设定,减少过高的呼吸器设定对肺的直接损伤。

(1)新生儿肺部疾病:①吸入性胎粪肺炎症候群;②透明膜病;③先天性膈疝;④新生儿顽固性肺高压。

(2)急性呼吸窘迫综合征。

3.其他

(1)肺移植。

(2)某些神经外科手术,如基底动脉瘤手术等,需要应用体外循环时,可考虑使用 ECMO。因为 ECMO 只用较少的肝素甚至不用肝素,出血并发症较少。此外,ECMO 在股动静脉插管,与开胸手术建立传统的体外循环相比,伤口较小,而且建立、撤除所耗费的时间也短。

(四)ECMO 的禁忌证

(1)外科手术或外伤后 24 小时内。

（2）头部外伤并颅内出血72小时内。

（3）缺氧致脑部受损。

（4）恶性肿瘤。

（5）成人呼吸窘迫综合征并慢性阻塞性肺疾病。

（6）在应用ECMO前已有明显不可逆转的病况。

（7）持续进展的退化性全身性疾病。

ECMO是一新兴的治疗方法,对呼吸功能衰竭有很好的治疗效果。它持续时间长,涉及方面多,很多问题有待进一步探讨。目前只有少数先进发达国家能常规开展,这是因为ECMO技术复杂,人力、物力、财力消耗大,远期效果尚须证实。随着体外循环设备的完善及对ECMO各种问题的深入理解,其疗效将会不断提高。ECMO是体外循环扩展应用的一个重要途径。

（五）ECMO的并发症

主要包括机械原因和生理原因两大类。前者如回路血栓堵塞或脱落、氧合器功能不良、机械泵或加热器故障、置管和拔管相关并发症等。一旦发生上述并发症,应迅速让机体从ECMO上脱离,并恢复治疗前的机械通气,同时处理相应的回路问题。生理原因主要跟ECMO扰乱了凝血功能和动脉搏动灌注方式有关,主要包括以下几方面:①中枢神经系统。ECMO无脉搏转流和右颈动脉的结扎改变了正常的血液循环方式,有可能导致右脑损伤和听力损害,ECMO期间保持正常的头位以利于良好的颅内血供对预防中枢神经系统并发症十分重要。为避免右颈内静脉血液淤滞,有人建议经颈内静脉向脑端置管,充分引流颅内血液从而减轻脑淤血。此外,镇静剂的应用可减少ECMO期间躁动和疼痛的发生。②血液系统。主要是出血倾向,颅内出血尤其是新生儿脑室出血发生率在14%左右。在不足35周的新生儿应用ECMO几乎100%发生脑室出血,因此ECMO禁用于不足36周的新生儿。除了颅内出血外,还可发生伤口、置管处、胸腹腔等部位的出血。ECMO转流期间血小板易黏附于硅胶膜和管道表面,导致血小板的持续破坏和消耗,因而ECMO对血液系统损害最大的是血小板,故ECMO治疗期间一般需每天补充浓缩血小板。红细胞破坏和溶血也容易发生,因而成人有时需补充浓缩红细胞。肝素化回路可减少血细胞的破坏,降低出血的发生率。③心血管系统。ECMO期间有时出现心搏出压和搏出量极度降低的现象,即所谓的心脏晕厥现象,一般持续时间较短暂,具体机制不明,但与死亡率有关。此外,高血压也是ECMO期间一种危险的并发症,可增加颅内出血的危险,甚至诱发心脏压塞。栓塞也是常见并发症,气栓或者血栓可引起神经系统和外周组织梗死的相应症状。④其他。少尿在ECMO早期常见,另外还有感染、水电解质紊乱、酸碱平衡失调等。

（赵荣华）

第五章

感染性疾病

第一节　流行性感冒

一、概述

流行性感冒(简称流感)是由流行性感冒病毒引起的急性呼吸道传染病,是人类面临的主要公共健康问题之一。1918 年 20 世纪第一次流感世界大流行死亡人数达 2 000 万,比第一次世界大战死亡人数还多,以后陆续在 1957 年(H_2N_2)、1968 年(H_1N_1)、1977 年(H_1N_1)均有大流行。而近年来禽流感病毒 H_5N_1 连续在亚洲多个国家造成人类感染,形成了对公共卫生的严重威胁,同时也一再提醒人们,一次新的流感大流行随时可能发生。

二、病原学与致病性

流感病毒呈多形性,其中球形直径为 80～120 nm,有囊膜。流感病毒属正黏病毒科,流感病毒属,基因组为分节段、单股、负链 RNA。根据病毒颗粒核蛋白(NP)和基质蛋白(M_1)抗原及其基因特性的不同,流感病毒分为甲、乙、丙三型。

甲型流感病毒基因组由 8 个节段的单链 RNA 组成,负责编码病毒所有结构蛋白和非结构蛋白。甲型流感病毒囊膜上有 3 种突起:H、N 和 M_2 蛋白,血凝素(H)和神经氨酸酶(N)为 2 种穿膜糖蛋白,它们突出于脂质包膜表面,分别与病毒吸附于敏感细胞和从受染细胞释放有关。第 3 种穿膜蛋白是 M_2 蛋白,这是一种离子通道蛋白,为病毒进入细胞后脱衣壳所必需。根据其表面 H 和 N 抗原的不同,甲型流感病毒又分成许多亚型。甲型流感病毒的血凝素共有 16 个亚型($H_{1\sim16}$)。神经氨酸酶则有 9 个亚型($N_{1\sim9}$)。所有 16 个亚型的血凝素和 9 个亚型的神经氨酸酶都在禽类中检测出,但只有 H_1、H_2、H_3、H_5、H_7、H_9、N_1、N_2、N_3、N_7,可能还有 N_8 亚型引起人类流感流行。

流感病毒表面抗原特别是 H 抗原具有高度易变性,以此逃脱机体免疫系统对它的记忆、识别和清除。流感病毒抗原性变异形式有两种:抗原性飘移和抗原性转变。抗原性飘移主要是由于编码 H 或 N 蛋白基因点突变导致 H 或 N 蛋白分子上抗原位点氨基酸的替换,并由于人群选择压力使得小变异逐步积累。抗原性转变只发生于甲型流感病毒,当 2 种不同的甲型流感病毒同时感染同一宿主细胞时,其基因组的各节段可能会重新分配或组合,导致新的血凝素和/或神经氨酸酶的出现,或者是 H、N 之间新的组合,从而产生一种新的甲型流感的亚型。

流感病毒在进入宿主细胞之后,其血凝素蛋白需先经宿主细胞的蛋白酶消化,成为 2 个由二硫键相连的多肽,这一过程病毒的致病性密切相关。在人类呼吸道和禽类胃肠道中有一种胰酶样的蛋白酶能够酶切流感病毒的血凝素,因此流感病毒往往引起人类呼吸道感染和禽类胃肠道感染。宿主细胞表面对病毒血凝素的受体在人和禽类之间是不同的,因此通常多数禽流感病毒不感染人类,但是已经有越来越多的证据表明,某些禽流感病毒可越过种属界限而感染人类。当两种分别来源于人和禽的流感同时感染同一例患者时,或另一种可能的中间宿主猪(因为猪对禽流感和人流感都敏感,而且与禽类和人都可能有密切接触),2 种病毒就有可能在复制自身的过程中发生基因成分的交换,产生新的杂交病毒。由于人类对其缺乏免疫力,因此患者往往病情严重,死亡率极高。

三、流行病学

流感传染源主要为流感患者和隐性感染者。人禽流感主要是患禽流感或携带禽流感病毒的鸡、鸭、鹅等家禽及其排泄物,特别是鸡传播。流感病毒主要是通过空气飞沫和直接接触传播。人禽流感是否还可通过消化道或伤口传播,至今尚缺乏证据。人对流感病毒普遍易感,新生儿对流感及其病毒的敏感性与成年人相同。青少年发病率高,儿童病情较重。流感流行具有一定的季节性。我国北方常发生于冬季,南方多发生在冬夏两季,然而流感大流行可发生在任何季节。

根据发生特点不同流感发生可分为散发、暴发、流行和大流行。散发一般在非流行期间,患者在人群中呈散在零星分布,各患者在发病时间及地点上没有明显的联系。暴发是指一个集体或小地区在相当短时间内突然发生很多流感患者。流行是指在较大地区内流感发病率明显超出当地同期发病率水平,流感流行时发病率一般为 5%～20%。大流行的发生是由于新亚型毒株出现,由于人群普遍地缺乏免疫力,疾病传播迅速,流行范围超出国界和洲界,发病率可超过50%。世界性流感大流行间隔 10 年左右,常有 2～3 次,通常第一次持续时间短,发病率高,第二次持续时间长,发病率低,有时还有第三次,第一次主要发生在城市和交通便利的地方,第二次主要发生在农村及交通闭塞地区。

四、临床表现

流感的潜伏期一般为 1～3 天。起病多急骤,症状变化较多,主要以全身中毒症状为主,呼吸道症状轻微或不明显。季节性流感多发于青少年,临床表现和轻重程度差异颇大,病死率通常不高,一般恢复快,不留后遗症,死者多为年迈体衰、年幼体弱或合并有慢性疾病的患者。最近在亚洲国家发生的人感染 H_5N_1 禽流感病毒有别于常见的季节性流感。感染后的临床症状往往比较严重,死亡率高达 50%,并且常常累及多种器官。流感根据临床表现可分为单纯型、肺炎型、中毒型、胃肠型。

(一)单纯型

最为常见,先有畏寒或寒战,发热,继之全身不适,腰背发酸、四肢疼痛,头昏、头痛。大部分患者有轻重不同的打喷嚏、鼻塞、流涕、咽痛、干咳或伴有少量黏液痰,有时有胸骨后烧灼感、紧压感或疼痛。发热可高达 39～40 ℃,一般持续 2～3 天逐渐下降。部分患者可出现食欲缺乏、恶心、便秘等消化道症状。年老体弱的患者,症状消失后体力恢复慢,常感软弱无力、多汗,咳嗽可持续 1～2 周或更长。体格检查:患者可呈重病容,衰弱无力,面部潮红,皮肤上偶有类似麻疹、猩红热、荨麻疹样皮疹,软腭上有时有点状红斑,鼻咽部充血水肿。本型中较轻者病情似一般感冒,全身和呼吸道症状均不显著,病程仅 1～2 天,单从临床表现难以确诊。

(二)肺炎型

本型常发生在 2 岁以下的小儿,或原有慢性基础疾病,如二尖瓣狭窄、肺源性心脏病、免疫力低下及孕妇、年老体弱者。其特点如下:在发病后 24 小时内可出现高热、烦躁、呼吸困难、咯血、咳痰和明显发绀。全肺可有呼吸音减低、湿啰音或哮鸣音,但无肺实变体征。胸部 X 线片可见双肺广泛小结节性浸润,近肺门较多,肺周围较少。上述症状可进行性加重,抗生素无效。病程 1 周至 2 月余,大部分患者可逐渐恢复,也可因呼吸循环衰竭在 5～10 天死亡。

(三)中毒型

较少见。肺部体征不明显,具有全身血管系统和神经系统损害,有时可有脑炎或脑膜炎表现。临床表现为高热不退,神志昏迷,成人常有谵妄,儿童可发生抽搐。少数患者由于血管神经系统紊乱或肾上腺出血,导致血压下降或休克。

(四)胃肠型

主要表现为恶心、呕吐和严重腹泻,病程 2～3 天,恢复迅速。

五、诊断

流感的诊断主要依据流行病学资料,并结合典型临床表现确定,但在流行初期,散发或轻型的患者诊断比较困难,确诊往往需要实验室检查。流感常用辅助检查。

(一)一般辅助检查

1.外周血常规

白细胞总数不高或偏低,淋巴细胞相对增加,重症患者多有白细胞总数及淋巴细胞下降。

2.胸部影像学检查

单纯型患者胸部 X 线检查可正常,但重症尤其肺炎型患者胸部 X 线检查可显示单侧或双侧肺炎,少数可伴有胸腔积液等。

(二)流感病毒病原学检测及分型

流感病毒病原学检测及分型对确诊流感及与其他疾病,如严重急性呼吸综合征(SARS)等鉴别十分重要,常用病毒学检测方法主要有以下几种。

1.病毒培养分离

病毒培养分离是诊断流感最常用和最可靠的方法之一。目前分离流感病毒主要应用马达犬肾细胞为宿主系统。培养过程中观察细胞病变效应,并可应用血清学实验来进行鉴定和分型。传统的培养方法对于流感病毒的检测因需要时间较长(一般需要 4～5 天),不利于早期诊断和治疗。近年来新出现了一种快速流感病毒实验室培养技术——离心培养技术,在流感病毒的快速培养分离上发挥了很大作用。离心培养法是在标本接种后进行长时间的低速离心,使标本中含病毒的颗粒在外力作用下被挤压吸附于培养细胞上,从而大大缩短了培养时间。

2.血清学诊断

血清学诊断主要是检测患者血清中的抗体水平,即用已知的流感病毒抗原来检测血清中的抗体,此法简便易行、结果可信。血清标本应包括急性期和恢复期双份血清。急性期血样应在发病后 7 天内采集,恢复期血样应在发病后 2～4 周采集。双份血清进行抗体测定,恢复期抗体滴度较急性期有 4 倍或以上升高,有助于确诊和回顾性诊断,单份血清一般不能用作诊断。

3.病毒抗原检测

对于病毒抗原的检测的方法主要有两类：直接荧光抗体检测（direct fluorescent antibody test,DFA）和快速酶（光）免法。DFA用抗流感病毒的单克隆抗体直接检测临床标本中的病毒抗原,应用亚型特异性的单抗能够快速和直接地检测标本中的病毒抗原,并且可以进一步进行病毒的分型,不仅可用于诊断,还可以用于流行病学的调查。目前快速酶免法、光免法主要有 Directigen FluA、Directigen Flu A plus B、Binax Now Flu A and B、Biostar FLU OIA、Quidel Quick vue 和 Zstat Flu test 等。值得注意的是,上述几种检测方法对于乙型流感病毒的检测效果不如甲型。

4.病毒核酸检测

以聚合酶链反应（polymerase chainreaction,PCR）技术为基础发展出了各种各样的病毒核酸检测方法,在流感病毒鉴定和分型方面发挥着越来越大的作用,不仅可以快速诊断流感,并且可以根据所分离病毒核酸序列的不同对病毒进行准确分型。常用的方法有核酸杂交、逆转录-聚合酶链反应、多重逆转录-聚合酶链反应、酶联免疫 PCR、实时定量 PCR、依赖性核酸序列扩增、荧光 PCR 等方法。

以上述各种检测方法为基础,很多生物制品公司开发出多种试剂盒供临床快速检测应用。近年来,应用基因芯片对流感病毒进行检测和分型是研究的一大热点,基因芯片灵敏度极高,并且可以同时检测多种病毒,尤其适用于流感多亚型、易变异的特点。目前多种基因芯片技术已应用到流感病毒的检测和分型中。

六、鉴别诊断

主要与除流感病毒的多种病毒、细菌等病原体引起的流感样疾病（influenza like illness,ILI）相鉴别。确诊需依据实验室检查,如病原体分离、血清学检查和核酸检测。

(一)普通感冒

普通感冒可由多种呼吸道病毒感染引起。除注意收集流行病学资料以外,通常流感全身症状比普通感冒重,而普通感冒呼吸道局部症状更突出。

(二)严重急性呼吸综合征(SARS)

SARS 是由 SARS 冠状病毒引起的一种具有明显传染性,可累及多个脏器、系统的特殊肺炎,临床上以发热、乏力、头痛、肌肉关节疼痛等全身症状和干咳、胸闷、呼吸困难等呼吸道症状为主要表现。临床表现类似肺炎型流感。根据流行病学史,临床症状和体征,一般实验室检查,胸部 X 线影像学变化,配合 SARS 病原学检测阳性,排除其他疾病,可做出 SARS 的诊断。

(三)肺炎支原体感染

发热、头痛、肌肉疼痛等全身症状较流感轻,呛咳症状较明显,或伴少量黏痰。胸部 X 线检查可见两肺纹理增深,并发肺炎时可见肺部斑片状阴影等间质肺炎表现。痰及咽拭子标本分离肺炎支原体可确诊。血清学检查对诊断有一定帮助,核酸探针或 PCR 有助于早期快速诊断。

(四)衣原体感染

发热、头痛、肌肉疼痛等全身症状较流感轻,可引起鼻旁窦炎、咽喉炎、中耳炎、气管-支气管炎和肺炎。实验室检查可帮助鉴别诊断,包括病原体分离、血清学检查和 PCR 检测。

(五)嗜肺军团菌感染

夏秋季发病较多,并常与空调系统及水源污染有关。起病较急,畏寒、发热、头痛等,全身症状较明显,呼吸道症状表现为咳嗽、黏痰、痰血、胸闷、气促,少数可发展为 ARDS;呼吸道以外的症状也常见,如腹泻、精神症状及心功能和肾功能障碍,胸部 X 线检查示炎症浸润影。呼吸道分泌物、痰、血培养阳性可确定诊断,但检出率低。对呼吸道分泌物用直接荧光抗体法(DFA)检测抗原或用 PCR 检查核酸,对早期诊断有帮助。血清、尿间接免疫荧光抗体测定,也具诊断意义。

七、治疗

隔离患者,流行期间对公共场所加强通风和空气消毒,避免传染他人。

合理应用对症治疗药物,可对症应用解热药、缓解鼻黏膜充血药物、止咳祛痰药物等。

尽早应用抗流感病毒药物治疗:抗流感病毒药物治疗只有早期(起病 1~2 天内)使用,才能取得最佳疗效。抗流感病毒化学治疗药物现有 M₂ 受体阻滞剂(表 5-1)和神经氨酸酶抑制剂两类,前者包括金刚烷胺和金刚乙胺;后者包括奥司他韦和扎那米韦。

表 5-1　金刚烷胺和金刚乙胺用法和剂量

药名	年龄(岁)			
	1~9	10~12	13~16	≥65
金刚烷胺	5 mg/(kg·d)(最高 150 mg/d)分 2 次	100 mg,每天 2 次	100 mg,每天 2 次	≤100 mg/d
金刚乙胺	不推荐使用	不推荐使用	100 mg,每天 2 次	100 mg 或 200 mg/d

(一)M₂ 受体阻滞剂

金刚烷胺和金刚乙胺。对甲型流感病毒有活性,抑制其在细胞内的复制。在发病 24~48 小时内使用,可减轻发热和全身症状,减少病毒排出,防止病毒扩散。金刚烷胺在肌酐清除率 ≤50 mL/min 时酌情减少用量,并密切观察其不良反应,必要时停药。血透对金刚烷胺清除的影响不大。肌酐清除率 <10 mL/min 时金刚乙胺应减为 100 mg/d;对老年和肾功能减退患者应监测不良反应。不良反应主要有:中枢神经系统有神经质、焦虑、注意力不集中和轻微头痛等,其发生率金刚烷胺高于金刚乙胺;胃肠道反应主要表现为恶心和呕吐。这些不良反应一般较轻,停药后大多可迅速消失。

(二)神经氨酸酶抑制剂

神经氨酸酶抑制剂对甲、乙两型流感病毒都是有效的,目前有 2 个品种,即奥司他韦和扎那米韦,我国临床目前只有奥司他韦。

(1)用法和剂量:奥司他韦为成人 75 mg,每天 2 次,连服 5 天,应在症状出现 2 天内开始用药。儿童用法见表 5-2,1 岁以内不推荐使用。扎那米韦为 6 岁以上儿童及成人剂量均为每次吸入 10 mg,每天 2 次,连用 5 天,应在症状出现 2 天内开始用药。6 岁以下儿童不推荐使用。

表 5-2　儿童奥司他韦用量

药名	体重(kg)			
	≤15	16~23	24~40	>40
奥司他韦(mg)	30	45	60	75

(2)不良反应:奥司他韦不良反应少,一般为恶心、呕吐等消化道症状,也有腹痛、头痛、头晕、

失眠、咳嗽、乏力等不良反应的报道。扎那米韦吸入后最常见的不良反应有头痛、恶心、咽部不适、眩晕、鼻出血等。个别哮喘和慢性阻塞性肺疾病(慢性阻塞性肺疾病)患者使用后可出现支气管痉挛和肺功能恶化。

(3)肾功能不全的患者无须调整扎那米韦的吸入剂量。对肌酐清除率<30 mL/min 的患者,奥司他韦减量至 75 mg,每天 1 次。

需要注意的是,因神经氨酸酶抑制剂对甲、乙两型流感病毒均有效且耐药发生率低,不会引起支气管痉挛,而 M_2 受体阻滞剂都只对甲型流感病毒有效且在美国耐药率较高,因此美国目前推荐使用抗流感病毒药物仅有奥司他韦和扎那米韦,只有有证据表明流行的流感病毒对金刚烷胺或金刚乙胺敏感才用于治疗和预防流感。对于那些非卧床的流感患者,早期吸入扎那米韦或口服奥司他韦能够降低发生下呼吸道并发症的可能性。另外自 2004 年以来,绝大多数 H_5N_1 病毒株对神经氨酸酶抑制剂敏感,而对金刚烷胺类耐药,因此确诊为 H_5N_1 禽流感病毒感染的患者或疑似患者推荐用奥司他韦治疗。

(三)并发症治疗

肺炎型流感常见并且最重要的并发症为细菌的二重感染,尤其是细菌性肺炎。肺炎型流感尤其重症患者往往有严重呼吸窘迫、缺氧,严重者可发生急性呼吸窘迫综合征,应给予患者氧疗,必要时行无创或有创机械通气治疗。对于中毒型或胃肠型流感患者,应注意纠正患者水电解质平衡,维持血流动力学稳定。

八、预防

隔离患者,流行期间对公共场所加强通风和空气消毒,切断传染链,终止流感流行。流行期间减少大型集会及集体活动,接触者应戴口罩。

目前接种流感病毒疫苗是当今预防流感疾病发生、流行的最有效手段。当疫苗和流行病毒抗原匹配良好时,流感疫苗在年龄<65 岁的健康人群中可预防 70%~90%的疾病发生。因为免疫系统对接种疫苗需要 6~8 周才起反应,所以疫苗必须在流感季节到来之前接种,最佳时间为 10 月中旬至 11 月中旬。由于流感病毒抗原性变异较快,所以人类无法获得持久的免疫力,进行流感疫苗接种后人体可产生免疫力,但对新的变异病毒株无保护作用。鉴于此,在每年流感疫苗生产之前,都要根据当时所流行病毒的抗原变化来调整疫苗的组成,以求最大的保护效果。

流感疫苗包括减毒活疫苗和灭活疫苗。至今对于病毒快速有效的减毒方法和准确的减毒标准仍存在许多不确定因素,因此减毒疫苗仍不能广泛应用。现在世界范围内广泛使用的流感病毒疫苗以纯化、多价的灭活疫苗为主。

美国疾病预防控制中心制定的流感疫苗和抗病毒剂使用指南推荐,每年接受一次流感疫苗接种的人员包括:学龄儿童;6 个月至 4 岁的儿童;50 岁以上的成年人;6 个月至 18 岁的高危 Reye 综合征(因长期使用阿司匹林治疗)患者;将在流感季节怀孕的妇女;慢性肺炎(包括哮喘)患者;心脏血管(高血压除外)疾病患者;肾、肝、血液或代谢疾病(包括糖尿病)患者;免疫抑制人员;在某些条件下危及呼吸功能人员;居住在养老院的人员和其他慢性疾病患者的护理人员;卫生保健人员;接触年龄<5 岁和年龄>50 岁的健康人员和爱心志愿者(特别是接触小于 6 个月婴儿的人员);感染流感可引发严重并发症的人员。

流感疫苗接种的不良反应主要为注射部位疼痛,偶见发热和全身不适,大多可自行恢复。

应用抗流感病毒药物。明确或怀疑某部门流感暴发时,对所有非流感者和未进行疫苗接种的医护人员可给予金刚烷胺、金刚乙胺或奥司他韦进行预防性治疗,时间持续 2 周或流感暴发结束后 1 周。

（张永娟）

第二节　急性上呼吸道感染

急性上呼吸道感染是指鼻腔、咽或喉部急性炎症的概称。患者不分年龄、性别、职业和地区。全年皆可发病,冬春季节多发,可通过含有病毒的飞沫或被污染的用具传播,多数为散发性,但常在气候突变时流行。由于病毒的类型较多,人体对各种病毒感染后产生的免疫力较弱且短暂,并且无交叉免疫,同时在健康人群中有病毒携带者,故一个人一年内可有多次发病。

急性上呼吸道感染 70%～80% 由病毒引起。主要有流感病毒（甲、乙、丙型）、副流感病毒、呼吸道合胞病毒、腺病毒、鼻病毒、埃可病毒、柯萨奇病毒、麻疹病毒、风疹病毒等。细菌感染可直接或继病毒感染之后发生,以溶血性链球菌为多见,其次为流感嗜血杆菌、肺炎链球菌和葡萄球菌等。偶见革兰阴性杆菌。其感染的主要表现为鼻炎、咽喉炎或扁桃体炎。

当有受凉、淋雨、过度疲劳等诱发因素,使全身或呼吸道局部防御功能降低时,原已存在于上呼吸道或从外界侵入的病毒或细菌可迅速繁殖,引起本病,尤其是老幼体弱或有慢性呼吸道疾病如鼻旁窦炎、扁桃体炎、慢性阻塞性肺疾病者更易罹患。

本病不仅具有较强的传染性,而且可引起严重并发症,应积极防治。

一、诊断标准

根据病史、流行情况、鼻咽部发生的症状和体征,结合周围血常规和胸部 X 线检查可做出临床诊断。进行细菌培养和病毒分离,或病毒血清学检查、免疫荧光法、酶联免疫吸附法、血凝抑制试验等,可能确定病因诊断。

(一)临床表现

根据病因不同,临床表现可有不同的类型。

1.普通感冒

普通感冒俗称"伤风",又称急性鼻炎或上呼吸道卡他,以鼻咽部卡他症状为主要表现。成人多为鼻病毒引起,其次为副流感病毒、呼吸道合胞病毒、埃可病毒、柯萨奇病毒等。起病较急,初期有咽干、咽痒或烧灼感,发病同时或数小时后,可有喷嚏、鼻塞、流清水样鼻涕,2～3 天后变稠。可伴咽痛,有时由于耳咽管炎使听力减退,也可出现流泪、味觉迟钝、呼吸不畅、声嘶、轻微咳嗽等。一般无发热及全身症状,或仅有低热、不适、轻度畏寒和头痛。检查可见鼻腔黏膜充血、水肿、有分泌物,咽部轻度充血。如无并发症,一般 5～7 天后痊愈。

2.流行性感冒

流行性感冒简称"流感",是由流行性感冒病毒引起。潜伏期 1～2 天,最短数小时,最长 3 天。起病多急骤,症状变化很多,主要以全身中毒症状为主,呼吸道症状轻微或不明显。临床表现和轻重程度差异颇大。

(1)单纯型:最为常见,先有畏寒或寒战、发热,继之全身不适、腰背发酸、四肢疼痛,头昏、头痛。部分患者可出现食欲缺乏、恶心、便秘等消化道症状。发热可高达 39～40 ℃,一般持续 2～3 天。大部分患者有轻重不同的打喷嚏、鼻塞、流鼻涕、咽痛、干咳或伴有少量黏液痰,有时有胸骨后烧灼感、紧压感或疼痛。年老体弱的患者,症状消失后体力恢复慢,常感软弱无力、多汗,咳嗽可持续 1～2 周或更长。体格检查:患者可呈重病容,衰弱无力,面部潮红,皮肤上偶有类似麻疹、猩红热、荨麻疹样皮疹,软腭上有时有点状红斑,鼻咽部充血水肿。本型中轻者,全身和呼吸道症状均不显著,病程仅 1～2 天,颇似一般感冒,单从临床表现颇难确诊。

(2)肺炎型:本型常发生在两岁以下的小儿,或原有慢性基础疾病,如二尖瓣狭窄、肺源性心脏病、免疫力低下及孕妇、年老体弱者。其特点是在发病后 24 小时内可出现高热、烦躁、呼吸困难、咯血痰和明显发绀。全肺可有呼吸音降低、湿啰音或哮鸣音,但无肺实变体征。X 线检查可见双肺广泛小结节性浸润,近肺门较多,肺周围较少。上述症状可进行性加重,抗生素无效。病程 1 周至 1 个月余,大部分患者可逐渐恢复,也可因呼吸循环衰竭在 5～10 天死亡。

(3)中毒型:较少见。肺部体征不明显,具有全身血管系统和神经系统损害,有时可有脑炎或脑膜炎表现。临床表现为高热不退、神志昏迷,成人常有谵妄,儿童可发生抽搐。少数患者由于血管神经系统紊乱或肾上腺出血,导致血压下降或休克。

(4)胃肠型:主要表现为恶心、呕吐和严重腹泻,病程 2～3 天,恢复迅速。

3.以咽炎为主要表现的感染

(1)病毒性咽炎和喉炎:由鼻病毒、腺病毒、流感病毒、副流感病毒及肠病毒、呼吸道合胞病毒等引起。临床特征为咽部发痒和灼热感,疼痛不持久,也不突出。当有吞咽疼痛时,常提示有链球菌感染,咳嗽少见。急性喉炎多为流感病毒、副流感病毒及腺病毒等引起,临床特征为声嘶、讲话困难、咳嗽时疼痛,常有发热、咽炎或咳嗽。体检可见喉部水肿、充血,局部淋巴结轻度肿大和触痛,可闻及喘鸣音。

(2)疱疹性咽峡炎:常由柯萨奇病毒 A 引起,表现为明显咽痛、发热,病程约为 1 周。检查可见咽充血,软腭、悬雍垂、咽及扁桃体表面有灰白色疱疹及表浅溃疡,周围有红晕。多于夏季发病,多见于儿童,偶见于成人。

(3)咽结膜热:主要由腺病毒、柯萨奇病毒等引起。临床表现有发热、咽痛、畏光、流泪、咽及结膜明显充血。病程 4～6 天,常发生于夏季,游泳中传播。儿童多见。

(4)细菌性咽-扁桃体炎:多由溶血性链球菌引起,次为流感嗜血杆菌、肺炎链球菌、葡萄球菌等引起。起病急、明显咽痛、畏寒、发热、体温可达 39 ℃。检查可见咽部明显充血,扁桃体肿大、充血,表面有黄色点状渗出物,颌下淋巴结肿大、压痛,肺部无异常体征。

(二)实验室检查

1.血常规

病毒性感染,白细胞计数多为正常或偏低,淋巴细胞比例升高。细菌感染者白细胞计数和中性粒细胞增多及核左移。

2.病毒和病毒抗原的测定

视需要可用免疫荧光法、酶联免疫吸附法、血清学诊断和病毒分离鉴定,以判断病毒的类型,区别病毒和细菌感染。细菌培养可判断细菌类型和进行药物敏感试验。

3.血清 PCT 测定

有条件的单位可检测血清 PCT,有助于鉴别病毒性和细菌性感染。

二、治疗原则

上呼吸道病毒感染目前尚无特殊抗病毒药物,通常以对症处理、休息、忌烟、多饮水、保持室内空气流通、防治继发细菌感染为主。

(一)对症治疗

可选用含有解热镇痛、减少鼻咽充血和分泌物、镇咳的抗感冒复合剂或中成药,如对乙酰氨基酚、双酚伪麻片、美扑伪麻片、银翘解毒片等。儿童忌用阿司匹林或含阿司匹林药物及其他水杨酸制剂,因为,此类药物与流感的肝脏和神经系统并发症(Reye 综合征)相关,偶可致死。

(二)支持治疗

休息、多饮水、注意营养,饮食要易于消化,特别在儿童和老年患者更应重视。密切观察和监测并发症,抗生素仅在明确或有充分证据提示继发细菌感染时有应用指征。

(三)抗流感病毒药物治疗

现有抗流感病毒药物有两类:即 M_2 受体阻滞剂和神经氨酸酶抑制剂。其中 M_2 阻滞剂只对甲型流感病毒有效,治疗患者中约有 30% 可分离到耐药毒株,而神经氨酸酶抑制剂对甲、乙型流感病毒均有很好作用,耐药发生率低。

1.M_2 受体阻滞剂

金刚烷胺(amantadine)和金刚乙胺(rimantadine)。

(1)用法和剂量:见表 5-3。

表 5-3　金刚烷胺和金刚乙胺用法和剂量

药名	年龄(岁)			
	1～9	10～12	13～16	≥65
金刚烷胺	5 mg/(kg·d)(最高150 mg/d),分 2 次	100 mg,每天 2 次	100 mg,每天 2 次	≤100 mg/d
金刚乙胺	不推荐使用	不推荐使用	100 mg,每天 2 次	100 mg/d 或 200 mg/d

(2)不良反应:金刚烷胺和金刚乙胺可引起中枢神经系统和胃肠不良反应。中枢神经系统不良反应有神经质、焦虑、注意力不集中和轻微头痛等,其中金刚烷胺较金刚乙胺的发生率高。胃肠道反应主要表现为恶心和呕吐,这些不良反应一般较轻,停药后大多可迅速消失。

(3)肾功能不全患者的剂量调整:金刚烷胺的剂量在肌酐清除率≤50 mL/min 时酌情减少,并密切观察其不良反应,必要时可停药,血透对金刚烷胺清除的影响不大。肌酐清除率<10 mL/min 时,金刚乙胺推荐减为 100 mg/d。

2.神经氨酸酶抑制剂

目前有 2 个品种,即奥司他韦和扎那米韦。我国目前只有奥司他韦被批准临床使用。

(1)用法和剂量。①奥司他韦:成人 75 mg,每天 2 次,连服 5 天,应在症状出现 2 天内开始用药。儿童用法见表 5-4,1 岁以内不推荐使用。②扎那米韦:6 岁以上儿童及成人剂量均为每次吸入 10 mg,每天 2 次,连用 5 天,应在症状出现 2 天内开始用药。6 岁以下儿童不推荐作用。

表 5-4　儿童奥司他韦用量(mg)

药名	体重(kg)			
	≤15	16～23	24～40	>40
奥司他韦	30	45	60	75

(2)不良反应:奥司他韦不良反应少,一般为恶心、呕吐等消化道症状,也有腹痛、头痛、头晕、失眠、咳嗽、乏力等不良反应的报道。扎那米韦吸入后最常见的不良反应有头痛、恶心、咽部不适、眩晕、鼻出血等。个别哮喘和慢性阻塞性肺疾病(慢性阻塞性肺疾病)患者使用后可出现支气管痉挛和肺功能恶化。

(3)肾功能不全的患者无须调整扎那米韦的吸入剂量。对肌酐清除率<30 mL/min 的患者,奥司他韦减量至 75 mg,每天 1 次。

(四)抗生素治疗

通常不需要抗生素治疗。如有细菌感染,可根据病原菌选用敏感的抗生素。经验用药,常选青霉素、第一代和第二代头孢菌素、大环内酯类或氟喹诺酮类。

(王树青)

第三节　急性气管-支气管炎

急性气管-支气管炎是由生物、物理、化学刺激或过敏等因素引起的急性气管-支气管黏膜的急性炎症。多为散发,年老体弱者易感。临床上主要表现为咳嗽、咳痰,一般为自限性,最终痊愈并恢复功能。

一、病因和发病机制

(一)感染

本病常发生于普通感冒或鼻、咽喉及气管、支气管的其他病毒感染之后,常伴有继发性细菌感染。引起急性支气管炎的病毒主要有腺病毒、冠状病毒、副流感病毒、呼吸道合胞病毒和单纯疱疹病毒,常见的细菌有流感嗜血杆菌、肺炎链球菌,支原体和衣原体也可引起急性感染性支气管炎。

(二)理化因素

各种粉尘、强酸、氨、某些挥发性有机溶剂、氯、硫化氢、二氧化硫及吸烟等均可刺激气管-支气管黏膜,引起急性损伤和炎症反应。

(三)变态反应

常见的变应原包括花粉、有机粉尘、真菌孢子、动物皮毛等;寄生虫卵在肺内移行也可以引起气管-支气管急性炎症。

二、病理

早期气管、支气管黏膜充血,之后出现黏膜水肿,黏膜下层白细胞浸润,伴有上皮细胞损伤,腺体肥大增生。

三、临床表现

(一)症状

急性起病。开始时表现为干咳,但数小时或数天后出现少量黏痰,随后出现较多的黏液或黏液脓性痰,明显的脓痰则提示合并细菌感染。部分患者有烧灼样胸骨后痛,咳嗽时加重。患者一般全身症状较轻,可有发热。咳嗽、咳痰一般持续 2~3 周。少数患者病情迁延不愈,可演变成慢性支气管炎。

(二)体征

如无合并症,急性支气管炎几乎无肺部体征,少数患者可能闻及散在干、湿啰音,部位不固定。持续存在的胸部局部体征则提示支气管肺炎的发生。

四、实验室和其他检查

血液白细胞计数多正常。由细菌感染引起者,则白细胞计数及中性粒细胞百分比增高,血沉加快。痰培养可发现致病菌。胸部 X 线片常有肺纹理增强,也可无异常表现。

五、诊断

通常根据症状和体征,结合血常规和胸部 X 线片,可做出诊断。痰病毒和细菌检查有助于病因诊断。应注意与流行性感冒、急性上呼吸道感染鉴别。

六、治疗

(一)一般治疗

多休息,发热期间应鼓励患者饮水,一般应达到 3~4 L/d。

(二)对症治疗

1.祛痰镇咳

咳嗽无痰或少痰的患者,可给予右美沙芬、喷托维林等镇咳药。有痰而不易咳出的患者,可选用盐酸氨溴索、溴己新化痰,也可进行雾化吸入。棕色合剂兼有镇咳和化痰两种作用,在临床上较为常用。也可选用中成药镇咳祛痰。

2.退热

发热可用解热镇痛药,如阿司匹林每次口服 0.3~0.6 g,3 次/天,必要时每 4 小时 1 次。或对乙酰氨基酚每次口服 0.5~1.0 g,3~4 次/天,1 天总量不超过 2 g。

3.抗菌药物治疗

抗生素只在有细菌感染时使用,可首选新大环内酯类或青霉素类,也可选用头孢菌素类或喹诺酮类。如症状持续、复发或病情异常严重时,应根据痰培养及药物敏感试验选择抗生素。

七、健康指导

增强体质,预防上呼吸道感染。治理空气污染,改善生活环境。

八、预后

绝大部分患者预后良好,少数患者可迁延不愈。

(王树青)

第四节 慢性支气管炎

慢性支气管炎是由于感染或非感染因素引起气管、支气管黏膜及其周围组织的慢性非特异性炎症。临床上以慢性咳嗽、咳痰或气喘为主要症状。疾病不断进展,可并发阻塞性肺气肿、肺源性心脏病,严重影响劳动和健康。

一、病因和发病机制

病因尚未完全清楚,一般认为是多种因素长期相互作用的结果,这些因素可分为外因和内因两个方面。

(一)吸烟

大量研究证明吸烟与慢性支气管炎的发生有密切关系。吸烟时间越长,量越多,患病率也越高。戒烟可使症状减轻或消失,病情缓解,甚至痊愈。

(二)理化因素

理化因素包括刺激性烟雾、粉尘、大气污染(如二氧化硫、二氧化氮、氯气、臭氧等)的慢性刺激。这些有害气体的接触者慢性支气管炎患病率远较不接触者为高。

(三)感染因素

感染是慢性支气管炎发生、发展的重要因素,病毒感染以鼻病毒、黏液病毒、腺病毒和呼吸道合胞病毒为多见。细菌感染常继发于病毒感染之后,如肺炎链球菌、流感嗜血杆菌等。这些感染因素造成气管、支气管黏膜的损伤和慢性炎症。感染虽与慢性支气管炎的发病有密切关系,但目前尚无足够证据说明为首发病因。只认为是慢性支气管炎的继发感染和加剧病变发展的重要因素。

(四)气候

慢性支气管炎发病及急性加重常见于冬天寒冷季节,尤其是在气候突然变化时。寒冷空气可以刺激腺体,增加黏液分泌,使纤毛运动减弱,黏膜血管收缩,有利于继发感染。

(五)过敏因素

过敏因素主要与喘息性支气管炎的发生有关。在患者痰液中嗜酸性粒细胞数量与组胺含量都有增高倾向,说明部分患者与过敏因素有关。尘埃、尘螨、细菌、真菌、寄生虫、花粉及化学气体等,都可以成为过敏因素而致病。

(六)呼吸道局部免疫功能降低及自主神经功能失调

该症状为慢性支气管炎发病提供内在的条件。老年人常因呼吸道的免疫功能减退,免疫球蛋白的减少,呼吸道防御功能退化等导致患病率较高。副交感神经反应增高时,微弱刺激即可引起支气管收缩痉挛,分泌物增多,而产生咳嗽、咳痰、气喘等症状。

综上所述,当机体抵抗力减弱时,呼吸道在不同程度易感性的基础上,有一种或多种外因的存在,长期反复作用,可发展成为慢性支气管炎。如长期吸烟损害呼吸道黏膜,加上微生物的反复感染,可发生慢性支气管炎。

二、病理

由于炎症反复发作,引起上皮细胞变性、坏死和鳞状上皮化生,纤毛变短,参差不齐或稀疏脱落。黏液腺泡明显增多,腺管扩张,杯状细胞也明显增生。支气管壁有各种炎性细胞浸润、充血、水肿和纤维增生。支气管黏膜发生溃疡,肉芽组织增生,严重者支气管平滑肌和弹性纤维也遭破坏以致机化,引起管腔狭窄。

三、临床表现

(一)症状

起病缓慢,病程长,常反复急性发作而逐渐加重。主要表现为慢性咳嗽、咳痰、喘息。开始症状轻微,气候变冷或感冒时,则引起急性发作,这时患者咳嗽、咳痰、喘息等症状加重。

1.咳嗽

主要由支气管黏膜充血、水肿或分泌物积聚于支气管腔内而引起咳嗽。咳嗽严重程度视病情而定,一般晨间和晚间睡前咳嗽较重,有阵咳或排痰,白天则较轻。

2.咳痰

痰液一般为白色黏液或浆液泡沫性,偶可带血。起床后或体位变动可刺激排痰,因此,常以清晨排痰较多。急性发作伴有细菌感染时,则变为黏液脓性,咳嗽和痰量也随之增加。

3.喘息或气急

喘息性慢性支气管炎可有喘息,常伴有哮鸣音。早期无气急。反复发作数年,并发阻塞性肺气肿时,可伴有轻重程度不等的气急,严重时生活难以自理。

(二)体征

早期可无任何异常体征。急性发作期可有散在的干、湿啰音,多在背部及肺底部,咳嗽后可减少或消失。喘息型可听到哮鸣音及呼气延长,而且不易完全消失。并发肺气肿时有肺气肿体征。

四、实验室和其他检查

(一)X 线检查

早期可无异常。病变反复发作,可见两肺纹理增粗、紊乱,呈网状或条索状、斑点状阴影,以下肺野较明显。

(二)呼吸功能检查

早期常无异常。如有小呼吸道阻塞时,最大呼气流速-容积曲线在 75% 和 50% 肺容量时,流量明显降低,它比第 1 秒用力呼气容积更为敏感。发展到呼吸道狭窄或有阻塞时,常有阻塞性通气功能障碍的肺功能表现,如第 1 秒用力呼气量占用力肺活量的比值减少(<70%),最大通气量减少(低于预计值的 80%);流速-容量曲线降低更为明显。

(三)血液检查

慢性支气管炎急性发作期或并发肺部感染时,可见白细胞计数及中性粒细胞增多。喘息型者嗜酸性粒细胞可增多。缓解期多无变化。

(四)痰液检查

涂片或培养可见致病菌。涂片中可见大量中性粒细胞,已破坏的杯状细胞,喘息型者常见较多的嗜酸性粒细胞。

五、诊断和鉴别诊断

(一)诊断标准

根据咳嗽、咳痰或伴喘息,每年发病持续 3 个月,连续 2 年或以上,并排除其他引起慢性咳嗽的心、肺疾病,可做出诊断。如每年发病持续不足 3 个月,而有明确的客观检查依据(如 X 线片、呼吸功能等)也可诊断。

(二)分型、分期

1.分型

可分为单纯型和喘息型两型。单纯型的主要表现为咳嗽、咳痰;喘息型者除有咳嗽、咳痰外尚有喘息,伴有哮鸣音,喘鸣在阵咳时加剧,睡眠时明显。

2.分期

按病情进展可分为 3 期。急性发作期是指"咳""痰""喘"等症状任何一项明显加剧,痰量明显增加并出现脓性或黏液脓性痰,或伴有发热等炎症表现 1 周之内。慢性迁延期是指有不同程度的"咳""痰""喘"症状迁延 1 个月以上者。临床缓解期是指经治疗或临床缓解,症状基本消失或偶有轻微咳嗽少量痰液,保持 2 个月以上者。

(三)鉴别诊断

慢性支气管炎需与下列疾病相鉴别。

1.支气管哮喘

常于幼年或青年突然起病,一般无慢性咳嗽、咳痰史,以发作性、呼气性呼吸困难为特征。发作时两肺布满哮鸣音,缓解后可无症状。常有个人或家族过敏性疾病史。喘息型慢性支气管炎多见于中、老年,一般以咳嗽、咳痰伴发喘息及哮鸣音为主要症状,感染控制后症状多可缓解,但肺部可听到哮鸣音。典型患者不难鉴别,但哮喘并发慢性支气管炎和/或肺气肿则难以鉴别。

2.咳嗽变异性哮喘

以刺激性咳嗽为特征,常由受到灰尘、油烟、冷空气等刺激而诱发,多有家族史或过敏史。抗生素治疗无效,支气管激发试验阳性。

3.支气管扩张

具有咳嗽、咳痰反复发作的特点,合并感染时有大量脓痰,或反复咯血。肺部以湿啰音为主,可有杵状指(趾)。X 线检查常见下肺纹理粗乱或呈卷发状。支气管造影或 CT 检查可以鉴别。

4.肺结核

多有发热、乏力、盗汗、消瘦等结核中毒症状,咳嗽、咯血等及局部症状。经 X 线检查和痰结核菌检查可以明确诊断。

5.肺癌

患者年龄常在 40 岁以上,特别是有多年吸烟史,发生刺激性咳嗽,常有反复发生或持续的血痰,或者慢性咳嗽性质发生改变。X 线检查可发现有块状阴影或结节状影或阻塞性肺炎。用抗生素治疗,未能完全消散,应考虑肺癌的可能,痰脱落细胞检查或经纤维支镜活检一般可明确诊断。

6.肺尘埃沉着病(尘肺)

有粉尘等职业接触史。X 线检查肺部可见硅结节,肺门阴影扩大及网状纹理增多,可做出诊断。

六、治疗

在急性发作期和慢性迁延期应以控制感染和祛痰、镇咳为主。伴发喘息时,应予解痉平喘治疗。对临床缓解期宜加强锻炼,增强体质,提高机体抵抗力,预防复发为主。

(一)急性发作期的治疗

1.控制感染

根据致病菌和感染严重程度或药物敏感试验选择抗生素。轻者可口服,较重患者用肌内注射或静脉滴注抗生素。常用的有喹诺酮类、头孢菌素类、大环内酯类、β-内酰胺类或磺胺类口服,如左氧氟沙星 0.4 g,1 次/天;罗红霉素 0.3 g,2 次/天;阿莫西林 2~4 g/d,分 2~4 次口服;头孢呋辛 1.0 g/d,分 2 次口服;复方磺胺甲噁唑 2 片,2 次/天。能单独应用窄谱抗生素应尽量避免使用广谱抗生素,以免二重感染或产生耐药菌株。

2.祛痰、镇咳

可改善患者症状,迁延期仍应坚持用药。可选用氯化铵合剂 10 mL,3 次/天;也可加用溴己新 8~16 mg,3 次/天;盐酸氨溴索 30 mg,3 次/天。干咳则可选用镇咳药,如右美沙芬、那可丁等。中成药镇咳也有一定效果。对年老体弱无力咳痰者或痰量较多者,更应以祛痰为主,协助排痰,畅通呼吸道。应避免应用强的镇咳药,如可待因等,以免抑制中枢,加重呼吸道阻塞和炎症,导致病情恶化。

3.解痉、平喘

主要用于喘息明显的患者,常选用氨茶碱 0.1 g,3 次/天,或用茶碱控释药;也可用特布他林、沙丁胺醇等 β_2 受体激动剂加糖皮质激素类药物吸入。

4.气雾疗法

对于痰液黏稠不易咳出的患者,雾化吸入可稀释气管内的分泌物,有利排痰。目前主要用超声雾化吸入,吸入液中可加入抗生素及痰液稀释药。

(二)缓解期治疗

(1)加强锻炼,增强体质,提高免疫功能,加强个人卫生,注意预防呼吸道感染,如感冒流行季节避免到拥挤的公共场所,出门戴口罩等。

(2)避免各种诱发因素的接触和吸入,如戒烟、脱离接触有害气体的工作岗位等。

(3)反复呼吸道感染者可试用免疫调节药或中医中药治疗,如卡介苗、多糖核酸、胸腺素等。

(王树青)

第五节 弥漫性泛细支气管炎

弥漫性泛细支气管炎(diffuse panbronchiolitis,DPB)是以两肺弥漫性呼吸性细支气管及其周围慢性炎症为特征的独立性疾病。目前认为 DPB 是东亚地区所特有的人种特异性疾病。DPB 的病理学特点为以呼吸性细支气管为中心的细支气管炎及细支气管周围炎,因炎症累及呼吸性细支气管壁的全层,故称为弥漫泛细支气管炎。临床表现主要为慢性咳嗽、咳痰、活动后呼吸困难。胸部听诊可闻及间断性啰音。80%以上的 DPB 患者合并或既往有慢性鼻旁窦炎。胸部 X 线可见两肺弥漫性颗粒样结节状阴影,尤其胸部 CT 扫描显示两肺弥漫性小叶中心性颗粒样结节状阴影对协助诊断具有重要意义。肺功能检查主要为阻塞性通气功能障碍,但早期出现低氧血症,而弥散功能通常在正常范围内。实验室检查血清冷凝集试验效价升高,多在 1∶64 以上。本病是一种可治性疾病,治疗首选红霉素等大环内酯类,疗效显著。

一、流行病学

1969 年日本学者山中根据病理学改变首次报道了 DPB。20 世纪 70 年代,本间等从临床提出 DPB 为一种独立性疾病。20 世纪 90 年代初欧美教科书对 DPB 加以描述,使其成为世界公认的新疾病。1980 年日本开始 DPB 流行病学调查,20 世纪 80 年代初调查结果推测日本 DPB 的发病率为 11.1/10 万,1995 年为 3.4/10 万。目前 DPB 最多见于日本,自 1992 年开始在东亚地区如韩国、中国等也有报道,然而欧美报道的患者极少且其中约 50% 是亚洲人种。我国 1996 年首次报道明确诊断的 DPB,以后陆续报道了一些患者,但至今我国仍无流行病学调查资料。最近研究表明 DPB 是东亚地区所特有的人种特异性疾病。

二、病因

DPB 的病因至今不明,但可能与以下因素有关。

(一)遗传因素

近年研究表明 DPB 发病有明显的人种差别,且部分患者有家族发病。此外,84.8% 的 DPB 患者合并有慢性鼻旁窦炎或家族内鼻旁窦炎支气管综合征(sino bronchial syndrome,SBS),因此有学者推测遗传因素可能是 DPB 及其与慢性鼻旁窦炎相关性的发病基础。目前认为 DPB 可能是一种具有多基因遗传倾向的呼吸系统疾病。最近研究结果表明,DPB 与人体白细胞抗原(HLA)基因密切相关,日本 DPB 患者与 *HLA-B54* 基因有高度的相关性;而在韩国 DPB 患者与 *HLA-A11*,有高度的相关性。有报道我国 DPB 患者可能与 *HLA-B54* 及 *HLA-A11* 有一定相关性。2000 年,Keicho 等认为 DPB 的易感基因存在于第 6 染色体短臂上的 HLA-B 位点和 A 位点之间,距离 B 位点 300 kb 为中心的范围内。最近研究推测 DPB 发病可能与 *TAP*(transporter associated with antIgen processing)基因、白细胞介素-8(IL-8)基因、*CETR* 基因及与黏蛋白基因(*MUC5B*)有关。

(二)慢性气道炎症与免疫系统异常

部分 DPB 患者支气管肺泡灌洗液(BALF)中中性粒细胞、IL-8 及白三烯 B4 等均明显升高提示本病存在慢性气道炎症病变。此外,以下因素提示本病可能与免疫系统功能障碍有关:①血冷凝集试验效价升高及部分患者 IgA 增高;②病理学检查显示呼吸性细支气管区域主要为淋巴细胞、浆细胞浸润和聚集;③DPB 患者 BALF 中 CD_8 淋巴细胞总数增高;④部分 DPB 患者与类风湿关节炎、成人 T 细胞白血病、非霍奇金淋巴瘤等并存。

(三)感染

DPB 患者常合并铜绿假单胞菌感染,但铜绿假单胞菌是 DPB 的病因还是继发感染尚不清楚。有报道应用铜绿假单胞菌接种到动物气道内可成功建立 DPB 动物模型。也有人认为由于细菌停滞于气道黏膜上,引起由铜绿假单胞菌产生的弹性硬蛋白酶和一些炎症介质的生成,可能是造成 DPB 气道上皮细胞的损伤和气道炎症的原因。

三、病理

DPB 的病理学特征为以两肺呼吸性细支气管为中心的细支气管炎及细支气管周围炎。因炎症病变累及两肺呼吸性细支气管的全层,故称为弥漫性泛细支气管炎。

大体标本肉眼观察肺表面及切面均可见弥漫性分布的浅黄色或灰白色 2～3 mm 的小结节,结节大小较均匀,位于呼吸性细支气管区域,以两肺下叶多见。通常显示肺过度充气。镜下可见在呼吸性细支气管区域有淋巴细胞、浆细胞、组织细胞等圆形细胞的浸润,导致管壁增厚,常伴有淋巴滤泡增生。由于息肉样肉芽组织充填于呼吸性细支气管腔内,导致管壁狭窄或闭塞;呼吸性细支气管壁及周围的肺间质、肺泡隔、肺泡腔内可见吞噬脂肪的泡沫细胞聚集。病情进展部分患者可见支气管及细支气管扩张和末梢气腔的过度膨胀。有日本学者提出以下 DPB 病理诊断标准:①病变为累及两肺的弥漫性慢性气道炎症;②慢性炎症以细支气管及肺小叶中心部为主;③呼吸性细支气管壁、肺泡壁及肺泡间质泡沫细胞聚集和淋巴细胞浸润。

四、临床表现

本病常隐匿缓慢发病。发病可见于任何年龄,但多见于 40～50 岁的成年人。发病无性别差异。临床表现如下。

(一)症状

症状主要为慢性咳嗽、咳痰、活动后呼吸困难。首发症状常为咳嗽、咳痰,逐渐出现活动后呼吸困难。患者常在疾病早期反复合并有下呼吸道感染,咳大量脓性痰,而且痰量异常增多,每天咳痰量可达数百毫升。如不能及时治疗,病情呈进行性进展,可发展为继发性支气管扩张,呼吸衰竭,肺动脉高压和肺源性心脏病。

(二)体征

胸部听诊可闻及间断性湿啰音或粗糙的捻发音,有时可闻及干啰音或哮鸣音,尤以两下肺明显。啰音的多少主要决定于支气管扩张及气道感染等病变的程度。祛痰药物或抗生素治疗后,啰音均可减少。部分患者因存在支气管扩张可有杵状指。

(三)合并慢性鼻窦炎

80%以上 DPB 患者都合并有或既往有慢性鼻旁窦炎,部分患者有鼻塞、流脓涕或嗅觉减退等,但有些患者无症状,仅在进行影像学检查时被发现。如疑诊为 DPB 患者,应常规拍摄鼻窦 X 线或鼻窦 CT。

五、辅助检查

(一)胸部 X 线/肺部 CT 检查

胸部 X 线可见两肺野弥漫性散在分布的边缘不清的颗粒样结节状阴影,直径在 2～5 mm,多在 2 mm 以下,以两下肺野显著,常伴有肺过度膨胀。随病情进展,常可见肺过度膨胀及支气管扩张的双轨征。

肺部 CT 或胸部高分辨 CT(HRCT)特征:①两肺弥漫性小叶中心性颗粒状结节影;②结节与近端支气管血管束的细线相连形成"Y"字形树芽征;③病情进展细小支气管扩张呈小环状或管状影,伴有管壁增厚。HRCT 的这种特征性改变是诊断 DPB 非常重要的影像学依据。影像学显示的颗粒样小结节状阴影为呼吸性细支气管区域的炎性病变所致,随着病情加重或经大环内酯类抗生素治疗后,小结节状阴影可扩大或缩小乃至消失。

(二)肺功能检查及血气分析

肺功能主要为阻塞性通气功能障碍,病情进展可伴有肺活量下降,残气量(率)增加,但通常弥散功能在正常范围内。部分患者可伴有轻、中度的限制性通气功能障碍或混合性通气功能障碍。第一秒用力呼气容积与用力肺活量比值<70%,肺活量占预计值的百分比<80%。残气量占预计值的百分比>150%或残气量占肺总量的百分比>45%。在日本早期的 DPB 诊断指标中,曾要求在以上肺功能检查中至少应具备三项,但弥散功能和肺顺应性通常在正常范围内,这对于我国临床诊断 DPB 患者有一定的参考价值。动脉血氧分压(PaO_2)< 10.7 kPa(80 mmHg),发病初期就可以发生低氧血症,进展期可有高碳酸血症。

(三)实验室检查

日本 DPB 患者 90%血清冷凝集试验效价升高,多在 1:64 以上,但支原体抗体多为阴性。我国患者冷凝集试验阳性率较低。部分患者可有血清 IgA、IgM 和血 CD_4/CD_8 比值增高,γ-球蛋白增高,血沉增快,类风湿因子阳性,但非特异性。部分患者可有血清 $HLA-B_{54}$ 或 $HLA-A_{11}$ 阳性。痰细菌学检查可发现起病初期痰中多为流感嗜血杆菌及肺炎链球菌,晚期多为铜绿假单胞菌感染。

(四)慢性鼻旁窦炎的检查

慢性鼻旁窦炎可选择鼻窦 X 线或鼻窦 CT 检查,以确定有无鼻旁窦炎。受累部位可为单侧或双侧上颌窦、筛窦、额窦等。

(五)病理学检查

病理学检查是确诊 DPB 的金标准。如果肺活检能发现典型的 DPB 病理学改变即可确诊。经支气管镜肺活检(TBLB)方法简便且安全,但常因标本取材少,而且不一定能取到呼吸性细支气管肺组织,有一定的局限性。如欲提高检出率,应在 TBLB 检查时,取 3～5 块肺组织,如仍不能确诊,应行胸腔镜下肺活检或开胸肺活检,可提高本病的确诊率。

六、诊断标准

(一)临床诊断标准

日本于 1980 年首次推出 DPB 诊断标准后,厚生省于 1995 年进行了修改,1998 年其再次对 DPB 临床诊断标准进行了重新修改。目前日本和我国均使用 1998 年修改的临床诊断标准。DPB 临床诊断标准(1998 年日本厚生省)如下。

(1)必要条件:①持续咳嗽、咳痰、活动后呼吸困难;②影像学确定的慢性鼻旁窦炎或有明确的既往史;③胸部 X 线可见弥漫性分布的两肺颗粒样结节状阴影或胸部 CT 见两肺弥漫性小叶中心性颗粒样结节状阴影。

(2)参考条件:①胸部间断性湿啰音;②第 1 秒用力呼气容积与用力肺活量比值($FEV_1/FVC\%$)<70%及动脉血氧分压(PaO_2)<10.7 kPa(80 mmHg);③血清冷凝集试验效价>1:64。

(3)临床诊断:①临床确诊:符合必要条件①+②+③加参考条件中的 2 项以上;②临床拟诊:符合必要条件①+②+③;③临床疑似诊断:符合必要条件①+②。

(二)病理确诊

肺组织病理学检查是诊断 DPB 的金标准。肺活检若能发现前述典型的 DPB 病理学改变即可确诊。

（三）鉴别诊断

本病应与慢性支气管炎和慢性阻塞性肺气肿、支气管扩张症、阻塞性细支气管炎（BO）、肺间质纤维化、支气管哮喘、囊性纤维化、尘肺、粟粒肺结核、支气管肺泡癌等鉴别。

1.慢性阻塞性肺疾病

本病主要临床特点为长期咳嗽、咳痰或伴有喘息，晚期有呼吸困难，在冬季症状加重。患者多有长期较大量吸烟史。多见于老年男性。胸部 X 线片可出现肺纹理增多、紊乱，呈条索状、斑点状阴影，以双下肺野明显。晚期肺充气过度，肺容积扩大，肋骨平举，肋间隙增宽，横膈低平下移，心影呈垂滴形，部分患者有肺大疱。胸部 CT 检查可确定小叶中心型或全小叶型肺气肿。肺功能检查为阻塞性通气功能障碍，$FEV_1/FVC\%$下降和残气量（RV）增加更为显著，弥散功能可有降低。慢性阻塞性肺疾病的病理学改变为终末细支气管远端气腔持续性不均、扩大及肺泡壁的破坏，而 DPB 病理为局灶性肺充气过度，极少有肺泡破坏。DPB 80%以上患者存在慢性副鼻旁窦炎，大部分患者血清冷凝集试验效价增高，而且 DPB 患者的肺弥散功能和顺应性通常在正常范围，此外，DPB 影像学胸部 X 线可见弥漫性分布两肺的颗粒样结节状阴影或胸部 CT 可见两肺弥漫性小叶中心性颗粒样结节状阴影也与慢性阻塞性肺疾病不同，可予以鉴别。

2.支气管扩张症

本病主要症状为慢性咳嗽、咳痰和反复咯血。肺部可闻及固定性持续不变的湿啰音。本病胸部 HRCT 可见多发囊状阴影及明确均匀的壁，然而支气管扩张的囊状阴影一般按支气管树分布，位于肺周围者较少，囊壁较厚，同时可见呈轨道征或迂曲扩张的支气管阴影。DPB 患者一般无咯血，晚期患者胸部 X 线可有细支气管扩张改变，但 DPB 影像学主要表现为两肺弥漫性分布的颗粒样结节状阴影。对可疑患者应进一步检查有无慢性副鼻旁窦炎和血清冷凝集试验效价等，以除外在 DPB 的基础上合并继发性支气管扩张症。

3.阻塞性细支气管炎（BO）

本病是一种小气道疾病。临床表现为急速进行性呼吸困难，肺部可闻及高调的吸气中期干鸣音；X 线提示肺过度通气，但无浸润影，也很少有支气管扩张；肺功能显示阻塞性通气功能障碍，而弥散功能正常；肺组织活检显示直径为 1~6 mm 的小支气管和细支气管的瘢痕狭窄和闭塞，管腔内无肉芽组织息肉，而且肺泡管和肺泡正常。DPB 患者起病缓慢，先有慢性咳嗽、咳痰史，活动时呼吸困难逐渐发生。胸部听诊多为间断性湿啰音。胸部 X 线检查可见弥漫性分布的两肺颗粒样结节状阴影，HRCT 可见两肺弥漫性小叶中心性颗粒样结节阴影，与 BO 不同。此外，病理学改变也与阻塞性细支气管炎不同，故可以鉴别。

4.肺间质纤维化

本病最主要的症状是进行性加重的呼吸困难，其次为干咳。体征上本病有半数以上的患者双肺可闻及 Velcro 啰音。胸片主要为间质性改变，早期可有磨玻璃样阴影，此后可出现细结节样或网状结节影，易与 DPB 混淆，但肺间质纤维化有肺容积的缩小和网状、蜂窝状阴影。此外，肺间质纤维化有明显的肺弥散功能降低，而且病理可以与 DPB 不同，可资鉴别。

七、治疗

1987 年，日本工藤翔二等发现红霉素等大环内酯类药物治疗 DPB 具有显著疗效。目前红霉素、克拉霉素及罗红霉素等大环内酯类药物已成为 DPB 的基本疗法。大环内酯类药物阿奇霉素可能也有效，但尚需更多患者观察来证实。本病一旦确诊后应尽早开始治疗。2000 年，日本厚生省重新修改了 DPB 的治疗指南。

（一）治疗方案

1.一线治疗

日本方案：红霉素 400～600 mg/d，分 2 次口服。我国红霉素剂型不同于日本，具体方案如下：红霉素 250 mg，每天口服 2 次。用药期间应注意复查肝功能等。如果存在以下情况可选用二线治疗药物：①存在红霉素的不良反应；②药物相互拮抗作用；③使用红霉素治疗 1～3 个月无效者。

2.二线治疗

日本方案：克拉霉素 200～400 mg/d，或服用罗红霉素 150～300 mg/d，每天口服 1～2 次。我国具体方案：克拉霉素 250～500 mg/d，每天口服 1～2 次；罗红霉素 150～300 mg/d，每天口服 1～2 次。用药期间应监测肝功能等不良反应。

（二）疗效评估及疗程

在用药后 1～3 个月，评估临床症状并行肺功能、动脉血气分析及胸部影像学检查，以确定是否有效。如有效（临床症状、肺功能、血气分析及胸部影像学改善），可继续使用红霉素或克拉霉素或罗红霉素，用药至少需要 6 个月。服药 6 个月后如果仍有临床症状应继续服用以上药物 2 年。如应用以上药物治疗 3 个月以上仍无效者应考虑是否为 DPB 患者，应谨慎排除其他疾病的可能。

（三）停药时间

（1）早期 DPB 患者，经 6 个月治疗后病情恢复正常者可考虑停药。

（2）进展期 DPB 患者，经 2 年治疗后病情稳定者可以停药。停药后复发者再用药仍有效。

（3）DPB 伴有严重肺功能障碍或广泛支气管扩张或伴有呼吸衰竭的患者，需长期给药，疗程不少于 2 年。

（四）DPB 急性发作期治疗

如果 DPB 患者出现发热、咳脓痰、痰量增加等急性加重情况时，多为铜绿假单胞菌等细菌导致支气管扩张合并感染，此时应加用其他抗生素，如 β-内酰胺类/酶抑制药或头孢第三代或氟喹诺酮类抗生素等，或根据痰培养结果选择抗生素。

（五）其他辅助治疗

其他辅助治疗包括使用祛痰药和支气管扩张药，有低氧血症时进行氧疗。

（朱　聪）

第六节　闭塞性细支气管炎伴机化性肺炎

闭塞性细支气管炎伴机化性肺炎（bronchiolitis obliterans with organizing pneumonia, BOOP）是以小气道内肉芽组织机化闭塞为突出表现，包括结缔组织增生形成腔内息肉，纤维渗出，肺泡内巨噬细胞聚集，肺泡壁炎症，但肺组织结构完整。现认为称为隐源性机化性肺炎（COP）更合适。多见于 50～60 岁，但也可发生于 21～80 岁患者，男女性别无差异，与吸烟关系不大。临床表现差异较大，大多数发病呈亚急性，通常病程在 1～6 个月。对糖皮质激素类药物疗效好,约 2/3 患者经治疗后临床和病理生理异常可完全恢复正常,因病情进展而死亡者少。

一、病因及分类

(1)特发性 BOOP 最多见。

(2)与已知病因的疾病有关的 BOOP:如感染(细菌、病毒、寄生虫和真菌),药物(金制剂、甲氨蝶呤、头孢霉素、胺碘酮和博来霉素等)及胸部放射治疗后。

(3)与未知病因的疾病有关的 BOOP:结缔组织病(如类风湿性关节炎,干燥综合征常见,SLE 和系统性硬化较少),骨髓移植或肺移植(10%的患者可发生),淋巴瘤、白血病、慢性甲状腺炎、酒精性肝硬化等。

二、诊断

(一)临床表现

1.流感样前驱症状

如发热、咽痛、干咳、浑身不适、呼吸困难(以活动后明显)。

2.体征

约 1/4 的患者查体无阳性发现,多数患者可闻吸气 Velero 啰音(2/3),发绀及杵状指少见。

(二)实验室检查

1.胸部 X 线及 HRCT

(1)双侧多发性片状实变影最常见、且最具特征性,阴影可游走,也可见到磨玻璃样改变,但较 NSIP 少。

(2)双侧弥漫性不对称网格样间质渗出,伴斑片状肺泡浸润或网格结节样改变,但无蜂窝样改变。很少导致肺结构畸形。

(3)孤立的局灶性肺炎型病灶多位于上肺,阴影内常显示空气-支气管造影征,偶有空洞。常需手术探查方可确诊。

2.常规实验室检查

血沉显著增快,可达 100 mm/h,其中大于 60 mm/h 的约占 30%;C 反应蛋白增加;白细胞及中性粒细胞计数轻度到中度增加;自身抗体阴性或轻度阳性,与典型自身免疫性疾病不一样。

3.肺功能

轻或中度限制性通气功能障碍和 CO 弥散量降低,偶可正常。虽有闭塞性细支气管炎之称,但并无阻塞性通气功能改变。

4.BALF

淋巴细胞(20%~40%)、中性粒细胞(10%)及嗜酸性粒细胞(5%)混合性增加,在多发性肺泡渗出型具有相当的特殊性。巨噬细胞减少且常有"空泡"状改变(泡沫状巨噬细胞),CD_4/CD_8 下降。

5.肺活检

病理特点为细支气管、肺泡管、肺泡腔内肉芽组织增生形成肉芽或栓子(Masson 小体),肉芽可从一个肺泡通过 Kohn 孔扩展到邻近肺泡,形成"蝴蝶"。肺泡腔内空泡样巨噬细胞聚集、肺泡壁炎症、纤维蛋白渗出、黏液样结缔组织形成圆球。

6.其他

肾上腺皮质激素类药物治疗效果明显。临床上不支持肺结核、支原体和真菌等肺部感染,抗生素治疗无效。

三、鉴别诊断

(一)特发性肺间质纤维化(IPF)

与 BOOP 临床表现极为相似。但 UIP 全身症状相对较重,有较多、较密的细湿啰音,杵状指多见,血沉较低;BALF 中淋巴细胞不多;X 线及 CT 主要表现为间质性改变,常有肺容积降低及蜂窝肺;对皮质激素类药物治疗反应欠佳。

(二)慢性嗜酸性粒细胞肺炎(CEP)

两者都有嗜酸性粒细胞增加,但 BOOP 很少超过 10%;病理特点:肺泡腔内和基质内有较多的嗜酸性粒细胞浸润。

(三)外源性过敏性肺泡炎

农民,种植蘑菇、养鸟、饲养家禽的人员;安装湿化器或空调器的办公人员;吸入诱发试验;抗体补体血清学检查大多可查出抗致病抗原的沉淀抗体。

(四)闭塞性细支气管炎(BO)

闭塞性细支气管炎(BO)是一种真正的小气道疾病,与 BOOP 在临床上和病理学上完全不同,常有因狭窄、瘢痕收缩所致的气道阻塞,但管腔内无息肉。其特点如下:快速进行性呼吸困难,肺部闻及高调吸气中期干鸣音;胸部 X 线片显示过度充气,无浸润阴影;肺功能显示阻塞性通气功能障碍,CO 弥散功能正常;病理:可见直径 1～6 mm 的小支气管和细支气管的瘢痕狭窄及闭塞腔内无肉芽组织,肺泡管及肺泡正常。

四、治疗

(一)糖皮质激素类药物

糖皮质激素类药物为首选的药物,疗效甚好,用后临床表现可在 48 小时内好转,大部分在治疗 1 周后出现明显的临床症状的改善,但影像学完全正常则需数周。其剂量差异较大,泼尼松 $0.75～1.5 \text{ mg}/(\text{kg} \cdot \text{d})$,因减量可出现复发,疗程因人而异,对反复复发者应相应延长治疗时间,常需 6～12 个月。

(二)免疫抑制药

免疫抑制药常与糖皮质激素类药物联合使用,如环磷酰胺(CTX)或甲氨蝶呤(MTX)。

(三)大环内酯类

大环内酯类(如红霉素、罗红霉素及阿奇霉素),报道认为长期小剂量治疗病情可逐渐好转。

(刘 玲)

第七节　肺炎球菌肺炎

一、定义

肺炎球菌肺炎是由肺炎链球菌感染引起的急性肺部炎症,为社区获得性肺炎中最常见的细菌性肺炎。起病急骤,临床以高热、寒战、咳嗽、血痰及胸痛为特征,病理为肺叶或肺段的急性表现。近年来,因抗生素的广泛应用,典型临床和病理表现已不多见。

二、病因

致病菌为肺炎球菌,革兰阳性,有荚膜,复合多聚糖荚膜共有 86 个血清型。成人致病菌多为 1 型、5 型。为口咽部定植菌,不产生毒素(除Ⅲ型),主要靠荚膜对组织的侵袭作用而引起组织的炎性反应,通常在机体免疫功能低下时致病。冬春季因带菌率较高(40%~70%)为本病多发季节。青壮年男性或老幼多见。长期卧床、心力衰竭、昏迷和手术后等易发生肺炎球菌性肺炎。常间诱因有病毒性上呼吸道感染史或受寒、酗酒、疲劳等。

三、诊断

(一)临床表现

因患者年龄、基础疾病及有无并发症,就诊是否使用过抗生素等影响因素,临床表现差别较大。

(1)起病:多急骤,短时寒战继之出现高热,呈稽留热型,肌肉酸痛及全身不适,部分患者体温低于正常。

(2)呼吸道症状:起病数小时即可出现,初起为干咳,继之咳嗽,咳黏性痰,典型者痰呈铁锈色,累及胸膜可有针刺样胸痛,下叶肺炎累及膈胸膜时疼痛可放射至上腹部。

(3)其他系统症状:食欲缺乏、恶心、呕吐及急腹症消化道症状。老年人精神萎靡、头痛等。部分严重感染的患者可发生周围循环衰竭,甚至早期出现休克。

(4)体检:急性病容,呼吸急促,体温达 39~40 ℃,口唇单纯疱疹,可有发绀及巩膜黄染,肺部听诊为实变体征或可听到啰音,累及胸膜时可有胸膜摩擦音甚至胸腔积液体征。

(5)合并症及肺外感染表现:①脓胸(5%~10%):治疗过程中又出现体温升高、白细胞计数增高时,要警惕并发脓胸和肺脓肿的可能。②脑膜炎:可出现神经症状或神志改变。③心肌炎或心内膜炎:心率快,出现各种心律失常或心脏杂音,脾大,心力衰竭。

(6)败血症或毒血症(15%~75%):可出现皮肤、黏膜出血点,巩膜黄染。

(7)感染性休克:表现为周围循环衰竭,如血压降低、四肢厥冷、心动过速等,个别患者起病既表现为休克而呼吸道症状并不明显。

(8)麻痹性肠梗阻。

(9)罕见弥漫性血管内凝血、急性呼吸窘迫综合征(ARDS)。

(二)实验室检查

(1)血常规:白细胞$(10\sim30)\times10^9$/L,中型粒细胞增多80%以上,分类核左移并可见中毒颗粒。酒精中毒、免疫力低下及年老体弱者白细胞总数可正常或减少,提示预后较差。

(2)病原体检查:①痰涂片及荚膜染色镜检,可见革兰染色阳性双球菌,2~3次痰检为同一细菌有意义。②痰培养加药物敏感试验可助确定菌属并指导有效抗生素的使用,干咳无痰者可做高渗盐水雾化吸入导痰。③血培养致病菌阳性者可做药物敏感试验。④脓胸者应做胸腔积液菌培养。⑤对重症或疑难患者,有条件时可采用下呼吸道直接采样法做病原学诊断。如防污染毛刷采样(PSB)、防污染支气管-肺泡灌洗(PBAL)、经胸壁穿刺肺吸引(LA)、环甲膜穿刺经气管引(TTA)。

(三)胸部 X 线

(1)早期病变肺段纹理增粗、稍模糊。

(2)典型表现为大叶性、肺段或亚肺段分布的浸润、实变阴影,可见支气管气道征及肋膈角变钝。

(3)病变吸收较快时可出现浓淡不均的假空洞征。

(4)吸收较慢时可出现机化性肺炎。

(5)老年人、婴儿多表现为支气管肺炎。

四、鉴别诊断

(1)干酪样肺炎:常有中毒症状,胸部 X 线片表现肺实变、消散慢,病灶多在肺尖或锁骨下、下叶后段或下叶背段,新旧不一,有钙化点、易形成空洞并肺内播散。痰抗酸菌染色可发现结核菌,PPD 试验常阳性,青霉素 G 治疗无效。

(2)其他病原体所致肺炎:①多为院内感染,金黄色葡萄球菌肺炎和克雷伯杆菌肺炎的病情通常较重。②多有基础疾病。③痰或血的细菌培养阳性可鉴别。

(3)急性肺脓肿:早期临床症状相似,病情进展可出现可大量脓臭痰,查痰菌多为金黄色葡萄球菌、克雷伯杆菌、革兰阴性杆菌、厌氧菌等。胸部 X 线片可见空洞及液平面。

(4)肺癌伴阻塞性肺炎:常有长期吸烟史、刺激性干咳和痰中带血史,无明显急性感染中毒症状;痰脱落细胞可阳性;症状反复出现;可发现肺肿块、肺不张或肿大的肺门淋巴结;胸部 CT 及支气管镜检查可帮助鉴别。

(5)其他:ARDS、肺梗死、放射性肺炎和胸膜炎等。

五、治疗

(一)抗菌药物治疗

首先应给予经验性抗生素治疗,然后根据细菌培养结果进行调整。经治疗不好转者,应再次复查病原学及药物敏感试验进一步调整治疗方案。

1.轻症患者

(1)首选青霉素:青霉素每天 240 万 U,分 3 次肌内注射;或普鲁卡因青霉素每天 120 万 U,分 2 次肌内注射,疗程5~7 天。

(2)青霉素过敏者:可选用大环内酯类,如红霉素每天 2 g,分 4 次口服,或红霉素每天 1.5 g分次静脉滴注,或罗红霉素每天 0.3 g,分 2 次口服或林可霉素每天 2 g,肌内注射或静脉滴注,或克林霉素每天 0.6～1.8 g,分 2 次肌内注射,或克林霉素每天 1.8～2.4 g 分次静脉滴注。

2.较重症患者

青霉素每天 120 万 U,分 2 次肌内注射,加用丁胺卡那每天 0.4 g 分次肌内注射,或红霉素每天 1.0～2.0 g,分 2～3 次静脉滴注,或克林霉素每天 0.6～1.8 g,分 3～4 次静脉滴注,或头孢噻吩钠(头孢霉素Ⅰ)每天 2～4 g,分 3 次静脉注射。

疗程 2 周或体温下降 3 天后改口服。老人、有基础疾病者可适当延长。8%～15%青霉素过敏者对头孢菌素类有交叉过敏应慎用。如为青霉素速发性变态反应则禁用头孢菌素。如青霉素皮试阳性而头孢菌素皮试阴性者可用。

3.重症或有并发症患者(如胸膜炎)

青霉素每天 1 000 万～3 000 万 U,分 4 次静脉滴注;头孢唑啉钠(头孢霉素Ⅴ),每天 2～4 g,2 次静脉滴注。

4.极重症者如并发脑膜炎

头孢曲松每天 1～2 g 分次静脉滴注;碳青霉烯类如亚胺培南-西司他丁(泰能)每天 2 g,分次静脉滴注,或万古霉素每天 1～2 g,分次静脉滴注并加用第 3 代头孢菌素,或亚胺培南加第 3 代头孢菌素。

5.耐青霉素肺炎链球菌感染者

近年来,耐青霉素肺炎链球菌感染不断增多,通常最小抑制浓度(MIC)≥1.0 mg/L 为中度耐药,MIC≥2.0 mg/L 为高度耐药。临床上可选用以下抗生素。

克林霉素每天 0.6～1.8 g 分次静脉滴注,或万古霉素每天 1～2 g 分次静脉滴注,或头孢曲松每天 1～2 g 分次静脉滴注,或头孢噻肟每天 2～6 g 分次静脉滴注,或氨苄西林/舒巴坦、替卡西林/棒酸、阿莫西林/棒酸。

(二)支持疗法

支持疗法包括卧床休息、维持液体和电解质平衡等。应根据病情及检查结果决定补液种类。给予足够热量及蛋白和维生素。

(三)对症治疗

胸痛者止痛;刺激性咳嗽可给予可待因,止咳祛痰可用氯化铵或棕色合剂,痰多者禁用止咳剂;发热物理降温,不用解热药;呼吸困难者鼻导管吸氧。烦躁、谵妄者服用地西泮 5 mg 或水合氯醛 1～1.5 g 灌肠,慎用巴比妥类。鼓肠者给予缸管排气,胃扩张给予胃肠减压。

(四)并发症的处理

(1)呼吸衰竭:机械通气、支持治疗(面罩、气管插管、气管切开)。

(2)脓胸:穿刺抽液必要时肋间引流。

(五)感染性休克的治疗

(1)补充血容量:右旋糖酐-40 和平衡盐液静脉滴注,以维持收缩压 12.0～13.3 kPa(90～100 mmHg)。脉压>4.0 kPa(30 mmHg),尿量>30 mL/h,中心静脉压 0.6～1.0 kPa(4.4～7.4 mmHg)。

(2)血管活性药物的应用:输液中加入血管活性药物以维持收缩压 12.0～13.3 kPa(90～100 mmHg)。为升高血压的同时保证和调节组织血流灌注,近年来主张血管活性药物为主,配合收缩性药物,常用的有多巴胺、间羟胺、去甲肾上腺素和山莨菪碱等。

(3)控制感染:及时、有效地控制感染是治疗中的关键。要及时选择足量、有效的抗生素静脉并联合给药。

(4)糖皮质激素类药物的应用:病情或中毒症状重及上述治疗血压不恢复者,在使用足量抗生素的基础上可给予氢化可的松100～200 mg或地塞米松5～10 mg静脉滴注,病情好转立即停药。

(5)纠正水、电解质和酸碱平衡紊乱:严密监测血压、心率、中心静脉压、血气、水、电解质变化,及时纠正。

(6)纠正心力衰竭:严密监测血压、心率、中心静脉压、意识及末梢循环状态,及时给予利尿及强心药物,并改善冠状动脉供血。

(刘 玲)

第八节 葡萄球菌肺炎

一、定义

葡萄球菌肺炎是致病性葡萄球菌引起的急性化脓性肺部炎症,主要为原发性(吸入性)金黄色葡萄球菌肺炎和继发性(血源性)金黄色葡萄球菌肺炎。

二、易感人群和传播途径

本病多见于儿童和年老体弱者,尤其是长期应用皮质激素类药物、抗肿瘤药物及其他免疫抑制剂者,慢性消耗性疾病患者,如糖尿病、恶性肿瘤、再生障碍性贫血、严重肝病、急性呼吸道感染和长期应用抗生素的患者。金黄色葡萄球菌肺炎的传染源主要有葡萄球菌感染病灶,特别是感染医院内耐药菌株的患者,其次为带菌者。主要通过接触和空气传播,医护人员的手、诊疗器械、患者的生物用品及铺床、换被褥都可能是院内交叉感染的主要途径。细菌可以通过呼吸道吸入或血源播散导致肺炎。目前因介入治疗的广泛开展和各种导管的应用,为表皮葡萄球菌的入侵提供了更多的机会,其在院内感染性肺炎中的比例也在提高。

三、病因

葡萄球菌为革兰阳性球菌,兼性厌氧,分为金黄色葡萄球菌、表皮葡萄球菌、腐生葡萄球菌,其中金黄色葡萄球菌致病性最强。血浆凝固酶可以使纤维蛋白原转变成纤维蛋白,后者包绕于菌体表面,从而逃避白细胞的吞噬,与细菌的致病性密切相关。凝固酶阳性的细菌,如金黄色葡萄球菌;凝固酶阴性的细菌,如表皮葡萄球菌、腐生葡萄球菌。但抗甲氧西林金黄色葡萄球菌(MRSA)和抗甲氧西林凝固酶阴性葡萄球菌(MRSCN)的感染日益增多,同时对多种抗生素耐药,包括喹诺酮类、大环内酯类、四环素类、氨基糖苷类等。近年来,国外还出现了耐万古霉素金黄色葡萄球菌(VRSA)的报道。目前MRSA分为两类,分别是医院获得性MRSA(HA-MRSA)和社区获得性MRSA(CA-MRSA)。

四、诊断

(一)临床表现

(1)多数急性起病,血行播散者常有皮肤疖痈史,皮肤黏膜烧伤、裂伤、破损,一些患者有金黄色葡萄球菌败血症病史,部分患者找不到原发灶。

(2)通常全身中毒症状突出,衰弱、乏力、大汗、全身关节肌肉酸痛、急起高热、寒战、咳嗽、由咳黄脓痰演变为脓血痰或粉红色乳样痰、无臭味儿、胸痛和呼吸困难进行性加重、发绀,重者甚至出现呼吸窘迫及血压下降、少尿等末梢循环衰竭的表现。少部分患者肺炎症状不典型,可亚急性起病。

(3)血行播散引起者早期以中毒性表现为主,呼吸道症状不明显。有时虽无严重的呼吸系统症状和高热,而患者已发生中毒性休克,出现少尿、血压下降。

(4)早期呼吸道体征轻微与其严重的全身中毒症状不相称是其特点之一,不同病情及病期体征不同,典型大片实变少见,如有则病侧呼吸运动减弱,局部叩诊浊音,可闻及管样呼吸音。有时可闻及湿啰音,双侧或单侧。合并脓胸、脓气胸时,视程度不同可有相应的体征。部分患者可有肺外感染灶、皮疹等。

(5)社区获得性肺炎中,若出现以下情况需要高度怀疑 CA-MRSA 的可能:流感样前驱症状;严重的呼吸道症状伴迅速进展的肺炎,并发展为 ARDS;体温超过 39 ℃;咯血;低血压;白细胞计数降低;X 线片显示多叶浸润阴影伴空洞,近期接触 CA-MRSA 的患者;属于 CA-MRSA 寄生群体;近 6 个月来家庭成员中有皮肤脓肿或疖肿的病史。

(二)实验室及辅助检查

外周血白细胞在 $20×10^9$/L 左右,可高达 $50×10^9$/L,重症者白细胞可低于正常。中性粒细胞数增高,有中毒颗粒、核左移现象。血行播散者血培养阳性率可达 50%。原发吸入者阳性率低。痰涂片革兰染色可见大量成堆的葡萄球菌和脓细胞,白细胞内见到球菌有诊断价值。普通痰培养阳性有助于诊断,但有假阳性,通过保护性毛刷采样定量培养,细菌数量>10^3 cfu/mL 时几乎没有假阳性。

血清胞壁酸抗体测定对早期诊断有帮助,血清滴度≥1∶4 为阳性,特异性较高。

(三)影像学检查

肺浸润、肺脓肿、肺气囊肿和脓胸、脓气胸是金黄色葡萄球菌感染的四大 X 线片征象,在不同类型和不同病期以不同的组合表现。早期病变发展,金黄色葡萄球菌最常见的胸片异常是支气管肺炎伴或不伴脓肿形成或胸腔积液。原发性感染者早期胸部 X 线片表现为大片絮状、密度不均的阴影,可呈节段或大叶分布,也呈小叶样浸润,病变短期内变化大,可出现空洞或蜂窝状透亮区,或在阴影周围出现大小不等的气肿大泡。血源性感染者的胸部 X 线表现呈两肺多发斑片状或团块状阴影或多发性小液平面。

五、鉴别诊断

(一)其他细菌性肺炎

如流感嗜血杆菌、克雷伯杆菌、肺炎链球菌引起的肺炎,典型者可通过发病年龄、起病急缓、痰的颜色、痰涂片、胸部 X 线等检查加以初步鉴别。各型不典型肺炎的临床鉴别较困难,最终的鉴别均需病原学检查。

（二）肺结核

上叶金黄色葡萄球菌肺炎易与肺结核混淆，尤其是干酪性肺炎，也有高热、畏寒、大汗、咳嗽、胸痛，胸部 X 线片也有相似之处，还应与发生在下叶的不典型肺结核鉴别，通过仔细询问病史及相关的实验室检查大多可以鉴别，还可以观察治疗反应帮助诊断。

六、治疗

（一）对症治疗
休息、祛痰、吸氧、物理或化学降温、合理饮食、防止脱水和电解质紊乱，保护重要脏器功能。

（二）抗菌治疗
1.经验性治疗

治疗的关键是尽早选用敏感有效的抗生素，防止并发症。可根据金黄色葡萄球菌感染的来源（社区还是医院）和本地区近期药物敏感试验资料选择抗生素。社区获得性感染考虑为金黄色葡萄球菌感染，不宜选用青霉素，应选用苯唑西林和头孢唑林等第一代头孢菌素；若效果欠佳，在进一步病原学检查时可换用糖肽类抗生素治疗。怀疑医院获得性金黄色葡萄球菌肺炎，则首选糖肽类抗生素。经验性治疗中，尽可能获得病原学结果，根据药物敏感试验结果修改治疗方案。

2.针对病原菌治疗

治疗应依据痰培养及药物敏感试验结果选择抗生素。对青霉素敏感株，首选大剂量青霉素治疗，过敏者，可选大环内酯类、克林霉素、半合成四环素类或第一代头孢菌素。甲氧西林敏感的产青霉素酶菌仍以耐酶半合成青霉素治疗为主，如甲氧西林、苯唑西林、氯唑西林，也可选头孢菌素（第一代或第二代头孢菌素）。对 MRSA 和 MRSCN 首选糖肽类抗生素。①万古霉素：$1\sim$ $2\ g/d$，（或去甲万古霉素 $1.6\ g/d$），但要将其血药浓度控制在 $20\ \mu g/mL$ 以下，防止其耳、肾毒性的发生。②替考拉宁：$0.4\ g$，前 3 剂每 12 小时 1 次，以后维持剂量为 $0.4\ g/d$，肾功能不全者应调整剂量。疗程不少于 3 周。MRSA、MRSCN 还可选择利奈唑胺，（静脉或口服）一次 $600\ mg$，每12 小时 1 次，疗程 $10\sim14$ 天。

（三）治疗并发症
如并发脓胸或脓气胸时可行闭式引流，抗感染时间可延至 $8\sim12$ 周。合并脑膜炎时，最好选用脂溶性强的抗生素，如头孢他啶、头孢哌酮、万古霉素及阿米卡星等，疗程要长。

（四）其他治疗
避免应用可导致白细胞减少的药物和糖皮质激素类药物。

七、临床路径

（1）详细询问近期有无皮肤感染、中耳炎、进行介入性检查或治疗，有无慢性肝肾疾病、糖尿病病史，是否接受放射治疗、化学治疗或免疫抑制剂治疗。了解起病急缓、痰的性状及演变，有无胸痛、呼吸困难、程度及全身中毒症状，尤应注意高热、全身中毒症状明显与呼吸系统症状不匹配者。

（2）体检要注意生命体征，皮肤黏膜有无感染灶和皮疹，肺部是否有实变体征，还要仔细检查心脏有无新的杂音。

（3）进行必要的辅助检查，包括血常规、血培养（发热时）、痰的涂片和培养（用抗生素之前）、胸部 X 线检查，并动态观察胸部影像学变化，必要时可行支气管镜检查及局部灌洗。

(4)处理:应用有效的抗感染治疗,加强对症支持,防止并积极治疗并发症。

(5)预防:增强体质,防止流感,可进行疫苗注射。彻底治疗皮肤及深部组织的感染,加强年老体弱者的营养支持,隔离患者和易感者,严格抗生素的使用规则,规范院内各项操作及消毒制度,减少交叉感染。

(刘 玲)

第九节　铜绿假单胞菌肺炎

铜绿假单胞菌是自然界普遍存在的革兰阴性需氧菌,分布广泛,几乎在任何有水的环境中均可生长,包括土壤、水的表面、植物、食物等。铜绿假单胞菌无芽孢,菌体一端单毛或多毛,有动力,能产生蓝绿色水溶性色素而形成绿色脓液。通过黏附和定植于宿主细胞,局部侵入及全身扩散而感染机体。其感染途径为皮肤、消化道、呼吸道、泌尿生殖道、骨关节、各种检查等。

一、易感因素

由于铜绿假单胞菌是人体的正常菌群之一,很少引起健康人的感染,而多发生于有基础疾病的患儿,包括严重心肺疾病、早产儿、烧伤、中性粒细胞缺乏、原发性免疫缺陷病、支气管扩张症、恶性肿瘤等。接受免疫抑制和长期(至少 7 天)广谱抗生素治疗、外科手术和机械通气后的儿童患铜绿假单胞杆菌肺炎(pseudomonas aeruginosa pneumonia)的概率增加。因此铜绿假单胞菌是院内获得性感染的重要病原菌。最近的研究表明,在院内获得性肺炎中铜绿假单胞菌占21%,是继金黄色葡萄球菌之后的第 2 位常见病原菌。沙特阿拉伯在儿科重症监护室(PICU)的一项研究表明,呼吸机相关肺炎中铜绿假单胞菌感染占 56.8%。虽然铜绿假单胞菌是院内获得性感染的常见病原菌,但 1.5%~5%社区获得性肺炎是铜绿假单胞菌感染引起的。

二、发病机制

铜绿假单胞菌的主要致病物质为铜绿假单胞菌外毒素 A(pseudomonas exotoxin A,PEA)及内毒素,后者包括脂多糖及原内毒素蛋白(original endotoxin protein,OEP),OEP 具有神经毒作用。PEA 对巨噬细胞吞噬功能有抑制作用。铜绿假单胞菌肺炎的发病机制较复杂,引起感染的原因包括微生物及宿主两方面。而宿主的局部和全身免疫功能低下为主要因素。当人体细胞损伤或出现病毒感染时有利于铜绿假单胞菌的黏附。感染的严重程度依赖于细菌致病因子和宿主的反应。铜绿假单胞菌可以仅仅是定植,存在于碳水化合物的生物被膜中,偶尔有少数具有免疫刺激作用的基因表达。但也可以出现侵袭性感染,附着并损害上皮细胞,注射毒素,快速触发编程性细胞死亡和上皮细胞的完整性。上皮细胞在防御铜绿假单胞菌感染中起重要作用,中性粒细胞是清除细菌的主要吞噬细胞,肺泡巨噬细胞通过激活细胞表面受体产生细胞因子而参与宿主的炎症应答。许多细胞因子在铜绿假单胞菌感染宿主的免疫应答中起重要作用,包括肿瘤坏死因子-α、IL-4 和 IL-10。

由于抗生素的广泛应用可以引起铜绿假单胞菌定植,由于机械通气、肿瘤、前驱病毒感染,使患者气道受损,引起定植在气道的铜绿假单胞菌感染,出现肺炎、脓毒症甚至死亡。囊性纤维化

(cystic fibrosis,CF)患者存在气道上皮和黏液下腺跨膜传导调节蛋白功能缺陷,因此 CF 患者对铜绿假单胞菌易感,而且可以引起逐渐加重的肺部疾病。美国对 CF 患者的研究数据表明 58.7%患者存在铜绿假单胞菌感染。反复铜绿假单胞菌感染引起的慢性气道炎症是 CF 患者死亡的主要原因。在一项对儿童 CF 患者的纵列研究中表明,到 3 岁时 97% CF 儿童气道存在铜绿假单胞菌定植。接受免疫抑制剂治疗、中性粒细胞缺乏和人类免疫缺陷病毒患者,由于丧失黏膜屏障、减少细菌的清除而感染。

当健康人暴露于严重污染的烟雾、水源时也可以感染,引起重症社区获得性肺炎。

三、病理

一些动物实验的研究表明,铜绿假单胞菌感染的家兔肺部早期病理学改变为出血、渗出、中性粒细胞浸润、肺小脓肿形成等急性炎症反应。随着细菌反复吸入,逐渐出现较多的慢性炎症及在慢性炎症基础上急性发作的病理学改变,如细支气管纤毛倒伏、部分脱落,管腔有脓栓形成,肺泡间隔增宽,炎细胞浸润以淋巴细胞为主。当停止吸入菌液后,这种慢性炎症改变持续存在,长时间不消失。

四、临床表现

铜绿假单胞杆菌肺炎是一种坏死性支气管肺炎。其表现为寒战、中等度发热,早晨比下午高,感染中毒症状重、咳嗽、胸痛、呼吸困难和发绀;咳出大量绿色脓痰,可有咯血;脉搏与体温相对缓慢;肺部无明显大片实变的体征,有弥漫性细湿啰音及喘鸣音;如合并胸腔积液可出现病变侧肺部叩浊音,呼吸音降低或出现胸膜摩擦音;可有低血压、意识障碍、多系统损害表现,出现坏疽性深脓疱病、败血症、感染中毒性休克、弥散性血管内凝血。一半患者有吸入病史。

在北京儿童医院收治的铜绿假单胞菌肺炎患儿中部分是社区获得性感染,往往为败血症的一部分。部分患儿存在基础疾病。是否存在感染性休克与肺出血对预测铜绿假单胞菌感染的预后至关重要。根据北京儿童医院对 8 例社区获得性铜绿假单胞菌败血症的研究发现,5 例死亡患儿均死于感染性休克,或合并肺出血。

五、实验室检查

多数患者白细胞轻-中度增高,但 1/3 患者白细胞计数可减少,并可见贫血、血小板计数减少及黄疸。根据北京儿童医院临床观察铜绿假单胞菌感染患儿外周血白细胞最高可达 $71.9×10^9/L$,最低 $1.0×10^9/L$,血小板计数最低 $24×10^9/L$。C 反应蛋白显著增高,大部分患儿>100 mg/L;痰或胸腔积液中可找到大量革兰阴性杆菌,培养阳性。部分患儿血培养阳性。

六、影像学表现

胸部 X 线和 CT 检查:可见结节状浸润阴影及许多细小脓肿,后可融合成大脓肿;一侧或双侧出现,但以双侧或多叶病变为多,多伴有胸腔积液或脓胸。

Winer-Muram 等对呼吸机相关铜绿假单胞菌肺炎的影像学研究显示:83%有肺内局限性透光度降低,多为多部位或双侧弥漫性病变;89.7%有胸腔积液,其中约 1/4 为脓胸;10.3%出现肺气肿;23%患者出现空洞,可单发或多发,可以是薄壁空洞或厚壁空洞,以大空洞(直径>3 cm)多见。Shah 等对铜绿假单胞菌肺炎的胸部 CT 研究显示:肺内实变见于所有患者,82%为多叶病变或上叶病变;50%为结节状病变,32%呈小叶中心芽孢状分布,18%为随机分布的大结节;31%可见毛玻璃样改变,57%为支气管周围渗出病变,46%双侧、18%单侧胸腔积液,29%为坏死病变(图 5-1、图 5-2、图 5-3)。

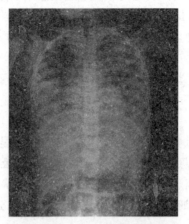

图 5-1　铜绿假单胞菌肺炎胸部 X 线

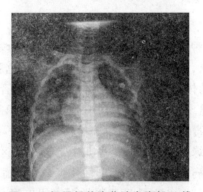

图 5-2　铜绿假单胞菌肺炎胸部 X 线

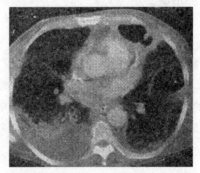

图 5-3　胸部 CT

肺内实变,毛玻璃样改变,左舌、下叶空洞,右侧胸腔积液和右下叶肺不张

七、鉴别诊断

(1)其他细菌性肺炎:临床和影像学表现与其他细菌性肺炎相似。但如果在高危人群中出现上述表现,应考虑到铜绿假单胞菌肺炎,确诊需要依靠痰、胸腔积液或血培养。

(2)小叶性干酪性肺炎。

八、治疗

提倡早期、及时应用敏感抗生素联合治疗,保护重要脏器功能和加强支持治疗。

美国胸科学会于 2005 年发表的关于《成人医院获得性肺炎经验性治疗指南》,推荐对于有铜绿假单胞菌感染可能的患者使用氨基糖苷类(阿米卡星、庆大霉素或妥布霉素)或氟喹诺酮类(环丙沙星或左氧氟沙星),联合以下药物中的一种:抗假单胞菌的头孢菌素(头孢吡肟或头孢他啶)或抗假单胞菌的碳青霉烯类(亚胺培南或美罗培南)或 β-内酰胺类加酶抑制剂(哌拉西林/他唑巴坦),作为经验性治疗的抗生素选择。但由于喹诺酮类和氨基糖苷类不良反应严重或可以引起未成熟动物的软骨发育不良,在儿童患者中慎用或禁用。

由于铜绿假单胞菌在自然界普遍存在,具有天然和获得性耐药性,目前耐药菌株有随抗生素使用频率的增加而逐年增多的趋势,存在较严重的交叉耐药现象,因此常给治疗带来困难。有研究表明静脉使用多黏菌素 E 治疗多重耐药铜绿假单胞菌感染效果良好(有效率 61%)。对铜绿假单胞菌无抗菌活性的罗红霉素与 β-内酰胺类药物联合治疗后疗效明显增强。阿奇霉素也可以在治疗铜绿假单胞菌生物被膜感染中对亚胺培南起到协同作用。

在成人患者中,有雾化吸入妥布霉素和多黏菌素 E 来预防及治疗多重耐药铜绿假单胞菌感染的研究,但缺乏儿童中安全性和有效性的研究。

对铜绿假单胞菌感染的免疫治疗越来越被重视,静脉注射丙种球蛋白可提高重症患者的治愈率。

九、预后

本病的预后与机体的免疫状态、是否存在基础疾病、细菌的接种量、对抗生素的敏感性及是否早期使用有效抗生素治疗有关。社区获得性铜绿假单胞菌肺炎病死率相对较低,约 8%;院内获得性感染死亡率较高,铜绿假单胞菌引起的呼吸机相关肺炎的病死率高达 50%~70%。免疫缺陷患者中铜绿假单胞菌肺炎的死亡率高达 40%。

(刘 玲)

第十节 克雷伯杆菌肺炎

一、概述

克雷伯杆菌肺炎(旧称肺炎杆菌肺炎),是最早被认识的革兰阴性杆菌肺炎,并且仍居当今社区获得性革兰阴性杆菌肺炎的首位,医院获得性革兰阴性杆菌肺炎的第二位或第三位。克雷伯杆菌肺炎是克雷伯菌属最常见菌种,约占临床分离株的 95%。克雷伯杆菌肺炎又分肺炎、臭鼻和鼻硬结 3 个亚种,其中又以克雷伯杆菌肺炎亚种最常见。根据荚膜抗原成分的不同,克雷伯菌肺炎分 78 个血清型,引起肺炎者以 1~6 型为多。由于抗生素的广泛应用,20 世纪80 年代以来克雷伯杆菌肺炎耐药率明显增加,特别是它产生超广谱 β-内酰胺酶(ESBLs),能水解所有第 3 代头孢菌素和单酰胺类抗生素。目前不少报道克雷伯杆菌肺炎中产 ESBLs 比率高达 30%～40%，并可引起医院感染暴发流行，正受到密切关注。该病好发于原有慢性肺部疾病、糖尿病和酒精中毒者，以中老年多见。

二、诊断

(一)临床表现

多数患者起病突然，部分患者可有上呼吸道感染的前驱症状。主要症状为寒战、高热、咳嗽、咳痰、胸痛、呼吸困难和全身衰弱。痰色如砖红色，被认为是该病的特征性表现，可惜临床上甚为少见；有的患者咳痰呈铁锈色，或痰带血丝，或伴明显咯血。体检患者呈急性病容，常有呼吸困难和发绀，严重者有全身衰竭、休克和黄疸。肺叶实变期可发生相应实变体征，并常闻及湿啰音。

(二)辅助检查

1.一般实验室检查

周围血白细胞总数和中性粒细胞比例增加，核型左移。若白细胞计数不高或反见减少，提示预后不良。

2.细菌学检查

经筛选的合格痰标本(鳞状上皮细胞<10 个/低倍视野或白细胞计数>25 个/低倍视野)，或下呼吸道防污染标本培养分离到克雷伯杆菌肺炎，且达到规定浓度(痰培养菌量≥10^6 cfu/mL、防污染样本毛刷标本菌是≥10^3 cfu/mL)，可以确诊。据报道 20%～60%患者血培养阳性，更具有诊断价值。

3.影像学检查

X 线征象，包括大叶实变、小叶浸润和脓肿形成。右上叶实变时重而黏稠的炎性渗出物，使叶间裂呈弧形下坠是肺炎克雷伯肺炎具有诊断价值的征象，但是并不常见。在慢性肺部疾病和免疫功能受损患者，患该病时大多表现为支气管肺炎。

三、鉴别诊断

该病应与各类肺炎包括肺结核相鉴别，主要依据病原体检查，并结合临床作出判别。

四、治疗

(一)一般治疗
与其他细菌性肺炎治疗相同。

(二)抗菌治疗

轻、中症患者最初经验性抗菌治疗，应选用 β-内酰胺类联合氨基糖苷类抗生素，然后根据药物敏感试验结果进行调整。若属产 ESBL 菌株，或既往常应用第 3 代头孢菌素治疗、或在 ESBL 流行率高的病区(包括重症监护室)、或临床重症患者最初经验性治疗应选择碳青霉烯类抗生素(亚胺培南或美罗培南)，因为目前仅有该类抗生素对 ESBLs 保持高度稳定，没有耐药。哌拉西林/三唑巴坦、头孢吡肟对部分 ESBLs 菌株体外有效，还有待积累更多经验。

(朱　聪)

第十一节　流感嗜血杆菌肺炎

一、定义

流感嗜血杆菌肺炎是由流感嗜血杆菌引起的肺炎,易发生于 3 岁以下婴幼儿,近年来成人发病逐渐增多,发病率仅次于肺炎链球菌肺炎,位居第二位。

二、病因

(1)人群中流感嗜血杆菌的带菌率很高,多寄生于上呼吸道(鼻咽部),为条件致病菌,通常并不致病,在 6 个月至 5 岁的婴幼儿和慢性肺部疾病患者中易诱发肺炎,秋冬季节为发病高峰季节,常发生于上呼吸道感染之后。

(2)流感嗜血杆菌肺炎的传染源为本病患者、恢复期患者及带菌者,主要通过呼吸道在人与人之间进行传播。

三、诊断

流感嗜血杆菌肺炎的临床表现及胸部 X 线征象与其他病原体引起的肺炎相似。因此,本病的诊断主要依据流感嗜血杆菌的分离。

(一)病史

(1)常见有慢性肺部疾病的患者或者有基础免疫缺陷的患者。

(2)有上呼吸道感染史。

(二)临床表现

(1)起病前多有上呼吸道感染,有高热、咳嗽、咳脓痰,伴气急、胸痛,偶有肌肉疼痛、关节痛。原有慢性阻塞性肺疾病的患者通常起病较为缓慢,表现为咳嗽、咳痰加重,可出现呼吸困难和发绀。严重患者有呼吸衰竭的临床表现。在免疫功能低下患者多数起病急,临床表现与肺炎链球菌肺炎相似。但本病并发脓胸较肺炎链球菌肺炎多见。75％可出现胸腔积液,少数患者并发脑膜炎、败血症。

(2)体征与一般肺炎相似,有实变时可有轻度叩诊浊音,听诊呼吸音减低,可闻及支气管呼吸音、散在或局限的干、湿啰音,偶有胸膜摩擦音。

(3)胸部 X 线检查:3/4 的患者可呈斑片状支气管肺炎表现,1/4 的患者显示肺段或肺叶实变,很少形成脓肿,但可伴有类肺炎样胸腔积液,肺炎吸收后形成肺气囊。

(三)实验室检查

1.血液检查

白细胞计数总数大多增高,重症患者白细胞计数可减低。

2.病原学检查

用痰液或胸腔积液做细菌培养,分离出流感嗜血杆菌可确诊。近年来,应用 DNA 探针与外膜蛋白特异性单克隆抗体技术检测流感嗜血杆菌,阳性率与特异性均较高。

四、鉴别诊断

(一)肺炎链球菌肺炎

(1)起病急骤,寒战、高热、咳嗽、咳铁锈色痰。

(2)胸部 X 线片表现为大叶性,肺段或亚段分布的均匀密度增高阴影。

(3)病原菌检查:痰直接涂片染色,发现典型的革兰染色阳性、带荚膜的双球菌即可初步诊断。痰培养分离出典型的菌落是确诊的主要依据。

(二)军团菌肺炎

(1)典型症状有高热、相对缓脉、肌肉痛、乏力。

(2)肺外表现:恶心、呕吐、腹痛、腹泻、头痛、嗜睡等神经系统症状及肾功能损害。

(3)胸部 X 线片表现为肺外周的斑片状实质浸润阴影,可多叶受累,少数可有空洞形成。

(4)实验室检查:低钠血症,可有血肌酐、转氨酶及乳酸脱氢酶升高。

(5)抗体测定:血清军团菌抗体滴度升高达 4 倍或 4 倍以上。

(6)病原菌检查:痰培养,分离出军团杆菌,对本病诊断有决定意义。

五、治疗

(一)抗生素治疗

(1)首选头孢噻肟、头孢曲松或其他第二、三代头孢菌素。

(2)次选大环内酯类、环丙沙星、氧氟沙星、左氧氟沙星、亚胺培南或美罗培南。

(3)对青霉素一般不敏感,非产 β-内酰胺酶者经典用药为氨苄西林 6~12 g/d,分 2~3 次静脉滴注;或用阿莫西林 1.5~3 g,分 3 次静脉滴注。

(4)β-内酰胺类药物与 β-内酰胺酶抑制剂的复合制剂,如替卡西林-克拉维酸复合制剂(每次 3.2 g,每天 3~4 次静脉滴注),对 β-内酰胺酶稳定,目前可作为优先选用的药物。

(二)对症治疗

严重患者应卧床休息,高热者给予退热治疗,气急者给予吸氧,加强营养,维持水、电解质平衡。

(朱　聪)

第十二节　军团菌肺炎

一、定义

军团菌肺炎是由革兰染色阴性的嗜肺军团杆菌引起的一种以肺炎为主的全身感染性疾病,是军团菌病(LD)的一种临床类型。

二、病因

军团菌是一种无荚膜、不产气、对热耐力强的胞内寄生革兰阴性杆菌,广泛存在于人工和天然水环境中。菌株有 50 个种、70 个血清型,其中 50% 对人有致病性。其中 90% 军团菌肺炎由嗜肺军团杆菌引起。嗜肺军团菌包括 16 个血清型,其中血清Ⅰ型是引起军团菌肺炎最常见的致病菌。

三、流行病学

在蒸馏水、河水和自来水的存活时间分别为 3～12 个月、3 个月、1 年。静止水源或沉积物浓度高的水源为军团菌生长繁殖的理想场地。可经供水系统、空调或雾化吸入进入呼吸道引起感染。易感人群包括年老体弱,慢性心、肺、肾病,糖尿病,恶性肿瘤,血液病,艾滋病或接受免疫抑制剂治疗者。军团菌流行高峰为每年夏秋,全年均可发病,传染途径有两种:呼吸道吸入,以及误饮含军团菌的水。潜伏期 2～10 天。军团菌肺炎的危险因素包括近期旅游、接触不洁水流、肝肾衰竭、糖尿病、恶性肿瘤,其他的有高龄、免疫功能下降,特别是 AIDS、血液系统肿瘤,以及终末期肾脏病患者中发病率明显增高。

四、发病机制、病理

军团菌进入呼吸道后可被单核细胞吞噬,在细胞内增生逃脱宿主免疫。军团菌与宿主的相互作用结果决定是否致病。病理学改变为急性纤维蛋白化脓性肺炎。病变多实变或呈小叶分布,严重者形成小脓肿。显微镜下可见肺泡上皮、内皮弥漫急性损伤,透明膜形成。病灶内可见中性粒细胞、巨噬细胞、红细胞和纤维素样渗出。直接免疫荧光或银染可见军团菌,病变可侵犯血管和淋巴管。肺外病变可见间质性肾炎、血管炎、心肌炎、化脓性心包炎、肌溶解等。

五、临床表现

临床表现差异很大,可无症状至多器官损伤。潜伏期 2～10 天。典型患者常为亚急性起病,发热(>39 ℃,弛张热)、畏寒、寒战、头痛、无力、肌肉疼痛。

(一)肺部表现

90% 的患者有咳嗽,非刺激性干咳,可有少量非脓性痰;40% 的患者胸痛,多呈胸膜样胸痛,较为剧烈;17% 的患者可出现咯血,痰中带血丝为主;94% 的患者有不同程度的呼吸困难。

(二)肺外表现

1.神经系统

发生率为 50%,常见神经状态改变、意识模糊、额部头痛、嗜睡、定向力障碍,偶见谵妄。神经系统异常严重程度与发热、低氧、代谢紊乱无明显相关性。脑脊液检查多正常,可有淋巴细胞或蛋白轻度增高。脑电图可呈典型弥漫慢波,偶见颈项强直。

2.消化系统

多在病初发生,25% 有恶心、呕吐,30% 有腹泻或稀便。多为糊状或水样便,无脓血和黏液便。可有肝功能异常。肝大、腹膜炎、胰腺炎、直肠周围脓肿等和阑尾脓肿罕见。

3.肾脏

25%～30% 的患者可出现镜下血尿和蛋白尿,极少数可偶见肌红蛋白尿、急性间质性肾炎、肾盂肾炎、肾脓肿、肾小球肾炎,近 10% 可发生急性肾衰竭。

4.心脏、血液系统

可出现相对缓脉,偶可出现心肌炎、心包炎、白细胞和血小板计数减少。

(三)体征

查体可见呼吸加快,相对性缓脉,可出现低血压。肺部听诊可闻及湿啰音,部分闻及哮鸣音;随着疾病的进展出现肺部实变体征;1/3 的患者有少量胸腔积液。严重患者有明显呼吸困难和发绀。

(四)肺外表现

军团菌病常有明显的肺外症状。早期出现的消化道症状,约半数有腹痛、呕吐、腹泻,多为水样便,无脓血便。神经症状也较常见,如焦虑、神志迟钝、谵妄。患者可有肌肉疼痛及关节疼痛。部分患者有心包炎、心肌炎和心内膜炎,偶可合并急性肾衰竭、休克和弥漫性血管内凝血。

六、实验室检查

(一)非特异性检查

白细胞中度升高、血沉增快、低钠血症常见,可有碱性磷酸酶升高、高氮质血症;部分重症患者有肝功能和肾功能损害的表现,出现蛋白尿、显微镜下血尿或转氨酶异常。

(二)胸部 X 线检查

无特异性,常表现为进展迅速的非对称、边缘不清的肺实质性浸润阴影。呈肺叶或肺段分布,下叶多见,部分患者出现心包积液、胸腔积液,免疫低下人群可出现空洞,甚至肺脓肿。胸部病灶吸收缓慢,可达 1~2 个月,有时临床治疗有效的情况下胸部 X 线检查仍然呈进展表现。

(三)特异性检查

1.分离和培养

痰液、血液、胸腔积液、气管抽取物、肺活检材料均可作为军团菌培养标本。军团菌在普通培养基上不能生长。需要在活性炭酵母浸液琼脂(缓冲液活性炭酵母琼脂培养基)在 2.5%~5% CO_2 环境下培养 1 周。大多数嗜肺军团菌出现阳性结果需 3~7 天,非嗜肺军团菌阳性需要 10 天以上。培养是军团菌诊断的金标准。敏感性可达 60%,特异性可达 100%。

2.直接免疫荧光抗体(DFA)

敏感性为 50%~70%,特异性为 96%~99%。该方法与其他细菌包括脆弱杆菌、假单胞菌、产黄杆菌属等有交叉反应。

3.尿抗原测定

尿抗原主要检测的抗原是军团菌细胞壁脂多糖成分。具有热稳定性及抗胰蛋白酶活性。最早可在出现症状后 1 天内检测到,可持续到有效抗生素治疗后数天或数周。尿抗原敏感性与疾病严重程度相关。因采用的俘获抗体是嗜肺军团菌血清Ⅰ型特异的,因此对于检测Ⅰ型军团菌敏感性为 70%~100%,特异性接近 100%。对于非Ⅰ型军团菌阳性率较低,为 14%~69%。

4.血清抗体测定

特异性 IgM 抗体在感染后 1 周左右出现。IgG 在发病 2 周开始升高,1 个月左右达峰。①间接免疫荧光试验(IFA):双份血清测定为急性期与恢复期血清抗体滴度呈 4 倍或 4 倍以上增高,且效价≥1∶128,可作为军团菌诊断依据;单份血清测定为抗体滴度≥1∶256,提示军团菌感染。②微量凝集试验(MAA)与试管凝集试验(TAT):军团菌全菌为抗原,检测患者血中抗体。起病 4 周和 8 周分别采血 1 次,抗体滴度 4 倍以上升高为阳性。③酶联免疫吸附试验(ELISA):常用于流行病学调查。

七、诊断

军团菌肺炎的诊断应结合患者状况综合判断。典型患者有持续高热、寒战、刺激性干咳、胸痛、相对缓脉。胸片表现以下肺为主的非对称性浸润影。病程早期出现腹泻、谷丙转氨酶升高、低磷血症、尿蛋白阳性、少量红细胞,提示军团菌肺炎的诊断。

诊断标准:①临床表现有发热、寒战、咳嗽、胸痛症状。②胸部 X 线具有浸润性阴影伴胸腔积液。③呼吸道分泌物、痰、血液、胸腔积液缓冲液活性炭酵母琼脂培养基上有军团菌生长。④呼吸道分泌物荧光抗体检查军团菌抗体阳性。⑤血间接免疫荧光法检查急性期和恢复期两次军团菌抗体 4 倍或 4 倍以上增高。⑥尿 I 型军团菌抗原阳性。凡是具有①～②条加③～⑥条任何一项可诊断。

八、鉴别诊断

(一)肺炎支原体肺炎

儿童及青年人居多,冷凝集试验阳性。血清支原体 IgM 抗体阳性。

(二)肺炎球菌肺炎

冬季与初春季发病,不引起原发组织坏死或形成空洞,早期抗生素治疗效果好。

(三)肺部真菌感染

特有生态史,如潮湿发霉环境。广泛使用抗生素、糖皮质激素类药物、细胞毒药物,痰、咽拭子、胸腔积液涂片发现真菌菌丝或孢子,培养有真菌生长。

(四)病毒性肺炎

冬季多见,前驱症状如上呼吸道感染、皮疹。白细胞计数降低多见,特定病毒抗体有助于诊断,抗生素治疗无效。

九、治疗

(一)针对军团菌治疗

首选大环内酯类抗生素和喹诺酮类。疗程依据临床表现不同而有所不同,大多数患者为7～14 天,对于有肺脓肿、脓胸和肺外感染的患者需要适当延长疗程至 3 周以上。对于合并细菌感染的患者可同时应用覆盖球菌的药物并根据病原学调整用药(表5-5)。

表 5-5 针对军团菌治疗

抗生素	用量	用法
大环内酯类		
红霉素	2～4 g/d	静脉滴注或口服
阿奇霉素	500 mg/d	静脉滴注或口服
氟喹诺酮类		
环丙沙星	400 mg/8～12 小时	静脉滴注
加替沙星	200～400 mg/d	静脉滴注或口服
左氧氟沙星	500～750 mg/d	静脉滴注或口服
莫西沙星	400 mg/d	静脉滴注或口服

（二）对症支持治疗

止咳、化痰、退热、纠正水电解质紊乱等对症治疗。

十、预后

对于呼吸衰竭、需要气管插管及高龄、合并恶性肿瘤、合并其他细菌感染的患者预后差。肾脏受累患者预后更差。

（朱　聪）

第十三节　病毒性肺炎

病毒性肺炎是由不同种类病毒侵犯肺脏引起的肺部炎症，通常是由上呼吸道病毒感染向下呼吸道蔓延所致。临床主要表现为发热、头痛、全身酸痛、干咳等。本病一年四季均可发生，但冬春季更为多见。肺炎的发生除与病毒的毒力、感染途径及感染数量有关外，还与宿主年龄、呼吸道局部和全身免疫功能状态有关。通常小儿发病率高于成人，婴幼儿发病率高于年长儿童。据报道在非细菌性肺炎中病毒性肺炎占 25%～50%，婴幼儿肺炎中约 60% 为病毒性肺炎。

一、流行病学

罹患各种病毒感染的患者为主要传染源，通常以空气飞沫传播为主，患者和隐性感染者说话、咳嗽、打喷嚏时可将病毒播散到空气中，易感者吸入后即可被感染。其次通过被污染的食具、玩具及与患者直接接触也可引起传播。粪-口传播仅见于肠道病毒。此外，也可以通过输血和器官移植途径传播，在新生儿和婴幼儿中母婴间的垂直传播也是一条重要途径。

病毒性肺炎以婴幼儿和老年人多见，流感病毒性肺炎则好发于原有心肺疾病和慢性消耗性疾病患者。某些免疫功能低下者，如艾滋病患者、器官移植者；肿瘤患者接受大剂量免疫抑制剂、细胞毒药物及放射治疗时，病毒性肺炎的发生率明显升高。据报道骨髓移植患者中约 50% 可发生弥漫性间质性肺炎，其中约半数为巨细胞病毒（CMV）所致。肾移植患者中约 30% 发生 CMV 感染，其中 40% 为 CMV 肺炎。

病毒性肺炎一年四季均可发生，但以冬春季节为多，流行方式多表现为散发或暴发。一般认为，在引起肺炎的病毒中以流感病毒最多见。根据近年来我国北京、上海、广州、河北、新疆等地区病原学监测，小儿下呼吸道感染中腺病毒和呼吸道合胞病毒引起者分别占第 1、2 位。北方地区发病率普遍高于南方，病情也比较严重。此外，近年来随着器官移植的广泛开展，CMV 肺炎的发生率有明显增高趋势。

二、病因

（一）流感病毒

流感病毒属正黏液病毒科，是单股 RNA 类病毒，有甲、乙、丙 3 型，流感病毒性肺炎多由甲型流感病毒引起，由乙型和丙型引起者较少。甲型流感病毒抗原变异比较常见，主要是血凝素和神经氨酸酶的变异。当抗原转变产生新的亚型时可引起大流行。

(二)腺病毒

腺病毒为无包膜的双链 DNA 病毒,主要在细胞核内繁殖,耐湿、耐酸、耐脂溶剂能力较强。现已分离出 41 个与人类有关的血清型,其中容易引起肺炎的有 3、4、7、11、14 和 21 型。我国以 3、7 型最为多见。

(三)呼吸道合胞病毒(RSV)

RSV 是具有包膜的单股 RNA 病毒,属副黏液病毒科肺病毒属,仅 1 个血清型。RSV 极不稳定,室温中两天内效价下降 100 倍,为下呼吸道感染的重要病原体。

(四)副流感病毒

副流感病毒属副黏液病毒科,与流感病毒一样表面有血凝素和神经氨酸酶。与人类相关的副流感病毒分为 1、2、3、4 四型,其中 4 型又分为 A、B 两个亚型。在原代猴肾细胞或原代人胚肾细胞培养中可分离出本病毒。近年来,在我国北京和南方一些地区调查结果表明引起婴幼儿病毒性肺炎的病原体排序中副流感病毒仅次于合胞病毒和腺病毒,居第 3 位。

(五)麻疹病毒

麻疹病毒属副黏液病毒科,仅有 1 个血清型。电镜下呈球形或多形性。外壳小突起中含血凝素,但无神经氨酸酶,故与其他副黏液病毒不同。该病毒在人胚和猴肾细胞中培养 5～10 天后可出现多核巨细胞和核内包涵体。本病毒经上呼吸道和眼结膜侵入人体引起麻疹。肺炎是麻疹最常见的并发症,也是引起麻疹患儿死亡的主要原因。

(六)水痘带状疱疹病毒(VZV)

VZV 为双链 DNA 病毒,属疱疹病毒科,仅对人有传染性。其在外界环境中生存力很弱,可被乙醚灭活。该病毒在被感染的细胞核内增生,存在于患者疱疹的疱浆、血液及口腔分泌物中。接种人胚羊膜等组织内可产生特异性细胞病变,在细胞核内形成包涵体。成人水痘患者发生水痘肺炎的较多。

(七)鼻病毒

鼻病毒属微小核糖核酸病毒群,为无包膜单股 RNA 病毒,已发现 100 多个血清型。鼻病毒是人类普通感冒的主要病原,也可引起下呼吸道感染。

(八)巨细胞病毒(CMV)

CMV 属疱疹病毒科,系在宿主细胞核内复制的 DNA 病毒。CMV 具有很强的种族特异性。人的 CMV 只感染人。CMV 通常是条件致病原。除可引起肺炎外还可引起全身其他脏器感染。

此外,EB 病毒、冠状病毒及柯萨奇病毒、埃可病毒等也可引起肺炎,只是较少见。

三、发病机制与病理

病毒性肺炎通常是由于上呼吸道病毒感染向下蔓延累及肺脏的结果。正常人群感染病毒后并不一定发生肺炎,只有在呼吸道局部或全身免疫功能低下时才会发病。上呼吸道发生病毒感染时常损伤上呼吸道黏膜,屏障和防御功能下降,造成下呼吸道感染,甚至引起细菌性肺炎。

单纯病毒性肺炎的主要病理学改变为细支气管及其周围炎和间质性肺炎。细支气管病变包括上皮破坏、黏膜下水肿,管壁和管周可见以淋巴细胞为主的炎性细胞浸润,在肺泡壁和肺泡间隔的结缔组织中有单核细胞浸润,肺泡水肿,被覆着含有蛋白和纤维蛋白的透明膜,使肺泡内气体弥散距离增大。严重时出现以细支气管为中心的肺泡组织片状坏死,在坏死组织周边可见包涵体。在由合胞病毒、麻疹病毒、CMV 引起的肺炎患者的肺泡腔内还可见到散在的多核巨细胞。腺病毒性肺炎患者常可出现肺实变,以左下叶最多见,实质以外的肺组织可有明显过度充气。

继发细菌性肺炎时肺泡腔可见大量的以中性粒细胞为主的炎性细胞浸润。严重者可形成小脓肿,或形成纤维条索性、化脓性胸膜炎及广泛性出血。

四、临床表现

病毒性肺炎通常起病缓慢,绝大部分患者开始时均有咽干、咽痛,其后出现打喷嚏、鼻塞、流鼻涕、发热、头痛、食欲减退、全身酸痛等上呼吸道感染症状,病变进一步向下发展累及肺脏发生肺炎时则表现为咳嗽,多为阵发性干咳,并有气急、胸痛、持续高热。此时体征尚不明显,有时可在下肺区闻及细湿啰音。病程多为 2 周左右,病情较轻。婴幼儿及免疫缺陷者罹患病毒性肺炎时病情多比较严重,除肺炎的一般表现外,还多有持续高热、剧烈咳嗽、血痰、气促、呼吸困难,发绀、心悸等。体检可见三凹征和鼻翼翕动。在肺部可闻及广泛的干、湿啰音和哮鸣音,也可出现急性呼吸窘迫综合征、心力衰竭、急性肾衰竭、休克。胸部 X 线检查主要为间质性肺炎,两肺呈网状阴影,肺纹理增粗、模糊。严重者两肺中下野可见弥漫性结节性浸润,但大叶性实变少见。胸部 X 线片改变多在 2 周后逐渐消退,有时可遗留散在的结节状钙化影。

流感病毒性肺炎多见于流感流行时,慢性心肺疾病患者及孕妇为易感人群。起病前流感症状明显,多有高热,呼吸道症状突出,病情多比较严重,病程达 3~4 周,病死率较高。腺病毒感染所致肺炎表现突然高热,体温达 39~40 ℃,呈稽留热,热程较长。半数以上患者出现呕吐、腹胀、腹泻,可能与腺病毒在肠道内繁殖有关。合胞病毒性肺炎绝大部分为 2 岁以内儿童,多有一过性高热,喘憋症状明显。麻疹病毒性肺炎为麻疹并发症,起病初期多有上呼吸道感染症状,典型者表现为起病 2~3 天后,首先在口腔黏膜出现麻疹斑,1~2 天后从耳后发际开始出皮疹,以后迅速扩展到颜面、颈部、躯干、四肢。麻疹肺炎可发生于麻疹的各个病期,但以出疹后一周内最多见。因此在患儿发疹期,尤其是疹后期发热持续不退,或退热后又发热,同时呼吸道症状加重,肺部出现干、湿啰音,提示继发肺炎。水痘是由水痘带状疱疹病毒引起的一种以全身皮肤水疱疹为主要表现的急性传染病。成人水痘并发肺炎较为常见。原有慢性疾病和/或免疫功能低下者水痘并发肺炎的机会多。水痘肺炎多发生于水痘出疹后 1~6 天,高热、咳嗽、血痰,两肺可闻及湿啰音和哮鸣音,很少有肺实变。

五、实验室检查

(一)血液及痰液检查

病毒性肺炎患者白细胞总数一般多正常,也可降低,血沉往往正常。继发细菌感染时白细胞总数增多和中性粒细胞增高。痰涂片所见的白细胞以单核细胞为主,痰培养多无致病细菌生长。

(二)病原学检查

1.病毒分离

由于合胞病毒、流感病毒、单纯疱疹病毒等对外界温度特别敏感,故发病后应尽早用鼻咽拭子取材,或收集鼻咽部冲洗液、下呼吸道分泌物,取材后放置冰壶内尽快送到实验室。如有可能最好床边接种标本,通过鸡胚接种、人胚气管培养等方法分离病毒。上述方法可靠、重复性好、特异性强,但操作费时,对急性期诊断意义不大。但对流行病学具有重要作用。

2.血清学检查

血清学诊断技术包括补体结合试验、中和试验和血凝抑制试验等。比较急性期和恢复期双份血清抗体滴度,效价升高 4 倍或 4 倍以上即可确诊。本法主要为回顾性诊断,不适合早期诊断。采用急性期单份血清检测合胞病毒、副流感病毒的特异性 IgM 抗体,其敏感性和特异性比较高,可作为早期诊断指标。

3.特异性快速诊断

(1)电镜技术:用于合胞病毒、副流感病毒、单纯疱疹病毒及腺病毒的诊断。由于检查耗时、技术复杂、费用昂贵,难以推广使用。

(2)免疫荧光技术:其敏感性和特异性均与组织培养相近。其合胞病毒抗原检测的诊断准确率达 70%～98.9%,具有快速、简便、敏感、特异性高等特点。

(3)酶联免疫吸附试验及酶标组化法:广泛用于检测呼吸道病毒抗原,既快速又简便。

4.包涵体检测

CMV 感染时可在呼吸道分泌物,包括支气管肺泡灌洗液和经支气管肺活检标本中发现嗜酸粒细胞核内和胞质内含包涵体的巨细胞,可确诊。

六、诊断

病毒性肺炎的诊断主要依据是其临床表现及相关实验室检查。由于各型病毒性肺炎缺乏明显的特征,因而最后确诊往往需要凭借病原学检查结果。当然某些病毒原发感染的典型表现,如麻疹早期颊黏膜上的麻疹斑、水痘时典型皮疹均可为诊断提供重要依据。

七、鉴别诊断

主要需与细菌性肺炎进行鉴别。病毒性肺炎多见于小儿,常有流行,发病前多有上呼吸道感染和全身不适等前驱表现,外周血白细胞总数正常或偏低,分类中性粒细胞不高。而细菌性肺炎以成人多见,无流行性,白细胞总数及中性粒细胞明显增高。X 线检查时病毒性肺炎以间质性肺炎为主,肺纹理增粗,而细菌性肺炎多以某一肺叶或肺段病变为主,显示密度均匀的片状阴影。中性粒细胞碱性磷酸酶试验、C 反应蛋白水平测定及疫苗培养和病毒学检查均有助于两种肺炎的鉴别。需要注意的是呼吸道病毒感染基础上容易继发肺部细菌感染,其中以肺炎链球菌、金黄色葡萄球菌、流感嗜血杆菌及溶血性链球菌为多见,通常多发生于原有病毒感染热退 1～4 天后患者再度畏寒、发热,呼吸道症状加剧,咳嗽、咳黄痰、全身中毒症状明显。

此外病毒性肺炎尚需与病毒性上呼吸道感染、急性支气管炎、支原体肺炎、衣原体肺炎和某些传染病的早期进行鉴别。

八、治疗

目前缺少特效抗病毒药物,因而仍以对症治疗为主。

(一)一般治疗

退热、止咳、祛痰、维持呼吸道通畅、给氧,纠正水和电解质、酸碱失衡。

(二)抗病毒药物

金刚烷胺,成人 0.1 g,每天 2 次;小儿酌减,连服 3～5 天。早期应用对防治甲型流感有一定效果。病毒唑对合胞病毒、腺病毒及流感病毒性肺炎均有一定疗效,每天用量为 10 mg/kg,口服或肌内注射。近年来提倡气道内给药。年龄<2 岁者每次 10 mg,2 岁以上的每次 20～30 mg,溶于 30 mL 蒸馏水内雾化吸入,每天 2 次,连续 5～7 天。由 CMV、疱疹病毒引起的肺炎患者可用阿昔洛韦、阿糖腺苷等治疗。

(三)中草药

板蓝根、黄芪、金银花、大青叶、连翘、菊花等可能有一定效果。

(四)生物制剂

有报道肌内注射 γ 干扰素治疗小儿呼吸道病毒感染,退热快、体征恢复迅速、缩短疗程、无明显不良反应。雾化吸入从初乳中提取的 SIgA 治疗婴幼儿 RSV 感染也取得良好效果。此外还可试用胸腺素、转移因子等制剂。继发细菌性肺炎时应给予敏感的抗生素。

九、预后

大多数病毒性肺炎预后良好,无后遗症。但是如为流感后发生重症肺炎,或年老体弱、原有慢性病者感染病毒性肺炎后易继发细菌性肺炎,预后较差。另外 CMV 感染者治疗也颇为棘手。

十、预防

接种流感疫苗、水痘疫苗和麻疹疫苗对于预防相应病毒感染有一定效果,但免疫功能低下者禁用麻疹减毒活疫苗。口服 3、4、7 型腺病毒减毒活疫苗对预防腺病毒性肺炎有一定效果。早期较大剂量注射丙种球蛋白对于麻疹和水痘的发病有一定预防作用。应用含高滴度 CMV 抗体免疫球蛋白被动免疫对预防 CMV 肺炎也有一定作用。对于流感病毒性肺炎、CMV 肺炎、水痘疱疹病毒性肺炎患者应予隔离,减少交叉感染。

(朱 聪)

第十四节 支原体肺炎

一、定义

支原体肺炎是由肺炎支原体引起的急性呼吸道感染和肺部炎症,即"原发性非典型肺炎",约占社区获得性肺炎的 15%～30%。

二、病因

支原体是介于细菌与病毒之间能独立生活的最小微生物,无细胞壁,仅有 3 层膜组成细胞膜,共有 30 余种,部分可寄生于人体,但不致病。至目前为止,仅肯定肺炎支原体能引起呼吸道病变。当其进入下呼吸道后,一般并不侵入肺泡内,当存在超免疫反应时,可导致肺炎和神经系统、心脏损害。

三、诊断

(一)临床表现

1.病史

本病潜伏期 2～3 周,儿童、青年发病率高,以秋冬季为多发,以散发为主,多由患者急性期飞沫经呼吸道吸入而感染。

2.症状

起病较细菌性肺炎和病毒性肺炎缓慢,约半数患者并无症状。典型肺炎表现者仅占 10%,还可以咽炎、支气管炎、大泡性耳鼓膜炎形式出现。开始表现为咳嗽、头痛、咽痛、低热继之出现中度发热,顽固的刺激性咳嗽常为突出表现,也可有少量黏痰或少量脓性痰。

3.体征

胸部体检可无胸部体征或仅有少许湿啰音。其临床症状轻,体征轻于胸片 X 线片表现是其特点之一。

4.肺外表现

极少数患者可伴发肺以外的其他系统的病变,出现胃肠炎、溶血性贫血、心肌炎、心包炎、肝炎。少数还伴发周围神经炎、脑膜炎及小脑共济失调等神经系统症状。

本病的症状一般较轻,发热持续 1～3 周,咳嗽可延长至 4 周或更久才消失。

(二)胸部 X 线检查

胸部 X 线片表现多样化,但无特异性,肺部浸润多呈斑片状或均匀的模糊阴影,中、下肺野明显,有时呈网状、云雾状、粟粒状或间质浸润,严重者中、下肺结节影,少数患者可有胸腔积液。

(三)实验室检查

血常规显示白细胞总数正常或轻度增加,以淋巴细胞为主。血沉加快。痰、鼻分泌物和咽拭子培养可获肺炎支原体,但检出率较低。目前诊断主要靠血清学检查。可通过补体结合试验、免疫荧光试验、酶联免疫吸附试验测定血清中特异性抗体。补体结合抗体于起病 10 天后出现,在恢复期滴度高于或＞1:64,抗体滴度呈 4 倍增长对诊断有意义。应用免疫荧光技术、核酸探针及 PCR 技术直接检测抗原有更高的敏感性、特异性及快速性。

(四)诊断依据

肺炎支原体肺炎的诊断需结合临床症状、胸部影像学检查和实验室资料确诊。

四、鉴别诊断

(一)病毒性肺炎

发病以冬春季节多见。免疫力低下的儿童和老年人是易感人群。不同病毒可有其特征性表现。麻疹病毒所致口腔黏膜斑,从耳后开始逐渐波及全身的皮疹。疱疹病毒性肺炎可同时伴发有皮肤疱疹。巨细胞病毒所致伴有迁移性关节痛,肌肉痛的发热。本病肺实变体征少见,这种症状重而体征少胸部 X 线片表现的不对称性是病毒性肺炎的特点之一。用抗生素治疗无效。确诊依赖于病原学和血清学检查。

(二)肺炎球菌肺炎

起病急骤,先有寒战,继之高热,体温可达 39～41 ℃,多为稽留热,早期有干咳,渐有少量黏痰、脓性痰或典型的铁锈色痰。常有肺实变体征或胸部 X 线片改变,痰中可查到肺炎链球菌。

(三)军团菌肺炎

本病多发生在夏秋季,中老年发病多,暴发性流行,持续性高热,发热约半数超过 40 ℃,1/3 有相对缓脉。呼吸系统症状相对较少,而精神神经系统症状较多,约 1/3 患者出现嗜睡、神志模糊、谵语、昏迷、痴呆、焦虑、惊厥、定向障碍、抑郁、幻觉、失眠、健忘、言语障碍、步态失常等。早期部分患者有早期消化道症状,尤其是水样腹泻。从痰、胸液、血液中可直接分离出军团菌,血清学检查有助于诊断。

(四)肺结核

起病缓慢,有结核接触史,病变位于上肺野,短期内不消失,痰中可查到结核分枝杆菌,红霉素治疗无效。

五、治疗

(一)抗感染治疗

支原体肺炎主要应用大环内酯类抗生素,红霉素为首选,剂量为 1.5～2.0 g/d,分 3～4 次服用,或用交沙霉素 1.2～1.8 g/d,克拉霉素 0.5 g/次,2 次/天,疗程 10～14 天。新型大环内酯类抗生素,如克拉霉素和阿奇霉素对肺炎支原体感染效果良好。克拉霉素 0.5 g,2 次/天;阿奇霉素第 1 天 0.5 g 后 4 天每次 0.25 g,1 次/天。也可应用氟喹诺酮类抗菌药物,如氧氟沙星、环丙沙星或左氧氟沙星等;病情重者可静脉给药,但不宜用于 18 岁以下的患者和孕妇。

(二)对症和支持

如镇咳和雾化吸入治疗。

(三)其他

出现严重肺外并发症,应给予相应处理。

(朱　聪)

第十五节　衣原体肺炎

衣原体是一组专性细胞内寄生物。目前已发现衣原体有 4 种:沙眼衣原体、鹦鹉热衣原体、肺炎衣原体和牲畜衣原体。其中与肺部感染关系最大的是鹦鹉热衣原体和肺炎衣原体,下面分别介绍由这两种衣原体引起的肺炎。

一、鹦鹉热衣原体肺炎

鹦鹉热是由鹦鹉热衣原体引起的急性传染病。这种衣原体寄生于鹦鹉、鸽、鸡、野鸡、火鸡、鸭、鹅、孔雀等百余种鸟类体内。由于最先是在鹦鹉体内发现的,并且是最常见的宿主,故得此名。

病原体吸入后首先在呼吸道局部的单核、巨噬细胞系统中繁殖,之后经血液循环播散到肺内及其他器官。肺内病变常位于肺门,并向外周扩散引起小叶性和间质性肺炎,以下垂部位的肺叶、肺段为主。早期肺泡内充满中性粒细胞及渗出液,其后为单核细胞。病变部位可发生突变、小量出血,严重时发生肺组织坏死,或者黏稠的明胶样黏液分泌物阻塞支气管引起严重缺氧。此外本病也可累及肝、脾、心、肾、消化道和脑、脑膜。

（一）临床表现

本病潜伏期多为 7～15 天。起病多隐袭。少数无症状,起病轻者如流感样,中重度者急性起病,寒战、高热,第一周体温可高达 40 ℃。头痛、乏力、肌肉痛、关节痛、畏光、鼻出血。1 周之后咳嗽、少量黏痰,重症者出现精神症状,如嗜睡、谵妄、木僵、抽搐,并出现缺氧、呼吸窘迫。此外还可出现一些消化道症状,如食欲下降、恶心、呕吐、腹痛。主要体征:轻症者只有咽部充血;中、重度者出现类似伤寒的玫瑰疹,相对缓脉,肺部可闻及湿啰音;重症者可出现肺实变体征,此外还可出现黄疸、肝脾大、表浅淋巴结肿大。

（二）辅助检查

血白细胞多正常,血沉增快。将患者血及支气管分泌物接种到鸡胚、小白鼠或组织培养液中,可分离到衣原体。特异性补体结合试验或凝集试验呈阳性,急性期与恢复期(发病后 2～3 周)双份血清补体试验滴度增加 4 倍有诊断意义。X 线检查显示从肺门向外周放射状浸润病灶,下叶为多,呈弥漫性支气管肺炎或间质性肺炎表现,偶见粟粒样结节或实变影,偶有少量胸腔积液。

（三）诊断与鉴别诊断

参照禽类接触史、症状、体征、辅助检查结果进行诊断。由于本病临床表现、胸部 X 线检查无特异性,故应注意与各种病毒性肺炎、细菌性肺炎、真菌性肺炎及伤寒、布鲁氏菌病、传染性单核细胞增多症区别。

（四）治疗

四环素 2～3 g/d,分 4～6 次口服,连服 2 周,或退热后再继续服 10 天。必要时吸氧及其他对症处理,重症者可给予支持疗法。如发生急性呼吸窘迫综合征,应迅速采取相应措施。

（五）预后

轻者可自愈。重症未经治疗者病死率可达 20%～40%,近年来应用抗生素治疗后病死率明显下降到 1%。

二、肺炎衣原体肺炎

肺炎衣原体目前已经成为社区获得性肺炎的第 3 位或第 4 位,在社区获得性肺炎住院患者中由肺炎衣原体致病的占 6%～10%。研究发现肺炎衣原体感染流行未找到鸟类引起传播的证据,提示肺炎衣原体是一种人类致病原,属于人-人传播,可能主要是通过呼吸道的飞沫传染,无症状携带者和长期排菌状态者(有时可长达 1 年)可促进传播。该病潜伏期 10～65 天。年老体弱、营养不良、慢性阻塞性肺疾病、免疫功能低下者易被感染。肺炎衣原体易感性与年龄有关,儿童抗体检出率较低,5 岁者抗体检出率<5%,10 岁时<10%,而青少年时期迅速升高达 30%～40%,中老年检出率高达 50%。有人报道肺炎衣原体感染分布呈双峰型,第 1 峰在 8～9 岁,第 2 峰从 70 岁开始。感染的性别差异在儿童时期不明显,但进入成年期则男性高于女性,到老年期更明显。肺炎衣原体感染一年四季均可发生,通常持续 5～8 个月。感染在热带国家多见,既可散发也可呈暴发流行(社区或家庭内)。感染后免疫力很弱,易于复发,每隔 3～4 年可有一次流行高峰,持续 2 年左右。

（一）临床表现

肺炎衣原体主要引起急性呼吸道感染,包括肺炎、支气管炎、鼻旁窦炎、咽炎、喉炎、扁桃体炎,临床上以肺炎为主。起病多隐袭,早期表现为上呼吸道感染症状,与支原体肺炎颇为相似,通常症状较轻,发热、寒战、肌痛、咳嗽、肺部可听到湿啰音。发生咽喉炎者表现为咽喉痛、声音嘶哑,有些患者可表现为两阶段病程:开始表现为咽炎,经对症处理好转,1~3周后又发生肺炎或支气管炎,此时咳嗽加重。少数患者可无症状。肺炎衣原体也可使患有其他疾病的老年住院患者、大手术后患者、严重外伤者罹患肺炎,往往为重症感染。原有慢性阻塞性肺疾病、心力衰竭的患者在感染肺炎衣原体时症状较重、咳脓痰、呼吸困难,甚或引起死亡。肺炎衣原体感染时也可伴有肺外表现,如中耳炎、结节性红斑、心内膜炎、急性心肌梗死、关节炎、甲状腺炎、脑炎、格林-巴利综合征等。

(二)辅助检查

血白细胞正常或稍高,血沉加快,因为本病临床表现缺乏特异性,所以其诊断主要依据是有关病因的特殊实验室检查,包括病原体分离和血清学检测。

1.病原体分离培养

可从痰、咽拭子、扁桃体隐窝拭子、咽喉分泌物、支气管肺泡灌洗液中直接分离肺炎衣原体。采集标本后立即置于转运保存液中,在4℃下送到实验室进行分离培养。肺炎衣原体培养较困难,培养基包括鸡胚卵黄囊、HeLa229细胞、HL细胞等。最近认为HEP-2细胞株可以促进肺炎衣原体生长,使临床标本容易分离。

2.酶联免疫吸附法(ELISA)

测定痰标本中肺炎衣原体抗原。其原理是用属特异性脂多糖单克隆抗体对衣原体抗原进行特异性检测,然后用沙眼衣原体种特异性主要外膜蛋白(MOMP)的单克隆抗体对沙眼衣原体进行直接衣原体显像。如果特异性衣原体抗原检测阳性,而沙眼衣原体种特异性检测阴性,则该微生物为肺炎衣原体或鹦鹉热衣原体;如标本对所有检测均呈阳性,则为沙眼衣原体。

3.应用PCR检测肺炎衣原体

按照MOMP基因保守区序列设计的引物可检测各种衣原体,按可变区肺炎衣原体种特异性的核酸序列设计的引物可以特异性地检测肺炎衣原体。PCR检测需要注意质量控制,避免出现较多假阳性。

4.血清学实验

有两种,即TWAR株原体抗原的微量免疫荧光(MIF)抗体试验和补体结合(CF)抗体试验。前者是一种特异性检查方法,可用于鉴别3种衣原体;后一种试验属于非特异性,对所有衣原体均可发生反应。MIF抗体包括特异性IgG和IgM,可以鉴别新近感染或既往感染,初次感染或再感染。IgG抗体阳性但效价不高,提示为既往感染。因为IgM和CF抗体通常在感染后2~6个月逐渐消失,而IgG抗体可持续存在,所以IgG抗体可用来普查肺炎衣原体感染。急性感染的抗体反应有两种形式:①初次感染或原发感染后免疫反应,多见于年轻人,早期衣原体CF抗体迅速升高,而MIF抗体出现较慢。其中IgM发病后3周才出现,IgG发病后6~8周才出现。②再次感染或重复感染后免疫反应,多见于年龄较大的成年人,IgG抗体常在1~2周出现,效价可以很高,往往没有衣原体CF抗体及IgM抗体出现,或其效价很低。目前制定的血清学阳性反应诊断标准如下:MIF抗体急性感染期双份血清效价升高4倍以上,或单次血清标本IgM≥1:16,和/或单次血清标本IgG≥1:512。既往感染史时IgG<1:512,但是≥1:16,衣原体CF抗体效价升高4倍以上,或≥1:64。重复感染者多有CF抗体和IgM抗体。大多数老年人多为再次感染,常无CF抗体反应。如果CF抗体效价升高,常提示为肺炎支原体感染。

5.胸部 X 线片

多显示肺叶或肺部浸润病灶,可见于双肺任何部位,但多见于下叶。

(三)诊断和鉴别诊断

当肺炎患者应用 β-内酰胺类抗生素治疗无效,患者仍旧干咳时应警惕肺炎衣原体感染。由于目前临床上缺乏特异性诊断肺炎衣原体感染的方法,所以确诊主要依靠实验室检查。应注意与肺炎支原体肺炎相鉴别。

(四)治疗

对于肺炎衣原体有效的抗生素有二甲胺四环素、多西环素(强力霉素)、红霉素。另外,利福平、罗比霉素(RKM)、罗红霉素(RXM)、克拉霉素(CAM)等效果也很好。喹诺酮类如氧氟沙星、妥舒沙星也有效。通常成人首选四环素,孕妇和儿童首选红霉素。剂量稍大,疗程应充分,如四环素或红霉素 2 g/d,10～14 天,或 1 g/d 连用 21 天。

(朱　聪)

第十六节　肺　脓　肿

肺脓肿是由化脓性病原体引起肺组织坏死和化脓,导致肺实质局部区域破坏的化脓性感染。通常早期呈肺实质炎症。后期出现坏死和化脓。如病变区和支气管交通则有空洞形成(通常直径＞2 cm),内含由微生物感染引致的坏死碎片或液体,其外周环绕炎症肺组织。和一般肺炎相比,其特点是引致的微生物负荷量多(如急性吸入),局部清除微生物能力下降(如气道阻塞),以及受肺部邻近器官感染的侵及。如肺内形成多发的较小脓肿(直径＜2 cm)则称为坏死性肺炎。肺脓肿和坏死性肺炎病理机制相同,其分界是人为的。

肺脓肿通常由厌氧、需氧和兼性厌氧菌引起,也可由非细菌性病原体,如真菌、寄生虫等所致。应注意类似的影像学表现也可由其他病理学改变产生,如肺肿瘤坏死后空洞形成或肺囊肿内感染等。

在抗生素出现前,肺脓肿自然病程常表现为进行性恶化,死亡率曾达 50%,患者存活后也往往遗留明显的临床症状,需要手术治疗,预后不理想。自有效抗生素应用后,肺脓肿的疾病过程得到显著改善。但近年来随着肾上腺皮质激素类药物、免疫抑制药及化学治疗药物的应用增加,造成口咽部内环境的改变,条件致病的肺脓肿发病率又有增多的趋势。

一、病因和发病机制

化脓性病原体进入肺内可有几种途径,最主要的途径是口咽部内容物的误吸。

(一)呼吸道误吸

口腔、鼻腔、口咽和鼻咽部隐匿着复杂的菌群,形成口咽微生态环境。健康人唾液中的细菌含量约 10^8/mL,半数为厌氧菌。在患有牙病或牙周病的人群中厌氧菌可增加 1 000 倍,易感个体中还可有多种需氧菌株定植。采用放射活性物质技术显示,45% 健康人睡眠时可有少量唾液吸入气道。在各种因素引起的不同程度神智改变的人群中,约 75% 在睡眠时会有唾液吸入。

临床上特别易于吸入口咽分泌物的因素有全身麻醉、过度饮酒或使用镇静药物、头部损伤、脑血管意外、癫痫、咽部神经功能障碍、糖尿病昏迷或其他重症疾病,包括使用机械通气者。呼吸机治疗时,虽然人工气道上有气囊保护,但在气囊上方的积液库内容物常有机会吸入到下呼吸道。当患者神智状态进一步受到影响时,胃内容物也可吸入,酸性液体可引起化学性肺炎,促进细菌性感染。

牙周脓肿和牙龈炎时,因有高浓度的厌氧菌进入唾液可增加吸入性肺炎和肺脓肿的发病。相反,仅10%～15%厌氧菌肺脓肿可无明显的牙周疾病或其他促使吸入的因素。没有吸入因素者常需排除肺部肿瘤的可能性。

误吸后肺脓肿形成的可能性取决于吸入量、细菌数量、吸入物的pH和患者的防御机制。

(二)血液循环途径

通常由在体内其他部位的感染灶,经血液循环播散到肺内,如腹腔或盆腔及牙周脓肿的厌氧菌感染可通过血液循环播散到肺。

感染栓子也可起自于下肢和盆腔的深静脉的血栓性静脉炎或表皮蜂窝织炎,或感染的静脉内导管,吸毒者静脉用药也可引起。感染性栓子可含金黄色葡萄球菌、化脓性链球菌或厌氧菌。

(三)其他途径

比较少见。

(1)慢性肺部疾病者,可在下呼吸道有化脓性病原菌定植,如支气管扩张症、囊性纤维化,而并发症肺脓肿。

(2)在肺内原有空洞基础上(肿胀或陈旧性结核空洞)合并感染,不需要有组织的坏死,空洞壁可由再生上皮覆盖。局部阻塞可在周围肺组织产生支扩或肺脓肿。

(3)邻近器官播散,如胃肠道。

(4)污染的呼吸道装置,如雾化器有可能携带化脓性病原体进入易感染着肺内。

(5)先天性肺异常的继发感染,如肺隔离症、支气管囊肿。

二、病原学

肺脓肿可由多种病原菌引起,多为混合感染.厌氧菌和需氧菌混合感染占90%。社区获得性感染和院内获得性感染的细菌出现频率不同。社区获得性感染中,厌氧菌为70%,而在院内获得性感染中,厌氧菌和铜绿假单胞菌起重要作用。

(一)厌氧菌

厌氧菌是正常菌群的主要组成部分,但可引起身体任何器官和组织感染。近年来由于厌氧菌培养技术的改进,可及时得到分离和鉴定。在肺脓肿感染时,厌氧菌是常见的病原体。

引起肺脓肿感染的致病性厌氧菌主要指专性厌氧菌。专性厌氧菌只能在无氧或低于正常大气氧分压条件下才能生存或生长。厌氧菌分为革兰阳性厌氧球菌、革兰阴性厌氧球菌、革兰阳性厌氧杆菌、革兰阴性厌氧杆菌。其中革兰阴性厌氧杆菌包括类杆菌属和梭杆菌属,类杆菌属是最主要的病原菌,以脆弱类杆菌和产黑素类杆菌最常见。革兰阳性厌氧球菌主要为消化球菌属和消化链球菌属。革兰阴性厌氧球菌主要为产碱韦荣球菌。革兰阳性厌氧杆菌中产芽孢的有梭状芽孢杆菌属和产气荚膜杆菌;不产芽孢的为放线菌属、真杆菌属、乳酸杆菌属和双歧杆菌属。外源性厌氧菌肺炎较少见。

(二)需氧菌

需氧菌常形成坏死性肺炎,部分区域发展成肺脓肿,因而其在影像学上比典型的厌氧菌引起的肺脓肿病变分布弥散。

金黄色葡萄球菌是引起肺脓肿的主要革兰阳性需氧菌,是社区获得的呼吸道病原菌之一。通常健康人在流感后可引起严重的金黄色葡萄球菌肺炎,导致肺脓肿形成,并伴薄壁囊性气腔和肺大疱,后者多见于儿童。金黄色葡萄球菌是儿童肺脓肿的主要原因,也是老年人在基础疾病上并发院内获得性感染的主要病原菌。金黄色葡萄球菌也可由体内其他部位的感染灶经血液循环播散,在肺内引起多个病灶,形成血源性肺脓肿,有时很像是肿瘤转移。其他可引起肺脓肿的革兰阳性菌是化脓性链球菌(甲型链球菌,乙型 B 溶血性链球菌)。

最常引起坏死性肺炎伴肺脓肿的革兰阴性需氧菌为克雷伯杆菌肺炎,这种肺炎形成一到多个脓肿者占 25%,同时常伴菌血症。但需注意有时痰培养结果可能是口咽定植菌,该病病死率高,多见于老年人和化学治疗患者,肾上腺皮质激素类药物应用者,糖尿病患者也多见。铜绿假单胞菌也影响类似的人群,如免疫功能低下患者、有严重并发症者。铜绿假单胞菌在坏死性过程中形成多发小脓肿。

其他由流感嗜血杆菌、大肠埃希菌、鲍曼不动杆菌、变形杆菌、军团菌等所致坏死性肺炎引起脓肿则少见。

三、病理

肺脓肿时,细支气管受感染物阻塞,病原菌在相应区域形成肺组织化脓性炎症,局部小血管炎性血栓形成、血供障碍,在实变肺中出现小区域散在坏死,中心逐渐液化,坏死的白细胞及死亡细菌积聚,形成脓液,并融合形成 1 个或多个脓肿。当液化坏死物质通过支气管排出,形成空洞、形成有液平面的脓腔,空洞壁表面残留坏死组织。当脓肿腔直径达到 2 cm,则称为肺脓肿。炎症累及胸膜可发生局限性胸膜炎。如果在早期及时给予适当抗生素治疗,空洞可完全愈合,胸部 X 线检查可不留下破坏残余或纤维条索影。但如治疗不恰当,引流不畅,炎症进展,则进入慢性阶段。脓肿腔有肉芽组织和纤维组织形成,空洞壁可有血管瘤。脓肿外周细支气管变形和扩张。

四、分类

肺脓肿可按病程分为急性和慢性,或按发生途径分为原发性和继发性。急性肺脓肿通常少于 4~6 周,病程迁延 3 个月以上则为慢性肺脓肿。大多数肺脓肿是原发性,通常有促使误吸的因素,或由正常宿主肺炎感染后在肺实质炎症的坏死过程演变而来。继发性肺脓肿则为原有局部病灶基础上出现的并发症,如支气管内肿瘤、异物或全身性疾病引起免疫功能低下所致。细菌性栓子通过血液循环引致的肺脓肿也为继发性。膈下感染经横膈直接通过淋巴管或膈缺陷进入胸腔或肺实质,也可引起肺脓肿。

五、临床表现

肺脓肿患者的临床表现差异较大。由需氧菌(金黄色葡萄球菌或肺炎克雷伯菌)所致的坏死性肺炎形成的肺脓肿病情急骤、严重,患者有寒战、高热、咳嗽、胸痛等症状。儿童在金黄色葡萄球菌肺炎后发生的肺脓肿也多呈急性过程。一般原发性肺脓肿患者首先表现吸入性肺炎症状,有间歇发热、畏寒、咳嗽、咳痰、胸痛、体重减轻、全身乏力、夜间盗汗等,与一般细菌性肺炎相似,但病程相对慢性化,症状较轻,可能和其吸入物质所含病原体致病力较弱有关。甚至有的起病隐匿,到病程后期多发性肺坏死、脓肿形成,与支气管相交通,则可出现大量脓性痰,如为厌氧菌感染则伴有臭味。但痰无臭味并不能完全排除厌氧菌感染的可能性,因为有些厌氧菌并不产生导致臭味的代谢终端产物,也可能是病灶尚未与气管支气管交通。咯血常见,偶尔可为致死性的。

继发性肺脓肿先有肺外感染症状(如菌血症、心内膜炎、感染性血栓静脉炎、膈下感染),然后出现肺部症状。在原有慢性气道疾病和支气管扩张的患者则可见痰量显著改变。

体格检查无特异性,阳性体征出现与脓肿大小和部位有关。如脓肿较大或接近肺的表面,则可有叩诊浊音,呼吸音降低等实变体征,如涉及胸膜则可闻及胸膜摩擦音或胸腔积液体征。

六、诊断

肺脓肿诊断的确立有赖于特征性临床表现及影像学和细菌学检查结果。

(一)病史

原发性肺脓肿有促使误吸因素或口咽部炎症和鼻实炎的相关病史。继发性肺脓肿则有肺内原发病变或其他部位感染病史。

(二)症状与体征

由需氧菌等引起的原发性肺脓肿呈急性起病,如以厌氧菌感染为主者则呈亚急性或慢性化过程,脓肿破溃与支气管相交通后则痰量增多,出现脓痰或脓性痰,可有臭味,此时临床诊断可成立。体征则无特异性。

(三)实验室检查

1.血常规检查

血白细胞和中性粒细胞计数升高,慢性肺脓肿可有血红蛋白和红细胞计数减少。

2.胸部影像学检查

影像学异常开始表现为肺大片密度增深、边界模糊的浸润影,随后产生 1 个或多个比较均匀低密度阴影的圆形区。当与支气管交通时,出现空腔,并有气液交界面(液平面),形成典型的肺脓肿。有时仅在肺炎症渗出区出现多个小的低密度区,表现为坏死性肺炎。需氧菌引起的肺脓肿周围常有较多的浓密炎性浸润影,而以厌氧菌为主的肺脓肿外周肺组织则较少见浸润影。

病变多位于肺的低垂部位和发病时的体位有关,侧位胸部 X 线片可帮助定位。在平卧位时吸入者 75% 病变见于下中位背段及后基底段,侧卧位时则位于上叶后外段(由上叶前段和后段分支形成,又称腋段)。右肺多于左肺,这是受重力影响吸入物最易进入的部位。在涉及的肺叶中,病变多分布于近肺胸膜处,室间隔鼓出常是克雷伯杆菌肺炎感染的特征。病变也可引起胸膜反应、脓胸或气胸。

当肺脓肿愈合时,肺炎性渗出液开始被吸收,同时脓腔壁变薄,脓腔逐渐缩小,最后消失。在71 例肺脓肿系列观察中,经适当抗生素治疗,13% 脓腔在 2 周消失,44% 为 4 周,59% 为 6 周,3 个月内脓腔消失可达 70%,当有广泛纤维化发生时,可遗留纤维条索影。慢性肺脓肿脓腔周围有纤维组织增生,脓腔壁增厚,周围细支气管受累,继发变形或扩张。

血源性肺脓肿则见两肺多发炎性阴影,边缘较清晰,有时类似转移性肿瘤,其中可见透亮区和空洞形成。

胸部 CT 检查对病变定位,坏死性肺炎时肺实质的坏死、液化的判断,特别是对引起继发性肺脓肿的病因诊断均有很大的帮助。

3.微生物学监测

微生物学监测的标本包括痰液、气管吸引物、经皮肺穿刺吸引物和血液等。

(1)痰液及气管分泌物培养:在肺脓肿感染中,需氧菌所占比例正在逐渐增加,特别是在院内感染中。虽然有口咽菌污染的可能,但重复培养对确认致病菌还是有意义的。由于口咽部厌氧菌内环境,痰液培养厌氧菌无意义,但脓肿性痰标本培养阳性,而革兰染色却见到大量细菌,且形态较一致,则可能提示厌氧菌感染。

(2)应用防污染技术对下呼吸道分泌物标本采集:是推荐的方法,必要时可采用。厌氧菌培养标本不能接触空气,接种后应放入厌氧培养装置和仪器以维持厌氧环境。气相色谱法检查厌氧菌的挥发脂肪酸,迅速简便,可用于临床用药选择的初步参考。

(3)血液标本培养:因为在血源性肺脓肿时常可有阳性结果,需要进行血培养,但厌氧菌血培养阳性率仅5%。

4.其他

(1)CT引导下经胸壁脓肿穿刺吸引物厌氧菌及需氧菌培养,以及其他无菌体腔标本采集及培养。

(2)纤维支气管镜检查,除通过支气管镜进行下呼吸道标本采集外,也可用于鉴别诊断,排除支气管肺癌、异物等。

七、鉴别诊断

(一)细菌性肺炎

肺脓肿早期表现和细菌性肺炎相似,但除由一些需氧菌所致的肺脓肿外,症状相对较轻,病程相对慢性化。后期脓肿破溃与支气管相交通后则痰量增多,出现脓痰或脓性痰,可有臭味,此时临床诊断则可成立。胸部影像学检查,特别是CT检查,容易发现在肺炎症渗出区出现多个小的低密度区。当与支气管交通时,出现空腔,肝有气液交界面(液平面),形成典型的肺脓肿。

(二)支气管肺癌

在50岁以上男性出现肺空洞性病变时,肺癌(通常为鳞癌)和肺脓肿的鉴别常需考虑。由支气管肺癌引起的空洞性病变(癌性空洞),无吸入病史,其病灶也不一定发生在肺的低垂部位。而肺脓肿则常伴有发热、全身不适、脓性痰、血白细胞和中性粒细胞计数升高,对抗生素治疗反应好。影像学上显示偏心空洞,空洞壁厚,内壁不规则,则常提示恶性病变。痰液或支气管吸引物的细胞学检查及微生物学涂片和培养对鉴别诊断也有帮助。如对于病灶的诊断持续存在疑问,情况允许时,也可考虑手术切除病灶及相应肺叶。其他肺内恶性病变包括转移性肺癌和淋巴瘤也可形成空洞病变。

需注意的是肺癌和肺脓肿可能共存,特别在老年人中。因为支气管肿瘤可使其远端引流不畅,分泌物潴留。引起阻塞性肺炎和肺脓肿。一般病程较长,有反复感染史,脓痰量较少。纤维支气管镜检查对确定诊断很有帮助。

(三)肺结核

空洞继发感染肺结核常伴空洞形成,胸部X线检查空洞壁较厚,病灶周围有密度不等的散在结节病灶。合并感染时空洞内可有少量液平面,临床出现黄痰,但整个病程长,起病缓慢,常有午后低热、乏力、盗汗、慢性咳嗽、食欲缺乏等慢性症状,经治疗后痰中常可找到结核分枝杆菌。

(四)局限性脓胸

局限性脓胸常伴支气管胸膜漏和肺脓肿有时在影像学上不易区别。典型的脓胸在侧位胸片呈"D"字阴影,从后胸壁向前方鼓出。CT对疑难患者有帮助,可显示脓肿壁有不同厚度,内壁边缘和外表面不规则;而脓胸腔壁则非常光滑,液性密度将增厚的壁层胸膜和受压肺组织下的脏层胸膜分开。

(五)大疱内感染

患者全身症状较胸部 X 线片显示状态要轻。在平片和 CT 上常可见细而光滑的大疱边缘,与肺脓肿相比其周围肺组织清晰。以往胸片将有助于诊断。大疱内感染后有时可引起大疱消失,但很少见。

(六)先天性肺病变继发感染

支气管脓肿及其他先天性肺囊肿可能无法和肺脓肿鉴别,除非有以往胸部 X 线片进行比较。支气管囊肿未感染时,也不和气管支气管交通,但囊肿最后会出现感染,形成和气管支气管的交通,气体进入囊肿,形成含气囊肿,可呈单发或多发含气空腔,壁薄而均一;合并感染时,其中可见气液平面。如果患者一开始就表现为感染性支气管囊肿,通常清晰的边界就会被周围肺实质炎症和实变所遮掩。囊肿的真正本质只有在周围炎症或渗血消散吸收后才能显示出来。

先天性肺隔离症感染也会同样出现鉴别诊断困难,可通过其所在部位(多位于下叶)及胸部 CT 扫描和磁共振成像(MRI)及造影剂增强帮助诊断,并可确定异常血管供应来源,对手术治疗有帮助。

(七)肺挫伤血肿和肺撕裂

胸部刺伤或挤压伤后,影像学可出现空洞样改变,临床无典型肺脓肿表现,有类似的创伤病史常提示此诊断。

(八)膈疝

通常在后前位胸部 X 线片可显示"双重心影",在侧位上在心影后可见典型的胃泡,并常有液平面。如有疑问可进行钡剂及胃镜检查。

(九)包囊肿和其他肺寄生虫病

包囊肿可穿破,引起复合感染,曾在羊群牧羊分布的区域居住者需考虑此诊断。乳胶凝聚试验、补体结合和酶联免疫吸附试验,也可检测血清抗体,帮助诊断。寄生虫中如肺吸虫也可有类似症状。

(十)真菌和放线菌感染

肺脓肿并不全由厌氧菌和需氧菌所致,真菌、放线菌也可引起肺脓肿。临床鉴别诊断时也需考虑。

(十一)其他

易和肺脓肿混淆的还有空洞型肺栓塞、Wegener 肉芽肿、结节病等,偶尔也会形成空洞。

八、治疗

肺脓肿的治疗应根据感染的微生物种类及促使产生感染的有关基础或伴随疾病而确定。

(一)抗感染治疗

抗生素应用已有半个世纪,肺脓肿在有效抗生素合理应用下,加上脓液通过和支气管交通向体外排出,因而大多数对抗感染治疗有效。

近年来,某些厌氧菌已产生 β-内酰胺酶,在体外或临床上对青霉素耐药,故应结合细菌培养及药物敏感试验结果,及时合理选择药物。但由于肺脓肿患者很难及时得到微生物学的阳性结果,故可根据临床表现,感染部位和涂片染色结果分析可能性最大的致病菌种类,进行经验治疗。

由于大多数和误吸相关,厌氧菌感染起重要作用,因而青霉素仍是主要治疗药物,但近年来情况已有改变,特别是院内获得感染的肺脓肿。常为多种病原菌的混合感染,故应联合应用对需氧菌有效的药物。

1.青霉素 G

为首选药物,对厌氧菌和革兰阳性球菌等需氧菌有效。

用法:240 万 U/d 肌内注射或静脉滴注;严重患者可加量至 1 000 万 U/d 静脉滴注,分次使用。

2.克林霉素

克林霉素是林可霉素的半合成衍生物,但优于林可霉素,对大多数厌氧菌有效,如消化球菌、消化链球菌、类杆菌梭形杆菌、放线菌等。目前有 10%～20%脆弱类杆菌及某些梭形杆菌对克林霉素耐药。主要不良反应是假膜性肠炎。

用法:0.6～1.8/d,分 2～3 次静脉滴注,然后序贯改口服。

3.甲硝唑(灭滴灵)

该药是杀菌药,对革兰厌氧菌,如脆弱类杆菌有作用。多为联合应用,不单独使用。通常和青霉素、克林霉素联合用于厌氧菌感染。对微需氧菌及部分链球菌,如密勒链球菌效果不佳。

用法:根据病情,一般 6～12 g/d,可加量到 24 g/d。

4.β-内酰胺类抗生素

某些厌氧菌,如脆弱类杆菌可产生 β-内酰胺酶,故青霉素、羧苄西林、第三代头孢中的头孢噻肟、头孢哌酮效果不佳。对其活性强的药物有碳青霉烯类,替卡西林克拉维酸、头孢西丁等,加酶联合制剂作用也强,如阿莫西林克拉维酸或联合舒巴坦等。

院内获得性感染形成的肺脓肿,多数为需氧菌,并行耐药菌株出现,故需选用 β-内酰胺抗生素的第二、三代头孢菌素,必要时联合氨基糖苷类。

血源性肺脓肿致病菌多为金黄色葡萄球菌,且多数对青霉素耐药,应选用耐青霉素酶的半合成青霉素的药物,对耐甲氧西林的金黄色葡萄球菌(MRSA),则应选用糖肽类及利奈唑胺等。

给药途径及疗程尚未有大规模的循证医学证据,但一般先以静脉途径给药。

和非化脓性肺炎相比,其发热呈逐渐下降,7 天达到正常。如 1 周未能控制体温,则需再新评估。影像学改变时间长,有时达数周,并有残余纤维化改变。

治疗成功率与治疗开始时症状、存在的时间及空洞大小有关。对治疗反应不好者,还需注意有无恶性病变存在。总的疗程要 4～6 周,可能需要 3 个月,以防止反复。

(二)引流

(1)痰液引流对于治疗肺脓肿非常重要,体位,引流有助于痰液排出。纤维支气管镜除作为诊断手段,确定继发性脓肿原因外,还可用来经气道内吸引及冲洗,促进引流,利于愈合。有时脓肿大、脓液量多时,需要硬质支气管镜进行引流,以便于保证气道通畅。

(2)合并脓胸时,除全身使用抗生素外,应局部胸腔抽脓或肋间置入导管水封并引流。

(三)外科手术处理

内科治疗无效,或疑有肿瘤者为外科手术适应证。包括治疗 4～6 周后脓肿不关闭、大出血、合并气胸、支气管胸膜瘘。在免疫功能低下、脓肿进行性扩大时也需考虑手术处理。有效抗生素应用后,目前需外科处理患者已减少,<10%,手术时要防止脓液进入对侧,麻醉时要置入双腔导管,否则可引起对侧肺脓肿和 ARDS。

九、预后

取决于基础病变或继发的病理学改变,治疗及时、恰当者,预后良好。厌氧菌和革兰杆菌引起的坏死性肺炎,多表现为脓腔大(直径>6 cm),多发性脓肿,临床多发于有免疫功能缺陷,年龄大的患者。并发症主要为脓胸、脑脓肿、大咯血等。

十、预防

应注意加强个人卫生,保持口咽内环境稳定,预防各种促使误吸的因素。

(朱　聪)

第六章

弥漫性疾病

第一节 结 节 病

一、流行病学

结节病发生于世界各国,发病率因地域、人种及环境不同,差异较大,欧洲发病率最高,非洲及亚洲则较低,波动于 1/10 万～50/10 万。黑种人多于白种人,美国白种人发病率 10.9/10 万,而美国的黑种人发病率高达 35.5/10 万。寒冷地区发病率高,如日本的寒、温、亚热带地区发病率之比是 4:2:1。近年来日本和我国的发患者数明显增多,自 1982 年中华结核和呼吸杂志编委会综合报道北京地区 129 例后,2001 年文献报道累计超过 3 000 例。结节病可发生于任何年龄,文献报道多见于青、中年,女性多于男性。在日本和斯堪的纳维亚的结节患者,50 岁以上的女性是发病的第二高峰。卫生健康委员会北京医院(以下简称北京医院)经病理确诊的胸内结节病 121 例中,男性 37 例、女性 84 例。按确诊时统计,15 岁及 17 岁各 1 例。21～35 岁 24 例、36～49 岁 48 例、50～59 岁 27 例、60～70 岁 16 例、71～75 岁 4 例。35 岁以下青年占 21.5%、36～59 岁中年占 62%。

二、病因

结节病的病因迄今未明。目前认为遗传、感染、化学因素、环境及职业、自身免疫反应等均可能为本病的潜在病因,但缺乏确切证据说明它们与结节病发病有直接关系;其中遗传因素的客观证据较多;结节病的易感性及临床表现、自然病程、严重程度和预后,与人类白细胞组织相容性抗原(HLA)的不同等位基因具有相关性。如急性起病伴结节性红斑及关节炎者,HLA_{B8} 出现频率高,结节病性眼葡萄膜炎患者的 HLA_{B27},检出率较其他葡萄膜炎高。英国报道 10% 结节病患者有家族遗传史,62 例患者中,含 5 对双胞胎(4 对为单卵孪生)。北京医院诊治过 6 例有血缘关系的结节病患者(同胞兄妹及同胞姐妹各 2 例、母女 2 例)。该 6 例发病前 5 年内分居两地,可排除环境职业因素。他们的 HLA 检测结果:仅姐妹俩人均被检出 HLA_{A11},其余 4 例的 HLA 型分散无规律。结节病发病的种族差异和家族聚集现象均提示结节病的遗传倾向。但国内外有关报道差异较大,缺乏显著一致性。可能与 HLA 表型不同、易感基因呈多态性分布有关。总之,遗传因素在结节病发病中的作用,仍存在争议。

三、病理组织学改变

结节病的基本病理学改变是由类上皮细胞、巨噬细胞、散在的多核巨细胞(郎汉斯细胞及异物巨细胞)和淋巴细胞组成的境界清楚,无干酪样坏死的肉芽肿。有时巨细胞内可见两种包涵体。早期病变,结节形态结构单一、大小一致且分布均匀。晚期病变可见结节互相融合,并见纤维化及玻璃样变性。病理诊断采用排除性诊断方法,需排除一切与结节病相似的肉芽肿性疾病,如结核病、非典型分枝杆菌病、真菌感染、布鲁氏菌病及铍病等。结合临床特点,方能作出结节病诊断。病理标本应常规进行抗酸染色及免疫组化检查。

四、免疫学改变与发病机制

因结节病病因未明,很难用精辟简练的文字,阐明该病的发病机制。多数学者认为,当未知抗原进入人体后,被肺泡巨噬细胞(AM)吞噬,由抗原递呈细胞的溶酶体在细胞膜递呈抗原并持续存在,使细胞内代谢增强,产生一系列活性介质,如白细胞介素(IL)-12、IL-1、IL-2、γ 干扰素、氧自由基及花生四烯酸代谢产物等,参与细胞的激活和趋化。活化的 T 淋巴细胞(TLC)释放细胞因子如单核细胞趋化因子(MCF)和单核细胞移动抑制因子(MIF)等,使周围血液中的 T 抑制细胞(Ts)相对占优势,而 T 辅助细胞(Th)相对减少。在 BALF 中 Th 增多,Ts 细胞相对减少,这代表病变部位的 Th 细胞增多而 Ts 细胞减少。TLC、AM 和单核细胞等炎症细胞在肺内的聚集浸润,形成了结节病早期的肺泡炎阶段。T 细胞和巨噬细胞、肥大细胞和自然杀伤细胞等通过释放细胞因子、化学趋化、黏附分子和生长因子形成复杂的炎症反应。募集在炎症部位的单核细胞,分泌多种细胞因子,如 IL-1、IL-2、肿瘤坏死因子-α 及 γ 干扰素等参与激活、趋化自身和 TLC 并转化为类上皮细胞、多核巨细胞和郎汉斯巨细胞、构成无干酪坏死性肉芽肿。由上皮细胞、多核巨细胞和巨噬细胞产生的 ACE 抑制巨噬细胞移行,也促使肉芽肿形成。结节病患者的 AM 释放 γ 干扰素和 IL-1,产生纤维连接蛋白及分泌成纤维细胞生长因子。γ 干扰素和 IL-1 及成纤维细胞生长因子促使成纤维细胞在肺部聚集和增生;纤维连接蛋白吸收大量成纤维细胞并和细胞外基层黏附。与此同时,周围的炎症细胞和免疫效应细胞进一步减少以致消失;胶原蛋白和基质蛋白产生。最终成纤维细胞慢性收缩,破坏了肺的正常结构使肺泡变形。这种肺实质细胞的修复反应,导致纤维化及瘢痕组织形成。

五、临床表现

结节病的全身症状无特异性,15%~60%的患者无症状,常在胸部 X 线检查时偶被发现双侧肺门淋巴结肿大而就医。自觉症状和体征取决于病变累及的脏器和部位,表现多种多样。北欧的斯堪的纳维亚、瑞典、爱尔兰及波多黎各的女性常以急性发病,病程在 2 年以内者称为亚急性,半数以上患者属此型。病程 2 年以上者称为慢性型,此型常伴不同程度的肺纤维化。我国的结节病以慢性及隐匿性起病为多,症状轻微者多见,急性起病者少见。

(一)结节病对各脏器的受侵率

结节病是多系统肉芽肿性疾病,人体的任何器官、任何部位均可受累。由于受地区、人种不同、疾病自然发展过程的个体差异及研究者搜集患者的专业、时间、调查方式和研究深度不同等因素的影响,文献对各器官受侵率的报道差异较大。如欧洲一组眼科医师报道,眼结节病占结节病患者的 9%;另一组眼科医师将某医院各科住院患者进行眼科检查并结膜活检。确诊眼受侵率高达 54.1%。综合 1994—1999 年 WASOG 汇总的文献报道,受侵率最高的是肺门及纵隔淋巴结,依次是肺、眼、皮肤、肝、脾、表浅淋巴结、唾液腺、肾、神经系统、心脏、骨关节及骨骼肌、消化道、内分泌器官及生殖器。

(二)胸内结节病

1.症状

(1)全身症状:患者就诊时主诉疲劳、体重减轻各占 20%~30%、低热 15%~22%、盗汗 15%、眼症状 10%~20%、皮肤病变 10%~28%、关节症状 5%~17%、神经系统症状 2%~5% 及心脏症状 1%~5%。北京医院曾见 2 例 Ⅱ 期肺结节病,主诉高热(39.2~39.4 ℃)住院。

(2)呼吸道症状:20%~40%患者有刺激性咳嗽或少量白痰、少数患者轻度胸痛、喘息及活动后呼吸困难。胸部影像改变显著而无症状或症状轻微者门诊屡见不鲜。国外一组报道 433 例肺结节病患者中,25 例咯血,占 6%;其中 19 例轻度咯血、4 例中度咯血、2 例大量咯血。咯血患者常合并曲霉菌感染、支气管扩张或肺囊肿。不足 5%患者单侧或双侧胸腔积液,包括胸膜增厚在内的胸膜受累占 3%~20%。国内报道 14 例胸腔积液均为渗出液。

(3)典型的 Löfgren 综合征:双侧对称性肺门淋巴结肿大,呈马铃薯状,常伴皮肤结节性红斑、发热及关节肿痛。可伴眼葡萄膜炎或虹膜炎,常为急性发病。此类患者 60%~80%在 2 年内自愈,预后良好。见图 6-1。

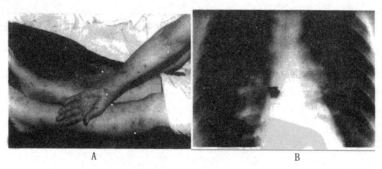

图 6-1　Löfgren 综合征

女性,30 岁。A.双上下肢结节性红斑;B.胸部正位片示双侧较对称的肺门淋巴结肿大
箭头所指显示肿大淋巴结与肺门之间有清晰的空隙。该患者结膜活检确诊结节病

(4)肺外脏器受累表现:常见者为眼部症状、皮肤结节性红斑、皮下结节、表浅淋巴结肿大、肝脾大等,肿大的纵隔淋巴结压迫食管时可出现吞咽困难。肺外结节病的临床表现与受累器官的关系详见表 6-1。

表 6-1　结节病临床表现与受累器官的关系

受累器官	临床表现
上呼吸道	呼吸困难、鼻黏膜充血及息肉致鼻不通气,喉肉芽肿、炎症致声音嘶哑
皮肤	丘疹、斑疹、皮下缩节、狼疮样皮损
眼	畏光、视物模糊、眼痛、低视力、泪腺肿大
关节及骨骼肌	结节病风湿病表现:多关节炎、单关节炎、肌病
神经系统	颅神经麻痹、常见面瘫、感觉异常、癫痫、脑病、颅内占位病灶(考虑做 MRI)
心脏	晕厥、呼吸困难、传导阻滞、心力衰竭、心律不齐、心肌梗死、猝死

受累器官	临床表现
消化系统	吞咽困难、腹痛、黄疸、肝脾大及肝功能异常血液系统淋巴结肿大、脾功能亢进(血小板计数减少、白细胞计数减少、贫血)
肾脏	肾功能异常、肾衰竭、肾结石
内分泌代谢	尿崩症、高尿钙症、附睾炎

2.体征

(1)胸部阳性体征:多数患者无阳性发现。两肺弥散性纤维化时可听到爆裂音,约占20%。胸内淋巴结显著肿大时可出现压迫肺血管的征象,如肺动脉及肺静脉高压、左无名静脉受压时可致左侧胸腔积液。如心脏受累,可出现心动过速、心律不齐、传导阻滞、心包积液、心力衰竭等。

(2)胸外阳性体征:约1/4患者体重减轻、结节性红斑占16.3%。有些表现皮肤丘疹、冻疮样皮损及皮下结节。表浅淋巴结肿大均为孤立不融合、活动无压痛。杵状指(趾)罕见。约1/4患者肝脾大。

3.肺功能检查

肺功能检查在辅助结节病的诊断、病程的动态观察、使用皮质激素类药物的适应证、疗效判断、剂量调整及预后评估等诸方面均有重要价值,是诊治结节病不可缺少的检查。早期患者因支气管、细支气管和血管周围肉芽肿对气道及肺泡的影响,可出现阻塞性通气障碍或小气道功能障碍。严重的肺泡炎可出现弥散量(DLco)下降。肺纤维化常出现以限制为主的混合性通气功能障碍。特征性改变是肺活量(VC)、肺总量(TLC)和DLco下降。低氧血症和肺泡-动脉氧压差增加仅见于严重的肺纤维化。

肺功能异常与X线影像的范围与严重程度常呈一定相关性,但并非完全一致,可结合临床相互弥补。若多次DLco下降且呈进行性恶化的肺外结节病,虽X线影像无异常,仍应警惕早期肺泡炎的可能性。

4.旧结核菌素(OT 1∶2 000)及结核分枝杆菌纯化蛋白(PPD 5 U)皮内试验

结节病活动期常为阴性或弱阳性。

5.BALF细胞成分的改变

结节病患者的BALF中淋巴细胞显著增多(正常人小于10%)、巨噬细胞增多(正常人90%)、T淋巴细胞增多(正常人占淋巴细胞的47%)可高达80%。CD4/CD8比值增加(正常人与周围血常规相同,为0.7～2.1)。

6.实验室检查

(1)血液学改变:周围血中淋巴细胞显著下降是活动期结节病的特征之一。约50%患者血常规正常、CD8增高、CD4/CD8下降。Sweden报道181例结节病患者血常规结果:淋巴细胞减少占60%、白细胞计数下降占40%、血红素降低占30%,单核细胞增多占10%、血小板计数减少占10%,骨髓活检上皮细胞肉芽肿占0.3%～2.2%。

(2)SACE活性测定:活动期结节病患者的SACE活性增高,其特异性90.5%,敏感性57%～75%,因其他疾病(如粟粒结核、铍肺、淋巴瘤、戈谢病及甲状腺亢进等)也可表现SACE增高,故不能单凭SACE增高作为诊断结节病的指标。非活动期结节病患者的SACE可在正常范围,故SACE不高,不能作为排除结节病的指标。北京医院曾测定4例结节病胸腔积液的

ACE 活性,2/4 例 SACE 和胸腔积液 ACE 均升高,而胸腔积液 ACE 明显高于同一日测定的 SACE。

(3)血钙和尿钙测定:钙代谢紊乱是肾结节病常见特征之一。主要表现高钙血症、高尿钙症、泌尿系统结石和高钙性肾病。文献报道结节病合并高钙血症占 10%～20%。因血钙增高,致肾小球滤液中钙浓度增加、甲状旁腺因高血钙的抑制使分泌减少,致肾小管对钙重吸收减少,尿钙排泄增加,故高尿钙症发生率为高钙血症的 3 倍。国内报道结节病合并高钙血症占 2%～10%。北京医院对结节病患者 98 例,1 个月内测血钙 2 次,血钙增高者仅占 4%。

(4)其他实验室检查:①血沉增快占 30%～40%,可能与贫血或血清球蛋白增高有关。②高 γ 球蛋白血症占 25%。③急性期 IgM 和 IgA 升高。④慢性期 IgG 升高。少数患者血清溶菌酶、β_2 微球蛋白及 C 反应蛋白增高、类风湿因子阳性。血浆总胆固醇及高密度脂蛋白降低,这类改变在诊断中无确定性意义。肝损害可出现肝功能异常、骨破坏者可出现碱性磷酸酶增高。

六、影像学改变及分期

(一)胸部 X 线片

胸部 X 线片异常,常是结节病的首要发现和就诊主要原因,主要表现如下。

1.肺门及纵隔淋巴结肿大

两侧肺门淋巴结对称性肿大是该病主要特征。典型者呈马铃薯状,边缘清楚、密度均匀,占 75%～90%。单侧肺门淋巴结肿大仅占 1%～3%,常以此与结核和淋巴瘤鉴别。在 Kirks 报道的 150 例结节病患者中,两侧肺门淋巴结肿大(BHL)、BHL 伴一侧气管旁淋巴结肿大及 BHL 伴两侧气管旁淋巴结肿大各占 30%。后纵隔淋巴结肿大占 2%～20%。仅有气管旁或主动脉窗淋巴结肿大无 BHL 者少见。

2.肺内病变

(1)网结节型:多数结节伴有网影,称为网结节影,占 75%～90%;结节 1～5 mm;不足 2 mm 结节聚合一起常呈磨玻璃影。结节大多两侧对称,可分布在各肺野,以上中野居多。结节沿支气管血管束分布,为该病的特征之一。

(2)肺泡型(又称腺泡型):典型者两侧多发性,边缘模糊不规则致密影 1～10 cm 大,以肺中野及周边部多见;2/3 患者以网结节及肺泡型共存,此型占 10%～20%。

(3)大结节型:0.5～5 cm 大,有融合倾向(图 6-2),结节内可见支气管空气征,占 2%～4%;结节可伴纵隔淋巴结肿大,少数结节可形成空洞。

(4)肺部浸润阴影呈小片状或融合成大片实变影占 25%～60%,由于肉芽肿聚集,也可致叶间裂胸膜增厚。

(5)两肺间质纤维化:结节病晚期两肺纤维化、肺大疱、蜂窝肺、囊性支气管扩张并可伴一般细菌或真菌感染,最终导致肺源性心脏病。

3.气道病变

结节病可侵犯气管、支气管和细支气管。肉芽肿阻塞支气管致阻塞性肺炎及肺不张,以中叶不张多见。大气道狭窄占 5%。纤维支气管镜发现气道内肉芽肿约占 60%。

4.胸膜病变

国外一组 3 146 例结节病资料中,胸腔积液发生率 2.4%,约 1/3 为双侧;多数是少量胸腔积液,右侧(49%)多于左侧(28%),多数在 6 个月内吸收。20%残留胸膜肥大。自发气胸常因肺纤维化、肺大疱破裂所致,占 2%～3%。

5.结节病性心脏病

致心影增大者小于 5%。

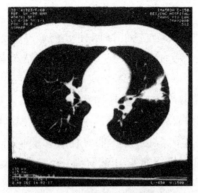

图 6-2　大结节型肺结节病

女性,60 岁,健康查体胸片左肺团块影,胸部 CT 左
肺上叶舌段大结节 3.5 cm×2.1 cm,与一小结节融
合,周围有毛刺,肺门及纵隔各区无肿大淋巴结,疑
诊肺癌,开胸活检,病理诊断结节病

(二)胸部 CT 和高分辨薄层胸部 CT(HRCT)

CT 平扫,以淋巴结短径大于 1 cm 为淋巴结肿大的标准。CT 可提高纵隔内淋巴结肿大的检出率,如主动脉旁(6 区)、隆嵴下(7 区)和食管旁(8 区)的肿大淋巴结在胸片未能检出者,CT可以检出。CT 和胸片对肿大淋巴结的检出率各为 78.1%和 65.6%。胸部 HRCT 对肺磨玻璃影、微结节、特别是间质病变的检出率比胸片明显提高。对疾病动态观察、疗效估价有重要意义。

(三)胸外影像学阳性改变

累及骨骼占 1%～13%,主要表现如下:①伴有骨小梁吸收的弥散性骨髓浸润,形成圆形或卵圆形骨质疏松区。②骨骼孔状病变。③骨皮质隧道状病变,形成囊肿状或骨折,多累及肋骨。

(四)结节病分期

目前,ATS/ERS/WASOG 均采用如下分期方法,即以胸部 X 线检查为依据,将结节病分为五期。①0 期:胸部 X 线检查正常。②Ⅰ期:双侧肺门、纵隔或气管旁淋巴结肿大,肺野无异常,见图 6-3。③Ⅱ期:双侧肺门、纵隔或气管旁淋巴结肿大伴肺内病变,见图 6-4。④Ⅲ期:仅有肺内病变,不伴胸内淋巴结肿大,见图 6-5。⑤Ⅳ期:双肺纤维化,见图 6-6。

我国 1993 年曾制定结节病分期为 0 期、Ⅰ期、ⅡA 期、ⅡB 期和Ⅲ期,其中ⅡA 期相当于上述Ⅱ期、ⅡB 期相当于上述Ⅲ期、Ⅲ期相当于上述Ⅳ期。

(五)放射性核素^{67}Ga 显像

结节病患者肺门入影像征占 72%、腮腺和泪腺对^{67}Ga 对称性摄取增高时,其影像酷似熊猫头形,称熊猫征,占 79%。其特异性及敏感性均较低,不能依靠^{67}Ga 显像作为诊断结节病的主要手段。典型入影像征或熊猫征,可认为结节病活动表现。肉芽肿性血管炎引起的血管局部闭锁或破坏,可在核素扫描时表现为灌注缺损,但在胸部 X 线检查常无阳性表现。

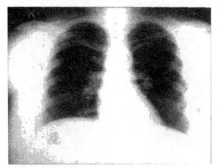

图 6-3　Ⅰ期肺结节病

女性,36 岁。双侧肺门淋巴结对称性肿大。不伴肺内病变。右
侧颈前斜角肌脂肪垫淋巴结活检确诊结节病

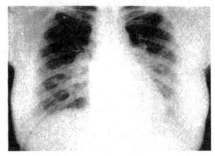

图 6-4　Ⅱ期肺结节病

女性,41 岁。双侧肺门淋巴结对称性肿大。两肺较密集的微结节,中
下野多见。经纤维支气管镜支气管内膜活检确诊结节病

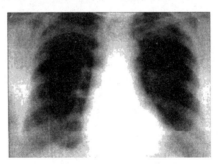

图 6-5　Ⅲ期肺结节病

女性,38 岁。两肺大小不等结节影,不伴肺门纵隔淋巴结肿大。
颈部淋巴结及皮下结节活检病理诊断结节病

七、诊断与鉴别诊断

(一)诊断

当临床及 X 线征象符合结节病,OT 1∶2 000 或 PPD 5 U 皮试阴性或弱阳性、SACE 活性
增高或 BALF 中 C4/CD8 不低于 3.5 时,结节病的可能性很大,应积极争取活组织检查;如组织
学证实为非干酪坏死性肉芽肿病变或 Kveim 皮试阳性,可排除其他肉芽肿性疾病,结节病诊断
可以确立。遇到不典型患者时,强调临床、X 线影像结合病理组织学综合判断;必要时需进行两
个以上部位的组织活检确定。

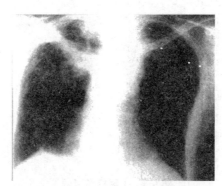

图 6-6　Ⅳ期肺结节病

女性,54 岁。患结节病 14 年,两肺容积减小,双肺纤维化。以限制为主
的通气功能障碍、TLC 占预计值 61％。Kveim 皮试阳性

1.活体组织学检查

该检查是确诊结节病的必要手段。选择适宜的活检部位是获得阳性结果的关键。常采用的
部位及其阳性率和注意事项参考表 6-2。

表 6-2　选择性活检部位及其阳性率

活检部位	阳性率(％)	注意事项
皮肤黏膜	30～90	高出皮表,不规则斑丘疹或皮下、黏膜结节阳性率高。结节性红斑常为脂膜炎改变,不宜选择
表浅淋巴结	65～81	
颈前斜角肌脂肪垫淋巴结	40～86	如标本仅有脂肪垫,不含淋巴结,则无意义
眼睑、结膜、泪腺	21～75	
唾液腺	40～58	熊猫征者阳性率高
经纤维支气管镜膜活检(FOB)	19～68	镜下见黏膜充血,有结节处阳性率高
经纤维支气管镜肺活检(TBLB)	40～97	阳性率与活检块数成正比
胸腔镜	90 以上	切口小,并发症小于开胸活检
电视辅助下纵隔镜肺或淋巴结		
CT 引导下经皮肺活检	90 以上	
开胸肺或淋巴结活检	95 以上	
经皮肝穿刺	54～70	
经皮肾穿刺	15～40	

2.Kveim-Siltzbach 皮肤试验

以往,对于找不到可供活检病损部位的疑似结节病患者,该试验提供了确诊结节病的重要措
施。当前诊断手段有较大进展,如 FOB 和 TBLB 方便易行,并可将 BAL、FOB 及 TBLB 一次完
成。鉴于很难获得制作 Kveim 抗原的标本、且皮试需 4～6 周时间方能完成,目前,很少采用
Kveim 皮试方法。

(二)结节病活动性的判断指标

(1)新近出现的受累表现,如眼葡萄膜炎、结节性红斑、关节痛、肝脾大、心脏及神经系统受累

表现等。

（2）SACE 增高或伴血沉及免疫球蛋白增高。

（3）BALF 中淋巴细胞 20％以上或 CD4/CD8 不低于 3.5。

（4）胸部影像病变增加或^{67}Ga 显示入影像征或熊猫征。

（5）高血/尿钙症。

（6）肺功能 TLC 及 DLco 进行性下降。

（三）鉴别诊断

结节病需与多种疾病鉴别，Ⅰ期需与淋巴结核、淋巴瘤、中心型肺癌和肺门淋巴结转移癌鉴别。Ⅱ期应与肺结核、肺真菌感染及尘肺鉴别。Ⅲ期需与过敏性肺炎、感染性间质肺炎及嗜酸性粒细胞肺浸润等鉴别。Ⅳ期需与其他原因致肺纤维化鉴别。

1.肺门淋巴结核及肺结核

肺门淋巴结核常为单侧或不对称性两侧肺门淋巴结肿大见图 6-7。原发型肺结核儿童及青少年多见。67％的成年肺结核在胸片上可见陈旧结核灶。Ⅱ期结节病如两肺密集小结节影，需与粟粒结核鉴别，见图 6-8。活动性肺结核伴发热盗汗等中毒症状、血沉快、OT 或 PPD 皮试阳性。病理组织学可见新旧不一、形态多样的干酪样坏死性肉芽肿、抗酸染色可找到分枝杆菌。胸部增强 CT 时，肿大淋巴结出现环形强化（CT 值 101～157 HU）、中心密度减低（CT 值 40～50 HU）时，提示淋巴结坏死液化，支持结核。反之，淋巴结均匀强化，则支持结节病诊断。由于增生性结核与结节病的病理组织学极为相似，同一张病理切片在某医院病理诊断为结核，而另一医院的病理诊断为结节病，此情况并非罕见。遇此现象时需临床、放射与病理多科室讨论，综合判断。

据文献报道，结节病合并结核占 2％～5％，日本 1983 年全国普查中发现，Ⅰ～Ⅲ期结节病合并陈旧结核占 2％，Ⅳ期合并浸润型肺结核占 2.4％。中国为结核病发病率较高的国家，应给予足够的重视。

2.淋巴瘤

常为两侧不对称性肺门淋巴结肿大呈波浪状，反复高热、全身淋巴结肿大及肝脾大。病程进展快、预后差。骨髓活检可见 Read-stenberg 细胞，淋巴结活检可确诊，见图 6-9。

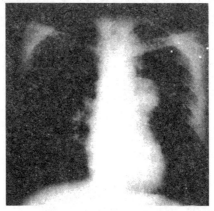

图 6-7　左侧肺门淋巴结核

男性，16 岁。低热 37.6 ℃，胸片左侧肺门淋巴结肿大。血沉 78 mm/1 h，OT 试验 1∶2 000 强阳性。颈部淋巴结活检病理诊断结核，抗酸染色找到分枝杆菌

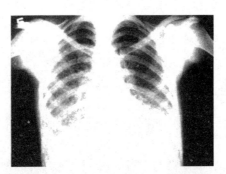

图 6-8　两侧肺门淋巴结不对称肿大,伴两肺粟粒结节

女性,26 岁。因刺激性干咳两周,拍胸片诊断粟粒性肺结核,OT 试验 1∶2 000 阳性,直至 1∶100

阴性,血沉 21 mm/1 h,SACE 68 U,纤维支气管镜下支气管黏膜充血,有结节,活检诊断结节病

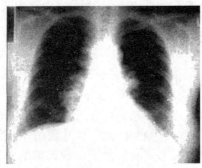

图 6-9　Hodgkin′s 淋巴瘤

男性,52 岁。不规则高热 20 天,双侧肺门淋巴结肿大,右侧肺内有浸润,骨

髓活检找到 Reed-stenberg 细胞。SACE 正常。淋巴结活检确诊淋巴瘤

3.肺癌

中心型肺癌常见于 40 岁以上中老年,单侧肺门影肿大呈肿块状。同侧肺野可见原发病灶,痰、纤维支气管镜刷片或活检找到癌细胞可确诊,见图 6-10。肺泡型结节病的影像学酷似肺泡癌,需依靠活检病理确诊,见图 6-11。肺外癌瘤经淋巴管转移至肺门或纵隔的转移性肺癌,常为单侧或不对称性双侧肺门影增大伴有肺外肿瘤的相应表现,病情发展快,应寻找可疑病灶,争取活检病理确诊。

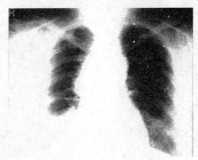

图 6-10　小细胞肺癌

男性,54 岁。因咯血、胸痛 1 周,拍胸部 X 线显示右侧肺门肿大。同侧有胸腔积

液,心缘旁可见一肿块影,部分被胸腔积液掩盖,痰及胸腔积液中均找到癌细胞

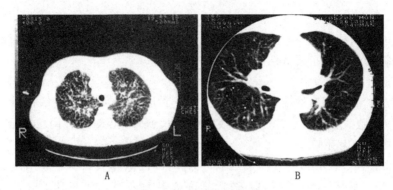

图 6-11 肺泡型结节病

A.女性,51岁。因活动后呼吸困难,拍胸部 X 线显示两肺浸润影及小结节影,胸部 CT 见片状浸润影
与结节互相融合,某肿瘤医院诊断肺泡癌,肺活检确诊结节病;B.同一患者口服泼尼松 40 mg/d×2 个
月,病变吸收,逐渐递减剂量。治疗后 7 个月复查 CT 两肺病灶明显吸收。右肺门淋巴结略肿大

4.肺真菌感染

以组织胞浆菌病常见,胸部 X 线片与 Ⅱ 期结节病相似,有鸟禽、畜类排泄物接触史,SACE
不增高、组织胞浆菌抗原阳性或痰培养、组织活检找到真菌可确诊。

5.尘肺

胸部 X 线片显示两肺小结节伴不对称肺门淋巴结肿大,与 Ⅱ 期结节病相似。前者有长期粉
尘接触史、长期咳嗽咳痰、渐进性呼吸困难,后期肺门淋巴结呈蛋壳样钙化,见图 6-12。

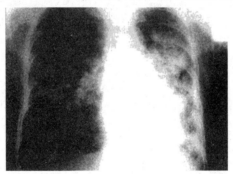

图 6-12 尘肺

男性,58 岁。接触粉尘 32 年。两肺小结节,两侧肺门不对
称性淋巴结肿大。右侧肺门淋巴结呈典型的蛋壳样钙化

6.铍肺

胸部 X 线片显示两肺境界不清的结节影伴不对称性肺门淋巴结肿大、病理学改变与结节病
相似,但从铍接触职业史、铍皮肤贴布试验阳性可与结节病鉴别。

7.肺组织细胞增多症

胸部 X 线改变与 Ⅳ 期结节病相似,呈蜂窝状及弥散性结节,如以囊状改变为主,则更像前
者。SACE 不高,组织活检可与结节病鉴别。

8.Wegener 肉芽肿

该病非两侧对称性肺门淋巴结肿大,病情发展快,死亡率高,为多系统化脓性病变,抗中性粒
细胞胞质抗体(ANCA)阳性,组织学改变为坏死性肉芽肿与多发性血管炎改变。

9.淋巴瘤样肉芽肿

该病可侵犯肺、皮肤、中枢神经系统和肾,无肺门淋巴结肿大,病理特征为血管壁淋巴网织细胞和嗜酸性粒细胞浸润,不是结节性肉芽肿。

10.变应性血管炎性肉芽肿

主要为肺浸润,偶有非对称性肺门淋巴结肿大。临床特征为哮喘、过敏体质、周围血液及病变部位嗜酸性粒细胞显著增多,组织学改变为肉芽肿性血管炎及广泛凝固性坏死。

11.支气管中心性肉芽肿

该病的胸部 X 线片仅有肺内浸润及结节、无肺门淋巴结肿大。临床表现为发热、哮喘及较重的咳嗽咳痰、周围血液及病变部位嗜酸性粒细胞增多,组织学改变除肉芽肿结节外,有广泛凝固性坏死。

12.特发性肺间质纤维化

该病无肺门淋巴结肿大病史,突出表现为进行性呼吸困难及低氧血症。杵状指(趾)阳性、两肺可闻及爆裂音、SACE 不增高、应用排除诊断法,排除已知原因引起的肺纤维化,肺组织活检可确诊。

13.结缔组织病致肺部纤维化

从临床病史及免疫学检查,如抗免疫球蛋白抗体滴度升高、类风湿因子阳性、抗 DNA 抗体阳性、抗双链 DNA 和抗 Sm 核抗原抗体增高或找到 LE 细胞等有助于鉴别诊断。

14.莱姆病

该病和结节病均可出现结节性红斑、表浅淋巴结肿大、眼葡萄膜炎、多关节炎、脑及周围神经病变、束支传导阻滞及心包炎,且结节病患者血清抗布氏疏螺旋体抗体可呈阳性,需要鉴别。莱姆病无肺门淋巴结肿大及肺浸润,SACE 不高,根据流行病学及病原学不难鉴别。

八、治疗

结节病的病因未明,缺乏根治性特效治疗方法。自 1952 年应用皮质激素类药物治疗结节病已 50 余年;多数学者认为,皮质激素类药物仍是治疗结节病的首选药物,用药后可在短期内减轻症状、改善肺功能及 X 线影像病变;但迄今无确凿证据,证明皮质激素类药物一定能够改变结节病的自然病程并预防肺纤维化及提高患者生存时间。相反,英国胸科协会报道,皮质激素类药物治疗无症状的肺结节病患者 185 例 10 年追随结果:胸片持续异常者多于非皮质激素类药物治疗组、停药后复发率高于非皮质激素类药物治疗组。鉴于皮质激素类药物的不良反应明显,故对结节病治疗适应证一直存在争议。近年来英国胸科协会及美国的多篇文献显示,对无症状的肺结节病(包括 Ⅱ 期及 Ⅲ 期),暂不给予皮质激素类药物治疗而严密观察,其中不少患者,病情可能自愈,避免了皮质激素类药物的不良反应。

(一)皮质激素类药物

1.适应证

胸内结节病。

(1)Ⅰ 期(包括 Löfgren 综合征):无须皮质激素类药物治疗,可给予非甾体抗感染药及对症治疗。需观察症状、胸部 X 线、肺功能、SACE 及血/尿钙测定等。1～3 个月追随 1 次,至少观察 6 个月。

(2)无症状的 Ⅱ 期及 Ⅲ 期:暂不给予治疗,先观察 2～4 周,如病情稳定,继续观察。如出现症状并持续或胸部 X 线征象加重或肺功能 VC 及 DLco 下降超过 15％,应开始皮质激素类药物治疗。

（3）Ⅳ期伴活动性证据者,可试用皮质激素类药物。

（4）肺结节病伴肺外脏器损害,属多脏器结节病,应给予皮质激素类药物治疗。

2.皮质激素类药物的剂量、用法及疗程

一般首选短效泼尼松。Gianfranco Rizzato 报道 702 例肺结节病泼尼松治疗并追随 16 年结果显示:开始剂量 40 mg/d 足够,显著疗效出现在第 2～3 个月,如治疗 3 个月无效,提示该患者对皮质激素类药物无反应;即使加大剂量或延长治疗时间也无作用。当出现显著疗效后,应该逐渐递减剂量。递减至 10 mg/d 时,维持 6 个月以上者,复发率明显减低。减药剂量过快、疗程不足 1 年者,复发率 36.6％。一般主张开始剂量 20～40 mg/d[或 0.5 mg/(kg・d)]持续 1 个月后评估疗效,如效果不明显,原剂量继续 2～3 个月。如疗效显著,逐渐递减剂量,开始每 2 周减 5 mg/d,减至 15 mg/d 时,持续 2～3 个月后每 2 周减 2.5 mg/d,直至 10 mg/d 时,维持 3～6 个月;也可采用隔天 1 次日平均剂量。为避免复发,建议总疗程 18 个月,不少于 1 年。停药后或减少剂量后复发患者,应加大剂量至少是开始时的每天剂量。待病情明显好转后再递减剂量,递减速度应更缓慢。严重的心或脑结节病,开始剂量宜增至 60～80 mg/d。

3.皮质激素类药物吸入治疗

丹麦学者 Nils Milman 选择Ⅰ～Ⅲ期患者,没安慰剂双盲随机对照,治疗组吸入布地奈德 1.2～2.0 mg/d 连续 6～12 个月后评估疗效:结果两组的症状、胸片、肺功能及生化指标均无显著性差异。但治疗组的肺容量明显增加。另一组的Ⅱ～Ⅲ期患者分成两组。试验组口服泼尼松 10 mg/d 加吸入布地奈德 1.2～2.0 mg/d 持续 6 个月;对照组单服泼尼松 10 mg/d,结果两组无显著性差异。ERS/ARS/BTS 均认为吸入皮质激素类药物不能作为结节病的常规治疗。可考虑在泼尼松维持最小剂量时,改用吸入治疗。也可考虑用于有呼吸道症状而不宜口服皮质激素类药物治疗者。

4.皮质激素类药物的不良反应

常见的是医源性肾上腺皮质功能亢进现象,如血压升高、水钠潴留、肥胖、低钾、血糖升高及骨质疏松等,应在治疗前开始监测体重、血压、电解质、血糖及骨密度等,直至治疗结束并做相应处理。

（二）其他免疫抑制药

甲氨蝶呤、羟氯喹、硫唑嘌呤、苯丁酸氮芥、环磷酰胺、环孢素 A 及沙利度胺等均可用于结节病,但不作为首选药。国外文献报道,当皮质激素类药物治疗有效,但因某种原因不能继续治疗时,可选用以上药物和小剂量皮质激素类药物联合治疗或皮质激素类药物无效时试用该类药物。适应证及剂量参考表 6-3。

表 6-3　非皮质激素类药物类治疗结节病药物的适应证、剂量及毒副作用

药物名称	适应证	剂量	常见毒副作用	监测内容
羟氯喹	急、慢性	200～400 mg/d	视网膜损害,胃肠道反应,皮疹	眼科检查,6～12 个月 1 次
氯喹	急、慢性	250～500 mg/d	以上不良反应较重	眼科检查

药物名称	适应证	剂量	常见毒副作用	监测内容
甲氨蝶呤	慢性、难治性	10～15 mg/周	胃肠道反应,肝损害,骨髓抑制	血常规、肝肾功能 1～3 个月 1 次
硫唑嘌呤	慢性、难治性	50～200 mg/d	肝功能异常,感染骨髓抑制	血常规、肝功能 1～3 个月 1 次
吗替麦考酚酯	慢性、难治性	每 500～3 000 mg/d	恶心、腹泻,骨髓抑制,感染	血常规,肝功能 1～3 个月 1 次
环磷酰胺	难治性	每 2～4 周 500～2 000 mg	骨髓抑制,感染,出血性膀胱炎,致癌	治疗前后血常规、肾功、尿常规 1 个月 1 次。必要时膀胱镜检查
沙利度胺	慢性、难治性	50～200 mg,每晚一次	致畸、嗜睡、便秘、末梢神经炎	妊娠试验每月 1 次
米诺环素	急慢性	100～200 mg/d	恶心、贫血、皮疹	
英利西单抗	慢性难治性	开始 2 周 3～5 mg/kg,以后 1～2 个月 3～5 mg/kg	感染、变态反应,致畸	治疗前 PPD 皮试治疗期间观察有无血管渗漏

对急性单器官(神经或心)及多器官结节病,治疗方案见图 6-13。

对慢性结节病的治疗策略见图 6-14。

(三)高钙血症的治疗

血钙增高可用阿仑膦酸钠 10 mg/d,早餐前半小时口服,并大量饮水。防止日晒,限制钙和维生素 D 摄入。禁服噻嗪类利尿药。血钙浓度超过 3.7 mmol/L(15 mg/dL)并伴高钙血症状时,可用帕米二膦酸钠 15 mg 稀释于不含钙离子的生理盐水 125 mL 中,2 小时内滴完,同时监测血钙,调整剂量。

(四)结节病合并肺结核的治疗

确诊为活动性肺结核,应首先抗结核治疗。如为皮质激素类药物治疗适应证的 Ⅱ～Ⅳ 期结节病,不能排除合并肺结核时,考虑皮质激素类药物与抗结核药联合治疗。

(五)肺移植及心肺移植

有报道Ⅳ期肺结节病行单肺、双肺及心肺移植后,患者症状缓解,心肺功能改善,排异现象同其他器官移植一样。移植后的肺约有 2/3 在 15 个月内出现复发性结节病,需皮质激素类药物治疗。

九、预后

多数结节病预后良好,总的自然缓解率 60%～70%。各期自然缓解率不同,Ⅰ期 60%～90%,Ⅱ期 40%～70%,Ⅲ期 10%～20%;Ⅳ期不会自然缓解。病死率各家报道不一致,总的死亡率 1%～6%,肺结节病中,死于呼吸衰竭者占 5%～10%,国内报道较少。北京医院 1 例Ⅳ期并肝结节病,胆汁淤积性肝硬化,消化道出血,最终死于多脏器功能衰竭。

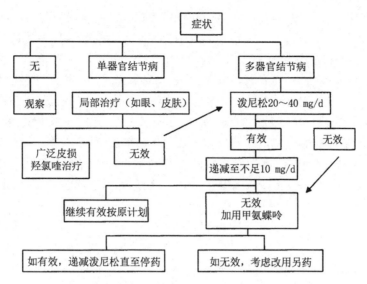

图 6-13　急性单器官(神经或心)及多器官结节病的治疗

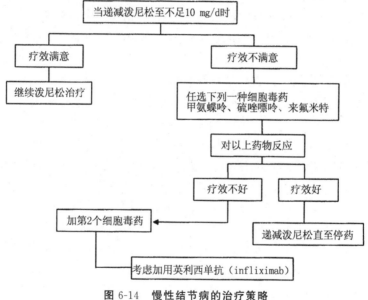

图 6-14　慢性结节病的治疗策略

（刘　玲）

第二节　特发性肺纤维化

一、概述

特发性肺纤维化(idiopathic pulmonary fibrosis,IPF)是病因未明的慢性进展型纤维化性间

153

质性肺炎的一种特殊类型,好发于老年人,病变局限于肺部,组织病理学和/或影像学表现具有普通型间质性肺炎(usual interstitial pneumonia,UIP)的特征。所有表现为原因不明的慢性劳力性呼吸困难,并且伴有咳嗽、双肺底爆裂音和杵状指的成年患者均应考虑 IPF 的可能性。其发病率随着年龄的增长而增加,典型症状一般在 60~70 岁出现,<50 岁的 IPF 患者罕见。男性明显多于女性,多数患者有吸烟史。IPF 发病率近几年呈现明显增长的趋势,美国总人口中 IPF 患病率为 14.0/10 万~42.7/10 万,发病率为 6.8/10 万~16.3/10 万。诊断 IPF 需要排除其他各种间质性肺炎,包括其他类型的特发性间质性肺炎及与环境暴露、药物或系统性疾病相关的间质性肺疾病。IPF 是一种致死性疾病,尚缺乏有效的治疗药物。IPF 的死亡率随着年龄的增长而增加,IPF 中位生存期 2~3 年,但其自然病程变异很大,且无法预测,总体预后不良。

二、诊断

(一)诊断依据

IPF 是病因未明的慢性进展性纤维化型间质性肺炎的一种特殊类型,好发于老年人,病变局限于肺部,组织病理学和/或影像学表现具有 UIP 的特征。

对于成人患者,诊断间质性肺疾病(interstitial lung disease,ILD)和疑诊 IPF 的诊断需要符合:①排除其他已知病因的 ILD(如家庭和职业环境暴露、结缔组织病和药物)。②未行外科肺活检的患者,HRCT 呈现 UIP 型表现。③接受外科肺活检的患者,HRCT 和肺活检组织病理类型符合特定的组合。通过有丰富 ILD 诊断经验的呼吸内科医师、影像科医师和病理科医师之间的多学科讨论,仔细排除其他可能的病因,是获得准确诊断最为重要的环节。在多学科讨论不可行的情况下,建议把患者推荐给对 ILD 有丰富经验的临床专家。由于有高质量证据表明,高分辨率 CT(high resolution computed tomography,HRCT)表现对诊断 UIP 有高度的特异性,外科肺活检对于诊断 IPF 并非必要。结合一定的临床资料(包括完整的病史、职业和环境接触史、家族史、体格检查、肺功能测试和实验室检查),若 HRCT 表现为典型的 UIP 型时足以诊断 IPF。

1.临床表现

(1)所有表现为原因不明的慢性劳力性呼吸困难,并且伴有咳嗽、双肺底爆裂音和杵状指的成年患者均应考虑 IPF 的可能性。其发病率随年龄增长而增加,典型症状一般在 60~70 岁出现,<50 岁的 IPF 患者罕见。男性明显多于女性,多数患者有吸烟史。起病隐袭,主要表现为干咳、进行性呼吸困难,活动后明显。本病少有肺外器官受累,但可出现全身症状,如疲倦、关节痛及体重下降等,发热少见。晚期出现发绀,偶可发生肺动脉高压、肺源性心脏病和右心功能不全等。

(2)IPF 的急性加重:近期研究结果表明,每年 5%~10% 的 IPF 患者会发生急性呼吸功能恶化,这些急性发作可继发于一些常见的临床状况,如肺炎、肺栓塞、气胸或心力衰竭。在没有明确诱因下,这种急性呼吸功能恶化被称为 IPF 急性加重。目前尚不清楚 IPF 急性加重仅仅是一种隐匿的呼吸系统并发症的表现(如肺栓塞、感染),还是 IPF 疾病本身的病理生理学变化导致的病情进展。

IPF 急性加重的诊断标准包括 1 个月内出现不能解释的呼吸困难加重;存在低氧血症的客观证据;影像学表现为新近出现的肺部浸润影;排除其他诊断(如感染、肺栓塞、气胸或心力衰竭)。急性加重可在 IPF 病程的任何时候发生,有时还可是本病的首发症状;临床表现主要为咳嗽加重,发热,伴或不伴有痰量增加。有研究认为,胸部手术和支气管肺泡灌洗术可能诱发 IPF

急性加重,但尚不明确这种情况是真正的 IPF 急性加重还是与操作相关的并发症。

IPF 急性加重的组织学表现为急性或机化性弥漫性肺泡损伤(diffuse alveolar damage, DAD),少数患者表现为远离纤维化区域的相对正常肺组织内的机化性肺炎。极少数情况下,肺活检标本中仅有单纯的 UIP 或仅有 DAD 的机化期改变而无典型 UIP 型表现。

2.检查

(1)HRCT 是 IPF 诊断流程中的重要组成部分。HRCT 上 UIP 的特征为胸膜下和肺基底部的网格状阴影和蜂窝影,常伴有牵张性支气管扩张,尤其是蜂窝影对 IPF 的诊断有很重要的意义。HRCT 上的蜂窝影指成簇的囊泡样气腔,蜂窝壁边界清楚。囊泡直径为 3~10 mm,偶尔可大至 25 mm。磨玻璃影常见,但病变范围少于网格状影。胸腔积液,则提示 UIP 型病变可能由其他疾病所致。HRCT 上出现大量微结节、气体陷闭、非蜂窝样囊泡、大量磨玻璃样改变、肺实变或者病变以沿支气管血管束分布为主,应该考虑其他诊断。部分患者可伴纵隔淋巴结轻度增大(短径通常<1.5 cm)。

HRCT 诊断 UIP 的阳性预测值为 90%~100%。若 HRCT 无蜂窝影,但其他影像特征符合 UIP 标准,定义为可能 UIP,需进行外科肺活检确诊。HRCT 不符合 UIP 型的患者,外科肺活检的病理表现仍有可能是 UIP 型表现。

根据 HRCT 表现进行 IPF 诊断分级如下。

"典型 UIP"(符合以下四项):①病灶以胸膜下,基底部为主。②异常网状影。③蜂窝肺伴或不伴牵张性支气管扩张。④缺少第三级中任何一项(不符合 UIP 条件)。

"UIP 可能"(符合以下三项):①病灶以胸膜下,基底部为主。②异常网状影。③缺少第三级中任何一项(不符合 UIP 条件)。

"不符合 UIP"(具备以下七项中任何一项):①病灶以中上肺为主。②病灶以支气管周围为主。③广泛的毛玻璃影(程度超过网状影)。④多量的小结节(两侧分布,上肺占优势)。⑤囊状病变(两侧多发,远离蜂窝肺区域)。⑥弥散性马赛克征/气体陷闭(两侧分布,3 叶以上或更多肺叶受累)。⑦支气管肺段/叶实变。

(2)组织病理:UIP 的组织病理学特征和主要诊断标准:低倍镜下病变的不均一性,即瘢痕形成和蜂窝样改变的纤维化区域与病变轻微或正常的肺实质区域交替出现。病变主要位于胸膜下和间隔旁的肺实质,一般情况下炎症反应轻,表现为淋巴细胞和浆细胞在肺间质中的斑片状浸润伴 II 型肺泡上皮细胞和细支气管上皮细胞增生。纤维化区域主要由致密胶原组成,伴上皮下散在的成成纤维细胞灶。蜂窝样改变区域由囊状纤维化气腔构成,这些气腔内衬细支气管上皮细胞,充满黏液和炎症细胞。纤维化和蜂窝样改变区域的间质内常有平滑肌上皮细胞化生。病理学上需要与 UIP 鉴别的疾病相对较少,尤其是病理学改变符合 UIP 型表现时。主要的鉴别诊断在于与其他可引起 UIP 样病变的疾病的鉴别,如结缔组织病、慢性外源性过敏性肺泡炎和尘肺(尤其是石棉肺)。"不可分类的纤维化"指肺活检标本镜下表现为纤维化,但不符合上述 UIP 型的诊断标准;若其镜下表现缺乏典型的某些疾病(如外源性过敏性肺泡炎、结节病等)的组织病理学特征,但有典型的 IPF 的临床表现和影像学表现时,经仔细的多学科讨论后仍有可能诊断为 IPF。

UIP 病理诊断标准分级:分为典型 UIP、可能 UIP、疑似 UIP 和非 UIP 4 个等级。①典型 UIP,满足以下 4 条:明显结构破坏和纤维化,伴或不伴胸膜下蜂窝样改变;肺实质呈现斑片状纤维化;现成纤维细胞灶;缺乏不支持 UIP 诊断特征(非 UIP)。②可能 UIP,满足以下条件中的

3条:明显结构破坏和纤维化,伴或不伴胸膜下蜂窝样改变;缺少斑片受累或成纤维细胞灶,但不能二者均无;缺乏不支持 UIP 诊断的特征(非 UIP);或仅有蜂窝肺改变。③疑似 UIP,满足以下3条:斑片或弥漫肺实质纤维化,伴或不伴肺间质炎症;缺乏典型 UIP 的其他标准;缺乏不支持 UIP 诊断的依据(非 UIP)。④非 UIP,满足以下任 1 条:透明膜形成;机化性肺炎;肉芽肿;远离蜂窝区有明显炎性细胞浸润;显著的气道中心性病变;支持其他诊断的特征。

(3)肺功能检查:IPF 的肺功能检测在判断、检测疾病进展、估计预后方面意义重大。典型肺功能改变为限制性通气功能障碍,表现为肺总量(TLC)、功能残气量(functional residual capacity,FRC)和残气量(residual volume,RV)下降。第 1 秒钟用力呼气容积/用力肺活量(FEV_1/FVC)正常或增加。单次呼吸法一氧化碳弥散(DL_{CO})降低,即在通气功能和肺容积正常时,DL_{CO}也可降低。

(4)血气检测:IPF 的血气检测在判断、检测疾病进展、估计预后方面意义重大。IPF 患者的通气/血流比例失调,PaO_2、$PaCO_2$ 下降,肺泡动脉血氧分压差$[P(A-a)O_2]$增大。

(5)肺泡灌洗液检查:BAL 的细胞学分析可能有助于诊断某些特定类型的 ILD。对疑诊 IPF 的患者,BALF 最主要的作用是排除慢性外源性过敏性肺泡炎;BALF 中淋巴细胞增多($\geqslant 40\%$)时应该考虑慢性外源性过敏性肺泡炎的可能。因此,绝大多数 IPF 患者的诊断流程中不应该进行 BALF 细胞学分析,但可能适用于少数患者。

(6)经支气管镜肺活检(transbronchial lung biopsy,TBLB):TBLB 有助于某些疾病的诊断(例如结节病等肉芽肿性疾病),但 HRCT 表现为 UIP 型时,可以大致排除这些疾病。对于怀疑 UIP 而需要进行组织病理学分析的患者,TBLB 的特异度和阳性预测值尚不明确。虽然 TBLB 的标本有时可以见到 UIP 的组织学特征,但对 UIP 诊断的敏感度和特异度尚不明确,TBLB 的取材部位和取样数目也不明确。因此,绝大多数 IPF 患者的诊断评价中不应该使用经支气管镜肺活检,但可能适用于少数患者。

(7)结缔组织病相关血清学检查:关于血清学筛查对疑诊 IPF 患者的评估价值,目前尚无明确的研究结论。结缔组织病可以出现 UIP 型表现,绝大多数疑诊的 IPF 患者应该进行结缔组织病相关的血清学检测,但可能不适用于少数患者。

3.病因诊断

部分慢性外源性过敏性肺泡炎的表现与 IPF 很相似,需要特别注意通过全面评价来明确该患者是否有慢性外源性过敏性肺泡炎的可能。BALF 中淋巴细胞增多($\geqslant 40\%$)提示该病的存在,进一步调查患者的环境暴露因素,必要时安排外科肺活检。符合结缔组织病诊断标准的患者不能诊断 IPF。目前没有临床或血清学特征性表现的年轻患者,尤其是年轻女性,可能在以后的观察中逐渐表现出结缔组织病的临床特征。因此,对于较年轻(<50 岁)的患者,需高度警惕存在结缔组织病的可能。

4.诊断注意事项

IPF 需要与脱屑型间质性肺炎(desquamative interstitial pneumonia,DIP)、急性间质性肺炎(acute interstitial pneumonitis,AIP)、非特异性间质性肺炎(nonspecific interstitial pneumonia,NSIP)、慢性外源过敏性肺泡炎、特发性闭塞性机化性肺炎(bronchiolitis obliterans with organizing pneumonia,BOOP)鉴别。

(1)脱屑型间质性肺炎:男性多发,绝大多数为吸烟者。起病隐袭、干咳、进行性呼吸困难。半数患者有杵状指(趾)。肺功能呈限制性通气功能障碍,弥散功能降低,但不如 IPF/UIP 显著。

RBILD临床表现同DIP,杵状指(趾)相对少见。DIP最显著的病理学改变是肺泡腔内肺泡巨噬细胞(alveolar macrophage,AM)均匀分布,见散在多核巨细胞。与此相伴的是轻、中度肺泡间隔增厚,伴少量炎性细胞浸润,无明显的纤维化和成纤维细胞灶。低倍镜下病变均匀分布,时相一致,与UIP分布多样性形成鲜明对比。AM聚积以细支气管周围气腔为主,而远端气腔不受累时,这一病理便称为RBILD。影像学早期出现双肺磨玻璃样改变,后期出现线状、网状、结节状间质影像,通常不出现蜂窝样改变。RBILD患者,HRCT出现网状结节影,未见磨玻璃影。

(2)急性间质性肺炎:病因不明,起病急剧,临床表现为咳嗽、严重呼吸困难,很快进入呼吸衰竭。多数患者发病前有"感冒"样症状,半数以上患者发热。病理学表现为弥散性肺泡损伤(DAD)机化期改变。影像学表现为双侧弥散性网状、细结节及磨玻璃样阴影,急骤进展可融合成斑片乃至实变影。

(3)非特异性间质性肺炎:可发生于任何年龄,男多于女,主要表现为咳嗽、气短,少数患者有发热。病理学表现为肺泡壁明显增厚,呈不同程度的炎症和纤维化,病变时相一致,但缺乏UIP、DIP或AIP的特异性改变。肺泡结构破坏较轻,肺泡间隔内由淋巴细胞和浆细胞混合构成的慢性炎症细胞浸润是NSIP的特点。影像学显示双侧间质性浸润影,双肺斑片磨玻璃阴影是本病CT特征性所见。

(4)慢性外源性过敏性肺泡炎:急性期暴露于大量抗原物质后4~6小时后出现咳嗽、寒战和肌肉疼痛,症状可持续8~12小时,白细胞总数和嗜酸粒细胞计数增加。亚急性期为吸入少量抗原后发生的亚急性过敏性肺泡炎,其临床症状极似慢性支气管炎。慢性期为长期暴露在抗原下,可发生不可逆的肺部纤维化。病理学改变主要累及肺泡、肺泡间隔、血管和终末细支气管,其病理学改变与病期有关。①急性期:肺泡壁和细支气管壁水肿,有大量淋巴细胞浸润,浆细胞也明显增加,尚有单核细胞、组织细胞,而嗜酸粒细胞浸润较少。2周左右水肿消退,大量瘤样上皮性肉芽肿和朗格汉斯细胞产生,许多肉芽肿被胶原纤维包裹。肺肉芽肿为急性期典型病变。②慢性期:以间质纤维化、肺泡壁淋巴细胞浸润,胶原纤维增生为主,尤其在细支气管和所属小动脉有时因肌纤维和内皮细胞增生而增厚,而肉芽肿病变此时基本消失。支气管肺泡灌洗显示中淋巴细胞比例增高,IgG和IgM的比例也增高。血清学检查阴性患者,可做激发试验。肺功能典型改变为限制性通气障碍。影像学早期或轻症患者可无异常发现,有时临床表现和X线改变不相一致。典型患者急性期在中、下肺野见弥散性肺纹理增粗,或细小、边缘模糊的散在小结节影。病变可逆转,脱离接触后数周阴影吸收。慢性晚期,肺部呈广泛分布的网织结节状阴影,伴肺体积缩小。常有多发性小囊性透明区,呈蜂窝肺。怀疑本病因仔细询问接触史,行血清沉淀抗体测定,支气管肺泡灌洗,肺功能检查等进行综合分析,必要时行肺活检。

(5)特发性闭塞性机化性肺炎:多发于40~60岁,最常见症状是持续性干咳,其次为轻度呼吸困难和体重减轻。约有1/3的患者表现为咽痛、发热、乏力等流感样症状。约2/3的患者肺部可闻及爆裂音。病理学改变主要累及终末和呼吸性细支气管、肺泡管,管壁内常有单核细胞浸润,管腔内则可有水肿性肉芽组织充填,肉芽组织内常有巢状慢性炎症细胞浸润。肺功能主要表现为限制性通气功能障碍和弥散功能障碍,很少表现为阻塞性通气功能障碍。影像学检查表现无特异性,多种多样。典型改变是双侧斑片状或磨玻璃样肺泡性浸润影,可呈游走性,类似肺嗜酸性粒细胞增多症。有时也可呈孤立性肺炎型,或弥散性间质性肺炎型。开胸肺活检对确诊BOOP有重要价值。

(二)临床分型

IPF 临床无分型。根据静息状态下的肺功能结果和/或影像学的病变程度,把 IPF 分为"轻度""中度""重度"及"早期"和"晚期",但目前尚不明确上述分期是否与临床决策直接相关。

三、治疗

(一)康复措施

1.门诊治疗

患者临床症状轻,不影响生活与工作者,可采取门诊治疗'。

2.住院治疗

有并发症或病情进行性加重的患者需住院治疗。

(二)非药物治疗

1.氧疗

有静息低氧血症的 IPF 患者应该接受长期氧疗。多数 IPF 患者应该接受肺康复治疗,但对于少数患者肺康复治疗可能是不合理的选择。多数 IPF 引起的呼吸衰竭应该接受机械通气,但对于少数患者机械通气可能是合理的选择。

2.外科治疗

某些合适的 IPF 患者应该接受肺移植治疗(强推荐,低质量级别),术前是否需要机械通气已成为判别肺移植后早期病死率的危险因素,因此呼吸机依赖已被许多中心认为是肺移植的相对或绝对禁忌证。

3.活动

适当活动,避免过度劳累。

4.饮食

无特殊要求。

(三)药物治疗

1.药物治疗原则

目前尚无治疗 IPF 的有效药物,但一些临床药物试验的结果提示某些药物可能对 IPF 患者有益。用于治疗 IPF 的药物有糖皮质激素类药物、免疫抑制剂、秋水仙碱、环孢素、干扰素、抗氧化药物(乙酰半胱氨酸)、抗凝药物和降低肺动脉压等。目前尚缺乏足够证据支持应该常规使用这些药物治疗。

2.药物选择

根据患者病情及委员会推荐级别,对一些治疗的推荐意见是弱反对,表明这些治疗的收益与风险尚不明确,还需要更高质量的研究结果来证实。弱反对的药物可能适用于一些特定的患者,对于充分知情并强烈要求药物治疗的患者,推荐选用这些弱反对的药物。

(1)IPF 患者不应该接受糖皮质激素类药物单药、秋水仙碱及环孢素治疗(强推荐,很低质量证据)。

(2)IPF 患者不应该接受糖皮质激素类药物与免疫抑制剂(如硫唑嘌呤、环磷酰胺)的联合治疗(强推荐,低质量证据)。

(3)多数 IPF 患者不应该接受糖皮质激素类药物、硫唑嘌呤及乙酰半胱氨酸联合治疗,不应该接受乙酰半胱氨酸单药治疗,但对于少数患者可能是合理的治疗措施(弱推荐,低质量证据)。

（4）PF 患者不应该接受 γ 干扰素治疗（强推荐，高质量证据）。

（5）IPF 患者不应该接受波生坦、益赛普治疗（强推荐，中等质量证据）。

（6）多数 IPF 患者不应该接受抗凝治疗，但对少数患者抗凝治疗可能是合理的选择（弱推荐，很低质量证据）。

（7）多数 IPF 患者不应该接受吡非尼酮治疗，但对少数患者该药物可能是合理的选择（弱推荐，低-中等质量证据）。

（四）特发性肺纤维化复发的预防与治疗

特发性肺纤维化因原因不明，可能的高危因素有吸烟、环境暴露、微生物感染、胃食管反流和遗传因素。因此，戒烟、避免危险环境暴露、避免反复感染、积极治疗反流性食管炎等可能有助于 IPF 的预防和急性加重。

（五）特发性肺纤维化并发症和伴发疾病的治疗

IPF 患者的常见并发症和伴发疾病越来越受到人们的关注，主要包括 IPF 急性加重、肺动脉高压、胃食管反流、肥胖、肺气肿和阻塞性睡眠呼吸暂停。目前尚不明确治疗这些伴发的疾病是否会影响 IPF 患者的预后。

1.IPF 急性加重

多数 IPF 急性加重时应该接受糖皮质激素类药物治疗，但对少数患者来说，糖皮质激素类药物治疗可能是不合理的选择（弱推荐，很低质量证据）。

2.IPF 合并肺动脉高压

多数 IPF 患者不应该接受针对肺动脉高压的治疗，但对少数患者来说可能是合理的选择（弱推荐，很低质量证据）。

3.反流性食管炎

多数 IPF 患者应该接受针对无症状胃食管反流的治疗，但对少数患者来说可能是不合理的选择（弱推荐，很低质量证据）。

4.肥胖、肺气肿和阻塞性睡眠呼吸暂停

迄今为止尚无 IPF 患者伴发肥胖、肺气肿和阻塞性睡眠呼吸暂停治疗方面的研究资料，因此无法给予推荐意见。

（六）特发性肺纤维化姑息治疗

姑息治疗旨在减轻患者症状和减少痛苦，而不是治疗疾病。姑息治疗的目标是减轻患者生理与精神上的痛苦，为患者及其家属提供心理与精神上的支持。这些治疗措施均需个体化，是疾病辅助治疗的一部分。

IPF 患者咳嗽和呼吸困难等症状的恶化很常见且疗效差。有限的研究结果提示，糖皮质激素类药物和沙利度胺可能缓解 IPF 患者的慢性咳嗽；慢性阿片类药物可用于治疗严重呼吸困难和咳嗽，但需要严密监测药物不良反应。

（刘 玲）

第三节　外源性过敏性肺泡炎

外源性过敏性肺泡炎（extrinsic allergic alveolitis，EAA）也称为过敏性肺炎（hypersensitivity pneumonitis，HP），是指易感个体反复吸入有机粉尘抗原后诱发的肺部炎症反应性疾病，以肺脏间质单核细胞性炎症渗出、细胞性细支气管炎和散在分布的非干酪样坏死性肉芽肿为特征性病理学改变。各种病因所致 EAA 的临床表现相同，可以是急性、亚急性或慢性。临床症状的发展依赖于抗原的暴露形式、强度、时间、个体敏感性及细胞和体液免疫反应程度。急性期以暴露抗原后 6～24 小时出现短暂发热、寒战、肌肉关节疼痛、咳嗽、呼吸困难和低氧血症，脱离抗原暴露后 24～72 小时症状消失为临床特征。持续抗原暴露将导致肺纤维化。

一、流行病学

随着对广泛存在的环境抗原认识，更加敏感的诊断手段的出现，越来越多的 EAA 被认识和诊断，因此近年来流行病学研究提示 EAA 是仅次于特发性肺纤维化（IPF）和结节病的一种常见的间质性肺疾病。由于抗原暴露强度、频率和时间不一样，可能也存在疾病诊断标准不一致和认识不够的宿主因素，EAA 在不同人群的患病率差异很大。农民肺在苏格兰农业地区的患病率是 2.3%～8.6%；美国男性患病率是 9%～12%。芬兰发病率是 44/10 万，瑞典是 23/10 万。在农作业工人中 EAA 症状的发生率远高于疾病的患病率。蘑菇工人中 20% 严重暴露者有症状；嗜鸟者人群中估计的患病率是 0.5%～21%。一项爱鸽俱乐部人员的调查显示，鸽子饲养者（pigeon breeder's disease，PBD）的患病率是 8%～30%。有关化学抗原暴露的人群中 EAA 的流行病学资料很少。不同的 EAA，其危险人群和危险季节都不一样。农民肺发病高峰在晚冬和早春，患者多是男性，与他们在寒冷潮湿气候使用储存干草饲养牲口有关。PBD 没有明显的季节性，在欧洲和美国多发生于男性，而在墨西哥则多发生于女性。欧洲和美国的嗜鸟者肺主要发生于家里养鸟的人群，无明显的性别差异。日本夏季型 EAA 高峰在日本温暖潮湿地区的 6 月到 9 月间，多发生于无职业的家庭妇女。

80%～95% 的 EAA 患者都是非吸烟者。这可能是因为吸烟影响了血清抗体的形成，抑制肺脏的免疫反应，但是相关机制不是很清楚。虽然现吸烟者患 EAA 的可能性小，但也不绝对。

人群对 EAA 的易感性也不一样。除了与暴露的不一样有关外，也与宿主的易感性（遗传或获得）有关。虽然早期的研究没有证实 EAA 患者和无 EAA 的暴露人群中 HLA 表型的明显差异，但是有研究证实 PBD 患者和无症状的暴露人群及普通人群的 HLA-DR 和 HLA-DQ 表型存在差异。肿瘤坏死因子-α 启动子在 PBD 患者较对照组增多，但是血清肿瘤坏死因子-α 水平无明显差异。

二、病因

许多职业或环境暴露可以引起 EAA，主要是这些环境中含有可吸入的抗原，包括微生物（细菌、真菌和它们的组成部分）、动物蛋白和低分子量化合物。最近研究提示有些引起 EAA 的暴露抗原是混合物，疾病并不总是由单一抗原所致。根据不同的职业接触和病因，EAA 又有很多具体的疾病命名。农民肺(farmer's lung disease,FLD)是 EAA 的典型形式,是农民在农作中吸入霉干草中的嗜热放线菌或热吸水链霉菌孢子所致。表 6-4 列出了不同名称的 EAA 及相关的环境抗原和可能的病因。在认识到 EAA 与职业环境或粉尘暴露的关系后,一些减少职业暴露的措施已经明显降低了许多职业环境中 EAA 的发生。虽然,现在由于传统职业所致的 EAA 已经不是像 20 多年前常见,但是,新的环境暴露抗原和疾病还在不断被认识,尤其家庭环境暴露引起的 HP 是目前值得重视的问题,如暴露于宠物鸟(鸽子、长尾鹦鹉)、污染的湿化器、室内霉尘都可以引起 EAA,而且居住环境的暴露很难识别。北京朝阳医院确诊的 31 例 EAA 中,27 例(87.09%)是宠物饲养或嗜好者(鸽子 20 例,鹦鹉 2 例,猫 2 例,狗 2 例,鸡 1 例),蘑菇种植者 1 例,制曲工 1 例,化学有机物 2 例(其中 1 例为染发剂,1 例为甲苯二氰酸酯)。另有 6 例(19.4%)为吸烟者。

表 6-4　过敏性肺炎的常见类型和病因

疾病	抗原来源	可能的抗原
微生物		
农民肺	霉干草,谷物,饲料	嗜热放线菌 热吸水链霉菌
蔗尘肺	发霉的蔗渣	嗜热放线菌
蘑菇肺	发霉的肥料	嗜热放线菌
空调/湿化器肺	污染的湿化器、空调、暖气系统	嗜热放线菌、青霉菌、克雷伯杆菌
夏季过敏性肺泡炎	室内粉尘	皮肤毛孢子菌
软木尘肺	发霉的软木塞	青霉菌
麦芽工人肺	污染的大麦	棒曲霉
乳酪工人肺	发霉的乳酪	青霉菌
温室肺	温室土壤	青霉菌
动物蛋白		
鸟饲养或爱好者肺(鸽子、鹦鹉)	鸟分泌物、排泄物、羽毛等	蛋白
鸡饲养者肺	鸡毛	鸡毛蛋白
皮毛工人肺	动物皮毛	动物皮毛
垂体粉吸入者肺	垂体后叶粉	后叶升压素
化学物质		
二异氢酸	二异氢酸酯	变性蛋白

三、发病机制

EAA 主要是吸入抗原后引起的肺部巨噬细胞-淋巴细胞性炎症并有肉芽肿形成,以 $CD8^+$ 淋巴细胞增生和 $CD4^+$ Th_1 淋巴细胞刺激浆细胞产生大量抗体尤其是 IgG 为特征。在暴露早期 BALF 的 $CD4^+$ Th_1 细胞增加,但是之后多数患者是以 $CD8^+$ 细胞增加为主。巨噬细胞和 $CD8^+$ 毒性淋巴细胞参与的免疫机制还没有完全阐明。

EAA 的急性期主要是吸入抗原刺激引起的巨噬细胞-淋巴细胞反应性炎症,涉及外周气道及其周围肺组织。亚急性期主要聚集的单核细胞成熟为泡沫样巨噬细胞,形成肉芽肿,但是在亚急性过程中,也形成包括浆细胞的淋巴滤泡,并伴携带 CD40 配体的 $CD4^+$ Th_1 淋巴细胞增生,后者可以激活 B 细胞,提示部分抗体是在肺部局部形成。慢性阶段主要是肺纤维化。引起急性、亚急性和慢性的免疫机制相互重叠。

(一)Ⅲ型免疫反应

早期认为 EAA 是由免疫复合物介导的肺部疾病,其理论依据包括以下几种:①一般于暴露后 2~9 小时开始出现 EAA 症状。②有血清特异沉淀抗体。③病变肺组织中发现抗原、免疫球蛋白和补体。④免疫复合物刺激 BAL 细胞释放细胞因子增加,激活巨噬细胞释放细胞因子。然而,进一步研究发现:①同样环境抗原暴露人群中,50%血清沉淀抗体阳性者没有发病,而且血清沉淀抗体与肺功能无关。②抗原吸入刺激后血清补体不降低。③抗原-抗体复合物介导的血管炎不明显。④EAA 也可发生于低球蛋白血症患者。

(二)Ⅳ型(细胞)免疫反应

细胞免疫反应的特征是肉芽肿形成。EAA 的肺组织病理学改变特点之一是淋巴细胞性肉芽肿性炎症,肉芽肿是亚急性期 EAA 的主要病理学改变,而且抑制细胞免疫的制剂可以抑制实验性肉芽肿性肺炎。抗原吸入后刺激外周血淋巴细胞重新分布到肺脏,局部淋巴细胞增生,以及淋巴细胞凋亡减少使得肺脏淋巴细胞增多。因此抗原刺激几天后,局部免疫反应转向 T 细胞为主的肺泡炎,淋巴细胞占 60%~70%。在单核细胞因子,主要是 MIP-1 的激活下,幼稚巨噬细胞转化成上皮样细胞和多核巨细胞,形成肉芽肿。然而,这种单核细胞转化成多核巨细胞形成肉芽肿的生物学细节还不是很清楚。

(三)细胞-细胞因子

目前认识到 EAA 的发生需要反复抗原暴露,宿主对暴露抗原的免疫致敏,免疫反应介导的肺部损害。然而,涉及 EAA 免疫机制的细胞之间的交互作用还不是十分清楚。抗原吸入后,可溶性抗原结合到 IgG,免疫复合物激活补体途径,通过补体 C_5 激活巨噬细胞,巨噬细胞被 C_5 激活或活化抗原颗粒激活后,释放趋化因子,包括白细胞介素-8(interleukin-8,IL-8)、巨噬细胞炎症蛋白-1α(macrophage inflammatory protein-1α,MIP-1α)、调节激活正常 T 细胞表达和分泌因子(regulated on activation normal T cell expressed and secreted,RANTES)和细胞因子,包括 IL-1、IL-6、IL-12、肿瘤坏死因子-α、转化生长因子(TGF-β)。首先趋化中性粒细胞,几个小时后趋化和激活循环 T 淋巴细胞和单核细胞移入肺脏。

IL-8 对淋巴细胞和中性粒细胞都有趋化性。MIP-1α 不仅对单核/巨噬细胞和淋巴细胞有趋化性,也促进 $CD4^+$ Th_0 细胞转化成 Th_1 细胞。IL-12 也促进 Th_0 转化成 Th_1 细胞。$CD4^+$ Th_1 淋巴细胞产生 γ 干扰素,促进肉芽肿形成。EAA 鼠模型证实 IFN-γ 是激活巨噬细胞发展形成肉芽肿的关键。IL-1 和 α 干扰素引起发热和其他急性反应,α 干扰素促进其他因子如 IL-1、IL-8 及 MIP-1 的产生,促进细胞在肺内的聚集与激活及肉芽肿形成。EAA 患者 BALF 中可溶性肿瘤坏死因子 R1、肿瘤坏死因子 R2 和 α 干扰素水平增高,同时肺泡巨噬细胞的肿瘤坏死因子 R1 表达也增强,提示 α 干扰素及其受体在 EAA 的作用。IL-6 促进 B 细胞向浆细胞转化和 $CD8^+$ 细胞成熟为毒性淋巴细胞。激活的肺泡巨噬细胞分泌 TGF-β,可以促进纤维化形成和血管生成。

巨噬细胞除了通过释放细胞因子产生作用外,还通过增强表达附着分子促进炎症反应。激活的巨噬细胞增强表达 CD80 和 CD86,激活的 T 淋巴细胞增强表达 CD28。CD80/86(也称为 B-7)及其配体 CD28 是抗原呈递和 $CD4^+$ Th 细胞激活 B 细胞必需的共同刺激分子,阻止这种结合可以抑制鼠 HP 模型的炎症反应。内皮附着分子是炎症细胞进入肺组织的关键。激活的巨噬细胞不仅表达 CD18/11(ICAM-1 的配体),也增强表达 ICAM-1。抑制 ICAM-1 可以阻止淋巴细胞聚集。

EAA 患者 BALF 的自然杀伤细胞也增加,抗原暴露后肥大细胞增加,脱离抗原后 1～3 个月回到正常。大多数 EAA 的 BALF 肥大细胞具有结缔组织特征,与纤维化有关,而不是黏液型,如哮喘患者。虽然 EAA 没有组胺相关的症状,但是肥大细胞可能也产生细胞因子,参与单核细胞和淋巴细胞聚集和成熟,促进纤维化。EAA 早期 BALF 包括玻璃体结合蛋白、纤维连接蛋白、前胶原Ⅲ多肽,前胶原Ⅲ多肽与肥大细胞相关,EAA 鼠模型和患者资料都显示 BALF 的肥大细胞增加,而肥大细胞缺陷的鼠不发展成肺部炎症。

(四)其他

BAL 显示致敏宿主暴露抗原后 48 小时内中性粒细胞在肺脏聚集,这可能是气道内免疫复合物刺激,补体旁路途径的激活和吸入抗原的内毒素效应或蛋白酶效应。这些因素造成的肺损伤促进肺脏的抗原暴露,促进免疫致敏和进一步的肺损害。学者曾经通过热吸水链霉菌胞外蛋白酶诱发 EAA,48 小时内主要是肺脏中性粒细胞聚集,3 周后形成肉芽肿和慢性淋巴细胞性炎症。

吸烟和病毒感染也影响 EAA 肺炎的发展。现行吸烟者可以免得 EAA。而病毒感染可以增加患 EAA 的可能。呼吸道合胞病毒和仙台病毒增加小鼠的 EAA。这可能涉及抗原提呈细胞或 T 细胞共同刺激分子的变化和肺泡巨噬细胞抑制炎症的能力减低。有些患者虽然已经暴露多年,但只是在最近的急性呼吸道感染后出现。鼠 EAA 模型显示呼吸道合胞病毒感染增加肉芽肿形成和 IL-8 和 IFN-γ 的产生。然而,促进更加复杂的人类免疫反应机制发展的因素还不清楚。

只有不到 10％的常规暴露人群发病,大多数暴露人群仅有正常的抗体反应。抗体单独存在不足以产生疾病,而是涉及 CD8$^+$ 细胞毒性淋巴细胞的迟发性变态反应共同参与。CD8$^+$ 激活需要 T 细胞受体结合到抗原提呈细胞的Ⅰ类 MHC 分子上,但是试图联系 EAA 与Ⅰ类 MHC 分子的研究结果是不一致的。

总之,临床研究和动物实验结果提示 EAA 是易感个体受到环境抗原刺激后通过Ⅲ型和Ⅳ型免疫反应引起的肺脏慢性炎症伴肉芽肿形成,然而,确切的免疫机制还不很清楚。此外,个体易感性差异、炎症吸收和纤维化的机制也不清楚。

四、病理学改变

EAA 的特征性病理学改变包括以淋巴细胞渗出为主的慢性间质性肺炎,细胞性细支气管炎(气道中心性炎症)和散在分布的非干酪样坏死性小肉芽肿,但是依发病形式和所处的疾病阶段不同,组织病理学改变也有各自的特点。

急性期的组织病理特点,主要是肺泡间隔和肺泡腔内有淋巴细胞、肥大细胞、中性粒细胞、单核-巨噬细胞浸润。早期病变主要位于呼吸性细支气管周围,其后呈肺部弥散性改变。浸润的细胞大多数是淋巴细胞,聚集在肺泡腔内,多数淋巴细胞是 CD8$^+$ 的 T 淋巴细胞。常见中央无坏死的肉芽肿和多核巨细胞,可见局灶性闭塞性细支气管炎伴机化性肺炎样改变。

亚急性期主要组织学特点是非干酪样坏死性肉芽肿,主要由上皮样组织细胞、多核巨细胞和淋巴细胞组成的一种松散的边界不清楚的小肉芽肿病变,通常单个存在于细支气管或邻近肺泡腔。肉芽肿一般于抗原暴露后3周左右形成,避免抗原接触后3～4个月可消失。其次,组织学可见肺泡间隔和肺泡腔内有由淋巴细胞、浆细胞、肥大细胞等组成的炎性细胞渗出呈现时相一致的以细支气管为中心的非特异性间质性肺炎(NSIP)改变,虽然急性暴露后早期可以见到中性粒细胞,但是中性粒细胞和嗜酸性粒细胞通常不明显。急性期一般无纤维化改变。间质纤维化和蜂窝肺主要见于疾病晚期或慢性EAA。Reyes等对60例农民肺进行病理研究发现间质性肺炎占100%,肉芽肿占70%,机化性肺炎占65%,间质纤维化占65%,泡沫样细胞占65%,外源性异物占60%,孤立巨细胞占53%,细支气管炎占50%。闭塞性细支气管炎伴机化性肺炎占10%～25%。

慢性EAA或停止抗原暴露后数年,细支气管炎和肉芽肿病变可能消失,仅遗留间质性炎症和纤维化或伴蜂窝肺样改变,这种间质纤维化可能是气道中心性或与普通型间质性肺炎(UIP)难以鉴别。因此,EAA可能代表一部分病理证实的NSIP、BOOP、UIP。

引起EAA的环境也含有G－杆菌内毒素尘埃,急性暴露后出现发热和咳嗽;慢性暴露引起支气管炎和肺气肿。这种混合暴露的结果是工人可以患EAA,一种淋巴细胞性疾病,也可以患慢性阻塞性肺疾病,一种中性粒细胞性疾病,或二者都有。

五、临床表现

急性形式是最常见和具有特征的表现形式。一般在明确的职业或环境抗原接触后2～9小时开始出现"流感"样症状,如畏寒、发热、全身不适伴胸闷、呼吸困难和咳嗽,症状于6～24小时最典型。两肺底部可闻及细湿啰音或细小爆裂音,偶闻哮鸣音。反应强度或临床表现与吸入抗原的量与暴露时间有关。如果脱离抗原接触,病情可于24～72小时内恢复。如果持续暴露,接触和症状发作的关系可能不明显,反复急性发作导致几周或几个月内逐渐出现持续进行性发展的呼吸困难,伴咳嗽,表现为亚急性形式。

慢性形式是长期暴露于低强度抗原所致,也可以是反复抗原暴露导致急性或亚急性反复发作后的结果。主要表现为隐匿性发展的呼吸困难伴咳嗽和咳痰及体重减轻。肺底部可以闻及吸气末细小爆裂音,少数有杵状指。晚期有发绀、肺动脉高压及右心功能不全征象。

20%～40%的慢性EAA表现为慢性支气管炎的症状,如慢性咳嗽伴咳痰,有些甚至在普通胸部X线片上不能发现肺实质的病变。病理学研究证实了农民肺存在支气管炎症。嗜鸽者也经常表现支气管炎的症状和黏液纤毛清除系统功能降低。因为多数EAA患者是非吸烟患者,没有其他原因解释其慢性支气管炎的原因,因此,这可能是EAA本身的结果,与慢性EAA的气道高反应性相关。

六、胸部影像学

(一)胸部X线

急性形式主要表现为以双侧中下肺野分布为主的弥散性分布的边界不清的小结节影,斑片磨玻璃影或伴实变(图6-15,图6-16),病变倾向于下叶肺。在停止抗原暴露后4～6周急性期异常结节或磨玻璃影可以消失。因此急性发作缓解后的胸片可以无异常。影像学的变化与症状的关系不明显。

亚急性主要是细线条和小结节形成的网结节影(图6-17)。慢性形式主要表现为以上中肺野分布为主的结节、粗线条或网状影(图6-18),疾病晚期还有肺容积减小、纵隔移位及肺大疱形成或蜂窝肺。一些患者表现急性、亚急性和慢性改变的重合。罕见的异常包括胸腔积液、胸膜肥大、肺部钙化、空洞、肺不张、局限性阴影（如钱币样病变或肿块）及胸内淋巴结增大。

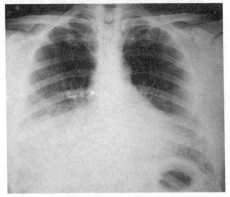

图 6-15　急性期 EAA

胸部 X 线显示双肺弥散性分布斑片磨玻璃影，下叶肺及外周分布为主

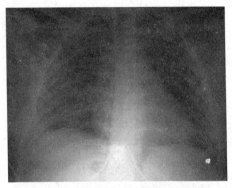

图 6-16　胸片示双下肺磨玻璃影

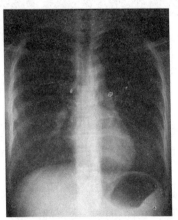

图 6-17　亚急性期 EAA

胸部 X 线显示双肺弥散性分布的边界不清的小结节影，以中下叶肺明显

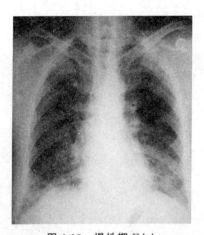

图 6-18　慢性期 EAA

胸部 X 线显示双肺弥散性分布的网结节影,下肺磨玻璃影

(二)胸部 CT/HRCT

急性形式的胸部 HRCT 表现为大片状或斑片性磨玻璃和气腔实变阴影,内有弥散性分布的边界难以区分的小结节影,直径<5 mm,沿小叶中心和细支气管周围分布;斑片性磨玻璃样变和肺泡过度充气交错形成马赛克征象。

亚急性形式主要显示弥散性分布的边界不清的小结节影沿小叶中心和细支气管周围分布,这些结节代表细支气管腔内肉芽组织或细胞性细支气管周围炎症。细支气管炎引起支气管阻塞从而使气体陷闭,形成小叶分布的斑片样过度充气区。

慢性形式主要表现小叶间隔和小叶内间质不规则增厚,蜂窝肺伴牵拉性支气管或细支气管扩张和肺大疱;间或混有斑片性磨玻璃样变。蜂窝肺见于 50%的慢性 EAA。肺气肿主要见于下肺野,见于亚急性和慢性非吸烟者,可能与细支气管炎或阻塞有关。这种改变类似于 IPF,不同的是前者的纤维化一般不影响肋膈角。轻度反应性纵隔淋巴结增大也比较常见。

七、辅助检查

(一)血液化验

急性 EAA 的外周血白细胞(中性粒细胞)一过性和轻度增高,血沉、C 反应蛋白也经常升高。外周血嗜酸性粒细胞和血清 IgE 正常。一些 EAA 患者血清可以检测到针对特异性抗原的沉淀抗体(IgG、IgM 和 IgA)。由于抗原准备尚没有标准化,因此很难确认阴性的意义,除非抗原 EAA 患者进行过抗原检验或非 EAA 患者进行过血清检验,因此,商品 EAA 抗体组合试验阴性不能除外 EAA 的诊断。但是,血清特异性沉淀抗体阳性也见于无症状的抗原接触者,如 30%～60%的无症状饲鸽者存在对鸽子抗原的抗体;2%～27%的农民的血清存在抗 M.Faeni 抗体。此外,停止暴露后血清沉淀抗体会消失,在停止抗原暴露后 6 年,50%的农民肺患者血清抗体转阴;50%的 PBD 或嗜鸟者肺在停止抗原暴露后 2～3 年,其血清沉淀抗体转阴。因此,这种特异抗体的存在只说明有变应原接触史,并无诊断特异性,反过来抗体阴性也不能排除诊断。

(二)肺功能试验

疾病早期可能仅表现弥散功能障碍、肺泡-动脉氧分压差($A-aDO_2$)增加和运动时低氧血症,随着疾病进展出现限制性通气功能障碍,肺容积降低,气流速度正常或增加,肺弹性回缩增加。

也可以有轻度气道阻塞和气道阻力增加,这可能与细支气管炎或肺气肿有关。20%～40%的EAA患者存在非特异气道高反应性。5%～10%的EAA患者临床有哮喘发作。停止抗原暴露后,气道高反应性和哮喘减轻。北京朝阳医院的资料分析显示31例EAA患者中,92.9%有DL_{CO}降低,85.2%小气道病变,72.4%限制性通气功能障碍,50%有低氧血症,36.7%出现呼吸衰竭。

(三)支气管肺泡灌洗

当支气管肺泡灌洗(BAL)距离最后一次暴露超过5天,40%～80%的患者BALF中T淋巴细胞数呈现2～4倍的增加,尤其是$CD8^+$细胞增加明显,导致$CD4^+/CD8^+<1$或正常,但是有时$CD4^+/CD8^+>1$或正常。这可能与暴露的形式、疾病的形式(急性或慢性)、BAL距离最后一次暴露的时间有关,有些研究提示BALF中$CD8^+$细胞的增加与肺纤维化相关。$CD4^+$细胞为主见于EAA的纤维化阶段。许多$CD8^+$细胞表达CD57(细胞毒性细胞的标记)和CD25(IL-2受体)及其他活性标记,当抗原暴露持续存在,这些活性标记细胞增加。BALF的淋巴细胞与持续的抗原暴露有关,不提示疾病和疾病的预后。此外,肺泡巨噬细胞也呈激活状态。当在暴露后48小时内进行BAL或吸入抗原后的急性期BALF的中性粒细胞的比例可以呈中度增加,表现一过性的中性粒细胞性肺泡炎。肥大细胞时有增加。

八、诊断与鉴别诊断

根据明确的抗原接触史,典型的症状发作与抗原暴露的明确关系,胸部影像学和肺功能的特征性改变,BAL检查显示明显增加的淋巴细胞(通常淋巴细胞>40%和$CD4^+/CD8^+<1$),可以做出明确的诊断。TBLB取得的合格病理资料将进一步支持诊断,一般不需要做外科肺活检。

由于抗原制备没有标准化,含有非特异成分,因此用可疑抗原进行的皮肤试验不再具有诊断价值。特异性抗原吸入激发试验难以标准化,并且有一定的危险性,也不常规采用。表6-5列出了建立外源性过敏性肺泡炎诊断的主要标准和次要标准,如果满足4个主要标准和2个次要标准或除外结节病、IPF等,EAA诊断可以确定。有时组织学提示EAA的胸片正常。但是正常HRCT降低了急性或慢性EAA的可能,但是2次急性发作之间的HRCT可能正常。正常BALF也有利于排除EAA。

表6-5　建立外源性过敏性肺泡炎的诊断标准

主要诊断标准	次要诊断标准
EAA相应的症状(发热、咳嗽、呼吸困难)	两肺底吸气末爆裂音
特异性抗原暴露(病史或血清沉淀抗体)	DLOO降低
EAA相应的胸部X线片或HRCT改变(细支气管中心结节,斑片磨玻璃影间或伴实变,气体陷闭形成的马赛克征象等)	低氧血症
BALF淋巴细胞增加,通常>40%	
相应的组织病理学变化(淋巴细胞渗出为主的间质性肺炎,细支气管炎,肉芽肿)(如果进行了活检)	
自然暴露刺激阳性反应(暴露于可疑环境后产生相应症状和实验室检查异常)或脱离抗原接触后病情改善	

急性EAA需要与感染性肺炎(病毒、支原体等)鉴别,另外也需要与职业性哮喘鉴别。慢性

EAA 需要与各种其他原因所致的间质性肺炎、结节病和肺结核进行鉴别。需要与 EAA 进行鉴别的疾病列于表 6-6。

表 6-6　EAA 不同阶段的鉴别诊断

急性

    A.急性气管支气管炎,支气管炎,肺炎

    B.急性内毒素暴露

    C.有机粉尘毒性综合征

    D.变应性支气管肺曲霉菌病(ABPA)

    E.反应性气道功能异常综合征

    F.肺栓塞

    G.吸入性肺炎

    H.隐源性机化性肺炎(COP)

    I.弥散性肺损害

亚急性

    A.反复肺炎

    B.ABPA

    C.肉芽肿性肺疾病

    D.感染:结核、真菌

    E.铍病

    F.硅沉着病

    G.滑石沉着病

    H.朗格汉斯细胞组织细胞增生症

    I.Churg Strauss 综合征

    J.韦格纳肉芽肿

    K.结节病

慢性

    A.特发性肺纤维化(IPF)

    B.慢性阻塞性肺疾病合并肺纤维化

    C.支气管扩张

    D.鸟型分枝杆菌肺疾病

九、治疗

根本的预防和治疗措施是脱离或避免抗原接触。改善作业卫生、室内通风和空气污染状况,降低职业性有机粉尘和环境抗原的吸入可以有效预防 EAA 的发生。单纯的轻微呼吸道症状在避免抗原接触后可以自发缓解,不必特殊治疗。但对于急性重症和慢性进展的患者则需要使用糖皮质激素类药物,其近期疗效是肯定的,但是其远期疗效还没能确定。急性重症伴有明显的肺部渗出和低氧血症,经验性使用泼尼松 30～60 mg/d,1～2 周或直到临床、影像学和肺功能明显改善后减量,疗程 4～6 周。亚急性经验性使用泼尼松 30～60 mg/d,2 周后逐步减量,疗程 3～

6 个月。如果是慢性,维持治疗时间可能需要更长。

十、预后

如果在永久性影像或肺功能损害出现之前完全脱离抗原暴露,EAA 的预后很好。但是如果持续暴露,10%~30% 会进展成弥散性肺纤维化、肺源性心脏病,甚至死亡。农民肺的病死率是 0~20%,与发作的次数相关。虽然急性大量暴露导致死亡的报告也有几例,但是死亡多发生于症状反复发作 5 年以上者。预后与 EAA 的形式或抗原的种类不同、暴露的性质不同有关。长期低水平暴露似乎与不良预后有关,而短期间歇暴露的预后较好。如在美国和欧洲的 PBD 有好的预后,而墨西哥的 PBD 预后较差,5 年病死率达 30%。不幸的是许多慢性 EAA 表现肺纤维化和肺功能异常,停止暴露后也只能部分缓解,因此早期诊断 EAA,脱离或避免抗原的接触是改善预后的关键。

(赵荣华)

第四节　药源性肺部疾病

一、概述

药源性肺部疾病(drug-induced lung diseases,DILD)是药物不良反应的一种,指在正常使用药物进行诊断、治疗、预防疾病时,由所用药物直接或间接引起的肺部疾病。DILD 发病方式差异大,可表现为用药数天、数周后即有明显临床表现的急性或亚急性发病,也可以慢性隐匿发病,发现时已是不可逆转阶段,逐步进展至呼吸衰竭。有些药物所致病理生理变化为暂时的、可逆的,停药后即可消失,有的则可以造成肺组织的永久性损害,严重者甚至危及生命。

二、病因

药物性肺损害呈多样性,可导致药物性肺炎、肺纤维化、哮喘、肺水肿、肺栓塞、肺出血、肺癌、肺动脉高压、肺血管炎等疾病。DILD 所涉及的药物很多,包括细胞毒性药物、抗菌药、心血管药物、中枢神经系统药物、神经节阻滞剂、非甾体抗炎药、口服降糖药及其他类药物等。本节主要介绍药物引起的肺间质病变。

(一)肺间质纤维化

能引起肺间质纤维化的药物众多,其中最常见的为细胞毒性药物,非细胞毒类药物主要有胺碘酮、呋喃妥因等。自从 1961 年首例白消安引起肺纤维化报道以后,有关细胞毒药物引起肺毒性反应的报道逐渐增多。这些药物导致的肺弥散性纤维化发生的危险因素与用药频度、用药总量、合并用药、合并放射治疗、高浓度氧疗、原有肺部疾病、肺功能状况、肝肾功能不全及老年均有一定关系。

(二)闭塞性细支气管炎伴机化性肺炎(BOOP)

可引起 BOOP 的常见药物有甲氨蝶呤、环磷酰胺、呋喃妥因、胺碘酮、卡马西平、苯妥英钠、柳氮磺吡啶、米诺环素等。

(三)脱屑性间质性肺炎和淋巴细胞性间质性肺炎

到目前为止文献报道能导致脱屑性间质性肺炎的药物有白消安、α干扰素、柳氮磺吡啶、呋喃妥因等。能导致淋巴细胞性间质性肺炎的药物有卡托普利、苯妥英钠等。

(四)过敏性肺炎

如卡马西平、多西他赛、甲氨蝶呤、呋喃妥因、丙卡巴肼等可引起过敏性肺炎。

(五)肺浸润伴嗜酸性粒细胞增多

许多药物可引起肺浸润伴肺嗜酸性粒细胞增多,β-内酰胺类、磺胺类、青霉素类、氟喹诺酮类、四环素类、大环内酯类抗生素、呋喃妥因、甲氨蝶呤、对氨基水杨酸、丙卡巴肼、异烟肼、氯磺丙脲、阿司匹林、呋喃唑酮、色甘酸钠、液状石蜡等。

(六)弥散性肺钙化

到目前为止已有长期大剂量使用钙盐或维生素 D 导致肺部弥散性钙化的报道。

三、发病机制

有关药物性肺病的发病机制目前尚不十分清楚。其可能机制如下。

(一)氧自由基损伤

氧自由基损伤被认为是一种重要的损伤途径之一。尤其在药物所致的急性肺损伤中,氧自由基损伤可能起着重要作用。以抗感染药物呋喃妥因为例,体外试验证明,呋喃妥因可以使肺内细胞产生过量的过氧化氢(H_2O_2)、氢氧离子(OH^-)、超氧阴离子(O_2^-)、和单原子氧($1O_2$),这些氧自由基可对重要细胞的功能产生损害,导致肺泡弥散性损伤,肺泡上皮通透性增高,肺泡内有纤维素样渗出物、透明膜形成、出血、水肿,继之间质成纤维细胞增生,形成肺间质纤维化。

(二)细胞毒药物对肺泡毛细血管内皮细胞的直接毒性作用

化学治疗药物对肺的损伤主要是通过对肺的直接损伤,抗肿瘤药物博来霉素导致的肺间质纤维化是典型代表,发病机制可能与博来霉素直接导致肺脏内细胞 DNA 断裂有关。

(三)磷脂类物质在细胞内沉积

胺碘酮对肺的损伤主要是导致肺泡巨噬细胞和肺泡 II 型上皮细胞内磷脂沉积。目前已有二十多种药物被确认可导致机体细胞,尤其是肺脏内细胞的磷脂沉积。据报道这些药物导致的磷脂沉积是由细胞内磷脂分解代谢障碍所致,但此作用是可逆的,停药后磷脂代谢可恢复正常。

(四)免疫系统介导的损伤

药物通过免疫介导导致的机体损害,如药物性系统性红斑狼疮(SLE)是药物性肺病另一种发病机制。目前已知至少有二十种药物可引起 SLE,归纳起来可分为 2 组:第一组可导致抗核抗体产生,但仅少数患者出现 SLE 症状;另一组虽然很少产生抗核抗体,但几乎都发生 SLE。由于这些药物本身无免疫源作用,因此有学者认为这些药物进入体内后可能起到佐剂或免疫刺激物的作用,使机体产生自身抗体。肺血管改变典型的病理学改变为血管中心性炎症和坏死,可能由 III 型或 IV 型变态反应所致。

除此之外,肺脏不仅具有呼吸功能,还具有代谢功能,现已知肺脏参与了一些重要的血管活性物质,如前列腺素、血管紧张素、5-羟色胺和缓激肽等的代谢。但有关肺脏是否参与药物的代谢目前尚不清楚。

四、临床特征、分型与诊断

(一)临床特征与分型

1.肺间质纤维化

其临床表现与特发性肺间质纤维化非常相似。患者的主要症状是咳嗽和进行性呼吸困难。体格检查通常可闻及吸气末啰音,杵状指有时可以见到。胸部 X 线检查可发现双下肺网状及结节状密度增高阴影,病变严重时可累及双侧全肺,少数患者胸部平片可以正常。肺功能检查可呈不同程度的限制性通气功能障碍和弥散功能降低。肺组织病理学检查可见非典型Ⅱ型肺泡上皮细胞增生、肺泡炎或肺间质炎症及不同程度的肺间质纤维化。

2.闭塞性细支气管炎伴机化性肺炎(BOOP)

BOOP 与感染、结缔组织病和骨髓、器官移植等引起的 BOOP 相似,临床上有咳嗽、呼吸困难、低热及血沉增快等。体格检查通常可闻及吸气末啰音。闭塞性细支气管炎伴机化性肺炎(BOOP)胸部 X 线检查可发现双肺多发性斑片状浸润影。肺功能检查即可呈限制性通气功能障碍也可呈阻塞性通气功能障碍,皮质激素类药物治疗反应良好。

3.脱屑性间质性肺炎(DIP)和淋巴细胞性间质性肺炎(LIP)

其临床表现与特发性肺间质纤维化相似,诊断主要依靠病理学检查。

4.过敏性肺炎

临床表现为咳嗽、发热、呼吸困难,同时还伴有全身乏力、肌肉酸痛和关节疼痛等。约 40% 的患者可有不同程度的外周血嗜酸性粒细胞增多。过敏性肺炎胸部 X 线片可见腺泡结节样浸润,且病变多位于双肺外周。肺功能检测呈不同程度的限制性通气功能障碍和低氧血症。肺活检可见肺泡腔内有多形核白细胞或嗜酸性粒细胞及单核细胞浸润,肺间质纤维化则较为少见。

5.肺浸润伴嗜酸性粒细胞增

多临床特点为亚急性或逐渐起病,有气短、咳嗽、伴或不伴有发热及皮疹,周围血中嗜酸性粒细胞增多,肺泡中嗜酸性粒细胞及巨噬细胞浸润,其临床表现类似 Loeffler 综合征。肺浸润伴嗜酸性粒细胞增多,胸部 X 线片表现为斑片状肺浸润,常呈游走性。

(二)诊断

药源性肺病的诊断比较困难,原因是其肺部改变为非特异性,又缺少特异性检查手段,有些辅助检查,如免疫学检查、组织学检查和肺功能检查虽可有一定帮助,但无特异性,另外由于受到患者和医院条件的限制,并非所有患者都能进行上述检查。诊断最重要的是要有对药源性肺病的警惕性、可靠详细的用药史及临床医师对各种药物的不良反应有所了解等。故在用药过程中,一旦发现不良反应,应结合临床经过,做全面深入的分析,排除肺部其他疾病,做出正确的诊断。可疑患者及时停药后症状消失有助于诊断,但晚期患者的组织学变化常呈不可逆性,故停药后症状持续并不能排除药源性肺病的可能。

五、治疗原则与策略

对症治疗,如哮喘、呼吸衰竭、急性肺水肿、咯血、肺动脉高压等,应及时采取相应的治疗措施,避免症状进一步加重。可靠的也是最重要的治疗手段是停药,早期的药源性肺病大多数可以在停药后症状减轻,经一定时间后可以痊愈。皮质激素类药物治疗的疗效差异很大,有些药物性肺病患者对肾上腺皮质激素类药物治疗有效,闭塞性细支气管炎伴机化性肺炎(BOOP)皮质激素类药物治疗反应良好。红斑狼疮样改变停药后上述症状可以逐渐消退,激素治疗有效。常见的致肺间质纤维化药物白消安引起的肺毒性反应,预后较差,总的病死率在 50%～80%。甲氨蝶呤导致的肺损伤治疗主要是使用皮质激素类药物,由甲氨蝶呤所致肺损伤的死亡率约 10%。环磷酰胺引起的肺毒性预后较差,死亡率约在 50%。阿糖胞苷导致的肺水肿往往可在治疗后7～21 天逐渐好转,阿糖胞苷导致的肺损害死亡率 6%～13%。

(赵荣华)

第五节　肺淋巴管平滑肌瘤病

一、定义

肺淋巴管平滑肌瘤病是一种主要发生于育龄期女性的罕见的肺部疾病。肺淋巴管平滑肌瘤病以慢性进展的双肺弥散性囊性病变为特征,其病理基础是异常增生的平滑肌样细胞和肺部囊性病变。肺淋巴管平滑肌瘤病的主要患病群体是年轻女性,平均诊断年龄为 30～40 岁,早期症状轻微,逐渐出现活动后呼吸困难,病程中可以反复发生气胸和乳糜胸,常合并肾脏血管肌脂瘤等肺外表现,随着疾病的进展和肺功能的恶化,后期发展到呼吸衰竭,有适应证的患者需要接受肺移植治疗。

二、病因

肺淋巴管平滑肌瘤病以不典型平滑肌样细胞的过度增生为特征,病因不明。由于肺淋巴管平滑肌瘤病发生于育龄期女性,推测其与雌激素有一定的关系。近年来发现肺淋巴管平滑肌瘤病的病变组织中 TSC2 基因突变,导致其下游蛋白哺乳类西罗莫司(雷帕霉素)靶蛋白(mTOR)异常活化,导致平滑肌样细胞的过度增生。除了散发的肺淋巴管平滑肌瘤病,肺淋巴管平滑肌瘤病也见于结节性硬化症(TSC)的女性患者。TSC 为遗传性疾病,TSC1 或 TSC2 基因突变,在其成年女性中,1/3 可以检测到肺部肺淋巴管平滑肌瘤病病变。

三、高危人群筛查

(1)女性气胸患者。对于女性患者在第一次发生自发性气胸时,需要检查肺部高分辨 CT(HRCT)。

(2)TSC 成年女性患者,不管是否有症状,肺部 HRCT 应该作为基本筛查项目。

(3)弥散性肺部囊性病变。

(4)原因不明的呼吸困难,有不少患者长期被诊断为哮喘或慢性阻塞性肺疾病。

(5)肺外病变,如肾脏血管肌脂瘤、血管周上皮细胞样细胞瘤(PEComa)等,需要筛查肺部是否有受累。

四、诊断

(1)病史肺淋巴管平滑肌瘤病几乎均发生于育龄期女性,偶尔也发生于绝经后妇女,男性患者极其罕见。平均诊断年龄为 30～40 岁。肺淋巴管平滑肌瘤病起病隐匿,呼吸道症状无特征性,由于肺功能受损,在临床出现症状前可能已有活动耐力下降的表现,随着疾病的进展,呼吸困难症状出现并进行性加重。

(2)肺淋巴管平滑肌瘤病常见的肺部并发症为自发性气胸和乳糜胸,气胸和乳糜胸常为肺淋巴管平滑肌瘤病的首发症状,并可反复发生。其他症状有咳嗽、咯血、咳乳糜样痰液和胸痛等。

(3)肺淋巴管平滑肌瘤病的肺外表现无特异性,也可伴有腹胀和腹痛等。腹部和盆腔 CT 检查可发现淋巴结肿大、腹膜后淋巴管肌瘤,部分患者可出现乳糜腹水。半数以上患者有血管肌脂瘤,主要发生于肾脏,有时出现于肝和胰腺等部位。

(4)影像学检查:如无气胸和乳糜胸,胸部 X 线片表现为透亮度增高,也可有网状结节影和毛玻璃样改变。胸部 HRCT 的典型表现为双肺弥散性薄壁囊性改变。直径在数毫米至数厘米。其他改变有气胸、乳糜胸、淋巴结肿大及心包积液等。

(5)肺功能检查:初期肺功能检查正常,逐渐出现阻塞性或混合性通气障碍,残气量增加,弥散功能下降。动脉血气分析提示低氧血症。

(6)血清血管内皮细胞增长因子-D(VEGF-D)检查:具有较高的诊断敏感性和特异性。

(7)病理学检查是肺淋巴管平滑肌瘤病诊断的金标准。获取病理标本的途径有经支气管镜肺活检及手术肺活检(小开胸或胸腔镜下肺活检)。

五、诊断标准和鉴别诊断

(1)临床确诊标准。①具有特征性的肺 HRCT 表现,同时具有以下任何一项:符合临床诊断或病理诊断标准的肾血管肌脂瘤;结节性硬化症;乳糜胸;乳糜腹水;符合病理诊断标准的腹部淋巴管平滑肌瘤或淋巴结受累;或血清 VEGF-D＞800 pg/mL。②具有特征性或符合性的肺 HRCT 表现,肺活检符合肺淋巴管平滑肌瘤病病理诊断标准,如果为经支气管肺活检,需符合 HMB45 阳性。

(2)拟诊肺淋巴管平滑肌瘤病。①具有特征性的肺 HRCT 表现和符合肺淋巴管平滑肌瘤病的临床病史。②具有符合性的肺 HRCT 表现,同时具有以下任何一项:肾血管肌脂瘤或胸腔或腹腔乳糜积液。

(3)仅具有特征性或符合性的肺 HRCT 表现,而缺乏其他证据,可列为肺淋巴管平滑肌瘤病疑诊。

肺淋巴管平滑肌瘤病主要表现为气胸、乳糜胸和双肺弥散性囊性改变。在鉴别诊断方面需要与一些疾病鉴别,如肺气肿、特发性肺间质纤维化(蜂窝肺)、结缔组织病相关肺疾病(如干燥综合征)、囊性支气管扩张、Ⅳ期结节病、肺朗格汉斯细胞组织细胞增生症等。

六、治疗

(一)一般建议

均衡营养,保持正常体重,避免吸烟;注射流感疫苗和肺炎球菌疫苗减少肺部感染的发生;肺淋巴管平滑肌瘤病患者通常可以安全进行飞机旅行,除非病情较重或近期内有气胸;避免妊娠。

(二)呼吸困难的治疗

支气管扩张药;氧疗;对于呼吸困难严重的患者应详细评估导致呼吸困难的原因,纠正可以治疗的问题,如支气管痉挛、合并的肺部感染、肺动脉高压,以及气胸和乳糜胸的并发症。

（三）并发症的处理

肺淋巴管平滑肌瘤病患者在首次诊断时应被告知气胸和乳糜胸的发生风险、临床表现及发生时的自我处理措施。

（1）气胸：由于肺淋巴管平滑肌瘤病患者的气胸很容易复发，在第一次发生气胸时就应考虑胸膜粘连术。

（2）乳糜胸患者可给予无脂饮食，同时补充中链甘油三酯。乳糜胸如果有手术治疗的指征，需在术前评估患者的淋巴循环系统、明确渗漏部位和淋巴管受损状况，再采取相应的治疗，以避免盲目的胸导管结扎术。

（3）血管肌脂瘤直径如果＞4 cm，自发出血的风险增加，应考虑栓塞治疗或保留肾单位手术切除。

（四）mTOR 抑制剂

肺淋巴管平滑肌瘤病在病情快速进展而缺乏其他有效治疗手段时，可考虑试用西罗莫司治疗，治疗过程中需监测西罗莫司药物浓度（5～15 ng/mL）。治疗过程中需要密切观察不良反应和治疗效果，以确定个体化的治疗方案。

（五）黄体酮

肺淋巴管平滑肌瘤病患者不应该常规使用口服或肌内注射黄体酮。在肺功能或症状迅速恶化的患者，可考虑试用肌内注射黄体酮。在使用过程中应该得到定期肺功能和症状评估，治疗12 个月无效者应该停药。黄体酮以外的抗雌激素治疗不推荐使用。

（六）肺移植

随着我国肺移植工作的日趋成熟，肺移植成为重症肺淋巴管平滑肌瘤病的一个治疗选择。肺淋巴管平滑肌瘤病患者肺移植后的5 年存活率约为65％。与单肺移植相比，双肺移植患者术后肺功能更好，同时并发症也要少一些，但选择单肺还是双肺移植不影响生存率。肺移植后偶见移植肺肺淋巴管平滑肌瘤病复发，但常无症状，因此不需要常规监测是否有肺淋巴管平滑肌瘤病复发。

（李慧芳）

第六节　肺泡蛋白沉着症

肺泡蛋白沉着症（PAP）是一种以肺泡内有不可溶性磷脂蛋白样物质沉积为特点的弥散性肺部疾病，原因至今未明。其临床症状主要表现为气短、咳嗽和咳痰。胸部 X 线片呈双肺弥散性肺部浸润阴影。病理学检查以肺泡内充满有过碘酸希夫染色（PAS）染色阳性的磷脂蛋白样物质为特征。该病由 Rosen 于 1958 年首次报道。肺泡蛋白沉着症可分为原发性或特发性（iPAP，约占 90％）、继发性（sPAP，＜10％）和先天性（cPAP，2％）。

一、发病机制

肺泡蛋白沉着症的发病机制尚不完全清楚，电镜观察发现肺泡蛋白样沉积物和全肺灌洗物在结构上与由Ⅱ型肺泡上皮细胞分泌的含有层状体的肺泡表面活性物质（SF）非常相似，提示肺泡蛋白沉积物可能与肺泡表面活性物质代谢障碍有关。目前,大多数证据表明肺泡蛋白沉积物是由肺泡表面活性物质清除障碍所致,而不是产生过多。正常情况下肺泡表面活性物质的产生与清除是一个复杂的动态过程,肺泡Ⅱ型上皮细胞不仅合成和分泌肺泡表面活性物质,而且还与肺泡巨噬细胞一道参与肺泡表面活性物质的清除。当某些因素导致肺泡巨噬细胞和肺泡Ⅱ型细胞功能发生改变,肺泡表面活性物质的清除能力降低,从而引发了表面活性物质在肺泡内的沉积。

(一)特发性 PAP

iPAP 患者体内存在粒细胞巨噬细胞集落刺激因子(GM-CSF)中和抗体,导致维持肺泡巨噬细胞功能的 GM-CSF 不足,肺泡巨噬细胞功能出现障碍,不能有效清除肺泡表面活性物质。

1994 年 Dranoff 等发现在去除 GM-CSF 基因的小鼠肺泡中蛋白样物质沉积,其病理表现与人类 PAP 相似。之后有许多学者对此进行了研究。目前已证实:GM-CSF 基因去除的小鼠的肺泡巨噬细胞功能存在缺陷,表现如下:细胞直径变大、吞噬功能降低、表面活性物质代谢能力降低、细胞表面的整合素、Toll 样受体-2、Toll 样受体-4 和黏附分子的表达降低、细胞因子(γ 干扰素、PGE_2、肿瘤坏死因子-a、IL-6、IL-18、白三烯-C、白三烯-D、白三烯-E4)产生下降。给 GM-CSF 基因敲除小鼠吸入 GM-CSF 可以逆转肺部 PAP 病变,提示 GM-CSF 在 PAP 发病机制中起重要作用。

在人类,GM-CSF 与 iPAP 之间的关系也已被许多研究所证实。1996 年 Seymour 及其同事首先报道了用 GM-CSF 成功治疗 iPAP 的案例,并发现 iPAP 患者的疗效与给予 GM-CSF 的剂量存在着一定相关性,提示 iPAP 患者体内存在着相对 GM-CSF 不足。通过进一步的研究,Kitamura 及其同事发现,在 11 名 iPAP 患者的支气管肺泡灌洗液(BALF)和 5 名患者的血清中存在抗 GM-CSF 的 IgG 型中和抗体,但是在继发性 PAP、健康对照者及其他肺部疾病的血清和 BALF 中均未发现 GM-CSF 抗体的存在。随后克利夫兰临床医院进行了系列研究,在 40 例 iPAP 患者的 BALF 和血清中均检测到抗 GM-CSF 中和性抗体存在,其中血清最低滴度为 1:400,最高滴度为 1:25 600。而正常健康者中最高滴度仅为 1:10,当血清滴度的 cutoff 值为 1:400 时,对 iPAP 的敏感性是 100%,特异性为 100%,20 例 BALF 标本中均存在抗 GM-CSF抗体,并且滴度均不低于 1:100,而正常健康者和其他肺部疾病者均未检测到此抗体,这提示 iPAP 患者出现的相对 GM-CSF 不足是由于体内中和抗体的存在。

(二)先天性 PAP

肺泡表面活性物质相关蛋白 B(SP-B)基因突变已被证实与先天性肺泡蛋白沉着症(cPAP)有关,目前,已经证实 SP-B 基因至少存在 2 个突变位点,一个是第 121 位碱基 C 被三个碱基 GAA 所替代,另一个是第 122 位点上缺失了一个碱基 T,两种基因突变均可导致肺泡表面活性物质中 SP-B 缺失,但先天性肺泡蛋白沉着症的临床表现差异很大,提示可能还有其他位点或新的 SP 基因突变参与。另外 GM-CSF/IL-3/IL-5 受体 β c 链缺陷,导致 GM-CSF 不能与其受体结合也是先天性 PAP 的原因之一。

(三)继发性 PAP

某些感染、理化因素和矿物粉尘吸入,如马苯丁酸氮芥、矽尘和铝尘等可能与肺泡蛋白沉着症有关,另外有些疾病特别是血液系统恶性肿瘤,如白血病、淋巴瘤、Fanconi 氏贫血及 IgG 型免疫球蛋白病等也可发生肺泡蛋白沉着症。其发病机制目前尚不完全清楚,可能与上述状态下,导致肺泡巨噬细胞功能受损有关。

总之,肺泡蛋白沉着症的发病机制目前尚不完全清楚,上述任何一种病因均不能完全解释所有患者。需要今后进一步研究。

二、病理表现

(一)肉眼观察

肺大部呈实变,胸膜下可见弥散性黄色或灰黄色小结节或小斑块,结节直径由数毫米到 2 cm 不等,切面可见黏稠黄色液体流出。如不合并感染,胸膜表面光滑。

(二)光镜检查

肺泡及细支气管腔内充满无形态的、过碘酸希夫染色(PAS)阳性的富磷脂物质。肺泡间隔正常或肺泡隔数目增多,但间隔内无明显的纤维化。肺泡腔内除偶尔发现巨噬细胞外无炎症表现(图 6-19)。

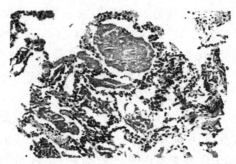

图 6-19　肺泡及细支气管腔内充满无形态的 PAS 阳性物质

(三)电镜检查

肺泡腔内碎片中存在着大量的层状结构,由盘绕的三层磷脂构成,其结构类似肺泡表面活性物质。

三、临床表现

本病发病率约为 0.37/10 万,患病率约为 3.7/100 万。男性多于女性,男女比约 2.5∶1,任何年龄均可发病,但 30～50 岁的中年人常见,平均 40 岁,约占患者数的 80%。3/4 的患者有吸烟史。

本病的临床表现差异很大,有的可无任何临床症状,仅在体检时发现,此类约占 1/3;约有 1/5 的患者则以继发性肺部感染症状为首发表现,有咳嗽、发热、胸部不适等;另有约 1/2 的患者隐匿起病,表现为咳嗽、呼吸困难、乏力,少数患者可有低热和咯血,呼吸道症状与肺部病变受累范围有一定关系。体格检查一般无特殊阳性发现,肺底有时可闻及少量捻发音,虽然呼吸道症状与肺部病变受累范围有关,但临床体征与胸部 X 线片表现不平衡是本病的特征之一。重症患者可出现发绀、杵状指和视网膜斑点状出血。极少数患者可合并肺源性心脏病。

肺泡蛋白沉着症患者合并机会感染的概率较大,为 15% 左右,除了常见的致病菌外,一些特殊的病原菌(如奴卡菌属、真菌、组织胞浆菌、分枝杆菌及巨细胞病毒等)较为常见。

四、X 线表现

常规的胸部 X 线片表现为双肺弥散性细小的羽毛状或结节状浸润影,边界模糊,并可见支气管充气。这些病变往往以肺门区密度较高,外周密度较低,酷似心源性肺水肿。病变一般不发生钙化,也不伴有胸膜病变或肺门及纵隔淋巴结肿大。

胸部 CT 检查,尤其高分辨 CT(HRCT)可呈磨玻璃状和/或网状及斑片状阴影,可为对称或不对称性,有时可见支气管充气。病变与周围肺组织间常有明显的界限且边界不规则,形成较特征性的"地图样"改变。病变部位的小叶内间隔和小叶间间隔常有增厚,表现为多角形态,称为"疯狂的堆砌"(图 6-20)。

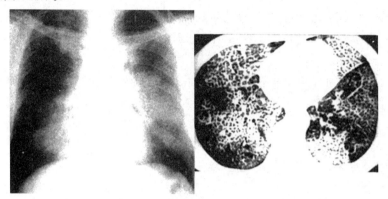

图 6-20　肺泡蛋白沉积症患者的胸部 X 线和胸部 CT

五、实验室检查

(一)血常规

多数患者血红蛋白正常,仅少数轻度增高,白细胞一般正常。血沉正常。

(二)血生化检查

多数患者的血清乳酸脱氢酶(LDH)明显升高,而其特异性同工酶无明显异常。一般认为血清 LDH 升高与病变程度及活动性有关,其升高的机制可能与肺泡巨噬细胞和肺泡 II 型上皮细胞死亡的增多有关。少数患者还可有球蛋白的增高,但无特异性。近年来,有学者发现肺泡蛋白沉着症患者血清中肺泡表面活性物质相关蛋白 A(SP-A)和肺泡表面活性物质相关蛋白 D(SP-D)较正常人明显升高,但 SP-A 在特发性肺纤维化(IPF)、肺炎、肺结核和泛细支气管炎患者也有不同程度地升高,而 SP-D 仅在 IPF、PAP 和结缔组织并发的肺间质纤维化(CTD-ILD)患者中明显升高,因此,对不能进行支气管镜检查的患者,行血清 SP-A 和 SP-D 检查可有一定的诊断和鉴别诊断意义。

(三)痰检查

虽然早在 20 世纪 60 年代,就有学者发现 PAP 患者痰中 PAS 阳性,但由于其他肺部疾病(如慢性支气管炎、支气管扩张、肺炎)和肺癌患者的痰液也可出现阳性,加之 PAP 患者咳痰很少,故痰的检查在 PAP 患者的使用受到很大限制。近年来,有学者报道,在 PAP 患者痰中 SP-A 浓度较对照组高出约 400 倍,此对照组疾病包括慢性支气管炎、支气管哮喘、肺气肿、IPF、肺炎和肺癌患者,提示痰 SP-A 检查在肺部鉴别诊断中有一定意义,但需进一步研究证实。

(四)GM-CSF 抗体检测

特发性 PAP 患者血清和 BALF 中均可检测到抗 GM-CSF 抗体,而在先天性 PAP、继发性 PAP 及其他肺疾病中无此抗体存在,因此.对临床诊断有实用价值,但目前尚无商品化的试剂盒。

(五)支气管肺泡灌洗液检查

典型的支气管肺泡灌洗液呈牛奶状或泥浆样。肺泡蛋白沉积物的可溶性很低,一般放置 20 分钟左右,即可出现沉淀。支气管肺泡灌洗液的细胞分类对 PAP 诊断无帮助。BALF 中可以巨噬细胞为主,也可以淋巴细胞为主,CD4/CD8 比值可以增高也可降低。BALF 的生化检查如 SP-A、SP-D 可明显升高。将 BALF 加福尔马林离心沉淀后,用石蜡包埋,进行病理切片检查。可见独特的组织学变化,即在弥散性的嗜酸颗粒的背景中,可见大的、无细胞结构的嗜酸性小体;PAS 阳性,而奥星蓝染色及黏蛋白卡红染色阴性。

(六)肺功能

可呈轻度的限制性通气功能障碍,表现为肺活量和功能残气量的降低,但肺弥散功能降低最为显著,可能是由于肺泡腔内充满蛋白样物质有关。动脉血气分析显示动脉血氧分压和血氧饱和度降低,动脉 CO_2 也因代偿性过度通气而降低。Martin 等报道 PAP 患者吸入纯氧时测得的肺内分流可高达 20%,较其他弥散性肺间质纤维化患者的 8.9% 明显升高。

(七)经纤维支气管镜肺活检和开胸肺活检

病理学检查可发现肺泡腔内有大量无定型呈颗粒状的嗜酸性物质沉积,PAS 阳性,奥星蓝染色及黏蛋白卡红染色阴性。肺泡间隔可见轻度反应性增厚和肺泡 II 型上皮细胞的反应型增生。但由于经纤维支气管镜肺活检的组织较小,病理阴性并不能完全排除该病。

六、诊断

由于肺泡蛋白沉着症患者的症状不典型,故诊断主要依据胸部 X 线检查和支气管肺泡灌洗或经纤维支气管镜肺活检。PAP 的胸部 X 线检查需与肺水肿、肺炎、肺霉菌病、结节病、结缔组织病相关的间质性肺病、硅沉着病、肺孢子菌肺炎及特发性肺纤维化等鉴别。支气管肺泡灌洗和经纤维支气管镜肺活检是目前诊断 PAP 的主要手段。如支气管肺泡灌洗液外观浑浊,呈灰黄色,静置后可分层,则提示有 PAP 可能。光镜下若见到大量无定型、嗜酸性碎片,PAS 阳性,而奥星蓝染色及黏蛋白卡红染色阴性,则可明确诊断。经纤维支气管镜肺活检组织若见到典型病理表现也可明确诊断。血清和 BALF 中抗 GM-CSF 抗体检查对 iPAP 有诊断价值。

七、治疗

由于部分肺泡蛋白沉着症患者的肺部浸润可以自行缓解,因此,对于症状轻微或无临床症状的患者,可以不马上进行治疗,适当观察一段时间,当患者症状明显加重或患者不能维持正常活动时,可以考虑进行治疗。

(一)药物治疗

对于症状轻微或生理功能损害较轻的患者,可以考虑使用溶解黏液的气雾剂或口服碘化钾治疗,但效果均不可靠。有人曾试用胰蛋白酶雾化吸入,虽然可使部分患者症状有所改善,但体外试验发现胰蛋白酶并不能消化肺泡蛋白沉着症患者的肺泡内沉积物,加之胰蛋白酶雾化吸入疗程长。可引起支气管痉挛、发热、胸痛、支气管炎等不良反应,因而逐渐被临床放弃。糖皮质激素类药物对肺泡蛋白沉着症无治疗作用,而且由于本病容易合并感染,糖皮质激素类药物的使用可能会促进继发感染,所以临床上不提倡使用糖皮质激素类药物。

(二)全肺灌洗

全肺灌洗是治疗肺泡蛋白沉着症最为有效的方法。虽然到目前为止尚无随机对照研究,但有足够的证据表明全肺灌洗可以改善患者的症状、运动耐受能力、提高动脉血氧分压、降低肺内分流,改善肺功能。近年来还有学者证实全肺灌洗可以改善肺泡巨噬细胞功能,降低机会感染的发病率。

全肺灌洗的适应证:只要患者诊断明确,日常活动受到明显限制,均可认为具有全肺灌洗的指征。Rogers等提出的指征如下:①诊断明确。②分流率大于10%。③呼吸困难等症状明显。④显著的运动后低氧血症。

全肺灌洗需在全身麻醉下进行,患者麻醉后经口插入双腔气管插管,在确定双腔管的位置正确后,分别向支气管内套囊(一般位于左主支气管内)和气管套囊充气,以确保双侧肺完全密闭,然后用100%的纯氧给双肺通气至少20分钟,以洗出肺泡内的氮气。患者可取平卧位,也可取侧卧位。在用100%的纯氧给双肺通气20分钟后,在呼气末,夹闭待灌洗侧肺的呼吸通路,接通灌洗通路,以100 mL/min左右的速度向肺内注入加温至37 ℃的生理盐水,当肺充入以相当于功能残气量(FRC)的生理盐水后,再滴入大概相当于肺总量(通常500~1 200 mL)盐水,然后吸出同量的肺灌洗液。这个过程反复进行,直至流出液完全清亮,总量一般10~20 L。灌洗结束前,应将患者置头低脚高位进行吸引。

在进行全肺灌洗过程中应密切监测患者的血压、血氧饱和度及灌洗肺的液体平衡。一侧肺灌洗之后,是否立即行对侧肺灌洗,需取决于患者的当时情况而定。如果患者情况不允许,可予2~3天后再行另一侧肺灌洗。全肺灌洗的主要优点是灌洗较为彻底,患者可于灌洗后48小时内症状和生理指标得到改善,一次灌洗后可以很长时间不再灌洗。其缺点是所需技术条件较高,具有一定的危险性。全肺灌洗的主要并发症如下:①肺内分流增加,影响气体交换,②灌注的生理盐水流入对侧肺,③低血压,④液气胸,⑤支气管痉挛,⑥肺不张,⑦肺炎等。

(三)经纤维支气管镜分段支气管肺泡灌洗

经纤维支气管镜分段支气管肺泡灌洗具有安全、简便、易推广使用、可反复进行及患者易接受等优点。一组对7例肺泡蛋白沉着症的患者进行了经纤维支气管镜分段支气管肺泡灌洗,除1例效果不好,改用全肺灌洗外,其余6例的临床症状均明显好转,劳动耐力增加,肺部浸润影明显减少,肺一氧化碳弥散量由治疗前的54.23%±15.81%上升到90.70%±17.95%,动脉血氧分压由治疗前的6.95 kPa±0.98 kPa上升到10.52 kPa±0.73 kPa。灌洗液一般采用无菌温生理盐水。每次灌洗时,分段灌洗一侧肺,每一肺段或亚段每次灌入温生理盐水100~200 mL,停留数秒钟后,以适当负压将液体吸出,然后反复进行2~3次,再进行下一肺段灌洗。全肺灌洗液总量可达2 000~4 000 mL。每次灌洗前应局部给予少量2%利多卡因以减轻刺激性咳嗽,吸引时可拍打肺部或鼓励患者咳嗽,以利于液体咳出。由于整个灌洗过程较长,可给予患者鼻导管吸氧。灌洗后肺部常有少量细湿啰音,第2天常可自动消失。必要时可适当使用口服抗生素,以预防感染。经纤维支气管镜分段支气管肺泡灌洗与全肺灌洗相比,前者对肺泡蛋白沉积物的清除不及后者,因而常需反复多次灌洗。

(四)GM-CSF 疗法

到目前为止 GM-CSF 治疗 iPAP 例数最多的一组报道来源于美国克利夫兰临床医院,他们于 2004 年应用重组人 GM-CSF 对 25 例 iPAP 患者进行了治疗研究,有 21 例完成了治疗方案。结果显示:9 例(43%)无效,12 例(57%)有效。在有效组,所有患者胸片评分均有改善,肺总量

(TLC)平均增加了 0.9 L，一氧化碳弥散量(DLco)平均提高了 5 mL/(min·mmHg)，平均肺泡-动脉氧分压差降低了 2.7 kPa(20 mmHg)，在 5 μg/(kg·d)皮下注射剂量下，GM-CSF 疗法总体耐受良好，局部红斑和硬结的发生率为 36%，一例出现了嗜中性粒细胞减少，但停药后嗜中性粒细胞数天恢复。没有使用 GM-CSF 出现迟发性反应报道。

综合国外现有资料，GM-CSF 治疗 iPAP 总有效率为 50% 左右，并且存在着剂量递增现象(有些患者需要在加大剂量情况下，才能取得临床疗效)，剂量从 5 μg/(kg·d)到 18 μg/(kg·d)不等，疗程 3 到 12 个月。有个别报道应用 GM-CSF 吸入治疗 iPAP 的案例。

虽然 GM-CSF 治疗 iPAP 取得了一定的疗效，但仍然有一些重要的问题，如：GM-CSF 的合适剂量是多少？疗程多长？GM-CSF 剂量与抗体的滴度有何相关性？及给予 GM-CSF 的途径等没有解决，故这种新疗法的疗效尚需更多临床试验证实。

(五)血浆置换

血浆置换可以去除血液中各种分子，包括抗体、冷球蛋白、免疫复合物，因此该方法被用在自身免疫性疾病的治疗。iPAP 患者由于体内存在 GM-CSF 抗体，理论上说，可以进行血浆置换。目前仅有 1 例报道，iPAP 患者应用血浆置换后抗体滴度从 1：6 400 下降到 1：400，同时伴随着胸部影像学和氧合的改善。如果今后有更多的临床患者证实该方法有效，将为 iPAP 的治疗提供另一条途径。

(六)基因治疗

由于肺泡蛋白沉着症可能与 SP-B 基因突变、GM-CSF 表达低下及 GM-CSF/IL-3/IL-5 受体 β 链缺陷等有关，因而存在着基因治疗的可能性。目前已有学者将正常 SP-B 基因、GM-CSF 基因通过病毒载体转入动物体内，并且成功表达，今后能否用于临床治疗尚需进一步研究。

八、预后

20%～25% 的肺泡蛋白沉着症患者可以自行缓解，大部分患者需要进行治疗。肺泡灌洗使肺泡蛋白沉着症患者的预后有了明显改善。有 60% 的患者经灌洗治疗后，病情可以改善或痊愈。有少数患者尽管反复灌洗，病情仍呈进行性发展，最终可发展为肺间质纤维化。影响肺泡蛋白沉着症预后的另一重要因素是肺部继发感染，由于肺泡蛋白沉着症患者肺泡巨噬细胞功能障碍、肺泡表面活性物质异常导致下呼吸道防御功能降低及肺泡腔内蛋白样物质沉积易于细菌生长等因素共同存在，使得肺泡蛋白沉着症患者发生肺部感染，尤其是机会感染的概率大大增加，是导致死亡的重要因素。

(李慧芳)

第七节　特发性肺含铁血黄素沉着症

特发性肺含铁血黄素沉着症是一组肺泡毛细血管出血性疾病，常反复发作，并以大量含铁血黄素累积于肺内为特征的疾病。多见于儿童。

一、病因与发病机制

病因与发病机制不明。从实验室研究中已知至少有以下 3 种完全不同的情况：①未发现病变与任何免疫机制有关。②有抗肺内解剖结构的抗体。③可能与可溶性免疫复合物有关。由于肺毛细血管反复出血至肺间质，其中珠蛋白部分被吸收，含铁血黄素沉着于肺组织，病理见肺重量增加，切面有广泛棕色色素沉着。镜检肺泡和间质内可见含有红细胞及含铁血黄素的巨噬细胞。肺内有程度不等的弥散性纤维化。电镜下见弥散性毛细血管损害，伴内皮细胞水肿、Ⅱ型肺泡上皮细胞增生及蛋白沉着于基膜上。

二、临床表现与诊断

(一)临床特点

临床表现与病变发展过程和年龄有关。急性期呈阵发性或持续性咳嗽、咯血和气促。咯血持续数小时或数天，逐渐自行缓解，但数周或数月后又可复发。慢性反复发作期表现为咳嗽、血痰、发热、喘息，此型以成人常见。静止期无明显的临床表现。反复出血者由于含铁血黄素沉积形成肺间质纤维化出现呼吸困难。

(二)体征

肺部可闻及与出血时相应的体征。由于贫血，发绀常被掩盖。病程后期常伴肺源性心脏病或杵状指。大咯血是致死的常见原因。

(三)胸部 X 线

示两肺门或中、下野内带磨玻璃影、散在的小结节阴影或网状阴影。症状缓解时磨玻璃影可吸收。

本病的 3 个特点如下：①咯血、呕血或幼儿胃液中有血。②小细胞低色素性贫血。③肺片有广泛性急或慢性浸润。结合临床特征、实验室检查等综合诊断。

三、治疗原则与策略

治疗用糖皮质激素类药物可控制出血，但不能长期稳定病情和预防复发，对慢性患者的疗效不显著。铁剂可缓解严重贫血。目前无特效治疗方法。尽早控制急性发作是避免肺间质纤维化的关键。

(一)急性发作期

应卧床休息，吸氧，停服牛乳，给予止血剂，贫血者则应补充铁剂，必要时需输血。

(二)肾上腺皮质激素类药物

肾上腺皮质激素类药物控制急性期症状疗效较为肯定。急性期常用氢化可的松 5～10 mg/(kg·d)，以后可改口服泼尼松 1～2 mg/(kg·d)，症状缓解后 2～3 周逐渐减量至最低维持量，持续用药半年。若有反复，维持量可用至 1～2 年。

(三)免疫抑制剂

肾上腺皮质激素类药物治疗无效者，可加用免疫抑制剂硫唑嘌呤，从 1.2～2 mg/(kg·d)到 3～5 mg/(kg·d)，无不良反应可持续用药 1 年以上。疗程 1.5 年效果良好。

(四)血浆置换

血浆置换能去除免疫复合物所产生的持久性的免疫损伤，使患者临床症状、胸部 X 线、肺功能得到改善。

(五)铁去除法

为防止过度的铁沉积于肺内造成肺组织损伤,可用铁络合剂驱除肺内沉积的铁,阻止肺纤维化的发展。可用去铁胺(去铁敏)治疗,每天 1.6 g,分 3 次肌内注射,用药后可使铁从尿内的排出量明显增加。因铁络合剂有一定的毒性作用,故未能广泛使用。

(六)对症治疗

对合并肺部感染、肺动脉高压、肺源性心脏病、呼吸衰竭的患者,需做相应的治疗。

1953 年 Lichtenstein 将一组以组织细胞浸润为主的疾病命名为组织细胞增生症 X。1973 年 Nezelof 首次通过电镜观察到病变细胞中的 Birbeck 颗粒。过去因其病因不明而称为组织细胞增生症 X(HX)。1987 年国际组织细胞学会将其统称为朗格汉斯细胞组织细胞增生症(Langerhans cell histiocytosis,LCH),为组织细胞增生症 I 型。以往依据本病的发病年龄、病变范围和临床表现分为三种类型,即韩-薛-柯病(Hand-Schüller-Christian disease,HSC)、勒-雪病(Letterer-Siwe disease,LS)和嗜酸性肉芽肿(Eosinophilic Granulomo,EG)。实际上三者临床表现相互关联、重叠,为婴儿和儿童不同年龄期的不同表现。可有过渡型,相互转化。尚有单器官型和难分型(或混合型)。本病主要发生于婴幼儿和儿童,男性发病明显多于女性,男女之比为(1.5~2)∶1。英国和爱尔兰每年发病率为 4.2/1 000 000。本病病因及发病机制尚不完全清楚。由于临床表现多样,误诊率高。LCH 常致多系统受累,伴有危险器官受累者预后不佳,化学治疗存活率仅 20%。

(李慧芳)

第八节　朗格汉斯细胞组织细胞增生症

一、病因及发病机制

朗格汉斯细胞组织细胞增生症的病因及发病机制尚不清楚。目前多认为本病是与免疫功能异常有关的反应增生性疾病;少部分学者认为本病是一种肿瘤性疾病。也有认为本病与病毒感染(人类疱疹病毒-6)及吸烟有一定关系,但均缺乏相关性研究。一般认为 LCH 是一种 LC 细胞的非肿瘤性增生,可能是继发性细胞免疫功能紊乱现象,为抑制性 T 淋巴细胞缺陷所致。在外来抗原作用下(如感染),LC 对异常免疫信号发生异常反应性大量增生,伴单核细胞、嗜酸性粒细胞及淋巴细胞浸润。类似于 GVHD 或混合性免疫缺陷性疾病的组织病理学及临床表现。

(一)朗格汉斯细胞的发生和功能

1868 年 Paul langerhans 利用氯化金染色首次在表皮组织中发现一种非色素性树突状细胞,命名为 langerhans 细胞(LC)。它还是存在于黏膜、淋巴结和脾脏的抗原呈递细胞。4%~5% 的表皮细胞为 LC。树突状细胞(dendritic cells,DC)为抗原呈递细胞的一个分支,源于骨髓造血干细胞。作为单核-巨噬细胞(又称网状细胞)的一部分,LC 与交叉 DC、肠道 DC、滤泡 DC 及胸腺 DC 均有关联。LC 主要将抗原呈递给 T 细胞,在 T 细胞早期免疫反应中发挥着重要作用。未受抗原刺激的 LC 处于不成熟状态,其识别、结合和处理抗原能力强,在接触抗原后,能通过 C 型凝集素及 Fc 受体等与抗原结合,通过吞噬作用将抗原吞入细胞内,将抗原加工成可被 T 细胞识别的片段,表达在细胞表面 MHC 分子上。携带抗原的 LC 在肿瘤坏死因子-α 及 IL-1β 等作用下,迁移至局部淋巴结的 T 淋巴区。在迁移过程中,LC 逐渐发育成熟。成熟的 LC 抗原呈递能力强,将抗原呈递给 T 淋巴细胞,产生适应性免疫应答。LC 将抗原呈递给 T 细胞后,即开始凋亡。

(二)LCH 发病机制

1.克隆性增生学说

LCH 的病理特征是机体免疫紊乱时受抗原刺激,导致未成熟 DC 活化、克隆增生及局部"细胞因子风暴"。LCH 中增生的朗格汉斯细胞 CD83、CD86 和 DC-LAMP 表达降低,CD54 及 CD58 表达增强,提示这是一种不完全成熟的部分活化的树突状细胞。这种朗格汉斯细胞迁移至局部淋巴结抗原呈递能力减弱,GM-CSF、IL-1、IL-2、IL-3、IL-4、IL-10、肿瘤坏死因子-α、TGF-β 及 γ 干扰素等细胞因子表达上调,可在局部引起细胞因子风暴。GM-CSF、TGF-β 及 IL-3 等细胞因子可抑制朗格汉斯细胞凋亡,促进其增生,并在局部大量聚集。LCH 中朗格汉斯细胞抗原呈递能力减弱可导致免疫系统从固有免疫向适应性免疫转化缺陷,使得免疫系统对朗格汉斯细胞异常增生失去控制。有学者通过 X 染色体连锁 DNA 探针技术研究表明 LCH 患者不同病灶的朗格汉斯细胞是单克隆性的。

最近,有学者在总结近年来关于本病的相关研究的基础上提出了本病发病机制的假说。朗格汉斯细胞在易感个体内产生缺陷,刺激可以通过免疫或炎症反应导致有缺陷的朗格汉斯细胞克隆增生,同时通过正常的朗格汉斯细胞诱导免疫反应。增生的朗格汉斯细胞在组织中通过与其他细胞相互作用导致组织损害的发生。朗格汉斯细胞的攻击性和免疫系统的调节共同决定本病的发展,如果朗格汉斯细胞攻击性强或免疫系统功能不足则损害进展,反之则损害消退。在临床则表现出从局限性病变到多系统受累的多变的疾病类型。

2.肿瘤学说

有研究发现这种增生的朗格汉斯细胞存在染色体等位基因缺失、染色体不稳定性增高及 Ki-67、P53、P16 及 Bcl-2 等细胞周期蛋白及原癌基因表达上调等异常,提示本病是一种肿瘤性疾病。有学者将恶性组织细胞肉瘤病毒转入小鼠机体后,包括朗格汉斯细胞在内的多种组织细胞均能发生肿瘤性,也提示本病可能是一种肿瘤性疾病。遗传学研究发现 LCH 有一定的家族聚集倾向,单卵双生子发生 LCH 的概率较双卵双生子高,提示本病与肿瘤性疾病一样具有遗传易感性。本病有浸润及多系统受累特点,抗肿瘤药物治疗有效,也提示本病是一种肿瘤性疾病。但也有学者通过包括流式细胞术、染色体核型分析、矩阵比较基因杂交技术及单核苷酸多态性分析等多种分子生物学技术均未发现本病有染色体、基因及细胞周期蛋白的异常,对肿瘤学说提出了挑战。而且,肿瘤学说也不能解释部分患者存在自愈的现象及朗格汉斯细胞处于相对成熟状态等现象。因此,肿瘤学说目前还存在争议。

(三)LCH 病理学改变

本病是一非肿瘤性的 LC 细胞增生。病灶部位可见 LC 外,尚有嗜酸性粒细胞、巨噬细胞和淋巴细胞等不同程度的增生。病程进展后可呈黄色瘤样或纤维化,有局灶性坏死及出血,可见吞噬含铁血黄素颗粒的巨噬细胞。在同一器官中同时出现增生、纤维化或坏死等不同阶段病灶,全身各器官皆可受累。显微镜下除组织细胞外,还可见泡沫样细胞、嗜酸性粒细胞、合体多核巨细胞、少数中性粒细胞、浆细胞、纤维结缔组织及出血、坏死等改变。上述细胞形成大小不一的结节,严重者原有组织结构消失,无分化极差的恶性组织细胞。病变发展快的部位可见单一不充脂的组织细胞,病变越久则易见充脂性组织细胞(即泡沫细胞)。慢性病变则见大量充脂性组织细胞和嗜酸性粒细胞,或以嗜酸性粒细胞为主,形成肉芽肿,增生的中心常见坏死。病变消退可见纤维增生,逐渐纤维化。以上几种改变可见于同一患者的不同时期或不同病变处,也可见于同一损害部位中。

二、临床表现

临床表现因受累器官多少和部位的不同而差异较大。到目前为止,除肾脏、肾上腺、性腺和膀胱受累未见报道外,其他脏器均可受累。可呈局灶性或全身性变化,起病可急可缓,病程可短至数周或长达数年,各亚型有相对特殊的临床表现,但可出现过渡型或重叠性表现。不同年龄患者的临床受累程度不同。发病年龄越小,受累器官数量越多,病情就越严重,随年龄增长而病变变局限,症状也减轻。

LCH 的特征性表现是骨骼破坏。可出现在病程开始或在病程进展中。任何骨骼均可受累,但以扁平骨受累最为多见,主要为颅骨破坏,其他如颌骨、乳突、长骨近端、肋骨和脊椎骨等也受累。可为单一或多发性骨损害。颅骨病变开始为头皮表面隆起,硬而有轻度压痛,当病变蚀穿颅骨外板后,肿物变软,触之有波动感。多可触及颅骨边缘呈锯齿状。眶骨破坏多为单侧,可致眼球突出或眼睑下垂。下颌骨破坏致齿槽肿胀,牙齿脱落。发生于 6 个月以内婴儿可有早出牙、早落牙现象。脊柱严重的骨损害可导致压缩性骨折。

皮疹为常见症状,约 50% 的患儿于起病早期出现。主要分布于躯干、头皮和耳后,也可见于会阴部。起病时为淡红色丘疹,直径 2～3 mm,继而呈出血性,或湿疹样及皮脂溢出样等;以后皮疹结痂、脱屑。触摸时有刺样感觉,脱痂后留有色素脱失的白斑或色素沉着。各期皮疹可同时存在,常成批出现,一批消退,一批又起。

外耳道溢脓也较常见,为耳道软组织或骨组织朗格汉斯细胞浸润的结果,除外耳道流脓外可伴有耳后肿胀和传导性耳聋。常呈慢性反复发作,与弥散性耳部细菌感染很难区别,但对抗生素不敏感。CT 检查可见骨与软组织病变。

LCH 的淋巴结病变可表现为三种形式:①单纯的淋巴结病变,即为淋巴结原发性嗜酸性粒细胞肉芽肿。②为局限性 LCH 的伴随病变,常伴有溶骨性病变或皮肤病变。③为全身弥散性病变的一部分。常累及颈部或腹股沟部位的孤立淋巴结,可有局部疼痛。单纯淋巴结受累者预后好。

内脏器官包括肺、肝、脾及脑垂体等也常受累,胸腺和胃肠道也是受累部位之一。合并功能衰竭约占 20%。组织细胞在肝和脾窦浸润可致肝脾明显肿大。肝脏受累部位多在肝三角区,可为轻度的胆汁淤积到胆管严重损伤。表现为肝功能异常、黄疸、低蛋白血症、腹水及凝血功能异常,进而可发展为硬化性胆管炎、肝纤维化和肝衰竭。肺部病变可为全身的一部分,也可单独存在,任何年龄均可发病,但儿童期多于婴儿。表现为轻重不等的呼吸困难,患儿常伴有咳嗽,当合并呼吸道感染时,症状可急剧加重,可发生肺气肿,甚至出现气胸或皮下气肿,导致呼吸衰竭而死亡。肺功能检查为肺的顺应性下降,常为限制性损害。

中枢神经系统侵犯主要为丘脑-神经垂体区,约占 15%,表现为尿崩症,可有生长障碍(不一定有蝶鞍破坏),后者较尿崩症少见。其他的 CNS 的表现为脑积水、脑神经麻痹、共济失调、构音障碍、眼球震颤、反射亢进、视物模糊及智力障碍等。椎弓破坏者常伴有肢体麻木、疼痛、无力及瘫痪,甚至大小便失禁。胃肠道病变以小肠和回肠最常见,表现为呕吐、腹泻和吸收不良,长时间可造成小儿生长停滞。

三、临床分型

传统的分型将本病分为勒-雪病、韩-薛-柯综合征和骨嗜酸性粒细胞肉芽肿。

(一)勒-雪病(急性婴儿型)

此型常见而严重,见于婴幼儿,小于1岁者占70%,最小年龄10天。男女比为1.2∶1。主要侵犯内脏和皮肤。临床常见发热、特征性皮疹及肝脾大。

1.临床特点

(1)皮肤损害(真皮浅层组织浸润):约97%患者反复、成批出现形态特异的皮疹,初为棕黄色或暗红色斑丘疹或结节丘疹,继而呈渗出性(湿疹样或脂溢性)或出血性皮疹,可融合成鳞片状或黄色瘤、溃烂、脓肿、结痂、脱屑伴色素沉着或留皮肤白斑,多见于躯干和颈部,四肢较少。疹前发热伴肝脾大,疹退上述症状也缓解。

(2)肝脾、淋巴结肿大:肝脾呈中、重度肿大(>80%),脾大较明显,少数肝功能损害,偶有黄疸、低蛋白血症、腹水和肝坏死。淋巴结肿大占30%。

(3)骨骼缺损:骨骼破坏(15%~50%)主要侵犯颅骨,其次肋骨和四肢管状骨。颅骨肿物初为硬结,以后变软而波动,无红、热、轻压痛,吸收后头皮下凹,可触及骨质缺损边缘。

(4)进行性贫血(70%)和不规则或持续,或周期性低热或高热(89%),腹泻(39%)及营养不良(48%)。

(5)呼吸道症状:肺泡渗出者症状明显(尤为间质浸润型患者),咳嗽、气促及青紫,肺部体征不明显。合并肺泡性肺气肿和肺外积气或自发性气胸等成喘憋症状。可合并感染(71%),病情常突然发作或加重。

(6)慢性难治性中耳炎(29%)。

2.实验室检查

(1)血常规检查:可一系或全血细胞减少,呈正色素正细胞性贫血,中度以上贫血占57%,网织红细胞>0.2%者占38%,可发生溶血。白细胞计数>10×10^9/L者62%,血小板计数>10×10^9/L者66%,常见嗜酸性粒细胞增多。

(2)免疫学异常检查:淋巴细胞转化功能降低,淋巴细胞H_2受体缺乏,Ts及Th减少,异常Ig,高(或低)丙球蛋白血症。

(3)骨髓常规检查:多数有网状内皮细胞增加,LC浸润,继发性全血减少,预后较差。

(4)组织病理学检查:皮疹印片、耳脓液或肿物穿刺物涂片检查,用伊红-亚甲蓝法染色,油镜下观察可见成堆组织细胞,其核巨大,染色质疏松,胞浆淡蓝常伴泡沫(又称泡沫细胞),偶可见异形网状细胞;肿大淋巴结活检可见正常淋巴结结构破坏,病理性组织细胞呈片状增生。有时可伴淋巴瘤。

(5)光镜及电镜检查:光镜下LC细胞平均直径12 mm,胞浆量中等,有细小粉红颗粒,空泡及吞噬现象,胞核常折叠或切迹,含1~2个嗜碱性核仁。透射电镜下胞体不规则,有伪足,胞浆丰富,有Birbeck颗粒,呈网球拍状。病灶中LC含Birbeck颗粒多者预后较好。

(6)X线检查。

骨骼X线片改变:呈特征性溶骨性破坏,长骨呈圆或椭圆形囊状;肋骨肿胀,骨质稀疏或囊状;扁骨呈圆形或不规则形凿穿样,大小不一,边缘锐利呈地图样;椎体扁平。

胸部 X 线检查表现:本病由于组织细胞在肺部浸润的部位,形态和机体反应的不同,呈现多种X线征象(表6-7),X线演变发展过程按自然病程可分为:①急性肺泡渗出晚期:吸收快。②间质浸润期:常伴小结节灶(50%)。③晚期纤维变期:勒-雪病之肺泡渗出和间质浸润各占65%和18%。

目前随着高分辨 CT(HRCT)的广泛使用,发现 HRCT 对肺部受累的 LCH,特别是单独肺损害的 LCH 的诊断价值高于 X 线,但确诊需要肺活检或肺泡灌洗液检查。HRCT 主要表现:早期多表现为双肺内广泛分布于细支气管周围的小斑片影、磨玻璃影和小结节影,部分病灶也可融合成大片状斑片影。结节影是其早期的典型征象,多为双肺对称性分布,以中上肺野为主,肺野基底部及肋膈角附近也可有少量分布;结节数量不定,可多可少,结节边缘通常不规则,当伴发纤维化和囊变时这一征象更为明显;结节通常可见于小叶中央、支气管周围及细支气管周围,多数和囊变同时存在。在 CT 上还可以看到结节向囊肿转化的过程,表现为结节中央部分密度减低。囊性病变是 LCH 肺部最常见且最典型的征象,常表现为多发于双上肺的小囊腔,病变直径多小于 10 mm,偶尔可见较大囊腔。囊性病变好发于上肺,多为圆形或类圆形病变,少数患者可表现为不规则形,可能与周围组织形态改变有关。2 例患者均特征性的表现为上肺多发囊性病灶。囊性病变时壁多较薄,偶尔可见厚囊壁和结节样囊壁。细胞组织增生症 X 的肺部 X 线征象如表 6-7 所示。

表 6-7　细胞组织增生症 X 的肺部 X 线征象

病理学改变	X 线征象
肺泡浸润渗出型	双侧散在云絮状小片阴影,呈小叶性分布如龟背状或沿肺纹理周围分布,自肺门向外围散开类似肺水肿(非支气管肺段分布)
间质肺泡浸润型	为本病典型征:广泛分布(以肺门周围及中带为基),稠密度不一的网结影或毛玻璃状,可伴小结节或片状浸润。常伴小囊状阴影,易致间质肺气肿和气胸
间质浸润型	肺纹理增多,毛糙,轻度局限性细网影;肺中内带低密度之细网交织影或呈毛玻璃状,少数呈间质病变
间质纤维性变	境界清楚之间质增厚,纹理扭曲及条束影
蜂窝肺(病灶周围肺过度充气)	普遍性肺气肿,广泛分布,大小不一之小囊状阴影,可见散在点几片状病灶。易致间质肺气肿和气胸
特殊类型(肺门、纵隔淋巴结、胸腺及胸膜浸润)	肺门及纵隔淋巴结肿大,胸腺肿大,胸膜增厚

(二)韩-薛-柯综合征

韩-薛-柯综合征(Hand-Schuller-Christian syndrome)属慢性弥散型,又称慢性黄色瘤。典型临床特征为骨质损害、尿崩症及突眼症三联征。多见于 2～5 岁儿童,男女比为 2.3∶1。

1.临床特点

(1)骨质缺损:最早、最常见颅骨缺损,呈囊肿状突起,软,压痛,可触及颅骨缺损边缘。下颌受累致牙齿松动脱落及齿槽脓肿,其他骨盆、脊柱、肋骨及肩胛骨也常受累。

(2)突眼:约占 1/3。

(3)尿崩症:约 1/2 患儿发生尿崩,可伴有生长发育障碍(垂体受浸润或蝶鞍破坏压迫所致),

但生长发育障碍者少见。

（4）其他：棕红色斑丘疹（约＞50％），黄色瘤（25％）或出血、脂溢性或湿疹样皮疹，可有呼吸道症状和中耳炎，发热、贫血及肝脾、淋巴结大比勒-雪病轻。约 1/3 患者有典型三联征，颅骨缺损加突眼为 18.2％，颅骨缺损或突眼伴尿崩各占 9.1％，单颅骨缺损或尿崩症者分别为 29.1％和 0.9％。

2.实验室检查

（1）轻度贫血，骨髓涂片可见泡沫细胞。

（2）皮疹或淋巴结活检，或颅骨缺损处穿刺涂片可见大量泡沫细胞及多量嗜酸性粒细胞。

（3）骨骼及肺部 X 线片表现与勒-雪病基本相似。本症骨骼改变常见，肺泡渗出浸润和间质浸润约占 44％。

（三）骨嗜酸性肉芽肿

骨嗜酸性肉芽肿是一种良性的骨组织内局限性成熟的组织细胞增生伴大量嗜酸性粒细胞浸润性疾病，可转变为韩-薛-柯病。多见于 2～7 岁和青少年，男女比为 3.3∶1。本病预后良好，90％～95％可治愈，单个病灶可自发缓解。临床特点：①任何骨骼均可受累，但以颅骨、四肢骨、脊椎及骨盆最常见。病灶多为单发，也可多发，患者仅骨受累部位疼痛、肿胀及压痛，椎骨受累出现脊髓压迫症，可发生病理性骨折。多无全身症状仅有低热。不少患儿在偶然体检等的情况下或出现病理性骨折时才被发现。唯有脊椎病变的患儿，特别是发生椎弓破坏者，常伴有神经压迫症状，如肢体麻木、疼痛、无力及瘫痪，甚至大小便失禁成为疾病的主诉而就医。但脊椎病变时容易漏诊，应全面检查骨骼的变化。②多发性病灶，常伴发热、畏食及体重减轻等，与韩-薛-柯病相似。偶有肺嗜酸性肉芽肿。③X 线检查可见圆形地图样骨缺损。

新的分型：①Ⅰ型，骨骼或软组织的单部位损害，不表现器官功能异常者。②Ⅱ型，骨骼或软组织多部位（≥2 个部位）损害，不表现器官功能异常者，可合并眼、耳或脊柱病变，或仅为皮肤多部位损害或有全身发热、体重减轻及生长发育落后等。③Ⅲ型，有器官功能异常者，包括肝、肺功能异常或血细胞减少。

四、诊断

LCH 诊断需要临床症状、X 线检查和病理学检查三方资料互相参照，病理学检查是确诊的依据。有条件应送电镜活检，找含 Birbeck 颗粒的 LC。

1987 年国际组织细胞协会的"朗格汉斯细胞组织细胞增生症病理诊断标准"：本病分为三级诊断。①确诊：透射电镜在组织细胞内发现 Birbeck 颗粒或细胞表面 CD1a 抗原阳性。②临床病理诊断：病变组织在电镜下具有组织细胞特点，且细胞具有下述两种或以上特征：APT 酶染色阳性；S-100 蛋白阳性；a-D 甘露糖酶阳性及病变细胞与花生凝集素特殊结合。③拟诊（临床诊断）：指常规病理学检查发现组织细胞浸润。

2009 年 4 月国际组织细胞协会发布了"朗格汉斯细胞组织细胞增生症评估与治疗指南"，2009 指南认为，朗格素（langerin，CD207）表达阳性可以代表 Birbeck 颗粒。因此新版指南规定，上述两者具备其中一项者可确诊。只有在颈椎的扁平椎或齿状突孤立受累的 LCH 患者，由于活检的风险大于组织诊断的需要，可以将 Birbeck 颗粒作为必需项目。

（一）2009 年指南的诊断标准

（1）初诊：病理学检查光镜见典型的 LCH 细胞。

(2)诊断。在光镜的初诊基础上,以下 4 项中≥2 项指标阳性:①APT 酶染色阳性;②CD31/S-100 蛋白阳性;③a-D 甘露糖酶阳性;④花生凝集素受体阳性。

(3)确诊。在光镜检查的基础上,以下 3 项中≥1 项指标阳性:①朗格素阳性;②CD1a 抗原(T6)阳性;③电镜检查发现 Birbeck 颗粒。

(二)国内诊断标准

1.临床表现可具备下列一种或多种症状或体征

(1)发热:热型不规则,可呈周期性或持续高热。

(2)皮疹:主要分布于躯干、头皮和发际。起初为淡红色丘疹,继之呈出血性或湿疹样皮脂溢出样皮疹,继而结痂。脱痂后留有白斑。

(3)齿龈肿胀、牙齿松动,或突眼,或流脓,或多饮多尿。

(4)呼吸道症状:咳嗽,重者喘憋、发绀,但肺部体征不明显,呼吸道症状可反复出现。

(5)肝、脾及淋巴结肿大,或有贫血。

(6)骨损害:颅骨、四肢骨、脊椎骨及骨盆骨可有缺损区。

2.X 线检查

(1)骨骼 X 线检查:长骨和扁平骨皆可发生破坏,病变特征为溶骨性骨质破坏。扁平骨病灶为虫蚀样致巨大缺损,颅骨巨大缺损可呈地图样。脊椎多为椎体破坏,呈扁平椎,但椎间隙不变窄。长骨多为囊状缺损,无死骨形成。

(2)胸部 X 线检查:肺部可有弥漫的网状或点网状阴影,尚可见局限或颗粒状阴影,需与粟粒型结核鉴别,严重患者可见肺气肿或蜂窝状囊肿、纵隔气肿、气胸或皮下气肿。

3.实验室检查

(1)血常规:无特异性改变,以不同程度贫血较多见,多为正细胞正色素性。重症患者可见血小板计数降低。

(2)常规免疫检查大都正常,T 抑制细胞及 T 辅助细胞都可减少,可有淋巴细胞转化功能降低,T 淋巴细胞缺乏组胺 H_2 受体。

(3)病理活检或皮肤印片:病理活检是本病的诊断依据,可做皮疹、淋巴结或病灶局部穿刺物或刮除物病理学检查。病理学特点是有分化较好的组织细胞增生,此外可见到泡沫样细胞、嗜酸性粒细胞、淋巴细胞、浆细胞和多核巨细胞。不同类型可由不同细胞组成,严重者可致原有组织破坏,但见不到分化较差的恶性组织细胞。慢性病变中可见大量含有多脂质性的组织细胞和嗜酸性粒细胞,形成嗜酸性粒细胞肉芽肿,增生中心可有出血和坏死。

凡符合以上临床、实验室和 X 线特点,并经普通病理学检查结果证实,即可初步诊断。确诊条件:除上述临床、实验室和普通病理结果外,尚需进行免疫组化检查,如 S-100 蛋白阳性,特别是电镜检查 Birbeck 颗粒。

五、治疗前评估

LCH 是一组疾病的总称,所囊括的各类疾病临床表现和预后差别较大。明确的临床分级和个体化治疗是提高疗效和患者生活质量的关键。1997 年世界卫生组织(WHO)将其分为局限性、全身性、急惰性、进展性 LCH 及 LC 肉瘤。2009 年国际组织细胞协会关于"朗格汉斯组织细胞增生症的评估"的指南中对治疗前的评估增加了组织病理学和影像学的内容,使器官受累的标准更加科学、客观和全面。该指南的评估如下。

（一）"向患者解释操作方法,患者签署危险器官"受累的标准

1.造血功能受累(伴或不伴骨髓侵犯)

符合以下≥2项:①贫血,血红蛋白<100 g/L,婴儿<90 g/L(非缺铁等引起);②白细胞计数减少,白细胞计数<4×10⁹/L;③血小板计数减少,血小板计数<100×10⁹/L。骨髓侵犯的定义是在骨髓涂片上证实有 CD1a 阳性细胞。

2.脾脏受累

脾脏在锁骨中线肋缘下>2 cm。

3.肝脏受累

符合以下≥1项:①肝脏在锁骨中线肋缘下>3 cm。②肝功能不良,血浆蛋白<55 g/L,清蛋白<25 g/L,不是由于其他原因所致。③LCH 的组织病理学诊断。

4.肺受累

符合以下≥1项:①肺的高分辨 CT(HRCT)的典型表现;②LCH 的组织病理学/细胞学诊断。

（二）特殊部位受累

压迫脊髓的颈椎导致扁平椎及齿状突受累,伴有脊髓内软组织受压及病变位于重要功能区。由于疾病进展和局部治疗障碍可对患者构成中度危险。

（三）颅面骨受累

眼眶、颞骨、乳突、蝶骨、颧骨及筛骨损害,或上颌窦或鼻旁窦,或颅窝损害,伴有颅内软组织受压。

（四）眼受累

眼球突出,突眼或眼眶损害,颧骨或蝶骨损害。

（五）耳受累

外耳炎、中耳炎、耳漏或颞骨、乳突或岩部损害。

（六）口腔受累

口腔黏膜、牙龈、颚骨、上颌骨及下颌骨损害。

（七）可危及中枢神经系统(CNS)的损害

长期的颅骨受累(不包括穹隆受累),可使患者易患尿崩症。在多系统 LCH 患者,有颅面部,尤其是耳、眼、口受累者,在病程中易发生尿崩症。

该指南根据上述器官受累的标准,进一步对病情进行临床分类,以指导治疗。与 1987 年相比,不再考虑年龄因素,而以考虑脏器与系统受累为主,具体如下。

(1)单系统 LCH(SS-LCH)有 1 个脏器/系统受累(单病灶或多病灶):①单病灶或多病灶(>1 个)骨骼受累;②皮肤受累;③淋巴结受累(不是其他 LCH 引流淋巴结);④肺受累;⑤下丘脑-垂体/CNS 受累;⑥其他(甲状腺及胸腺等)。

(2)多系统 LCH(MS-LCH)有≥2 个脏器/系统受累,伴有或不伴有"危险器官"受累。

(3)下列定位及病变程度分类是全身治疗的指针:①SS-LCH 伴有可危及 CNS 的损害;②SS-LCH伴有多病灶骨骼损害(MFB);③SS-LCH 伴有特别部位损害;④MS-LCH 伴/不伴危险器官的损害。

六、鉴别诊断

本症应与某些骨骼、淋巴和皮肤器官的疾病及其他组织细胞增多症鉴别。

(一)骨骼疾病

上述骨骼的不规则破坏、软组织肿胀、硬化和骨膜反应同样常见于骨髓炎、尤文肉瘤、成骨细胞肉瘤、神经母细胞瘤骨转移、颅骨的表皮样瘤及纤维发育不良等。颅骨的溶骨性损害、突眼及上眼睑瘀斑往往是神经母细胞瘤的早期表现。

(二)淋巴网状系统

肝脾和淋巴结肿大，特别是颈淋巴结肿大提示弥散性肉芽肿病，如结核及组织胞浆菌病等。

(三)皮肤病

本症的皮肤改变与脂溢性皮炎、特应性湿疹、脓皮病、血小板减少性紫癜或血管炎等鉴别。皮肤念珠菌感染可能与本病的鳞屑样和色素脱失为其特点，皮疹压片可见成熟组织细胞。

七、预后

总体预后良好，经正规治疗的患儿，治愈率达 80%。但预后取决于危险脏器受累的数目及对诱导治疗反应，年龄小于 2 岁不是决定预后的关键因素。危险脏器受累且对诱导治疗反应差的患者仅 20% 治愈，对这类患者采取造血干细胞移植术可提高治愈率 40%～50%。

八、治疗

朗格汉斯细胞组织细胞增生症病情轻重悬殊，预后差异大，有不经治疗自愈的报道，但多系统受累的 LCH 病死率高。因此，综合考虑各种危险因素，采取个体化治疗非常重要。治疗方案需结合临床分型及分级而定。

(一)单系统病变

多数预后良好，局灶性骨骼病变可单纯病灶刮除，无须全身化学治疗。对承重部位骨骼病灶可病灶内注射皮质激素类药物，甲基泼尼松龙每次 75～750 mg。多发的骨骼损害可短期全身使用皮质激素类药物治疗。如病灶在眼眶骨影响视神经及在脊椎骨影响脊神经，皮质激素类药物注射难以进行且术后易复发或承重的部位，也可使用低剂量放射治疗。对淋巴结受累者，除单纯切除外，应短期全身皮质激素类药物治疗。皮肤病变范围较广泛者可使用，皮质激素类药物如泼尼松 1～2 mg/(kg·d)病情控制后改为清晨顿服 3～4 周逐渐减量维持 2～3 个月停药观察。也可予 VP 方案：长春新碱 1～2 mg/(m²·周)×4 周，泼尼松 1～2 mg/(kg·d)×28 d。疾病控制后每月 1 次 VP 方案，3～4 个月停药。

(二)放射治疗

适用于孤立的骨骼病变，尤以手术刮除困难的部位如眼眶周围、颌骨、乳突或负重后易发生骨折和神经损伤的脊椎等部位，以及早期的垂体病变。一般照射量为 5～8 Gy(500～800 cGy)，照射后 3～4 个月骨骼缺损即可恢复。一般认为，尿崩症出现时间较久(如 6 个月以上)，放射治疗大多无效。皮肤病变对放射治疗也不敏感。

(三)化学治疗

从 1991 年开始国际组织细胞协会对 MS-LCH 进行了 3 个大规模、国际化、前瞻性的治疗研究，即 LCH-Ⅰ、LCH-Ⅱ和 LCH-Ⅲ研究。LCH-Ⅰ研究明确了在甲基泼尼松龙应用下，长春碱(VBL)与依托泊苷(VP16)同等有效，6 周诱导治疗反应率 49%～57%，复发率 55%～61%，5 年存活率 76%～80%，其中无"危险器官"受累的 2 岁患儿存活率为 100%。国内应用 LCH-Ⅰ治疗，用替尼泊苷(VM26)代替 VP16，总有效率 76.5%。LCH-S-98 研究对难治性和多次复发的、伴有"危险器官"受累的危险组 MS-LCH 的 2-氯脱氧腺苷(2-chlorodeoxyadenosine,2-CDA,cladribine,克拉利平)单药治疗方案,诱导治疗反应率 22%,复发率 100%,2 年存活率 67%。LCH-Ⅱ及 LCH-Ⅲ研究将泼尼松与 VBL 作为一线诱导方案,LCH-Ⅱ加入 VP16,LCH-Ⅲ加入甲氨蝶呤(MTX)。LCH-Ⅱ提高了危险组 MS-LCH 诱导治疗反应率,为 63%～71%,降低了复发率为 46%,但 5 年存活率无改善,为 74%～79%。德国 DAL-HX83/90 方案,诱导治疗反应率为 90.9%,复发率为 22.2%。LCH-Ⅳ研究对危险组 MS-LCH 的解救方案(salvage therapy)。LCH-S-2005 研究从 2005 年 12 月开始,研究 2-CDA＋阿糖胞苷(Ara-C)的二线治疗方案。LCH-HCT研究从 2006 年开始,研究低强度预处理的异基因骨髓造血干细胞移植(RIC-SCT)治疗的 1～3 年的无病存活率。

在 2009 年指南中,反映了 LCH-Ⅰ、LCH-S-98、LCH-Ⅱ、LCH-Ⅲ及 DAL-HX83/90 临床研究的结果。该指南强调:①与总疗程 6 个月的化学治疗相比,总疗程 12 个月的化学治疗可减少疾病的复发率。②在 MS-LCH 患者,不论是否有"危险器官"受累,如诱导方案 6 周治疗有效,则有很好的长期存活率。③VBL＋泼尼松的诱导方案已被证实有效,并且不良反应少,因此作为所有MS-LCH患者的初治疗法。④如果 MS-LCH 有"危险器官"受累者应用诱导方案 6 周无效,则预后较差,需要第 2 疗程的早期强化治疗。⑤SS-LCH 伴有多病灶骨骼损害、特殊部位损害及可危及 CNS 的损害者,治疗后的预后好,但有 30%～50%的复发率。这些患者有 40%的可能发生尿崩症或其他内分泌疾病及实质性脑病。在基底核和小脑发生实质性脑病有很大危险性。对这些患者的治疗目的是防止再发、尿崩症和永久性不良结局。

九、治疗方案

以下介绍几种国外的化学治疗方案供参考。

(一)2009 年国际组织细胞协会推荐方案

1.一线化学治疗

(1)诱导缓解。VP 方案:泼尼松 40 mg/(m²·d),口服 28 天(4 周),第 5 周(第 29 天)起减半量为 20 mg/(m²·d),7 天后再减半量为 10 mg/(m²·d),1 周后(第 36 天)停药。VBL 6 mg/(m²·次),静脉注射,每周 1 次,共 6 次(第 1、8、15、22、29、36 天)。

上述治疗评估:①无危险器官受累者,对 VP 方案"中度反应者"。②有危险器官受累对治疗有较好反应者继用上述方案 6 周(第 43 天开始)。患者 6～12 周达 CR(或 NAD)者进入维持治疗。

(2)维持治疗。VP＋6-MP 方案:泼尼松口服每周 5 天,剂量同上;VBL(剂量同上)每 3 周 1 次(第 7～52 周或第 13～52 周);6-MP 50 mg/(m²·d),口服至第 12 个月末(疗程结束)。

(3)解救治疗。适应证:①初诊危险器官受累;②上述初次 6 周诱导治疗后危险器官受累无改善者;③VP方案第 2 疗程结束后仍有危险器官受累无改善者;④无危险器官受累但 VP 方案第 2 疗程后无改善者;均进入非危险 LCH 的二线治疗方案。

SS-LCH 组:①伴危及 CNS 损害或多病灶骨损害(MFB)或特别部位损害者,应用 6 周 VP 方案,然后进入无 6-MP 的上述维持方案,总疗程 12 个月;②不伴危险器官受累者可进行局部手术治疗,如病情进展则全身化学治疗。

2.二线(解救方案)化学治疗

(1)危险 LCH 组:①难治性(正规治疗无效);②复发伴有危险器官受累的 MS-LCH;③伴有

造血功能低下的 MS-LCH。

2-CDA＋Ara-C 方案:Ara-C 1 000 mg/(m² · d),静脉滴注 2 小时,连用 5 天;2-CDA 9 mg/(m² · d),静脉滴注(Ara-C 滴完后)。每 4 周应用 1 个疗程,少用 2 个疗程。

RIC-HSCT:预处理方案:福达拉宾＋左旋苯丙氨酸氮芥＋TBI 或抗 CD52 单抗或 ATG。

(2)非危险 LCH 的二线化学治疗。病灶内注射糖皮质激素类药物,甲基泼尼松龙每次 75～750 mg,局部病灶注射。适于不宜手术刮除的局部病灶。

VAP 方案:泼尼松 40 mg/(m² · d),口服,第 1～4 周,第 5～46 周减半量,以后逐渐减量至疗程结束(12 个月)。VCR＋Ara-C 组合:Ara-C 100 mg/(m² · d)×4(第 1～4 天),每天皮下注射;VCR 1.5 mg/(m² · d),静脉注射,第 1 天。以后第 2、5、8、12、17、23 周重复上述 VCR＋Ara-C 组合。若达到 NAD 则停用;未达到 NAD 者,则每 6 周 1 次 VCR＋Ara-C 组合至 NAD。

(3)2-CDA 单药治疗:2-CDA 5～6.5 mg/(m² · d),静脉注射,每 3～4 周重复 1 次为一个疗程,可用 2～6 个疗程;或 3 mg/(m² · d),在 5～7 天内渐加量至 13 mg/(m² · d)时再用 5 天,每 3～4 周重复一个疗程,可用 1～6 个疗程。2-CDA 的不良反应有感染、发热、胃肠道反应、肝功能损害、骨髓抑制及免疫抑制。

(4)2-脱氧克福霉素(2-deoxycoformycin,2-DCF)单药治疗:2-DCF 4 mg/(m² · 次),静脉滴注,每周1 次共 8 次,然后改为每 2 周 1 次,应用 16～18 个月可达 NAD。不良反应同 2-CDA。

(二)DAL-HX90 方案

LCH 的分组:①A 组,仅有骨骼病变的 SS-LCH;②B 组,软组织病变的 SS-LCII 或无骨骼病变,无脏器受损;③C 组,伴脏器(肝、肺及造血系统)受累的 MS-LCH。

1.诱导缓解(A、B 组相同)

VEP 方案:泼尼松 40 mg/(m² · d),分次口服,第 1～28 天,第 29 天起减半量用一周后再减半量,一周后停药。VBL 每次 6 mg/m²,静脉注射,每周 1 次(第 15、22、29、36 天),连用 4 次,或用 VDS 每次 3 mg/m²。VP 16 100 mg/(m² · d),静脉滴注,第 1～5 天;150 mg/(m² · d)于第 15、22、29、36 天。

C 组泼尼松同 A 组;VP16 150 mg/(m² · d),静脉滴注,于第 1、8、15、22、29、36 天共 6 次,同时静脉注射 VBL。

2.维持治疗

A 组:PE 方案。泼尼松(剂量同上)口服,于第 9、12、15、18、24 周,每周连用 5 天,共 5 周;VP16 150 mg/(m² · d),静脉滴注,每周口服泼尼松的第 1 天用,共 5 次。

B/C 组:VEP＋6-MP 方案。泼尼松＋VP16 同 A 组;6-MP 50 mg/(m² · d),口服,第 6～52 周。

(三)LCH-Ⅲ方案

目前国外使用较多的治疗方案为国际组织细胞协会推荐的 LCH-Ⅲ方案,该方案把多系统受累的高危和低危患者进行随机分组,并对单系统多病灶骨骼受累和特殊部位单病灶患者进行前瞻性研究。患者分成 3 组:①高危组,多系统受累且包括 1 个或 1 个以上高危器官受累;②低危组,不含高危器官的多系统受累的患者;③其他组,单系统多灶性骨损害或局部的特殊部位受累如脊柱内扩展或鼻旁、脑膜旁、眼眶周围或乳突区域的受累等,可能导致持续性的软组织肿胀。

1.高危组(多系统受累)

由 1～2 个 6 周的初始治疗和维持治疗组成,总疗程 12 个月。

（1）A方案。

诱导缓解：VP方案：泼尼松 40 mg/(m²·d)，分 3 次口服，持续 4 周，5～6 周逐渐减停；1～6 周的每周第一天静脉注射长春碱(VBL)6 mg/(m²·d)。如经过 6 周的初始治疗，疾病仍进展，可再予 6 周的初始治疗，泼尼松 40 mg/(m²·d)，分 3 次口服，每周 3 天连续 6 周；7～12 周的每周第一天静脉注射 VBL 6 mg/(m²·d)。

维持治疗：根据病情于第 7 或第 13 周开始 VP-M 方案。6 MP 50 mg/(m²·d)，口服直至 12 个疗程结束；泼尼松 40 mg/(m²·d)，分 3 次口服，每 3 周连用 5 天，直至疗程结束；每 3 周的第一天静脉注射 VBL 6 mg/(m²·d)，直至疗程结束。

（2）B方案。

诱导缓解：VP-MTX方案：泼尼松 40 mg/(m²·d)，分 3 次口服，持续 4 周，5～6 周逐渐减停；1～6 周的每周第一天静脉注射 VBL 6 mg/(m²·次)。第 1、3、5 周的第 1 天在静脉注射 VBL 后用 MTX 500 mg/(m²·次)，1/10 量半小时静脉快速滴注，其余 9/10 量 23.5 小时静脉维持，同时予 2 000 mL/m² 液体水化，并于 MTX 结束后 24 小时和 30 小时予 CF 每次 12 mg/m² 解救 2 次。如经过 6 周的初始治疗，疾病仍进展，可再予 6 周的初始治疗，泼尼松 40 mg/(m²·d)，分 3 次口服，每周 3 天连续 6 周；7～12 周的每周第一天静脉注射 VBL 6 mg/(m²·d)。第 7、9、11 周的第 1 天在静脉注射 VBL 后用 MTX 500 mg/(m²·次)，用法同上。

维持治疗：VP+MTX方案：VP用法同 A 方案维持，MTX 每次 20 mg/m²，每周 1 次口服直至疗程结束。

2.低危组

由 1～2 个 6 周的初始治疗和维持治疗组成，总疗程 6 个月或 12 个月。

（1）诱导治疗：泼尼松 40 mg/(m²·d)，分 3 次口服，持续 4 周，5～6 周逐渐减停；1～6 周的每周第一天静脉注射 VBL 6 mg/(m²·次)。如经过 6 周的初始治疗，疾病仍进展，可再予 6 周的初始治疗，泼尼松 40 mg/(m²·d)，分 3 次口服，每周 3 天连续 6 周；7～12 周的每周第一天静脉注射 VBL 每次 6 mg/m²。

（2）维持治疗：根据病情于第 7 周或第 13 周开始 VP 方案。泼尼松 40 mg/(m²·d)，分 3 次口服，每 3 周连用 5 天，直至疗程结束；每 3 周的第一天静脉注射 VBL 每次 6 mg/m²，直至疗程结束。

3.多发性骨病和特殊部位组

6 周的诱导治疗，第 2 个疗程的诱导治疗仅给予疾病进展的患者，总疗程 6 个月。

（1）诱导治疗：VP方案：泼尼松 40 mg/(m²·d)，分 3 次口服，持续 4 周，5～6 周逐渐减停；1～6 周的每周第一天静脉注射 VBL 每次 6 mg/m²。

（2）维持治疗：根据病情于第 7 周或第 13 周开始 VP 方案。泼尼松 40 mg/(m²·d)，分 3 次口服，每 3 周连用 5 天，直至疗程结束；每 3 周的第一天静脉注射 VBL 每次 6 mg/m²，直至疗程结束。

（四）日本 LCH Study Group-2002(JLSG-2002)方案

将患者分为单个系统损害组和多系统损害组，采用该方案治疗，5 年两组反应好的患者分别为 96% 和 78%，5 年 OS 两组分别为 100% 和 94%。

国内有应用胸腺素、α 干扰素或 γ 干扰素、环孢素 A 等免疫制剂对调节免疫功能、减少化学治疗的远期不良反应有一定效果。可选用以下制剂，在化学治疗期间应用。

1.胸腺素

5 mg/d,肌内注射,连用 30 天,有效可改为每周 2～3 次,连用 6 个月。

2.环孢素 A(CS-A)

3～6 mg/(kg·d),分 2 次,连用 6～12 个月。或与胸腺素连用。

3.a-Interferon

100～150 万 U/d,肌内注射,连用 10 周,以后每周 3 天,共 14 个月。

2009 年国际组织细胞协会指南推荐的支持治疗如下:①预防卡氏肺孢子虫,口服磺胺甲基异恶唑。②输注红细胞与血小板,为预防移植物抗属主病,输注放射线照射过的血制品。输注 CMV 阴性的血制品。③集落刺激因子,中性粒细胞减少时可应用粒细胞集落刺激因子 (G-CSF)。由于朗格汉斯细胞属于单核-巨噬细胞系统,指南明确指出,不推荐使用粒-单细胞集落刺激因子(GM-CSF)。

十、疗效评定标准

(一)疾病状态定义

(1)非活动性疾病(NAD):无疾病证据,所有症状和体征消失。

(2)活动性疾病(AD)。①疾病消退:症状和体征消退,无新损害出现。②疾病稳定:症状或体征持续存在,无新损害出现。③疾病进展:症状和体征有进展,或有新损害出现(孤立骨损害的患者,疾病进展表示出现新的骨病灶或其他器官病灶)。

(二)治疗反应标准

(1)较好反应:①完全消失,达到上述 NAD。②消退:达到上述 AD 的疾病消退。

(2)中度反应:①混合反应,1 个部位有新损害,另一个部位损害消失。②稳定,达到上述 AD 的疾病稳定。

(3)恶化反应:达到上述 AD 的疾病进展。

十一、随访

2009 指南推荐在治疗结束后 5 年内,每 6 个月进行体检,测量身高、体重及青春期发育;第 1 年每 3 个月进行的实验室检测包括血常规、血沉、肝肾功能及尿渗透压,第 2～5 年每年检查 1 次。对疑有新的病灶或复发的患者进行骨骼影像学检查。对有耳或乳突受累病史的患者,第 1、5 年进行相应的听力检查。对有肺受累的患者,第 1 年每 6 个月进行 HR-CT 和肺功能检查。有肝功能受累的患者,第 1 年每 6 个月行 B 超检查,第 2～5 年每年检查 1 次。对有尿崩症、其他内分泌病变及可危及 CNS 的损害者,在第 1 年、以后 5 年内每 2 年 1 次头颅 MRI 检查。对有 CNS 受累者,在第 1 年,以后 5 年内每 2 年 1 次进行神经心理学测定。

(李慧芳)

第七章

气流阻塞性疾病

第一节 支气管哮喘

一、病因和发病机制

(一)病因

哮喘的病因还不十分清楚,大多认为是与多基因遗传有关的疾病,同时受遗传因素和环境因素的双重影响。

许多调查资料表明,哮喘的亲属患病率高于群体患病率,并且亲缘关系越近,患病率越高。哮喘患儿双亲大多存在不同程度气道反应性增高。目前,哮喘的相关基因尚未完全明确,但有研究表明存在有与气道高反应性、IgE调节和特应性反应相关的基因,这些基因在哮喘的发病中起着重要的作用。

环境因素中主要包括某些激发因素,包括吸入物,如尘螨、花粉、真菌、动物毛屑、二氧化硫、氨气等各种特异和非特异性吸入物;感染,如细菌、病毒、原虫、寄生虫等;食物,如鱼、虾、蟹、蛋类、牛奶等;药物,如普萘洛尔(心得安)、阿司匹林等;气候变化、运动、妊娠等都可能是哮喘的激发因素。

(二)发病机制

哮喘的发病机制尚不完全清楚。多数人认为哮喘与变态反应、气道炎症、气道反应性增高及神经机制等因素相互作用有关。

1.变态反应

当变应原进入具有特应性体质的机体后,可刺激机体通过 T 细胞的传递,由 B 细胞合成特异性 IgE,并结合于肥大细胞和嗜碱性粒细胞表面的高亲和性的 IgE 受体($Fc\epsilon R_1$);IgE 也能结合于某些 B 细胞、巨噬细胞、单核细胞、嗜酸性粒细胞、NK 细胞及血小板表面的低亲和性 Fca 受体($Fc\epsilon R_2$),但是 $Fc\epsilon R_2$ 与 IgE 的亲和力比 $Fc\epsilon R_1$ 低 $10\sim100$ 倍。若变应原再次进入体内,可与结合在 $Fc\epsilon R$ 上的 IgE 交联,使该细胞合成并释放多种活性介质导致平滑肌收缩、黏液分泌增加、血管通透性增高和炎症细胞浸润等。炎症细胞在介质的作用下又可分泌多种介质,使气道病变加重,炎症反应增加,产生哮喘的临床症状。根据变应原吸入后哮喘发生的时间,可分为速发型哮喘反应(IAR)、迟发型哮喘反应(LAR)和双相型哮喘反应(OAR)。IAR 几乎在吸入变应原

195

的同时立即发生反应,15～30分钟达高峰,2小时后逐渐恢复正常。LAR 6小时左右发病,持续时间长,可达数天。而且临床症状重,常呈持续性哮喘表现,肺功能损害严重而持久。LAR的发病机制较复杂,不仅与IgE介导的肥大细胞脱颗粒有关,而且主要是气道炎症所致。现在认为哮喘是一种涉及多种炎症细胞和结构细胞相互作用,许多介质和细胞因子参与的一种慢性炎症疾病。LAR是由于慢性炎症反应的结果。

2.气道炎症

气道慢性炎症被认为是哮喘的本质。表现为多种炎症细胞特别是肥大细胞、嗜酸性粒细胞和T细胞等多种炎症细胞在气道的浸润和聚集。这些细胞相互作用可以分泌出多种炎症介质和细胞因子,这些介质、细胞因子与炎症细胞和结构细胞相互作用构成复杂的网络,使气道反应性增高,气道收缩,黏液分泌增加,血管渗出增多。已知肥大细胞、嗜酸性粒细胞、中性粒细胞、上皮细胞、巨噬细胞和内皮细胞都可产生炎症介质。

3.气道高反应性(AHR)

表现为气道对各种刺激因子出现过强或过早的收缩反应,是哮喘患者发生和发展的另外一个重要因素。目前普遍认为气道炎症是导致气道高反应性的重要机制之一,当气道受到变应原或其他刺激后,由于多种炎症细胞、炎症介质和细胞因子的参与,气道上皮和上皮内神经的损害等而导致气道高反应性。AHR常有家族倾向,受遗传因素的影响,AHR为支气管哮喘患者的共同病理生理特征,然而出现AHR者并非都是支气管哮喘,如长期吸烟、接触臭氧、病毒性上呼吸道感染、慢性阻塞性肺疾病(慢性阻塞性肺疾病)等也可出现AHR。

4.神经机制

神经因素也被认为是哮喘发病的重要环节。支气管受复杂的自主神经支配。除胆碱能神经、肾上腺素能神经外,还有非肾上腺素能非胆碱能(NANC)神经系统。支气管哮喘与 β 肾上腺素受体功能低下和迷走神经张力亢进有关,并可能存在有 α 肾上腺素神经的反应性增加。NANC能释放舒张支气管平滑肌的神经介质如血管活性肠肽(VIP)、一氧化氮(NO),以及收缩支气管平滑肌的介质,如P物质、神经激肽,两者平衡失调,则可引起支气管平滑肌收缩。

二、病理

显微镜下可见纤毛上皮剥离,气道上皮下有肥大细胞、嗜酸性粒细胞、淋巴细胞与中性粒细胞浸润。气道黏膜下组织水肿,微血管通透性增加,杯状细胞增殖及支气管分泌物增加,支气管平滑肌痉挛等病理学改变。若哮喘长期反复发作,表现为支气管平滑肌肌层肥厚,气道上皮细胞下纤维化、黏液腺增生和新生血管形成等,导致气道重构。

三、临床表现

几乎所有的支气管哮喘患者都有长期性和反复发作性的特点,哮喘的发作与季节、周围环境、饮食、职业、精神心理因素、运动和服用某种药物有密切关系。

(一)主要临床表现

1.前驱症状

在变应原引起的急性哮喘发作前往往有打喷嚏、流鼻涕、眼痒、流泪、干咳或胸闷等前驱症状。

2.喘息和呼吸困难

喘息和呼吸困难是哮喘的典型症状,喘息的发作往往较突然。呼吸困难呈呼气性,表现为吸气时间短,呼气时间长,患者感到呼气费力,但有些患者感到呼气和吸气都费力。当呼吸肌收缩克服气道狭窄产生的过高支气管阻力负荷时,患者即可感到呼吸困难。一般来说,呼吸困难的严重程度和气道阻力增高的程度成正比。但有 15% 的患者当 FEV_1 下降到正常值的 50% 时仍然察觉不到气流受限,表明这部分患者产生了颈动脉窦的适应,即对持续的刺激反应性降低。这说明单纯依靠症状的严重程度来评估病情有低估的危险,需要结合其他的客观检查手段来正确评价哮喘病情的严重程度。

3.咳嗽、咳痰

咳嗽是哮喘的常见症状,由于气道的炎症和支气管痉挛引起。干咳常是哮喘的前兆,哮喘发作时,咳嗽、咳痰症状反而减轻,以喘息为主。哮喘发作接近尾声时,支气管痉挛和气道狭窄减轻,大量气道分泌物需要排出时,咳嗽、咳痰可能加重,咳出大量的白色泡沫痰。有一部分哮喘患者,以刺激性干咳为主要表现,无明显的喘息症状,这部分哮喘称为咳嗽变异性哮喘(CVA)。

4.胸闷和胸痛

哮喘发作时,患者可有胸闷和胸部发紧的感觉。如果哮喘发作较重,可能与呼吸肌过度疲劳和拉伤有关。突发的胸痛要考虑自发性气胸的可能。

5.体征

哮喘的体征与哮喘的发作有密切的关系,在哮喘缓解期可无任何阳性体征。在哮喘发作期,根据病情严重程度的不同可有不同的体征。哮喘发作时支气管和细支气管进行性的气流受限可引起肺部动力学、气体交换和心血管系统一系列的变化。为了维持气道的正常功能,肺出现膨胀,伴有残气容积和肺总量的明显增加。由于肺的过度膨胀使肺内压力增加,产生胸腔内负压所需要的呼吸肌收缩力也明显增加。呼吸肌负荷增加的体征是呼吸困难、呼吸加快和辅助呼吸肌运动。在呼气时,肺弹性回缩压降低和气道炎症可引起显著的气道狭窄,在临床上可观察到喘息、呼气延长和呼气流速减慢。这些临床表现一般和第 1 秒用力呼气容积(FEV_1)和呼气高峰流量(PEF)的降低相关。由于哮喘患者气流受限并不均匀,通气的分布也不均匀,可引起肺通气/血流比值的失调,发生低氧血症,出现发绀等缺氧表现。在吸气期间肺过度膨胀和胸腔负压的增加对心血管系统有很大的影响。右心室受胸腔负压的牵拉使静脉回流增加,可引起肺动脉高压和室间隔的偏移。在这种情况下,受压的左心室需要将血液从负压明显增高的胸腔射到体循环,产生吸气期间的收缩压下降,称为奇脉。

(1)一般体征:哮喘患者在发作时,精神一般比较紧张,呼吸加快端坐呼吸,严重时可出现口唇和指(趾)发绀。

(2)呼气延长和双肺哮鸣音:在胸部听诊时可听到呼气时间延长而吸气时间缩短,伴有双肺如笛声的高音调,称为哮鸣音。这是小气道梗阻的特征。两肺满布的哮鸣音在呼气时较明显,称为呼气性哮鸣音。很多哮喘患者在吸气和呼气都可闻及哮鸣音。单侧哮鸣音突然消失要考虑发生自发性气胸的可能。在哮喘严重发作,支气管发生极度狭窄,出现呼吸肌疲劳时,喘鸣音反而消失,称为寂静肺,是病情危重的表现。

(3)肺过度膨胀体征:即肺气肿体征,表现为胸腔的前后径扩大,肋间隙增宽,叩诊呈过清音,肺肝浊音界下降,心浊音界缩小。长期哮喘的患者可有桶状胸,儿童可有鸡胸。

(4)奇脉:重症哮喘患者发生奇脉是吸气期间收缩压下降幅度(一般不超过 1.33 kPa 即

10 mmHg)增大的结果。这种吸气期收缩压下降的程度和气流受限的程度相关,它反映呼吸肌对胸腔压波动的影响的程度明显增加。呼吸肌疲劳的患者不再产生较大的胸腔压波动,奇脉消失。严重的奇脉(不低于 3.33 kPa,即 25 mmHg)是重症哮喘的可靠指征。

(5)呼吸肌疲劳的表现:表现为呼吸肌的动用,肋间肌和胸锁乳突肌的收缩,还表现为反常呼吸,即吸气时下胸壁和腹壁向内收。

(6)重症哮喘的体征:随着气流受限的加重,患者变得更窘迫,说话不连贯,皮肤潮湿,呼吸和心率增加。并出现奇脉和呼吸肌疲劳表现。呼吸频率不高于 25 次/分,心率不低于 110 次/分,奇脉不低于 3.33 kPa 是重症哮喘的指征。患者垂危状态时可出现寂静肺或呼吸乏力、发绀、心动过缓、意识恍惚或昏迷等表现。

(二)重症哮喘的表现

1.哮喘持续状态

哮喘持续状态是指哮喘严重发作并持续 24 小时以上,通常被称为"哮喘持续状态"。这是指发作的情况而言,并不代表该患者的基本病情,但这种情况往往发生于重症的哮喘患者,而且与预后有关,是哮喘本身的一种最常见的急症。许多危重哮喘患者的病情常常在一段时间内逐渐加剧,所有重症哮喘患者在某种因素的激发下都有随时发生严重致命性急性发作的可能,而无特定的时间因素。其中一部分患者可能在哮喘急性发作过程中,虽经一段时间的治疗,但病情仍然逐渐加重。

2.哮喘猝死

有一部分哮喘患者在经过一段相对缓解的时期后,突然出现严重急性发作,如果救治不及时,可在数分钟到数小时内死亡,称为哮喘猝死。哮喘猝死的定义为哮喘突然急性严重发作、患者在 2 小时内死亡。哮喘猝死的原因可能与哮喘突然发作或加重,引起严重气流受限或其他心肺并发症导致心跳和呼吸骤停有关。

3.潜在性致死性哮喘

潜在性致死性哮喘包括以下几种情况:①长期口服糖皮质激素类药物类药物治疗;②以往曾因严重哮喘发作住院抢救治疗;③曾因哮喘严重发作而行气管切开、机械通气治疗;④既往曾有气胸或纵隔气肿病史;⑤本次发病过程中需不断超常规剂量使用支气管扩张药,但效果不明显。在哮喘发作过程中,还有一些征象值得高度警惕,如喘息症状频发,持续甚至迅速加重,气促(呼吸频率超过 30 次/分),心率超过 140 次/分,体力活动和言语受限,夜间呼吸困难显著,取前倾位,极度焦虑、烦躁、大汗淋漓,甚至出现嗜睡和意识障碍,口唇、指甲发绀等。患者的肺部一般可以听到广泛哮鸣音,但若哮鸣音减弱,甚至消失,而全身情况不见好转,呼吸浅快,甚至神志淡漠和嗜睡,则意味着病情危重,随时可能发生心跳和呼吸骤停。此时的血气分析对病情和预后判断有重要参考价值。若动脉血氧分压(PaO_2)低于 8.0 kPa(60 mmHg)和/或动脉二氧化碳分压($PaCO_2$)高于 6.0 kPa(45 mmHg),动脉血氧饱和度(SaO_2)低于 90%,pH<7.35,则意味患者处于危险状态,应加强监护和治疗。

4.脆性哮喘(BA)

正常人的支气管舒缩状态呈现轻度生理性波动,第 1 秒用力呼气容积(FEV_1)和高峰呼气流量(PEF)在晨间降至最低(波谷),午后达最大值(波峰)。哮喘患者这种变化尤其明显。有一类哮喘患者 FEV_1 和 PEF 在治疗前后或一段时间内大幅度地波动,称为"脆性哮喘"。Ayres 在综合各种观点的基础上提出 BA 的定义和分型如下。

（1）Ⅰ型BA：尽管采取了正规、有力的治疗措施，包括吸入糖皮质激素类药物（如吸入二丙酸倍氯米松1 500 μg/d以上），或口服相当剂量糖皮质激素类药物，同时联合吸入支气管舒张药，连续观察至少150天，半数以上观察日的PEF变异率超过40％。

（2）Ⅱ型BA：在基础肺功能正常或良好控制的背景下，无明显诱因突然急性发作的支气管痉挛，3小时内哮喘严重发作伴高碳酸血症，可危及生命，常需机械通气治疗。月经期前发作的哮喘往往属于此类。

（三）特殊类型的哮喘

1.运动诱发性哮喘（EIA）

EIA也称为运动性哮喘，是指达到一定的运动量后，出现支气管痉挛而产生的哮喘。其发作大多是急性的、短暂的，而且大多能自行缓解。运动性哮喘并非说明运动即可引起哮喘，实际上短暂的运动可兴奋呼吸，使支气管有短暂的舒张，其后随着运动时间的延长，强度增加，支气管发生收缩。运动性哮喘特点如下：①发病均发生在运动后；②有明显的自限性，发作后经一定时间的休息后即可逐渐恢复正常；③一般无过敏性因素参与，特异性变应原皮试阴性，血清IgE水平不高。

但有些学者认为，运动性哮喘常与过敏性哮喘共存，说明两者之间存在一些联系。临床上可进行运动诱发性试验来判断是否存在运动性哮喘。如果运动后FEV_1下降20％～40％，即可诊断为轻度运动性哮喘；FEV_1下降40％～65％，即可诊断为中度运动性哮喘；FEV_1下降65％以上可诊断为重度运动性哮喘。有严重心肺或其他影响运动疾病的患者不宜进行运动诱发性试验。

2.药物性哮喘

由于使用某种药物导致的哮喘发作。常见的可能引起哮喘发作的药物有阿司匹林、β受体阻滞剂、血管紧张素转换酶抑制剂、局部麻醉药、添加剂（如酒石黄）、医用气雾剂中的杀菌复合物等。个别患者吸入支气管舒张药时，偶尔也可引起支气管收缩，可能与其中的氟利昂或表面活性剂有关。免疫血清、含碘造影剂也可引起哮喘发作。这些药物通常是以抗原、半抗原或佐剂的形式参与机体的变态反应过程，但并非所有的药物性哮喘都是机体直接对药物产生变态反应引起。如β受体阻滞剂，它是通过阻断β受体，使$β_2$受体激动剂不能在支气管平滑肌的效应器上起作用，从而导致支气管痉挛。

阿司匹林是诱发药物性哮喘最常见的药物，某些患者可在服用阿司匹林或其他非甾体抗炎药数分钟或数小时内发生剧烈支气管痉挛。此类哮喘多发生于中年人，在临床上可分为药物作用相和非药物作用相。药物作用相是指服用阿司匹林等解热镇痛药后引起哮喘持续发作的一段时间，潜伏期可为5分钟至2小时，患者的症状一般很重，常见明显的呼吸困难和发绀，甚至意识丧失，血压下降，休克等。药物作用相的持续时间不等，从2～3小时至1～2天。非药物作用相阿司匹林性哮喘指药物作用时间之外的时间，患者可因各种不同的原因发作哮喘。阿司匹林性哮喘的发病可能与其抑制呼吸道花生四烯酸的环氧酶途径，使花生四烯酸的脂氧酶代谢途径增强，产生过多的白三烯有关。白三烯具有很强的支气管平滑肌收缩能力。近年来研制的白三烯受体拮抗剂，如扎鲁斯特和孟鲁斯特可以很好地抑制口服阿司匹林导致的哮喘发作。

3.职业性哮喘

从广义上讲，凡是由职业性致喘物引起的哮喘统称为"职业性哮喘"。但从职业病学的角度，职业性哮喘应该有严格的定义和范围。

我国在 20 世纪 80 年代末制定了职业性哮喘诊断标准,致喘物规定为:异氰酸酯类、苯酐类、多胺类固化剂、铂复合盐、剑麻和青霉素。职业性哮喘的发生率往往与工业的发展水平有关,发达的工业国家,职业性哮喘的发病率较高,美国的职业性哮喘的发病率估计为 15％左右。

职业性哮喘的病史有如下特点:①有明确的职业史,本病只限于与致喘物直接接触的劳动者;②既往(从事该职业前)无哮喘史;③自开始从事该职业至哮喘首次发作的"潜伏期"最少半年以上;④哮喘发作与致喘物的接触关系非常密切,接触则发病,脱离则缓解。

还有一些患者在吸入氯气、二氧化硫等刺激性气体时,出现急性刺激性干咳症状、咳黏痰、气急等症状,称为反应性气道功能不全综合征,可持续 3 个月以上。

四、实验室和其他检查

(一)血液学检查

发作时可有嗜酸性粒细胞增高,但多不明显,如并发感染可有白细胞计数增高,分类中性粒细胞比例增高。

(二)痰液检查

涂片在显微镜下可见较多嗜酸性粒细胞,可见嗜酸性粒细胞退化形成的尖棱结晶(Charcort-Leyden 结晶体),黏液栓(Curschmann 螺旋体)和透明的哮喘珠(Laennec 珠)。如合并呼吸道细菌感染,痰涂片革兰染色、细菌培养及药物敏感试验有助于病原菌诊断及指导治疗。

(三)呼吸功能检查

在哮喘发作时有关呼气流量的全部指标均显著下降,第 1 秒用力呼气容积(FEV_1)、第 1 秒用力呼气容积占用力肺活量比值($FEV_1/FVC\%$)、最大呼气中期流量(MMEF)、25％与 50％肺活量时的最大呼气流量($MEF_{25}\%$、$MEF_{50}\%$)及高峰呼气流量(PEF)均减少。缓解期可逐渐恢复。有效支气管舒张药可使上述指标好转。在发作时可有用力肺活量减少、残气容积增加、功能残气量和肺总量增加,残气容积占肺总量百分比增高。

(四)动脉血气分析

哮喘严重发作时可有缺氧,PaO_2 降低,由于过度通气可使 $PaCO_2$ 下降,pH 上升,表现为呼吸性碱中毒。如重症哮喘,病情进一步发展,气道阻塞严重,可有缺氧及二氧化碳潴留,$PaCO_2$ 上升,表现呼吸性酸中毒。如缺氧明显,可合并代谢性酸中毒。

(五)胸部 X 线检查

早期在哮喘发作时可见两肺透亮度增加,呈过度充气状态;在缓解期多无明显异常。如并发呼吸道感染,可见肺纹理增加及炎性浸润阴影。同时要注意肺不张、气胸或纵隔气肿等并发症的存在。

(六)支气管激发试验

用于测定气道反应性。哮喘患者的气道处于一种异常敏感状态,对某些刺激表现出一种过强和/或过早的反应,称为气道高反应性(AHR)。如果患者就诊时 FEV_1 或 PEF 测定值在正常范围内,无其他禁忌证时,可以谨慎地试行支气管激发试验。吸入激发剂后,FEV_1 或 PEF 的下降超过 20％,即可确定为支气管激发试验阳性。此种检查主要价值见于以下几个方面。

1.辅助诊断哮喘

对于轻度、缓解期的支气管哮喘患者或患有变应性鼻炎而哮喘处于潜伏期的患者,气道高反应性可能是唯一的临床特征和诊断依据。早期发现气道高反应性对于哮喘的预防和早期治疗具有重要的指导价值,对于有职业刺激原反复接触史且怀疑职业性哮喘者,采用特异性支气管激发试验可以鉴别该刺激物是否会诱发支气管收缩,明确职业性哮喘的诊断很有意义。

2.评估哮喘严重程度和预后

气道反应性的高低可直接反映哮喘的严重程度,并对支气管哮喘的预后提供重要的参考资料。

3.判断治疗效果

气道反应轻者表示病情较轻,可较少用药,重者则提示应积极治疗。哮喘患者经长期治疗,气道高反应性减轻,可指导临床减药或停药,有学者提出将消除 AHR 作为哮喘治疗的最终目标。

(七)支气管舒张试验

测定气流受限的可逆性。对于一些已有支气管痉挛、狭窄的患者,采用一定剂量的支气管舒张药使狭窄的支气管舒张,以测定其舒张程度的肺功能试验,称为支气管舒张试验。若患者吸入支气管舒张药后,FEV_1 或 PEF 改善率超过或等于 15％可诊断支气管舒张试验阳性。此项检查的应用价值在于以下几个方面。

1.辅助诊断哮喘

支气管哮喘的特征之一是支气管平滑肌的痉挛具有可逆性,故在支气管舒张试验时,表现出狭窄的支气管舒张。对一些无明显气流受限症状的哮喘患者或哮喘的非急性发作期,当其肺功能不正常时,经吸入支气管舒张药后肺功能指标有明显的改善,也可作为诊断支气管哮喘的辅助方法。对有些肺功能较差,如 $FEV_1 < 60\%$ 预计值患者,不宜做支气管激发试验时,可采用本试验。

2.指导用药

可通过本试验了解或比较某种支气管舒张药的疗效。有不少患者自述使用 β_2 受体激动剂后效果不佳,但如果舒张试验阳性,表示气道痉挛可逆,仍可据此向患者耐心解释,指导正确用药。

(八)呼气高峰流量(PEF)的测定和监测

PEF 是反映哮喘患者气流受限程度的一项客观指标。通过测定大气道的阻塞情况,对于支气管哮喘诊断和治疗具有辅助价值。由于方便、经济、实用、灵活等优点,可以随时进行测定,在指导偶发性和夜间哮喘治疗方面更有价值。哮喘患者 PEF 值的变化规律是凌晨最低,午后或晚上最高,昼夜变异率不低于 20％则提示哮喘的诊断。在相同气流受限程度下,不同患者对呼吸困难的感知能力不同,许多患者感觉较迟钝,往往直至 PEF 降至很低时才感到呼吸困难,往往延误治疗。对这部分患者,定期监测 PEF 可以早期诊断和预示哮喘病情的恶化。

(九)特异性变应原检测

变应原是一种抗原物质,能诱发机体产生 IgE 抗体。变应原检测可分为体内试验(变应原皮试)、体外特异性 IgE 抗体检测、嗜碱性粒细胞释放能力检测、嗜酸性粒细胞阳离子蛋白(ECP)检测等。目前常用前两种方法。变应原皮肤试验简单易行,但皮肤试验结果与抗原吸入气道反应并不一致,不能作为确定变应原的依据,必须结合临床发作情况或进行抗原特异性 IgE 测定加以评价。特异性 IgE 抗体(SIgE)是体外检测变应原的重要手段,灵敏度和特异性都很高,根据 SIgE 含量可确定患者变应原种类,可评价患者过敏状态,对哮喘的诊断和鉴别诊断都有一定的意义。

五、诊断

(一)诊断标准

(1)反复发作喘息、气急、胸闷或咳嗽,多与接触变应原、冷空气、物理、化学性刺激及病毒性上呼吸道感染、运动等有关。

(2)发作时在双肺可闻及散在或弥漫性、以呼气相为主的哮鸣音,呼气相延长。

(3)上述症状和体征可经治疗缓解或自行缓解。

(4)除外其他疾病所引起的喘息、气急、胸闷和咳嗽。

(5)临床表现不典型者(如无明显喘息或体征),应至少具备以下一项试验阳性:①支气管激发试验或运动激发试验阳性;②支气管舒张试验阳性 FEV_1 增加超过 12%,且 FEV_1 增加绝对值不低于 200 mL;③呼气流量峰值(PEF)日内(或 2 周)变异率不低于 20%。

符合(1)~(4)项或(4)、(5)项者,可以诊断为哮喘。

(二)分期

根据临床表现支气管哮喘可分为急性发作期、慢性持续期和临床缓解期。慢性持续期是指每周均不同频度和/或不同程度地出现症状(喘息、气急、胸闷、咳嗽等);临床缓解期是指经过治疗或未经治疗症状、体征消失,肺功能恢复到急性发作前水平,并维持 3 个月以上。

(三)病情严重程度分级

1.病情严重程度的分级

主要用于治疗前或初始治疗时严重程度的判断,在临床研究中更有其应用价值(表 7-1)。

表 7-1　哮喘病情严重程度的分级

分级	临床特点
间歇状态(第 1 级)	症状不足每周 1 次
	短暂出现
	夜间哮喘症状不超过每个月 2 次
	FEV_1 占预计值%达到 80%或 PEF 达到 80%个人最佳值,PEF 或 FEV_1 变异率<20%
轻度持续(第 2 级)	症状达到每周 1 次,但不到每天 1 次
	可能影响活动和睡眠
	夜间哮喘症状每个月超过 2 次,但每周低于 1 次
	FEV_1 占预计值%达到 80%或 PEF 达到 80%个人最佳值,PEF 或 FEV_1 变异率 20%~30%
中度持续(第 3 级)	每天有症状
	影响活动和睡眠
	夜间哮喘症状达到每周 1 次
	FEV_1 占预计值 60%~79%或 PEF 60%~79%个人最佳值,PEF 或 FEV_1 变异率>30%
重度持续(第 4 级)	每天有症状
	频繁出现
	经常出现夜间哮喘症状
	体力活动受限
	FEV_1 占预计值<60%或 PEF<60%个人最佳值,PEF 或 FEV_1 变异率>30%

2.控制水平的分级

这种分级方法更容易被临床医师掌握,有助于指导临床治疗,以取得更好的哮喘控制(表 7-2)。

3.哮喘急性发作时的分级

哮喘急性发作是指喘息、气促、咳嗽、胸闷等症状突然发生,或原有症状急剧加重,常有呼吸困难,以呼气流量降低为其特征,常因接触变应原、刺激物或呼吸道感染诱发。其程度轻重不一,病情加重,可在数小时或数天内出现,偶尔可在数分钟内即危及生命,故应对病情作出正确评估,以便给予及时有效的紧急治疗。哮喘急性发作时病情严重程度的分级,见表 7-3。

表 7-2　哮喘控制水平分级

	完全控制 (满足以下所有条件)	部分控制(在任何 1 周内 出现以下 1~2 项特征)	未控制 (在任何 1 周内)
白天症状	无(或不超过 2 次/周)	超过 2 次/周	出现不低于 3 项部 分控制特征
活动受限	无	有	
夜间症状/憋醒	无	有	
需要使用缓解药的次数	无(或不超过 2 次/周)	超过 2 次/周	
肺功能(PEF 或 FEV_1)	正常或不低于正常预计值/本人最 佳值的 80%	小于正常预计值(或本人最佳值) 的 80%	
急性发作	无	达到每年 1 次	在任何 1 周内出现 1 次

表 7-3　哮喘急性发作时病情严重程度的分级

临床特点	轻度	中度	重度	危重
气短	步行、上楼时	稍事活动	休息时	
体位	可平卧	喜坐位	端坐呼吸	
讲话方式	连续成句	单词	单字	不能讲话
精神状态	可有焦虑,尚安静	时有焦虑或烦躁	常有焦虑、烦躁	嗜睡或意识 模糊
出汗	无	有	大汗淋漓	
呼吸频率	轻度增加	增加	常超过 30 次/分	
辅助呼吸肌活动及三凹征	常无	可有	常有	胸腹矛盾 运动
哮鸣音	散在,呼吸末期	响亮、弥漫	响亮、弥漫	减弱,乃至无
脉率(次/分)	<100	100~120	>120	脉率变慢或 不规则
奇脉	无,<1.3 kPa (10 mmHg)	可有,1.3~3.3 kPa (10~25 mmHg)	常有,>3.3 kPa(25 mmHg)(成 人)	无,提示呼 吸肌疲劳
最初支气管扩张药治疗后 PEF 占预计值或个人最 佳值%	>80%	60%~80%	<60% 或<100 L/min 或作用 持续时间<2 小时	

临床特点	轻度	中度	重度	危重
PaO_2(吸空气)	正常	不低于 8.0 kPa (60 mmHg)	<8.0 kPa(60 mmHg)	<8.0 kPa (60 mmHg)
$PaCO_2$	<6.0 kPa (45 mmHg)	不超过 6.0 kPa (45 mmHg)	>6.0 kPa(45 mmHg)	
SaO_2(吸空气,%)	>95	91～95	不超过 90	不超过 90
pH				降低

只要符合某一严重程度的某些指标,而不需满足全部指标,及可提示为该级别的急性发作;1 mmHg＝0.133 322 kPa。

六、鉴别诊断

(一)心源性哮喘

心源性哮喘常见于左心衰竭,发作时的症状与哮喘相似,但心源性哮喘多有高血压、冠状动脉粥样硬化性心脏病、风湿性心脏病和二尖瓣狭窄等病史和体征。阵发性咳嗽,常咳出粉红色泡沫痰,两肺可闻及广泛的湿啰音和哮鸣音,左心界扩大,心率增快,心尖部可闻及奔马律。病情许可行胸部 X 线检查时,可见心脏增大,肺淤血征,有助于鉴别。若一时难以鉴别,可雾化吸入 β_2 肾上腺素受体激动剂或静脉注射氨茶碱缓解症状后,进一步检查,忌用肾上腺素或咖啡,以免造成危险。

(二)喘息型慢性支气管炎

实际上为慢性支气管炎合并哮喘,多见于中老年人,有慢性咳嗽史,喘息长年存在,有加重期。有肺气肿体征,两肺可闻及湿啰音。

(三)支气管肺癌

中央型肺癌由于肿瘤压迫导致支气管狭窄或伴发感染时,可出现喘鸣音或类似哮喘样呼吸困难、肺部可闻及哮鸣音。但肺癌的呼吸困难及喘鸣症状进行性加重,常无诱因,咳嗽可有血痰,痰中可找到癌细胞,胸部 X 线检查、CT 或 MRI 检查或支气管镜检查常可明确诊断。

(四)肺嗜酸性粒细胞浸润症

见于热带性嗜酸性粒细胞增多症、肺嗜酸性粒细胞增多性浸润、外源性变态反应性肺泡炎等。致病原为寄生虫、花粉、化学药品、职业粉尘等,多有接触史,症状较轻,患者常有发热,胸部 X 线检查可见多发性、此起彼伏的淡薄斑片浸润阴影,可自行消失或再发。肺组织活检也有助于鉴别。

(五)变态反应性支气管肺曲菌病

本病是一种由烟曲菌等致病真菌在具有特应性个体中引起的一种变态反应性疾病。其与哮喘的鉴别要点如下:①典型者咳出棕褐色痰块,内含多量嗜酸性粒细胞;②胸部 X 线片呈现游走性或固定性浸润病灶;③支气管造影可以显示出近端支气管呈囊状或柱状扩张;④痰镜检或培养发现烟曲菌;⑤曲菌抗原皮试呈速发反应阳性;⑥曲菌抗原特异性沉淀抗体(IgG)测定阳性;⑦烟曲菌抗原皮试出现 Arthus 现象;⑧烟曲菌特异性 IgE 水平增高。

(六)气管、支气管软化及复发性多软骨炎

由于气管支气管软骨软化,气道不能维持原来正常状态,患者呼气或咳嗽时胸膜腔内压升

高,可引起气道狭窄,甚至闭塞,临床表现为呼气性喘息,其特点如下:①剧烈持续性、甚至犬吠样咳嗽;②气道断层摄影或 CT 显示气管、大气管狭窄;③支气管镜检查时可见气道呈扁平状,呼气或咳嗽时气道狭窄。

(七)变应性肉芽肿性血管炎(又称 Churg-Strauss 综合征)

本病主要侵犯小动脉和小静脉,常侵犯细小动脉,主要累及多器官和脏器,以肺部浸润和周围血管嗜酸性粒细胞浸润增多为特征,本病患者绝大多数可出现喘息症状,与哮喘的鉴别要点如下:① 除喘息症状外,常伴有副鼻旁窦炎(88%)、变应性鼻炎(69%)、多发性神经炎(66%～98%);②病理学检查特征有嗜酸性粒细胞浸润、肉芽肿病变、坏死性血管炎。

七、治疗

(一)脱离变应原

部分患者能找到引起哮喘发作的变应原或其他非特异刺激因素,应立即使患者脱离变应原的接触。

(二)药物治疗

治疗哮喘的药物可以分为控制药物和缓解药物。①控制药物:是指需要长期每天使用的药物。这些药物主要通过抗炎作用使哮喘维持临床控制,其中包括吸入糖皮质激素类药物(简称激素)、全身用激素、白三烯调节药、长效 β_2 受体激动剂(LABA,须与吸入激素联合应用)、缓释茶碱、色甘酸钠、抗 IgE 抗体及其他有助于减少全身激素剂量的药物等;②缓解药物:是指按需使用的药物。这些药物通过迅速解除支气管痉挛从而缓解哮喘症状,其中包括速效吸入 β_2 受体激动剂、全身用激素、吸入性抗胆碱能药物、短效茶碱及短效口服 β_2 受体激动剂等。

1.激素

激素是最有效的控制气道炎症的药物。给药途径包括吸入、口服和静脉应用等,吸入为首选途径。

(1)吸入给药:吸入激素的局部抗炎作用强;通过吸气过程给药,药物直接作用于呼吸道,所需剂量较小。通过消化道和呼吸道进入血液药物的大部分被肝灭活,因此全身性不良反应较少。研究结果证明吸入激素可以有效减轻哮喘症状、提高生命质量、改善肺功能、降低气道高反应性、控制气道炎症,减少哮喘发作的频率和减轻发作的严重程度,降低病死率。当使用不同的吸入装置时,可能产生不同的治疗效果。多数成人哮喘患者吸入小剂量激素即可较好地控制哮喘。过多增加吸入激素剂量对控制哮喘的获益较小而不良反应增加。由于吸烟可以降低激素的效果,故吸烟患者须戒烟并给予较高剂量的吸入激素。吸入激素的剂量与预防哮喘严重急性发作的作用之间有非常明确的关系,所以,严重哮喘患者长期大剂量吸入激素是有益的。

吸入激素在口咽部局部的不良反应包括声音嘶哑、咽部不适和念珠菌感染。吸药后及时用清水含漱口咽部,选用干粉吸入剂或加用储雾器可减少上述不良反应。吸入激素的全身不良反应的大小与药物剂量、药物的生物利用度、在肠道的吸收、肝首关代谢率及全身吸收药物的半衰期等因素有关。已上市的吸入激素中丙酸氟替卡松和布地奈德的全身不良反应较少。目前有证据表明成人哮喘患者每天吸入低至中剂量激素,不会出现明显的全身不良反应。长期高剂量吸入激素后可能出现的全身不良反应包括皮肤瘀斑、肾上腺功能抑制和骨密度降低等。已有研究证据表明吸入激素可能与白内障和青光眼的发生有关,但前瞻性研究没有证据表明与后囊下白内障的发生有明确关系。目前没有证据表明吸入激素可以增加肺部感染(包括肺结核)的发生率,因此伴有活动性肺结核的哮喘患者可以在抗结核治疗的同时给予吸入激素治疗。

气雾剂给药:临床上常用的吸入激素有 4 种(表 7-4)。包括二丙酸倍氯米松、布地奈德、丙酸氟替卡松等。一般而言,使用干粉吸入装置比普通定量气雾剂方便,吸入下呼吸道的药物量较多。

表 7-4 常用吸入型糖皮质激素类药物的每天剂量与互换关系

药物	低剂量(μg)	中剂量(μg)	高剂量(μg)
二丙酸倍氯米松	200~500	500~1 000	1 000~2 000
布地奈德	200~400	400~800	800~1 600
丙酸氟替卡松	100~250	250~500	500~1 000
环索奈德	80~160	160~320	320~1 280

溶液给药:布地奈德溶液经以压缩空气为动力的射流装置雾化吸入,对患者吸气配合的要求不高,起效较快,适用于轻中度哮喘急性发作时的治疗。

吸入激素是长期治疗哮喘的首选药物。国际上推荐的每天吸入激素剂量,见表 7-4。我国哮喘患者所需吸入激素剂量比该表中推荐的剂量要小一些。

(2)口服给药:适用于中度哮喘发作、慢性持续哮喘吸入大剂量激素联合治疗无效的患者和作为静脉应用激素治疗后的序贯治疗。一般使用半衰期较短的激素(如泼尼松、泼尼松龙或甲泼尼龙等)。对于激素依赖型哮喘,可采用每天或隔天清晨顿服给药的方式,以减少外源性激素对下丘脑-垂体-肾上腺轴的抑制作用。泼尼松的维持剂量最好每天不超过 10 mg。

长期口服激素可以引起骨质疏松症、高血压、糖尿病、下丘脑-垂体-肾上腺轴的抑制、肥胖症、白内障、青光眼、皮肤菲薄导致皮纹和瘀斑、肌无力。对于伴有结核病、寄生虫感染、骨质疏松、青光眼、糖尿病、严重忧郁或消化性溃疡的哮喘患者,全身给予激素治疗时应慎重并应密切随访。长期甚至短期全身使用激素的哮喘患者可感染致命的疱疹病毒应引起重视,尽量避免这些患者暴露于疱疹病毒是必要的。尽管全身使用激素不是一种经常使用的缓解哮喘症状的方法,但是对于严重的急性哮喘是需要的,因为它可以预防哮喘的恶化、减少因哮喘而急诊或住院的机会、预防早期复发、降低病死率。推荐剂量:泼尼松龙 30~50 mg/d,5~10 天。具体使用要根据病情的严重程度,当症状缓解或其肺功能已经达到个人最佳值,可以考虑停药或减量。地塞米松因对垂体-肾上腺的抑制作用大,不推荐长期使用。

(3)静脉给药:严重急性哮喘发作时,应经静脉及时给予琥珀酸氢化可的松(400~1 000 mg/d)或甲泼尼龙(80~160 mg/d)。无激素依赖倾向者,可在短期(3~5 天)内停药;有激素依赖倾向者应延长给药时间,控制哮喘症状后改为口服给药,并逐步减少激素用量。

2.β_2 受体激动剂

通过对气道平滑肌和肥大细胞等细胞膜表面的 β_2 受体的作用,舒张气道平滑肌、减少肥大细胞和嗜碱性粒细胞脱颗粒和介质的释放、降低微血管的通透性、增加气道上皮纤毛的摆动等,缓解哮喘症状。此类药物较多,可分为短效(作用维持 4~6 小时)和长效(维持 12 小时)β_2 受体激动剂。后者又可分为速效(数分钟起效)和缓慢起效(30 分钟起效)两种(表 7-5)。

表 7-5　β₂ 受体激动剂的分类

起效时间	作用维持时间	
	短效	长效
速效	沙丁胺醇吸入剂 特布他林吸入剂 非诺特罗吸入剂	福莫特罗吸入剂
慢效	沙丁胺醇口服剂 特布他林口服剂	沙美特罗吸入剂

(1)短效 β₂ 受体激动剂(简称 SABA):常用的药物,如沙丁胺醇和特布他林等。

1)吸入给药:可供吸入的短效 β₂ 受体激动剂包括气雾剂、干粉剂和溶液等。这类药物松弛气道平滑肌作用强,通常在数分钟内起效,疗效可维持数小时,是缓解轻至中度急性哮喘症状的首选药物,也可用于运动性哮喘。如每次吸入 100~200 μg 沙丁胺醇或 250~500 μg 特布他林,必要时每 20 分钟重复 1 次。1 小时后疗效不满意者应向医师咨询或去急诊。这类药物应按需间歇使用,不宜长期、单一使用,也不宜过量应用,否则可引起骨骼肌震颤、低血钾、心律失常等不良反应。压力型定量手控气雾剂(pMDI)和干粉吸入装置吸入短效 β₂ 受体激动剂不适用于重度哮喘发作;其溶液(如沙丁胺醇、特布他林、非诺特罗及其复方制剂)经雾化泵吸入适用于轻至重度哮喘发作。

2)口服给药:如沙丁胺醇、特布他林、丙卡特罗片等,通常在服药后 15~30 分钟起效,疗效维持 4~6 小时。如沙丁胺醇 2~4 mg,特布他林 1.25~2.5 mg,每天 3 次;丙卡特罗 25~50 μg,每天 2 次。使用虽较方便,但心悸、骨骼肌震颤等不良反应比吸入给药时明显。缓释剂型和控释剂型的平喘作用维持时间可达 8~12 小时,特布他林的前体药班布特罗的作用可维持 24 小时,可减少用药次数,适用于夜间哮喘患者的预防和治疗。长期、单一应用 β₂ 受体激动剂可造成细胞膜 β₂ 受体的向下调节,表现为临床耐药现象,故应予避免。

3)注射给药:虽然平喘作用较为迅速,但因全身不良反应的发生率较高,国内较少使用。

4)贴剂给药:为透皮吸收剂型。现有产品有妥洛特罗,分为 0.5 mg、1 mg、2 mg 3 种剂量。由于采用结晶储存系统来控制药物的释放,药物经过皮肤吸收,因此可以减轻全身不良反应,每天只需贴敷 1 次,效果可维持 24 小时。对预防晨降有效,使用方法简单。

(2)长效 β₂ 受体激动剂(简称 LABA):这类 β₂ 受体激动剂的分子结构中具有较长的侧链,舒张支气管平滑肌的作用可维持 12 小时以上。目前,在我国临床使用的吸入型 LABA 有 2 种。沙美特罗:经气雾剂给药,给药后 30 分钟起效,平喘作用维持 12 小时以上。推荐剂量 50 μg,每天 2 次吸入。福莫特罗:经吸入装置给药,给药后 3~5 分钟起效,平喘作用维持 8~12 小时。平喘作用具有一定的剂量依赖性,推荐剂量 4.5~9 μg,每天 2 次吸入。吸入 LABA 适用于哮喘(尤其是夜间哮喘和运动诱发哮喘)的预防和治疗。福莫特罗因起效相对较快,也可按需用于哮喘急性发作时的治疗。

近年来推荐联合吸入激素和 LABA 治疗哮喘。这两者具有协同的抗炎和平喘作用,可获得相当于(或优于)应用加倍剂量吸入激素时的疗效,并可增加患者的依从性、减少较大剂量吸入激素引起的不良反应,尤其适合于中至重度持续哮喘患者的长期治疗。不推荐长期单独使用 LA-BA,应该在医师指导下与吸入激素联合使用。

3.白三烯调节药

白三烯调节药包括半胱氨酰白三烯受体拮抗剂和 5-脂氧化酶抑制药。除吸入激素外,是唯一可单独应用的长效控制药,可作为轻度哮喘的替代治疗药物和中重度哮喘的联合治疗用药。目前在国内应用主要是半胱氨酰白三烯受体拮抗剂,通过对气道平滑肌和其他细胞表面白三烯受体的拮抗抑制肥大细胞和嗜酸性粒细胞释放出的半胱氨酰白三烯的致喘和致炎作用,产生轻度支气管舒张和减轻变应原、运动和二氧化硫(SO_2)诱发的支气管痉挛等作用,并具有一定程度的抗炎作用。本品可减轻哮喘症状、改善肺功能、减少哮喘的恶化。但其作用不如吸入激素,也不能取代激素。作为联合治疗中的一种药物,本品可减少中至重度哮喘患者每天吸入激素的剂量,并可提高吸入激素治疗的临床疗效,联用本品与吸入激素的疗效比联用吸入 LABA 与吸入激素的疗效稍差。但本品服用方便,尤适用于阿司匹林哮喘、运动性哮喘和伴有过敏性鼻炎哮喘患者的治疗。本品使用较为安全。虽然有文献报道接受这类药物治疗的患者可出现 Churg-Strauss 综合征,但其与白三烯调节剂的因果关系尚未肯定,可能与减少全身应用激素的剂量有关。5-脂氧化酶抑制药齐留通可能引起肝损害,需监测肝功能。通常口服给药。白三烯受体拮抗剂扎鲁司特 20 mg,每天 2 次;孟鲁司特 10 mg,每天 1 次;异丁司特 10 mg,每天 2 次。

4.茶碱

具有舒张支气管平滑肌作用,并具有强心、利尿、扩张冠状动脉、兴奋呼吸中枢和呼吸肌等作用。有研究资料显示,低浓度茶碱具有抗炎和免疫调节作用。作为症状缓解药,尽管现在临床上在治疗重症哮喘时仍然静脉使用茶碱,但短效茶碱治疗哮喘发作或恶化还存在争议,因为它在舒张支气管,与足量使用的快速 β_2 受体激动剂对比,没有任何优势,但是它可能改善呼吸驱动力。不推荐已经长期服用缓释型茶碱的患者使用短效茶碱,除非该患者的血清中茶碱浓度较低或者可以进行血清茶碱浓度监测时。

口服给药:包括氨茶碱和控(缓)释型茶碱。用于轻至中度哮喘发作和维持治疗。一般剂量为每天 6~10 mg/kg。口服控(缓)释型茶碱后昼夜血药浓度平稳,平喘作用可维持 12~24 小时,尤其适用于夜间哮喘症状的控制。联合应用茶碱、激素和抗胆碱药物具有协同作用。但本品与 β_2 受体激动剂联合应用时,易出现心率加快和心律失常,应慎用并适当减少剂量。

静脉给药:氨茶碱加入葡萄糖溶液中,缓慢静脉注射[注射速度不宜超过 0.25 mg/(kg·min)]或静脉滴注,适用于哮喘急性发作且近 24 小时内未用过茶碱类药物的患者。负荷剂量为 4~6 mg/kg,维持剂量为 0.6~0.8 mg/(kg·h)。由于茶碱的"治疗窗"窄,以及茶碱代谢存在较大的个体差异,可引起心律失常、血压下降、甚至死亡,在有条件的情况下应监测其血药浓度,及时调整浓度和滴速。茶碱有效、安全的血药浓度范围应在 6~15 mg/L。影响茶碱代谢的因素较多,如发热性疾病、妊娠、抗结核治疗可以降低茶碱的血药浓度;而肝脏疾病、充血性心力衰竭及合用西咪替丁或喹诺酮类、大环内酯类等药物均可影响茶碱代谢而使其排泄减慢,增加茶碱的毒性作用,应引起临床医师的重视,并酌情调整剂量。多索茶碱的作用与氨茶碱相同,但不良反应较轻。双羟丙茶碱的作用较弱,不良反应也较少。

5.抗胆碱药物

吸入抗胆碱药物如溴化异丙托品、溴化氧托品和溴化泰乌托品等,可阻断节后迷走神经传出支,通过降低迷走神经张力而舒张支气管。其舒张支气管的作用比 β_2 受体激动剂弱,起效也较慢,但长期应用不易产生耐药,对老年人的疗效不低于年轻人。

本品有气雾剂和雾化溶液两种剂型。经 pMDI 吸入溴化异丙托品气雾剂,常用剂量为,每天

3～4 次；经雾化泵吸入溴化异丙托品溶液的常用剂量为 50～$125\ \mu g$，每天 3～4 次。溴化泰乌托品系新近上市的长效抗胆碱药物，对 M_1 和 M_3 受体具有选择性抑制作用，仅需每天 1 次吸入给药。本品与 β_2 受体激动剂联合应用具有协同、互补作用。本品对有吸烟史的老年哮喘患者较为适宜，但对妊娠早期妇女和患有青光眼或前列腺肥大的患者应慎用。尽管溴化异丙托品被用在一些因不能耐受 β_2 受体激动剂的哮喘患者上，但是到目前为止尚没有证据表明它对哮喘长期管理方面有显著效果。

6. 抗 IgE 治疗

抗 IgE 单克隆抗体可应用于血清 IgE 水平增高的哮喘患者。目前它主要用于经过吸入糖皮质激素类药物和 LABA 联合治疗后症状仍未控制的严重哮喘患者。目前在 11～50 岁的哮喘患者的治疗研究中尚没有发现抗 IgE 治疗有明显不良反应，但因该药临床使用的时间尚短，其远期疗效与安全性有待进一步观察。价格高也使其临床应用受到限制。

7. 变应原特异性免疫疗法（SIT）

通过皮下给予常见吸入变应原提取液（如尘螨、猫毛、豚草等），可减轻哮喘症状和降低气道高反应性，适用于变应原明确但难以避免的哮喘患者。其远期疗效和安全性尚待进一步研究与评价。变应原制备的标准化也有待加强。哮喘患者应用此疗法应严格在医师指导下进行。目前已试用舌下给药的变应原免疫疗法。SIT 应该是在严格的环境隔离和药物干预无效（包括吸入激素）情况下考虑的治疗方法。现在没有研究比较其和药物干预的疗效差异。现在还没有证据支持使用复合变应原进行免疫治疗的价值。

8. 其他治疗哮喘药物

（1）抗组胺药物：口服第二代抗组胺药物（H_1 受体拮抗剂），如酮替芬、氯雷他定、阿司咪唑、氮䓬司丁、特非那定等具有抗变态反应作用，在哮喘治疗中的作用较弱。可用于伴有变应性鼻炎哮喘患者的治疗。这类药物的不良反应主要是嗜睡。阿司咪唑和特非那定可引起严重的心血管不良反应，应谨慎使用。

（2）其他口服抗变态反应药物：如曲尼司特、瑞吡司特等可应用于轻至中度哮喘的治疗。其主要不良反应是嗜睡。

（3）可能减少口服糖皮质激素类药物剂量的药物：包括口服免疫调节药（甲氨蝶呤、环孢素、金制剂等）、某些大环内酯类抗生素和静脉应用免疫球蛋白等。其疗效尚待进一步研究。

（4）中医中药：采用辨证施治，有助于慢性缓解期哮喘的治疗。有必要对临床疗效较为确切的中（成）药或方剂开展多中心随机双盲的临床研究。

（三）急性发作期的治疗

哮喘急性发作的治疗取决于发作的严重程度及对治疗的反应。治疗的目的在于尽快缓解症状、解除气流受限和低氧血症，同时还需要制定长期治疗方案以预防再次急性发作。

对于具有哮喘相关死亡高危因素的患者，需要给予高度重视，这些患者应当尽早到医疗机构就诊。高危患者包括以下几种：①曾经有过气管插管和机械通气的濒于致死性哮喘的病史；②在过去 1 年中因为哮喘而住院或看急诊；③正在使用或最近刚刚停用口服激素；④目前未使用吸入激素；⑤过分依赖速效 β_2 受体激动剂，特别是每月使用沙丁胺醇（或等效药物）超过 1 支的患者；⑥有心理疾病或社会心理问题，包括使用镇静药；⑦有对哮喘治疗计划不依从的历史。

轻度和部分中度急性发作可以在家庭中或社区中治疗。家庭或社区中的治疗措施主要为重复吸入速效 β_2 受体激动剂，在第 1 小时每 20 分钟吸入 2～4 喷。随后根据治疗反应，轻度急性发作可调整为每 3～4 小时 2～4 喷,中度急性发作每 1～2 小时 6～10 喷。如果对吸入性 β_2 受体激动剂反应良好(呼吸困难显著缓解,PEF 占预计值＞80％或个人最佳值,且疗效维持 3～4 小时),通常不需要使用其他的药物。如果治疗反应不完全,尤其是在控制性治疗的基础上发生的急性发作,应尽早口服激素(泼尼松龙 0.5～1 mg/kg 或等效剂量的其他激素),必要时到医院就诊。

部分中度和所有重度急性发作均应到急诊室或医院治疗。除氧疗外,应重复使用速效 β_2 受体激动剂,可通过压力定量气雾剂的储雾器给药,也可通过射流雾化装置给药。推荐在初始治疗时连续雾化给药,随后根据需要间断给药(每 4 小时 1 次)。目前尚无证据支持常规静脉使用 β_2 受体激动剂。联合使用 β_2 受体激动药和抗胆碱能制剂(如异丙托溴铵)能够取得更好的支气管舒张作用。茶碱的支气管舒张作用弱于 SABA,不良反应较大应谨慎使用。对规则服用茶碱缓释制剂的患者,静脉使用茶碱应尽可能监测茶碱血药浓度。中重度哮喘急性发作应尽早使用全身激素,特别是对速效 β_2 受体激动剂初始治疗反应不完全或疗效不能维持,以及在口服激素基础上仍然出现急性发作的患者。口服激素与静脉给药疗效相当,不良反应小。

推荐用法:泼尼松龙 30～50 mg 或等效的其他激素,每天单次给药。严重的急性发作或口服激素不能耐受时,可采用静脉注射或滴注,如甲基泼尼松龙 80～160 mg,或氢化可的松 400～1 000 mg 分次给药。地塞米松因半衰期较长,对肾上腺皮质功能抑制作用较强,一般不推荐使用。静脉给药和口服给药的序贯疗法有可能减少激素用量和不良反应,如静脉使用激素 2～3 天,继之以口服激素 3～5 天。不推荐常规使用镁制剂,可用于重度急性发作(FEV_1 25％～30％)或对初始治疗反应不良者。

重度和危重哮喘急性发作经过上述药物治疗,临床症状和肺功能无改善甚至继续恶化者,应及时给予机械通气治疗,其指征主要包括意识改变、呼吸肌疲劳、$PaCO_2$ 不低于 6.0 kPa(45 mmHg)等。可先采用经鼻(面)罩无创机械通气,若无效应及早行气管插管机械通气。哮喘急性发作机械通气需要较高的吸气压,可使用适当水平的呼气末正压(呼气末正压)治疗。如果需要过高的气道峰压和平台压才能维持正常通气容积,可试用允许性高碳酸血症通气策略以减少呼吸机相关肺损伤。

初始治疗症状显著改善,PEF 或 FEV_1 占预计值的百分比恢复到或个人最佳值 60％者以上可回家继续治疗,PEF 或 FEV_1 为 40％～60％者应在监护下回到家庭或社区继续治疗,治疗前 PEF 或 FEV_1 低于 25％或治疗后低于 40％者应入院治疗。在出院时或近期的随访时,应当为患者制订一个详细的行动计划,审核患者是否正确使用药物、吸入装置和峰流速仪,找到急性发作的诱因并制订避免接触的措施,调整控制性治疗方案。严重的哮喘急性发作意味着哮喘管理的失败,这些患者应当给予密切监护、长期随访,并进行长期哮喘教育。

大多数哮喘急性发作并非由细菌感染引起,应严格控制抗菌药物的使用指征,除非有细菌感染的证据,或属于重度或危重哮喘急性发作。

(四)慢性持续期的治疗

哮喘的治疗应以患者的病情严重程度为基础,根据其控制水平类别选择适当的治疗方案。哮喘药物的选择既要考虑药物的疗效及其安全性,也要考虑患者的实际状况,如经济收入和当地的医疗资源等。要为每个初诊患者制订哮喘防治计划,定期随访、监测,改善患者的依从性,并根据患者病情变化及时修订治疗方案。哮喘患者长期治疗方案分为 5 级(表 7-6)。

表 7-6　根据哮喘病情控制分级制订治疗方案

第 1 级	第 2 级	第 3 级	第 4 级	第 5 级
		哮喘教育、环境控制		
按需使用短效 β₂ 受体激动剂		按需使用短效 β₂ 受体激动剂		
控制性药物	选用 1 种	选用 1 种	加用 1 种或以上	加用 1 种或 2 种
	低剂量 ICS	低剂量的 ICS 加 LABA	中高剂量的 ICS 加 LABA	口服最小剂量的糖皮质激素类药物
	白三烯调节药	中高剂量的 ICS	白三烯调节药	抗 IgE 治疗
		低剂量的 ICS 加白三烯调节药	缓释茶碱	
		低剂量的 ICS 加缓释茶碱		

ICS:吸入糖皮质激素类药物。

　　对以往未经规范治疗的初诊哮喘患者可选择第 2 级治疗方案,哮喘患者症状明显,应直接选择第 3 级治疗方案。从第 2 级到第 5 级的治疗方案中都有不同的哮喘控制药物可供选择。而在每一级中都应按需使用缓解药物,以迅速缓解哮喘症状。如果使用含有福莫特罗和布地奈德单一吸入装置进行联合治疗时,可作为控制和缓解药物应用。

　　如果使用该分级治疗方案不能够使哮喘得到控制,治疗方案应该升级直至达到哮喘控制为止。当哮喘控制并维持至少 3 个月后,治疗方案可考虑降级。建议减量方案:①单独使用中至高剂量吸入激素的患者,将吸入激素剂量减少 50%;②单独使用低剂量激素的患者,可改为每天 1 次用药;③联合吸入激素和 LABA 的患者,将吸入激素剂量减少约 50%,仍继续使用 LABA 联合治疗。当达到低剂量联合治疗时,可选择改为每天 1 次联合用药或停用 LABA,单用吸入激素治疗。若患者使用最低剂量控制药物达到哮喘控制 1 年,并且哮喘症状不再发作,可考虑停用药物治疗。上述减量方案尚待进一步验证。通常情况下,患者在初诊后 2~4 周回访,以后每 1~3 个月随访 1 次。出现哮喘发作时应及时就诊,哮喘发作后 2 周至 1 个月内进行回访。

　　对于我国贫困地区或低经济收入的哮喘患者,视其病情严重度不同,长期控制哮喘的药物推荐使用:①吸入低剂量激素;②口服缓释茶碱;③吸入激素联合口服缓释茶碱;④口服激素和缓释茶碱。这些治疗方案的疗效与安全性需要进一步临床研究,尤其要监测长期口服激素可能引起的全身不良反应。

八、教育与管理

　　尽管哮喘尚不能根治,但通过有效的哮喘管理,通常可以实现哮喘控制。成功的哮喘管理目标如下:①达到并维持症状的控制;②维持正常活动,包括运动能力;③维持肺功能水平尽量接近正常;④预防哮喘急性加重;⑤避免因哮喘药物治疗导致的不良反应;⑥预防哮喘导致的死亡。

　　建立医患之间的合作关系是实现有效的哮喘管理的首要措施。其目的是指导患者自我管理,对治疗目标达成共识,制定个体化的书面管理计划,包括自我监测、对治疗方案和哮喘控制水平周期性评估、在症状和/或 PEF 提示哮喘控制水平变化的情况下,针对控制水平及时调整治疗以达到并维持哮喘控制。其中对患者进行哮喘教育是最基本的环节。

(一)哮喘教育

　　哮喘教育必须成为医患之间所有互助关系中的组成部分。对医院、社区、专科医师、全科医师及其他医护人员进行继续教育,通过培训哮喘管理知识,提高与患者沟通技巧,做好患者及其家属的教育。患者教育的目标是增加理解、增强技能、增加满意度、增强自信心、增加依从性和自我管理能力,增进健康减少卫生保健资源使用。

1.教育内容

(1)通过长期规范治疗能够有效控制哮喘。

(2)避免触发、诱发因素方法。

(3)哮喘的本质、发病机制。

(4)哮喘长期治疗方法。

(5)药物吸入装置及使用方法。

(6)自我监测,即如何测定、记录、解释哮喘日记内容、症状评分、应用药物、PEF,哮喘控制测试(ACT)变化。

(7)哮喘先兆、哮喘发作征象和相应自我处理方法,如何时就医。

(8)哮喘防治药物知识。

(9)如何根据自我监测结果判定控制水平,选择治疗。

(10)心理因素在哮喘发病中的作用。

2.教育方式

(1)初诊教育:是最重要的基础教育和启蒙教育,是医患合作关系起始的个体化教育,首先应提供患者诊断信息,了解患者对哮喘治疗的期望和可实现的程度,并至少进行以上(1)至(6)内容教育,预约复诊时间,提供教育材料。

(2)随访教育和评价:是长期管理方法,随访时应回答患者的疑问、评估最初疗效。定期评价、纠正吸入技术和监测技术,评价书面管理计划,理解实施程度,反复提供更新教育材料。

(3)集中教育:定期开办哮喘学校、学习班、俱乐部、联谊会进行大课教育和集中答疑。

(4)自学教育:通过阅读报纸、杂志、文章、看电视节目、听广播进行。

(5)网络教育:通过中国哮喘联盟网或互动多媒体技术传播防治信息。

(6)互助学习:举办患者防治哮喘经验交流会。

(7)定点教育:与社区卫生单位合作,有计划开展社区、患者、公众教育。

(8)调动全社会各阶层力量宣传普及哮喘防治知识。

哮喘教育是一个长期、持续过程,需要经常教育,反复强化,不断更新,持之以恒。

(二)哮喘管理

1.确定并减少危险因素接触

尽管对已确诊的哮喘患者应用药物干预,对控制症状和改善生活质量非常有效,但仍应尽可能避免或减少接触危险因素,以预防哮喘发病和症状加重。

许多危险因素可引起哮喘急性加重,被称为"触发因素",包括变应原、病毒感染、污染物、烟草烟雾、药物。减少患者对危险因素的接触,可改善哮喘控制并减少治疗药物需求量。早期确定职业性致敏因素,并防止患者进一步接触,是职业性哮喘管理的重要组成部分。

2.评估、治疗和监测

哮喘治疗的目标是达到并维持哮喘控制。大多数患者或家属通过医患合作制定的药物干预策略,能够达到这一目标,患者的起始治疗及调整是以患者的哮喘控制水平为依据,包括评估哮喘控制、治疗以达到控制,以及监测以维持控制这样一个持续循环过程(图7-1)。

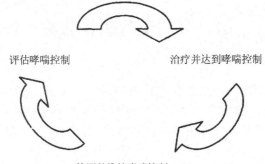

图 7-1　哮喘长期管理的循环模拟图

一些经过临床验证的哮喘控制评估工具如哮喘控制测试(ACT)、哮喘控制问卷(ACQ)、哮喘治疗评估问卷(ATAQ)等,也可用于评估哮喘控制水平。经国内多中心验证表明哮喘评估工具 ACT 不仅易学易用且适合中国国情。ACT 仅通过回答有关哮喘症状和生活质量的 5 个问题的评分进行综合判定,25 分为控制、20~24 分为部分控制、20 分以下为未控制,并不需要患者检查肺功能。这些问卷不仅用于临床研究,还可以在临床工作中评估患者的哮喘控制水平,通过长期连续检测维持哮喘控制,尤其适合在基层医疗机构推广,作为肺功能的补充,既适用于医师,也适用于患者自我评估哮喘控制,患者可以在家庭或医院,就诊前或就诊期间完成哮喘控制水平的自我评估。这些问卷有助于改进哮喘控制的评估方法并增进医患双向交流,提供了反复使用的客观指标,以便长期监测(表7-7)。

表 7-7　哮喘控制测试(ACT)

问题 1	在过去 4 周内,在工作、学习或家庭中,有多少时候哮喘妨碍您进行日常活动				
	所有时间 1	大多数时间 2	有些时候 3	很少时候 4	没有 5	得分
问题 2	在过去 4 周内,您有多少次呼吸困难?				
	每天不止 1 次 1	每天 1 次 2	每周 3 至 6 次 3	每周 1 至 2 次 4	完全没有 5	得分
问题 3	在过去 4 周内,因为哮喘症状(喘息、咳嗽、呼吸困难、胸闷或疼痛),您有多少次在夜间醒来或早上比平时早醒				
	每周 4 晚或更多 1	每周 2 至 3 晚 2	每周 1 次 3	1 至 2 次 4	没有 5	得分
问题 4	在过去 4 周内,您有多少次使用急救药物治疗(如沙丁胺醇)?				
	每天 3 次以上 1	每天 1 至 2 次 2	每周 2 至 3 次 3	每周 1 次或更少 4	没有 5	得分
问题 5	您如何评价过去 4 周内,您的哮喘控制情况?				
	没有控制 1	控制很差 2	有所控制 3	控制很好 4	完全控制 5	得分

第 1 步:请将每个问题的得分写在右侧的框中。请尽可能如实回答,这将有助于与医师讨论您的哮喘;第 2 步:把每一题的分数相加得出总分;第 3 步:寻找总分的含义。25 分:完全控制;20~24 分:部分控制;低于 20 分:未得到控制。

在哮喘长期管理治疗过程中,必须采用评估哮喘控制方法,连续监测提供可重复的客观指标,从而调整治疗,确定维持哮喘控制所需的最低治疗级别,以便维持哮喘控制,降低医疗成本。

(赵金花)

第二节 支气管扩张症

支气管扩张症是支气管慢性异常扩张性疾病,直径＞2 mm 中等大小近端支气管及其周围组织慢性炎症及支气管阻塞,引起支气管组织结构较严重的病理性破坏所致。儿童及青少年多见,常继发于麻疹、百日咳后的支气管炎,迁延不愈的支气管肺炎等。主要症状为慢性咳嗽、咳大量脓痰和/或反复咯血。

一、病因和发病机制

(一)支气管-肺组织感染

婴幼儿时期支气管肺组织感染是支气管扩张最常见的病因。由于婴幼儿支气管较细,且支气管壁发育尚未完善,管壁薄弱,易于阻塞和遭受破坏。反复感染破坏支气管壁各层组织,尤其是肌层组织及弹性组织的破坏,减弱了对管壁的支撑作用。支气管炎使支气管黏膜充血、水肿、分泌物堵塞引流不畅,从而加重感染。左下叶支气管细长且位置低,受心脏影响,感染后引流不畅,故发病率高。左舌叶支气管开口与左下叶背段支气管开口相邻,易被左下叶背段感染累及,因此两叶支气管同时扩张也常见。

支气管内膜结核引起管腔狭窄、阻塞、引流不畅,导致支气管扩张。肺结核纤维组织增生、牵拉收缩,也导致支气管变形扩张,因肺结核多发于上叶,引流好,痰量不多或无痰,所以称之为"干性"支气管扩张。其他,如吸入腐蚀性气体、支气管曲霉菌感染、胸膜粘连等可损伤或牵拉支气管壁,反复继发感染,引起支气管扩张。

(二)支气管阻塞

肿瘤、支气管异物和感染均引起支气管腔内阻塞,支气管周围肿大淋巴结或肿瘤的外压可致支气管阻塞。支气管阻塞导致肺不张,失去肺泡弹性组织缓冲,胸腔负压直接牵拉支气管壁引起支气管扩张。右肺中叶支气管细长,有三组淋巴结围绕,因非特异性或结核性淋巴结炎而肿大,从而压迫支气管,引起右肺中叶肺不张和反复感染,又称"中叶综合征"。

(三)支气管先天性发育障碍和遗传因素

支气管先天发育障碍,如巨大气管-支气管症,可能是先天性结缔组织异常、管壁薄弱所致的扩张。因软骨发育不全或弹性纤维不足,导致局部管壁薄弱或弹性较差所致支气管扩张,常伴有鼻旁窦炎及内脏转位(右位心),称为 Kartagener 综合征。与遗传因素有关的肺囊性纤维化,由于支气管黏液腺分泌大量黏稠黏液,分泌物潴留在支气管内引起阻塞、肺不张和反复继发感染,可发生支气管扩张。遗传性 α_1-抗胰蛋白酶缺乏症也伴有支气管扩张。

(四)全身性疾病

近年来发现类风湿关节炎、克罗恩病、溃疡性结肠炎、系统性红斑狼疮、支气管哮喘和泛细支气管炎等疾病可同时伴有支气管扩张。一些不明原因的支气管扩张,其体液和细胞免疫功能有不同程度的异常,提示支气管扩张可能与机体免疫功能失调有关。

二、病理

发生支气管扩张的主要原因是炎症。支气管壁弹力组织、肌层及软骨均遭到破坏,由纤维组织取代,使管腔逐渐扩张。支气管扩张的形状可为柱状或囊状,也常混合存在呈囊柱状。典型的病理学改变为支气管壁全层均有破坏,黏膜表面常有溃疡及急、慢性炎症,纤毛柱状上皮细胞鳞状化生、萎缩,杯状细胞和黏液腺增生,管腔变形、扭曲、扩张,腔内含有多量分泌物。常伴毛细血管扩张,或支气管动脉和肺动脉的终末支扩张与吻合,进而形成血管瘤,破裂可出现反复大量咯血。支气管扩张发生反复感染,病变范围扩大蔓延,逐渐发展影响肺通气功能及肺弥散功能,导致肺动脉高压,引起肺心病、右心衰竭。

三、临床表现

本病多起病于小儿或青年,呈慢性经过,多数患者在童年期有麻疹、百日咳或支气管肺炎迁延不愈的病史。早期常无症状,随病情发展可出现典型临床症状。

(一)症状

(1)慢性咳嗽、大量脓痰:与体位改变有关,每天痰量可达 100~400 mL,支气管扩张分泌物积滞,体位变动时分泌物刺激支气管黏膜,引起咳嗽和排痰。痰液静置后分 3 层:上层为泡沫,中层为黏液或脓性黏液,底层为坏死组织沉淀物。合并厌氧菌混合感染时,则痰有臭味,常见病原体为铜绿假单胞菌、金黄色葡萄球菌、流感嗜血杆菌、肺炎链球菌和卡他莫拉菌。

(2)反复咯血:50%~70%的患者有不同程度的咯血史,从痰中带血至大量咯血,咯血量与病情严重程度、病变范围不一定成比例。部分患者以反复咯血为唯一症状,平时无咳嗽、咳脓痰等症状,称为干性支气管扩张,病变多位于引流良好的上叶支气管。

(3)反复肺部感染:特点为同一肺段反复发生肺炎并迁延不愈,此由于扩张的支气管清除分泌物的功能丧失,引流差,易于反复发生感染。

(4)慢性感染中毒症状:反复感染可引起发热、乏力、头痛、食欲减退等,病程较长者可有消瘦、贫血,儿童可影响生长发育。

(二)体征

早期或干性支气管扩张可无异常肺部体征。典型者在下胸部、背部可闻及固定、持久的局限性粗湿啰音,有时可闻及哮鸣音。部分慢性患者伴有杵状指(趾),病程长者可有贫血和营养不良,出现肺炎、肺脓肿、肺气肿、肺心病等并发症时可有相应体征。

四、实验室检查及辅助检查

(一)实验室检查

白细胞总数与分类一般正常,急性感染时白细胞总数及中性粒细胞比例可增高,贫血患者血红蛋白下降,血沉可增快。

(二)X 线检查

早期轻症患者胸部平片可无特殊发现,典型 X 线表现为一侧或双侧下肺纹理增粗紊乱,其中有多个不规则的透亮阴影,或沿支气管分布的蜂窝状、卷发状阴影,急性感染时阴影内可出现小液平面。柱状支气管扩张的 X 线表现是"轨道征",为增厚的支气管壁影。胸部 CT 显示支气管管壁增厚的柱状扩张,并延伸至肺周边,或成串、成簇的囊状改变,可含气液平面。支气管造影可确诊此病,并明确支气管扩张的部位、形态、范围和病变严重程度,为手术治疗提供资料。高分辨 CT 较常规 CT 具有更高的空间和密度分辨力,能够显示以次级肺小叶为基本单位的肺内细微结构,已基本取代支气管造影(图 7-2)。

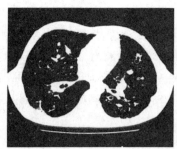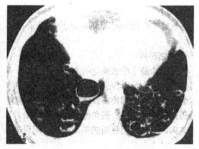

图 7-2　胸部 CT

(三)支气管镜检查

可发现出血、扩张或阻塞部位及原因,可进行局部灌洗、清除阻塞,局部止血,取灌洗液行细菌学、细胞学检查,有助于诊断、鉴别诊断与治疗。

五、诊断

根据慢性咳嗽、咳大量脓痰、反复咯血和肺同一肺段反复感染等病史,查体于下胸部及背部可闻及固定而持久的粗湿啰音、结合童年期有诱发支气管扩张的呼吸道感染病史,X 线片显示局部肺纹理增粗、紊乱或呈蜂窝状、卷发状阴影,可做出初步临床诊断,支气管造影或高分辨 CT 可明确诊断。

六、鉴别诊断

(一)慢性支气管炎

多发生于中老年吸烟者,于气候多变的冬春季节咳嗽、咳痰明显,多为白色黏液痰,感染急性发作时出现脓性痰,反复咯血症状不多见,两肺底散在的干、湿啰音,咳嗽后可消失。胸片肺纹理紊乱,或有肺气肿改变。

(二)肺脓肿

起病急,全身中毒症状重,有高热、咳嗽、大量脓臭痰,X 线检查可见局部浓密炎症阴影,其中有空洞伴气液平面,有效抗生素治疗炎症可完全吸收。慢性肺脓肿则以往有急性肺脓肿的病史。支气管扩张和肺脓肿可以并存。

(三)肺结核

常有低热、盗汗、乏力等结核中毒症状,干、湿啰音多位于上肺部,胸部 X 线和痰结核菌检查可做出诊断。结核可合并支气管扩张,部位多见于双肺上叶及下叶背段支气管。

(四)先天性肺囊肿

先天性肺囊肿是一种先天性疾病,无感染时可无症状,胸部 X 线检查可见多个薄壁的圆形或椭圆形阴影,边界纤细,周围肺组织无炎症浸润,胸部 CT 检查和支气管造影有助于诊断。

(五)弥漫性泛细支气管炎

慢性咳嗽、咳痰,活动时呼吸困难,合并慢性鼻旁窦炎,胸片与胸 CT 有弥漫分布的边界不太清楚的小结节影。类风湿因子、抗核抗体、冷凝集试验可呈阳性,需病理学确诊。大环内酯类的抗生素治疗 2 个月以上有效。

七、治疗

支气管扩张的治疗原则是防治呼吸道反复感染,保持呼吸道引流通畅,必要时手术治疗。

(一)控制感染

控制感染是急性感染期的主要治疗措施。应根据病情参考细菌培养及药物敏感试验结果选用抗菌药物。轻者可选用氨苄西林或阿莫西林 0.5 g,每天 4 次,或用第一、二代头孢菌素;也可用氟喹诺酮类或磺胺类药物。重症患者需静脉联合用药;如第三代头孢菌素加氨基糖苷类药物有协同作用。假单胞菌属细菌感染者可选用头孢他啶、头孢吡肟和亚胺培南等。若痰有臭味,多伴有厌氧菌感染,则可加用甲硝唑 0.5 g 静脉滴注,每天 2～3 次;或替硝唑 0.4～0.8 g 静脉滴注,每天 2 次。其他抗菌药物,如大环内酯类、四环素类可酌情应用。经治疗后如体温正常,脓痰明显减少,则 1 周左右考虑停药。缓解期不必常规使用抗菌药物,应适当锻炼,增强体质。

(二)清除痰液

清除痰液是控制感染和减轻全身中毒症状的关键。

1.祛痰剂

口服氯化铵 0.3～0.6 g,或溴己新 8～16 mg,每天 3 次。

2.支气管扩张药

由于支气管痉挛,部分患者痰液排出困难,在无咯血的情况下,可口服氨茶碱 0.1～0.2 g,每天 3～4 次或其他缓解气道痉挛的药物,也可加用 β_2 受体激动剂或异丙托溴铵吸入。

3.体位引流

体位引流是根据病变部位采取不同的体位,原则上使患处处于高位,引流支气管的开口朝下,以利于痰液排入大气道咳出,对于痰量多、不易咳出者更重要。每天 2～4 次,每次 15～30 分钟。引流前可行雾化吸入,体位引流时轻拍病变部位以提高引流效果。

4.纤维支气管镜吸痰

若体位引流痰液难以排出,可行纤维支气管镜吸痰,清除阻塞。可用生理盐水冲洗稀释痰液,并局部应用抗生素治疗,效果明显。

(三)咯血的处理

大咯血最重要的环节是防止窒息。若经内科治疗未能控制,可行支气管动脉造影,对出血的小动脉定位后注入吸收性明胶海绵或聚乙烯醇栓,或导入钢圈进行栓塞止血。

(四)手术治疗

适用于心肺功能良好,反复呼吸道感染或大咯血内科治疗无效,病变范围局限于一叶或一侧肺组织者。危及生命的大咯血,明确出血部位时部分病患需急诊手术。

八、预防及预后

积极防治婴幼儿麻疹、百日咳、支气管肺炎及肺结核等慢性呼吸道疾病,增强机体免疫及抗病能力,防止异物及尘埃误吸,预防呼吸道感染。

病变较轻者及病灶局限内科治疗无效手术切除者预后好;病灶广泛,后期并发肺心病者预后差。

(李慎考)

<h1 style="text-align:center">第三节　上气道梗阻</h1>

上气道是指鼻至气管隆嵴一段的传导性气道,通常以胸腔入口(体表标志为胸骨上切迹)为标志,分为胸腔外上气道和胸腔内上气道两部分。上气道疾病颇多,部分归入鼻咽喉科的诊治范围,也有不少就诊于呼吸内科,或者划界并不明确,如鼾症和睡眠呼吸暂停低通气综合征。上气道疾病最常见和最具特征性的症状是上气道阻塞(upper airway obstruction,UAO)。本节用症状而不用疾病单独讨论旨在强调:①UAO 有别于下气道(或弥漫性气道)阻塞(如慢性阻塞性肺疾病、哮喘),需要注意鉴别,而临床常有将上气道阻塞长期误诊为哮喘者;②UAO 又分为急性和慢性,前者为呼吸急诊,需要紧急处理,不得丝毫延误;③UAO 具有特征性的肺功能流量-容积(F-V)环的变化,临床医师应当善于运用这项检查识别不同类型的 UAO。

一、上气道阻塞的原因

按急性和慢性列于表 7-8。

表 7-8　上气道阻塞的原因

急性	异物吸入
	水肿:过敏性、血管神经性、烟雾吸入
	感染:扁桃腺炎、咽炎、会厌炎、咽后壁脓肿、急性阻塞性喉气管支气管炎、免疫抑制患者喉念珠菌病
慢性	声带:麻痹、功能障碍
	气管异常:气管支气管软化、复发性多软骨炎、气管支气管扩大、骨质沉着性气管支气管病
	浆细胞病变:气管支气管淀粉样变
	肉芽肿性疾病:结节病(咽、气管/主支气管、纵隔淋巴结压迫)、结核(咽后壁脓肿,喉、气管/主支气管、纵隔淋巴结压迫)
	韦格纳肉芽肿(声门下狭窄、溃疡性气管支气管炎)
	气管狭窄:插管后、气管切开后、创伤、食管失弛缓症
	气管受压/受侵犯:甲状腺肿、甲状腺癌、食管癌、纵隔肿瘤(淋巴瘤、淋巴结转移肿瘤)、主动脉瘤
	肿瘤:咽/喉/气管(乳头瘤病)
儿童上气道阻塞的附加原因	
	急性:喉炎、免疫抑制儿童的喉部病变、白喉
	慢性:Down 综合征(各种原因的多部位病变或狭窄)、先天性喉鸣、血管环(双主动脉弓畸形)压迫气管、先天性声门下狭窄、黏多糖病

二、病理生理和肺功能改变

胸外的上气道处于大气压下,胸内部分则在胸膜腔内压作用之下。气管内外两侧的压力差为跨壁压。当气管外压大于胸膜腔内压,跨壁压为正值,气道则趋于闭合;当跨壁压为负值时,即气管内压大于气管外压,气管通畅(图 7-3)。上气道阻塞主要使患者肺泡通气减少,弥散功能则多属正常。上气道阻塞的位置、程度、性质(固定型或可变型)及呼气或吸气相压力的变化,引起患者出现不同的病理生理改变,产生吸气气流受限、呼气气流受限,抑或两者均受限。临床上,根据呼吸气流受阻的不同可将上气道阻塞分为三种,即可变型胸外上气道阻塞、可变型胸内上气道阻塞和固定型上气道阻塞。

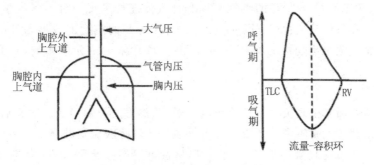

图 7-3　与气道口径有关的压力及正常流量-容积环

(一)可变型胸外上气道阻塞

可变型阻塞是指梗阻部位气管内腔大小可因气管内外压力改变而变化的上气道阻塞,见于气管软化及声带麻痹等疾病的患者。正常情况下,胸外上气道外周的压力在整个呼吸周期均为大气压,吸气时由于气道内压降低,引起跨壁压增大,其作用方向为由管外向管内,导致胸外上气道倾向于缩小。存在可变型胸外上气道阻塞的患者,当其用力吸气时,由于湍流导致阻塞远端的气道压力显著降低,跨壁压明显增大,引起阻塞部位气道口径进一步缩小,出现吸气气流严重受阻;相反,当其用力呼气时,气管内压力增加,由于跨壁压降低,其阻塞程度可有所减轻。动态流量-容积环表现为吸气流速受限而呈现吸气平台,但呼气流速受限较轻则不出现平台,甚或呈现正常图形,50%肺活量用力呼气流速($FEF_{50\%}$)与 50%肺活量用力吸气流速($FIF_{50\%}$)之比($FEF_{50\%}/FIF_{50\%}$)>1.0,见图 7-4。

(二)可变型胸内上气道阻塞

可变型胸内上气道阻塞,见于胸内气道的气管软化及肿瘤患者。由于胸内上气道周围的压力与胸膜腔内压接近,管腔外压(胸膜腔内压)与管腔内压相比为负压,跨壁压的作用方向由管腔内向管腔外,导致胸内气道倾向于扩张。当患者用力呼气时,湍流可使阻塞近端的气道压力降低,也引起阻塞部位气道口径进一步缩小,但出现呼气气流严重受阻。动态流量-容积环描记$FEF_{50\%}/FIF_{50\%} \leqslant 0.2$,见图 7-4。

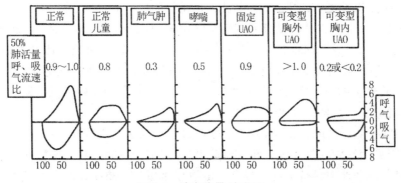

图 7-4　动态流量-容积环

(三)固定型上气道阻塞

固定型上气道阻塞是指上气道阻塞性病变部位僵硬固定,呼吸时跨壁压的改变不能引起梗阻部位的气道口径变化,见于气管狭窄和甲状腺肿瘤患者。这类患者,吸气和呼气时气流均明显受限且程度相近,动态流量-容积环的吸气流速和呼气流速均呈现平台。多数学者认为,50%肺活量时呼气流速与吸气流速之比($FEF_{50\%}/FIF_{50\%}$)等于1是固定型上气道阻塞的特征。但与阻塞病变邻近的正常气道可出现可变型阻塞,对$FEF_{50\%}/FIF_{50\%}$有一定的影响,应予以注意。

三、临床表现

急性上气道阻塞通常呈现突发性严重呼吸困难,听诊可闻及喘鸣音。初起喘鸣音呈吸气性,随着病情进展可出现呼气鼾鸣声。严重者可有缺氧等急性呼吸衰竭的表现。慢性上气道阻塞早期症状不明显。逐渐出现刺激性干咳、气急。喘鸣音可以传导至胸,因而容易误判为肺部哮鸣音,误诊为哮喘或慢性阻塞性肺疾病。因病因不同可有相应的症状或体征,如肿瘤常有痰中带血,声带麻痹则有声嘶和犬吠样咳嗽。

四、诊断

基本要点和程序如下:①对可疑患者的搜寻;②肺功能检测,特别要描记流量-容积曲线;③影像学或鼻咽喉科检查,寻找阻塞及其定位;④必要时借助喉镜或纤维支气管镜进行活组织检查,确立病理学诊断。

五、呼吸内科涉及上气道梗阻(UAO)的主要疾病及治疗

从定位而言呼吸内科涉及的 UAO 是指气管疾病,即胸内上气道阻塞。以下简要叙述除了肿瘤和感染之外的另几种重要气管疾病。

(一)气管支气管软化

本病病因和病理生理不清楚。临床见于气管切开术后(尤其是儿童)、黏多糖综合征(黏多糖在气管壁沉积),其他可能的原因有吸烟、老年性退化、过高气道压(可能继发于慢性下气道阻塞)、纤维组织先天性脆弱。气道软骨变软,弹力纤维丧失。肉眼观可分为两类,即"新月"型(后气道壁陷入管腔)和"刀鞘"型(侧壁塌陷)。主要症状是气急、咳嗽、咳痰、反复呼吸道感染和咯血。治疗方法主要有 3 种,即持续气道正压通气、气管切开和气管支架植入,可按病情严重程度参考其他相关因素进行选择。

(二)复发性多软骨炎(relapsing polychondritis,RP)

本病是一种累及全身软骨的自身免疫性结缔组织病,1923 年,Jackson Wartenhorst 首先描述。主要引起鼻、耳、呼吸道软骨的反复炎症与破坏,也有关节炎、巩膜炎及主动脉、心脏、肾脏受累的报道。约 50%患者病变发生在气管和主支气管,与气管支气管软化非常相似,有作者认为RP 是气管支气管软化的原因之一。临床表现咳嗽、声嘶、气急和喘鸣等。诊断的关键是医师在气急和喘鸣患者的临诊中熟悉和警惕本病。

肺功能流速-容量环描记、气管体层摄片均有助于发现上气道狭窄,最直接的诊断证据是纤维支气管镜检查显示气管软骨环消失和气道壁塌陷、狭窄。本病缺少实验室诊断标准。糖皮质激素类药物、氨苯砜和非甾体抗炎药可能有一定治疗作用。威胁生命时需要气管切开。气管支架植入可能在一定时期内获益。

(三)气管支气管淀粉样变

原发性淀粉样变累及气管支气管树比较少见。Thompson 和 Citron 将其分为 3 种类型：①气管支气管型(影响上气道或中心性气道)；②小结节性肺实质型(肺内单发或多发性小结节)；③弥漫性肺泡间隔型。后两型常误诊为肺肿瘤，经手术或尸检病理确诊。气管支气管淀粉样变表现为大气道肿块或弥漫性黏膜下斑块。支气管镜下可见气管支气管壁呈鹅卵石状，管壁显著增厚，可延及较小的支气管。临床症状无特异性。诊断有赖于纤维支气管镜活检、标本镜检和刚果红阳性染色。本病预后不良，但进展可以相当缓慢，少数患者可生存数十年。病变弥漫累及较小支气管者约 30% 在 4～6 年死亡。治疗困难，激光凝灼、支架植入如果指征选择确当可以有一定效果。局部放射治疗偶尔也有帮助。最近有人提出可试用抗肿瘤化学治疗药物，但治疗反应很慢(6～12 个月)。

(四)气管狭窄

气管狭窄相对常见，医源性(气管切开)为最常见原因，其他原因包括创伤、气道灼伤等。气管扩张术、支架植入和切除重建术可根据病情进行选择。气道灼伤引起的广泛狭窄治疗困难。

(五)气管支气管扩大

一种先天性异常，表现为气管和主支气管萎缩、弹力纤维缺乏和气道肌层减少，气管和支气管变软，导致吸气时显著扩张，而呼气时狭窄陷闭。植入支架似乎是最好和唯一的治疗选择。

(六)骨质沉着性气管支气管病

本病是老年人气管支气管的退行性病变，表现为气管支气管黏膜下软骨性或骨性小结节，如息肉样。轻者无症状，严重和广泛病变患者可出现咳嗽、咯血、气急、反复呼吸道感染及肺不张等。气管镜下摘除气道块状病灶可以有益。

(董丽萍)

第四节　肺　不　张

肺不张是指一个或多个肺段或肺叶的容量或含气量减少。由于肺泡内气体吸收，肺不张通常伴有受累区域的透光度降低，邻近结构(支气管、肺血管、肺间质)向不张区域聚集，有时可见肺泡腔实变，其他肺组织代偿性气肿。肺小叶、段(偶为肺叶)之间的侧支气体交通可使完全阻塞的区域仍可有一定程度的透光。

肺不张可分为先天性或后天获得性两种。先天性肺不张是指婴儿出生时肺泡内无气体充盈，临床上有严重的呼吸困难与发绀，患儿多在出生后死于严重的缺氧。临床绝大多数肺不张为后天获得性，为本节讨论的重点。

一、病因和发病机制

根据累及的范围肺不张可分为段、小叶、叶或整个肺的不张，也可根据其发生机制分为阻塞性(吸收性)和非阻塞性，后者包括粘连性、被动性、压迫性、瘢痕性和坠积性肺不张。大多数肺不张由叶或段的支气管内源性或外源性的阻塞所致。阻塞远端的肺段或肺叶内的气体吸收，使肺组织皱缩，在胸片上表现为不透光区域，一般无支气管空气征，又称吸收性肺不张。若为多发性或周边的阻塞,可出现支气管空气征。非阻塞性肺不张通常由疤痕或粘连所致,表现为肺容量的下降,多有透光度降低,一般有支气管空气征。疤痕性(挛缩性)肺不张来自慢性炎症,常伴有肺实质不同程度的纤维化。此种肺不张通常继发于支气管扩张、结核、真菌感染或机化性肺炎。

粘连性肺不张有周围气道与肺泡的塌陷,可为弥漫性(如透明膜病)、多灶性(如手术后及膈肌运动障碍所致的微小肺不张与亚段肺不张)或叶、段肺不张(如肺栓塞),其机制尚未完全明确,可能与缺乏表面活性物质有关。

压迫性肺不张是由肺组织受邻近的扩张性病变的推压所致,如肿瘤、肺气囊、肺大疱,而松弛性(被动性)肺不张由胸腔内积气、积液所致,常表现为圆形肺不张。盘状肺不张较为少见,其发生与横膈运动减弱(常见于腹水时)或呼吸动度减弱有关。

(一)支气管阻塞

叶、段支气管部分或完全性阻塞可引起多种放射学改变,其中之一为肺不张。阻塞的后果与阻塞的程度、病变的可变性、是否有侧支气体交通等因素有关。引起阻塞的病变可在管腔内、外或管壁内。

当气道发生阻塞后,受累部分肺组织中的血管床开始吸收空气,使肺泡逐渐萎陷。在既往健康的肺脏,阻塞后 24 小时空气将完全吸收。氧气的弥散速率远远高于氮气,吸入 100% 纯氧的患者在阻塞后 1 小时即可发生肺不张。空气吸收使胸腔内负压增高,促使毛细血管渗漏,液体潴留于不张肺的间质与肺泡中,此种情况类似"淹溺肺"。但支气管的阻塞并非一定引起肺不张。如果肺叶或肺段之间存在良好的气体交通,阻塞远端的肺组织可以保持正常的通气,甚至可以发生过度膨胀。

临床上黏液性或黏液脓性痰栓引起的支气管阻塞和随后的肺叶、段或全肺不张较为常见。痰栓多位于中央气道,形成均一的肺叶、段透光度降低,可有或没有支气管空气征。如果周围气道有痰栓存在,则无气体的肺实质可显露出中央气道的支气管空气征。手术后肺不张是最常见的阻塞性肺不张,大手术后的发生率约 5%。这类患者通常有慢性支气管炎、重度吸烟或手术前呼吸道感染的病史。其他易患因素包括麻醉时间过长、上腹部手术、术中和术后气道清洁较差,以及黏液纤毛系统清除功能受损。此种患者多在术后 24~48 小时出现发热、心动过速与呼吸急促。咳嗽有痰声但咳嗽无力,受累区域叩呈浊音,呼吸音降低。纤维支气管镜检查常可见相应支气管有散在的黏液栓。患者常继发感染,若在支气管完全堵塞之前发生感染,则可因肺实变而不致形成完全性的肺不张。偶在神经疾病时由于呼吸肌无力或昏迷状态形成黏液栓而致肺不张。此时咳嗽无力是主要因素,而呼吸道感染常为易患因素。慢性化脓性支气管炎患者偶可因黏稠的分泌物形成栓子而发生肺不张。

胸壁疾病所致肺不张常发生于受累侧的下肺。多根肋骨骨折形成连枷胸可显著影响同侧肺清除分泌物的能力,而单根肋骨骨折若错位明显,同样可因疼痛而抑制呼吸造成肺不张,特别见于分泌物较多的慢性支气管炎患者。胸部外伤引起肺不张的其他原因还包括支气管内的血凝块堵塞或支气管裂伤。

支气管哮喘患者急性发作时细支气管可形成活瓣样阻塞,导致广泛的双侧肺过度膨胀,但偶尔黏稠的黏液栓也可引起段或叶的不张。此种情况多见于儿童。一般通过抗哮喘治疗即可奏效,但有时可能需要紧急的支气管镜吸出痰栓。成年哮喘患者若发生肺不张,常提示有变应性支气管肺曲霉菌病所致黏液嵌塞的可能性。

黏液黏稠病(胰囊性纤维变性)的晚期也可因黏液栓引起肺不张。

（二）异物吸入

异物吸入主要见于婴幼儿，常见吸入物为花生、瓜子、糖果、鱼刺、笔帽等，偶见于带义齿或昏迷、迟钝的老年人。工作时习惯将小零件、小工具含在口中也可吸入。面部创伤，特别是车祸伤，也可吸入碎牙。

儿童吸入异物常有明确的吸入史。吸入当时有突发的呛咳或说话时咳嗽，随后有数分钟到数月的无症状期。此后患儿有慢性咳嗽，常可闻及喘息或喘鸣，可咳脓痰。有机性异物可迅速产生严重的咽-气管-支气管炎，有发热与中毒症状。由于医师未能想到吸入的可能，或所提的问题不当，常常不能搜集到异物吸入的病史，如果无症状间隙期太长，更不易将症状与吸入史联系起来。

体格检查所见与阻塞的程度有关，也取决于异物是固定的还是活动的。异物形成部分开启的活瓣时，可闻及喘鸣，但很少有其他异常发现。由于患侧过度充气，气管和心尖可向健侧移位，受累区域呈过清音，呼吸音降低，可闻及吸气性或呼气性喘鸣。如有肺不张或阻塞性肺炎，气管和心尖冲动可向患侧移位。此时患侧胸廓变小，语颤降低，吸气时肋间隙内陷，叩诊呈浊音，触觉语颤降低，呼吸音降低或消失。受累肺可有吸气性湿啰音。通过查体要分辨肺不张、阻塞性肺炎还是胸腔积液常常比较困难。

胸片有相当大的诊断价值，如果异物不透 X 线，胸片即可明确诊断并定位。若为透过 X 线异物，则平片上的阻塞性病变或其他的放射学改变也可提示异物所在。支气管内活瓣性病变所致的阻塞性肺过度充气是最常见的放射学改变。整叶的不张一般由完全性阻塞所致，但并不常见。如果阻塞部位在主支气管，整侧肺均可塌陷。依据阻塞的程度，可表现为复发性肺炎、支气管扩张或少见的肺脓肿。CT 检查对明确异物的存在及其性质和部位价值更大。

如果临床上初步考虑为支气管内异物，应通过支气管镜检查证实，通过支气管镜检常常也能达到治疗的目的。大多数异物在镜下可以看到，某些植物性异物由于引起明显的炎症反应，可隐藏于水肿的黏膜下而不易发现。

（三）肿瘤性支气管狭窄

肺不张和阻塞性肺炎是中央型支气管肺癌最常见的放射学征象。同时也有相当数量的肺不张由支气管肺癌引起。完全性支气管阻塞主要见于鳞癌和大细胞未分化癌，而腺癌和小细胞癌较为少见。典型的患者为中老年男性，有多年重度吸烟史，常有呼吸道症状如咳嗽、咯血、咳痰、胸痛和气短。胸片可见肺门增大，纵隔增宽。在某些患者肿瘤体积较大，形成"S"征。支气管抽吸物或刷片做细胞学检查或支气管活检对于明确肿瘤所致的肺不张有极高的诊断价值，然而上叶不张由于纤维支气管镜操作的不便常不易窥见。支气管肺癌经皮肺穿刺或纵隔镜检查也可得到阳性结果，特别是有肺门增大或锁骨上淋巴结肿大时，后者还可直接活检。

肺内转移性肿瘤偶也侵及支气管使其阻塞。支气管镜检常有阳性发现，痰细胞学检查可发现肿瘤细胞，但不易与支气管肺癌鉴别诊断。肾上腺样瘤为支气管内转移的常见原因。肿瘤转移时也可因肿大的淋巴结压迫支气管而致肺不张。

支气管腺瘤恶性程度相对较低，主要来自支气管黏液腺。90％的支气管腺瘤为类癌，细胞来源似乎为嗜银细胞而非起源于腺体。黏液腺肿瘤包括柱状瘤（腺样囊性癌），黏液表皮腺瘤和混合性肿瘤。柱状瘤生长缓慢，但为支气管腺瘤中恶性程度最高者，切除后极易复发。

支气管腺瘤患者中男性与女性发病率相近，主要见于 50 岁以下人群，85％的患者有症状，如咳嗽、咯血、疼痛、反复发热及喘息。75％的患者胸片上有气道阻塞的证据，一般为肺不张、阻塞性肺气肿和阻塞性肺炎。支气管腺瘤常常较大部分位于支气管外,故在胸片上可见邻近肺门的中等大小的不透光阴影伴远端肺不张。肺脏广泛受累时有肺不张的体征。大多数腺瘤起源于较大的主支气管,故易在纤维支气管镜下窥见肿瘤并取活检。

通常腺瘤表面的支气管黏膜保持完整,纤维支气管镜下活检偶可引起大量出血。细胞学检查或支气管冲洗常无阳性发现。淋巴瘤也可引起支气管阻塞和肺不张。Hodgkin病可在支气管内浸润引起肺不张,同时常伴有其他部位的病变如纵隔淋巴结肿大、空洞形成、肺内结节或粗糙的弥漫性网状浸润。通过纤维支气管镜活检、冲洗或痰的细胞学检查常可做出诊断。肿大的淋巴结压迫所致肺不张极为罕见。一些非Hodgkin淋巴瘤也可引起肺不张,一般见于疾病的晚期,也可通过支气管镜检得以诊断。

良性支气管肿瘤比较少见。约有10%的畸胎瘤表现为孤立性支气管内肿瘤,除非引起阻塞性肺不张或阻塞性肺炎,一般无临床症状。其他支气管内良性肿瘤如平滑肌瘤、纤维瘤、神经鞘瘤、软骨瘤、血管瘤、脂肪瘤等也可引起阻塞性肺不张。支气管内乳头状瘤主要见于儿童,常为多发,通常合并有复发性咽部乳头状瘤病,可引起咳嗽、咯血、喘息。

肺泡细胞癌一般不会引起支气管阻塞。

(四)非肿瘤性支气管狭窄

支气管结核是引起良性支气管狭窄的最主要的原因。大多数患者肺不张发生于纤维空洞型肺结核,由结核性肉芽组织及溃疡引起狭窄,病变愈合期也可出现纤维性狭窄。在原发性肺结核,支气管阻塞和肺不张主要由肿大的淋巴结在管外压迫所致。结核性支气管狭窄的X线征象为迅速长大的薄壁空洞,伴有肺不张或支气管扩张。支气管镜检查及痰培养可以明确诊断。有时仅从纤维支气管镜下所见即可明确狭窄的性质为结核性。结核性肺不张还可由肺实质的疤痕所致。肺真菌病,以及支气管内异物未及时处理时也可引起支气管狭窄。

非特异性局限性支气管炎为局限于肺叶或肺段开口处的炎症,严重的炎症和肉芽肿形成可阻塞支气管。这种少见疾病只能通过排除肿瘤、异物、特异性感染后做出诊断,有时需要开胸活检。大多数慢性炎症所致的支气管狭窄其原发病因不明,有时可能是由于管腔外的压迫所致。Wegener肉芽肿也可引起支气管狭窄和肺不张。支气管镜下活检通常不易明确诊断。

如果在外伤后未及时进行手术修复,大的支气管断裂可引起支气管狭窄和肺不张。肺不张可发生于急性损伤期,但多见于急性期后4~6周,其发生常不可预料。急性期通常表现为第1~3根肋骨单支或多支骨折,气胸,纵隔气肿和皮下气肿。最常见的原因是交通意外的顿挫伤。

支气管内结节病较少引起肺不张,但常可见到其他的放射学改变如肺门增大、肺内弥漫性网状影、结节影等。纤维支气管镜检查常可以做出诊断。

(五)支气管结石

支气管结石较为少见,是由支气管周围的钙化淋巴结穿破支气管壁形成,常见的病因为肺结核和组织胞浆菌病。临床症状有咳嗽、咯血与胸痛。咳出沙粒状物或钙化物质的病史极有诊断价值。如为不完全阻塞,可闻及喘鸣,而完全性阻塞则引起阻塞性肺炎和肺不张。造成阻塞的主要原因为围绕突出管腔的结石形成大量的肉芽肿组织。典型的胸片表现为肺不张与近端的多数钙化影。断层摄片和CT对于明确结石的存在及评价结石与支气管壁的关系甚有价值。75%的患者支气管镜检查可以明确诊断,若肉芽组织完全覆盖结石,则不易见到结石,这些患者只能由开胸活检明确诊断。

(六)黏液嵌塞

支气管分泌物浓缩可形成半固体或固体状的黏液嵌塞,此时由于侧支气体交通,远端的肺泡尚有气体充盈。出现肺不张后黏液嵌塞的特征性放射学征象变得不明显,如单个或多个结节影,"手指样""葡萄串"或"牙膏样"等改变。临床体征有哮喘、外周血和痰中嗜酸性粒细胞增多,实验室检查常可发现变应性曲霉菌病的证据。黏液嵌塞偶也发生于没有曲霉菌病的哮喘患者,或发生于囊性纤维化和支气管扩张患者。

支气管内阻塞性病变(如肿瘤)远端的黏液嵌塞也可出现上述 X 线征象。如果有气体通过阻塞处或有侧支通气,则不出现远端肺的萎陷。

(七)医源性肺不张

机械通气时带气囊的导管移位可迅速引起整侧肺的塌陷,多见于气囊导管超过隆嵴进入右侧主支气管,使左肺完全没有通气。听诊时受累肺没有呼吸音可立即确定诊断,故在更换导管后应定期进行胸部听诊。冠状动脉搭桥术后患者常出现左下肺不张,主要是由于手术时局部使用冰块所致,从而引起左膈神经麻痹。

(八)外源性压迫所致支气管堵塞

邻近结构异常压迫支气管也可引起肺不张,如动脉瘤、心腔扩大(特别是左心房)、肺门淋巴结肿大、纵隔肿瘤、纤维化性纵隔炎、囊肿及肺的恶性肿瘤。外源性压迫最常见为支气管周围肿大的淋巴结,其中右侧中叶最常受累。引起淋巴结肿大的疾病主要为结核,其次为真菌感染、淋巴瘤、转移性肿瘤。

普通胸片可见与肺不张同时存在的肺门肿大与血管异常,从而提示外源性压迫的可能性。胸部断层摄影和 CT 可进一步明确诊断。纤维支气管镜下在阻塞部位做黏膜活检有时可获得原发病的组织学资料,但在活检前必须排除动脉瘤。受压的支气管可能存在非特异性的炎症。

类癌的淋巴结肿大罕有压迫支气管,而淋巴瘤和转移性肿瘤也极少引起肺门淋巴结肿大。此种情况下的肺不张通常由支气管内的直接侵犯而非外源性压迫所致。外源性包块跨壁性压迫儿童多于成人。

二、临床表现

肺不张的症状和体征取决于支气管阻塞发生的速度、受累的范围及是否合并感染。

(一)症状

短期内形成的阻塞伴大面积的肺脏萎陷,特别是合并感染时,患侧可有明显的疼痛、突发呼吸困难、发绀,甚至出现血压下降、心动过速、发热,偶可引起休克。缓慢形成的肺不张可以没有症状或只有轻微的症状。中叶综合征多无症状,但常有剧烈的刺激性干咳。

一些临床状况可提示支气管阻塞和肺不张的可能性。某些哮喘患儿若持续发作喘息,可发生肺不张,此时如有发热,则提示诊断。变应性曲霉菌病伴黏液嵌塞主要见于哮喘患者。外科手术后 48 小时出现发热和心动过速(手术后肺炎)常由肺不张引起。心脏手术后最易发生左下叶肺不张。胸壁疾病患者不能进行有效的咳嗽,是肺不张的易患因素,这种患者一旦出现呼吸系统症状,应考虑到肺不张的可能性。单根或多根肋骨骨折均可发生肺不张,特别是存在有慢性支气管炎时。

儿童出现呼吸系统症状时均应想到异物吸入的可能,特别是病史中有说话呛咳、窒息或咳嗽。患者常不能主动提供这类资料,需要通过有目的的询问加以排除。应注意到在异物吸入之后有一个长短不一的无症状期。成年人常可提供明确的异物吸入史,但迟钝或神志不清者例外。

继发于支气管肺癌的肺不张主要见于有吸烟史的中年或老年男性,常有慢性咳嗽史。这类情况常伴发感染,患者常有发热、寒战、胸痛及咳脓痰,反复少量咯血较具特征性。肿瘤向胸腔外转移时可出现明显的症状。支气管腺瘤女性多于男性,发病年龄较支气管肺癌小。呼吸道症状均无特异性,但多有咯血。偶尔患者可表现为类癌综合征,提示有肿瘤的广泛转移。

若病史中有肺结核、肺真菌感染、异物吸入或慢性哮喘,应注意有无支气管狭窄。以前有胸部创伤史应注意排除有无未发现的支气管裂伤和支气管狭窄。继发于支气管结石的肺不张患者约有 50% 有咳出钙化物质的历史,患者常常未加以注意,需要医师的提示。有的患者以为医师不相信会咳出“石头”,所以有意遗漏这段病史。支气管结石的其他常见症状包括慢性咳嗽、喘息、反复咯血及反复的肺部感染。此外,在重症监护病房的患者也易发生肺不张。

(二)体征

阻塞性肺不张的典型体征有肺容量减少的证据(触觉语颤减弱、膈肌上抬、纵隔移位)、叩浊、语音震颤和呼吸音减弱或消失。如果有少量的气体进入萎陷的区域,可闻及湿啰音。可有明显的发绀和呼吸困难,术后患者较有特征的是反复的带痰声而无力的咳嗽。如果受累的区域较小,或周围肺组织充分有效地代偿性过度膨胀,此时肺不张的体征可能不典型或缺如。非阻塞性肺不张其主要的支气管仍然通畅,故语音震颤常有增强,呼吸音存在。上叶不张因其邻近气管,可在肺尖闻及支气管呼吸音。下叶不张的体征与胸腔积液和单侧膈肌抬高的体征相似。

体检时发现与基础疾病有关的体征,可提供诊断线索。黏液栓、黏液嵌塞或继发于哮喘的支气管狭窄所致的肺不张,听诊可闻及特征性的呼气性哮鸣。支气管肺癌可有杵状指或其他转移征象。淋巴瘤所致肺不张可发现有不同部位的淋巴结肿大。肺不张伴颈静脉曲张和肝脏长大常提示纤维化性纵隔炎。心血管疾病所致的压迫性肺不张可发现心脏杂音、奔马律、发绀或心力衰竭的体征。胸部创伤时触诊较易发现一根或多根肋骨骨折,吸气时出现连枷胸。由于胸壁肌肉无力所致的肺不张常有基础的神经肌肉疾病的证据。

三、诊断

在临床症状与体征的基础上,以下检查手段可明确是否存在肺不张,并为病因诊断提供线索。

(一)放射学检查

放射学检查是诊断肺不张最重要的手段。常规胸部平片通常即可明确叶或段不张的存在及其部位。肺不张的放射学表现变化较大,常常是不典型的。在投照条件不够的前后位或后前位摄片,由于心脏的掩盖,左下叶不张常易漏诊。上叶不张可误认为纵隔增宽,包裹性积液也与肺不张相似,且大量胸腔积液可掩盖下叶不张。支气管空气征可排除完全性支气管阻塞,但不能除开肺叶萎陷。

在不张的肺段或肺叶的顶部发现钙化的淋巴结,对诊断支气管结石有重要意义。纤维化性纵隔炎及各种炎性淋巴结肿大时可发现纵隔钙化。

变应性曲霉菌病、黏液黏稠症、淋巴瘤、不透 X 线的异物和支气管裂伤均有相应的放射学异常征象。异物阻塞主支气管时,常规胸片可发现一侧肺变小,透光度降低,另一侧肺体积增大,透光度增加。这一现象可能表示:①一侧肺因活瓣阻塞而过度膨胀,压迫对侧肺使其不张;②一侧肺阻塞后发生吸收性不张,对侧肺代偿性过度膨胀。荧光透视和比较吸气末与呼气末的胸片可以鉴别上述两种情况,因为只有支气管通畅的肺在吸气、呼气之间容量有明显的变化。

断层摄片对下述情况帮助较大:描述萎陷肺叶的位置与形状,有无支气管空气征,有无钙化及其位置,阻塞病变的性状,有无管腔内引起阻塞的包块。CT 检查对于此类问题的诊断价值更大,特别是对下述情况明显优于断层摄影,包括明确支气管腔内阻塞性病变的位置甚或性质,探查肿大的纵隔淋巴结,鉴别纵隔包块与纵隔周围的肺不张。支气管造影主要用于了解非阻塞性肺不张中是否存在支气管扩张,但目前已基本为 CT 所取代。如怀疑肺不张由肺血栓所致,可考虑行肺通气-灌注显像或肺血管造影,相对而言血管造影的特异性较高。

对纤维化性纵隔炎所致肺不张的患者,上腔静脉血管造影有一定的价值。心血管疾病引起压迫性肺不张时可选择多种影像学手段。

(二)实验室检查

血液常规检查对肺不张的鉴别诊断价值有限。哮喘及伴有黏液嵌塞的肺曲霉菌感染血嗜酸性粒细胞增多,偶尔也可见于 Hodgkin 病、非 Hodgkin 淋巴瘤、支气管肺癌和结节病。阻塞远端继发感染时有中性粒细胞增多、血沉增快。慢性感染和淋巴瘤多有贫血。结节病、淀粉样变、慢性感染和淋巴瘤可见 γ 球蛋白增高。

血清学试验检测抗曲霉菌抗体对诊断肺变应性曲霉菌感染的敏感性与特异性较高,组织胞浆菌病和球孢子菌病引起支气管狭窄时特异性补体结合试验可为阳性。

血及尿中检出 5-羟色胺对支气管肺癌引起的类癌综合征有诊断价值。

(三)支气管镜检查

支气管镜检查是肺不张最有价值的诊断手段之一,可用于大部分患者。多数情况下可在镜下直接看到阻塞性病变并取活检。如果使用硬质支气管镜,则可扩张狭窄部位并取出外源性异物或内源性的结石。如异物或支气管结石被肉芽组织包绕,则在镜下不易明确诊断。

支气管腺癌表面通常覆盖有一层正常的上皮组织,如果肿瘤无蒂,易被误认为腔内的压迫性病变。但大部分腺癌有蒂,有助于判断其支气管的起源。支气管类癌血管丰富,活检时易出血,此时应留待开胸手术时切除,而不应盲目活检。有时支气管肺癌表面也可覆盖一层肉芽组织,镜下活检只能取到炎症组织。此时如果阻塞的支气管尚存细小的缝隙,也可通过深部刷检取得肿瘤学证据。对于支气管外的压迫性病变,支气管黏膜的活检偶尔可发现与基础病变有关的组织学异常。但管外的搏动性包块切忌活检。

对于黏液栓引起的阻塞性肺不张,纤维支气管镜下抽吸既是诊断性的也是治疗性的。纤维支气管镜下活检与刷检对引起阻塞的良性和恶性肿瘤、结节病及特异性炎症也有诊断价值。

四、预防

慢性支气管炎及重度吸烟是手术后肺不张的主要易患因素,因此应在术前戒烟并训练咳嗽与深呼吸。应避免使用作用时间过长的麻醉方式,术后尽量少用镇静剂,以免抑制咳嗽反射。麻醉结束时不应使用 100%的纯氧。患者应每小时翻身一次,鼓励咳嗽和深呼吸。必要时可雾化吸入支气管扩张药,雾化吸入生理盐水也可达到湿化气道,促进分泌物排出的目的。

由胸廓疾病、神经肌肉疾病或中枢神经疾病所致通气不足,或呼吸浅快,以及长期进行机械通气的患者,均有发生肺不张的可能,应予以特别注意并进行严密的监护。

五、治疗

(一)急性肺不张

急性肺不张(包括手术后急性大面积的肺萎陷)需要尽快去除基础病因。如果怀疑肺不张由阻塞所致,而咳嗽、吸痰、24小时的呼吸治疗与物理治疗仍不能缓解时,或者患者不能配合治疗措施时,应当考虑行纤维支气管镜检查。支气管阻塞的诊断一旦确定,治疗措施即应针对阻塞病变及合并的感染。纤维支气管镜检查时可吸出黏液栓或浓缩的分泌物而使肺脏得以复张。如果怀疑异物吸入,应立即行支气管镜检查,较大的异物可能需经硬质支气管镜取出。

肺不张患者的一般处理如下:①卧位时头低脚高,患侧向上,以利于引流;②适当的物理治疗;③鼓励翻身、咳嗽、深呼吸。如果在医院外发生肺不张,如由异物吸入所致,而又有感染的临床或实验室证据,应当使用广谱抗生素。住院患者应根据病原学资料和药物敏感试验选择针对性强的抗生素。神经肌肉疾病引起的反复发生的肺不张,试用 $0.49\sim1.47$ kPa($5\sim15$ cmH$_2$O)的经鼻导管持续气道正压通气可能有一定的帮助。

(二)慢性肺不张

肺萎陷的时间越久,则肺组织毁损、纤维化或继发支气管扩张的可能性越大。任何原因的肺不张均可继发感染,因此若有痰量及痰中脓性成分增加,应使用适当的抗生素。部分结核性肺不张通过抗结核治疗也可使肺复张。以下情况应考虑手术切除不张的肺叶或肺段:①缓慢形成或存在时间较久的肺不张,常继发慢性炎症使肺组织机化挛缩,此时即使解除阻塞性因素,肺脏也难于复张;②由于肺不张引起频繁的感染和咯血。如由肿瘤阻塞所致肺不张,应根据细胞学类型、肿瘤的范围与患者的全身情况,决定是否进行手术治疗及手术的方式。放射治疗与化学治疗也可使部分患者的症状得以缓解。对某些管腔内病变可试用激光治疗。

(董丽萍)

第五节　变态反应性支气管肺曲霉菌病

变态反应性支气管肺曲霉菌病(ABPA)的特征为对存在于支气管分支的烟曲菌抗原呈现免疫反应,并引起肺浸润和近端支气管扩张,是嗜酸性粒细胞肺炎中相当常见的一种。ABPA的发病机制为变态反应性,而非感染性;病变部位在支气管和肺,其症状也主要在呼吸系统。ABPA的致敏变应原主要为曲菌属,以烟曲菌所致者最常见。

ABPA涉及Ⅰ型和Ⅲ型超敏反应。Ⅰ型超敏反应表现为皮肤试验呈阳性速发型反应,外周血/痰中嗜酸性粒细胞增多,血清总IgE和IgE-烟曲菌水平增高和变应性哮喘;Ⅲ型超敏反应表现为以烟曲菌与患者血清作沉淀素试验呈阳性反应,血清IgG-烟曲菌水平增高。至于肺浸润,组织损伤和中心性支气管扩张,则是由于烟曲菌抗原与烟曲菌慢性持续的刺激所产生的IgG-烟曲菌抗体,以及烟曲菌分泌的溶蛋白酶造成的损伤。

一、临床表现

大多数患者起病于儿童,96%ABPA患者有哮喘。发作时有发热、咳嗽、头痛、胸痛、腹痛、全身不适、乏力、食欲减退和消瘦等酷似重感冒的症状。哮喘也会在发作时加重。急性发作时的胸痛部位常与肺浸润的部位一致。患者肺部虽有病变,但体温不像细菌性肺炎那样高,也没有那么重的全身不适。间歇期上述症状消失,但哮鸣可持续存在。杵状指和持续发绀体征的出现表示疾病已进入晚期。本病冬季发病较多。患者具有高特应性,易患其他特应性疾病,如变应性鼻炎、特应性皮炎,家族中特应性疾病患者较多,患者变应原皮肤试验常出现多项阳性反应。

ABPA患者平常咳出的痰液呈白色黏痰或呈泡沫痰。如合并感染,可为脓性。偶尔,从支气管深部咳出棕色或墨绿色的胶冻样痰栓,常在清晨出现。这种痰栓中易查出真菌菌丝,因而临床更具重要性,大约50%的ABPA患者有这种痰栓。此外,存在中心性支气管扩张(CB)时,患者常有不同程度的咯血。

体检时肺部可闻及捻发音、支气管呼吸音或哮鸣音。年幼起病者常有短颈、桶状胸或鸡胸。末期(第V期,纤维化期)患者还可出现杵状指和持续发绀。由于黏液嵌顿可引起肺不张甚至肺萎陷,体检时呼吸音减低或出现管样呼吸音。当ABPA的肺浸润影响了肺的外周时,可发生胸膜炎,吸气时可伴胸壁活动受限和胸膜摩擦音。

二、皮肤试验

检查ABPA变应原简单而又快速的常用皮试方法,有皮内试验和点刺试验。变应原一般选择混合真菌、混合曲菌和烟曲菌,于15～20分钟观察结果。阳性反应是根据出现的风团和红晕的大小而定,皮内试验以风团反应不低于0.5 cm为阳性;而点刺试验则以不低于3 mm为阳性,如有阳性对照,则以大于等于阳性对照为阳性。①曲菌的阳性速发反应:对烟曲菌呈现的阳性速发型皮肤反应是诊断的必备条件,如变应原为高质量的话,阴性的皮肤反应可排除本病。②双相反应:部分患者皮试4～8小时后局部出现一边界不十分清楚的红斑和硬结,24小时后消失为晚发反应。两种反应同时存在称为双相反应,几乎发生于所有皮内试验的ABPA患者。

三、实验室检查

(一)痰

特别是痰栓,直接显微镜检查或染色后镜检可发现菌丝,也常见到嗜酸性粒细胞,有时可见到夏科-莱登晶体。偶尔还可见烟曲菌的分生孢子梗。痰培养必须重复,多次出现同一种真菌才有意义。因为烟曲菌无处不在,易污染,仅一次阳性培养无诊断意义。此外,更不能根据多次培养出"曲菌属"而认为有意义,因曲菌属以下有多个不同的曲菌,如烟曲菌、黄曲霉等。

(二)外周血检查

外周血嗜酸性粒细胞明显增多,嗜酸性粒细胞比例不低于8%或计数不低于0.6×10^9/L,大多在$(1.0 \sim 3.0) \times 10^9$/L范围。如嗜酸粒细胞超过40%ABPA的可能性反而不大。因此,当外周血嗜酸性粒细胞过高时,应首先考虑其他疾病,如热带嗜酸性粒细胞增多症、吕弗勒综合征、原发性高嗜酸性粒细胞综合征和变应性肉芽肿血管炎,即Churg-Strauss综合征的可能。

(三)血清学检查

1.血清总IgE水平明显增高

大于正常2倍时有诊断意义,总IgE≥1 000 ng/mL为主要诊断条件之一。可疑ABPA患者,应在泼尼松治疗开始前进行血清学的诊断。任何哮喘患者,IgE明显增高提示ABPA可能。

2.血清抗烟曲菌的沉淀抗体

90%以上的 ABPA 患者血清中有 1～3 条抗烟曲菌的沉淀带,不过在试验前血清必须浓缩 5 倍,否则,仅有 60% 的患者血清出现沉淀带。

3.抗烟曲菌的特异性 IgE 和特异 IgG 抗体(IgE-烟曲菌和 IgG-烟曲菌)增高

IgG-烟曲菌和总 IgE 升高是疾病活动的敏感指标。

(四)肺功能测定

ABPA 患者均存在肺功能障碍,急性发作时存在可逆的阻塞性通气障碍,表现为 FEV_1 或 PEF 下降、气道阻力增加及限制性通气障碍。大多数晚期患者由于肺部出现间质损害如肺纤维化,出现不可逆的通气和限制性通气障碍,后者表现为一氧化碳弥散量降低。

四、影像学检查

(一)非特异改变

非特异改变包括肺浸润、肺不张、肺气肿、纤维化、肺叶收缩伴肺上移、空泡和气胸。肺浸润呈均质性斑片状分布,是胸部 X 线片上常见的和最早出现的异常,通常是暂时的、反复的、移行的,上叶多见。偶尔可遍及全肺,浸润范围大小不定,口服皮质激素类药物治疗可促进消散。如浸润在同一部位从不消退,甚至越来越扩大,应考虑其他疾病的可能。浸润的存在反映了疾病的活动性,如浸润反复出现在同一个部位提示该部位很可能已有中心性支气管扩张。肺不张也较常见,可累及肺的一叶,为痰栓引起,痰栓排出即消散。肺纤维化、空泡、肺叶收缩或大疱形成,则是 ABPA 不可逆的晚期表现。

(二)特异性改变

中心性支气管扩张(CB)是支气管近端扩张而远端正常,有别于感染所致的周围性支气管扩张。CB 存在于 ABPA 和囊性肺纤维化(CF),尚未见于其他疾病,但我国 CF 极为罕见,因而一旦出现 CB,一般情况下,就应考虑为 ABPA。

1.胸部 X 线片

表现为特征性的平行线阴影、环形阴影、带状或牙膏样阴影和指套样阴影。平行线阴影是较正常同级支气管宽的支气管阴影,从肺门沿支气管向外周走行,长 2～3 cm,宽 5～8 mm。如其中充满分泌物则成带状或牙膏样阴影;指套样阴影,也是分泌物填满了已扩张的支气管;环形阴影是扩张的支气管迎面而来,呈环形,其直径为 1～2 cm;轨道征是从肺门向外周走行的两条平行线阴影,但其宽度与正常同级支气管分支的宽度相等,可见于慢性支气管炎。

2.CT

HRCT 对诊断支气管扩张是一个十分敏感而又特异的方法。

五、诊断和鉴别诊断

(一)Rosenberg 制订的诊断标准(表 7-9)

表 7-9　Rosenberg 制订的临床诊断标准

主要诊断标准	次要诊断标准
哮喘	痰中有烟曲菌(重复培养或镜检证实)
外周血嗜酸性粒细胞增多	有排棕色痰栓的病史
皮试曲菌抗原呈阳性速发型反应	皮试曲菌抗原呈迟发型反应

主要诊断标准	次要诊断标准
血清总 IgE 水平升高	
血清有抗曲菌抗原的沉淀抗体	
有肺浸润病史(暂时或固定)	
中心性支气管扩张	

(二)必需诊断标准

1.ABPA-CB

1997 年,Greenberger 等又制定了更简要必需的 5 条诊断标准。

(1)哮喘,甚至是咳嗽变异性哮喘或运动诱发哮喘。

(2)中心性支气管扩张。

(3)血清总 IgE 升高(不低于 1 000 ng/mL)。

(4)对烟曲菌出现阳性的速发型皮肤反应。

(5)血清 IgE-烟曲菌或 IgG-烟曲菌升高,或两者兼有。

2.ABPA-S

如 HRCT 不能发现支气管扩张,则可用以下标准诊断。

(1)哮喘。

(2)对烟曲菌出现阳性的速发型反应。

(3)血清总 IgE 升高(不低于 1 000 ng/mL)。

(4)血清 IgE-烟曲菌和 IgG-烟曲菌较烟曲菌致哮喘患者的血清为高。

总之,所有具对烟曲菌呈速发皮肤反应性的哮喘患者都应疑及 ABPA。如胸部 X 线片有浸润阴影、肺炎、或异常胸部 X 线片,及有变应性真菌性鼻炎的患者也应疑及 ABPA。无其他原因而哮喘越来越加重可能提示将进展为 ABPA,40 岁以上哮喘患者如具有慢性支气管炎、支气管扩张或间质性纤维化必须考虑 ABPA 的可能。

六、治疗

全身皮质激素类药物治疗可使大多数患者的肺部浸润病变消退,痰分泌减少,痰培养曲菌转阴,痰栓排出减少,血清总 IgE 下降,IgE-烟曲菌和 IgG-烟曲菌也下降。泼尼松的剂量为 0.5 mg/(kg·d),直到胸部 X 线片异常表现消失,大约需要两周的时间;然后改为隔天一次,以减轻不良反应,并定期作胸部 X 线检查。一般继续应用皮质激素类药物 2~3 个月,直到总 IgE 下降至原来的基数水平。总 IgE 稳定后可缓慢减少泼尼松的用量,皮质激素类药物不需无限期地应用。如果发现总 IgE 升高 2 倍以上,虽然还未出现临床症状,肺部也未出现新的浸润阴影,也应立刻增加泼尼松的用量。如果病情已达缓解期,泼尼松已经停用,哮喘仍存在,可吸入皮质激素类药物以控制哮喘。如哮喘较严重只有泼尼松才有效,应隔天用小量(<0.5 mg/kg)治疗,该量通常足以防止急性发作。第Ⅳ期或第Ⅴ期的患者在应用皮质激素类药物时应权衡利弊。需要较长期应用的患者,隔天一次可使不良反应大大减少。

吸入抗真菌药治疗无效。口服抗真菌药伊曲康唑对治疗有效,能使症状改善,皮质激素类药物的用量减少,但不能替代口服皮质激素类药物。由于大多数患者存在支气管扩张,易伴发感染。特别是顽固的细菌感染。一旦发生应加用有效的抗生素治疗,感染获得控制后,再应用皮质激素类药物。

(李　正)

第八章

通气调节功能障碍性疾病

第一节　重叠综合征

阻塞性睡眠呼吸暂停低通气综合征(obstructive sleep apnea-hypopnea syn drome,阻塞型睡眠呼吸暂停低通气综合征)与慢性阻塞性肺疾病(chronic obstructive pul monary disease,慢性阻塞性肺疾病)同时存在则称为"重叠综合征"。重叠综合征患者在夜间快速动眼睡眠时可产生更为严重的低氧血症。在相同的 $FEV_1\%$ 和 $FEV_1/FVC\%$ 的情况下,重叠综合征患者与单纯的慢性阻塞性肺疾病患者相比,其 PaO_2 更低,而 $PaCO_2$ 则更高,且更易产生肺动脉高压、右心衰竭和高碳酸血症。阻塞型睡眠呼吸暂停低通气综合征在成人中的发病率为 $2\%\sim4\%$,而慢性阻塞性肺疾病也为常见病。鉴于各自的多发性,两者同时发生于同一患者的机会较大,且病情可因相互影响而更为严重。研究表明阻塞型睡眠呼吸暂停低通气综合征患者中,有 10% 以上伴有慢性阻塞性肺疾病,反之,慢性阻塞性肺疾病患者也有发生阻塞型睡眠呼吸暂停低通气综合征的可能,在西方国家可高达 $22\%\sim29\%$。

一、病因及发病机制

导致阻塞型睡眠呼吸暂停低通气综合征和慢性阻塞性肺疾病发生的高危因素同样存在于重叠综合征患者中,比如肥胖、吸烟或长期有害颗粒或气体吸入史、呼吸中枢调节功能障碍等。阻塞型睡眠呼吸暂停低通气综合征与慢性阻塞性肺疾病同时存在时,对气体交换产生协同影响。由于重叠综合征患者同时存在外周气道阻塞和上气道阻塞,气道阻力增加明显,慢性阻塞性肺疾病患者在睡眠时期,每分钟通气量降低,尤其在快速眼动睡眠期间更为明显,潮气量显著减少,导致 PaO_2 减低。在非快速眼动睡眠时,由于上气道阻力增加而致低通气。慢性阻塞性肺疾病患者的功能残气量明显减少,可能与睡眠开始之前所存在的胸廓和膈肌的功能缺陷有关,夜间仰卧位睡眠时可进一步加重。慢性阻塞性肺疾病使通气与血流比例失调,导致低氧血症,OSA 又使肺泡通气不良加重,重叠综合征患者比单纯 OSA 患者夜间对 CO_2 的刺激通气反应减低,呼吸中枢对低氧、高二氧化碳刺激的敏感性降低,更易出现呼吸紊乱,造成进一步的缺氧和高碳酸血症,形成恶性循环。因此,重叠综合征患者较单纯阻塞型睡眠呼吸暂停低通气综合征或慢性阻塞性肺疾病有更严重的夜间低氧,更常见的晨起头痛、白天嗜睡及肺动脉高压、右心衰竭,从而导致其更高的并发症发生率和死亡率。慢性阻塞性肺疾病患者如有显著的肥胖,又有慢性阻塞性肺疾病紫肿(blue bloated,BB)型的临床表现,需高度考虑存在重叠综合征的可能性。对重叠综合征的患者进行夜间单纯氧疗时,需警惕有加重和延长呼吸暂停的可能性,进而使 $PaCO_2$ 上升到一个危险程度。

二、临床表现

(1)有慢性阻塞性肺疾病和阻塞型睡眠呼吸暂停低通气综合征常见的症状和体征。

(2)慢性阻塞性肺疾病患者合并睡眠呼吸障碍时,通常夜间频繁憋醒,仰卧位加重,半卧位或侧卧位减轻。患者常有入睡困难,且常频繁觉醒,觉醒时伴有焦虑和紧张。晨起感到头痛,白天嗜睡。

(3)在快速眼动睡眠期有明显的动脉血氧饱和度降低,在 BB 型慢性阻塞性肺疾病患者中尤为明显。快速眼动期的低氧血症可持续 1～2 分钟,甚至 1 小时以上。

(4)由于睡眠期间的低氧血症,患者可并发心血管系统、神经系统和血液系统症状,如右心衰竭、高碳酸血症、心律失常、肺动脉压力升高和红细胞增多症等,甚至夜间突然死亡。

三、诊断

(一)首先要确立慢性阻塞性肺疾病的诊断
根据病史、查体及胸部影像学、肺功能、动脉血气分析可诊断。

(二)明确阻塞型睡眠呼吸暂停低通气综合征的诊断
多导睡眠呼吸监测(具体见阻塞型睡眠呼吸暂停低通气综合征部分)。对单纯的慢性阻塞性肺疾病患者,只需在睡眠中进行血氧饱和度的监测即可。但是如怀疑慢性阻塞性肺疾病患者合并阻塞型睡眠呼吸暂停低通气综合征时,即有重叠综合征时,必须进行多导睡眠图检查。临床上应尽早发现和诊断重叠综合征患者,以指导这类患者的氧疗和夜间通气治疗。

(三)重叠综合征并发症的检测
超声心动图、血常规等。

四、治疗

(一)无创正压通气治疗
无创正压通气治疗不仅能改善或纠正慢性阻塞性肺疾病所致的慢性呼吸衰竭(缓解呼吸肌疲劳,通过改善肺部顺应性,减轻肺通气血流比例失衡,增加呼吸中枢对 CO_2 反应的敏感性),还是阻塞型睡眠呼吸暂停低通气综合征首选的最有效的治疗手段。对于重叠综合征的患者,经鼻或经口鼻面罩无创正压通气尤为适用,患者能够从该治疗中受益。不仅可作为其急性加重时的辅助治疗,还可以作为稳定期时家庭维持治疗,尤其是夜间的无创正压通气治疗。无 CO_2 潴留或轻度高碳酸血症的重叠综合征可选用经鼻持续气道正压通气(CPAP),中重度高碳酸血症者则首选双水平气道正压通气(BiPAP)。IPAP 通常为 $0.78～1.96 kPa(8～20 cmH_2O)$,而 EPAP 尽可能保持较低水平。IPAP 的设定数值增加,可改善肺泡通气,增加每分钟通气量,以纠正低通气,使 $PaCO_2$ 下降。而 EPAP 数值的增加可使上气道维持开放状态,以克服阻塞性睡眠呼吸暂停和低通气。CPAP 有时不能有效改善通气,可在睡眠时导致 CO_2 潴留;但 BiPAP 能改善通气而避免 CO_2 潴留。

(二)氧疗

重叠综合征患者如果存在严重而持续的低氧血症,应进行长期氧疗,氧疗可纠正或改善重叠综合征的低氧状态,对于严重重叠综合征患者可联合应用氧疗与无创通气。对重叠综合征的患者进行夜间单纯氧疗时,需警惕有加重和延长呼吸暂停的可能性,进而使 $PaCO_2$ 上升到一个危险的程度。最好在夜间无创正压通气同时给予氧疗。

(三)有创机械通气治疗

对严重的重叠综合征导致肺性脑病、昏迷的患者,实行气管插管或气管切开术行有创机械通气是改善通气功能、防止上气道阻塞及解除致命性窒息最有效的措施。接受人工气道后机械通气的重叠综合征患者可实施有创/无创序贯性机械通气治疗策略,能够缩短有创机械通气的时间及减少呼吸机相关性肺炎的发生。

(董丽萍)

第二节　高通气综合征

高通气综合征是指以呼吸困难为突出表现,没有器质性心肺疾病,伴随焦虑和过度通气的一组综合征。过度通气状态,即血气 $PaCO_2$ 的降低,与高通气综合征不同。很多器质性疾病,尤其是支气管哮喘、肺栓塞、甲状腺功能异常等,都可伴随过度通气状态,血气 $PaCO_2$ 降低,后者不属于高通气综合征的范畴。诊断中应注意鉴别。

一、与焦虑的关系

焦虑是高通气综合征患者的一大特征,约 70% 的患者同时符合精神疾病分类标准(DSM-IV)中焦虑障碍的诊断标准。所不同的是,焦虑障碍的诊断强调精神焦虑,同时要求伴随躯体症状;而高通气综合征的诊断更加偏重躯体症状和呼吸生理改变。

二、发病机制

尚不完全清楚,学术界倾向认为精神焦虑使皮质呼吸调节异常,丧失了呼吸调节的稳定性,发生一过性过度通气,导致症状的发生。

三、临床表现

高通气综合征的典型症状详见表 8-1,具有诊断的特异性。临床多为慢性过程,伴急性发作。急性发作时间多为 10～30 分钟,严重时长达 1 个多小时,多自然缓解。临床上可以表现为短期内频繁的症状发作,而另一时期又有较长的相对缓解期,迁延为慢性。严重发作时患者有濒临死亡的感觉,常急诊就医。尽管症状很重,但是尚未见到由于高通气综合征而死亡的报道。经过正确的诊断和处理,预后常较好。

表 8-1　高通气综合征的典型症状

项目	典型症状
呼吸渴求	长吸气、上不来气、吸不到底、有意识辅助呼吸
胸部发紧	气堵在胸部、胸闷、胸部压迫感
肢体发麻	肢体麻木或针刺感、抽搐、头晕
焦虑	精神紧张、心烦意乱、坐卧不宁、烦躁、恐惧、濒死感

四、诊断

有经验的医师常根据病史和症状描述就可以诊断。面对严重的呼吸困难，系统体格、胸部X线、动脉血气、肺功能、心电图、超声心动图等检查没有发现明显异常，应考虑到高通气综合征。应注意与支气管哮喘、肺栓塞、甲状腺功能异常进行鉴别，必要时进行支气管激发试验、V/Q显像以减少误诊。

五、治疗

(一)腹式呼吸训练治疗

腹式呼吸训练治疗分 3 个步骤。

(1)向患者解释症状与过度通气之间的联系，告知该疾病的性质和预后，解除患者的疑病观念，消除恐惧心理。

(2)学习腹式呼吸，通过减慢呼吸频率，减少或消除过度通气的倾向。

(3)患者需要接受 20 次呼吸训练，在 2~3 个月完成。该治疗措施在缓解症状、减少发作频率和降低强度方面有很好的疗效，经过 2~3 个月的治疗，60%~70% 的患者症状得以缓解。1~2 年后随访，远期疗效很稳定，复发率较低。急性发作期的治疗是大家熟悉的面罩(或袋囊)重呼吸疗法，通过增加呼吸无效腔，使 $PaCO_2$ 增加，通气减低，症状迅速得到缓解。

(二)药物治疗

高通气综合征一经诊断，首选腹式呼吸训练治疗，尤其是躯体症状突出的患者，青少年患者应该尽可能避免精神药物治疗。精神药物治疗与腹式呼吸训练治疗相比具有疗程长、容易形成心理依赖、撤药反跳和复发率高的缺点。对焦虑突出、躯体症状不明显，伴有抑郁的患者，应该在精神专科医师的指导下使用精神药物。常用药物有以下几种。

1.苯二氮䓬类(BZD)

苯二氮䓬类药物能有效地减轻焦虑，其中的阿普唑仑被认为是有效抗惊恐药物。用量由低剂量开始，过 4~6 天后，依病情需要和耐受状况调整用量。其他常用药有地西泮、艾司唑仑、劳拉西泮。BZD 治疗焦虑简便易行，疗程充分后疗效明确。但 BZD 存在许多缺点难以克服。突出缺点是镇静性强、依赖潜力高，连续服用 4~8 周后即出现撤药反应。因此，在治疗显效后即刻拟定减药方案。即便如此，减药过程中仍有近 1/3 的患者出现症状反跳。少数患者难以彻底摆脱BZD，终身服药。此外，高龄患者难以耐受较大剂量的 BZD，在治疗中易出现食欲下降、注意力难以集中、记忆障碍、全身软弱，甚至摔倒等。

2.选择性 5-羟色胺再摄取抑制剂(SSRI)

(1)帕罗西汀:用药从低剂量开始，在 6 周内增至充分治疗日用量，即帕罗西汀 20~60 mg。

帕罗西汀对惊恐障碍疗效明确且耐受良好,可以减少发作频率,改善焦虑不安、抑郁等症状。帕罗西汀的优点在于不良反应轻,耐受良好。与传统的阿普唑仑比较,帕罗西汀依赖潜力低,但是复发率仍较高。

(2)西酞普兰:是近一段时间综合医院使用较多的 SSRI 类药,由于西酞普兰的抗焦虑疗效较差,躯体症状突出的患者尤其适宜。西酞普兰的治疗量为 20 mg,每天 1 次,服药方便,半衰期长约 15 天,起效慢,多数患者服药 1 个月后症状开始改善。不良反应小,安全性较好,患者耐受性好。建议疗程为 6～9 个月。

(三)认知行为疗法

作为一种独立的治疗方法,已用于治疗高通气综合征,无论单独或是与其他治疗合用,都是一种有效的治疗方法。认知行为治疗是在对患者进行疾病知识的系统教育后,让患者逐渐暴露于使其焦虑的实际场景并学会一种自控。

(董丽萍)

第三节　过度通气综合征

过度通气综合征是由于通气过度超过生理代谢需要而引起的一组综合征,本征所指的是没有器质性病变的任何原因,而发作时有呼吸运动加快,产生动脉血二氧化碳分压降低(低于 5 kPa),呼吸性碱中毒,并有交感神经系统兴奋,临床上表现各种各样的症状。所有症状都可以用过度通气和呼吸性碱中毒来解释,症状的发生与呼吸控制系统异常、自主呼吸调节丧失了稳定性(很可能是脑干以上的高位神经结构,如下丘脑)有关。过度通气综合征的概念包括以下 3 个含义:①有躯体症状;②有可以导致过度通气的呼吸调节异常;③躯体症状与呼吸调节异常之间存在因果联系,也就是说躯体症状是由呼吸调节异常引起的。很多器质性疾病,如低氧血症、肺炎、肺间质纤维化、肺栓塞、充血性心力衰竭、代谢性酸中毒、发热等,都可伴随过度通气状态,血气分析示 $PaCO_2$ 降低,但不属于过度通气综合征的范畴。过度通气与呼吸深快不一样,呼吸深快是指每分钟通气量增加而不涉及 $PaCO_2$ 的变化。

一、诊断

(一)临床表现

本征常见于女性,具有神经官能症的表现或有诱发精神紧张的因素。常伴呼吸驱动力、肌肉做功、每分钟通气量都增加,气急和胸痛是其最常见的表现。文献报道 51%～90% 的非心脏性胸痛与过度通气相关。若伴有碱中毒,则可出现一系列神经症状,如头昏、视力障碍、晕厥、癫痫样发作、感觉异常、手足痉挛和僵直、肌力下降。严重碱中毒还可诱发心律失常和心肌缺血。通过对病史、查体和合并疾病的分析可初步知其病因。

(二)动脉血气分析

动脉血气分析可明确是否存在过度通气及其严重程度。主要表现为 $PaCO_2$ 降低,pH 升高。测定 pH 可明确原发性碱中毒或原发性酸中毒,同时肺泡动脉血氧分压差($A\text{-}aDO_2$)增大常提示肺部疾病可能是其基础病因。夜间测定通气和动脉血氧饱和度对疑为精神性过度通气有较高的价值,这部分患者睡眠时过度通气就消失了。

(三) Nijmegen 调查表

Nijmegen 调查表包括如下 16 项内容:紧张感,呼吸短促,深快呼吸,感觉无法深吸气,心悸,手足冷厥,焦虑,胸痛,头晕,胸部压榨感,手指麻刺感,视力模糊,思维混乱,手指或手臂僵硬,腹胀感,口周发紧。每一项分 5 级计分,0 分表示从未出现过,1 分表示极少出现,2 分表示时有时无,3 分表示经常出现,4 分表示频繁出现。任一项计 3 分则表示已影响其生活,累计超过 23 分则为阳性。

(四)试验治疗

试用含二氧化碳的气体让其吸入,可阻止症状的发生。

(五)鉴别诊断

除外癫痫、甲状腺功能低下、低血糖反应等疾病。

二、治疗

(一)一般处理

向患者解释清楚症状与过度通气之间的联系,进行细心的心理疏导,解除患者精神负担,消除恐惧心理。必要时给予谷维素、镇静药(如地西泮)、三环类抗焦虑药(如三唑仑)等药物配合。

(二)掌握正确的呼吸方法

即腹式呼吸、缓慢呼吸,通过减慢呼吸频率减少或消除过度通气的倾向性。

(三)重复呼吸疗法

急性发作时采用面罩(或袋囊)重复呼吸疗法,使吸入气体中 CO_2 提高而减轻症状。

(董丽萍)

第四节　原发性肺泡低通气综合征

原发性肺泡低通气综合征是一种原因不明的呼吸调节异常。健康人自主呼吸是借助化学感受器和呼吸中枢的调节,使 $PaCO_2$ 和 pH 保持在狭窄的生理范围内。原发性肺泡低通气综合征患者存在某些尚未发现的呼吸调节系统缺陷,呼吸中枢对 CO_2 刺激的敏感性和反应性均降低,致使肺泡通气减少,持续存在高碳酸血症和低氧血症。

原发性肺泡低通气综合征可发生在任何年龄,主要累及 20～50 岁的男性。典型者呈隐袭发展,常在应用常规剂量镇静或麻醉药出现严重的呼吸抑制后才首先被发现。通气不足至一定程度可出现睡眠紊乱、清晨头痛、白天嗜睡及易疲劳、记忆力减退、严重者可出现发绀、红细胞计数增多、肺动脉高压和充血性心力衰竭。尽管动脉血气分析提示严重的低氧和二氧化碳潴留,但少见呼吸困难,可能因为化学感受器和通气驱动受损。屏气时间可明显延长而没有任何呼吸困难感觉。尽管患者清醒时可保持节律性呼吸,但通气水平已低于正常,并且在睡眠时进一步恶化,伴随着频繁的中枢性低通气或呼吸暂停。如不治疗,通常可在数月或数年内出现病情进行性加重,最终死亡。

原发性肺泡低通气综合征诊断的依据是患者存在慢性呼吸酸中毒而无呼吸肌力不足或通气机制受损证据。由于患者能有意识地过度通气,进而使 $PaCO_2$ 降至正常甚至更低水平,所以单次动脉血气分析不一定能揭示高碳酸血症,但可揭示 HCO_3^- 增加。实验室检查可发现,尽管呼吸力学和呼吸肌力量无异常,但对高二氧化碳和低氧刺激的通气反应可明显减弱或丧失。

原发性肺泡低通气综合征应与其他继发于脑干或化学感受器病变的低通气相区别。临床资料包括神经系统检查可提供线索,肺功能和睡眠呼吸监测对诊断和鉴别诊断具有重要价值。部分原发性肺泡低通气综合征患者对茶碱、黄体酮等具有较好的药物反应。由于许多原发性肺泡低通气综合征患者存在高碳酸血症和低氧血症,因此,在改善通气的同时,应给予合理的氧疗,能防止长期低氧血症导致的组织损害,降低肺动脉高压,降低死亡率,对于经上述方法治疗效果不佳者,需给予机械通气呼吸支持,常用无创正压通气。其适应证如下:①具有夜间低通气症状如白天嗜睡、早晨头痛、疲乏、噩梦及遗尿;②休息时呼吸困难;③导致肺动脉高压和肺源性心脏病时的低通气;④吸氧时存在夜间低氧血症(动脉血氧饱和度低于88%)。植入性膈神经起搏及体外负压通气也可试用。

(董丽萍)

第五节 肥胖低通气综合征

肥胖低通气综合征(obesity hypoventilation syndrome,OHS)是一种以肥胖和高碳酸血症为特征的综合征,也称匹克威克综合征。临床主要表现为病态肥胖,静息状态下的低氧血症、高碳酸血症、重度嗜睡、肺动脉高压和慢性右心衰竭,通常与阻塞型睡眠呼吸暂停低通气综合征合并存在。但较单纯阻塞型睡眠呼吸暂停低通气综合征有更高的并发症发生率和死亡率。

OHS 在普通人群中的准确发病率不清楚,有报道在肥胖阻塞型睡眠呼吸暂停低通气综合征患者中发病率为 $10\%\sim20\%$,而在 $BMI>35\ kg/m^2$ 的住院人群中发病率为 31%。

一、病因及发病机制

其发病机制可能与呼吸系统负荷过重、呼吸中枢调节异常、睡眠呼吸疾病、神经激素等有关。OHS 患者有特征性的持续夜间低氧血症,这一点与阻塞型睡眠呼吸暂停低通气综合征不同。阻塞型睡眠呼吸暂停低通气综合征患者的夜间低氧血症只是频繁的、间歇性的,并与 AHI 相关。在 OHS 中,大约90%的患者同时存在阻塞性睡眠呼吸暂停综合征(AHI≥5,有或没有睡眠低通气综合征);而10%的患者则伴有睡眠低通气综合征(AHI<5),睡眠低通气综合征患者的特点为睡眠时的 $PaCO_2$ 较清醒时的增加 $1.3\ kPa(10\ mmHg)$,而同时存在的血氧饱和度持续减低不能用阻塞性呼吸暂停和低通气事件解释。值得注意的是,低通气不同于换气不足,低通气是指阻塞型睡眠呼吸暂停低通气综合征患者在多导睡眠图上所出现的阻塞性呼吸事件,表现为气流幅度的降低。

二、诊断

OHS 的诊断包括以下内容。

(1)肥胖(BMI≥$30\ kg/m^2$)和清醒时的二氧化碳潴留[$PaCO_2$≥$6.0\ kPa(45\ mmHg)$],是诊

断的必备条件,通常伴有 $PaO_2 < 9.3\ kPa(70\ mmHg)$。需要指出的是,BMI 在亚洲人或中国人诊断 OHS 所需的标准(BMI≥30 kg/m^2)尚需更多的流行病学资料以明确。

(2)大多数患者(约 90%)同时存在睡眠呼吸疾病。

(3)如果患者的夜间动脉血 $PaCO_2$ 较白天升高超过 1.3 $kPa(10\ mmHg)$,则更有意义。

(4)排除其他疾病引起的高碳酸血症,如严重的阻塞性气道疾病;严重的间质性肺疾病;严重的胸壁疾病;严重的甲状腺功能减退;肢端肥大症;神经肌肉疾病和先天性中枢性肺泡低通气综合征。

三、鉴别诊断

需要排除其他疾病的引起高碳酸血症,如严重的阻塞性气道疾病;严重的间质性肺疾病;严重的胸壁疾病;严重的甲状腺功能减低;肢端肥大症;神经肌肉疾病和先天性中枢性肺泡低通气综合征。通过病史、体格检查及辅助检查(血液甲状腺功能、生长激素检测、胸部影像、肺功能、头颅影像及肌电图等)不难鉴别。

四、治疗

OHS 的治疗包括以下内容。

(一)减重

必要时外科手术辅助减重。体重减低将会有效的逆转 OHS,会改善睡眠呼吸疾病、减轻清醒时的呼吸衰竭并且改善肺功能。

(二)气道内正压通气

无创或有创通气可用于呼吸支持并逆转低通气。对由于急慢性呼吸衰竭而住院的 OHS 患者,及时而正确的正压通气治疗是重要的。稳定的 OHS 患者首先应该使用 nCPAP,CPAP 压力增加可消除所有的呼吸暂停、低通气、气流受限;如果气道阻塞解除,仍存在持续的中度低氧,应该考虑使用 BiPAP。增加 IPAP 压力使血氧饱和度维持在 90% 以上。如果 IPAP 和 EPAP 之差在 0.78~0.98 $kPa(8~10\ cmH_2O)$,血氧饱和度仍然持续低于 90%,考虑 BiPAP 治疗的同时给氧或选用定容压力支持模式治疗。为了长期改善白天的低氧和高碳酸血症,大多数 OHS 患者需要 IPAP 在 1.56~1.96 $kPa(16~20\ cmH_2O)$,EPAP 需要在 0.58~0.98 $kPa(6~10\ cmH_2O)$;两者之间的差至少在 0.78~0.98 $kPa(8~10\ cmH_2O)$。没有 OSA 的 OHS 患者,EPAP 压力可置于 0.49 $kPa(5\ cmH_2O)$,而增加 IPAP 压力用以改善通气。OHS 患者使用正压通气治疗可改善晨起头痛、白天嗜睡、呼吸困难、动脉血气、肺动脉高压、下肢水肿和继发性红细胞增多症。

(三)气管切开术

上气道阻塞在 OHS 发病中是重要的因素,并且有证据表明气管切开术能有效解决上气道阻塞。因气管切开术严重影响患者的生活质量,须严格掌握适应证。此方法仅为气道内正压通气及吸氧治疗无效时的最后手段。

(四)药物

药物治疗可用来刺激呼吸中枢,但目前治疗上进展不大。

(五)氧疗

有一半以上的 OHS 患者在正压通气治疗的同时需要夜间吸氧治疗,夜间或白天吸氧可显著减少患者对正压通气治疗的依赖。但单纯氧疗而没有正压通气治疗是不够的,不能改善低通气。

(董丽萍)

第六节　睡眠呼吸暂停低通气综合征

一、概述

睡眠呼吸暂停低通气综合征(SAHS)是指各种原因导致的睡眠状态时发生的呼吸暂停和/或低通气,引起低氧血症、高碳酸血症及睡眠结构紊乱,进而产生一系列病理生理改变的临床综合征。SAHS是发病率较高并具有一定潜在危险的疾病。SAHS多出现中年以后,患病率为2%~4%,男性多于女性,女性多发生于绝经期后。患病率随着年龄增长而增高。老年人口可达到22%~24%,儿童患者也很常见。我国上海30岁以上人群患病率约为3.6%,随着病情进展可以导致肺动脉高压、肺源性心脏病、高血压及严重的心脑损害,甚至发生猝死。

二、定义及分型

呼吸暂停系指口鼻呼吸气流均停止至少10秒以上;低通气是指呼吸气流降低超过正常气流强度的50%以上,并伴有4%或以上血氧饱和度下降。正常人睡眠时也有呼吸暂停现象,而部分老年人或婴儿睡眠时可观察到周期性低通气,正常成年人在快速眼动睡眠时或在高原也可见到中枢性睡眠呼吸暂停。睡眠呼吸暂综合征是指每晚7小时睡眠中,呼吸暂停反复发作在30次以上或睡眠呼吸紊乱指数(AHI,平均每小时睡眠呼吸的暂停+低通气次数)超过5次以上。

睡眠呼吸暂停低通气综合征分三型:①阻塞型,指鼻和口腔无气流,但胸腹式呼吸仍然存在;②中枢型,指鼻和口腔气流与胸腹式呼吸运动同时暂停;③混合型,指一次呼吸暂停过程中,开始时出现中枢暂停,继之或同时出现阻塞型呼吸暂停,或开始出现阻塞型呼吸暂停,继之或同时出现中枢型呼吸暂停。

三、病因及发病机制

(一)中枢型睡眠呼吸暂停低通气综合征(CSAHS)

CSAHS可见于多种疾病,如神经系统的病变、脊髓前侧切断术、血管栓塞或变性病变引起的双侧后侧脊髓病变;自主神经功能异常如家族性自主神经异常、胰岛素相关的糖尿病、Shy-Drager综合征、脑炎。其他,如膈肌的病变、肌强直性营养不良、肌病等,脑脊髓的异常、Ondine-Curse综合征(呼吸自主调节对正常呼吸刺激反应衰竭)、枕骨大孔发育畸形、脊髓灰白质炎、外侧延髓综合征,某些肥胖者、充血性心力衰竭、鼻阻塞等,发作性睡眠猝倒和一些阻塞性睡眠呼吸暂停低通气综合征患者行气管切开或腭垂腭咽成形术后等。

CSAHS发病机制:呼吸中枢位于延髓和脑干,并受控制意识和情绪的高级中枢影响,也受体液和感受性神经反射调节。位于延髓的呼吸神经元可产生呼吸的基本节律,位于脑干的呼吸中枢对调节和维持正常的节律性呼吸有重要作用。由醒觉转入睡眠时,高级中枢对呼吸的影响减弱,呼吸中枢对各种不同的刺激(如对高碳酸血症、低氧血症、上气道及肺和胸壁的反射性调节信号)反应性也减低,尤以在快速眼动睡眠期明显。这样在呼吸中枢及神经-呼吸肌系统出现病变时,虽然醒觉时可维持正常节律呼吸,睡眠时即可出现呼吸暂停。

(二)阻塞型睡眠呼吸暂停低通气综合征

阻塞型睡眠呼吸暂停低通气综合征可见于肥胖、鼻部疾病(鼻瓣的弹性下降、抵抗力减低、过敏性鼻炎、鼻中隔弯曲、鼻息肉、鼻中隔血肿等,鼻咽部癌瘤、腺样体增生、淋巴瘤)、咽壁肥大、扁桃体肥大、肢端肥大症、甲状腺功能减退症、巨舌、颈脂肪瘤、Hurter综合征、头和颈烧伤、乳头状瘤病和颈部肿瘤的压迫、会厌水肿、声带麻痹、喉功能不全、颌面骨性结构异常(上颌前后径短,下颌后缩,舌骨下移)等。

阻塞型睡眠呼吸暂停低通气综合征发病机制:阻塞型睡眠呼吸暂停低通气综合征的阻塞部位在咽腔。咽腔是上呼吸道和上食管的交叉路口,在生理上有重要意义。作为上气道的咽腔,从后鼻孔至会厌,缺乏完整的骨性结构支撑,主要靠咽腔周围肌的收缩来调节咽腔大小。咽周围肌主要包括翼状肌、腭帆张肌、颏舌肌、颏舌骨肌和胸骨舌骨肌,这些肌肉的收缩倾向于引起咽腔的开放。与躯干骨骼肌相比,咽腔周围肌的肌纤维少,血供丰富,三磷酸腺苷利用率高,收缩迅速,但易疲劳松弛。由觉醒转入睡眠时,咽腔周围肌紧张性降低,加之平卧睡眠时,由于重力的关系更易引起舌根与软腭后移,咽腔相对狭小。这样在有咽壁增厚、扁桃体肥大、巨舌、下颌后缩、颈部受压及咽部气流减少(鼻塞、咽腔入口狭窄等引起)等病理因素存在时,使咽腔闭合的压力大于开放的压力,即可引起咽腔完全闭塞,引起睡眠呼吸暂停。

中枢或阻塞因素导致呼吸停止后,可因缺氧或加深的呼吸运动等因素唤醒患者,呼吸恢复后又可入睡。总之,SAHS的发病有多种因素参与,具体机制尚不完全清楚。

四、病理生理

SAHS患者睡眠时可反复发生低氧血症及高碳酸血症,pH下降失代偿。阻塞型睡眠呼吸暂停低通气综合征在发生咽腔闭塞时,可出现迷走性心动过缓,心率在 30～50 次/分,少数患者可出现严重的心动过缓伴 8～12 秒停搏,甚至发生猝死。通气恢复后心率加快,可达 90～120 次/分。另外,肥胖的阻塞型睡眠呼吸暂停低通气综合征患者由于胸腔负压增加,可引起胃食管反流。睡眠时反复的呼吸暂停及低通气,导致低氧血症和高碳酸血症,严重者可导致神经调节功能失衡,儿茶酚胺、肾素-血管紧张素、内皮缩血管肽分泌增加,内分泌功能紊乱及血流动力学等改变,造成组织器官缺血、缺氧,多系统多器官功能障碍。反复、急剧的低氧血症、高碳酸症和pH改变对机体可产生多方面的影响(图 8-1)。

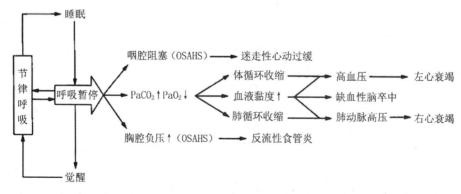

图 8-1　睡眠呼吸暂停低通气综合征的病理生理

反复出现的呼吸暂停伴随血氧饱和度下降,可导致频繁的觉醒,脑电图出现醒觉图形,表现为睡眠片断,睡眠结构紊乱,非快速眼动睡眠Ⅲ、Ⅳ期及快速眼动睡眠期等深睡状态减少或缺如,导致患者白天嗜睡、困倦,并引起脑功能障碍,可造成智力减低、记忆力下降、性格改变或行为异常等。

五、临床表现

中枢性与阻塞性睡眠呼吸暂停除因原发病不同而有不同的临床表现外,两型的临床表现也有不同(表8-2)。阻塞型睡眠呼吸暂停低通气综合征患者睡眠时常打鼾,鼾声大,打鼾与呼吸暂停交替出现,鼾声极不规则。多数患者呼吸暂停持续20~30秒,甚至达2~3分钟,每夜可发作数十至数百次。有些患者可发生憋醒,憋醒后常感心慌、胸闷或心前区不适。患者本人常不知睡眠时有打鼾和呼吸暂停,往往首先被同居室的人观察到。有的患者睡眠呼吸暂停窒息时间较长后,身体常翻动或四肢乱动或突然坐起。

表8-2 SAHS患者的临床特征

项目	体型	白天嗜睡	夜间觉醒	鼻鼾	性功能障碍
中枢性	正常	少见	多见	中等	轻微
阻塞性	多肥胖	多见	少见	很大	明显

由于夜间睡眠质量不好,患者睡后仍不解乏,因而白天常常嗜睡和困倦。严重的患者在吃饭、与人谈话和看电视时也经常打瞌睡;骑自行车时可因打瞌睡而摔倒受伤;职业为汽车司机的患者,开车时可因打瞌睡而招致车祸。患者由于夜间血压增高常有晨起头痛,张口呼吸而引起咽喉干燥等。CSAHS患者由于呼吸调控或神经肌肉功能障碍,可出现反复发作的呼吸衰竭和肺泡低通气综合征。

因低氧血症及唤醒反应可引起患者夜间血压增高。起床活动后恢复正常,以后进而发展为持续性高血压;部分患者可因肺动脉高压而导致右心室肥大、右心衰竭。

SAHS中有超过10%的患者合并有慢性阻塞性肺疾病,常常存在呼吸中枢和呼吸功能失调,临床上可反复出现呼吸困难,发绀,严重低氧和高碳酸血症等呼吸衰竭症状。甚至因呼吸暂停时间过长而发生急性呼吸衰竭。

反复低氧及睡眠结构的紊乱可引起脑功能障碍,可出现记忆力、定向力减退,精神症状以抑郁、焦虑,疑病为明显。部分患者会出现幻觉,性功能障碍或阳痿等。

六、诊断

根据病史、体征和入睡后观察15分钟以上可做出推测性诊断。临床上对SAHS的并发症如高血压、右心扩大、夜间心动过缓、心律失常、红细胞增多和憋醒、白天嗜睡等易于发现,但是,往往漏诊了引起上述改变的原发性原因SAHS的诊断,从而不能对SAHS进行合理的治疗,临床医师应当引起高度的重视。

确诊分型、病情轻重和疗效判断均需进行多导睡眠图(polysomnography,PSG)检查,睡眠时整夜监测记录脑电图、眼动图、肌电图、鼻和口腔气流、胸腹式呼吸、心电、脉搏血氧饱和度等。近年来,由于电子计算机及传感技术的进步,多导睡眠图还可以记录鼾音、pH及CPAP压力改变等,且全部材料均可由计算机储存记录和分析,PSG检查也也可携机回家,使检查在更自然的睡眠环境中进行。

在分型的基础上,应进一步明确病情的轻重程度。睡眠呼吸紊乱指数(AHI)在 5~20 者为轻度,AHI 在 21~50 者为中度,AHI 在 50 以上为重度。但临床上往往存在打鼾、白天嗜睡、困倦而 AHI<5 者,这类患者可能属于气道高阻力综合征。

在明确 SAHS 诊断及分型的基础上,还需进一步查明引起该病的病因。对于 OSAHS 患者,上气道 CT 断层扫描可测定咽腔的横截面积,X 线头颅、咽结构测量可显示气道的宽度、颅底的角度、下颌骨和甲状舌骨的位置,可为外科手术提供确切的依据。对于 CSAHS 患者,应进一步分析引起呼吸调节异常的环节。

多次小睡潜伏间(multiple sleep latency test,MSLT)检查可用于评估嗜睡的严重程度,并与其他嗜睡疾病相鉴别。

七、鉴别诊断

(一)原发性鼾症

有明显的鼾声,PSG 检查无气道阻力增加,无呼吸暂停和低通气,无低氧血症。

(二)上气道阻力综合征

气道阻力增加,PSG 检查反复出现 α 觉醒波,夜间觉醒超过 10 次/小时,睡眠连续性中断,有疲倦及白天嗜睡,可有或无明显鼾声。无呼吸暂停和低氧血症。

(三)发作性睡病

白天过度嗜睡,发作性猝倒,PSG 检查睡眠潜伏期<10 分钟,入睡后 20 分钟内有快速眼动时相出现,无呼吸暂停和低氧血症。MSLT 检查平均潜伏期<8 分钟,有家族史。

八、治疗

SAHS 治疗应根据其病因、类型、病情轻重而采用相应的治疗方法,治疗的主要目的是消除临床症状、减少并发症及降低死亡率。

(一)一般治疗

1.治疗原发病

治疗首先应考虑原发病的处理,CSAHS 患者如重症肌无力可给予溴吡斯的明等药治疗,膈肌瘫痪可行体外膈肌起搏;减肥可使 OSAHS 患者咽部脂肪沉积减少,增加咽腔的横截面积,患者体重减轻 10%,呼吸暂停次数减少近 50%;对于原发性甲状腺功能减退合并 OSAHS 患者予以补充甲状腺素治疗后,睡眠呼吸暂停可显著改善或完全消失;对肢端肥大症患者,手术切除垂体肿瘤或服用抑制生长激素的药物后,睡眠呼吸暂停也有不同程度的缓解;上呼吸道感染可给予抗生素治疗。总之,引起 SAHS 的原发病很多,对原发病的准确及时治疗,对 SAHS 症状的缓解具有重要的意义。

2.吸氧治疗

对 CSAHS 患者,吸氧治疗可消除或减少中枢性睡眠呼吸暂停,尤以在高原伴有低氧过度通气和酸中毒者适用。吸氧后可消除对呼吸控制通气不稳定性的影响、消除低氧血症对通气的抑制及低氧血症引起周期性呼吸的改变,因此低流量吸氧是治疗中枢性睡眠呼吸暂停有效的治疗方法。对 OSAHS 患者,单纯经鼻吸氧尽管可以暂时改善低氧症状,但抵消低氧对呼吸中枢的刺激,可延长呼吸暂停的时间。但是,如果对严重的 OSAHS 患者供氧加上持续气道正压通气(CPAP),则可明显减少呼吸暂停的次数,明显改善低氧血症。

3.其他

睡眠时应避免仰卧位,注意体位及枕头的高低,以维持上气道通畅为宜。睡前勿饱食、勿服安眠药,停止注射睾丸酮等。

(二)药物治疗

氨茶碱可兴奋呼吸中枢,对脑干损害引起的睡眠呼吸暂停可能有效。

(1)乙酰唑胺 125～250 mg,2～4 次/天,1～2 周,可增加颈动脉体活动,个别报道可减少中枢性睡眠呼吸暂停。

(2)甲羟孕酮 20 mg,每天 1～3 次/天,可兴奋呼吸中枢,对部分低通气及睡眠呼吸暂停者可增加通气、减少呼吸暂停次数,不良反应有性欲减退、体液潴留和经绝期后妇女撤药后月经可再来潮等,长期用药需要注意。

(3)普罗替林和氯丙咪嗪为抗抑郁药,对抑制快速眼动睡眠期有效,可减轻快速眼动睡眠时出现的呼吸暂停和低氧血症。氯丙咪嗪常用剂量每次 25 mg,1～2 次/天,普罗替林常用剂量 10～20 mg/d。本类药物经动物试验表明可提高颏舌肌活性,有助于上气道开放,服药后个别患者可发生口干、尿潴留、心律失常等不良反应,临床使用受到一定限制。

药物治疗主要是针对 CSAHS 患者,但 OSAHS 患者往往也有呼吸中枢障碍,故临床上药物治疗也有一定效果。

(三)机械治疗

1.经鼻持续气道正压通气(nasal continuous positive airway pressure,nCPAP)

其原理系使用一个空气泵,空气经滤过、湿化后经面罩与患者相连,输送的正压范围在 0.2～2 kPa(2～20 cmH$_2$O),一般压力维持在 1 kPa(10 cmH$_2$O)左右患者较易接受,压力太大时患者会感到发憋而不适应,近年来人工通气机已小型化、便携式,患者携机长期在家中应用,已获得较好的临床治疗效果。

(1)nCPAP 治疗能减少 CSAHS 患者的呼吸暂停,可明显改善 CSAHS 患者的症状和低氧血症,改善周期性呼吸和陈-施呼吸。原理在于改善上气道受体的反射作用,促进氧合作用和改善循环机制。据报道 CPAP 治疗能直接减少中枢睡眠呼吸暂停的频率或者通过改善心脏功能而间接地减少呼吸暂停。

(2)对中、重度 OSAHS 患者,经鼻持续气道内正压通气(nCPAP)是一个常用有效的治疗方法。在外科治疗前、后,减肥等尚未达到理想效果时,可给患者使用。由于一定正压的空气进入呼吸道,可使患者功能残气增加,减少上气道阻力,刺激上气道机械受体,增加咽腔周围肌张力,阻止睡眠时上气道塌陷,使患者保持上气道开放,如醒觉状态时一样的口径。CPAP 治疗的近期疗效表现为治疗后患者的呼吸暂停次数明显减少或消失,血氧饱和度上升,睡眠结构改善,减轻白天嗜睡症状,降低二氧化碳浓度,降低心率和肺动脉压。长期应用 nCPAP 治疗可降低红细胞比积和改善心射血分数,减轻气道周围软组织水肿,降低 OSAHS 的死亡率。治疗前、后必须用多导睡眠图监测对比,以调整到理想的正压水平并确定治疗效果。如患者感到鼻塞,用机前可适当用缩血管药或色甘酸滴鼻剂等滴鼻。

2.体外膈肌起搏

体外膈肌起搏可用于因膈肌瘫痪或疲劳而引起呼吸暂停的患者。

3.气道开放装置

如舌保留装置可阻止舌根后坠,鼻咽导管可保持咽腔通畅,畸齿校正装置可使下颌前移,扩大咽腔,但共同缺点是患者耐受差,同样可影响睡眠质量,限制了临床使用。

(四)手术治疗

1.悬腭垂软腭咽成形术(uvulopalatopharyngoplasty,UPPP)

此法经口摘除扁桃体,切除部分扁桃体的前后弓、部分软腭后缘及腭垂,增大口咽和鼻咽入口直径,以防止睡眠时的上气道阻塞。术前对患者的手术适应证不加选择,术后的有效率(呼吸暂停指数较术前减低至少达到50%者)约为50%。术后多导睡眠图复查无明显效果者,70%患者可主观感觉日间有所改善。

2.舌成形术

此法适用于巨舌、舌根后移、会厌过长或增厚患者,手术行中线舌根部分切除、会厌部分切除、会厌披裂黏膜部分切除,以打开下咽部中央通道,减少呼吸阻力,消除呼吸暂停。

3.气管造口术

对严重的OSAHS伴严重的低氧血症,导致昏迷、心力衰竭或心律失常的患者,实行气管切开保留导管术,是防止上气道阻塞、解除致命性窒息最有效的救命性措施;也可用于拟行咽成形术的严重OSAHS;严重肥胖患者未达到治疗效果前也可先行气管切开保留导管术救治生命,待其他治疗方法证明有效后再拔除气管导管。其主要缺点是长期保留导管会造成患者的心理负担,容易造成气管切口周围及下呼吸道的感染。

4.其他

如下颌骨前移术、鼻中隔矫正术、舌骨悬吊术等。

九、预后

轻症预后较好,重症可引起严重的心脑血管并发症,病死率较高,据报道,未经治疗的患者,8年内有37%死亡。有报道AHI>20者的病率明显高于AHI<20者。

(赵荣华)

第九章

肉芽肿性疾病

第一节　浆细胞肉芽肿

浆细胞肉芽肿是炎性假瘤的一种,是一种炎症性肉芽肿。

一、病因及病理

浆细胞肉芽肿发生原因不明,伴有明显感染症状的也有,但更多的是没有明显的临床炎症表现。考虑是浸润的浆细胞,淋巴细胞和组织细胞在炎症过程中有免疫反应与炎症的修复而形成的。以前根据瘤内所含细胞的种类及多少不同而又称为组织细胞瘤、黄色瘤、纤维黄色瘤和浆细胞瘤等。

二、临床表现

发病年龄 1～73 岁,平均 29.5 岁,比恶性肿瘤年轻,男女各半。日本发病年龄是 5～71 岁,平均 40.2 岁,男性 45 例,女性 19 例,男性明显的多。在肺的发生部位,左右没有明显差别。其症状有咳嗽、咳痰、发热、胸痛和咯血等,约半数患者有这些症状。另半数没有症状,多为体检发现。

胸片表现为边缘清晰的单发性均匀球状阴影的多,但也有与恶性肿块相似的毛刺和胸膜牵引征的,也有呈浸润样影的。肿块内也有钙化或空洞的。尚未见有胸腔积液报告的。

少见的也有,有学者报告 1 例 11 个月间发展为 2 cm 大小肿块。还有报告,6 个月间迅速长大且有血痰的,呈浸润影及广泛的患者,在部分切除后 1 个月或 5 年自然消退的也有。

三、实验室检查

血白细胞上升、血沉升高。CRP 阳性的患者只是少数。从免疫学检查看,淋巴细胞亚群,PHA 幼化率、NK 活性均无异常,只见 IL-2 水平低。

四、诊断

经支气管肺活检往往因标本小,难以诊断。因此,常需要开胸肺活检或胸腔镜下活检才行。

五、治疗

(一)轻中度患者

轻中度患者单独口服免疫抑制剂,首选烷化剂。

1.苯丁酸氮芥

苯丁酸氮芥对淋巴细胞有较高的选择性抑制作用,口服 3~6 mg/d,早饭前 1 小时或晚饭后 2 小时服用,持续至出现疗效后 1 周开始减量,这一过程需要 1~3 个月,总量为 350~500 mg。

2.硫唑嘌呤

硫唑嘌呤通常不作为首选用药,患者不能耐受苯丁酸氮芥或者单纯肾上腺皮质激素类药物不能控制病情时应用。口服 1~4 mg/(kg·d),连用 1~3 个月后改为维持量 0.5~2 mg/(kg·d)。

(二)中重度患者

中重度患者需要免疫抑制剂和肾上腺皮质激素类药物联合应用。

1.环磷酰胺

口服 1~2 mg/(kg·d),应用 3~6 个月。病情缓解后仍应维持治疗满 1 年,剂量递减,每 2~3 个月减 25 mg。

2.肾上腺皮质激素类药物

泼尼松口服 1~2 mg/(kg·d),见效后逐渐减量,至 6 个月时减至 10 mg/d。

3.维持治疗

维持治疗对环磷酰胺不能耐受的患者维持治疗可以改为硫唑嘌呤 2 mg/(kg·d)和泼尼松 5~10 mg/d联合应用,疗程 6~12 个月。

六、预后

尚未见恶性变的报告。

(李慎考)

第二节 肺嗜酸性肉芽肿

一、定义及概况

1953 年,Lichtenstein 把一组单核-巨噬细胞系统疾病包括骨嗜酸性粒细胞肉芽肿、汉-许-克病和累-赛病统一命名为组织细胞增多病 X,以 X 表示病因不明。这三种疾病的组织病理方面相同,主要为组织细胞浸润,而临床表现有很大差异。

肺嗜酸性肉芽肿又称之为原发性肺组织细胞增多症 X。如同时有骨病变或发展过程中出现骨病变,则不应列入原发性。故原发性肺组织细胞增多症 X 是指局限于肺部的病变,多发生在 20~40 岁,为成人型。

二、病因

此病的病因不明,但可能与下列因素有关,在诊断上要给予注意。研究认为,约有 93.4% 患者吸烟,因此认为该病与吸烟关系密切;此外可能与感染、免疫反应有关。

三、病理

病肺大体标本可见不规则结节播散于肺的周边,呈灰白色或黄色,直径<20 mm,结节剖面有空腔形成。

显微镜下肺组织随病变程度而异。早期肉芽肿为细胞性,以组织细胞、巨噬细胞、嗜酸性粒细胞和淋巴细胞,沿肺泡间隔浸润蔓延,呈星状肉芽肿,主要局限在支气管周围,管壁增厚;进而因闭塞性细支气管炎导致开放性的支气管显著减少。肺泡腔内也填充了大量的组织细胞,巨噬细胞和淋巴细胞,类似脱屑性间质肺炎的表现。其中,具有诊断特征的细胞是含有细致皱褶或锯齿状核仁的嗜酸性胞质的粒细胞。

肺血管呈不同程度的肉芽肿反应,轻者仅表现为少量的内膜增殖,严重明显的病灶浸润,可引起小动静脉闭塞,使开放的血管腔广泛丢失,肺组织坏死,囊性改变,继而发生肺心病。

肺嗜酸性肉芽肿的炎症和纤维化的不同时期,均可出现大量的星状结节,纤维化牵缩引起的肺气肿和蜂窝肿,星状瘢痕具有诊断意义。

电镜可见组织细胞呈网球拍样的 X 小体,X 小体并非肺嗜酸性肉芽肿的特异表现。但是,结合临床症状与病理特征的综合分析,有助于嗜酸性肉芽肿的诊断。

四、临床表现

本病好发于 20~40 岁年龄的人,男性多于女性(男女比为 5:1)。但也有老年人原发性肺组织细胞增多症 X 的报告。常见的胸部症状为:咳嗽、咳脓性痰和气急,可伴有咯血,14%的患者可发生自发性气胸。晚期有呼吸困难、发绀、肺动脉高压、肺心病体征,偶有杵状指、全身症状有发热、消瘦和乏力等。

五、诊断

(一)X 射线改变

X 射线改变典型表现为两肺弥漫分布的网状阴影(82%),结节阴影(76%),空腔阴影(55%)。早期在炎症细胞浸润期可表现绒毛状阴影;中期两肺弥漫性结节性或网状结节性阴影,病变以两肺的上、中野为明显,两侧肋膈角很少受累,病变可以一侧肺或双肺。晚期两肺呈粗大的条索状阴影,有明显的囊泡形成,最后变为"蜂窝肺",偶尔表现为肺不张,伴有空洞的结节或肿块,可并发胸腔积液或肺门淋巴结肿大。

(二)CT 及高分辨 CT

CT 片比 X 射线片更能显示空腔及小结节阴影,而其为肺嗜酸性肉芽肿主要及特征性表现,具有较大的诊断价值。高分辨 CT 的结果还反映了组织病理学改变,肺组织细胞增多病 X 的特征是不同病变期的囊性和结节性改变同时存在,与平片相比,高分辨 CT 能证实 5 mm 以下的结节更有价值,胸片因叠加效应呈现网状结节或气肿样改变,而高分辨 CT 呈现囊状阴影。

(三)肺功能

病变早期,肺容量缩小,弥散功能降低,肺顺应性降低。晚期病变,囊性纤维化,蜂窝肺发生,可出现阻塞性通气功能障碍。

六、鉴别诊断

(一)肺结节病

本病应首先与具有弥漫性结节类型的肺结节病相鉴别,其相似处较多,两者的呼吸道症状与全身症状都十分轻微或无症状,往往于体格检查拍胸部 X 线片时发现,发展比较缓慢,早期两者都有自行缓解或痊愈的可能。两者虽为弥漫性阴影,但肺体积都不缩小。本病胸部 X 线片阴影分布较均匀,结节病以中上肺病变明显,且绝大多数伴两侧对称性肺门淋巴结肿大,其他脏器常同时受累。实验室检查有血清清蛋白、球蛋白倒置、γ 球蛋白升高、血管紧张素转换酶阳性,如有皮肤和表浅淋巴结受累,活检即可诊断。而前者病变局限于肺部,没有阳性实验结果,必须依靠支气管肺泡灌洗或肺活检才能确诊。

(二)特发性肺间质纤维化

虽然两者都为局限性肺部病变,但临床症状与预后迥然不同。两者虽有弥漫性阴影,但前者早期为小点、片状阴影混杂,分布比较均匀,纤维化程度较轻,肺体积无明显缩小,而特发性肺间质纤维化阴影首先出现在中下肺野外带,病变集中在中下肺,使下肺缩小,肺门下降并向纵隔靠拢,病变持续加重,晚期形成蜂窝肺,肺体积明显缩小,膈肌上抬。此外,临床症状也有巨大差别,前者症状轻微,有自愈倾向;而后者持续恶化,自起病早期即出现进行性加重的运动性呼吸困难,可出现杵状指,肺部常听到细撕裂音。皮质激素类药物虽有一定疗效,也多限于临床症状的好转,两者实验室检查皆无阳性改变,故诊断都依靠肺活检。

(三)慢性外源性过敏性肺泡炎

慢性外源性过敏性肺泡炎是由于长期小量有机尘埃的吸入刺激所引起,此病往往仅有轻微咳嗽,于劳动后出现轻微的呼吸困难,少数无呼吸道症状,并无急性期的典型症状,脱离接触尘埃抗原后,于数月内呼吸道症状逐渐消退,因此常不引起患者重视,胸部 X 线检查可见散在的弥漫性结节阴影,分布较均匀,两者有不少相似之处,但后者必须有长期接触变应原的历史,再次接触病情可复发。

(四)弥漫性肺泡细胞癌

此病早期症状很轻微,随病情发展出现咳嗽、呼吸困难,并逐渐加重不能缓解,少数患者咳大量白色泡沫痰,每天多达 200 mL。胸部 X 线片阴影早期可发生在一侧肺,然后逐渐向对侧发展。而原发性肺组织细胞增多症 X 线片开始即为对称性阴影,胸部 X 线片阴影虽增多,但呼吸道症状仍十分轻微。肺泡细胞癌痰中可找到癌细胞,两者均可通过肺泡灌洗找到癌细胞或组织细胞(X 细胞),必要时需经肺活检。

七、治疗

本病治疗较好的药物为皮质激素类药物,早期应用可取得良好的效果。泼尼松常规用量基本与特发性肺间质纤维化相似,开始 30 mg/d,可以顿服,或分 3 次口服。视病情及胸部 X 线片阴影吸收的情况,可逐渐减量,其维持量在 7.5 mg/d 左右,疗程 1~2 年。通过治疗,特别早期病变,应用激素后,可促使肺部病变吸收,防止肺间质纤维化。但病变的中、晚期疗效并不理想。对激素治疗无效后,应用青霉胺可使部分患者呼吸功能及其症状得以改善。雷公藤有抗炎及免疫抑制作用,部分患者也可应用。胸腺浸出液对伴有免疫功能低下者有效。在疾病进展期也有部分患者应用细胞毒药物,如环磷酰胺、苯丁酸氮芥。局部病灶放射治疗可延缓病情。

此病多数预后良好,其中有部分患者不经任何治疗即能自行缓解。经过治疗部分患者可获得痊愈,部分患者可吸收好转,治疗可防止病情继续恶化。也有部分患者逐渐向弥漫性肺间质纤维化发展致呼吸衰竭,最后死于呼衰。

(李慎考)

第三节　Wegener 肉芽肿

Wegener 肉芽肿(Wegener granulomatosis,WG)是一种原因不明、累及全身多个系统的坏死性、肉芽肿性血管炎,属自身免疫性疾病,主要侵犯上、下呼吸道和肾脏。WG 通常以鼻黏膜和肺组织的局灶性肉芽肿性炎症为开始,继而进展为血管的弥漫性坏死性肉芽肿性炎症。临床常表现为鼻和鼻窦炎、肺部病变和进行性肾衰竭。可累及关节、眼、皮肤,也可侵及眼、心脏、神经系统等。WG 分为局限型和危重型,局限型常见,病变只限于上、下呼吸道,预后好。但实际上许多患者在其疾病过程中,终将累及到肾脏。危重型可表现为系统性血管炎,肾组织病理呈坏死性新月体肾小球肾炎,肺毛细血管炎及其伴随的临床综合征,多因急性肾衰竭而死亡。

一、流行病学

1931 年,有学者报道了 1 例以脉管炎和肉芽肿为病理特征,以破坏性鼻窦炎、多发肺胀肿和尿毒症为主要临床表现的病理,并命名为"结节性周围动脉炎的边界型"。1934－1935 年间,有学者先后观察到 3 例临床过程疑是感染中毒性疾病、病变累及上呼吸道、肺脏和肾脏等多个器官的患者。1936 年 9 月,德国病理学会第 29 届会议上,有学者详细报告了这 3 例患者的病理特征,命名为"广泛性感染中毒性血管病"。1947 年,有学者描述了结节性周围动脉炎中这种特殊类型患者的病理学改变,并首次命名为"Wegener 肉芽肿"。1948 年,有学者将 Wegener 肉芽肿从结节性周围动脉炎中分离出来,确认 Wegener 肉芽肿是一个独立的疾病。1954 年,有学者报道了 7 例 Wegener 肉芽肿,在复习公开报道的 22 例患者基础上,提出了诊断本病的三联征:呼吸道坏死性肉芽肿、广泛分布的局灶性坏死性血管炎、坏死和肉芽肿病变的肾小球肾炎。

该病从儿童到老年人均可发病,年龄范围 5～91 岁,但 30～50 岁是本病的高发年龄,平均年龄为 41 岁。男性略多于女性,男女比为 1.6∶1.0。平均发病率为 0.4/10 万,未经治疗的 WG 病死率高达 90%,经激素和免疫抑制剂治疗后,WG 的预后明显改善。

二、病因

WG 病因至今未明,目前认为 WG 的发病可能与下列因素有关。

(一)遗传因素

有研究表明 WG 患者人类白细胞抗原(HLA)-B50 和 B55,以及 DR1、DR2、DR4、DR8、DR9 和 DQ7 表达的频率明显增加,而 HLA-DR3、DR6、DR13 和 DRB1-13 表达的频率减少。遗传因素可能与 WG 有一定关系。

(二)感染因素

有学者发现,63% 的 WG 患者鼻腔内长期携带金黄色葡萄球菌,而且携带金黄色葡萄球菌的患者 WG 复发率明显高于鼻腔金黄色葡萄球菌阴性的患者。但由于不能直接在病变部位找到病原体,认为感染因素在 WG 发病中的作用不是直接病因,可能是 WG 发病的促发因素。

(三)免疫因素

多数 WG 患者的自身免疫抗体中抗中性粒细胞胞质抗体(ANCA)阳性,且糖皮质激素类药物和细胞毒性药物等免疫抑制剂治疗有效,因而认为该病的发生与免疫功能紊乱有关。

三、发病机制

WG 可能的发病机制如下:感染或其他原因等因素激活淋巴细胞释放淋巴因子,如肿瘤坏死因子(肿瘤坏死因子)、白细胞介素(IL)-1、IL-2、IL-8 和干扰素(IFN)等,淋巴因子作用于中性粒细胞,使中性粒细胞内的蛋白酶 3 和髓过氧化物酶(MPO)等转移到细胞表面。

诱导机体产生抗体(ANCA):①ANCA 活化中性粒细胞,使后者释放蛋白酶 3 和 MPO 及其他氧自由基。蛋白酶 3 能降解细胞外基质蛋白,如弹性蛋白、纤连蛋白、Ⅵ型胶原、层连蛋白等;MPO 可以催化过氧化氢(H_2O_2),产生超氧阴离子。上述过程循环放大,最终结果是损伤血管内皮,引起血管炎。②血管内皮细胞在特定条件下,也可合成蛋白酶 3,ANCA 直接与内皮细胞结合,导致内皮细胞功能失调或溶解。③活化中性粒细胞表面的抗原蛋白酶 3 和 MPO 等带有阳电荷,可吸附于带有阴电荷的血管内皮如肾小球基底膜。ANCA 与蛋白酶 3 结合后,一方面可在肾脏局部形成免疫复合物,激活补体,引起组织损伤;另一方面促进溶酶体酶释放,对细胞本身广泛溶解引起严重而持久的损伤。④ANCA 可抑制对活化中性粒细胞释放毒性产物的中和反应,加重细胞损害。

四、病理

典型 WG 受累器官的基本病理学改变有三种:①小、中等口径动静脉的坏死性血管炎;②坏死性肉芽肿;③炎症细胞浸润。炎症细胞以中性粒细胞、淋巴细胞和单核细胞为主,嗜酸性粒细胞较少。炎症细胞浸润最常见,见于所有患者;坏死性血管炎或肉芽肿见于 90%～95% 的患者。不同的患者中,三种病理学改变可以呈现不同组合,即可以表现为其中任两种病理学改变或三种病理学改变同时存在。

(一)上呼吸道

病变可以侵犯鼻、鼻旁窦、喉、咽、口腔和耳,眼眶也可受累。病变初期为鼻旁窦黏膜增厚、鼻甲肥大和鼻旁窦软组织增生,随病情发展,可以出现坏死性溃疡和骨质破坏,少数患者鼻中隔穿孔。病理学改变可见血管炎、肉芽肿或炎症细胞浸润。

(二)支气管和肺

病变可以侵犯支气管壁、支气管黏膜,也可以侵犯肺实质。可见 WG 的三种基本病理学改变中两种或三种病理学改变同时存在。

(三)肾脏

肾脏的主要病理变化是局灶性、坏死性和节段性肾小球肾炎,呈急进性、新月体形成肾小球肾炎改变。肉芽肿少见。

五、临床表现

WG 可累及多个系统,起病可急可缓,临床表现呈多样性。典型的 WG 有三联征:上呼吸道、下呼吸道和肾脏病变。

（一）一般症状

病初症状包括发热、疲劳、抑郁、食欲缺乏、体重下降、关节痛、盗汗、尿色改变和虚弱。其中，发热最常见。

（二）上呼吸道症状

大部分患者以上呼吸道病变为首发症状。通常表现是持续地流清涕或脓涕，且不断加重。有时有上呼吸道的阻塞和疼痛症状，也可伴有鼻黏膜溃疡和结痂，鼻出血、唾液中带血丝。严重者可出现鼻中隔穿孔，鼻骨破坏，出现鞍鼻。咽鼓管的阻塞能引发中耳炎，导致听力减退或听力丧失。部分患者可因声门下狭窄出现声音嘶哑及呼吸喘鸣。

（三）下呼吸道症状

肺部受累是 WG 基本特征之一。50％的患者在起病时即有肺部表现，80％以上的患者将在整个病程中出现肺部病变。

胸闷、气短、咳嗽、咯血及胸闷、胸痛是最常见的症状，可出现胸腔积液及肺内阴影。约1/3的患者肺部影像学检查有肺内阴影，但无临床症状。严重者可发生弥漫性肺泡出血，出现呼吸困难和呼吸衰竭。查体可有叩诊浊音、呼吸音减低及湿啰音等体征。

（四）肾脏损害

大部分患者有肾脏病变，出现蛋白尿，红、白细胞及管型尿，严重者伴有高血压和肾病综合征，导致肾衰竭，是 WG 的重要死因之一。无肾脏受累者称为局限型 WG，应警惕部分患者在起病时无肾脏病变，随病情进展可逐渐发展至肾小球肾炎。

（五）眼部受累

眼受累的最高比例可至50％以上，约15％的患者为首发症状。WG 可累及眼的任何区域，表现为眼球突出、视神经及眼肌损伤、结膜炎、角膜溃疡、巩膜外层炎、虹膜炎、视网膜血管炎和视力障碍等。

（六）皮肤黏膜表现

多数患者有皮肤黏膜损伤，表现为下肢可触性紫癜、多形红斑、斑疹、瘀点（斑）、丘疹、皮下结节、坏死性溃疡形成及表浅皮肤糜烂等。皮肤紫癜最为常见。

（七）神经系统表现

很少有 WG 患者以神经系统病变为首发症状。约1/3的患者在病程中出现神经系统病变。以外周神经病变为常见，多发性单神经炎是主要的病变类型，临床表现为对称性的末梢神经病变。肌电图及神经传导检查有助于外周神经病变的诊断。少部分患者出现癫痫或精神异常。

（八）关节病变

关节病变在 WG 中较为常见，发病时约30％的患者有关节病变，约70％患者病程中可有关节受累。多数表现为关节疼痛及肌痛，1/3的患者可出现对称性或非对称性及游走性关节炎（可为单关节或多关节的肿胀和疼痛）。

（九）其他

WG 也可累及心脏而出现心包炎、心肌炎。胃肠道受累时可出现腹痛、腹泻及消化道出血；罕见患者以急性胰腺炎为首发症状。尸检时可发现脾脏受损（包括坏死、血管炎及肉芽肿形成）。泌尿生殖系统（不包括肾脏），如膀胱炎、睾丸炎和附睾炎等受累较少见。

六、实验室和其他检查

(一)影像学检查

上呼吸道影像学检查可见鼻旁窦黏膜增厚、鼻旁窦骨质破坏等改变。胸部影像学表现多种多样,典型的 WG 表现为两肺多发、大小不等的结节状影,以两下肺多见。肺结节大小多在 2～10 cm 之间,多分布在支气管血管周围,结节外缘不规则,有时在结节与肺门之间可见"滋养血管"影、长毛刺征和胸膜牵拉征。约 50％的患者可以发现有厚壁空洞,洞壁内缘不规则,极少有液平面和钙化。少部分患者可见弥漫性粟粒样表现或弥漫性磨玻璃影。

(二)肺功能检查

因为支气管内膜受累及瘢痕形成,55％以上的患者在肺功能检测时可出现阻塞性通气功能障碍,另有 30％～40％的患者可出现限制性通气功能障碍及弥散功能障碍。

(三)纤维支气管镜检查

纤维支气管镜检查主要是用于发现气道内病变,包括声门下狭窄和溃疡性气管-支气管炎。由于 WG 病变分布常为局灶性,而且纤维支气管镜下经支气管肺活检所获组织标本量小,因此肺活检意义有限。

(四)组织活检

活体组织病理学检查是诊断 WG 的主要措施。WG 的主要组织学特点是血管炎、肉芽肿和坏死。其典型的血管炎改变为累及小、中动脉的坏死性或肉芽肿型血管炎;有时有血管阻塞或血管腔内血栓形成;少见的表现有小动脉、静脉、毛细血管中性粒细胞浸润和管壁破坏。上呼吸道活体组织病理学检查创伤性相对较小,常作为首选,但阳性率较低:具有血管炎和肉芽肿 2 项病变者 21％～23％,具有血管炎、肉芽肿和坏死 3 项病变者 16％。肺活体组织病理学检查室诊断 WG 阳性率较高。纤维支气管镜下经支气管肺活体组织病理学检查虽然创伤小,但阳性率仅 7％左右;开胸肺活检阳性率可达 91％,其缺点是创伤性较大;电视辅助胸腔镜外科肺活检也可获得较高阳性率。肾脏活检主要用于除外其他肾脏疾病。肾脏活检主要病变为 80％的患者呈节段性坏死性肾小球炎,仅 8％的患者可以发现血管炎改变。皮肤活检可见到三种病理学改变,即坏死性血管炎或白细胞碎片性血管炎、坏死性肉芽肿及肉芽肿性血管炎。

(五)血液检查

少数患者红细胞和血红蛋白降低,白细胞和血小板计数增多。活动性 WG 患者可见血沉增快、C 反应蛋白增高,抗核抗体和类风湿因子阳性。所有这些改变都没有特异性。肾脏受累导致肾功能受损时,血肌酐、尿素氮升高,并可以发生水、电解质紊乱和酸碱平衡失调。

(六)尿常规检查

所有 WG 患者都应进行尿液检查,以期发现肾脏受损情况。肾脏受累时可以有蛋白尿和/或镜下血尿、细胞管型等。

七、诊断

对有典型上、下呼吸道和肾脏受损的"三联征"患者,诊断并不困难。如只有一个或两个部位累及时,常易误诊或漏诊。WG 的诊断时间平均为 5～15 个月。有报道显示 40％的诊断是在不到 3 个月的时间里得出的,10％可长达 5～15 年才被确诊。WG 早期诊断至关重要。无症状患者可通过血清学检查 ANCA 及鼻旁窦和肺脏的影像学检查有助于诊断。皮肤、上呼吸道、肺及肾脏活检可提供诊断依据,病理显示纤维蛋白变性、血管壁有中性粒细胞浸润、局灶性坏死性血管炎,上、下呼吸道有坏死性肉芽肿形成,以及肾脏病理为局灶性、节段性、新月体性、坏死性肾小球肾炎,免疫荧光检测无或很少免疫球蛋白及补体沉积。必要时,可进行胸腔镜或开胸活检以提供诊断的病理依据。

八、鉴别诊断

WG 主要与以下几种疾病鉴别。

(一)显微镜下多血管炎(MPA)

1993 年以前将显微镜下多血管炎作为韦格纳肉芽肿的一个亚型,现认为显微镜下多血管炎为一独立的系统性血管炎,是一种主要累及小血管的系统性坏死性血管炎,可侵犯肾脏、皮肤和肺等脏器的小动脉、微动脉、毛细血管和小静脉。常表现为坏死性肾小球肾炎和肺毛细血管炎。累及肾脏时出现蛋白尿、镜下血尿和红细胞管型。ANCA 阳性是 MPA 的重要诊断依据,60%~80%为 p-ANCA 阳性,胸部 X 射线检查在早期可发现无特征性肺部浸润影或小片状浸润影,中晚期可出现肺间质纤维化。

(二)变应性肉芽肿性血管炎[Churg-Strauss 综合征(CSS)]

变应性肉芽肿性血管炎常有重度哮喘;肺和肺外脏器有中小动脉、静脉炎及坏死性肉芽肿;外周血嗜酸性粒细胞增高。WG 与 CSS 均可累及上呼吸道,但 WG 常有上呼吸道溃疡,胸片显示肺内有结节、空洞形成,CSS 则不多见。WG 病灶中很少有嗜酸性粒细胞浸润,周围血嗜酸性粒细胞增高不明显,也无哮喘发作。

(三)淋巴瘤样肉芽肿病

淋巴瘤样肉芽肿病系多形细胞浸润性血管炎和血管中心性坏死性肉芽肿病,病变浸润细胞多为小淋巴细胞、浆细胞、组织细胞等,主要累及肺、皮肤、神经系统及肾间质,不侵犯上呼吸道。

(四)肺出血-肾炎综合征

肺出血-肾炎综合征以肺出血和急进性肾小球肾炎为特征的综合征,常有抗肾小球基底膜抗体阳性,并由此引致弥漫性肺泡出血及肾小球肾炎综合征,临床突出表现为发热、咳嗽、咯血及肾炎改变,一般无其他血管炎征象。常缺乏上呼吸道病变,肾病理可见基底膜有免疫复合物沉积。

(五)复发性多软骨炎

复发性多软骨炎以软骨受累为主要表现,临床表现可有鼻塌陷、听力障碍和气管狭窄等,一般均有耳郭受累,而无鼻旁窦受累。实验检查 ANCA 阴性,抗 Ⅱ 型胶原抗体阳性有助诊断。

九、治疗

未经治疗的 WG 患者的预后很差,90%以上的患者在 2 年内死亡,死因通常是呼吸衰竭和/或肾衰竭。早期诊断、早期治疗,对预后有明显改善。通常治疗可分为 3 期,即诱导缓解、维持缓解及控制复发。循证医学(EBM)显示糖皮质激素类药物+环磷酰胺(CTX)联合治疗有显著疗效,特别是累及肾脏及具有严重呼吸系统疾病的患者,应作为首选治疗方案。

(一)糖皮质激素类药物

活动期时泼尼松 $1.0\sim1.5$ mg/(kg·d),用 4~6 周或病情缓解后减量并以小剂量维持。对严重患者如中枢神经系统血管炎、弥漫性肺泡出血、进行性肾衰竭,可冲击疗法;甲泼尼龙 1.0 g/d,3 天;第 4 天改口服泼尼松 $1.0\sim1.5$ mg/(kg·d),然后根据病情逐渐减量。

(二)免疫抑制剂

1.环磷酰胺

环磷酰胺为首选免疫抑制剂,每天口服 CTX 1.5～2 mg/kg,也可用 CTX 200 mg,隔天1次。病情平稳时可用 1 mg/kg 维持。严重患者可给予 CTX 1.0 g 冲击治疗,每 3～4 周 1 次,同时给予每天口服 CTX 100 mg。可使用 1 年或数年,撤药后患者可长期缓解。用药期间注意观察不良反应,如骨髓抑制等。研究显示,CTX 能显著改善 WG 患者的生存期,但不能完全控制肾脏等器官损害的进展。

2.硫唑嘌呤

硫唑嘌呤有抗炎和免疫抑制双重作用,有时可替代 CTX。用量为 1～4 mg/(kg·d),总量不超过 200 mg/d。需根据病情及个体差异而定。用药期间应监测不良反应。

3.甲氨蝶呤(MTX)

MTX 一般用量为 10～25 mg,1 周 1 次,口服、肌内注射或静脉注射疗效相同,如 CTX 不能控制可合并使用 MTX。

4.环孢素(CsA)

CsA 作用机制为抑制 IL-2 合成,抑制 T 细胞活化。常用剂量为 3～5 mg/(kg·d),但免疫抑制作用也较弱。

(三)其他治疗

1.复方磺胺甲噁唑片

对于病变局限于上呼吸道及用泼尼松和 CTX 控制病情者,可用复方磺胺甲噁唑片进行抗感染治疗(2～6 片/天),能预防复发,延长生存时间。特别具有预防卡氏肺囊虫感染作用。

2.生物制剂

新近研究发现肿瘤坏死因子-α 受体阻滞剂与泼尼松和/或 CTX 联合治疗能增加疗效,减少后者的毒副作用;有报道,对泼尼松和 CTX 治疗无效的患者可试用肿瘤坏死因子-α 受体阻滞剂,能收到理想的疗效。

3.血浆置换

对活动期或危重型患者,可用血浆置换治疗作为临时治疗。但需与激素及其他免疫抑制剂合用。

4.透析治疗

急性期患者如出现肾衰竭时需要透析治疗。

5.外科治疗

对于声门下狭窄、支气管狭窄等患者可以考虑外科治疗。

十、预后

WG 通过药物治疗,尤其是糖皮质激素类药物加 CTX 联合治疗,以及严密的随诊,能诱导和维持长期的缓解。以往,未经治疗的 WG 平均生存期是 5 个月,82％的患者 1 年内死亡,90％多的患者两年内死亡。目前,大部分患者在正确治疗下能维持长期缓解。影响预后的主要因素是难以控制的感染和不可逆的肾脏损害。早期诊断、早期治疗,力争在肾功能损害之前给予积极治疗,可明显改善预后。

(李慎考)

第十章

肺循环障碍性疾病

第一节　肺动静脉瘘

一、病因和分类

肺血管之间的异常交通可见于先天或后天获得性疾病,可表现为动脉到静脉(如甲状腺转移癌),动脉到动脉(如慢性局部缺血或感染引起的支气管动脉到肺动脉的分流)或静脉到静脉(如晚期肺气肿合并的支气管静脉到肺静脉的分流)的异常交通。肺动静脉瘘是肺动脉与肺静脉之间的直接交通,也可为先天性或后天性获得性疾病,两者临床表现和治疗原则类似。

先天性肺动静脉瘘是胚胎时期肺循环内形成的一支或多支肺动脉与肺静脉的异常交通。如皮肤、黏膜和其他器官的遗传性出血性毛细血管扩张症,称为 Tendu-Osler-Weber 病,为常染色体显性遗传。

肺动静脉瘘与其他部位的血管瘤相似,常呈囊状扩张。主要包括两种成分,分别为内皮细胞连接的血管腔和起支持作用的结缔组织基质,也可有少量平滑肌。由于血管内压力较低,周围基质也不多,囊壁较薄,类似静脉壁。囊腔内可有血栓形成致细菌性动脉内膜炎,但不影响周围肺组织,不引起肺不张、支气管扩张或肺炎。其中 1/3 为多发性,常位于肺下叶近胸膜脏层,少数发生在肺实质深处。

二、临床表现

其临床表现与肺动静脉瘘的大小、数量、对气体交换影响和有无并发症有关。大多数小的无并发症的肺动静脉瘘患者无症状,直到常规胸部 X 线检查或因其他疾病做胸部影像学检查时,才被发现。约一半患者主诉呼吸困难,其原因可能是大量来自肺动脉的混合静脉血未经氧合即进入了肺静脉,引起动脉血氧分压大幅度降低,刺激呼吸中枢末梢化学感受器引起。另一些常见症状是囊腔破裂出血引起的系列表现,可发生在既往无症状的患者中。症状和体征以囊腔破裂部位和出血程度而异。囊腔破向支气管时表现为咯血,囊腔破向胸膜腔则引起血胸。大量的咯血或血胸可因血容量大量丢失或影响呼吸功能引起休克、严重呼吸困难,甚至死亡。半数患者表现鼻出血,常合并遗传性出血性毛细血管扩张症。这些患者还可有上消化道出血、脑卒中、脑脓肿或癫痫发作等表现。30%患者可表现为神经症状,如头痛、耳鸣、头晕、复视和感觉异常,甚至偏瘫。

体检发现主要为肺动脉动静脉瘘本身的体征和并发症的表现。1/3患者有黏膜皮下毛细血管扩张,表现为面部、前胸、大腿红色圆形散在或集聚的血管痣性血管扩张。呼吸困难患者常有发绀和杵状指。肺动静脉瘘本身特有的体征是心脏杂音并随呼吸而变化,表现为吸气时杂音增强,呼气时减弱。这是因为流经肺动静脉瘘的肺血流吸气时增加,呼气时减少所致。这一体征在关闭声门用力吸气时(Muller法)明显增强,用力呼气时(Valsalva法)明显减弱甚至消失。但是偶尔可出现非典型杂音,表现为呼气增强或在心脏舒张期听到。

三、辅助检查

对诊断有重要意义的辅助检查是影像学,但较小的肺动静脉瘘胸部X线片可正常。典型的肺动静脉瘘表现为圆或椭圆形、密度均匀一致周边光滑的单个或葡萄状阴影,少于5%的肺动静脉瘘可有钙化点。断层和CT或MRI扫描有帮助诊断瘘囊与肺门血管的关系,可见到流入和流出血管与肺门血管相连。透视可证明瘘囊的波动性质,特别在透视中做Muller法和Valsalva法时,瘘囊的波动会更加明显。对诊断困难者可进行肺血管造影,并可据其判断瘘囊的数量和大小。反复和大量咯血的患者可有红细胞减少,无咯血且有分流明显增加的患者可有低氧血症,而且不随吸纯氧相应升高。

四、诊断和鉴别诊断

当患者有气急、杵状指、红细胞增多、低氧血症难以吸纯氧纠正、局部胸壁听到连续性杂音,而且随Muller法和Valsalva法明显改变时,应怀疑本病。应及时做胸部影像学检查明确诊断。但部分支气管扩张、结核、肉芽肿疾病、孤立性肺结节或转移性肺癌影像学表现可与本病类似。杂音近心脏时,还应与先天性心脏病和心脏瓣膜病鉴别。红细胞计数明显增多时,应与红细胞增多症鉴别,但肺动静脉瘘白细胞和血小板计数正常,无脾大。鉴别困难时,应进行肺动脉造影以明确诊断。

五、治疗

手术是肺动静脉瘘的最有效疗法。有明显发绀、红细胞增多、咯血或病变迅速增大时应考虑手术。根据病变范围,可采取与病灶有一定距离的楔形、肺段或肺叶切除手术。同时尽可能多保留肺组织,因为附近的肺组织是正常的。然而,多达1/3的患者有多处病灶,术后可能复发。为提高手术根治率,术前应常规肺动脉造影,全面了解肺动静脉瘘的数量和波及范围,以便手术时彻底切除。

(李 正)

第二节 慢性肺源性心脏病

慢性肺源性心脏病(简称慢性肺心病)是由慢性支气管肺疾病、胸廓疾病或肺血管疾病引起肺循环阻力增加、肺动脉高压,进而引起右心室肥厚、扩大,甚至发生右心衰竭的心脏病。由先天性心脏病和左心疾病引起的右心室肥厚、扩大或右心衰竭不属于肺源性心脏病。本节主要论述继发于慢性支气管肺疾病(特别是慢性阻塞性肺疾病)的慢性肺源性心脏病。

本病是我国的常见病、多发病,根据 20 世纪 70 年代全国各省、市、自治区 40 岁以上 5 254 822 人群的抽样调查表明,本病的患病率为 0.46%。1992 年,在北京、湖北、辽宁农村抽样调查 102 230 人,慢性肺源性心脏病患病率为 0.44%,占≥15 岁人群的 0.67%。一般特征为寒冷地区较温暖地区患病率为高;高原地区较平原地区患病率为高;农村较城市患病率为高;吸烟者较不吸烟者患病率为高。患者年龄多在 40 岁以上,患病率随着年龄增长而增高。急性发作以冬、春季多见,急性呼吸道感染常为急性发作的诱因。

一、病因

按原发病变发生部位一般可分为四大类。

(一)慢性支气管、肺疾病

该病最常见。我国慢性肺源性心脏病中继发于慢性阻塞性肺疾病者占 80% 以上。其他,如支气管哮喘、重症肺结核、支气管扩张、间质性肺疾病等晚期也可继发慢性肺源性心脏病。

(二)严重的胸廓畸形

如严重的脊椎后、侧凸,脊椎结核,类风湿性脊柱炎,广泛胸膜增厚粘连和胸廓成形术后造成的严重的胸廓或脊柱畸形等,可引起胸廓运动受限、肺组织受压、支气管扭曲或变形,气道引流不畅,或引起肺纤维化、肺不张、肺气肿等,最终引起慢性肺源性心脏病。

(三)肺血管疾病

原发性肺动脉高压、广泛或反复发作的多发性肺小动脉栓塞和肺小动脉炎及原发性肺动脉血栓形成等,均可引起肺血管阻力增加、肺动脉高压和右心室负荷加重,最终发展成肺源性心脏病。

(四)其他

神经肌肉疾病,如脊髓灰质炎、肌营养不良和肥胖通气不良综合征等,可导致肺泡通气不足,引起缺氧,使肺血管收缩、肺血管阻力增加,形成肺动脉高压,最终发展成肺源性心脏病。近年来发现,睡眠呼吸暂停低通气综合征也是引起慢性肺源性心脏病的重要原因。

二、病理

(一)肺部基础疾病病变

尽管导致慢性肺源性心脏病的病因多种多样,但我国慢性肺源性心脏病的基础疾病大多数为慢支和阻塞肺气肿及其并发的慢性阻塞性肺疾病。

(二)肺血管病变

在继发于慢性阻塞性肺疾病的慢性肺源性心脏病常可观察到以下几点。

1.肺血管构型重建

由慢性缺氧引起,是发生慢性缺氧性肺动脉高压最重要的原因。主要见肺动脉内膜增厚,内膜弹力纤维增多,内膜下出现纵行肌束,弹力纤维和胶原纤维性基质增多,使血管变硬,阻力增加;中膜平滑肌细胞增生、肥大,导致中膜肥大;<60 μm 的无肌层肺小动脉出现明显的肌层。

2.肺小动脉炎症

长期反复发作的慢性阻塞性肺疾病慢性气道炎症,可累及邻近肺小动脉,引起血管炎,管壁增厚、管腔狭窄或纤维化,甚至完全闭塞。

3.肺泡壁毛细血管床破坏和减少

肺气肿病变使肺泡间隔断裂,肺泡融合,造成肺泡壁内的毛细血管毁损,毛细血管床减小,当减损超过70％时肺循环阻力增大。

4.肺血管床受压迫

肺气肿时肺泡含气量过多,肺广泛纤维化时瘢痕组织收缩,均可压迫肺血管使其变形、扭曲。

5.部分慢性肺源性心脏病急性发作期

患者存在多发性肺微小动脉原位血栓形成,引起肺血管阻力增加,加重肺动脉高压。

(三)心脏病变

慢性肺源性心脏病时,心脏的主要病变表现为心脏重量增加,右心肥大,右心室肌肉增厚,心室腔扩大,肺动脉圆锥膨隆,心尖圆钝。光镜下观察,常见心肌纤维呈不同程度的肥大性变化,表现为心肌纤维增粗,核大深染,呈不规则形、方形或长方形。心肌纤维出现灶性肌浆溶解、灶性心肌纤维坏死或纤维化,心肌间质水肿,炎细胞浸润,房室束纤维化,小片状脂肪浸润,小血管扩张,传导束纤维减少。急性病变还可见到广泛的心肌组织水肿、充血、灶性或点状出血、多发性坏死灶。电镜下可见心肌细胞线粒体肿胀、内质网扩张、肌节溶解或长短不一,糖原减少或消失等。

三、发病机制

多种支气管肺组织和胸廓疾病导致肺源性心脏病的发病机制虽然不完全相同,但共同点是这些疾病均可造成患者呼吸系统功能和结构的明显改变,发生反复的气道感染和低氧血症,导致一系列体液因子和肺血管的变化,使肺血管阻力增加,肺动脉血管构型重建,产生肺动脉高压。肺动脉高压使右心室负荷加重,再加上其他因素共同作用,最终引起右心室扩大、肥大,甚至发生右心衰竭。

(一)肺动脉高压

肺动脉高压(pulmonary hypertension,PH)指肺动脉压升高,静息状态下肺动脉平均压>3.3 kPa(25 mmHg),运动状态下>4.0 kPa(30 mmHg)。目前多将肺动脉高压分为5类。①动脉型肺动脉高压:如特发性肺动脉高压和家族性肺动脉高压。②左心疾病相关肺动脉高压:由主要累及左心房和左心室的心脏疾病、二尖瓣及主动脉瓣疾病所致。③呼吸系统疾病和/或缺氧相关的肺动脉高压:包括慢性阻塞性肺疾病、间质性肺病、睡眠呼吸障碍等。④慢性血栓和/或栓塞性疾病所引起的肺动脉高压。⑤其他疾病所致肺动脉高压:如结节病和组织细胞增多症等。

由慢性阻塞性肺疾病等慢性呼吸系统疾病所致的肺动脉高压,其主要发病机制包括以下几点。

1.肺血管功能性改变

慢性阻塞性肺疾病和其他慢性呼吸系统疾病发展到一定阶段,可以出现肺泡低氧和动脉血低氧血症。肺泡气氧分压(PaO_2)下降可引起局部肺血管收缩和支气管舒张,以利于调整通气/血流比例,并保证肺静脉血的氧合作用,这是机体的一种正常保护性反应。但长期缺氧引起肺血管持续收缩,即可导致肺血管病理性改变,产生肺动脉高压。这是目前研究最为广泛而深入的机制,主要可概括为以下几个方面。

(1)体液因素:正常时,肺循环是一个低阻、低压系统,低度的肺动脉张力是由多种收缩血管物质和舒张血管物质共同维持的。缺氧可以使肺组织中多种生物活性物质的含量发生变化,其中包括具有收缩血管作用物质,如内皮素、组胺、5-羟色胺(5-HT)、血管紧张素Ⅱ(AT-Ⅱ)、白三烯、血栓素(TXA_2)、前列腺素 F_2(PGF_2),也包括具有舒张血管作用的物质,如一氧化氮、前列环素 I_2(PGI_2)及前列腺素 E_1(PGE_1)等。肺血管对低氧的收缩反应是上述多种物质共同变化的结果。缺氧使收缩血管物质与舒张血管物质之间正常的比例发生改变,收缩血管物质的作用占优势,从而导致肺血管收缩。

(2)神经因素:缺氧和高碳酸血症可刺激颈动脉窦和主动脉体化学感受器,反射性地引起交感神经兴奋,儿茶酚胺分泌增加,使肺动脉收缩。缺氧后存在肺血管肾上腺素能受体失衡,使肺血管的收缩占优势,也有助于肺动脉高压的形成。

(3)缺氧对肺血管的直接作用:缺氧可直接使肺血管平滑肌膜对 Ca^{2+} 的通透性增高,使 Ca^{2+} 内流增加,肌肉兴奋-收缩偶联效应增强,引起肺血管收缩。

2.肺血管器质性改变

慢性缺氧除了可以引起肺动脉收缩外,还可以导致肺血管构型重建,其具体机制尚不清楚,可能涉及肺脏内、外多种生长因子表达的改变及由此产生的一系列生物学变化,如血小板衍生生长因子、胰岛素样生长因子、表皮生长因子等。其他各种伴随慢性胸肺疾病而产生的肺血管病理学改变也都可以参与肺动脉高压的发病。

3.血液黏稠度增加和血容量增多

慢性阻塞性肺疾病严重者可出现长期慢性缺氧,促红细胞生长素分泌增加,导致继发性红细胞生成增多,血液黏滞性增高,使肺血流阻力增高。缺氧可使醛固酮增加,使水、钠潴留;缺氧使肾小动脉收缩,肾血流减少也加重水、钠潴留,血容量增多。慢性阻塞性肺疾病患者还存在肺毛细血管床面积减少和肺血管顺应性下降等因素,血管容积的代偿性扩大明显受限,因而肺血流量增加时,可引起肺动脉高压。

(二)右心功能的改变

慢性胸肺疾病影响右心功能的机制主要为肺动脉高压引起右心后负荷增加,右心室后负荷增加后,右心室壁张力增加,心肌耗氧量增加。此外,右心冠状动脉阻力增加,右心室心肌血流减少,心肌供氧量减少;还有,低氧血症和呼吸道反复感染时的细菌毒素对心肌可以产生直接损害。这些因素长期作用,最终造成右心室肥大、扩大。当呼吸道发生感染、缺氧加重或其他原因使肺动脉压进一步增高而超过右心室所能负担者时,右心室排血量就不完全,收缩末期存留的残余血液过多,使右心室舒张末期压增高,右心室扩张加重,最后导致右心衰竭。

(三)其他重要器官的损害

各种慢性肺胸疾病所导致的缺氧、高碳酸血症和酸碱平衡紊乱除影响心脏外,尚可使其他重要器官如脑、肝、肾、胃肠及内分泌系统、血液系统等发生病变,引起多个器官的功能损害。

四、临床表现

本病发展缓慢,临床上除原有肺、胸疾病的各种症状和体征外,主要是逐步出现的肺、心功能不全及其他器官受损的征象,往往表现为急性发作期与缓解期交替出现,肺、心功能不全也随之进一步恶化,急性发作次数愈多,肺、心功能损害也愈重。下面按其功能代偿期与失代偿期分别加以阐述。

(一)肺、心功能代偿期

1.症状

表现肺、胸基础疾病的症状,如慢性阻塞性肺疾病患者可有咳嗽、咳痰、气促,活动后可有心悸、呼吸困难、乏力和劳动耐力下降。急性感染可使上述症状加重。

2.体征

除可见肺、胸疾病的体征外,尚可见肺动脉高压和右心室扩大的体征,如 $P_2 > A_2$,三尖瓣区出现收缩期杂音,剑突下心脏搏动增强。部分患者因肺气肿使胸腔内压升高,阻碍腔静脉回流,可有颈静脉充盈,呼气期尤为明显,吸气期充盈减轻;此期肝下界下移是由膈肌下降所致,不要误认为是右心衰竭的表现。

(二)肺、心功能失代偿期

1.呼吸衰竭

(1)症状:呼吸困难加重,夜间为甚,常有头痛、失眠、食欲下降,但白天嗜睡,甚至出现表情淡漠、神志恍惚、谵妄等肺性脑病的表现。

(2)体征:明显发绀,球结膜充血、水肿,严重时可有视网膜血管扩张、视盘水肿等颅内压升高的表现。腱反射减弱或消失,出现病理反射。因高碳酸血症可出现周围血管扩张的表现,如皮肤潮红、多汗。

2.右心衰竭

(1)症状:除肺、胸疾病的症状更明显外,尚可见心悸、食欲下降、腹胀、恶心等右心衰竭的表现。

(2)体征:发绀更明显、颈静脉曲张、心率加快,可出现心律失常,剑突下可闻及收缩期杂音,甚至出现舒张期杂音。肝大且有压痛,肝颈静脉回流征阳性,下肢水肿,重者可有腹水。

五、实验室和辅助检查

(一)X 线检查

除有肺、胸基础疾病及急性肺部感染的特征外,尚有肺动脉高压和右心增大征象,包括右下肺动脉干增宽,肺动脉段凸出,心尖圆隆、上翘等(图 10-1)。

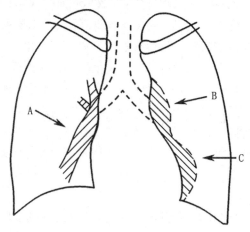

图 10-1　慢性肺源性心脏病 X 线正位胸片
A.右下肺动脉干增宽;B.肺动脉段凸出;C.心尖圆隆、上翘

(二)心电图检查

心电图对肺源性心脏病诊断的阳性率为 60.1%～88.2%。典型慢性肺源性心脏病的心电图

可见电轴右偏，顺钟向转位，肺型 P 波，V_1 导联上 QRS 波群呈 qR，$V_5 R/S < 1$，$R_{v1} + S_{v5} > 1.05$ mV。

(三)超声心动图检查

诊断符合率为 60.6%～87%，较心电图和 X 线检查的敏感性高。典型表现为出现肺动脉高压征象，右心房增大，右心室肥大、增大。

(四)心向量图检查

阳性率可达 80%～95%，较心电图敏感，主要表现为右心增大图形。

(五)动脉血气分析

用以判断有无缺氧、CO_2 潴留和酸碱平衡紊乱及其严重程度，对于指导肺源性心脏病急性发作期的治疗具有重要意义。

(六)血液检查

血液流变学检查可了解红细胞变形性等变化；凝血功能检查有助于了解有无血液高凝状态；血电解质测定可了解电解质紊乱；血常规检查可见红细胞、血红蛋白升高，合并感染时，白细胞计数总数升高，中性粒细胞计数升高。

六、诊断与鉴别诊断

根据患者有严重慢性阻塞性肺疾病或其他胸肺疾病史，并有 $P_2 > A_2$、剑突下心音增强、颈静脉曲张、肝大及压痛、肝颈静脉反流征阳性、下肢水肿及体静脉压升高等肺动脉高压、右心室增大或右心功能不全的表现，结合心电图、胸部 X 线、超声心动图、心电向量图有肺动脉高压和右心室肥大、扩大的征象，可以做出诊断。

肺源性心脏病应与以下疾病进行鉴别。

(一)冠状动脉粥样硬化性心脏病(冠心病)

冠心病患者可发生全心力衰竭，并出现肝大、下肢水肿及发绀，这些表现均与肺源性心脏病相似，且肺源性心脏病患者心电图 $V_1 \sim V_3$ 可呈 QS 型，酷似心肌梗死的心电图改变，故两者易于混淆。但冠心病患者多有心绞痛或心肌梗死病史，心脏增大主要为左心室大，心尖区可闻及收缩期杂音。X 线检查显示心左缘向左下扩大。心电图显示缺血型 S-T、T 图形，或出现异常 Q 波。冠心病出现心律失常者多为持久性；而肺源性心脏病患者出现的心律失常多为短期性，随着呼吸衰竭和右心衰竭的好转心律失常可以好转或消失，有助于两者的鉴别。值得注意的是，由于肺源性心脏病和冠心病都多发于老年人，两者伴发存在于同一患者临床并非少见，使诊断和鉴别诊断十分困难。应详细询问病史，认真进行体格检查，结合有关的心、肺功能检查，加以鉴别。

(二)原发性心肌病

原发性心肌病右心衰竭引起肝大、肝颈静脉反流征阳性、下肢水肿和腹水，与肺源性心脏病相似。尤其是伴有呼吸道感染者，可出现咳嗽、咳痰、肺部啰音、明显的呼吸困难及发绀，容易误诊为肺源性心脏病。但原发性心肌病多见于中青年，无明显慢性呼吸道疾病史，无明显肺气肿体征，无突出的肺动脉高压征，心电图无明显顺时针向转位及电轴右偏，而以心肌广泛损害多见。心脏大多呈普遍性增大。超声心动图检查可见各心室腔明显增大，室间隔和左心室后壁运动幅度减低，可予以鉴别。

(三)风湿性心脏病

慢性肺源性心脏病时右心室肥大,心脏呈顺时针向转位,三尖瓣左移,可出现由三尖瓣相对狭窄和相对性关闭不全引起的舒张中期杂音和/或收缩期杂音,有时可酷似风湿性二尖瓣狭窄并关闭不全时的双期杂音,仅凭心脏听诊进行鉴别较为困难。但风湿性心脏病多见于青少年,有风湿活动史,X线片表现为左心房扩大为主。其他瓣膜如主动脉瓣常有病变。而慢性肺源性心脏病好发于 40 岁以上患者,常有慢性肺、胸疾病史和右心室肥大体征,X线检查左心房不大。心电图在Ⅱ、Ⅲ、aVF 导联上常出现肺型 P 波。心脏彩超检查可明确诊断。

(四)发绀型先天性心脏病

这类患者常有右心增大、肺动脉高压及发绀等表现,有时可与慢性肺源性心脏病相混淆。先天性心脏病患者多于儿童和青年时发病,但也有少数到老年时才出现比较明显的临床表现;体检无肺气肿体征;心脏听诊可闻及特征性杂音。对诊断有疑问者应行心脏彩超检查,对个别鉴别诊断特别困难者可行心导管及心脏造影检查。

七、治疗

(一)肺、心功能代偿期

采用中西医结合的综合措施,增强患者的免疫功能,延缓肺、胸基础疾病的进展,去除急性发作的诱发因素,减少或避免急性加重期的发生,希望使肺、心功能得到部分恢复。

(二)肺、心功能失代偿期

治疗原则为积极控制感染,通畅气道,改善呼吸功能,纠正缺氧与二氧化碳潴留,控制呼吸衰竭和心力衰竭,处理并发症。

1.呼吸衰竭的治疗

参考痰细菌培养及药物敏感试验,选择有效的抗生素,控制支气管、肺部感染;在没有细菌学培养结果前,可先进行经验性治疗。使用支气管舒张药和祛痰药,吸痰、通畅呼吸道。合理给氧以纠正缺氧,积极纠正二氧化碳潴留。纠正酸碱失衡及电解质紊乱。

2.右心衰竭的治疗

对慢性肺源性心脏病出现右心衰竭的患者,一般经过氧疗、控制呼吸道感染、改善呼吸功能、纠正低氧和解除二氧化碳潴留后,心力衰竭症状可减轻或消失,患者尿量增多,水肿消退,肿大的肝缩小、压痛消失,不需常规使用利尿药和强心剂。病情较重者或上述治疗无效者,可酌情选用利尿药和强心剂。

(1)利尿药:通过抑制肾脏钠、水重吸收而增加尿量,消除水肿,减少循环血容量,减轻右心前负荷,纠正右心衰竭。但是利尿药使用过多、利尿过猛,对慢性肺源性心脏病患者也有其不利的一面。主要有以下几方面:①大量利尿后可以使痰液变黏稠、不易咳出。②可导致低钾、低钠、低氯等电解质紊乱。③可使血液黏滞性进一步升高。因此,其使用原则为小剂量、联合使用排钾和保钾利尿药,疗程宜短,间歇用药。一般可用氢氯噻嗪(双氢克尿塞)25 mg,每天 1~3 次,联合螺内酯 40 mg,每天 1~2 次。重度而急需行利尿的患者可用呋塞米 20 mg,肌内注射或口服,使用过程中注意补充钾盐和其他电解质。

(2)强心剂:对使用洋地黄治疗肺源性心脏病右心衰竭的评价不一,主要是因为肺源性心脏病缺氧而使得心脏对洋地黄的敏感性增高,易致中毒,甚至猝死。因此,对肺源性心脏病右心衰竭使用洋地黄应持慎重态度。然而,对肺源性心脏病右心衰竭一概反对使用洋地黄也是不合适的。在下列情况仍应考虑使用洋地黄:①感染已控制,呼吸功能已改善,经利尿药治疗右心功能仍未能改善者。②合并室上性快速心律失常,如室上性心动过速、心房颤动(心室率>100 次/分)者。③以右心衰竭为主要表现而无明显急性感染的患者。④合并急性左心衰竭者。其用药原则是选用作用快、排泄快的强心剂,小剂量(常规剂量的 1/2～1/3)给药,常用毛花苷 C 0.2～0.4 mg 或毒毛旋子苷 K 0.125～0.25 mg 加到葡萄糖液 20 mL 内缓慢静脉注射。应注意纠正低氧和低钾血症,不宜依据心率快慢作为观察疗效的指标,因为低氧和低钾血症均可引起心率增快。

3.血管扩张药

从理论上推测,血管扩张药可使肺动脉扩张,降低肺动脉高压,以减轻右心负荷,改善右心功能,但实际应用效果并不理想。而且,许多血管扩张药在降低肺动脉压的同时也能引起体循环动脉血压下降,导致冠状动脉血流减少等不良效应。此外,肺血管扩张后常可影响肺内通气/血流的比例,加重低氧血症。临床试用过的药物很多,如硝酸甘油、酚妥拉明、硝苯地平、卡托普利等,疗效均不确实。近年来新开发的治疗肺动脉高压的药物包括前列环素(依前列醇)、内皮素受体拮抗剂(波生坦)、磷酸二酯酶抑制剂(西地那非)等,对特发性肺动脉高压等具有一定临床疗效,但对继发于慢性阻塞性肺疾病等支气管肺疾病的肺动脉高压无效。

(三)并发症的治疗

慢性肺源性心脏病除肺脏和心脏功能严重损伤外,全身其他器官均可受累及,出现多种并发症,须及时发现并积极治疗,方可降低病死率。

1.肺性脑病

肺性脑病是由于呼吸衰竭所致缺氧、二氧化碳潴留而引起精神障碍和神经系统症状的一种综合征。但必须除外脑动脉硬化、严重电解质紊乱、单纯性碱中毒、感染中毒性脑病等。肺性脑病是慢性肺源性心脏病死亡的首要原因,应积极防治。对于不准备实施机械通气的患者应特别注意慎用镇静剂,以免导致严重呼吸抑制,危及患者生命。

2.酸碱失衡及电解质紊乱

慢性肺源性心脏病出现呼吸衰竭时,由于缺氧和二氧化碳潴留,当机体发挥最大限度代偿能力仍不能保持体内酸碱平衡时,可发生各种不同类型的酸碱失衡及电解质紊乱,使呼吸衰竭、心力衰竭、心律失常等更为恶化,对治疗及预后皆有重要意义。应进行监测,及时采取治疗措施。

3.心律失常

心律失常多表现为房性期前收缩及阵发性室上性心动过速,其中以紊乱性房性心动过速最具特征性。也可有心房扑动及心房颤动。少数患者由于急性严重心肌缺氧,可出现心室颤动致使心搏骤停。应注意与洋地黄中毒等引起的心律失常相鉴别。一般的心律失常经过控制呼吸道感染,纠正缺氧、二氧化碳潴留、酸碱失衡及电解质紊乱,可自行消失;如持续存在,可根据心律失常的类型选用药物。

4.休克

慢性肺源性心脏病休克并不多见,一旦发生,预后不良。发生原因有严重感染、失血(多由上消化道出血所致)和严重心力衰竭或心律失常。

八、预后

继发于慢性阻塞性肺疾病等支气管、肺疾病的慢性肺源性心脏病常由于慢性阻塞性肺疾病等的反复急性发作而反复加重。虽然每次发作经积极治疗多数可以缓解,但对患者肺、心和全身重要脏器都会造成严重打击;随着心肺功能的损害逐渐加重,远期多数预后不良。积极治疗虽然不能从根本上逆转慢性肺源性心脏病的自然病程,但可在一定程度上延缓病情进展,从而延长患者寿命,提高患者生活质量。

九、预防

由于慢性肺源性心脏病是各种原发肺、胸疾病发展至晚期的并发症,病变已很难逆转,故做好预防工作对于降低肺源性心脏病死亡率非常重要。主要是积极防治引起本病的慢性阻塞性肺疾病等慢性支气管肺疾病。

(赵金花)

第三节 急性肺源性心脏病

一、定义及概况

急性肺源性心脏病(简称急性肺心病)是指主要来自静脉系统或右心的栓子进入肺循环,引起肺动脉主干或其分支的广泛栓塞,并伴发广泛肺动脉痉挛,使肺循环受阻,肺动脉压急剧升高,超越右心所能负荷的范围,从而引起右心室急剧扩张和急性右心衰竭。大块肺动脉栓塞尚可引起猝死。其中肺血栓栓塞症(pulmonary thromboemboIism,PTE)是最常见的一种。

二、病因

急性肺源性心脏病病因较多,最常见于急性大面积肺梗死,而严重肺动脉血栓栓塞是最常见原因,栓子的主要来源有周围静脉栓塞,常见栓子来源有髂外静脉、股静脉、深股静脉、腘静脉,其次为生殖腺静脉(卵巢或睾丸静脉)、子宫静脉、盆腔静脉丛、大隐静脉等,以下肢深部静脉栓塞和盆腔静脉血栓形成或血栓性静脉炎的血栓脱落为常见。久病或手术后长期卧床、静脉曲张、右心衰竭、静脉内插管、红细胞增多症、血小板增多症、抗凝血酶的缺乏等引起的高凝状态所致血流淤滞,静脉炎后等致静脉管壁损伤均易致血栓形成。盆腔炎、腹部手术、分娩为促进局部静脉血栓形成与血栓性静脉炎的重要因素。肺、胰腺、消化道和生殖系统的肿瘤易合并肺血栓。这与肿瘤细胞产生激活凝血系统的物质(组织蛋白,组织蛋白酶)有关。其次右心血栓可导致急性肺源性心脏病,血栓可来自右心房,如长期心房颤动,右心房的附壁血栓脱落;来自右心室,如心肌梗死波及到右心室心内膜下引起附壁血栓脱落时;还有心内膜炎时肺动脉瓣或三尖瓣的赘生物脱落引起肺动脉栓塞。此外,空气栓塞也占一定比例,为心血管手术、肾周空气造影、人工气腹等,因操作不当,空气进入右心腔或静脉所致的气栓。空气栓塞为目前造成非血栓肺栓塞的常见原因。还有癌栓、脂肪栓塞及其他(如细菌性心内膜炎、动脉内膜炎、化脓性静脉炎后的菌栓;分娩时羊水栓塞;急性寄生虫病有大量成虫或虫卵进入肺循环引起的广泛的肺动脉栓塞)。口服避孕药也是导致肺动脉栓塞的危险因素。

三、病理

常见肺血栓栓塞症(PTE)病理表现为大块栓子或多个栓子阻塞在肺总动脉,骑跨在左、右肺动脉分叉处或分别阻塞左、右肺动脉。有时栓子向右心室延伸至阻塞部分肺动脉瓣。右心室扩大,其心肌及左心室心肌,尤其是心内膜下心肌,可能因休克或冠状动脉反射性痉挛引起严重缺氧而常有灶性坏死。PTE 可以是单发的,但多发或双侧性的栓塞更为常见,其成因可能是血栓反复脱落或新鲜血栓在通过心腔或进入肺动脉后由于机械和/或纤溶作用,破碎成多个较小的血栓。常见表现为下肺多于上肺,特别好发于右下叶肺,达 85%,这与血流及引力有关。若纤溶机制不能完全溶解血栓,24 小时后栓子的表面即逐渐为内皮样细胞被覆,2~3 周后牢固贴于动脉壁,血管重建。早期栓子退缩,血流再通的冲刷作用,覆盖于栓子表面的纤维素、血小板凝集物及溶栓过程,都可以产生新栓子进一步栓塞小的血管分支。栓子是否引起肺梗死由受累血管大小、栓塞范围、支气管动脉供给血流的能力及阻塞区通气适当与否决定。肺梗死多发生在下叶,尤其在肋膈角附近,常呈楔形,其底部在肺表面略高于周围的正常肺组织,呈红色。梗死区肺表面活性物质减少可导致肺不张。胸膜表面常见渗出,产生血性或浆液性胸腔渗液,1/3 为血性。存活者梗死处的坏死组织逐渐被吸收,最后形成瘢痕。

脂肪栓塞多见于严重创伤或骨折后,尤其是长骨(如股骨干骨折)或骨盆多发性骨折、严重挫伤、挤压伤造成脂肪组织大面积损伤及骨髓碎片或脂肪颗粒进入静脉血流,经过右心进入肺微小动脉或毛细血管所致。除脂肪滴机械阻塞外,尚存在继发性化学炎症反应机制。栓塞部位的中性脂肪在被激活的脂肪酶的作用下,释放出活性游离脂肪酸,刺激局部肺间质,发生生物化学性炎症反应,损伤毛细血管和肺泡,引起肺组织水肿、缺血、缺氧、出血甚至肺不张,严重者发生急性呼吸窘迫综合征。

羊水栓塞主要见于分娩过程中。在某些病理因素作用下,羊水中的胎儿产物如胎粪、鳞状上皮、毛发、胎脂、黏液等,通过有缺陷的子宫肌层或胎盘附着部位的静脉窦、破裂的宫颈内膜静脉,进入母体循环所致。胎盘早剥、胎膜破裂及早破水为此提供了通路。使用过量催产药物后宫内高压为羊水进入血液循环提供了条件。羊水栓塞引起肺栓塞不完全是羊水中的有形成分引起的机械阻塞,而羊水入血后激发的一系列炎症、血管活性物质释放和过敏样反应可能是最重要的机制。

空气栓塞是内科穿刺等治疗和外科手术的严重并发症之一,少数可由外伤引起。空气栓塞又分为动脉型和静脉型两种。动脉型空气栓塞主要是由于空气进入左心房、左心室和周围动脉系统而引起的栓塞;静脉型空气栓塞主要是由于空气进入周围静脉、右心和肺动脉系统,经血液搅拌为泡沫状,严重阻碍右心室及肺动脉血流,可造成急性右心衰竭,甚至死亡,少量气泡可通过肺小动脉、毛细血管或肺内动静脉吻合支进入体循环,到达心脏、脑、肾等。

四、病理生理

(一)常见表现

血栓运行到肺部对肺循环影响的大小,视血管阻塞的部位、面积、肺循环原有的储备能力及肺血管痉挛的程度而定。一般小的栓塞对血液循环影响不大,血栓机化后,阻塞的肺动脉可再通。当两侧的肺动脉主要分支被巨大的血栓阻塞及血栓表面的血小板崩解释放体液因子如组胺、5-羟色胺、多种前列腺素、血栓素 A_2 等进入肺循环,可引起广泛肺细小动脉痉挛。可引起呼吸的病理生理改变：①肺泡无效腔增大，当某一支动脉被血栓完全阻塞时，无灌注的肺泡不能进行有效的气体交换，故肺泡无效腔(VD/VT)增大。②V/Q 比例失调，出现肺萎陷、不张和梗死区域，如有残存血流，可形成低 V/Q 区。通气血流比例失调是形成低氧血症的主要原因。③通气受限，较大的栓塞可引起反射性支气管痉挛，同时 5-羟色胺、组胺和缓激肽等也促使气道收缩，均可引起气腔及支气管痉挛，可加重呼吸困难。当支气管肺泡明显收缩时，可产生高碳酸血症，进一步造成肺毛细血管阻滞。④肺泡表面活性物质减少，肺泡可变形及塌陷，出现充血性肺不张，及局限肺水肿，可导致肺萎陷，肺顺应性下降；同时可引起血管漏出增加，产生局部或弥漫性肺水肿和不张，导致通气和弥散功能进一步下降。在临床上可出现咯血及严重缺氧。⑤肺内右向左分流，通气功能障碍、肺不张及严重的肺动脉高压引起的动静脉短路开放，引起肺内右向左分流。⑥胸膜受累，栓塞部位临近胸膜时，可引起胸腔积液，积液多为渗出性，也可为血性。

当大量的小栓子同时发生肺小动脉栓塞造成肺循环横截面积阻塞超过一半时，可使肺动脉压急剧升高。因右心室无法排出从体循环回流的血液，随即发生右心室扩张与右心衰竭。此外，由于左心回心血量锐减，左心室输出量突然降低，体循环动脉压下降，可发生不同程度的休克。

(二)非典型表现

发生 PTE 后，由于血管堵塞及缩血管物质释放，引起肺血管床的减少，使肺毛细血管血流阻力增加，其中最主要的是机械阻塞作用。阻力增加和缺氧可引起肺动脉高压，约 70% 的 PTE 患者肺动脉平均压(mPAP)＞2.7 kPa(20 mmHg)，常为 3.3～4.0 kPa(25～30 mmHg)。右心室充盈压增加，心脏指数下降；肺血管床被阻塞 50%～70% 时，出现持续的严重肺动脉高压；阻塞达 85% 时，出现所谓断流现象，可致猝死。

肺动脉高压导致右心室后负荷增加，右心室壁张力增高，心排血量下降，体循环淤血，出现急性肺源性心脏病；右心室扩大，右心室充盈压升高，室间隔左移，加之受到心包的限制，可引起左心室充盈下降，导致体循环压减低，严重时可出现休克；主动脉内低血压和右心房压升高，使冠状动脉灌注压下降，心肌血流减少，特别是右心室内膜下心肌处于低灌注状态，加之急性肺栓塞时心肌耗氧增加，可致心肌缺血诱发心绞痛。

新鲜血栓上面覆盖有多量的血小板及凝血酶，栓子在肺血管树内移动时，引起血小板活化并脱颗粒，释放各种血管活性物质，如 5-羟色胺、血栓素 A_2(TXA_2)等，这些介质具有收缩肺血管作用，使肺动脉压力增高和血管通透性改变，它们还可以刺激肺的各种神经受体，包括肺泡壁上的 J 受体和气道的刺激受体，从而引起胸闷。

五、临床表现

(一)常见症状和体征

1.症状

发生大块栓塞或多发性梗死时，患者起病急骤，常突然发生不明原因呼吸困难、气促、发绀、剧烈咳嗽、窒息感、心悸和咯血。其中呼吸困难严重且持续时间长，呼吸困难的特征是浅而速，呼吸频率为 40～50 次/分。咯血常为小量咯血，每次数口到 20～30 mL。大咯血少见。重者有烦躁不安、神志障碍、惊恐甚至濒死感。发作时因有脑供血不足，可伴有昏厥(也可为 PTE 的唯一或首发症状)。

病变累及胸膜时，因栓塞部位附近的胸膜有纤维素性炎症，可出现剧烈胸膜炎性胸痛并放射至肩部，与呼吸有关，据此可判断肺栓塞的部位。

临床上有时出现所谓肺梗死三联征,即同时出现呼吸困难、胸痛及咯血,但仅见不足 30％ 的患者。

肺梗死后综合征:一般肺血栓后 5～15 天可出现类似心肌梗死后综合征,如有心包炎、发热、胸骨后疼痛、胸膜炎、白细胞计数增多及血沉快等。

2.体征

(1)肺部体征:常见呼吸急促,肤色苍白或发绀,肺大块梗死区域因肺不张、心力衰竭、肺泡表面活性物质丧失致毛细血管渗透性改变,因此常可闻及细湿啰音。神经反射及介质作用可引起小支气管的痉挛、间质水肿等,使肺部出现哮鸣音。叩诊浊音,呼吸音减弱,或有哮鸣音和/或细湿性音,如肺梗死病变累及胸膜可闻及胸膜摩擦音或有胸腔积液体征。偶在肺部听到一连续或收缩期血管杂音,且吸气期增强,是因血流通过狭窄的栓塞部位引起湍流所致,也可发生于栓子开始溶解时。

(2)心脏体征:心动过速往往是肺栓塞的唯一及持续的体征。大块肺栓塞患者,右心负荷剧增,心浊音向右扩大,心底部肺动脉段浊音可增宽,可伴明显搏动,肺动脉瓣区第二音亢进及分裂,有响亮收缩期喷射性杂音伴震颤,可有舒张期杂音及奔马律,吸气时增强,若用 Valsalva 方法检查时,即减轻或消失。当有心排血量急骤下降时,肺动脉压也下降,肺动脉第二音可不亢进。脉细速,血压低或测不到,心率加快,心前区奔马律、阵发性心动过速、心房扑动或颤动等心律失常。

(二)非典型表现

1.心搏骤停

老年人急性肺源性心脏病可出现心搏骤停。

2.症状不典型

无咯血胸痛,仅表现为胸闷与气短。

3.其他体征

可伴发热,早期可有高热,低热持续 1 周或 1 周以上。右心衰竭时,颈静脉曲张,肝大并有疼痛及压痛。急性期下肢水肿多不明显。如有横膈胸膜炎或充血性脏器肿大时可伴有急性腹痛。

六、实验室检查

(一)血浆 D-二聚体测定

血浆 D-二聚体的快速测定对血栓栓塞性疾病具有早期诊断价值,能够反映疾病的发展变化、严重程度,了解血栓形成过程,估计抗凝、溶栓治疗效果和预后。血浆 D-二聚体诊断肺血栓栓塞症的敏感度高达 92％～100％,但特异度较低,仅 40％～43％。血浆 D-二聚体＜500 $\mu g/L$ 时提示无肺栓塞存在。但病程长又无新的血栓形成时,血浆 D-二聚体可不高;外伤、手术、心血管病、肿瘤、炎症、高龄等因素可使其升高,故血浆 D-二聚体测定最好用于疑似肺血栓栓塞症而不合并急性全身疾病的患者,应当结合其他临床资料综合分析。

(二)动脉血气分析

常表现低氧血症,低碳酸血症,PaO_2 平均为 8.3 kPa(62 mmHg),原有心肺疾病的患者肺栓塞时 PaO_2 更低,但 PaO_2 无特异性,无低氧血症也不能排除肺栓塞。部分患者的血气结果可以正常。

七、器械检查

(一)心电图检查

1.常见心电图表现

心电图检查主要表现为急性右心室扩张和肺动脉高压,典型的心电图表现:①电轴显著右偏,极度顺钟向转位,右束支传导阻滞。②Ⅰ、aVL导联上S波加深,Ⅲ、aVF导联上出现Q波,T波倒置。③肺型P波。④Ⅰ、Ⅱ、Ⅲ、aVL、aVF导联上S~T段降低,aVR导联和右胸导联上R波常增高,右侧心前导联上T波倒置。⑤胸前导联过渡区左移,可出现房性或室性心律失常,完全性或不完全性右束支传导阻滞。这些变化可在起病5~24小时出现,如病情好转,数天后消失。对心电图改变,需动态观察。心电图检查也是鉴别急性心肌梗死的重要方法。

2.非典型心电图表现

V_1~V_3导联上ST段弓背向上抬高,V_5~V_6导联上ST段轻度下移。QRS电轴多数右偏,少数也可左偏(≤-300),或出现SⅠ、SⅡ、SⅢ征和顺钟向转位。

(二)胸部X线检查

1.常见表现

由于肺栓塞的病理变化多端,所以胸部X线表现也是多样的,应连续做胸部X线检查。

(1)肺梗死发病后24小时,肺梗死形成早期,X线检查可无特殊发现,或仅见肋膈角模糊,一侧肺门阴影加深及同侧膈肌上升及呼吸幅度减弱等间接征象。

(2)发病1~2天后,肺梗死已甚明显,常见改变如下:①胸部X线检查发现肺门阴影和肺血管影可较正常为宽,但当一个较大的肺叶或肺段动脉栓塞时,胸部X线片表现为周围肺动脉阴影可有局部变细,阻塞区域的肺纹理减少,以及局限性肺野的透亮度增加。多发性肺动脉有小的PTE可引起普遍性肺血流量减少,因此显示肺纹理普遍性减少和肺野透亮度的增加。②心影向两侧扩大,伴上腔静脉及奇静脉增宽。③肺梗死区呈卵圆形或三角形密度增高影,底部向外与胸膜相连,可有胸腔积液影像。两肺多发性肺栓塞时,其浸润阴影颇似支气管肺炎。④肺动脉高压征象较大的肺动脉或较多肺动脉分支发生栓塞时,由于未被栓塞的肺动脉内血流量突然增加,高度充血及扩张,肺动脉段明显扩大突出。尤其是在连续观察下,若右下肺动脉逐渐增粗,横径>15 mm,则诊断意义更大。一般扩张现象在发病后24小时出现,2~3天达最大值,持续1~2周。另一个重要征象是外围的肺纹理突然变纤细,或突然终止,如"残根"样。⑤一侧或双侧横膈抬高。发生率为40%~60%;胸膜增厚、粘连、少量胸腔积液;盘状肺不张。⑥特异性X线片表现。Hampton驼峰征:即肺内实变的致密区呈圆顶状,顶部指向肺门,常位于下肺肋膈角区。另为Westermark征:栓塞近侧肺血管扩张,而远侧肺血管纹理缺如。

2.非典型影像表现

急性肺源性心脏病主要原因为肺动脉栓塞,肺栓塞影像表现可不典型,可表现为双下肺球形阴影,与肺炎性假瘤、结核球、肺癌相似,广泛肺栓塞表现似支气管肺炎。可出现多发性腔隙性胸腔积液。

(三)CT肺血管成像

CT肺血管成像(CTPA)不仅可以直接看到血栓和血流阻断,而且有助于排除其他胸部疾病,因而大大提高了诊断正确率。主要发现肺动脉或其分支堵塞呈"截断"现象,或管腔不规则充盈缺损征象者提示肺栓塞。在诊断主干肺动脉和叶干肺动脉上发生的大块时,特异性和敏感性超过95％,而非确定性诊断率仅为3％～10％。但由于分辨率的限制,仅能可靠地显示肺动脉2～4级分支,即便通过采用薄层和多方位重组提高了肺段及肺亚段动脉血栓的显示率,但由于支气管的变异性较大,对亚段及亚段以下动脉的血栓显像存在局限性,同时由于需要迅速推注造影剂,也限制了该检查的应用范围,在原有心功能不全或肾功能不全患者中应用需慎重。

(四)肺动脉造影

1.常见表现

肺动脉造影(conventional pulmonary angiography,CPA)是目前诊断肺动脉栓塞最可靠的方法,其敏感度约为98％,特异度为95％～98％。可以确定阻塞的部位及范围,若辅以局部放大及斜位摄片,甚至可显示直径0.5 mm血管内的栓子,一般不易发生漏诊,假阳性很少。肺栓塞时的肺动脉造影的X线最有价值的征象是:①血管腔内充盈缺损。肺动脉内有充盈缺损或血管中断对诊断肺栓塞最有意义。②肺动脉截断现象。为栓子完全阻塞一支肺动脉后而造成的。③某一肺区血流减少。一支肺动脉完全阻塞后,远端肺野无血流灌注,局限性肺叶、肺段血管纹理减少或呈剪枝征象。④肺血流不对称。栓子造成不完全阻塞后,造影过程中,动脉期延长,肺静脉的充盈和排空延迟,未受累血管增粗、扭曲,为血流再分配所致。⑤肺动脉高压征象。中心肺动脉增宽,段以下分支变细,右心增大。肺动脉造影有一定危险,特别是并发严重肺动脉高压和急性肺源性心脏病者危险性更大。

2.非典型表现

CPA易将重叠血管结构误诊为肺栓塞,或难以辨认未完全阻塞的血管,加用数字电影血管造影,可使重叠结构在相对运动中观察更清楚,并可见到往返运动的栓子及造影剂在栓子旁流过的情况,以提高诊断率。

(五)超声心动图

1.常见表现

由于超声心动图敏感性较低,且难以发现肺动脉远端的栓子,故对肺动脉的诊断价值有限,但其快速、便捷、无创,并可以在急诊室或重症监护病房进行床旁检查,在对急危患者的诊断和病情评估中占有重要地位,且能够排除其他心血管疾病。

经胸部或经食管二维超声心动图可以直观地看到位于右心房血栓、活动蛇样运动的组织和不活动无蒂极致密的组织,若同时患者临床表现符合急性肺栓塞,则可以做出诊断;或右心发现肺动脉近端的血栓也可确定诊断。此为直接征象,直接检出肺动脉内栓子并评估其位置、阻塞程度、累及范围,有利于制订治疗方案。

间接征象提示急性肺栓塞的有以下几种:①心腔内径改变。右心室和右心房扩大,尤以右心室增大显著;室间隔左移、左心室内径变小和运动异常等。多数患者的左心室前后径＜40 mm,反应肺栓塞造成的左心充盈不良。RV/LV的比值明显增大。右心室壁局部运动幅度降低。②室壁运动异常。室间隔运动异常,表现为左心室后壁的同向运动,其幅度常大于其他原因造成的室间隔的异常运动,随呼吸变化幅度增大;右心室游离壁功能异常,右心血流动力学改变、不能解释的右心舒张功能障碍。③三尖瓣环扩张伴少至中量的三尖瓣反流。④肺动脉高压。M超声显示肺动脉瓣曲线α波浅至消失,CD段切迹;二维图像上肺动脉增宽,肺动脉瓣关闭向右心室流出道膨凸;近端肺动脉扩张内径增加、明显的三尖瓣反流等。

2.非典型表现

有些部位的栓子常难以发现。但超声心动图检出率较低,主要原因如下:①经胸超声仅能显示左、右肺动脉主干,不能显示其远端分支,位于叶、段动脉内的血栓无法观察。②该患者新鲜陈旧血栓混合,新鲜血栓回声若趋近于无回声区则不能识别。

(六)放射性核素肺扫描

1.常见表现

放射性核素肺扫描是临床无创伤性、对肺动脉栓塞诊断价值较高的常用技术。肺灌注扫描常用 ^{99m}Tc 标记的人体清蛋白微粒静脉注射,几乎全部放射性颗粒都滞留在肺毛细血管前小动脉,放射性核素的分部与肺血流量呈比例。肺栓塞者肺灌注扫描的典型所见是呈肺段分布的灌注缺损,不呈肺段分布者诊断价值有限。肺灌注扫描正常者基本可排除肺动脉栓塞。一般可将扫描结果分为 3 类:①高度可能。其征象为至少 1 个或更多叶、段的局部灌注缺损,而该部位通气良好或胸部 X 线无异常。②正常或接近正常。③非诊断性异常。其征象介于高度可能与正常之间,需要做进一步检查,包括下列检查策略:D-二聚体测定和临床可能性评估、一系列下肢检查、肺螺旋 CT、肺动脉血管造影等。结果呈高度可能具有诊断意义。

2.非典型表现

值得注意的是,单独灌注显像缺乏特异性,由于某些疾病,如肺炎、肺不张、气胸及慢性阻塞性肺疾病等,当通气降低时,肺血流灌注也降低。肺实质性病变,如肺气肿、结节病、支气管肺癌及结核等也可引起通气及灌注的降低。因此,上述灌注的缺损并非特异性,仍需有肺通气显像,让患者吸入 ^{133}Xe 等放射性气体,也可用放射性气溶胶发生器,将 ^{99m}Tc-MAA 的某些药物(植酸钠)雾化成放射性气溶胶让患者吸入,沉着于肺泡,然后体外显像,以反映气道的通畅情况。此外检查时机、显像是否为同期进行均可影响结果的分析。

八、诊断

急性肺源性心脏病的诊断是比较困难的,在临床工作中易忽略及误诊,如不及时诊断,往往使患者失去了抢救时机。在诊断过程中应注意以下几点。

(1)发现可疑患者,根据突然发病剧烈胸痛、与肺部体征不相称的呼吸困难、发绀、心悸、昏厥和休克,尤其发生于长期卧床、手术后、分娩、骨折、肿瘤、心脏疾病(尤其合并心房纤颤)、肥胖及下肢深静脉炎等患者,应考虑肺动脉大块栓塞引起急性肺源性心脏病的可能;排除急性心肌梗死、降主动脉瘤破裂或夹层动脉瘤、急性左心衰竭、食管破裂、气胸等。

(2)对可疑患者进一步检查,结合肺动脉高压的体征,急性右心衰竭的临床表现及心电图、X 线检查结果,可以初步诊断。高分辨 CT 和/或放射性核素肺灌注扫描检查和选择性肺动脉造影可以诊断栓塞的部位和范围。

九、鉴别诊断

鉴别诊断急性肺源性心脏病的临床表现为非特异性,与其他许多疾病的临床表现相类似,因此临床已发现的可疑患者必须做进一步的鉴别诊断。

(一)常见表现

1.心肌梗死

疼痛在胸骨后呈压榨性或窒息性,并有一定放射部位,疼痛与呼吸无关,除有肺水肿外,一般无咯血,不出现肺实变体征,部分患者有心包摩擦音、血清转氨酶明显升高、心电图出现特征性改变,出现异常 Q 波,且不易消失。

2.细菌性肺炎

可有与肺梗死相似的症状和体征,如呼吸困难、胸膜痛、咳嗽、咯血、心动过速、发热、发绀、低血压、X线表现也可相似。但肺炎有寒战、脓痰、菌血症等。

3.胸膜炎

约1/3的肺栓塞患者可发生胸腔积液,易被诊断为结核性胸膜炎。但是并发胸腔积液的肺栓塞患者缺少结核病的全身中毒症状,胸腔积液常为血性、量少,消失也快。

(二)非典型表现

1.癫痫

部分大面积PTE表现为癫痫样发作,而且病程长者可因下肢深静脉血栓长期慢性脱落,造成反复的癫痫样小发作,往往被误诊为癫痫而长期服用抗癫痫药。但这些患者一般较年轻,既往没有癫痫病史或诱因,往往存在PTE的危险因素,如下肢深静脉血栓形成、手术、骨折等。癫痫样发作考虑与大块血栓栓子严重阻塞中心肺动脉,导致呼吸衰竭引起严重低氧血症、呼吸性酸中毒及PTE导致右心衰竭引起脑部低灌注有关。对突然出现的不能解释的癫痫样发作,同时伴有严重低氧血症、心动过速,呼吸急促的患者,应警惕PTE的可能。

2.主动脉夹层动脉瘤

急性PTE患者剧烈胸痛、上纵隔阴影增宽(上腔静脉曲张引起),伴休克、胸腔积液时要与主动脉夹层动脉瘤相鉴别,后者多有高血压病史,起病急骤,疼痛呈刀割样或撕裂样,部位广泛,与呼吸无关,发绀不明显,患者因剧烈疼痛而焦虑不安,大汗淋漓,面色苍白,心率加快,多数患者血压同时升高。有些患者临床上有休克表现,但血压下降情况与病情轻重不平行,同时可出现夹层血肿的压迫症状和体征。病变部位有血管性杂音和震颤,周围动脉搏动消失或两侧脉搏强弱不等;如主动脉夹层累及主动脉瓣,可引起急性主动脉瓣关闭不全的症状和体征。超声心动图可进行鉴别。

3.高通气综合征

又称焦虑症。呈发作性呼吸困难、胸部憋闷、垂死感;情绪紧张或癔症引起呼吸增强与过度换气,二氧化碳排出增加,动脉血气常呈呼吸性碱中毒,心电图可有T波低平或倒置等,需与急性PTE相鉴别。高通气综合征常有精神心理障碍,情绪紧张为诱因,较多见于年轻女性,一般无器质性病变,症状可自行缓解和消失,动脉血气虽有$PaCO_2$下降,但氧分压正常可行鉴别。

十、治疗

(一)血栓性肺栓塞的治疗

1.用药方法

大块肺动脉栓塞引起急性肺源性心脏病时。必须紧急处理以挽救生命。治疗措施如下:①给予氧气吸入。②抗休克治疗:可用多巴胺20~40 mg加到200 mL 5%葡萄糖溶液中静脉滴注,目前常用多巴酚丁胺5~15 μg/(kg·min)静脉滴注。③胸痛可用罂粟碱30~60 mg皮下注射或哌替啶50 mg或吗啡5 mg皮下注射以止痛及解痉。④心力衰竭时用快速强心药物。⑤溶栓疗法和抗凝治疗:美国食品药品管理局批准的是:链激酶负荷量30分钟25 000 IU,继而100 000 IU/h,维持24小时静脉滴注;尿激酶负荷量10分钟2 000 IU/lb(磅,1磅=0.45 kg);静脉滴注,继而每小时2 000 IU/lb(磅,1磅=0.45 kg)维持24小时静脉滴注;重组组织型纤溶酶原激活剂2小时100 mg,静脉滴注。国内常用尿激酶2~4小时20 000 IU/kg静脉滴注;重组组织型纤溶酶原激活剂 2 小时 50～100 mg,静脉滴注。溶栓主要用于两周内的新鲜血栓栓塞。溶栓治疗结束后继以肝素或华法林抗凝治疗。对小的肺动脉栓塞也可只用肝素抗凝治疗。

2.治疗矛盾

溶栓治疗急性肺栓塞如下:①通过溶解血栓,可迅速恢复肺灌注,逆转血流动力学的改变,及早改善肺的气体交换。②通过清除静脉血栓,减少肺栓塞的复发。③快速而完全地溶解栓子,可减少慢性肺栓塞和慢性肺动脉高压的发生。④通过以上各种机制,溶栓治疗可以降低肺栓塞的发病率和病死率。但溶栓治疗的主要并发症为出血、变态反应、溶栓后继发性栓塞(如心、脑、肺等)等。溶栓治疗存在一定危险,是治疗上的矛盾,在治疗上如何评估治疗中出血及继发性栓塞的危险性,是临床上需要探讨的问题。

3.对策

为探讨溶栓的恰当性,有关专家把急性肺栓塞患者分为两类:①出现休克或出现机体组织灌注不足(包括低血压、乳酸性酸中毒、心排血量减少)的肺栓塞。②血流动力学稳定的肺栓塞。对于后组患者,已有足够的证据表明,溶栓治疗较之单独应用肝素治疗并不能减少患者的病死率和肺栓塞的复发率,且溶栓可明显增加出血的危险性,所以不推荐溶栓治疗。对于前组患者,除非有绝对的禁忌证,此类患者均应接受溶栓治疗,因为溶栓治疗已被反复证明具有减少栓子负荷、提高血流动力学参数和患者存活率的优势。

但在溶栓治疗 PTE 时应注意:①溶栓应尽可能在 PTE 确诊的前提下慎重进行。②严格根据溶栓适应证及禁忌证筛选溶栓患者。③提倡溶栓药物剂量个体化。④用药前充分评估出血及继发性栓塞的危险性,必要时应配血,做好输血准备。⑤溶栓中严密观察,溶栓前宜留置外周静脉套管针,以方便溶栓中取血监测,避免反复穿刺血管。⑥溶栓后继续观察,绝对卧床 3 周。⑦绝对卧床 1 周后,血液处于高凝状态时应高度警惕血栓栓塞的可能。

急性 PTE 溶栓治疗的注意事项:溶栓前用一套管针做静脉穿刺,保留此静脉通道至溶检结束后第 2 天,此间避免做静脉、动脉穿刺和有创检查。为预防不测,溶栓前需验血型及备血,输血时要滤出库存血血块。准备新鲜冷冻血浆和对抗纤溶酶原活性的药物,如氨基己酸、对梭基苄胺等。一般少量出血者可不予处理,严重出血时即刻停药,输冷沉淀和/或新鲜冷冻血浆及给予对梭基苄胺或氨基己酸等。颅内出血请神经外科医师紧急会诊。

对血流动力学稳定的急性肺栓塞可行抗凝治疗。

肺动脉血栓摘除术:适用于经积极的保守治疗无效的紧急情况,要求医疗单位有施行手术的条件与经验。患者应符合以下标准:①大面积 PTE,肺动脉主干或主要分支次全堵塞,不合并固定性肺动脉高压者(尽可能通过血管造影确诊)。②有溶栓禁忌证者。③经溶栓和其他积极的内科治疗无效者。

经静脉导管碎解和抽吸血栓:用导管碎解和抽吸肺动脉内巨大血栓或行球囊血管成形,同时还可进行局部小剂量溶栓肺动脉主干或主要分支大面积 PTE 并存在以下情况者:溶栓和抗凝治疗禁忌;经溶栓或积极的内科治疗无效;缺乏手术条件。

(二)非血栓性肺栓塞的治疗

1.脂肪栓塞(fasembolism,FES)

到目前为止,尚无特效治疗手段,主要是支持和对症治疗。自从 1966 首次应用糖皮质激素类药物治疗 FES 以来,临床已广泛使用该类药物治疗且取得较好的疗效。早期给予肾上腺皮质激素类药物可减轻生物化学性炎症反应、降低血管通透性、减轻间质肺水肿,缓解脂肪栓塞的严重程度。出现 ARDS 或病情危重者,可给予大剂量、短疗程(连用 3～5 天)激素治疗,及时给予氧疗和呼吸支持,建立人工气道,给予辅助正压通气或呼气末正压通气,并保护脑功能,防止各种并发症的发生。肝素治疗疗效不确切,选择时应慎重。有报道静脉输注清蛋白可通过与血中游离脂肪酸结合,降低血中脂肪酸水平,有助于减轻脂肪酸炎症反应。有条件者可应用抑肽酶注射治疗。

2.羊水栓塞

治疗原则主要是针对羊水栓塞的病理生理特点给予血流动力学支持,针对凝血功能障碍给予成分输血。具体措施包括抗过敏、抗休克、减轻肺动脉高压、缓解呼吸困难、纠正心力衰竭、补充血容量、确保输液通道(要有 2 条以上的输液通道)、纠正酸中毒、保护。肾脏功能,肝素的使用要视病情而定,凝血功能障碍早期可用肝素,至出现纤溶现象时可增加补充纤维蛋白原和新鲜血或新鲜血浆,吸氧、呼吸机辅助呼吸,对症和支持治疗。产后大出血不能控制,应果断切除子宫,避免子宫血窦中的羊水栓子进一步释放至血液而加重子宫出血,即使在休克状态下也要创造条件果断进行手术。凡分娩期间在疑似羊水栓塞患者外周血中找到羊水成分,应高度怀疑有羊水栓塞可能,并给予重视,及早采取抢救措施,挽救患者生命。

3.空气栓塞

治疗原则是排除心腔内的气体和防止空气继续进入。发现栓塞应立即终止手术操作,让患者取左侧卧位和头低足高位。头低足高位有利于患者在吸气时增加胸膜腔内压,以减少进入静脉的气体量;左侧卧位使肺动脉位置低于右心房、右心室,以尽可能使空气局限于右心房的上侧壁,偏离右心室出口处,以迅速解除血流停滞。空气量较多者,还可取头、胸低位,通过穿刺针或导管进入右心房与上腔静脉交界下 2 cm 处将空气吸出。病情稳定后可考虑进行高压氧治疗以改善循环和脑功能,并促进血管内空气泡的排出。有报道静脉推注 32％乙醇溶液 20～40 mL 可有效地减少或消除气栓。血液灌注对空气栓塞也有一定效果。

（赵金花）

第四节　先天性心脏病相关性肺动脉高压

先天性心脏病(congenital heart disease,CHD)是最常见的新生儿疾病之一,在存活的新生儿中发生率为 0.8％～1.0％,每年新出生的先天性心脏病患儿约 15 万,是严重危害人们健康的疾病。在成年人心血管疾病中也占有一定比例。肺动脉高压是左向右分流型先天性心脏病的一种常见而严重的并发症,对患者的临床病程,手术或介入干预的可行性、疗效,及其预后具有决定性的影响。中国先天性心脏病患者在儿童时期修补或者封堵治疗率低,成人时发生肺动脉高压的比率远高于国外。近年来随着心血管外科、心脏介入手术,以及相关药物的进展和推广,不仅使越来越多的先天性心脏病患者及时获得了有效地治疗,还对该疾病的护理提出了更高的要求。

一、先天性心脏病相关性肺动脉高压定义

先天性心脏病相关性肺动脉高压(pulmonary arterial hypertension associated with congenital heart disease,PAHCHD)是指由分流型(包括体-肺分流和肺-体分流)CHD 所引起原

发性肺泡低通气综合征。该定义包含 3 层含义。

(一)CHD 是引起原发性肺泡低通气综合征唯一原因

同时合并其他疾病,如结缔组织病相关性原发性肺泡低通气综合征或特发性原发性肺泡低通气综合征(idiopathic PAH,IPAH),如何进一步区分,尚无明确标准。

(二)原发性肺泡低通气综合征系分流导致肺血流量增多引起

原发性瓣膜病变和梗阻性疾病所致肺动脉压力(pulmonary artery pressure,PAP)升高不属于原发性肺泡低通气综合征范畴,理论上体、肺循环压力相等的 CHD,如无肺动脉狭窄的单心室、三尖瓣闭锁、右心室双出口和完全型大动脉转位,是否应归于本范畴尚存在争议。

(三)最终引起原发性肺泡低通气综合征,而不是肺高压

如果患者虽然存在分流,但同时合并左心衰竭或左心系统原发性瓣膜病变,则仍以 pH 称呼更为确切。此外,术前存在重度原发性肺泡低通气综合征,术后 PAP 未降至正常,导致术后原发性肺泡低通气综合征,因其初始病因为 CHD,故仍属 PAH-CHD 范畴。

二、先天性心脏病相关性肺动脉高压流行病学

PAH-CHD 患病率为 $1.6/10^6 \sim 12.5/10^6$,有 5%～10% 的成人先天性心脏病患者最终发展成为肺动脉高压,其中 25%～50% 的患者为艾森曼格综合征(Eisenmenger's syndrome,ES)。CHD 引起原发性肺泡低通气综合征的主要因素有缺损大小、分流水平、手术年龄和缺氧程度。

(一)缺损大小

在不手术矫治条件下,中小型室间隔缺损(ventricular septal defect,VSD)原发性肺泡低通气综合征发生率仅 3%,而大型 VSD(缺损直径>1.5 cm)原发性肺泡低通气综合征发生率达 50%。

(二)分流水平

房间隔缺损(atrial septal defect,ASD)艾森曼格综合征发生率仅 10%,而中大型 VSD 和动脉导管未闭(patent ductus arteriosus,PDA)ES 发生率达 50%～70%。

(三)年龄

随着年龄增长,原发性肺泡低通气综合征发生率逐渐增加,程度逐渐加重。极少数 ASD 患者在成年后才会出现原发性肺泡低通气综合征,VSD 患者在 1～2 岁以内也很少出现严重原发性肺泡低通气综合征。

(四)缺氧程度

发绀型 CHD 如完全型肺静脉异位连接、无肺动脉狭窄的右心室双出口等,通常早期(1 岁以内)即可因原发性肺泡低通气综合征而失去手术机会,而在大型 VSD 和 PDA,2 岁以内因原发性肺泡低通气综合征而不能手术者少见。

关于 CHD 患者原发性肺泡低通气综合征发生率,我国目前尚无大规模流行病学资料提供数据,估计要高于国外文献报道数据。

三、发病机制

先天性心脏病相关性肺动脉高压往往是全身动脉压通过一个大的通道直接向右心室和肺动脉传递的结果。在病理状况下,如存在左向右分流型先天性心脏畸形,分流引起的肺血流增多,肺动脉压增高,使新生儿期小肺动脉中层肌性增厚的管壁持续存在;同时刺激平滑肌细胞向肺小动脉及其更小的肺动脉壁浸润,使肺组织内原有的腺泡肺动脉生长延缓和新的肺动脉发育滞后。

另外,肺血流增加可上调血管内皮生长因子(vascular endothelial growth factor,VEGF)的表达,VEGF 刺激肺血管平滑肌细胞和内皮细胞的增殖、分化,可能导致肺血管丛状病变(plexogenic pulmonary arteriopathy)。引起肺动脉高压的先天性心脏病主要有室间隔缺损、房间隔缺损、动脉导管未闭和艾森曼格综合征等。

四、先天性心脏病相关肺动脉高压分类

先天性心脏病相关性肺动脉高压的分类在 2008 年 Dana 原发性肺泡低通气综合征大会上做了新的修订和改进,将各类型原发性肺泡低通气综合征中不同分类内容得到了充分体现。从属第一大类肺动脉高压的 CHD 相关原发性肺泡低通气综合征有了新的临床分类,共分为 4 类。①第 1 类:艾森曼格综合征,指包括所有由于大型的先天性缺损而引起的体肺循环分流,伴有重度升高的肺血管阻力,出现逆向或者双向分流,表现为中央型发绀、红细胞增多症等涉及多个器官的临床综合征。②第 2 类:无发绀的体肺分流相关原发性肺泡低通气综合征,即中到大型缺损、肺血管阻力轻到中度升高,以左向右分流为主,静息时不出现发绀的原发性肺泡低通气综合征。③第 3 类:小缺损型原发性肺泡低通气综合征,指经超声测量后室间隔缺损<1 cm、房间隔缺损<2 cm,临床表现与特发性原发性肺泡低通气综合征非常相似的原发性肺泡低通气综合征。④第 4 类:心脏矫形术后原发性肺泡低通气综合征,指先天性心血管畸形经手术矫正后原发性肺泡低通气综合征仍持续存在,以及术后数月或数年复现的原发性肺泡低通气综合征并不伴有显著的术后残余瘘。

ES 是 PAH-CHD 的终末期,预后差。狭义 ES 是指各种体-肺分流型 CHD 因肺血管阻力(pulmonary vascular resistance,PVR)升高,导致 PAP 达到或超过体循环压力,使血液通过心内或心外异常通路产生双向或逆向分流的一种病理生理综合征。由于右心室后负荷明显增加和右向左分流,机体处于乏氧状态,临床可见中心型发绀和杵状指(趾),PDA 患者则可见差异性发绀,并可引起栓塞、出血、肺动脉血栓形成、红细胞增多症、感染、心律失常、猝死、肝肾功能异常和骨骼疾病等并发症。据欧洲统计报道,20 世纪50 年代 ES 发生率为 8%,现已降至 4%。我国也无相关统计资料,估计仍在 8%左右。ES 患者预后明显低于正常人群,3 年生存率约 77%,平均寿命(32.5±16)岁,达到 30 岁、40 岁和 50 岁的比例分别为 75%、70%和 50%,主要死亡原因为猝死(29.5%)、心力衰竭(22.9%)和咯血(11.4%)。

五、临床表现

(一)房间隔缺损合并肺动脉高压的临床表现

1.症状

最早出现和最常见症状为心悸和呼吸困难。由于反复肺内感染和肺栓塞,患者常有咯血。其他症状包括充血性心力衰竭、反复呼吸道感染和晕厥等。当患者出现原发性肺泡低通气综合征后有房性心律失常、肺动脉栓塞和右心功能不全 3 个主要并发症。

2.体征

常见周围型发绀,中央型发绀仅限于阻力型原发性肺泡低通气综合征,出现中央型发绀的平均年龄为 32 岁。肺动脉瓣区可闻及收缩期杂音,约 70%的患者出现肺动脉瓣喷射音,第二心音分裂变窄甚至形成单一成分,约 50%患者可闻及三尖瓣关闭不全杂音。动力型原发性肺泡低通气综合征对 ASD 体征改变较少。约 40%患者颈静脉压力升高。

(二)室间隔缺损合并肺动脉高压的临床表现

1.症状

最常见首发症状是活动后气短、乏力,可有胸痛、咯血、眩晕或晕厥、干咳等。多数患者 6 岁以后逐渐出现劳累后发绀,逐步加重。

2.体征

可见发绀和杵状指(趾),肺动脉瓣区可闻及收缩期或舒张期杂音,肺动脉瓣区第二心音亢进;部分患者可闻及三尖瓣关闭不全杂音。晚期右心功能不全时出现颈静脉充盈或曲张,下肢水肿,发绀;右心室肥厚可导致剑突下出现抬举性搏动;少许患者可闻及右心室奔马律。

(三)动脉导管未闭合并肺动脉高压的临床表现

1.症状

劳累后心悸、气急、乏力,易患呼吸道感染,并且伴有生长发育不良。

2.体征

肺动脉第二音增强或亢进,产生逆向分流时,可出现差异性发绀,连续性杂音消失,仅可闻及收缩期杂音,或收缩期杂音也消失而代之以肺动脉瓣关闭不全的舒张期杂音(Graham Steell 杂音)。晚期患者发绀明显,并可因心力衰竭而死亡。

(四)复杂先天性心脏病相关性肺动脉高压的临床表现

复杂先天性心脏病(complex congenital heart disease,CCHD)是指除 VSD、ASD、PDA 和肺动脉瓣狭窄等常见简单 CHD 之外的少见先天性心血管畸形,常包括两种或多种病变,如法洛四联症、肺动脉闭锁、大动脉转位、心室双出口、完全性房室隔缺损、主肺动脉窗、共同动脉干、单心房、单心室、肺静脉畸形引流、主动脉弓离断等,约占 CHD 的 30%。CCHD 合并原发性肺泡低通气综合征的临床表现取决于心脏畸形导致的血流动力学异常及原发性肺泡低通气综合征程度,较轻患者可长期无症状。常见症状包括心慌、气促、活动耐量下降,甚至有胸痛、咯血、呼吸困难、晕厥等症状,婴幼儿表现为喂养困难,生长发育迟缓。与简单 CHD 不同,CCHD 患者原发性肺泡低通气综合征症状一般出现较早。

六、诊断检查

(一)心导管检查术

心导管检查术是通过心导管直接测量心脏各腔室和大血管腔内压力,获取血液标本测量血氧含量,通过计算肺/体循环血量和血管阻力等指标而判断原发性肺泡低通气综合征严重程度的一种检查方法,常用右心导管检查术(right heart catheterization,RHC),是确诊 PAH-CHD 的金标准。

(二)急性肺血管扩张试验

PAH-CHD 早期肺血管以收缩成分占主导地位,使用血管扩张药后,肺动脉平滑肌舒张,PVR 下降。随着疾病进展,肺血管重构比例增加,血管顺应性减低,即使给予血管扩张药,也不能使肺动脉扩张。因此,对于重度原发性肺泡低通气综合征患者,通过吸入特异性肺血管扩张药,可评价肺血管反应性和病变严重程度,对判断患者预后具有重要作用。急性肺血管扩张试验阳性标准为 mPAP 下降幅度≥1.3 kPa(10 mmHg)且绝对值降至 5.3 kPa(40 mmHg)以下,心排血量(cardiac output,CO)不变或者增加。必须满足此三项标准,方可确定为阳性。该标准多用于评价非 CHD 患者,PAH-CHD 尚无统一阳性标准。

七、治疗

(一)病因治疗

CHD 相关性原发性肺泡低通气综合征的病因治疗即尽早进行手术介入治疗,纠正异常分流,可根本解决引起原发性肺泡低通气综合征的因素,也是阻止病情发展的最佳方式。但是手术介入治疗仅适用于动力型肺动脉高压期,肺血管总阻力多在 10Wood 单位以下及肺小动脉阻力正常。如艾森曼格期,肺血管阻力及肺小动脉阻力显著升高,患者肺血管表现为不可逆病变,为手术绝对禁忌证。当肺血管阻力及肺小动脉阻力介于前两者之间时,可使用肺血管扩张药,如能降低两者的阻力时,可能仍有介入治疗的机会。对于 CHD 相关性原发性肺泡低通气综合征患者,在封堵过程中,如肺动脉收缩压或平均压降低 20% 或 >4.0 kPa(30 mmHg),而主动脉压力和动脉血氧饱和度无下降或上升,且无全身反应,可释放封堵器。如肺动脉压力升高或主动脉压力下降,患者出现心悸气短、烦躁、血压下降等明显的全身反应时应立即收回封堵器。对于肺动脉压无变化、患者无全身反应、血氧饱和度及心排血量无下降者预后难以估测时,最好应用能降低肺动脉压的药物治疗一段时间后再行封堵治疗。

(二)药物治疗

随着对 CHD 相关性原发性肺泡低通气综合征认识的提高,其治疗方法也不断改进,有多种治疗措施可供选择。传统治疗方法包括氧疗、抗凝、强心、利尿、预防感染等,氧疗可以减轻肺血管痉挛,降低肺血管阻力。对于 CHD 相关原发性肺泡低通气综合征患者,有研究表明夜间鼻导管吸氧可显著提高五年生存率。抗凝治疗可预防肺动脉原位血栓形成,降低栓塞率,长期口服抗凝剂可提高生存率。强心利尿可以改善患者心脏功能,减轻心脏负荷。对于急性肺血管扩张试验有良好反应的患者可选用钙通道阻滞剂,如硝苯地平、氨氯地平、非洛地平等。目前主张使用大剂量钙通道阻滞剂治疗原发性肺泡低通气综合征,并从小剂量逐渐开始加量。但是钙通道阻滞剂对心脏有负性肌力作用,多数患者不能长时间耐受,从而限制临床上的应用。

肺动脉靶向药物是 CHD 相关性原发性肺泡低通气综合征的内科治疗的主要方法,能显著降低肺血管阻力,缓解肺动脉压力,减轻心脏负荷,增加心排血量,逆转肺血管内皮重构。目前主要包括前列环素类似物、磷酸二酯酶抑制剂及内皮素受体拮抗剂。

1.前列环素类似物

前列环素类似物包括静脉前列腺环素,吸入性伊洛前列素和口服贝前列素,它可与细胞表面的前列腺受体结合,激活腺苷酸环化酶,引起血管扩张,此类药物可降低肺静脉压、肺血管阻力,改善右心功能,提高患者静脉血氧饱和度,提高远期生存率。静脉应用的前列环素类似物依前列醇可明显降低 CHD 相关性原发性肺泡低通气综合征患者的肺动脉压力和阻力,改善患者 6 分钟步行距离及心功能。但由于该药需持续静脉泵入,长期深静脉置管可能合并感染及导管脱落、漏液等问题,少部分患者出现体循环血压下降,从而限制了其在临床应用。吸入性前列环素类似物伊洛前列环素可通过呼吸道雾化吸入,直接作用于肺血管局部,与静脉应用相比有较高的肺血管选择性。多项临床试验显示吸入伊洛前列环素具有良好的扩张肺动脉平滑肌,降低肺血管阻力的作用,而体循环血压无变化。贝前列素是一种口服有活性的前列环素类似物,半衰期较短(35~40 分钟)。短期应用有效,9~12 个月不再显示疗效。

2.磷酸二酯酶抑制剂

磷酸二酯酶抑制剂包括西地那非、伐地那非、他达拉非等,能抑制磷酸二酯酶-5,该酶通过减少鸟苷酸环化酶水解进而扩张肺动脉血管,降低肺动脉压力。两项开放性临床研究表明西地那非能改善患者运动能力和血流动力学参数。另一项研究显示他达拉非治疗艾森曼格综合征患者12 周后同样获益。

3.内皮素受体拮抗剂

内皮素受体拮抗剂包括波生坦、安贝生坦,它能扩张肺血管,有效降低肺血管阻力,近年来被推荐为有症状的原发性肺泡低通气综合征患者治疗药物。波生坦是非选择性内皮素受体拮抗剂,作用于内皮素受体 A 和 B,可减少肺小动脉平滑肌的收缩,降低肺血管阻力。

4.联合药物治疗

上述靶向治疗药物由于作用于不同靶点,联合治疗肺动脉高压应是合理的选择,以发挥药物的最大疗效,降低最小毒性,减少药物剂量。联合用药方案有吸入伊洛前列素加西地那非,波生坦加西地那非或依前列醇加西地那非等联合,联合用药必须注意药物间潜在的相互作用。

(三)手术治疗

终末期肺动脉高压患者可选择以下手术。

1.房间隔造口术

卵圆孔未闭的原发性原发性肺泡低通气综合征患者其寿命较卵圆孔关闭者长,对一些顽固性右心衰竭或反复发作晕厥的原发性肺泡低通气综合征患者行房间隔造口术,可改善患者临床症状,提高生存率。

2.移植手术

无论是心肺移植或肺移植加心脏矫形手术,是 CHD 合并严重原发性肺泡低通气综合征出现艾森曼格综合征时,唯一的潜在治疗方案。然而心肺移植患者 10 年生存率为 $30\% \sim 40\%$,低于艾森曼格综合征患者的 10 年平均生存率,这使得确定移植的最佳时间显得尤为重要。一项回顾性临床研究中发现艾森曼格综合征患者或等待移植患者中,使用内皮素受体拮抗剂或前列环素类药物治疗的患者平均生存时间为 $7 \sim 8$ 年,而未接受靶向药物治疗的患者平均生存时间为 $3 \sim 4$ 年。因此,等待移植的患者及时应用前列环素类似物或内皮素受体拮抗剂等靶向治疗药物可获益。

(李 正)

第五节 左心疾病相关性肺动脉高压

一、概述

左心疾病相关性肺动脉高压是指左心疾病患者经右心导管测得平均肺动脉压(mPAP)$\geqslant 3.3$ kPa(25 mmHg),肺小动脉楔压(PAWP)$\leqslant 2.0$ kPa(15 mmHg)。肺动脉高压(原发性肺泡低通气综合征)是左心疾病常见,且严重的并发症之一。

左心疾病在病情发展过程中,可引起肺静脉高压,从而继发肺动脉高压。肺静脉高压和原发性肺泡低通气综合征是左心疾病发展过程中的现象之一。继发性原发性肺泡低通气综合征的相关左心疾病主要有下列几种。①心力衰竭(心力衰竭):包括收缩和/或舒张功能障碍(扩张型心肌病、缺血性心肌病、冠心病、心肌炎、药物导致的心肌损伤、缩窄性心包炎、肥厚性心肌病、限制性心肌病等)。②瓣膜病变:包括左心室瓣膜狭窄和关闭不全、主动脉瓣狭窄和关闭不全。③左心房疾病:包括左心房黏液瘤、血栓等导致的左心房充盈压受限及三房心等。左心室疾病、左心房疾病及左侧心脏瓣膜病所致的心力衰竭是原发性肺泡低通气综合征最常见的原因。

二、流行病学

由于社会的老龄化,各种治疗手段的进步,冠心病、心肌梗死及高血压等疾病的死率明显下降,患者的存活时间延长,疾病逐渐发展成心力衰竭(HF)。HF通常是指左心衰竭,包括左心收缩功能衰竭和/或舒张功能衰竭。慢性心力衰竭是各种左心疾病的终末阶段,其发病率为$1.5\%\sim2.0\%$,65岁以上人群发病率可达$6\%\sim10\%$。高达$30\%\sim50\%$的心力衰竭患者为左心舒张功能不全所致。约60%的严重左心室收缩功能障碍患者,70%的左心室舒张功能障碍患者,100%瓣膜严重受损的患者会发生肺动脉高压。原发性肺泡低通气综合征是多种左心疾病患者死亡的独立危险因素。原发性肺泡低通气综合征的出现意味着左心衰竭向全心力衰竭的进展,提示患者预后不良。慢性心力衰竭相关性肺动脉高压患者死亡率为40.3%。左心衰竭合并中度原发性肺泡低通气综合征患者2.8年的病死率达57%,而无肺动脉高压的心力衰竭患者其病死率则为17%。

左心房室瓣病变是另一继发肺动脉高压的常见原因。多数左心房室瓣狭窄患者肺动脉收缩压<6.7 kPa(50 mmHg)。慢性心力衰竭或瓣膜病的患者,其预后并不取决于左心功能,而决定于肺血管病变和右心功能不全的严重程度。严重主动脉狭窄伴肺动脉高压若不予积极干预将在1.5年内死亡。手术治疗可提高患者生存率,但严重主动脉狭窄伴肺动脉高压的围术期病死率可高达40%,部分二尖瓣病变患者术后左心房压、肺血管阻力和肺动脉压逐渐下降,$10\sim20$年后出现三尖瓣反流。由于肺血管重构加重,风湿性心脏病二尖瓣置换术后,$23\%\sim37\%$发生严重的三尖瓣反流。心脏移植术是挽救终末期心力衰竭患者生命的唯一方法。由于长期左心衰竭导致肺血管阻力增加和血管重构,部分患者即使没有肺动脉高压,也有肺血管病变出现,使移植后的正常右心室难以适应肺血管高阻力病变,术后发生的急性右心功能不全是最难处理的并发症之一,其死亡率与肺动脉高压的严重程度相关。

三、发病机制

左心疾病相关性肺动脉高压的发病机制目前尚不清楚,可能与下列致病因素有关:左心室收缩功能不全;左心室舒张功能不全;先天性/获得性左心流入道/流出道梗阻;心脏瓣膜病等。其病理生理学改变较为复杂,目前认为是由被动性和主动性两种机制共同作用所致。升高的左心压力逆向传导所致的被动性肺静脉压力升高对肺动脉高压的发生发展有着重要作用。左心疾病各种原因引起的肺静脉回流受阻,肺静脉压力升高,通过肺毛细血管床的逆向传递从而引起肺动脉压升高,这一过程伴有肺循环功能和结构的改变,导致反应性肺血管重构。左心疾病相关性肺动脉高压属于继发性肺血管疾病,累及肺静脉、肺动脉、毛细血管,甚至肺组织。主要病变为肌型肺动脉中层明显增厚,细胞间质水肿和胶原沉着,细动脉肌型化,内膜纤维化普遍而严重;肺静脉中层肥厚、内外弹力板形成,类似肺动脉结构,也常见内膜纤维化,约半数患者有肺间质纤维化。长期的肺静脉高压往往表现为肺淤血、肺血容量增加、肺血管重新分布、间质性或肺泡性肺水肿等。

(一)左心室收缩功能衰竭所致肺动脉高压

其病理生理改变始于毛细血管。在初期,跨肺动脉压正常,属血管反应性改变。血管扩张药可即刻逆转。随着病情向不良方向进展,出现跨肺动脉压和肺血管阻力进行性升高,此时对药物治疗的反应性降低,甚至无反应。向无血管反应性发展是肺血管重构的结果。异常的弹力纤维、内膜纤维化和中膜肥厚,血管因此变得僵硬且对血管扩张药反应性降低。肺高压的主要机制如下:①慢性心力衰竭时肺血管内皮受损,一氧化氮(NO)合成障碍,而内皮素(ET)增加。②静脉血栓(VTE)。

(二)左心室舒张功能衰竭所致肺动脉高压

左心室舒张末压或左心房压升高而引起肺静脉压升高,出现肺淤血和呼吸困难症状。当心力衰竭(HF)发生时,左心室舒张末期压力升高导致左心房压力升高,进而引起肺动脉压被动升高。长期肺静脉高压可引起充血性肺动脉重构。当收缩功能与舒张功能衰竭并存时,肺高压严重性的决定因素为舒张功能衰竭的严重程度,而非左心室射血分数或心排血量。慢性右心室压力负荷过重可促使左心室舒张功能障碍,其机制如下:①左心室顺应性改变,慢性右心室压力负荷过重发生室间隔肥厚而使室间隔在收缩期和舒张期移动协调性欠佳。②左心室顺应性降低,在慢性右心室压力负荷过重时,存在室间隔向左移位而影响左心室容量,并改变左心室内在心肌特性而影响心肌顺应性的情况。患者存在左心舒张功能障碍,与其右心室膨胀程度成正相关。

(三)左心房室瓣膜疾病所致肺动脉高压

左心房室瓣狭窄初期出现肺动脉高压,主要通过反射性肺小动脉痉挛表现,为可逆性,且肺动脉压力可有波动。随着病情发展,可导致肺小动脉硬化,发展为阻塞性肺动脉高压。

四、临床表现

由于肺动脉高压的临床表现常被基础左心疾病掩盖,也并不是所有的患者均能出现肺动脉高压的体征(如肺动脉瓣第二心音亢进),一般要到晚期才有右心衰竭的体征,如水肿(包括外周水肿)。因此肺动脉高压的诊断往往被延误。以下为常见的临床表现。

(一)气短、呼吸困难

气短、呼吸困难是早期最常见的临床表现,由于肺淤血,气体交换障碍,患者出现呼吸困难和阵发性夜间呼吸困难,甚至端坐呼吸。

(二)乏力

患者合并心力衰竭时,易出现劳累和疲乏感。HF合并原发性肺泡低通气综合征常被潜在心脏疾病所掩盖而难以早期识别。

(三)胸痛

活动时部分患者会出现胸痛。其持续时间、部位和疼痛性质多变,并无特异性表现。临床上许多原发性肺泡低通气综合征患者会出现类似心绞痛的症状,有的被误诊为冠心病;常在劳力或情绪变化时发生类似心绞痛发作。

(四)水肿

在疾病的中后期出于PVR升高,右心射血障碍导致右心功能不全甚至右心衰竭,患者会出现肝颈静脉回流征阳性,表现为肝大、胸腔积液、腹水、心包积液、下肢水肿等。出现消化系统和肺淤血等右心衰竭征象,提示病情进入终末期。

五、诊断

(一)体格检查

常见有发绀;颈静脉充盈;肺动脉瓣听诊区第二心音(P_2)亢进;三尖瓣收缩期杂音;右心室抬举及出现第三心音,甚至第四心音,奔马律;下肢水肿等。

(二)生物标志物

1.脑钠肽(BNP)

氨基末端脑钠肽前体(NT-proBNP)在左心功能不全时可以升高,与是否并存原发性肺泡低通气综合征无关,因此无益于识别左心疾病所致原发性肺泡低通气综合征。

2.肌钙蛋白

血浆心脏肌钙蛋白 T 和 I 升高已证明是心肌受损的特殊标记。肌钙蛋白 T 检测敏感性和特异性很高,其血浆中浓度与心肌受损程度呈正相关。

3.骨保护素(osteoprotegerin,OPG)

OPG 被认为在心血管疾病中起重要作用。OmLand 等研究发现,OPG 系统在心室功能不全和心力衰竭的早期就已被激活,血清 OPG 水平可作为冠心病患者发生肺动脉高压的早期心室指标变化预测因子。冠心病合并肺动脉高压组患者的血清 OPG 水平明显升高,且与其左心室指标变化相关,而左心室压力变化直接影响着左心房压进而导致肺动脉压升高。提示血清 OPG 水平可作为冠心病患者发生肺动脉高压的临床监测指标之一。

4.其他

内皮素-1(ET-1)、C 反应蛋白(CRP)、尿酸(UA)、异前列烷、高密度脂蛋白胆固醇(HDL-C)、胆红素等。

(三)心电图检查

心电图作为筛查原发性肺泡低通气综合征的手段,其敏感性(55%)和特异性(70%)均不是很高。

(四)胸部 X 线检查

胸片上叶肺血管扩张是肺静脉高压的征象。

(五)超声心动图(UCG)检查

UCG 可评价左右心室功能和瓣膜情况,频谱组织多普勒超声心动图所测得右心结构与功能变化与肺血管病变和血流动力学关系十分密切,根据右心情况可以推测与其后负荷明显相关的肺血管阻力与病变的严重程度。这是目前临床上最常用的无创性诊断左心疾病相关性肺动脉高压的方法之一,但其对肺动脉压、左心室压和左心室舒张功能评估均欠准确。

(六)心脏磁共振成像(MRI)

MRI 是评估左、右心室大小和功能的无创手段之一。能准确测量右心室的结构、射血分数,不错的检查手段。

(七)6 分钟步行距离试验(6MWT)

如果左心疾病患者存在运动耐量减低,心肺运动试验(CPET)有助于识别早期或运动诱发的原发性肺泡低通气综合征。对于不能完成 CPET 的患者,可用 6MWT 替代。

(八)右心导管

右心导管是诊断肺动脉高压的金标准。

（九）病情评估

HF 合并原发性肺泡低通气综合征的严重程度及预后应结合患者的运动耐量、无创检查指标及血流动力学参数等进行综合判断。

六、治疗

LHD 相关原发性肺泡低通气综合征的治疗首先应进行基础疾病的原发病治疗。以预防和治疗原发病为主，目前尚缺乏 HF 合并原发性肺泡低通气综合征的特异性治疗。

（一）对症治疗

各种心力衰竭的基本病因是心力衰竭发病的"源头"，要从根本上防治心力衰竭就必须切断"源头"，由此而引发的一系列病理反应链才有可能被终止，必须采取积极措施防治心力衰竭的病因。及时消除发热、感染等诱发 HF 的因素，还可起到减轻症状、控制病情的作用。

维生素 B_1 严重缺乏引起心力衰竭时，及时补充维生素 B_1，即可恢复正常的心肌代谢，控制心力衰竭。

（二）基础治疗

1.氧疗

氧疗对 HF 患者是有益的。氧疗能改善心力衰竭症状，减轻呼吸困难，改善生活质量，防止心力衰竭恶化。合理用氧，保证指末血氧饱和度在 95% 及以上。动脉血氧饱和度（SaO_2）＞90% 有助于保证组织氧供，减轻肺血管收缩、改善肺血管重构，从而改善患者症状。

（1）鼻导管吸氧：左心疾病相关性原发性肺泡低通气综合征患者进行常规氧疗，每天至少 6 小时；氧分压（PaO_2）低于8.0 kPa（60 mmHg）的患者每天吸氧时间大于 15 小时；对世界卫生组织（WHO）肺高压功能Ⅲ～Ⅳ级的患者乘飞机时必须吸氧。

（2）机械通气治疗：因无创呼吸机可持续交替给予两种不同水平的气道正压气流，吸气末正压（IPAP）通气，增加肺内压，降低气道阻力，帮助肺泡复张；呼气末正压（EPAP）通气，能够阻止小气道和肺泡萎缩，增加气体交换面积，有效改善低氧血症，改善 HF 患者临床症状和心肺功能，尤其在急性左心衰竭时不仅见效快，且抢救成功率高。

2.抗心力衰竭治疗

强心药是一类加强心肌收缩力的药物，又称正性肌力药。临床上用于治疗心肌收缩力严重损害时引起的充血性心力衰竭。主要有强心苷类（洋地黄）和非苷类包括磷酸二酯酶抑制剂（米力农、氨力农），钙敏化剂，β 受体激动剂（多巴胺、多巴酚丁胺）。

（1）增强心肌收缩功能：洋地黄（地高辛）、多巴胺、多巴酚丁胺、米力农、氨力农等，以增强心肌的收缩力。

（2）改善心肌舒张功能：目前对于钙通道阻滞剂、肾上腺素 β 受体阻滞剂、硝酸酯类药物的使用尚存争议。

（3）减轻心脏后负荷：合理使用血管扩张药，如动脉血管扩张药（肼屈嗪）、血管紧张素转化酶抑制剂、Ca^{2+} 拮抗剂等，可降低周围血管阻力，减轻心脏后负荷。

（4）调整心脏前负荷：HF 时前负荷可出现过高或过低的情况，在血容量扩大、回心血量增多时，前负荷会增大，使用静脉血管扩张药（硝酸甘油），可减少回心血量，减轻心脏前负荷。前负荷过低时，在严密监测中心静脉压或肺毛细血管楔压的情况下，适当补充血容量，有利于心排血量增加。

(5)利尿:水钠潴留是 HF 特别是慢性心力衰竭代偿过度或代偿失调的后果,使用利尿药可排出多余的水、钠,降低血容量。

(6)新型强心药物(左西孟旦):是一种新型钙增敏剂,正性肌力作用。适用于传统治疗如利尿药、血管转换酶抑制剂和洋地黄类疗效不佳时,且需要增加心肌收缩力的急性失代偿 HF 的短期治疗。该药通过与心肌细胞上的肌钙蛋白 C 结合,从而增加心肌收缩力,同时减少心肌氧耗和心律失常的发生,通过开放血管平滑肌的钾通道,减少钙内流,扩张冠状动脉和外周血管;也可用于急性失代偿心力衰竭、心脏手术围术期、右心功能不全患者。心脏代偿失调心力衰竭患者的短期治疗,能增强心肌收缩力并扩张血管,且不增加心肌耗氧量和心律失常的发生率,不影响心室舒张,与常规的治疗心力衰竭的药物比较,左西孟旦有增强心肌收缩力、抗缺血及扩张血管的作用。不良反应:头痛、低血压和室性心动过速、低钾血症、失眠、头晕、心动过速、室性期前收缩、心力衰竭、心肌缺血、期前收缩、恶心、便秘、腹泻、呕吐、血红蛋白减少;急性毒性反应:活动减退、呼吸急促、流涎、共济失调、后肢轻瘫、虚脱、心脏呼吸停止。

3.补充电解质

HF 患者食欲下降,进食量少,常存在贫血,重度贫血可引起高输出量心力衰竭,影响预后。需要适当补充钾、镁、铁等电解质。

4.抗凝治疗

预防左心疾病相关性原发性肺泡低通气综合征的血栓栓塞事件。不同左心疾病,所用药物也不同。由于缺乏确定性的临床试验,如何在 HF 患者中使用抗凝药物尚不明确。在曾有血栓事件或患有阵发或持续性心房颤动的 HF 患者中应用华法林抗凝证据是最充分的。患有可能增加血栓栓塞危险的基础疾病(如淀粉样变性病或左心室心肌致密化不全)、家族性扩张型心肌病及一级亲属有血栓栓塞史的患者也考虑抗凝治疗。

(三)选择性扩张肺血管药物治疗

目前治疗原发性肺泡低通气综合征的新型靶向药物有以下三大类。

1.前列环素及结构类似物(贝前列素钠、伊洛前列素、依前列醇)

前列环素及结构类似物是强有力的血管扩张药,通过刺激环磷酸腺苷(cAMP)的产生而诱导血管平滑肌舒张,并能够抑制平滑肌细胞增殖及血小板聚集。

(1)前列环素:HF 患者静脉输注前列环素的急性作用包括 PCWP 和 PVR 降低、心脏指数增加,但其所伴随体循环血管阻力的下降会导致肾上腺素、去甲肾上腺素、肾素和醛固酮的分泌增加。间断静脉输注前列腺素 E_1 可以降低进展期 HF 患者的 PAP,从而改善患者症状。

(2)依前列醇:是第一个在欧美上市的前列环素类药物,研究报道,在传统抗心力衰竭治疗的基础上,可以将患者 12 周的 6MWD 提高 30 m,但缺乏长期应用的证据。一项研究对伴有严重左心衰竭患者静脉给予依前列醇治疗,患者的心脏指数及 PCWP 得到改善,但发现其会造成患者死亡率增加,因此该试验被提前终止。

(3)伊洛前列素:对于接受二尖瓣置换术的原发性肺泡低通气综合征患者,吸入伊洛前列素可以有效预防体外循环终止时的急性右心衰竭,效果优于静脉用硝酸甘油。在国内,雾化吸入和/或微量注射泵静脉推注,伊洛前列素是原发性肺泡低通气综合征导致右心衰竭患者首选抢救药物,也是 WHO 肺高压功能Ⅲ~Ⅳ级患者的一线用药。

2.选择性内皮素(ET-1)受体拮抗剂(波生坦、西他生坦)

ET-1 是目前所知最强的内源性血管收缩因子之一。ET-1 含量与左心疾病的发病率和死亡率密切相关;同时还与 HF 症状和血流动力学改变的严重程度相关。HF 患者的 ET-1 显著增加,提示预后不良。静脉应用波生坦能引起 mPAP、PAP、右心房压、PCWP 和 PVR 的降低及心脏指数的增加,并不加快心率。短期口服波生坦可引起相似但更强的血流动力学变化,它可以使PVR 恢复正常,并明显改善呼吸困难症状。有研究证实西他生坦也有相似的作用,但该药同时导致体循环血管阻力明显降低,造成患者临床状况恶化。小规模研究表明 ET-1 受体拮抗剂波生坦可降低 mPAP、右心房压、肺毛细血管楔压和增加心排血量,但其用于慢性心力衰竭的大规模试验却导致心力衰竭症状明显加重和较多的不良事件,因此该试验也被提前终止。

3.5 型磷酸二酯酶抑制剂

西地那非是特异性 5 型磷酸二酯酶抑制剂,它可以增加 HF 患者体内 NO 浓度并促进 NO介导的血管舒张。西地那非可以增强人类内皮功能并改善动脉僵硬度,还可以增强心肌收缩力、降低左心室后负荷、改善肺弥散功能及静息和运动时的肺血流动力学。

虽然在左心疾病相关性原发性肺泡低通气综合征患者中已进行了一些靶向药物治疗研究,但大部分为阴性结果。由于尚无成功使用肺动脉高压靶向药物治疗的随机对照试验,故在此类患者中目前不常规推荐给予肺动脉高压靶向药物治疗。

4.吸入 NO

理论上增加 NO 是一理想的治疗策略。对左心功能正常的肺高压患者,吸入 NO 并不会增加左心室充盈压,但在中、重度 HF 时吸入 NO 除可降低肺血管阻力外,并不能降低肺动脉压,甚至增加肺毛细血管楔压,增加急性肺水肿的危险。其机制可能与肺静脉回流至左心室的血容量增加有关。故吸入 NO 治疗 HF 已不用或很少使用。仅用于心脏移植前的肺血管反应试验、进行冠状动脉旁路移植术或瓣膜置换术高危患者的围术期治疗,及心脏移植后或左心室辅助装置应用者预防或治疗右心衰竭。

(四)手术治疗

左心室辅助装置、瓣膜置换和心脏移植等手术治疗后,PAP 伴随左心室充盈压的下降而下降,但不能完全逆转。心脏再同步化治疗可以提高心排血量、降低 PCWP,从而改善导致 HF 患者出现继发性原发性肺泡低通气综合征的血流动力学异常,使患者适宜行心脏移植术。对于终末期 HF 合并原发性肺泡低通气综合征的患者,则应进行心脏移植或心肺联合移植。肺移植和心肺联合移植术后 3 年和 5 年生存率分别为 55% 和 45%,目前更多实施双肺移植,对于艾森曼格综合征及终末期心力衰竭患者,应考虑行心肺联合移植。

(李　正)

第六节　特发性肺动脉高压及其他类型肺动脉高压

肺动脉高压(pulmonary hypertention,PH)是不同病因导致的,以肺动脉压力和肺血管阻力升高为特点的一组临床病理生理综合征,肺动脉高压可导致右心室负荷增加,最终右心衰竭。临床常见、多发且致残、致死率均很高。目前肺动脉高压的诊断标准采用美国国立卫生研究院规定的血流动力学标准,即右心导管测得的肺动脉平均压力在静息脉高压状态下 $\geqslant$ 3.3 kPa(25 mmHg),运动状态下 $\geqslant$ 4.0 kPa(30 mmHg)(高原地区除外)。

依据肺动脉高压的病理生理、临床表现及治疗策略的不同对肺动脉高压进行分类。最新的肺动脉高压的分类是 2003 年在意大利威尼斯举行的第三届世界肺动脉高压大会上制订的（表 10-1）。

表 10-1　肺动脉高压分类（2003 年，威尼斯）

1.动脉型肺动脉高压（pulmonary arterial hypertention，PAH）

　（1）特发性肺动脉高压

　（2）家族性肺动脉高压

　（3）相关因素所致的肺动脉高压

　　结缔组织病

　　先天性体-肺分流

　　门静脉高压

　　人类免疫缺陷病毒感染

　　药物/毒素

　　其他：甲状腺疾病，戈谢病，糖原蓄积症，遗传性出血性毛细血管扩张症，血红蛋白病，脾切除术，骨髓增生异常

　（4）肺静脉或毛细血管病变：肺静脉闭塞病，肺毛细血管瘤

　（5）新生儿持续性肺动脉高压

2.左心疾病相关性肺动脉高压

　（1）主要累及左心房或左心室性的心脏病

　（2）二尖瓣或主动脉瓣瓣膜疾病

3.呼吸系统疾病和/或低氧血症均相关性肺动脉高压

　（1）慢性阻塞性肺疾病

　（2）间质性肺疾病

　（3）睡眠呼吸障碍

　（4）肺泡低通气综合征

　（5）慢性高原病

　（6）肺发育异常

4.慢性血栓和/或栓塞性肺动脉高压

　（1）肺动脉近端血栓栓塞

　（2）肺动脉远端血栓栓塞

　（3）非血栓性肺阻塞（肿瘤、寄生虫、异物）

5.混合性肺动脉高压

　（1）结节病

　（2）肺朗汉斯细胞增生症

　（3）淋巴管肌瘤病

　（4）肺血管受压（淋巴结肿大、肿瘤、纤维素性纵隔炎）

一、特发性肺动脉高压

(一)定义

特发性肺动脉高压(idiopathic pulmonary arterial hypertension,IPAH)是指原因不明的肺血管阻力增加引起持续性肺动脉压力升高,肺动脉平均压力在静息状态下>3.3 kPa(25 mmHg),在运动状态下>4.0 kPa(30 mmHg),肺毛细血管嵌压<2.0 kPa(15 mmHg),心排血量正常或降低,排除所有引起肺动脉高压的已知病因和相关因素所致。特发性肺动脉高压这个名词在2003年威尼斯第三届肺动脉高压会议上第一次提出。在此之前,特发性肺动脉高压曾与家族性肺动脉高压统称为原发性肺动脉高压(primary pulmonary hypertension,PPH)。

(二)流行病学

目前国外的统计数据表明PPH的发病率为15/100万~35/100万。90%以上的患者为IPAH。IPAH患者一般在出现症状后2~3年死亡。老人及幼儿皆可发病,但是多见于中青年人,平均患病年龄为36岁,女性多发,男女发病比为(2~3):1。易感因素包括药物因素、病毒感染和其他因素及遗传因素。

(三)病理与病理生理学

1.病理

主要累及肺动脉和右心,表现为右心室肥大,右心房扩张。肺动脉主干扩张,周围肺小动脉稀疏。特征性的改变为肺小动脉内皮细胞、平滑肌细胞增生肥大,血管内膜纤维化增大,中膜肥厚,管腔狭窄、闭塞、扭曲变形。

2.病理生理

其机制尚未完全清楚,目前认为与肺动脉内皮细胞功能失调(肺血管收缩和舒张功能异常、内皮细胞依赖性凝血和纤溶系统功能异常)、血管壁平滑肌细胞钾离子通道缺陷、肺动脉重构等多种因素引起血管收缩、血管重构和原位血栓形成有关。

(四)临床表现

1.症状

患者早期无明显症状。最常见的症状为劳力性呼吸困难,其他常见症状包括胸痛、咯血、晕厥、下肢水肿。约10%患者(几乎均为女性)呈现雷诺现象,提示预后较差。也可有声嘶。

2.体征

主要是肺动脉高压和右心功能不全的表现,具体表现取决于病情的严重程度。

(1)肺动脉高压的表现:最常见的是肺动脉瓣区第二心音亢进及时限不等的分裂,可闻及Graham-Steell杂音。

(2)右心室肥大和右心功能不全的表现:右心室肥大严重者在胸骨左缘可触及搏动。右心衰竭时可见颈静脉曲张、三尖瓣反流杂音、右心第四心音、肝大搏动、心包积液(32%的患者可发生)、腹水、双下肢水肿等体征。

(3)其他体征:①20%的患者可出现发绀。②低血压、脉压差变小及肢体末端皮温降低。

(五)辅助检查

确诊特发性肺动脉高压必须要排除各种原因引起的已知病因和相关因素所致肺动脉高压。

实验室检查需进行自身抗体的检查、肝功能与肝炎病毒标志物、人类免疫缺陷病毒抗体、甲状腺功能检查、血气分析、凝血酶原时间与活动度及心电图、胸部X线、超声心动图、肺功能测定、肺通气灌注扫描、肺部 CT、肺动脉造影术、多导睡眠监测以除外继发性因素引起。右心导管术是唯一准确测定肺血管血流动力学状态的方法,同时进行急性血管扩张试验能够估测肺血管反应性及药物的长期疗效。另外还有胸腔镜肺活检及基因诊断等方法。

(六)诊断及鉴别诊断

不仅要确定 IPAH 诊断、明确严重程度和预后,还应对 IPAH 进行功能分级和运动耐力判断,对血管扩张药的急性反应情况等进行评价,以指导治疗。

1.诊断

由于 IPAH 患者早期无特异的临床症状,诊断有时颇为困难。早期肺动脉压轻度升高时多无自觉症状,随病情进展出现运动后呼吸困难、疲乏、胸痛、昏厥、咯血、水肿等症状。本病体征主要是由于肺动脉高压,右心房、右心室肥大进而右心衰竭引起。常见体征是颈静脉搏动,肺动脉瓣听诊区第二心音亢进、分裂,三尖瓣区反流性杂音,右心第四心音,肝大,腹水等。依靠右心导管及心血管造影检查确诊 IPAH。IPAH 诊断标准为肺动脉平均压在静息状态下≥3.3 kPa(25 mmHg),在活动状态下≥4.0 kPa(30 mmHg),而肺毛细血管压或左心房压力<2.0 kPa(15 mmHg),心排血量正常或降低,并排除已知所有引起肺动脉压力升高的疾病。IPAH 确诊依靠右心导管及心血管造影检查。心导管检查不仅可以明确诊断,而且对估计预后有很大帮助。特发性肺动脉高压是一个排除性的诊断,要想确诊,必须将可能引起肺动脉高压的病因一一排除(图 10-2)。具体可参考肺动脉高压的鉴别诊断。

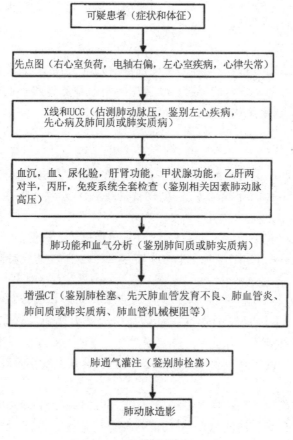

图 10-2 肺动脉高压诊断流程

2.鉴别诊断

IPAH 是一个排除性的诊断,鉴别诊断很重要。主要是应与其他已知病因和相关因素所致肺动脉高压相鉴别。正确诊断 IPAH 必须首先熟悉可引起肺动脉高压的各种疾病的临床特点,掌握构成已知病因和相关因素所致肺动脉高压的疾病谱,熟悉肺动脉高压的病理生理,然后从病史采集、体格检查方面细致捕捉诊断线索,再合理安排实验室检查,一一排除。通过 X 线、心电图、超声心动图、肺功能测定及放射性核素肺通气/灌注扫描,排除肺实质性疾病、肺静脉高压性疾病、先天性心脏病及肺栓塞。血清学检查可明确有无胶原血管性疾病及人类免疫缺陷病毒感染。

3.病情评估

(1)肺动脉高压分级:见表 10-2。

(2)运动耐量评价:6 分钟步行试验简单易行,可用于肺动脉高压患者活动能力和预后的评价。

表 10-2　WHO 对肺动脉高压患者的心功能分级

分级	描述
Ⅰ	日常体力活动不受限,一般体力活动不引起呼吸困难、乏力、胸痛或晕厥
Ⅱ	日常体力活动轻度受限,休息时无不适,但一般体力活动会引起呼吸困难、乏力、胸痛或晕厥
Ⅲ	日常体力活动明显受限,休息时无不适,但轻微体力活动就可引起呼吸困难、乏力、胸痛和晕厥
Ⅳ	不能进行体力活动,休息时就有呼吸困难、乏力,有右心衰竭表现

(3)急性血管扩张试验:检测患者对血管扩张药的急性反应情况。用于指导治疗,对 IPAH 患者进行血管扩张试验的首要目标是筛选可能对口服钙通道阻滞剂治疗有效的患者。血管扩张试验阳性标准:应用血管扩张药物后肺动脉平均压下降$\geqslant$1.3 kPa(10 mmHg),且肺动脉平均压绝对值$\leqslant$5.3 kPa(40 mmHg),心排血量不变或升高。

(七)治疗

由于 IPAH 是一种进展性疾病,目前还没有根治方法。治疗主要应针对血管收缩、血管重构、血栓形成及心功能不全等方面进行,旨在降低肺血管阻力和压力,改善心功能,增加心排血量,提高生活质量,改善症状及预后。

1.一般治疗

(1)健康教育:包括加强 IPAH 的宣传教育及生活指导以增强患者战胜疾病的信心,平衡膳食,合理运动等。

(2)吸氧:氧疗可用于预防和治疗低氧血症,IPAH 患者的动脉血氧饱和度宜长期维持在90%以上。但氧疗的长期效应尚需进一步研究评估。

(3)抗凝:口服抗凝药可提高 IPAH 患者的生存率。IPAH 患者应用华法林治疗时,INR 目标值为2.0～3.0。但是咯血或其他有出血倾向的患者应避免使用抗凝药。

2.针对肺动脉高压发病机制的药物治疗

确诊为 IPAH 后应对其进行功能分级和急性血管反应试验,根据功能分级和急性血管反应性试验制订肺动脉高压的阶梯治疗方案。急性血管反应试验阳性且心功能Ⅰ～Ⅱ级的患者可给予口服钙通道阻滞剂治疗。急性血管反应试验阴性且心功能Ⅱ级的患者可给予磷酸二酯酶-5抑制药治疗;急性血管反应试验阴性且心功能Ⅲ级的患者给予磷酸二酯酶-5 抑制药、内皮素受体拮抗剂或前列环素及其类似物;心功能Ⅳ级的患者应用前列环素及其类似物、磷酸二酯酶-5抑制药或内皮素受体拮抗剂,必要时予以联合治疗。如病情没有改善或恶化,考虑行外科手术治疗。

(1)钙通道阻滞剂:钙通道阻滞剂(CCBs)可用于治疗急性血管反应试验阳性且心功能Ⅰ~Ⅱ级的 IPAH 患者。CCBs 使肺动脉压下降,心排血量增加,肺血管阻力降低。心排血指数 >2.1 L/(min·m²)和/或混合静脉血氧饱和度$>63\%$、右心房压力低于 1.3 kPa(10 mmHg),而且对急性扩血管药物试验呈明显的阳性反应的患者,在密切监控下可开始用 CCBs 治疗,并应逐渐增加剂量至最大可耐受量且无不良反应表现。对于不满足上述标准的患者,不推荐使用 CCBs。最常用的 CCBs 包括地尔硫䓬、氨氯地平和长效硝苯地平。应避免选择有明显负性肌力作用的药物(如维拉帕米)。国内以应用地尔硫䓬和氨氯地平经验较多。应用 CCBs 需十分谨慎,从小剂量开始,逐渐摸索患者的耐受剂量,且要注意药物不良反应,主要不良反应包括低血压、急性肺水肿及负性肌力作用。

(2)前列环素及其类似物:前列环素是很强的肺血管舒张药和血小板凝集抑制药,还具有细胞保护和抗增生的特性。在改善肺血管重塑方面,具有减轻内皮细胞损伤和减少血栓形成等作用。目前临床应用的前列环素制剂包括吸入制剂伊洛前列素、静脉用的依前列醇、皮下注射制剂曲前列素、口服制剂贝前列素。

伊洛前列素:伊洛前列素是一种更加稳定的前列环素类似物,可通过吸入方式给药。通过吸入方式给药不仅可充分扩张通气良好的肺血管,更好地改善通气/血流比值,而且可减少或避免全身不良反应,并发症也更少。治疗方法是每次雾化吸入 $10\sim20~\mu g$,每天吸入 $6\sim9$ 次。主要不良反应是少数患者有呼吸道局部刺激症状等。已有大样本、随机双盲、安慰剂对照、对中心临床研究证实了伊洛前列素治疗心功能Ⅲ~Ⅳ级肺动脉高压患者的安全性和有效性。该药于 2006 年 4 月在我国上市。

其他前列环素类似物。①依前列醇:1995 年美国食品和药品监督管理局已同意将该药物用于治疗 IPAH 的患者[纽约心脏协会(NYHA)心功能分级为Ⅲ和Ⅳ级],是美国食品和药品监督管理局批准第一种用于治疗 IPAH 的前列环素药物。依前列醇半衰期短,只有 $1\sim2$ 分钟,故需连续静脉输入。主要不良反应有头痛、潮热、恶心、腹泻。其他的慢性不良反应包括血栓栓塞、体重减轻、肢体疼痛、胃痛和水肿,但大多数症状较轻,可以耐受。依前列醇必须通过输液泵持续静脉输注需要长期置入静脉导管,临床应用有很大不便,并增加了感染机会,在治疗过程中短暂的中断也会导致肺动脉压的反弹,且往往是致命的。②曲前列素:皮下注射制剂,其半衰期比前列环素长,为 $2\sim4$ 小时。常见的不良反应是用药局部疼痛。美国食品和药品监督管理局已批准将曲前列素用于治疗按 NYHA 心功能分级为Ⅱ~Ⅳ级的肺动脉高压患者。③贝前列素:口服制剂,贝前列素在日本已用于治疗 IPAH。口服贝前列素将可能成为临床表现更轻的肺动脉高压患者的一种治疗选择。

以上其他前列环素类似物尚未在我国上市。

(3)内皮素受体拮抗剂:内皮素-1 是强烈的血管收缩药和血管平滑肌细胞增生的刺激药,参与了肺动脉高压的形成。在肺动脉高压患者的血浆和肺组织中 ET-1 表达水平和浓度都升高。波生坦是非选择性的 ET-A 和 ET-B 受体拮抗剂,已有临床试验证实该药能改善 NYHA 心功能分级为Ⅲ和Ⅳ级的 IPAH 患者的运动能力和血流动力学指标。治疗方法是起始剂量每次 62.5 mg,每天 2 次,治疗 4 周,第 5 周加量至 125 mg,每天 2 次。用药过程应严密监测患者的肝肾功能及其他不良反应。2006年10月在我国上市。选择性内皮素受体拮抗剂包括西他生坦和安贝生坦,目前在国内尚未上市。

(4)磷酸二酯酶-5抑制药:磷酸二酯酶-5抑制药(phospho diest erase inhibitors,PDEI)可抑制肺血管磷酸二酯酶-5对环磷酸鸟苷(cyclic guanosine monophos phate,cGMP)的降解,提高cGMP浓度,通过一氧化氮通路舒张肺动脉血管,降低肺动脉压力,改善重构。在国外包括美国食品和药品监督管理局批准上市治疗肺动脉高压的磷酸二酯酶-5抑制药有西地那非。西地那非的推荐用量为每次20~25 mg,每天3次,饭前30~60分钟空腹服用。主要不良反应为头痛、面部潮红、消化不良、鼻塞、视觉异常等。

(5)一氧化氮:一氧化氮(nitric oxide,NO)由血管内皮细胞Ⅲ型一氧化氮合酶(nitric oxide synthase,NOS)分解精氨酸而生成,有舒张血管、抑制血管平滑肌增生和血小板黏附的重要生理作用。吸入一氧化氮已用于诊断性的急性肺血管扩张试验,也已用于治疗围术期的肺动脉高压,该方法治疗肺动脉高压选择性高,起效快,但应用于临床时最大缺点是不仅需要一个持续吸入的监测装置,而且吸入的一氧化氮氧化成二氧化氮还有潜在毒性。已发现通过外源给予L-精氨酸可促进内源性一氧化氮的生成,目前国外已出现L-精氨酸的片剂和针剂,临床试验研究尚在进行中。

3.心功能不全的治疗

IPAH可引起右心室功能不全。然而,标准的治疗充血性心力衰竭的方法对严重肺动脉高压或右心室功能不全的患者却作用有限。

利尿药是治疗合并右心衰竭(如有外周水肿和/或腹水)IPAH的适应证。一般认为应用利尿药使血容量维持在接近正常水平,谨慎限制水钠摄入对IPAH患者的长期治疗十分重要。但利尿药应慎重使用,以避免出现电解质平衡紊乱、心律失常、血容量不足。

洋地黄治疗能使IPAH患者循环中的去甲肾上腺素迅速减少,心排血量增加,但长期治疗的效果尚不肯定,可用于治疗难治性右心衰竭,右心功能障碍伴发房性心律失常或者右心功能障碍并发左心室功能衰竭的患者。应用过程中需密切监测患者的血药浓度,尤其对肾功能受损的患者更应警惕。

血管紧张素转化酶抑制药和血管紧张素受体拮抗剂只推荐用于右心衰竭引起左心衰竭的患者,在多数肺动脉高压右心衰竭者不适用。

有研究表明,重症肺动脉高压患者改善心功能和微循环的血管活性药物首选多巴胺。

4.介入治疗

经皮球囊房间隔造口术(balloon atrial septostomy,BAS)是一种侵袭性的手术,是通过建立心房内缺损使产生心内从右到左的分流,达到减轻症状的目的。目前认为只适用于那些在接受最佳血管扩张药物治疗方案前提下仍出现发作性晕厥和/或有严重心力衰竭的患者。可作为肺移植治疗前的一种过渡治疗。

5.外科手术治疗

治疗肺动脉高压的新药开发及其令人乐观的初步临床结果,使得肺移植和心肺联合移植术仅在严重IPAH且内科治疗无效的患者中继续应用。

(八)预后

IPAH进展迅速,若未及时诊断、积极干预,预后险恶。IPAH是一种进行性血管病,晚期IPAH患者出现进行性右心功能障碍,血流动力学指标出现心排血量下降、右心房压力上升及右心室舒张末压力升高表现,最终导致心力衰竭和死亡。随着科学技术的发展,IPAH患者的预后有望得到改善。

二、其他类型肺动脉高压

(一)家族性肺动脉高压

家族中有两个或两个以上成员患肺动脉高压,并除外其他引起肺动脉高压的原因时可诊断为家族性肺动脉高压(familial pulmonary arterial hypertension,FPAH)。据统计,PPH中有6%～10%是家族性的。目前认为多数患者与由骨形成蛋白Ⅱ型受体(BMPR-Ⅱ)基因突变有关,以常染色体显性遗传,具有外显率不完全、女性发病率高和发病年龄变异的特点,大多数基因携带者并不发病。对怀疑有FPAH患者,应进行基因突变的遗传学筛查。治疗方法同IPAH。

(二)结缔组织病相关性肺动脉高压

结缔组织病是引起肺动脉高压的常见原因之一。肺动脉高压可以继发于任何一种结缔组织病,总体发生率约2%,但是不同结缔组织病合并肺动脉高压的发生率不同,以硬皮病、混合性结缔组织病、系统性红斑狼疮多见。结缔组织病相关性肺动脉高压的发病机制尚不十分清楚,可能与肺的雷诺现象(肺血管痉挛)、自身免疫因素、肺间质病变和血栓栓塞或原位血栓有关。患者有一些特殊表现,如雷诺现象和自身抗体阳性。结缔组织病合并肺动脉高压对患者基础疾病的预后有较大影响,常常提示预后差。应定期对结缔组织病患者进行心脏超声检查。肺CT检查有助于明确有无肺栓塞或肺间质病变的存在。要积极治疗原发病,根据病情使用皮质激素类药物和免疫抑制药治疗结缔组织病。前列环素类、西地那非、波生坦等药物对肺动脉高压的治疗均有一定效果。长期预后不如IPAH患者。由于此类患者常合并多系统病变,并使用过免疫抑制药治疗,肺移植治疗要慎重。

(三)先天性体-肺循环分流疾病相关性肺动脉高压

当心脏和血管在胚胎发育时出现先天畸形和缺损,会发生体-肺循环分流,由于肺循环血容量增加、低氧血症、肺静脉回流受阻、肺血管收缩等因素导致肺动脉高压。疾病早中期以动力性因素为主,肺动脉高压可逆,晚期发展到肺血管结构重塑,肺动脉高压难以逆转。

各种不同体-肺循环分流先心病的临床表现不同,相应肺动脉高压出现的时间、轻重程度和进展速度也不同。根据病史、临床表现、心电图、胸部X线和心脏超声检查,大部分患者可明确诊断,少数复杂的先心病患者需要做CT、磁共振。心导管检查和心血管造影是评价休肺分流性肺动脉高压和血流动力学改变最准确的方法,并且也是原发病手术适应证选择的重要依据。早期治疗原发病先心病,避免肺动脉高压的发生是预防的关键。各种体-肺循环分流合并肺动脉高压的先心病患者,需要尽早外科手术和/或介入治疗以防止出现肺血管结构重塑。正确地评估患者的临床情况是决定治疗选择和预后的关键,一旦出现艾森曼格综合征就不能做原发先心病的矫正手术。此外,新型肺血管扩张药物前列环素类似物、磷酸二酯酶-5抑制药、波生坦、一氧化氮对治疗先天性体—肺循环分流疾病相关性肺动脉高压有一定效果。此类患者的预后较IPAH好。

(四)门脉高压相关性肺动脉高压

慢性肝病和肝硬化门脉高压患者中肺动脉高压的发生率为3%～5%。其发生机制可能是由于门脉分流使肺循环血流增加和未经肝脏代谢的血管活性物质直接进入肺循环引起血管增生、血管收缩、原位血栓形成,从而引起肺动脉高压。超声心动图是筛查的首选无创检查,但仅肺动脉平均压力增加而肺血管阻力正常,不能诊断门脉高压相关性肺动脉高压(portopulmonary hypertension,POPH),右心导管检查是确诊的金标准。对于 POPH 患者行急性血管扩张试验推荐使用伊洛前列素或依前列醇。钙通道阻滞剂可以使门脉高压恶化。由于 POPH 患者有出血倾向,抗凝药使用应权衡利弊。降低 POPH 肺动脉压力药物主要为前列环素类、西地那非,在肝损患者中应注意波生坦的肝毒性。POPH 预后较差。肝移植对 POPH 预后尚有争议。

(五)人类免疫缺陷病毒感染相关性肺动脉高压

人类免疫缺陷病毒感染是肺动脉高压的明确致病因素,肺动脉高压在人类免疫缺陷病毒感染患者中的年发病率约 0.1%,至少较普通人群高 500 倍。其发生机制可能是人类免疫缺陷病毒通过反转录病毒导致炎症因子和生长因子释放,诱导细胞增生和内皮细胞损伤,引起肺动脉高压。人类免疫缺陷病毒感染相关性肺动脉高压(pulmonary arterial hypertension related to HIV infection,PAHRH)的病理学改变和临床表现与 IPAH 相似。PAHRH 的治疗包括抗反转录病毒治疗和对肺动脉高压的治疗。PAHRH 的预后比 IPAH 还差,人类免疫缺陷病毒感染者一旦出现肺动脉高压,肺动脉高压就成为其主要死亡原因。

(六)食欲抑制药物相关性肺动脉高压

食欲抑制药物中阿米雷司、芬氟拉明、右芬氟拉明可以明确导致肺动脉高压,苯丙胺类药物可能会导致肺动脉高压,且停药后很少逆转。食欲抑制药物引起肺动脉高压的机制可能与 5-羟色胺通道的影响有关,血游离增高的 5-羟色胺使肺血管收缩和肺血管平滑肌细胞增生。食欲抑制药物相关性肺动脉高压在病理和临床与 IPAH 相似。

(七)甲状腺疾病相关性肺动脉高压

国外文献报道,IPAH 患者中各类甲状腺疾病的发病率高达 49%,其中合并甲状腺功能减退的发病率为 10%~24%,因此应对所有 IPAH 患者进行甲状腺功能指标的筛查。发病机制可能与自身免疫反应和高循环血流动力学状态导致肺血管内皮损伤及功能紊乱等因素有关。对此类患者不仅应针对甲状腺功能紊乱进行治疗,同时也应针对肺动脉高压进行治疗。

(八)肺静脉闭塞病和肺毛细血管瘤样增生症

这两种疾病是罕见的以肺动脉高压为表现的疾病,临床表现与 IPAH 相似。肺静脉闭塞病(pulmonary veno-occlusive disease,PVOD)主要影响肺毛细血管后静脉,病理表现为肺静脉内膜增厚、纤维化,严重的肺淤血和间质性纤维化形成的小病灶是其特征性改变。PVOD 的胸部 CT 扫描显示肺部出现磨玻璃样变,伴或不伴边界不清的结节影,叶间胸膜增厚,纵隔肺门淋巴结肿大,这些征象对于 IPAH 鉴别有特征意义。肺毛细血管瘤样增生症(pulmonary capillary hemangioma,PCH)病理表现为大量增生的薄壁毛细血管浸润肺泡组织,累及胸膜、支气管和血管壁,有特征的 X 线表现是弥漫分布的网状结节影。这两种疾病的确诊很困难,需要开胸肺活检。它们的治疗与 IPAH 不同,使用扩张肺动脉的药物会加重肺动脉高压,甚至导致严重的肺水肿和死亡。这两种疾病的预后差,肺移植是唯一有效的治疗方法。

(九)呼吸疾病和/或缺氧相关的肺动脉高压

患有各种慢性肺疾病的患者由于长期缺氧肺血管收缩、肺血管内皮功能失衡、肺血管结构破坏(管壁增厚)、血管内微小血栓形成及患者的遗传因素使之易发,这些最终造成各种慢性肺疾病的患者发生肺动脉高压。慢性肺部疾病引起的肺动脉高压有一些与其他类型肺动脉高压不同的特点:肺动脉高压的程度较轻,多为轻至中度增高,间质性肺病可为中度至重度增高;肺动脉高压的发展通常缓慢;在一些特殊情况下,如活动、肺部感染加重,肺动脉压力会突然增加;基础肺疾病好转后,肺动脉高压也会明显缓解。临床表现既有基础肺疾病又有肺动脉高压的症状和体征,肺部听诊有助于判断肺疾病的严重程度。肺功能检查和血气分析提示呼吸功能障碍和呼吸衰竭的类型和程度。肺动脉高压影响慢性肺疾病患者的预后。积极治疗基础肺疾病能够使肺动脉高压明显缓解,长程氧疗对降低肺动脉压力有益并能提高患者的生存率。新型肺血管扩张药对此类患者肺动脉高压的治疗价值有限。晚期患者可考虑肺移植。

(十)慢性血栓栓塞性肺动脉高压

肺动脉及其分支的血栓不能溶解或反复发生血栓栓塞,血栓机化,肺动脉内膜慢性增厚,肺动脉血流受阻;未栓塞的肺血管在长期高血流量的切应力等流体力学因素的作用下,血管内皮损伤,肺血管重构;上述两方面的因素使肺血管阻力增加,导致肺动脉高压。由于非特异的症状和缺乏静脉血栓栓塞症的病史,其发生率和患病率尚无准确的数据。以往的尸检报道表明慢性血栓栓塞性肺动脉高压(chronic thromboembolism pulmonary hypertension,CTEPH)的总发生率为$1\%\sim3\%$,其中急性肺栓塞幸存者的发生率为$0.1\%\sim0.5\%$。临床表现缺乏特异性,易漏诊和误诊。渐进性劳力性呼吸困难是最常见症状。心电图、胸部 X 线、血气分析、超声心动图是初筛检查,核素肺通气灌注显像、CT 肺动脉造影、右心导管和肺动脉造影可进一步明确诊断。核素肺通气灌注显像诊断亚段及以下的 CTEPH 有独到价值,但也可能低估血栓栓塞程度。多排螺旋 CT 与常规肺动脉造影相比,有较高的敏感性和特异性,但可能低估亚段及以下的 CTEPH。需要同时做下肢血管超声、下肢核素静脉显像确定有无下肢深静脉血栓形成。CTEPH 患者病死率很高,自然预后差,肺动脉平均压力>5.3 kPa(40 mmHg),病死率为70%;肺动脉平均压力>6.7 kPa(50 mmHg),病死率为90%。传统的内科治疗手段,如利尿、强心和抗凝治疗及新型扩张肺动脉的药物对 CTEPH 有一定效果。肺动脉血管内球囊扩张及支架置入术对部分 CTEPH 患者也有一定效果。肺动脉血栓内膜剥脱术是治疗 CTEPH 的重要而有效方法,术后大多数患者肺动脉压力和肺血管阻力持续下降,心排血量和右心功能提高。手术死亡率为$5\%\sim24\%$。对于不能做肺动脉血栓内膜剥脱术的患者,可考虑肺移植。

(赵荣华)

第十一章

结 核 疾 病

第一节 结核病的化学治疗理论

结核病的化学治疗(简称"化学治疗")无疑是结核病治疗史上具有里程碑意义的事件。化学治疗时代前,人们同结核病的斗争始终处于被动状态。休息、营养等手段是最"有力"的武器,结核病死亡率和感染率居高不下。"白色瘟疫"真实反映了当时人们对结核病的恐惧和无奈。

1943 年,Selman A.Waksman 及其同事发现了链霉素具有抗结核作用,翌年被用于结核病患者并取得了良好效果。链霉素的发现成为化学治疗时代开始的标志。此后 20 年成为抗结核药品发现的"黄金时代"。继链霉素后,对氨基水杨酸、氨硫脲、异烟肼、吡嗪酰胺、环丝氨酸、乙硫异烟胺、卡那霉素、乙胺丁醇、卷曲霉素、利福平先后被发现并用于结核病的治疗。这些药品的发现为提高结核病的治愈率发挥了巨大作用。

抗结核药品的发现促进了治疗方案的发展。20 世纪 50 年代初,产生了以"异烟肼加链霉素加对氨基水杨酸"为主的标准方案,疗程至少 1 年。20 世纪 60 年代末,随着利福平、乙胺丁醇等药品的发现,人们尝试结核病的短程化学治疗研究。最著名的是 20 世纪 70 年代初英国医学研究委员会(MRC)开始的结核病短程化学治疗研究。经过 10 多年研究,世界卫生组织(WHO)于1985 年明确提出肺结核的短程化学治疗方案,疗程 6 个月。1991 年,WHO 针对不同种类患者给出不同短程化学治疗方案。这些方案沿用至今。

进入 20 世纪 80 年代,耐药结核病的流行对化学治疗提出了严峻挑战。人们突然发现,能够用于耐多药结核病的药品少之又少。一些过去使用较少的药品再次被用于耐多药结核病的治疗,如环丝氨酸。一些抗生素,如氯法齐明、利奈唑胺等也被尝试用于耐多药结核病的治疗。抗结核新药的研究过于迟缓,多数新药研发多限于Ⅱ～Ⅲ期。

现阶段,一方面临床工作者应该规范结核病的治疗,减少耐药结核病的出现;另一方面,寄希望新药研究进一步加强。

控制结核病传染源最直接、最有效的措施就是化学治疗。结核病化学治疗是一个极其复杂的过程,它的疗效受结核分枝杆菌生物学特性、抗结核药品性能、药品与结核分枝杆菌作用环境条件的直接影响,并与人体器官功能状态、免疫状态形成有机的联系。药品通过生物化学和生物物理的作用机制干扰结核分枝杆菌的代谢过程,削弱其繁殖能力,引起菌体形态、抗酸染色和毒力等方面的许多变化,从而达到杀菌、抑菌、灭菌的目的。

一、结核病化学治疗的生物学基础

结核病化学治疗的疗效与结核分枝杆菌的生物学特性、数量、毒力、代谢状况、所处的环境及机体免疫状态等因素有关。

(一)结核分枝杆菌的生物学特性

结核分枝杆菌复合群包括种类繁多的分枝杆菌,它们的性状相似并具有基因组的高度同源性。但是对人类致病的主要是结核分枝杆菌、牛型分枝杆菌、非洲结核分枝杆菌。

1.菌体结构

结核分枝杆菌的菌体结构复杂,细胞壁异常坚固和致密,因此通透性减低,药品难以渗入,使菌体得到保护;细胞壁富含脂质,增加结核分枝杆菌对酸、碱、表面活性剂及药品的抵抗能力;结核分枝杆菌的生长依赖于氧气,当各种原因使之处于低氧环境时,促使它进入休眠状态,对药品失去敏感性;结核分枝杆菌还具有生长缓慢的特点,生长缓慢就意味着分裂增殖能力低,因此只有极少数药品发挥杀菌作用;结核分枝杆菌还具有药品外排系统,即便是有效的药品也会被不同程度的降解使之失活。

2.菌种变异

结核分枝杆菌具有野生菌株变异特性,这是使结核分枝杆菌赖以生存并不断延续的重要原因。结核分枝杆菌和自然界的其他生物一样,为了自身生存和不断繁衍后代的需要,在适应环境变化的同时,结核分枝杆菌也力争达到一定的种群数量,因此,必然不断进行随机化的染色体组突变,在突变的过程中结核分枝杆菌获得功能变异。如对药品的抵抗,有时造成药品作用靶位酶基因突变。

基因突变是结核分枝杆菌产生耐药的主要方式,药品作用靶位酶基因突变可表现为碱基丢失、碱基错配。结核分枝杆菌在复制过程中靶基因突变的频率无异于其他细菌,但是因缺乏碱基错配的修复功能而更容易导致耐药。

(二)细菌数量和代谢状态

肺结核病灶由病理性质不同、形态各异的病变构成,因此体积相同而病变性质不同的结核病灶内所含结核分枝杆菌的数量差异巨大。一个新发空洞的含菌量是 $10^8\sim10^9$,干酪病灶内含菌量约为 10^5,而一般结节性病灶只有 10^2。菌量多,则细菌繁殖的数量大、耐药突变概率必然增多,因此容易因变异菌株的繁殖而导致治疗失败。如果结核分枝杆菌的毒力强,就意味着致病力强,病情往往难以控制。

结核病灶中分布着数量、毒力各不相同的结核分枝杆菌。1980 年,Mitchson 提出"Mitchson 菌群假说"。该假说认为,根据代谢状态的不同,结核分枝杆菌在人体内可能存在四种生长方式的菌群:A 群为快速生长菌;B 群为在炎症环境下酸性条件生长受到抑制菌;C 群为代谢极为缓慢菌;D 群为完全休眠菌。处于不同代谢状态的细菌对抗结核药品有不同的反应。异烟肼、利福平及链霉素可以迅速杀死 A 菌群;利福平对 B 菌群的作用优于异烟肼;在酸性环境下活性最强的吡嗪酰胺对 C 菌群效果最好;目前尚无针对 D 菌群的药物。因此,制订抗结核药品治疗方案时应充分考虑不同药品的杀(抑)菌作用。

(三)环境对结核分枝杆菌和抗结核药品的影响

结核分枝杆菌所寄生部位的环境和理化因素直接或间接的影响结核分枝杆菌的生长、繁殖,并影响着抗结核药品发挥作用,从而影响着化学治疗的疗效。

1.结核分枝杆菌所在部位的理化因素

结核分枝杆菌的生长、代谢直接受所在部位理化条件的影响。寄生于巨噬细胞内的结核分枝杆菌由于受低氧和酸性环境的限制,生长、繁殖缓慢;而聚集在急性进展病灶内和空洞内的结核分枝杆菌往往因能得到充分氧气和其他必要条件而生长、繁殖旺盛。

(1)氧分压:结核分枝杆菌为需氧菌,人型结核分枝杆菌在氧分压 0.98～1.37 kPa(100～140 mmH$_2$O)、pH 7.35～7.45,37 ℃的条件下 15～20 个小时增殖一代。存在于巨噬细胞内和干酪病灶内的结核分枝杆菌处于酸性低氧环境,因此生长缓慢。而大多数抗结核药品在这样的环境中难以发挥作用,但吡嗪酰胺除外,这使该药品成为抗结核治疗方案中的重要组成部分。

(2)酸碱度:当结核分枝杆菌处于 pH 6.8～7.2 的环境中时,最适宜其生长繁殖。以异烟肼、利福平为主的多数抗结核药品对这组菌群均有杀抑作用。当某些病灶的环境发生改变,结核分枝杆菌的生长代谢很可能受到干扰,同时也直接影响药品发挥抗结核作用。抗结核药品杀灭结核分枝杆菌的作用与它们寄宿病灶的环境有十分密切的关系,菌群状态随环境不同而发生改变,如疾病早期空洞或干酪灶区域为中性偏碱环境,聚集着大量生长繁殖旺盛的 A 菌群;当该区域发生炎症反应时,由于其他细菌代谢的增加,必然加速二氧化碳生成、大量乳酸的堆积,使其周围环境随之变酸。当 pH<5 时虽然尚未被消灭的 A 菌群的生长受阻,而此时 B、C 菌群相对生长旺盛,此时吡嗪酰胺发挥最大的杀菌作用;随着炎症的逐渐消退,结核分枝杆菌的生存环境由酸性再次变为中性,最终使尚存活的 C 菌群处于利福平作用下而被消灭。结核分枝杆菌的生存环境处于动态和相对平衡的状态。这一理论为异烟肼、利福平全程用药和吡嗪酰胺早期用药提供了依据。

2.结核分枝杆菌所在部位与抗结核药品的抗菌作用

各种抗结核药品的分子量不同,理化性质不同,对不同组织、不同细胞生物膜的穿透性有很大差异。如异烟肼的分子量较小,极易透过血脑屏障,因此成为治疗结核性脑膜炎的首选药品;链霉素、乙胺丁醇、利福平、对氨基水杨酸仅在炎症状态下透过血脑屏障,因此仅作为一般性用药。结核分枝杆菌虽为细胞内的寄生菌,但在机体免疫力低下或细菌的毒力较强时便在巨噬细胞内繁殖,并造成巨噬细胞的崩解,从细胞内而移至细胞外生长,特别在空洞中可大量寄生。根据结核分枝杆菌生存状态具有多样化的特征,其治疗必须采用作用机制不同的杀菌药和抑菌药联合应用,对各种生长状态的结核分枝杆菌均能起杀灭作用。

二、抗结核药品对结核分枝杆菌的作用

(一)药品作用于结核分枝杆菌的方式

抗结核药品通过不同作用方式,分别以一种或多种机制干扰结核分枝杆菌的代谢过程,从而发挥杀菌、抑菌和灭菌作用。

1.阻碍细胞壁合成

菌体的细胞壁是由磷脂、分枝菌酸、肽聚糖多聚阿拉伯糖、葡聚糖等多种成分构成。多种抗结核药品通过破坏菌体内酶的活性而影响细胞壁某一成分的合成,使细胞壁失去其韧性、坚固性造成通透性增加,进一步导致菌体破裂、死亡。异烟肼、吡嗪酰胺、乙硫异烟胺、丙硫异烟胺均可干扰烟酰胺腺嘌呤二核苷酸脱氢酶的活性。异烟肼还可与铜、铁及金属卟啉类络合而影响氧化还原酶的活性。环丝氨酸抑制 D-丙氨酰合成酶而妨碍 D-丙氨酸的合成,从而破坏菌体细胞壁的合成。

2.阻碍结核分枝杆菌蛋白质合成

氨基糖苷类和环型多肽类抗结核药通过干扰氨基酸合成蛋白质过程的信息传递和密码错译等方式影响其蛋白质的合成。其中链霉素作用于蛋白质合成的全过程,它与30S亚单位结合,造成密码错译并抑制多肽链延长,导致异常蛋白质合成,并妨碍70S亚单位解离,阻止已合成蛋白质的释放。紫霉素和卷曲霉素影响核糖体30S及50S亚单位信息的传递。卡那霉素作用于30S亚单位,使密码错译,从而抑制蛋白质合成而产生抑菌作用。唑酮类的利奈唑胺主要抑制信息核糖核酸mRNA信息传递和与核糖体核糖核酸结合,影响蛋白质合成。

3.阻碍核糖核酸和脱氧核糖核酸合成

利福平及其他利福类药品通过与RNA聚合酶的β亚基结合,干扰三磷酸腺苷聚合作用而阻碍核苷酸合成核糖核酸,从而抑制蛋白质的合成,起杀菌作用。乙胺丁醇通过干扰金属离子,影响核糖核酸的合成。氟喹诺酮类药品主要通过作用于结核分枝杆菌DNA旋转酶(拓扑异构酶Ⅱ),阻止DNA复制、转录而杀菌。

4.干扰菌体代谢

(1)影响结核分枝杆菌氧的运输和传递:异烟肼、链霉素、吡嗪酰胺均有干扰这一运输系统的作用,导致结核分枝杆菌摄氧减少,干扰细菌正常代谢。

(2)阻碍叶酸合成:在代谢中对氨基水杨酸钠取代对氨苯甲酸影响叶酸的合成,干扰结核分枝杆菌生长素的供给和利用。

(3)阻碍糖和脂肪的代谢:乙胺丁醇妨碍细菌戊糖的合成,从而干扰核苷酸的生成,也可抑制蛋氨酸与脂类结合而影响脂类代谢。

(二)抗结核药品血药浓度对结核分枝杆菌的影响

抗结核药品能否发挥杀菌、抑菌作用,关键取决于药品在组织器官是否达到有效的浓度。任何抗结核药品在高浓度状态下都可发挥杀菌作用,但浓度的无限提高必然导致严重的药品中毒。因此,判断药品的有效与否是以治疗剂量药品的实际浓度与药品最低抑菌浓度的比值为标准。由于结核分枝杆菌在人体存在的状态有细胞内外之分,因此,细胞内外药品浓度均高于最低抑菌浓度(MIC)的10倍,即为杀菌药,不足10倍则为抑菌药。异烟肼和利福平在细胞内外的浓度均高出MIC 50~90倍,故此二药为全效杀菌药。

(三)抗结核药品的早期杀菌活性

早期杀菌活性是指在治疗的最初2天,结核分枝杆菌大量被消灭,痰中的菌落数下降的速率。在各种抗结核药品中异烟肼的早期杀菌活性最好,利福平次之,早期杀菌活性意味着可杀灭快速生长、代谢旺盛的细菌,使之失去传染性,减少诱发耐药的概率。因此,化学治疗选择具备早期杀菌活性的药品组成方案也是化学治疗获得成功的关键。

(四)结核分枝杆菌的生长延迟

细菌和药品短暂接触后,去除药品,细菌并不能立即恢复生长,需要经过一段时间调整后才能再度生长。这个时间即为该药生长延迟时间。长的生长延迟时间和长的半衰期成为间歇用药的重要依据。

(五)耐药性与联合用药

突变是由于基因结构改变而引起的细菌遗传性表型变化,是导致结核分枝杆菌耐药的原因。不过这种突变是随机、自发的,概率极低。联合用药后,其耐药突变频率是各自突变频率的乘积。如使用异烟肼与利福平联合用药,则耐药突变频率为$1.5 \times 10^{-5} \times 1.0 \times 10^{-8} = 1.5 \times 10^{-13}$。因此,联合用药可以减少耐药概率。

1955—1956年,全球首次国家耐药结核病调查在英国开展。结果发现,耐药患者主要是使用单一药品治疗者,对两药或三药联合治疗的患者耐药极为罕见。这一结果也提示联合用药有助于预防耐药产生。联合治疗已经成为制订化学治疗方案的基本原则。

三、抗结核药品用法

(一)分服与顿服

结核病化学治疗时代后,人们长时间认为抗结核药品的作用与血药浓度有关,分次服用可以维持抗结核药品的有效血药浓度,有利于抗结核药品的疗效。以后研究发现,抗结核药品发挥作用不在于维持一定的血药浓度,而是在短时间内达到较高的药品峰浓度。药品峰浓度越高,药品接触结核分枝杆菌的时间越长,杀菌(或抑菌)效果就越好。抗结核药品每天1次顿服,提高了峰浓度,且简化了服药次数,有利于患者坚持治疗。

(二)间歇疗法

间歇疗法的理论依据是结核分枝杆菌与抗结核药品接触后的延迟生长(见前)。延迟生长后,细菌生长缓慢或不生长,对抗结核药品不敏感。此时即使用药也不会增加疗效,因此可以停止用药;生长延迟结束后,结核分枝杆菌恢复生长,对抗结核药品重新敏感,此时用药可以最大限度地杀死结核分枝杆菌。每种药品的生长延迟时间不同决定了该药是否能够被间歇用药。如利福平的生长延迟时间长达2~3天,可以用于间歇治疗;而氨硫脲没有生长延迟时间,不能用于间歇疗法。

药品剂量和接触时间与疗效有关。药品浓度越高,细菌产生生长延迟时间与药品接触时间就越短。因此,间歇用药时应该增加药品剂量。

(三)两阶段疗法

第一阶段为强化期。采用多种药品联合使用快速杀死繁殖期的细菌,使细菌量明显减少,并预防耐药产生;第二阶段为继续期,采用2~3种药物,继续杀伤处于代谢低下或半静止状态的细菌。

(李　正)

第二节　结核病的化学预防性治疗

当从未感染过结核分枝杆菌的健康者接触传染性结核病患者后,平均1%~2%的接触者感染结核分枝杆菌并发生临床结核病;1/3的接触者被感染,但未发生临床结核病而成为长期潜伏感染者,可在以后任何时间当机体免疫力下降时发生临床结核病;余下近2/3的接触者并没有被感染。是否被感染和感染后是否发病与接触结核分枝杆菌的数量、毒力、频度和人体免疫力等因素有关。已有研究证实,对未感染的接触者进行预防性治疗难以达到预防感染的目的,对感染者进行预防性化学治疗(化学治疗)可以减少感染者体内的结核分枝杆菌,以减少新近感染者发生临床结核病,特别是发生严重结核病(血行播散型结核病和结核性脑膜炎)的危险性和减少结核分枝杆菌潜伏感染者以后"复燃"而发生继发性结核病的机会。所以结核病预防性化学治疗主要是对已感染结核分枝杆菌尚未发病的人的抗结核药品治疗。

一、预防性化学治疗的机制

当结核分枝杆菌进入人体后,巨噬细胞将其黏附并吞噬,通过溶菌酶、蛋白水解酶等发挥杀菌作用,活力差的结核分枝杆菌被杀死,活力强的结核分枝杆菌通过其保护机制能够生长繁殖并刺激宿主产生细胞反应而构成感染,同时结核分枝杆菌可沿淋巴系统至胸内淋巴结,继续繁殖的结核分枝杆菌从淋巴系统进入血液循环,少数免疫能力差、感染严重者可发生临床结核病,甚至严重的血行播散型结核病。大多数被感染者在结核分枝杆菌的刺激下产生特异性免疫力。结核分枝杆菌繁殖被控制,多数结核分枝杆菌被杀死,未被杀死的少数结核分枝杆菌在体内一些器官中残存下来,因缺氧、低 pH 环境等使残留的结核分枝杆菌难以繁殖,相对静止状态的结核分枝杆菌通过改变自身的特征和代谢途径以逃避机体的免疫作用而不能被杀灭,但结核分枝杆菌也不能引起临床结核病,细菌和宿主处于共存状态,称为潜伏感染。一旦人体因某种原因免疫力下降,潜伏的结核分枝杆菌重新繁殖而成为继发性肺结核的重要根源。抗结核药品对积极繁殖的结核分枝杆菌具有很好的杀菌作用,其次是对缓慢代谢的结核分枝杆菌,而完全静止的结核分枝杆菌对目前的抗结核药品显示表型耐药,药品不可能将潜伏的结核分枝杆菌全部杀死。因此预防性化学治疗对新感染者和长期潜伏感染者有发病高危因素时具有重要意义,可以减少他们发病的概率。因为尚不能将体内潜伏的细菌全部清除,所以难以达到使感染者完全不发病的预防效果。

二、确定预防性化学治疗对象的方法

(一)结核菌素皮肤试验

1.结核菌素皮肤试验

结核菌素是结核分枝杆菌蛋白质制成的一种特异性反应原,结核菌素试验是目前诊断结核感染的传统方法。应采用标准的结核菌素(纯蛋白衍生物、PPD),标准剂量(5 IU),标准方法(皮内法),即在左前臂掌(或背)侧中央皮内注射 0.1 mL PPD(含 5 IU),注射后 48~72 小时观察反应,测量局部硬结反应的最大横径或横径和竖径,以测量的实际大小记录,如有水疱、丘疹等反应在硬结大小后注明。

2.预防性化学治疗的结核菌素反应强度

由于结核菌素试验应用的目的不同和一些因素影响结核菌素反应的强度,因此,不同目的对结核菌素反应的强度标准也有所区别。在用于流行病学的结核感染率调查时,受当地非结核分枝杆菌感染或卡介苗接种的交叉影响,这种影响在不同地区有很大差别,常需要通过结核菌素反应大小的组合分布模型来确定结核感染的标准。以选择预防性治疗对象为目标的标准,主要依据通过结核菌素反应大小与发病关系的研究来确定阳性分界点。大量研究显示,结核菌素反应大小与结核病发生的危险性之间存在正相关,在较强的反应者中,发生结核病的危险性也较大,提示强反应更可能是结核分枝杆菌的感染,并可能是近期感染。但标准需要达到敏感性与特异性之间的最佳平衡,有较高的特异性,而不至于漏掉太多的发病高危人群。不少研究显示反应为 5~14 mm,结核病发病率较低,而反应在 15 mm 及以上,结核病发病率明显增加。另外,结核菌素反应的敏感性受营养状况、严重疾病、老年人、人类免疫缺陷病毒感染、肿瘤、免疫抑制剂等因素影响。因此美国将预防性治疗对象的结核菌素反应标准分为三个不同层次,一般人群以

≥15 mm为标准;来自结核病高的国家,患有与结核病有关的疾病,如糖尿病、硅沉着病、恶性肿瘤、吸毒、医疗机构人员及年龄＜4岁儿童,标准为≥10 mm;人类免疫缺陷病毒感染者、与传染性结核病患者密切接触者、胸部X线检查异常并与既往结核病相符者及接受免疫抑制剂治疗＞1个月者标准为≥5 mm。我国目前一般按≥15 mm或有水疱作为预防治疗的标准。但与涂阳肺结核有密切接触未接种过卡介苗的儿童、人类免疫缺陷病毒感染者和接受免疫制剂治疗＞1个月者,结核菌素反应≥5 mm时可作为预防性化学治疗的对象。

如果在2年内结核菌素反应硬结增加了10 mm及以上,则可认为是新近感染,尽管可能会受复强的影响而误判,但仍可考虑作为预防性化学治疗的对象,特别是存在结核病高发因素时。

(二)γ干扰素释放试验

当人体感染结核分枝杆菌后,刺激免疫细胞产生各种免疫性细胞因子,其中最重要的是γ干扰素,通过特异性抗原ESAT-6和CFP-10与全血细胞共同孵育,然后检测γ干扰素水平或采用酶联免疫斑点试验(ELISPOT)测量计数分泌γ干扰素的特异性T细胞,可以区分结核自然感染、卡介苗接种和大部分非结核分枝杆菌感染,因此特异性明显高于PPD试验。该检测并被美国食品和药品监督管理局批准用于结核感染的诊断。但该技术尚存在一些问题。

(1)γ干扰素释放试验阳性及阳性程度与人体发生结核病的风险关系尚需长时间的观测来确定。

(2)严重疾病、营养不良、老年人、长期使用免疫抑制剂等,对γ干扰素释放试验诊断结核感染的影响尚需更多的研究。

(3)价格高、技术相对复杂,广泛推行存在困难。

三、预防性化学治疗方案的选择

(一)单用异烟肼方案

异烟肼预防性治疗效果已被肯定,多份对照研究报告显示单用异烟肼预防治疗减少结核病发病概率的范围为25%～93%,多数在60%～70%。

国际防痨及肺部疾病联合会对完成疗程者的统计结果显示,12个月疗程保护率为93%,6个月为68%,3个月为32%。但分析所有的研究对象(包括未完成疗程者)6个月和12个月无明显差别,因为疗程越长,坚持服药率越低,因此,提出异烟肼预防性治疗的疗程为6～12个月,但如果考虑服药依从性、不良反应及费用效益等因素,应以6～9个月疗程为宜。

停止预防性治疗后的有效保护期一般为4～5年,但与当地结核病疫情有关,在感染概率高和存在大量新感染患者的地区,保护持续时间较短,反之则较长,Ferebee 1969年报道结核菌素阳性者中的7 755人服异烟肼1年,另7 996人作为对照,观察第1年结核病发病率分别为2.5‰和10.8‰,第2～5年分别为5.4‰和10.2‰,第6～10年分别为3.2‰和5.3‰,可以看到预防性治疗保护作用随时间推移而减弱。

人类免疫缺陷病毒和结核分枝杆菌双重感染者虽然预防性化学治疗的效果与人类免疫缺陷病毒阴性结核感染者差别不大,但保护期较短,过去有人提出需更长的疗程,现在认为疗程可与人类免疫缺陷病毒阴性的结核感染者相同。

目前异烟肼预防治疗剂量为成人300 mg/d顿服,儿童5～10 mg/(kg·d)。有人提出用异烟肼每次15 mg/d,每周2次的方法也有相似的效果,但单用异烟肼的间歇疗法资料有限。

异烟肼是比较安全的药品,不良反应率较低,常见有无症状的血清转氨酶一过性轻度升高,

发生率为 $10\%\sim20\%$。异烟肼的肝损害随年龄增长而增加,35 岁以下很少发生。

异烟肼预防性治疗存在的主要问题:①异烟肼治疗结核病已达数十年之久,耐异烟肼菌感染机会增多;②所需疗程较长,患者坚持服药率低,管理存在困难;③如果存在少数未被发现的活动性结核病灶,单用异烟肼易发生耐药。

单用异烟肼进行预防性治疗主要适用于异烟肼原发耐药率低的地区、依从性良好者和不适合使用利福平(利福喷汀)者。

(二)单用利福平方案

随着利福平在结核病短程化学治疗中的广泛应用,对利福平用于预防性治疗进行了观察研究,显示 $3\sim4$ 个月单用利福平与 6 个月单用异烟肼取得了相同的效果,不良反应少。目前推荐单用利福平预防治疗的疗程为 4 个月,剂量成人为 $450\sim600$ mg/d,儿童为 10 mg/d。主要适用于不宜用异烟肼和长期用药依从性差者。

(三)异烟肼和利福平联合方案

综合动物实验和临床研究结果,$3\sim4$ 个月利福平和 $3\sim4$ 个月利福平加异烟肼与 6 个月异烟肼效果相似。中国香港对结核菌素阳性的硅沉着病患者共 652 名进行临床分组观察,随机分为 3 个月利福平(600 mg/d)组、3 个月利福平加异烟肼(600 mg/d 和 300 mg/d)组、6 个月异烟肼(300 mg/d)组和对照组,5 年内的结核病发病率分别为 10%、16%、14% 和 27%。显示 3 个月利福平加异烟肼和 6 个月异烟肼有相似的效果,同时有利于防止个别情况的耐药性发生,可缩短疗程,提高服药者的依从性。

本方案适用于各年龄组结核感染的发病高危对象。特别用于与存在或可能存在耐异烟肼或利福平肺结核的患者密切接触者的预防性治疗。

(四)异烟肼和利福喷汀的联合间歇方案

由于利福喷汀具有长效作用,更适合用于预防性治疗中的短程间歇方案。北京市于 1996 年开始进行应用 3 个月异烟肼加利福喷汀周 2 次方案预防性治疗的观察,通过对大学生结核感染者有对照的研究,显示该方案的保护率在 75% 左右,不良反应率低,在国内已有不少地方使用该方案。

本方案主要用于成人或体重近似成人的青少年结核感染发病高危对象,由于利福喷汀尚无儿童剂量规定,在儿童中使用无经验。

(五)利福平和吡嗪酰胺联合方案

2 个月的利福平加吡嗪酰胺方案在动物实验和临床观察均显示有较好效果,但不良反应相对较多,有报道该方案可导致严重的甚至致命的肝炎,为此美国胸科学会和疾病预防控制中心认为利福平加吡嗪酰胺方案不适合用于结核感染的预防性治疗,建议使用其他替代方案,目前该方案使用不多。我国不推荐使用。

在可能同时感染耐异烟肼和利福平结核分枝杆菌者中,对发生结核病危险性特别高的对象,有考虑用乙胺丁醇加吡嗪酰胺或氧氟沙星加吡嗪酰胺进行预防性治疗,但对其有效性和存在的问题尚无评价,对儿童也不一定适用。目前尚无有科学依据的建议方案。

四、预防性治疗的重点对象

不是所有结核感染者均会发生结核病,对所有感染者均予以预防性治疗是不必要也是不实际的,因此需选择发生结核病的高危对象作为重点来实施预防性治疗。

(1)新发现菌阳肺结核患者家庭内受感染的儿童。近期感染者发生结核病的机会最高,特别是儿童,易发生血行播散型结核病和结核性脑膜炎。

(2)儿童、青少年中结核菌素试验≥15 mm,特别是有结核病密切接触史者。感染的严重程度和是否为新近感染及发病危险性大小在某种程度上可以从 PPD 反应强度来判断,PPD 反应≥15 mm 者发生结核病的概率明显增高。

(3)人类免疫缺陷病毒和结核分枝杆菌(HIV/TB)双重感染者。有报告该部分人群发生结核病的危险性每年高达 5%～15%。是人类免疫缺陷病毒阴性者的 30 倍。

(4)受结核分枝杆菌感染的结核病其他高发对象。如糖尿病、肺尘埃沉着病、胃切除术后等及长期应用免疫抑制剂者。

(5)新进入高感染环境者(医护人员、卫生保健人员,特别是结核病机构的人员),发现 PPD 反应≥15 mm 或有水疱者应予预防性化学治疗。

(6)近 2 年内 PPD 反应值增加≥10 mm 的新感染者。

(7)未经正规化学治疗的肺内有非活动性结核病灶者。预防性治疗在国家结核病控制规划中的地位主要取决于结核病流行程度和经济状况,在低疫情地区,预防性治疗在控制结核病工作中将发挥重要作用,在疫情严重的地区,首先是控制传染源,预防性治疗对象主要是新发现痰涂片阳性肺结核患者家庭中 5 岁以下儿童接触者和人类免疫缺陷病毒感染者。

我国各地区疫情、经济状况和人力资源等差别较大,需根据不同情况分步实施。

五、开展预防性化学治疗时应注意的事项

(1)目前结核病控制工作的重点仍是发现和治愈传染源及活动性肺结核患者。当一个地区广泛开展预防性治疗工作时,必须在落实传染源控制工作并取得实效的基础上进行。

(2)在进行预防性化学治疗时,对服药应有监督管理措施,保证服药者的依从性并完成疗程。

(3)对每个预防性化学治疗对象在治疗前必须严格排除活动性结核病,并了解结核病病史和结核病用药史。

(4)对有活动性病毒性肝炎、未控制的精神疾病、癫痫、血液系统疾病和不适合应用抗结核药品或不能坚持疗程者,不宜进行预防性化学治疗。

(5)在预防性化学治疗过程中,注意药品不良反应的观察和处理。

(6)做好宣传工作,在知情同意的前提下进行。

(李　正)

第三节　抗结核新药的临床研究现状

2016 年,国际上抗结核新药的研发仍然在如火如荼地进行中,已上市的新药贝达喹啉和德拉马尼在多个国家展开了Ⅲ期临床试验进一步探索其安全性及疗效等临床急需解决的问题,同时对于在结核界重新及即将获得新生的"老药"利奈唑胺、氯法齐明、β-内酰胺类、大环内酯类、磺胺类、他汀类等的研究、关于药物的替换和重新组合、缩短疗程方面的探索也取得了不少进展。

在抗结核新药的研发中,有新药进入临床研究,也有新药因各种原因被淘汰,最终能上市的

少之又少。对已上市的新药贝达喹啉和德拉马尼,扩大适应证的利奈唑胺仍不断有研究报道;在结核界重新及即将获得新生的"老药"主要是利奈唑胺、氯法齐明、β-内酰胺类、大环内酯类等;新方案的研究主要是关于药物的替换和重新组合、缩短疗程。现将 2016 年的相关报道总结如下。

一、抗结核新药

(一)可能上市的新药

新的抗结核药物从实验室到上市需要经过重重考验,很多药物在临床前研究期就已经因为种种原因被舍弃。经过大浪淘沙的药物进入临床研究后,也不可能一帆风顺。在Ⅰ至Ⅲ期的临床试验中,药物在复杂的人体中是否安全有效仍有很多不确定因素。如 Furin 等研究 AZD5847 在肺结核中的早期杀菌活性,却因未证实 AZD5847 有较好的抗结核活性而停止研究。WHO 的 2016 年全球结核病报告提示对 TBA-354 的研究也因为Ⅰ期试验中的毒性反应而停止开发。当然也有新的药物在不断涌现,如 CPZEB-45、1599 已经进入临床前研究;更早阶段的新药就更多了,Hoagland 等总结了包括有二芳基喹啉类、DprE1 抑制剂、MmpL3 抑制剂、新型 β-内酰胺类化合物等。

目前最有希望上市的药物为普瑞托曼和噁唑烷酮类抗菌剂,但噁唑烷酮类抗菌剂还没有相关的试验在进行中;WHO 的 2016 年全球结核病报告提示之前的一项Ⅱ期临床试验发现含普瑞托曼(Pa)的方案 PaMZ(M 莫西沙星,Z 吡嗪酰胺)杀菌活性明显高于标准治疗组,紧接着这个方案就进行了一项Ⅲ期临床试验(STAND trial),实施的方案有 4Pa(100 mg)MZ、4Pa(200 mg)MZ 和 6Pa(200 mg)MZ 治疗敏感结核,6Pa(200 mg)MZ 同时也纳入耐药患者,但因为出现 3 例肝毒性死亡患者,目前暂停入组。

(二)已上市的新药

最新上市的抗结核新药包括贝达喹啉和德拉马尼,已被 WHO 归为第 5 组药物,其疗效、安全性、剂量、疗程及与其他抗结核药物的相互作用、合理组合等问题,仍需在临床进行大量的观察、探索。

1.贝达喹啉

贝达喹啉是 40 多年以来第一种以新机制上市的抗结核药物,也是首个被美国食品和药品监督管理局批准上市的治疗耐多药结核的药物。自 2012 年 12 月,美国食品和药品监督管理局加速审批了强生公司的贝达喹啉后,它在多个国家耐多药肺结核(MDR-TB)治疗方面得到很好的应用,其进一步的疗效、安全性及疗程得到进一步的探索,另外甚至在无法组成方案的广泛耐药结核(XDR-TB)患者中也得到尝试使用及报道。

2010 年 Van Deun 等报道了使用一个 9 个月的标准化方案治疗 206 例 MDR-TB 患者,无复发治愈率达到 87.9%,且相对于传统治疗耐多药和广泛耐药的 82 000 欧元费用,这个方案的花费仅 200 多欧元;这个方案被称为"孟加拉国方案"(Bangladesh regimen),包括 9 个月的加替沙星、氯法齐明、乙胺丁醇和吡嗪酰胺,在前 4 个月的强化期加用丙硫异烟胺、卡那霉素和大剂量异烟肼。孟加拉国方案或其类似方案在其他国家实施后获得了 89% 的治愈率,但是没有经过随机对照试验证实。Moodley 等报道了国际防痨和肺部疾病联合会(International Union Against Tuberculosis and Lung Disease)联合伦敦大学学院医学研究委员会临床试验部(Medical Research Council Clinical Trials Unit at University College London)共同提议发起的 STREAM 试验(The Evaluation of a Standard Treatment Regimen of Anti-tuberculosis Drugs for Patients

With MDR-TB），即评估耐多药结核的标准化治疗方案的临床试验。这个试验分为2个阶段，第一阶段中，将 WHO 推荐的耐多药方案作为对照组（A 组）与基于孟加拉国方案的方案（B 组）进行对照。B 组方案总疗程 40 周，包括了莫西沙星、氯法齐明、乙胺丁醇和吡嗪酰胺，16 周的强化期加用卡那霉素、大剂量异烟肼和丙硫异烟胺。第二阶段研究者将增加 2 个带有新药贝达喹啉的方案，用来验证是否有可能有采用全口服的 9 个月的耐多药治疗方案，以及疗程能否进一步缩短至 6 个月。C 组的方案为 40 周的贝达喹啉、左氧氟沙星、氯法齐明、乙胺丁醇和吡嗪酰胺，16 周的强化期加用大剂量异烟肼和丙硫异烟胺。D 组为 28 周的方案，采用贝达喹啉、左氧氟沙星、氯法齐明和吡嗪酰胺，强化期为 8 周，加用卡那霉素和大剂量异烟肼。第一阶段入组在 2015 年 6 月已经完成，共有 424 患者随机入组，目前正在进行随访，数据将在 2018 年早期出台。第二阶段原定于 2016 年开始入组，预计 2020 年出主要结果。第一阶段的成功有可能为耐多药结核患者提供了一个新的标准方案，而第二阶段的含贝达喹啉的方案如果有阳性结果就可能极大地推动这一领域的进步。

Charan 等对贝达喹啉有效治疗 MDR-TB 的有利证据进行了系统评价和 Meta 分析，并搜索了 PubMed 和 Cochrane 上的临床试验注册表，对所有比较贝达喹啉与其他治疗成人 MDR-TB 的随机对照临床试验（RCT）进行了分析，总结了 2 个试验发表的 3 篇论著，共纳入 207 个患者，结果提示，与安慰剂相比，贝达喹啉在治疗第 8 周和第 24 周时的痰菌阴转率有统计学差异的降低，在长期随访中死亡率却显著增加；在完成率方面，贝达喹啉和安慰剂之间没有差异。

Worley 等介绍，在印度的耐药结核病管理方案中，贝达喹啉于 2016 年 3 月 21 日首次被推出，现已在印度的 6 个已确认的三级保健中心引入，并准备在印度全国各地广泛推广。贝达喹啉将与其他药物一起在优化的背景方案的基础上给予，通过治疗的临床医师设定，"每天 400 mg 的剂量口服持续两周，随后以 200 mg/d 的方案口服 22 周"被认为是最合理的。在贝达喹啉的 24 周完成后，耐多药结核方案将根据国家结核病治疗指南继续进行。另外，只有超过 18 岁的 MDR-TB 患者在经过既往治疗后的评估和获得书面知情同意书后，才能开始这项新的改良治疗。贝达喹啉同时具有某些不良反应和许多药物相互作用，其中最常见的不良反应是恶心（30%）、关节痛（26%）、头痛（22%）、出血（14%）、胸痛（9%）、厌食（7%），严重不良反应包括血清转氨酶升高和 Q-T 间期延长。因此，定期监测任何不良事件对于将新药物纳入方案是绝对必要的。

Marina 等对于最近欧洲学者们围绕的一份严重的、几乎无法治疗的 XDR-TB 患者报告的辩论发表了自己的看法和总结。报道的这位患者由于考虑对可能毒副作用（心脏毒性）的担忧无法同时使用两种新药物（贝达喹啉和德拉马尼），而且两种新药的联用又缺乏证据和指南的支持。作者总结认为，对该患者的治疗及讨论的经验强调了对联合使用贝达喹啉和德拉马尼进行临床试验的重要性，但是这项工作不可能在未来 2～3 年就实现，在此之前，如果极端严重的临床情况可能危及生命，而当其他二线药物非常有限时，我们认为将这两种药物联合是可能的，只要是在合格的 MDR-TB 治疗中心进行，保证有足够的设施以密切监测患者的状况和药物安全，并向患者签署知情同意书。此外，用这两种药物治疗这个患者的经验也表明，如果在这种情况下满足了必要的安全标准，可以共同使用贝达喹啉和德拉马尼，尽管这些患者的临床管理是苛刻、昂贵和复杂的。

Pym 等进一步评估贝达喹啉治疗 MDR-TB 及 XDR-TB 的有效性和安全性。包括来自中国在内的 11 个国家 31 个单位参加了研究，为单臂、非盲法、多中心临床试验。符合入选和排除标准的大于 18 岁经培养证实的 MDR-TB 及 XDR-TB 患者入选该项研究。入选患者在背景 MDR-TB 治疗方案的基础上加用贝达喹啉。贝达喹啉的剂量与用法为第 1~2 周，每次 400 mg，每天 1 次；第 3~24 周，每次 200 mg，每周 3 次。贝达喹啉治疗结束后，患者继续接受背景治疗方案 96 周。主要疗效终点为在贝达喹啉治疗 24 周期间痰培养阴转时间。结果显示，共有 233 例患者入选，其中 148 例（63.5%）为 MDR-TB，44 例（18.9%）为广泛耐药结核病前期（pre-XDR-TB），38 例（16.3%）为 XDR-TB，有 3 例敏感结核病入选后剔除。这些患者中既往曾使用过二线抗结核药物者 203 例（87.1%），肺部空洞大于 2 cm 者 148 例（63.5%）。发生与贝达喹啉可能相关的不良事件 77 例（33%），其中严重不良事件 1 例（0.4%）。20 例（8.6%）患者在 24 周内因各种不良事件中断治疗。治疗过程中死亡 12 例（5.15%）。在最终纳入疗效分析的 205 例患者中，治疗 24 周的痰菌阴转率为 79.5%（163 例），平均痰菌阴转时间为 57 天。治疗结束（120 周）时的痰菌阴转率为 72.2%，其中 MDR-TB、pre-XDR-TB 和 XDR-TB 的痰菌阴转率分别为 73.1%、70.5% 和 62.2%。含贝达喹啉方案治疗 MDR/XDR-TB 能够获得良好的疗效，且患者多可以耐受，不良反应较小。

2.德拉马尼

德拉马尼是 Otsuka 制药公司为克服硝基咪唑类化合物的致突变性，而对该类化合物进行结构修饰开发得到的硝基二氢咪唑并噁唑类化合物，它通过抑制细胞壁上霉菌酸的生物合成来杀灭结核分枝杆菌，无论是在体外还是体内，德拉马尼对结核分枝杆菌敏感型和耐药型菌株均有良好的活性，耐药突变率也大大降低，具有比 PA-824 更有效的抗结核活性与更高的安全性。2014 年 5 月，德拉马尼获得欧盟委员会的上市许可后，该药在临床上的应用得到广泛的探索，目前日本大冢公司正准备开展Ⅲ期临床研究。同年 WHO 出台了《德拉马尼治疗耐多药结核病指南》，明确指出在其他疗法因耐药或耐受性原因而无效的情况下，该药可以作为适当的联合治疗方案的组成部分用于成人 MDR-TB 的治疗；而对于 6 岁及以上儿童的德拉马尼功效和安全性的可用数据非常有限，然而，基于研究提供的 PK/PD 和安全数据认为将德拉马尼纳入更长的 WHO 推荐的 MDR-TB 的总体预期益处似乎超过了该人群的潜在危害。因此，考虑全球 MDR-TB 危机，可用于这种危及生命状况的治疗选择有限，使用仅由老药物组成的方案无法达到预期效果，指南指出：德拉马尼可被建议使用在 WHO 推荐的更长期的儿童方案中，适用此建议的人群是患有耐利福平或耐多药的 6~17 岁儿童和青少年，不符合 WHO 推荐的较短耐多药结核病方案。推荐德拉马尼的剂量在儿童（6~11 岁）是 50 mg×每天两次×6 个月，在青少年（12~17 岁）中为 100 mg×每天 2 次×6 个月。2016 年关于德拉马尼在儿童及青少年应用的安全性、疗效等方面有探索及报道。

Esposito 等报道了米兰（意大利）一个 12 岁的 XDR-TB 儿童经过包含德拉马尼的 24 个月治疗方案后治愈的患者。该患者 2013 年 5 月开始出现进行性发音困难和不伴发热的乏力，2013 年 10 月行 CT 检查怀疑喉部和肺结核，且胃吸出物的抗酸染色涂片镜检和分枝杆菌快速培养都是阳性的。基于 Xpert MTB/RIF 的利福平抗性的早期检测提示阳性，最初（2013 年 10 月 4 日）该儿童接受高剂量异烟肼、乙胺丁醇、吡嗪酰胺和莫西沙星治疗；之后 2013 年 10 月 30 日药物敏感性试验显示菌株对除对氨基水杨酸（PAS）和利奈唑胺以外的所有一线和二线药物均具有抗药性，遂调整方案为 PAS、利奈唑胺、特立齐酮、克拉霉素、阿莫西林-克拉维酸盐和莫西沙星。治疗 4 周后，患者临床症状和影像学检查有改善，实验室检查保持稳定，胃抽吸物的抗酸染色仍阳性，但分枝杆菌负荷量在降低。但之后的 2 个月内其临床表现进行性恶化，体重下降 4 kg

（从 36 kg 的重量开始），血红蛋白降低至约 25 g/L，且胃吸出物的抗酸染色检查再次显示高负荷量的阳性。2014 年 2 月 9 日，在以前的抗结核方案中加入异烟肼、美罗培南、阿米卡星、氯法齐明和乙硫异烟胺。然而，10 天后，因为患者急性胰腺功能不全不得不停用所有抗结核药物。2014 年 3 月 1 日，根据结核病联盟平台的建议和儿科 MDR/XDR-TB 管理的 4 名专家会诊，在基金会伦理委员会批准并获得父母和儿童的书面同意后，抗结核药物逐渐重新加用：阿莫西林-克拉维酸盐［100 mg/(kg·d)，静脉滴注］、美罗培南［100 mg/(kg·d)，静脉滴注］、利奈唑胺（300 mg/d，静脉滴注）、氯法齐明（100 mg/d，口服）和乙硫异烟胺（250 mg/d，口服）。此外，德拉马尼以 100 mg 的剂量通过口腔每天两次加入。该方案维持了 3 个月后，我们观察到临床和实验室数据的显著变化，患者的一般情况（包括体重）明显改善，血红蛋白恢复正常值。胃吸出物的抗酸染色仅在 1 周后变为阴性，并且保持持续阴性。患者于 5 月 31 日出院并停用美罗培南和阿莫西林-克拉维酸盐，继续包括德拉马尼在内的其他 5 种药物治疗。在治疗期间，患儿定期每个月常规复查，一般情况一直很好，血常规、肝肾功能检查始终正常，QTc 间隔从未发现＞500 毫秒，没有不良事件报告。此外，从德拉马尼方案开始 18 个月后进行的胸部 MRI 显示实质性结节和网状结节高密度影主要在右上叶和舌下，伴有纤维化支气管扩张和纵隔淋巴结肿大。因此，将乙硫异烟胺和氯法齐明停用，而 PAS、利奈唑胺和德拉马尼的治疗总共维持 24 个月。之后的胸部 MRI 证实，没有发生先前描述的损伤继续进展的迹象，也没有明显的新损伤。在停用德拉马尼、PAS 和利奈唑胺后 3 个月进行的临床和实验室、影像学检查没有发现任何改变，患者被认为治愈。作者认为，结合既往的研究可以认为，德拉马尼对 XDR 结核病具有活性，并且可以用于非常难以治疗的 XDR-TB 儿童，但其在儿童中的长期使用需要进一步的研究调查。

德拉马尼和抗逆转录病毒剂（包括强 CYP 抑制剂利托那韦）和抗结核药物的组合之间缺乏临床上显著的药物-药物相互作用。虽然当与乙胺丁醇与利福平共同给药时，德拉马尼浓度降低，但这可能与降低德拉马尼吸收而不是 CYP 诱导有关。

（朱　聪）

第四节　结核病常见症状的处理

结核病常见的全身症状包括发热、盗汗、咳嗽、咳痰、胸痛等。

一、发热

发热是结核病常见的症状，常呈慢性低度或中等度发热，一般见于午后，至次日晨前退热，患者有时无自觉有发热，多见于浸润性肺结核、结核性胸膜炎。另外，有弛张热，表现为体温在39 ℃，但波动幅度较大，24 小时内体温差达 2 ℃以上，最低时一般仍高于正常水平。稽留热，表现为体温持续于 39～40 ℃，连续数天，24 小时波动不超过 1 ℃。这两种热型多见于重症结核，如急性粟粒型肺结核、干酪性肺炎、结核性脑膜炎。肺结核发热还可以表现为不规则发热，即发热无一定规律，可见于浸润性肺结核或肺结核并发肺部感染。低度或中度的午后发热及不规律发热一般无须退热治疗，以治疗原发病为主。体温超过 38.5 ℃或持续高热时，在积极治疗原发病的基础上需进行退热治疗，可用解热药：吲哚美辛，12.5～25 mg 口服，1 天 3 次；复方阿司匹林

0.5 g 口服,1 天 1~2 次。对乙酰氨基酚,500 mg 口服,1 天 3 次;酚麻美敏,1 片口服,1 天 3 次。还可以采用物理降温,如酒精擦浴,或冰袋置于前额、腋窝等处。

在单纯的急性血行播散型肺结核、单纯的结核性脑膜炎、结核性浆膜炎、干酪性肺炎伴发高热时,除加强抗结核治疗外,还可以应用糖皮质激素类药物改善结核中毒症状。结核性浆膜炎,一般口服泼尼松,第 1~2 周 1 天 30~40 mg,早晨顿服,儿童 15~1.5 mg/kg,继之每周递减 5 mg,直至 1 天 5 mg 维持 1~2 周即可停药。结核性脑膜炎病情重者,昏迷及呕吐者可经静脉用地塞米松。急性粟粒型肺结核、干酪性肺炎,一般口服泼尼松,用法及用量同结核性胸膜炎。激素必须在充分有效抗结核药物保护下早期应用。

通过积极抗结核治疗,50%~60% 的患者 2 周内退热,20%~30% 的患者 10 周内退热,10%~20% 的患者发热可持续至 3 个月左右。在抗结核治疗过程中出现发热要考虑药物热及是否有药物过敏出现,需仔细体检,必要时停药观察。合并肺部感染时,应在抗结核治疗的同时积极抗感染治疗。

二、盗汗

盗汗是结核性中毒症状之一,表现为入睡后出汗,醒后汗止,出汗的部位多在头、胸、两腋下。治疗上主要是抗结核治疗。还可以中药治疗,阴虚潮热的盗汗可用牡蛎散治疗:牡蛎 12 g,黄芪 30 g,麻黄根 9 g,浮小麦 24 g,麦冬 9 g,白芍 12 g,龟甲 15 g,鳖甲 15 g,地骨皮 12 g,煎服。

三、咳嗽

咳嗽、咳痰常是肺结核患者就诊的首要症状。早期肺结核患者咳嗽轻微,无痰或痰量很少,称干性咳嗽。当肺结核病情加重时患者常有刺激性咳嗽,痰量增多,称湿性咳嗽。

首先要积极抗结核治疗,咳嗽会逐渐改善。如合并支气管结核,则在全身治疗的同时雾化吸入抗结核药物或经气管镜局部给药治疗。合并感染时还需积极抗感染治疗。轻度咳嗽有利于排痰,一般不需用镇咳药。但严重的咳嗽,特别是剧烈无痰的干咳可影响休息和睡眠,甚至使病情加重或引起其他并发症,对治疗不利,在对因治疗的同时可适当加用镇咳药物。镇咳药分中枢性和外周性镇咳药。①中枢性镇咳药:可待因用法为成人 15~30 mg/d,每天 30~90 mg;儿童每次 0.25~0.5 mg/kg,每天 3 次,长期服用容易成瘾。含有可待因的复方制剂有联邦止咳露、可愈糖浆、可待因桔梗片。右美沙芬为每次 15~30 mg,每天 3~4 次,长期服用无成瘾性。②外周性镇咳药:如甘草流浸膏、苯佐那酯。苯佐那酯用法:每次 50~100 mg,每天 3 次。还有作用于中枢也兼有周围性镇咳药物,如苯丙哌林,用法:20~40 mg,每天 60~120 mg。

四、咳痰

肺结核患者咳痰多为白色黏液痰,痰色还可以呈黄色,甚至灰黑色。

治疗的原则还是以针对病因治疗为主,在气道分泌物较多且黏稠时,祛痰药可稀释痰液或液化黏液,使之易于咳出。祛痰药可分三类。

(一)刺激性祛痰药

氯化铵,成人 0.3~0.6 g,每天 3 次。碘化钾,6~10 mL,每天 3 次。愈创甘油醚,片剂,0.2 g,每天 3 次;糖浆,10~20 mL,每天 3 次。

(二)黏液溶解剂

氨溴索,成人及 12 岁以上儿童 30 mg,每天 3 次。乙酰半胱氨酸,成人 200 mg,每天 3 次。沙雷肽酶,成人 5～10 mg,每天 3 次。厄多司坦,300 mg,每天 2 次;儿童每天 10 mg/kg,分 2 次服。

(三)黏液稀释剂

羧甲司坦,成人 0.25～0.5 g,每天 3 次;儿童每天 30 mg/kg。桃金娘油,成人 300 mg,每天 2～3 次;4～10 岁儿童 120 mg,每天 2 次。此外还有中药,如枇杷叶、川贝母、鲜竹沥等。

五、胸痛

(一)抗结核治疗

所有结核病引起的胸痛最主要的治疗都是有效的抗结核治疗。

(二)病因治疗

(1)若仅仅是肺结核引起的较轻微的胸痛,除了抗结核治疗外不需要采取其他治疗措施。

(2)结核性胸膜炎或气胸:除了抗结核治疗外,还需进行胸腔闭式引流,引流出胸腔积液或气体。胸膜炎即使将胸腔积液引流干净了,胸痛仍可能持续很长时间,甚至几年至十几年,偶尔隐痛,深呼吸、咳嗽、天气变化时出现或加重。无须特殊处理。

(3)胸壁结核:若发生了胸壁结核性冷脓肿,还需酌情行脓肿切开引流术及局部用抗结核药物换药。

(4)胸椎结核或肋骨结核:需在抗结核治疗一段时间后转骨科行手术治疗。通常在抗结核 2～3 个月后进行,若有急诊手术指征则可能提早手术。因胸椎结核所致的胸痛可能较剧烈,故需根据疼痛的程度适当使用镇痛药。

(5)精神因素引起的胸痛:一般不需特殊治疗,医师可以多与患者沟通、安慰、积极的心理暗示,以减轻患者的紧张、焦虑情绪,胸痛大多即可好转。若是较为严重的抑郁、焦虑,该方法无法缓解的,可以请精神科医师会诊,适当辅以抗抑郁药物等。若患者有确切、严重的精神疾病史,则需要注意避免使用异烟肼、喹诺酮类抗结核药,以免加重精神疾病。

(6)其他合并症:如肺栓塞、心绞痛或心肌梗死、肋间神经炎、带状疱疹等,则按照相应的疾病治疗,在此不详述。

(三)镇痛药品

对于不严重的胸痛,不需使用镇痛药,严重胸痛需用镇痛药。

1.解热镇痛药

该类药物最常用,品种很多,比如布洛芬缓释胶囊(口服每次 0.3～0.6 g,每天 2 次)、吲哚美辛肠溶片(口服每次 25 mg,每天 3 次)、对乙酰氨基酚(口服每次 0.5～1 g,每天 3 次)等。

2.曲马朵

每次 50～100 mg。用于中度胸痛。

3.吗啡类

此类药物应该慎用。对于剧烈的胸痛,比如胸椎结核导致脊髓神经受压,胸痛可能很剧烈,一般镇痛药无效的,可以选用吗啡类。

吗啡控释片,每次 10～30 mg,每 12 小时 1 次。从小剂量开始,根据镇痛效果调整剂量。

(董萌萌)

第五节 肺 结 核

一、病原学

结核菌在分类学上属于放线菌目、分枝杆菌科、分枝杆菌属,分人型、牛型、非洲型和鼠型四型。对人类致病的主要为人型结核菌,牛型菌很少,非洲分枝杆菌见于赤道非洲,是一种过度类型,西非国家分离菌株倾向于牛型分枝杆菌,而东非国家分离株更类似于人型分枝杆菌。田鼠分枝杆菌对人无致病力。结核菌细长而稍弯,约 $0.4\ \mu m \times 4.0\ \mu m$,两端微钝,不能运动,无荚膜、鞭毛或芽孢;严格需氧;不易染色,但经品红加热染色后不能被酸性乙醇脱色,故称分枝杆菌。结核菌对不利环境和某些理化因子有抵抗力。在阴湿处能生存 5 个月以上,干燥痰标本内可存活6~8 个月,$-8 \sim -6\ ℃$下能存活 4~5 个月。结核菌不耐热,对紫外线也甚敏感,故常采用加热或紫外线进行消毒,而高压蒸汽($120\ ℃$)持续 30 分钟是最佳的灭菌方法。结核菌培养的营养要求较高、生长缓慢,人型菌的增殖周期 15~20 小时,需要 2~4 周才有可见菌落。菌落多呈粗糙型,光滑型菌落大多表示毒力减低。结核菌细胞壁富含脂质,约占细胞壁的 60%,是抗酸着色反应的主要物质基础,具有介导肉芽肿形成和促进细菌在吞噬细胞内存活的作用。细胞壁中尚含脂多糖,其中脂阿拉伯甘露聚糖(LAM)具有广泛的免疫原性,生长中的结核菌能大量产生,是血清学诊断中应用较多的一类抗原物质。结核菌的菌体主要是蛋白质,占菌体干重的 50%。依据蛋白抗原定位结核蛋白可区分为分泌蛋白、胞壁蛋白和热休克蛋白。结核蛋白被认为是变态反应的反应原,已鉴定出数十个蛋白抗原,部分已用于免疫血清学诊断,但迄今尚缺少特异性很高的蛋白抗原。目前结核菌标准菌株 H37RV 全染色体测序已经完成,全基因组约由 4 411 532 个碱基对组成,鸟嘌呤/胞嘧啶(G+C)高达 65.6%,约含 4 000 个基因,但病原性的分子基础即病原性基因及其编码的致病因子(蛋白质表型)尚不清楚。

二、流行病学

(一)流行环节

1.传染源

传染性肺结核患者排菌是结核传播的主要来源。带菌牛乳曾是重要传染源,现已很少见。但我国牧区仍需重视牛乳的卫生消毒和管理。

2.传播途径

主要为患者与健康人之间经飞沫传播。排菌量愈多,接触时间愈长,危害愈大;直径 1~5 μm 大小的飞沫最易在肺泡沉积,情绪激昂的讲话、用力咳嗽,特别是打喷嚏所产生的飞沫直径小、影响大。患者随地吐痰,痰液干燥后结核菌随尘埃飞扬,也可造成吸入感染。经消化道、胎盘、皮肤伤口感染均属罕见。

3.易感人群

生活贫困、居住拥挤、营养不良等是经济不发达社会中人群结核病高发的原因。婴幼儿、青春后期和成人早期尤其是该年龄期的女性及老年人结核病发病率较高,可能与免疫功能不全或改变有关。某些疾病如糖尿病、硅肺、胃大部分切除后、麻疹、百日咳等常易诱发结核病；免疫抑制者，尤其好发结核病。

(二)流行现状和控制目标

目前估计全球有 20 亿结核菌感染者,现患结核患者 2 000 万人,年新发患者 800 万~900 万人,其中半数以上为传染性肺结核,每年约有 300 万人死于结核病,占各种原因死亡数的 7%、各类传染病死亡数的 19%。WHO 1995 年发布《全球结核病紧急状态宣言》,2000 年又召开 22 个结核病高负担国家"结核病控制与可持续发展部长会议",明确指出结核病对经济和社会发展的威胁,并阻碍人类发展,要求各国政府予以重视并作出承诺。WHO 要求 2005 年达到全球结核病控制目标为发现 70% 的"涂阳"结核患者,85% 的患者得到 WHO 正式推荐的直接督导下短程化学治疗(directly observed treatment short-course,DOTS)。据有关调查推算,20 世纪 20 年代末全中国有结核病 1 000 余万人,每年死于结核病 120 余万人;1949 年结核病患病率为 1 750/10 万,死亡率为 200/10 万。2000 年全国流行病学调查显示,活动性肺结核患病率为 367/10 万,菌阳患病率为 160/10 万,涂阳患病率为 122/10 万,估算全国活动性肺结核患者约 500 万人,传染性肺结核患者 200 万人,肺结核病死亡率为 8.8/10 万。虽然我国结核病控制取得很大成绩,但仍然是世界结核病的高负担国家。目前我国正面临人类免疫缺陷病毒/AIDS 流行,与结核病形成双重夹击的严重威胁,加之在管理方面还存在不足,形势非常严峻。我国政府正履行承诺,运用现代控制技术,并实施治疗费用的减免政策,推进全国防治工作。

三、发病机制

(一)结核菌感染的宿主反应及其生物学过程

结核菌入侵宿主体内,从感染、发病到转归均与多数细菌性疾病有显著不同,宿主反应具有特殊意义。结核菌感染引起的宿主反应分为 4 期。①起始期:入侵呼吸道的结核菌被肺泡巨噬细胞吞噬,因菌量、毒力和巨噬细胞非特异性杀菌能力的不同,被吞噬结核菌的命运各异,若在出现有意义的细菌增殖和宿主细胞反应之前结核菌即被非特异性防御机制清除或杀灭,则不留任何痕迹或感染证据,如果细菌在肺泡巨噬细胞内存活和复制,便扩散至邻近非活化的肺泡巨噬细胞,形成早期感染灶。②T 细胞反应期:由 T 细胞介导的细胞免疫(cell mediated immunity,CMI)和迟发型变态反应(delay type hypersensitivity,DTH)在此期形成,从而对结核病发病、演变及转归产生决定性影响。③共生期:生活在流行区的多数感染者发展至 T 细胞反应期,仅少数发生原发性结核病,大部分感染者结核菌可以持续存活,细菌与宿主处于共生状态,纤维包裹的坏死灶干酪样中央部位被认为是结核分枝杆菌持续存在的主要场所,低氧、低 pH 和抑制性脂肪酸的存在使细菌不能增殖。宿主的免疫机制也是抑制细菌增殖的重要因素,倘若免疫受到损害便可引起受抑制结核菌的重新活动和增殖。④细胞外增殖和传播期:固体干酪灶中包含具有生长能力但不繁殖的结核菌,干酪灶一旦液化便给细菌增殖提供了理想环境,即使免疫功能健全的宿主,从液化干酪灶释放的大量结核分枝杆菌也足以突破局部免疫防御机制,引起播散。

(二)CMI 和 DTH

CMI 是宿主获得性抗结核保护作用的最主要机制。结核分枝杆菌经 C_3 调理作用而被巨噬细胞吞噬,在细胞内酸性环境下其抗原大部分被降解,一部分则与胞体内的 Ⅰa 分子耦联成复合物而被溶酶体酶消化,并被转移至细胞膜和递呈给 Th 细胞,作为第一信号。在这一过程中伴随产生的淋巴细胞激活因子(LAF)即 IL-1 成为第二信号,两者共同启动 T 细胞应答反应。CMI

以 CD4$^+$ 细胞最重要,它产生和释放多种细胞因子放大免疫反应。CD8$^+$ 参与 Th$_1$/Th$_2$ 调节。与 CMI 相伴的 DTH 是结核病免疫反应另一种形式,长期以来认为两者密不可分,只是表现形式不同。近年来大量的研究表明,DTH 和 CMI 虽然有些过程和现象相似,但两者本质不同:①刺激两种反应的抗原不同,结核菌核糖体 RNA 能激发 CMI,但无 DTH;结核蛋白及脂质 D 仅引起 DTH,而不产生 CMI。②介导两种反应的 T 细胞亚群不同,DTH 是由 TDTH 细胞介导的,而介导 CMI 的主要是 Th 细胞,Tc 在两种反应都可以参与作用。③菌量或抗原负荷差异和 Th$_1$/Th$_2$ 偏移,感染结核菌后机体同时产生 Th$_1$+Th$_2$ 介导的免疫反应,在菌量少、毒力低或感染早期 Th$_1$ 型反应起主导作用,表现为 CMI 为主;而菌量大、毒力强或感染后期,则向 Th$_2$ 型反应方向偏移,出现以 DTH 为主的反应。④起调节作用的细胞因子(cytokines,CKs)不同,调节 CMI 效应的 CKs 很多,而 DTH 引起组织坏死的主要是肿瘤坏死因子。⑤对结核菌的作用方式不同,CMI 通过激活巨噬细胞来杀灭巨噬细胞内吞噬的结核菌,而 DTH 则通过杀死含菌而未被激活的巨噬细胞及其邻近的细胞组织,以消除有利于细菌生长的细胞内环境。关于 DTH 是否对抗结核保护反应负责或参与作用,在很大程度上取决于 DTH 反应的程度。轻度 DTH 可以动员和活化免疫活性细胞,并能直接杀伤靶细胞,使感染有结核菌的宿主细胞死亡而达到杀菌功效。比较剧烈的 DTH 则造成组织溃烂、坏死液化和空洞形成,已被吞噬的结核菌释放至细胞外,取得养料,从而进行复制和增殖,并引起播散。总体上 DTH 的免疫损伤超过免疫保护作用。

四、病理

(一)渗出型病变

表现为组织充血、水肿,随之有中性粒细胞、淋巴细胞、单核细胞浸润和纤维蛋白渗出,可有少量类上皮细胞和多核巨细胞,抗酸染色可见到结核菌。其发展演变取决于 DTH 和 CMI,剧烈 DTH 可导致病变坏死,进而液化,若 CMI 强或经有效治疗,病变可完全吸收,不留痕迹或残留纤维化,或演变为增生型病变。

(二)增生型病变

典型表现为结核结节,其中央为巨噬细胞衍生而来的朗罕巨细胞,周围由巨噬细胞转化来的类上皮细胞成层排列包绕。在类上皮细胞外围还有淋巴细胞和浆细胞散在分布与覆盖。增生型病变另一种表现是结核性肉芽肿,多见于空洞壁、窦道及其周围及干酪坏死灶周围,由类上皮细胞和新生毛细血管构成,其中散布有朗罕巨细胞、淋巴细胞及少量中性粒细胞。

(三)干酪样坏死

为病变恶化的表现。干酪样坏死灶可以多年不变,坏死病变中结核菌很少。倘若局部组织变态反应剧烈,干酪样坏死组织发生液化,经支气管排出即形成空洞,其内壁含有大量代谢活跃、生长旺盛的细胞外结核菌,成为支气管播散的来源。在有效化学治疗作用下,空洞内结核菌的消灭和病灶的吸收使空洞壁变薄并逐渐缩小,最后空洞完全闭合。有些空洞不能完全关闭,但结核的特异性病变均告消失,支气管上皮细胞向洞壁内伸展,成为净化空洞,也是空洞愈合的良好形式。有时空洞引流支气管阻塞,其中坏死物浓缩,空气被吸收,周围逐渐为纤维组织所包绕,形成结核球,病灶较前缩小并可以保持稳定,但一旦支气管再通,空洞出现,病灶重新活动。

由于机体反应性、免疫状态、局部组织抵抗力的不同,入侵菌量、毒力、类型和感染方式的差别,以及治疗措施的影响,上述 3 种基本病理学改变可以互相转化、交错存在,很少单一病变独立存在,而以某一种改变为主。

五、临床表现

(一)发病过程和临床类型

1.原发型肺结核

指初次感染即发病的肺结核,又称初染结核。典型病变包括肺部原发灶、引流淋巴管和肺门或纵隔淋巴结的结核性炎症,三者联合称为原发复合征。有时 X 线上仅显示肺门或纵隔淋巴结肿大,也称支气管淋巴结结核。多见于儿童,偶尔见于未受感染的成年人。原发性病灶多好发于胸膜下通气良好的肺区如上叶下部和下叶上部。其时机体尚未形成特异性免疫力,病菌沿所属淋巴管到肺门淋巴结,进而可出现早期菌血症。4～6 周后免疫力形成,原发灶和肺门淋巴结炎消退,90%以上不治自愈。倘若原发感染机体不能建立足够免疫力或变态反应强烈,则发展为临床原发性肺结核。少数严重者肺内原发灶可成为干酪性肺炎;淋巴结干酪样坏死破入支气管引起支气管结核和沿支气管的播散;肿大淋巴结压迫或大量坏死物破入和阻塞支气管可出现肺不张;早期菌血症或干酪性病变蚀及血管可演进为血行播散性结核病。

2.血行播散型肺结核

大多伴随于原发性肺结核,儿童较多见。在成人,原发感染后隐潜性病灶中的结核菌破溃进入血行,偶尔由于肺或其他脏器继发性活动性结核病灶侵蚀邻近淋巴血管而引起。本型肺结核发生于免疫力极度低下者。急性血行播散型肺结核常伴有结核性脑膜炎和其他脏器结核。

3.继发型肺结核

由于初染后体内潜伏病灶中的结核菌重新活动和释放而发病,少数可以为外源性再感染,特别是人类免疫缺陷病毒/AIDS 时。本型是成人肺结核的最常见类型。常呈慢性起病和经过,但也有呈急性发病和急性临床过程者。由于免疫和变态反应的相互关系及治疗措施等因素影响,继发型肺结核在病理和 X 线形态上又有渗出浸润型肺结核、增生型肺结核、纤维干酪型肺结核、干酪型肺炎、空洞型肺结核、结核球(瘤)、慢性纤维空洞型肺结核等区分。继发型肺结核好发于两肺上叶尖后段或下叶尖段,肺门淋巴结很少肿大,病灶趋于局限,但易有干酪坏死和空洞形成,排菌较多,在流行病学上更具重要性。

(二)症状和体征

1.全身症状

发热为肺结核最常见的全身性毒性症状,多数为长期低热,每于午后或傍晚开始,次晨降至正常,可伴有倦怠、乏力、夜间盗汗。当病灶急剧进展扩散时则出现高热,呈稽留热或弛张热热型,可以有畏寒,但很少寒战。其他全身症状有食欲减退、体重减轻、妇女月经不调、易激惹、心悸、面颊潮红等轻度毒性和自主神经功能紊乱症状。

2.呼吸系统症状

(1)咳嗽、咳痰:浸润性病灶咳嗽轻微,干咳或仅有少量黏液痰。有空洞形成时痰量增加,若伴继发感染,痰呈脓性。合并支气管结核时则咳嗽加剧,可出现刺激性呛咳,伴局限性哮鸣或喘鸣。

(2)咯血:1/3～1/2 患者在不同病期有咯血。结核性炎症使毛细血管通透性增高,常表现血痰;病变损伤小血管则血量增加;若空洞壁的动脉瘤破裂则引起大咯血,出血可以源自肺动脉,也可来自支气管动脉。凡合并慢性气道疾病、心肺功能损害、年迈、咳嗽反射抑制、全身衰竭等,使气道清除能力减弱,咯血容易导致窒息。咯血易引起结核播散,特别是中大量咯血时,咯血后的持续高热常是有力提示。

(3)胸痛:部位不定的隐痛为神经反射引起。固定性针刺样痛随呼吸和咳嗽加重,而患侧卧位症状减轻,常是胸膜受累的缘故。

(4)气急:重度毒血症状和高热可引起呼吸频率增加。真正气急仅见于广泛肺组织破坏、胸膜增厚和肺气肿,特别是并发肺心病和心肺功能不全时。

3.体征

取决于病变性质、部位、范围或程度。病灶以渗出型病变为主的肺实变且范围较广或干酪性肺炎时,叩诊浊音,听诊闻及支气管呼吸音和细湿音。继发型肺结核好发于上叶尖后段,于肩胛间区闻及细湿啰音,极大提示有诊断价值。空洞性病变位置表浅而引流支气管通畅时,有支气管呼吸音或伴湿啰音;巨大空洞可出现带金属调的空瓮音,现已很少见。慢性纤维空洞性肺结核的体征有患侧胸廓塌陷、气管和纵隔间向患侧移位、叩诊音浊、听诊呼吸音降低或闻及湿啰音,以及肺气肿征象。支气管结核有局限性哮鸣音,特别是于呼气或咳嗽末。

4.特殊表现

(1)变态反应:多见于青少年女性。临床表现类似风湿热,故有人称其为结核性风湿症。多发性关节痛或关节炎,以四肢大关节较常受累。皮肤损害表现为结节性红斑及环形红斑,前者多见,好发于四肢尤其是四肢伸侧面及踝关节附近,此起彼伏,间歇性地出现。常伴有长期低热。水杨酸制剂治疗无效。其他变态反应表现有白塞病、滤泡性结膜角膜炎等。

(2)无反应性结核:一种严重的单核-吞噬细胞系统结核病,也称结核性败血症。肝、脾、淋巴结或骨髓及肺、肾等呈严重干酪样坏死,其中有大量成簇结核菌,而缺乏类上皮细胞和巨细胞反应,渗出性反应也极轻微,见于极度免疫抑制的患者。临床表现为持续高热、骨髓抑制或见类白血病反应。呼吸道症状和胸部 X 线片表现往往很不明显或者缺如。无反应性结核病易误诊为败血症、白血病、伤寒、结缔组织病等。

六、实验室和辅助检查

(一)病原学检查

1.痰涂片显微镜检查

痰标本涂片萋-尼染色找分枝杆菌具有快速、简便等优点。厚涂片可提高检测阳性率。荧光染色检查不需油镜,视野范围广、敏感性高,但容易有假阳性。抗酸染色直接镜检不能区分结核和非结核分枝杆菌(nontuberculous mycobacteria,NTM),但在我国非结核分枝杆菌病相对较少,涂片找到分枝杆菌绝大多数为结核分枝杆菌,可以提示诊断。

2.结核菌培养

敏感性和特异性高。培养后可进行药物敏感试验测试,随着耐多药结核菌增多,药物敏感试验愈显重要。结核菌培养传统方法至少 1 个月,近来应用 BactecTB 系统进行培养和早期鉴定,可以缩短至两周左右,药物敏感试验通常在培养阳性后的 4～6 天即可完成。

3.分子生物学检测

聚合酶链反应(PCR)技术可以将标本中微量的结核菌 DNA 加以扩增。一般镜检仅能检测每毫升 104～105 条菌,而 PCR 可检出 1～100fg 结核菌 DNA(相当于每毫升 1～20 条菌)。但

DNA 提取过程遭遇污染等技术原因可以出现假阳性,而且 PCR 无法区别活菌和死菌,故不能用于结核病的治疗效果评估、流行病学调查等。目前 PCR 检测仅推荐在非结核分枝杆菌病高发地区涂片分枝杆菌阳性患者,用来快速区分结核与非结核分枝杆菌。

4.结核菌抗原和抗体检测

采用 ELISA 方法检测痰标本中结核菌抗原的结果差异甚大,可能与痰标本中结核菌抗原分布不甚均匀有关。采用不同的抗原(如 A60、LAM 等)检测肺结核患者血标本中结核菌 IgG 的诊断价值尚不肯定。

5.γ 干扰素释放试验(interferon-gamma release assays,IGRA)

采用结核分枝杆菌比较特异性抗原(卡介苗和绝大多数非结核分枝杆菌所不具有),包括早期分泌性抗原靶 6(ESAT-6)和培养滤过蛋白-10(CFP-10),在体外刺激血液单核细胞释放 γ 干扰素,对后者加以测定。操作过程很少受干扰,报告结果快(24 小时)。IGRA 敏感性 70% 左右,虽然尚欠理想,但特异性大多在 95% 以上。

(二)影像学检查

后前位普通胸部 X 线片是诊断肺结核十分有用的辅助方法。它对了解病变部位、范围、性质及其演变有帮助,典型 X 线改变有重要诊断参考价值。胸部 X 线片诊断肺结核缺乏特异性,尤其病变在非好发部位及形态不典型时更是如此。胸部 CT 检查有助于微小或隐蔽性肺结核病灶的发现和结节性病灶的鉴别诊断。耐多药肺结核病考虑外科手术治疗时,需要比较精确地了解病变累及范围,可考虑胸部 CT 检查。

(三)结核菌素(简称结素)皮肤试验(tuberculin skin test,TST)

结素是结核菌的代谢产物,从长出结核菌的液体培养基提炼而成,主要成分为结核蛋白,目前国内均采用国产结素纯蛋白衍生物(purified protein derivative,PPD)。我国推广的试验方法是国际通用的皮内注射法(Mantoux 法)。将 PPD 5 IU(0.1 mL)注入左前臂内侧上中 1/3 交界处皮内,使局部形成皮丘。48~96 小时(一般为 72 小时)观察局部硬结大小。判断标准为:硬结直径<5 mm 为阴性反应,5~9 mm 为一般阳性反应,10~19 mm 为中度阳性反应,≥20 mm 或不足 20 mm 但有水疱或坏死为强阳性反应。美国则根据不同年龄、免疫状态、本土居民还是移民(来自何地)等对 TST 判断有不同标准。结素试验的主要用途如下:①社区结核菌感染的流行病学调查或接触者的随访。②监测阳转者,适用于儿童和易感高危对象。③协助诊断。目前所用结素(抗原)并非高度特异。许多因素可以影响反应结果,如急性病毒感染或疫苗注射、免疫抑制性疾病或药物、营养不良、结节病、肿瘤、其他难治性感染、老年人迟发变态反应衰退者,可以出现假阴性。尚有少数患者已证明活动性结核病,并无前述因素影响,但结素反应阴性,即"无反应性"。尽管结素试验在理论和解释上尚存在困惑,但在流行病学和临床上仍是有用的。阳性反应表示感染,在 3 岁以下婴幼儿按活动性结核病论;成人强阳性反应提示活动性结核病可能,应进一步检查;阴性反应特别是较高浓度试验仍阴性则可排除结核病;菌阴肺结核诊断除典型 X 线征象外,必须辅以结素试验阳性以佐证。

(四)纤维支气管镜检查

经纤维支气管镜对支气管或肺内病灶钳取活组织作病理学检查,同时采取刷检、冲洗或吸引标本用于结核菌涂片和培养,有利于提高肺结核的诊断敏感性和特异性,尤其适用于痰涂阴性等诊断困难患者。纤维支气管镜对于支气管结核的诊断和鉴别诊断尤其具有价值。

七、诊断与鉴别诊断

(一)病史和临床表现

轻症肺结核患者可以无症状而仅在胸部 X 线检查时发现,即使出现症状也大多缺少特异性,但病史和临床表现仍是诊断的基础,凡遇下列情况者应高度警惕结核病的可能性:①反复发作或迁延不愈的咳嗽咳痰,或呼吸道感染经抗生素治疗 3~4 周仍无改善。②痰中带血或咯血。③长期低热或所谓"发热待查"。④体检肩胛间区有湿啰音或局限性哮鸣音。⑤有结核病诱因或好发因素,尤其是糖尿病、免疫抑制性疾病和接受激素或免疫抑制剂治疗者。⑥有关节疼痛和皮肤结节性红斑、滤泡性结膜角膜炎等变态反应性表现。⑦有渗出性胸膜炎、肛瘘、长期淋巴结肿大既往史及婴幼儿和儿童有家庭开放性肺结核密切接触史者。

(二)诊断依据

1.菌阳肺结核

痰涂片和/或培养阳性,并具有相应临床和 X 线表现,确诊肺结核。

2.菌阴肺结核

符合以下 4 项中至少 3 项临床诊断成立:①典型肺结核临床症状和肺部 X 线表现。②临床可排除其他非结核性肺部病患。③PPD(5 IU)阳性或血清抗结核抗体阳性。④诊断性抗结核治疗有效。必要时应做纤维支气管镜采集微生物标本及活检标本通过微生物学和/或组织病理学确诊。

(三)活动性判定

确定肺结核有无活动性对治疗和管理十分重要,是诊断的一个重要内容。活动性判断应综合临床、X 线表现和痰菌决定,而主要依据是痰菌和 X 线。痰菌阳性肯定属活动性。胸部 X 线片上凡渗出型和渗出增生型病灶、干酪型肺炎、干酪灶和空洞(除净化空洞外)都是活动性的征象;增生型病灶、纤维包裹紧密的干酪硬结灶和纤维钙化灶属非活动性病变。由于肺结核病变多为混合性,在未达到完全性增生或纤维钙化时仍属活动性。在 X 线上非活动性应使病变达到最大限度吸收,这就需要有旧片对比或经随访观察才能确定。初次胸片不能肯定活动性的患者可作为"活动性未定",给予动态观察。

(四)分类和记录程序

为适应我国目前结核病控制和临床工作的实际,中华医学会结核病学分会《结核病新分类法》将结核病分为原发型肺结核、血行播散型肺结核、继发型肺结核、结核性胸膜炎和其他肺外结核 5 型。在诊断时应按分类书写诊断,并注明范围(左侧、右侧、双侧)、痰菌和初治、复治情况。

(五)鉴别诊断

肺结核临床和 X 线表现可以酷似许多疾病,必须详细搜集临床及实验室和辅助检查资料,综合分析,并根据需要选择侵袭性诊断措施如纤维支气管镜采集微生物标本和活组织检查。不同类型和 X 线表现的肺结核需要鉴别的疾病不同。

1.肺癌

中央型肺癌常有痰中带血,肺门附近有阴影,与肺门淋巴结结核相似。周围型肺癌可呈球状、分叶状块影,需与结核球鉴别。肺癌多见于 40 岁以上嗜烟男性,常无明显毒性症状,多有刺激性咳嗽、胸痛及进行性消瘦。在胸部 X 线片上结核球周围可有卫星灶、钙化,而肺癌病灶边缘常有切迹、毛刺。胸部 CT 扫描对鉴别诊断常有帮助。结合痰结核菌、脱落细胞检查及通过纤维支气管镜检查与活检等,常能及时鉴别。肺癌与肺结核可以并存,也需注意发现。

2.肺炎

原发复合征的肺门淋巴结结核不明显或原发灶周围存在大片渗出,病变波及整个肺叶并将肺门掩盖时,以及继发型肺结核主要表现为渗出性病变或干酪性肺炎时,需与肺炎特别是肺炎链球菌肺炎鉴别。细菌性肺炎起病急骤、高热、寒战、胸痛伴气急,X线片上病变常局限于一个肺叶或肺段,血白细胞总数及中性粒细胞增多,抗生素治疗有效,可资鉴别;肺结核尚需注意与其他病原体肺炎进行鉴别,关键是病原学检测有阳性证据。

3.肺脓肿

肺脓肿空洞多见于肺下叶,脓肿周围的炎症浸润较严重,空洞内常有液平面。肺结核空洞则多发生在肺上叶,空洞壁较薄,洞内很少有液平面或仅见浅液平面。此外,肺脓肿起病较急、高热、大量脓痰,痰中无结核菌,但有多种其他细菌,血白细胞总数及中性粒细胞增多,抗生素治疗有效。慢性纤维空洞合并感染时易与慢性肺脓肿混淆,后者痰结核菌阴性。

4.支气管扩张

有慢性咳嗽、咳脓痰及反复咯血史,需与继发型肺结核鉴别。胸部X线片多无异常发现或仅见局部肺纹理增粗或卷发状阴影,CT有助确诊。应当警惕的是化脓性支气管扩张症可以并发结核感染,在细菌学检测时应予顾及。

5.慢性支气管炎

症状酷似继发型肺结核。近年来老年人肺结核的发病率增高,与慢性支气管炎的高发年龄趋近,需认真鉴别,及时X线检查和痰检有助确诊。

6.非结核分枝杆菌肺病

非结核分枝杆菌(nontuberculous mycobacteria,NTM)指结核和麻风分枝杆菌以外的所有分枝杆菌,可引起各组织器官病变,其中NTM肺病临床和X线片表现类似肺结核。鉴别诊断依据菌种鉴定。

7.其他发热性疾病

伤寒、败血症、白血病、纵隔淋巴瘤等与结核病有诸多相似之处。伤寒有高热、血白细胞计数减少及肝脾大等临床表现,易与急性血行播散型肺结核混淆。但伤寒热型常呈稽留热,有相对缓脉、皮肤玫瑰疹,血清肥达试验阳性,血、粪便培养伤寒杆菌生长。败血症起病急,有寒战及弛张热型,白细胞及中性粒细胞增多,常有近期皮肤感染或泌尿系统、胆道等感染史,皮肤常见瘀点,病程中出现迁徙病灶或感染性休克,血或骨髓培养可发现致病菌。结核病偶见血常规呈类白血病反应或单核细胞异常增多,需与白血病鉴别。后者多有明显出血倾向,骨髓涂片及动态X线胸片随访有助确立诊断。支气管淋巴结结核表现为发热及肺门淋巴结肿大,应与结节病、纵隔淋巴瘤等鉴别。结节病患者结素试验阴性,肺门淋巴结肿大常呈对称性,状如“土豆”;而淋巴瘤发展迅速,常有肝脾及表浅淋巴结肿大,确诊需组织活检。

八、治疗

(一)抗结核化学治疗

1.化学治疗药物

(1)异烟肼(isoniazid,INH):具有强杀菌作用、价格低廉、不良反应少、可口服等特点,是治疗肺结核病的基本药物之一。INH抑制结核菌叶酸合成,包括3个环节:①INH被结核菌摄取。

②INH 被结核菌内触酶-过氧化酶活化。③活化的 INH 阻止结核菌叶酸合成。它对于胞内和胞外代谢活跃、持续繁殖或近乎静止的结核菌均有杀菌作用。INH 可渗入全身各组织中,容易通过血-脑脊液屏障,胸腔积液、干酪样病灶中药物浓度很高。成人剂量每天 300 mg(或每天 4～8 mg/kg),一次口服;儿童每天 5～10 mg/kg(每天不超过 300 mg)。急性血行播散型肺结核和结核性脑膜炎,剂量可以加倍。主要不良反应有周围神经炎、中枢神经系统中毒,采用维生素 B_6 能缓解或消除中毒症状。但维生素 B_6 可影响 INH 疗效;常规剂量时神经系统不良反应很少,故无须服用维生素 B_6。肝脏损害(血清谷丙转氨酶升高等)与药物的代谢毒性有关,如果谷丙转氨酶高于正常值上限 3 倍则需停药。通常每月随访一次肝功能,对于肝功能已有异常者应增加随访次数,且需与病毒性肝炎相鉴别。

(2)利福平(rifampin,RFP):对胞内和胞外代谢旺盛、偶尔繁殖的结核菌均有杀菌作用。它属于利福霉素的半合成衍生物,通过抑制 RNA 聚合酶,阻止 RNA 合成发挥杀菌活性。RFP 主要在肝脏代谢,胆汁排泄。仅有 30% 通过肾脏排泄,肾功能损害一般不需减量。RFP 能穿透干酪样病灶和进入巨噬细胞内。在正常情况下不通过血-脑脊液屏障,而脑膜炎症可增加其渗透能力。RFP 在组织中浓度高,在尿、泪、汗和其他体液中均可检测到。成人剂量空腹 450～600 mg,每天 1 次。主要不良反应有胃肠道不适、肝功能损害(谷丙转氨酶升高、黄疸等)、皮疹和发热等。间歇疗法应用高剂量(600～1 200 mg/d)易产生免疫介导的流感样反应、溶血性贫血、进行肾衰竭和血小板减少症,一旦发生,应予以停药。

(3)吡嗪酰胺(pyrazinamide,PZA):类似于 INH 的烟酸衍生物,但与 INH 之间无交叉耐药性。PZA 能杀灭巨噬细胞内尤其酸性环境中的结核菌,已成为结核病短程化学治疗中不可缺少的主要药物。胃肠道吸收好,全身各部位均可到达,包括中枢神经系统。PZA 由肾脏排泄。最常见的不良反应为肝毒性反应(谷丙转氨酶升高和黄疸等)、高尿酸血症,皮疹和胃肠道症状少见。

(4)链霉素(streptomycin,SM)和其他氨基糖苷类:通过抑制蛋白质合成来杀灭结核菌。对于空洞内胞外结核菌作用强,pH 中性时起效。尽管链霉素具有很强的组织穿透力,而对于血-脑脊液屏障仅在脑膜炎时才能透入。主要不良反应为不可逆的第Ⅷ对脑神经损害,包括共济失调、眩晕、耳鸣、耳聋等。与其他氨基糖苷类相似,可引起肾脏毒性反应。变态反应少见。成人每天 15～20 mg/kg,或每天 0.75～1.0 g(50 岁以上或肾功能减退者可用 0.5～0.75 g),分 1～2 次肌内注射。目前已经少用,仅用于怀疑 INH 初始耐药者。其他氨基糖苷类如阿米卡星(AMK)、卡那霉素(KM)也有一定抗结核作用,但不用作一线药物。

(5)乙胺丁醇(ethambutol,EMB):通过抑制结核菌 RNA 合成发挥抗菌作用,与其他抗结核药物无交叉耐药性,且产生耐药性较为缓慢。成人与儿童剂量均为每天 15～25 mg/kg,开始时可以每天 25 mg/kg,2 个月后减至每天 15 mg/kg。可与 INH、RFP 同时一次顿服。常见不良反应有球后视神经炎、变态反应、药物性皮疹、皮肤黏膜损伤等。球后视神经炎可用大剂量维生素 B_1 和血管扩张药物治疗,必要时可采用烟酰胺球后注射治疗,大多能在 6 个月内恢复。

(6)对氨基水杨酸(para-aminosalicylic acid,PAS):对结核菌抑菌作用较弱,仅作为辅助抗结核治疗药物。可能通过与对氨苯甲酸竞争影响叶酸合成,或干扰结核菌生长素合成,使之丧失摄取铁的作用而达到抑菌作用。成人 8～12 g/d,分 2～3 次口服。静脉给药一般用 8～12 g,溶于 5% 葡萄糖液 500 mL 中滴注。本药需新鲜配制和避光静脉滴注。肾功能不全患者慎用。主要不良反应有胃肠道刺激、肝功能损害、溶血性贫血及变态反应(皮疹、剥脱性皮炎)等。

(7)其他:氨硫脲,卷曲霉素,环丝霉素(CS),乙硫异烟胺和丙硫异烟胺为第二线抗结核药物,作用相对较弱,不良反应多,故目前仅用于 MDR-TB。氟喹诺酮类抗菌药物(FQs)对结核分枝杆菌有良好的抑制作用。这些药物仅用于 MDR-TB 的治疗。

2.标准化治疗方案

(1)初治:肺结核(包括肺外结核)必须采用标准化治疗方案。对于新患者其方案分两个阶段,即 2 个月强化(初始)期和 4～6 个月的巩固期。强化期通常联合用 3～4 个杀菌药,约在 2 周之内传染性患者经治疗转为非传染性,症状得以改善。巩固期药物减少,但仍需灭菌药,以清除残余菌并防止复发。

WHO 推荐的治疗方案如下。

初治标准化学治疗方案:2HRZ/4HR(异烟肼、利福平、吡嗪酰胺 2 个月强化期/异烟肼、利福平 4 个月巩固期)。

衍生方案。

全程督导化学治疗:① $2HRZ/4H_3R_3$(下角阿拉伯数字表示每周服药次数,后同)。② $2HRZ/4H_2R_2$。③ $2E_3H_3R_3Z_3/4H_3R_3$。④ $2S_3H_3R_3Z_3/4H_3R_3$。

用于高初始耐药地区方案:① $2EHRZ/4HR$。② $2SHRZ/4HR$。

我国卫生健康委员会推荐的化学治疗方案如下。

初治菌阳肺结核(含初治菌阴空洞肺结核或粟粒型肺结核):① $2HRZE(S)/4HR$。② $2HRZE(S)/4H_3R_3$。③ $2H_3R_3Z_3(S_3)/4H_3R_3$。如果第二个月末痰菌仍阳性,则延长 1 个月强化期,相应缩短 1 个月巩固期。

初治菌阴肺结核(除外有空洞、粟粒型肺结核):① $2HRZ/4HR$。② $2HRZ/4H_3R_3$。③ $2H_3R_3Z_3/4H_3R_3$。

(2)复治:有下列情况之一者为复治:①初治失败的患者。②规则用药满疗程后痰菌又转阳的患者。③不规则化学治疗超过 1 个月的患者。④慢性排菌患者。获得性耐药是复治中的难题,推荐强化期 5 药和巩固期 3 药的联合方案。强化期能够至少有 2 个仍然有效的药物,疗程也需适当延长。

(3)MDR-TB 的治疗:MDR-TB 是被 WHO 认定的全球结核病疫情回升的第三个主要原因。治疗有赖于通过药物敏感试验测定筛选敏感药物。疑有多耐药而无药物敏感试验条件时可以分析用药史进行估计。强化期选用 4～5 种药物,其中至少包括 3 种从未使用过的药物或仍然敏感的药物如 PZA、KM、CPM、1321Th、PAS(静脉)、FQs,推荐的药物尚有 CS 等。强化期治疗 3 个月。巩固期减至 2～3 种药物,应用 18～21 个月。

(二)手术治疗

化学治疗的发展使外科治疗在肺结核治疗中的比重和地位显著降低。但对药物治疗失败或威胁生命的单侧肺结核病特别是局限性病变,外科治疗仍是可选择的重要治疗方法。其指征如下:①化学治疗尤其是经过规则的强有力化学治疗药物治疗 9～12 个月,痰菌仍阳性的干酪样病灶、厚壁空洞、阻塞型空洞。②一侧毁损肺、支气管结核管腔狭窄伴远端肺不张或肺化脓症。③结核脓胸或伴支气管胸膜瘘。④不能控制的大咯血。⑤疑似肺癌或并发肺癌可能。这些患者大多病情严重、有过反复播散、病变范围广泛,因此是否适宜手术尚须参考心肺功能、播散灶控制与否等,就手术效果、风险程度及康复诸方面全面衡量,以作出合理选择。

(三)症状治疗

1.发热

随着有效抗结核治疗,肺结核患者的发热大多在1周内消退,少数发热不退者可应用小剂量非甾体退热剂。急性血行播散型肺结核和浆膜渗出性结核伴有高热等严重毒性症状或高热持续时,激素可能有助于改善症状,也可促进渗液吸收、减少粘连,但必须在充分有效抗结核药物保护下早期应用,疗程1个月左右即应逐步撤停。

2.大咯血

大咯血是肺结核患者的重要威胁,应特别警惕和尽早发现窒息先兆征象,如咯血过程突然中断,出现呼吸急促、发绀、烦躁不安、精神极度紧张、有濒死感或口中有血块等。抢救窒息的主要措施是畅通气道(体位引流、支气管镜吸引气管插管)。止血药物治疗可以应用神经垂体后叶素。对于药物难以控制而肺结核病变本身具备手术指征且心肺功能可胜任者,手术治疗可以显著降低大咯血病死率。对于不能耐受手术和病变不适宜手术的大咯血,支气管动脉栓塞止血有良效。

(四)食疗

1.食疗原则

对结核病治疗用药物攻邪,用食物补益形体,以祛邪、恢复正气。故给予高能量、高蛋白质、高维生素,适量矿物质和微量元素的平衡饮食。要注意食物色、香、味、形和患者个人喜好,并照顾其消化和吸收功能,随时调节饮食食物质和量。能量每天按 $167.2 \sim 209.9$ kJ($40 \sim 50$ kcal)/kg,蛋白质为 $1.5 \sim 2$ g/kg,可多选食蛋白质营养价值高的肉类、蛋类和奶类,但应避免过分甘肥油腻,以妨碍食物消化吸收。滋阴和补益精气食品,如鳗鱼、黑鱼、甲鱼、猪肝、猪肺、猪瘦肉、鸡蛋、鸭蛋、牛肉、羊肉等都富含优质蛋白质。蔬菜类,如青菜、胡萝卜、土豆等。豆类,特别是黄豆及其制品。果品类如柿、梨、橘子、苹果、番茄、百合、莲子、藕、菱、荸荠等,芡实、银耳等也都可选用。结核患者应忌烟、酒及辛辣等生痰助火食物,因食用之后可能使病情加重,甚至引起大咯血等意外并发症。

2.食疗方选

(1)潮热:取鳗鱼数条清水洗净,先在锅中煮沸清水,再将活鳗投入,加盖煮 $2 \sim 3$ 小时,鳗油浮于水面,捞取鳗油后加食盐适量,每次服 10 mL,1天2次,饭后服用。或将鳗鱼切成寸段,放于铁皮筒内,一端用泥封固,另一端用铁丝绕成团塞住,铁皮筒在炭火上烧烤,塞铁丝端向下,筒口用碗承接,待烧至鳗鱼焦时,鳗油即自下端流入碗中,烧至油尽鳗枯成炭为止。鳗油可用,同时可将鳗炭研细,每天服2次,每服 $3 \sim 6$ g。初期低热,用枸杞根 15 g;或嫩苗及叶常煎服,代茶饮用,对退潮热有益。如加用枸杞子,则更有补肾强壮作用。

用啤酒花 $10 \sim 12$ g,泡水代茶饮用,可促进食欲并能退虚热;也有用鲜李子,捣汁冷饮以治骨蒸劳热,但多食可生痰,脾胃虚弱者不宜多食。五汁蜜膏为去核鸭梨、白萝卜各 1 000 g,生姜 250 g,洗净切碎,分别以洁净纱布绞汁。取梨汁和萝卜汁放入锅中,先用大火烧开,后以小火煎熬成膏状,加入姜汁及炼乳、蜂蜜各 250 g 搅匀,继续加热至沸,停火冷却,装瓶备用。服用时每次 20 mL,以沸水冲化,或再加黄酒适量饮服,每天2次。可治虚劳、肺结核、低热、久咳不止等症。

(2)盗汗:以蛤蜊肉加韭菜做成菜肴,用韭黄更好;常食可治疗肺结核盗汗。或者以牡蛎壳 $30 \sim 60$ g 煎汤;用于治疗盗汗。甲鱼1只取血,用热黄酒适量冲服,应当天服完,持续服用。未熟桃干称为碧桃干,用其 15 g,加水煎服。

(3)咳嗽咯血:木瓜 15 g,草 30 g,甘草 6 g 同煎,可治肺结核咳嗽,若用鱼腥草 30~40 g 代替茜草,其清肺热效果更为显著。咳嗽剧烈,可每天用生梨加冰糖蒸食,或常含化柿霜饼。如有咯血,用鲜百合 2~3 个洗净,捣汁以温开水冲服,每天 2 次。也可喝藕汁或以生藕片蘸糖吃或用乌贼骨 12 g,藕节 15 g,白及 10 g,水煎去渣,加蜂蜜调服,1 天 3 次,饮服。紫皮大蒜瓣 15~20 片,去皮后放入沸水中煮 1~2 分钟,取出备用。用煮蒜水与糯米 50 g 煮成稀粥,然后将原蒜瓣放入粥内拌匀食用。在食粥同时,可加白及粉 3 g,早晚各 1 次,连吃 10~15 天,停 3 天后再食。治肺结核、胸膜炎、咯血。油浸白果是传统单方,将去外皮带壳鲜白果放于瓶内,加入菜油,以浸没为度,将瓶密封埋于土中,5 个月后取用,以越陈越好,每次取白果 1 枚剥取其肉,温水送服,可治肺结核咳嗽,并有平喘作用。

(4)食少便溏:用生山药 120 g 切片煮汁 1 000 mL,当茶饮用;或用山药粉 20~30 g 以凉水调于锅内,不时以筷搅拌,煮 2~3 沸即成粥,或在山药粥中加熟鸡蛋黄 3 枚调入后用,均可治疗阴虚且损及脾胃者。称等量薏苡仁、芡实、淮山药,加水后煮食。本方适用于肺病久咳、脾虚、大便不实者。

(5)腰酸膝软无力:取 2 500 g 黄精熬制成 500 g 浸膏,每天 4 次,每次 10 mL,每 1 mL 相当于黄精 5 g,治疗浸润型肺结核。不加用西药,可使部分患者病灶完全吸收,大部分症状好转,并有体重增加和症状改善。脾胃虚寒者不宜食用。取适量鲍鱼做成菜肴,每天食用,可治肺结核低热、盗汗、骨蒸,且有滋阴壮体功能。以乌龟壳烧存性研细末,用枣泥或炼蜜为丸。每次服 6 g,每天 2 次,通常连服 1~2 个月后,可显示效果,复查时病灶可见钙化现象提早出现。用于治疗小儿骨结核,效果更佳。

(五)心理治疗

心理社会因素在肺结核的发生、发展中有一定影响。早在 20 世纪初就已注意到这种传染病的心理因素。Racamier 于 1950 年观察了 150 名肺结核患者,发现他们存在着孤独与深深的不安全感,童年早期存在与父母的情感关系障碍,其中 2/3 是怀疑,1/3 是溺爱。Brautigam 在 1957 年强调患者存在对联络的敏感性及自尊的易变性。同年 Melytr 用罗夏墨迹图测得结核病患者精神稳定性低,对情感及自我中心方面激惹性强,患者需要更多的理解,还存在受压抑的冲突、深藏的恐惧及感情易变、烦躁,自我约束减退。谢云锦等于 1986 年对结核患者做 MMPI 测定,发现 74%D 分高(抑郁分值)、36%Hs 分高(疑病分高)、27%Hy 分高(癔症患者得分高)。近年来通过 HAD 测得 142 例肺结核住院患者有焦虑或抑郁可疑症状者 73 人,有明显症状者 43 人,无症状者 26 人,这说明肺结核患者心理压力较大,进而会导致免疫功能低水平,易于发病。临床资料证实,肺结核伴焦虑、抑郁明显者植物血凝素皮肤试验反应低于无情绪障碍者;淋巴细胞转化率低于无情绪症状者;有情绪症者 IgG 偏低($P<0.05$)。

曾经写过《心身医学》这一古典名著的作者亚历山大认为,结核病也属于心身医学的一种疾病,他说:"如果只考虑是由结核分枝杆菌引起的是不够的,还应考虑到机体本身具有的特异的、非特异的免疫力和机体对感染的抵抗力的问题,此外,情感因素也是构成结核病的一部分原因。"

结核分枝杆菌含有类脂质、蛋白质和多糖类。在人体内类脂质引起淋巴细胞浸润而形成结核结节;蛋白质引起变态反应;多肽与多糖复合物与免疫的产生有关。结核病的发生、发展与转归取决于结核菌入侵的数量、毒力和人体免疫力、变态反应的高低。当人体免疫力低下,抵抗力处于劣势时,结核病就容易发生;反之,感染后不易发病,即使发病也较轻而且容易康复。情感因素也是构成结核病的一个重要原因。根据现代心理免疫学理论,情绪压抑时,淋巴细胞的致敏性和巨噬细胞的吞噬作用严重削弱,T细胞与绵羊红细胞结合呈现玫瑰花环反应大大减弱,而受植物血凝素(PHA)刺激后转化为母细胞的能力也明显减退,这就是说,机体的细胞免疫能力处于低下状态,因而结核病易罹性显著增强。

结核病的治疗已历经了四个阶段,从历史回顾的角度可分为卫生营养疗法阶段、人工气胸腹疗法阶段、综合治疗阶段及崭新化学治疗阶段。其中抗结核化学药物治疗对结核病的控制起着决定性的作用,可使病灶愈合、症状消除并防止复发,但卫生营养疗法作为一种基础疗法日益显得重要。世界上的事物总是波浪式前进、螺旋式上升的,如今,卫生营养疗法应从心理治疗的高度重新认识与评价。结核病常用的心理疗法如下。

1.简易精神疗法

通过接受、支持、保证三步骤使患者明确:随着社会的进步、科学的发展、诊治疾病手段的先进,总体上讲结核病处于少见与散发状态,结核病患病率、发病率和死亡率分别不超过 1/1 000、1/10 000、1/100 000。经近 30 年推行合理化学治疗以来,疗程一再缩短、治愈率超过 95%,治愈后五年复发率仅为 1%～2%,并防止了耐药性的产生,从而使患者增强信心,促进早日康复。

2.认知疗法

结核病是人类最古老的传染病之一,人类与之斗争了数千年,但由于各地区疫情控制尚不平衡、不规则用药或管理不善及难民、移民、民工的流动性与特殊性,一旦发病通常难以接受合理治疗,因此结核病疫情仍然相当严重,流行形势也相当严峻,致使世界卫生组织 1993 年 4 月向全世界宣布全球处于结核病紧急状态,并将每年的 3 月 24 日定为世界抗结核日。其实只要理智地认识到结核病病因明确、治有方法、防有措施,只要认真做好治疗、管理、预防及检查的各个环节的工作,只要高度关注结核病的疫情,切实做到查出必治、治必彻底,就完全可能使结核病流行情况改善,直至控制。

3.行为指导法

患者应注意适当休息疗养、生活起居合理、丰富的营养、必要的日光浴及克服多愁善感、郁郁寡欢等易感性人格。

4.想象-信念疗法

想象 T 细胞与结核分枝杆菌浴血大战并战而胜之;想象玫瑰花环试验明显增强;想象淋巴细胞转化能力增强。

5.气功疗法

肺结核中医辨证多属肺阴虚,先做放松功,行三线放松 2～3 个循环,再行内养功,意守丹田形成腹式呼吸,肺气虚者与气阴两虚患者也大同小异,在进行气功疗法的同时还应适当进行体育锻炼、增强体质、提高自然免疫力。

6.音乐疗法

(1)音乐安神法:本法以清幽柔绵、怡情悦志之曲,消除肺结核患者的焦虑烦躁状态。代表乐曲有梁代古曲《幽兰》、晋代古曲《梅花三弄》等。此外门德尔松的《小提琴协奏曲》,充满了甜美感情和温馨,可让思绪安定而平静;尤其是门德尔松的《乘着那歌声的翅膀》,这首歌曲充满了迷人的色彩,让人沉浸在"甜蜜、幸福的梦"之中。

(2)音乐开郁法:本法以爽快鲜明、激情洋溢之曲,疏泄患者的抑郁与忧虑。代表乐曲如春秋古曲《高山流水》、唐代古曲《阳关三迭》等,再如南派笛奏《姑苏行》、广东音乐《彩云追月》及老约翰的《拉德斯基进行曲》、贝多芬的《欢乐颂》等。

（3）音乐激励法：本法以激昂悲壮、荡气回肠之曲治疗患者的忧思郁结。代表乐曲有汉代琵琶曲《十面埋伏》、宋元词曲《满江红》及贝多芬《命运交响曲》、俄罗斯民歌《三套车》等。

（4）音乐愉悦法：本法以轻松喜悦、优美动人之曲排遣患者的悲哀郁闷。代表乐曲有唢呐独奏《百鸟朝凤》、民乐合奏曲《春江花月夜》及小约翰的《蓝色多瑙河》、莫扎特《G大调弦乐小夜曲》等。

（5）名曲情绪转变法：本法是日本山本直纯所著《音乐灵药》中介绍的方法，本法令人在不知不觉中身心好转，可以让音乐创造24小时的快乐。如巴赫名曲让人在早晨头脑清醒地醒来；午休时听舒伯特的《军队进行曲》振奋精神；以斯特拉文斯基的音乐缓解焦虑；以贝多芬的交响曲对抗抑郁；以勃拉姆斯的音乐安抚失落等。上述名曲有助于克服肺结核患者多愁善感、郁郁寡欢的易感性人格。

（6）辨证施乐法：肺结核中医辨证多属肺阴虚患者，患者免疫力差，常有咳嗽、盗汗、乏力等症状，易患外感病，而音乐能增强免疫功能与抵抗力，有助于肺结核的康复。乐曲应选气息宽广、刚劲有力、旋律明快坚定、节奏富有弹性的乐曲，如二胡曲《光明行》《听松》，广东音乐《旱天雷》《金蛇狂舞》等。还要注意对肺结核的音乐调理，以早晨进行较好。

九、预防

（一）DOTS 战略

WHO 结核病对策部总结近 20 余年来的经验，将 DOTS 上升为一种保证结核病控制对策获得成功的战略，主要如下：①政府的支持和承诺。②通过对因症就诊进行痰涂片镜检发现患者。③对涂阳患者给予标准短程化学治疗（6～8 个月）并至少初治两个月在直接监督下服药。④保证抗结核药物供应。⑤可以用来评估治疗效果和全部规划实施的标准化患者登记和报告系统。DOTS 是当今降低和防止结核菌感染、结核病死亡、控制耐多药结核病最有效、最可能实施的战略。DOTS 的核心是规则、全程治疗。目标是有效地治疗患者，大幅度降低传染源密度，从而有效降低感染率和减少发病，防治结合，"寓预防于治疗"。

（二）卡介苗接种

机体获得性特异性免疫只产生在活菌感染之后。卡介苗（bacillus calmette-guérin，BCG）是一种无毒牛型结核菌活菌疫苗，接种后机体反应与低毒结核菌原发感染相同，产生变态反应同时获得免疫力。目前比较普遍的看法是 BCG 尚不足以预防感染，但可以显著降低儿童发病及其严重性，特别是结核性脑膜炎等严重结核病减少，并可减少此后内源性恶化的可能性。WHO 已将 BCG 列入儿童扩大免疫计划。我国推行 BCG 接种仍规定新生儿出生时即接种 BCG，每隔 5 年左右对结素转阴者补种，直至 15 岁。

（三）治疗潜伏结核感染（化学预防）

任何年龄结素新近转阳者第一年发病危险性是 3.3％，5 年内为 5％～15％。业已证明 INH 可以有效预防感染者的发病。在低感染率的发达国家主张对潜伏结核感染进行 INH 化学预防。方法为 INH 300 mg/d，持续 9 个月，适用于所有潜伏结核感染，包括人类免疫缺陷病毒感染者和孕妇；INH 900 mg，每周 2 次，疗程 9 个月；及 RFP 600 mg/d，持续 4 个月方案，在选择性对象也可使用，但前者需要督导，后者不够经济。INH 联合 PZA 方案可缩短疗程至 2 个月，因不良反应发生率高，不予推荐。

（李　正）

第六节 儿 童 结 核

儿童结核可反映某一地区或国家近期结核分枝杆菌感染现状,并可作为远期结核病疫情的预测指标。根据 2000 年全国结核病流行病学抽样调查结果显示,我国结核病患儿近 30 万,菌阳患儿 3 万～4 万。1979－2000 年间,儿童结核感染率年递降率仅为 4.1%,1990－2000 年间,涂阳患病率下降仅为 0.19/10 万。根据全国一些儿童医院收治资料分析,儿童结核病,尤其是重症肺结核、结核性脑膜炎并不少见,一些儿童结核不能被早期诊断和治疗。因此我国儿童结核病的防治值得关注。

一、儿童结核特点

儿童与成人结核病在发病、临床表现、诊断、治疗等诸多方面有很大差别,主要表现如下。

(1)儿童结核分枝杆菌感染多是第一次。儿童初次感染结核时,机体对结核分枝杆菌具有高度敏感性,淋巴系统广泛受累,易于发生血行播散。与成人肺结核临床往往有咳嗽、咯血等症状不同,儿童原发性肺结核早期常无明显呼吸道症状,随病情进展,容易出现支气管受压症状,如百日咳样痉挛性咳嗽、气促和喘息,且年龄越小,症状越明显。

(2)感染结核分枝杆菌后,儿童较成人更易进展为结核病。有研究表明,如不进行化学治疗,40%～50%的婴儿和 15%的年长儿在感染后的 1～2 年将进展为结核病。

(3)原发肺结核及其演变是儿童结核病的主要临床类型。干酪性肺炎大多是原发性肺结核进展恶化的结果。

(4)儿童肺结核往往表现为闭合的干酪病灶,含有相对少的结核分枝杆菌,负载大量结核分枝杆菌的空洞性疾病少见。由于产生继发性耐药与细菌数量有关,儿童较少产生继发耐药。

(5)儿童易患严重肺疾病,如粟粒型肺结核和干酪性肺炎,更容易有肺外结核病表现,如全身播散性结核病和结核性脑膜炎等。因此儿童选用的抗结核药品应该能渗透入各种组织和体液,尤其是脑膜。

(6)很多常见的儿童疾病,如麻疹,可引起短暂的免疫抑制,可引起结核病的发病和进展。

(7)儿童抗结核药品的药动学特点与成人不同,儿童可以耐受较大的按照体重计算的剂量而有较少的不良反应。这意味着在儿童较少出现因药品引起的治疗中断。

由于儿童肺结核以原发复合征多见,以及幼儿不会咳痰,痰涂片分枝杆菌阳性率低、痰液或胃液培养阳性率低及结核菌素试验在免疫抑制儿童和严重播散性疾病的无反应性,使得儿童结核病较成人更难于诊断。儿童结核病的诊断通常基于所谓"三联征",即阳性结核菌素试验、与结核病相符合的放射学和临床表现及与怀疑或证实的成人结核病有接触的流行病学证据。

二、儿童结核的化学治疗

(一)化学治疗原则

儿童结核病化学治疗原则与成人相同,即早期、适宜、联合、规律、全程。

(二)常用抗结核药品及化学治疗方案

儿童结核病多为初治患者,推荐应用 WHO 短程化学治疗方案,分为强化期和继续期两个阶段。①强化期:用强有力的药品联合治疗,目的在于迅速消灭敏感菌及生长分裂活跃的细菌,以减轻临床症状、限制疾病进展和播散及减少获得性耐药的危险。时间为 2～3 个月,是化学治疗的关键阶段。②继续期:目的在于消灭持留菌,巩固治疗效果,防止复发。时间一般为 4～6 个月。

儿童短程化学治疗主要是以异烟肼和利福平组合为基础贯穿全程,在强化阶段加用吡嗪酰胺或链霉素 8～12 周,疗程 6～9 个月。短程化学治疗具有疗效高、毒性小、费用低、防止耐药菌株发生等优点。

儿童短程化学治疗在选择药物时应注意以下几点。①儿童肺结核多为新近感染,易于发生血行播散或同时合并血行播散,因此防治脑膜受侵很重要,应首选易透过脑脊液的药品,如异烟肼、利福平及吡嗪酰胺。②儿童急性血行播散时,最好选用能杀死生长繁殖迅速的细菌的药品,如 SM。③小儿原发耐异烟肼及链霉素比成人多见,所以在考虑耐药时,除应用利福平及吡嗪酰胺外,丙硫异烟胺及乙胺丁醇也可考虑选用。④坚持全程每天给药疗法。目前 WHO 推荐在继续期也可采用每周 3 次服用的间歇疗法。服用固定剂量复合剂可使治疗简化,改善治疗的依从性,但由于儿童的药动学与成人不同,如服用 INH 后乙酰化较快,目前现有的固定剂量复合剂中含异烟肼 4～6 mg/kg 对儿童不是最适剂量,而 10 mg/kg 的异烟肼剂量在儿童更为合适。

(三)儿童结核常见类型治疗

1.原发肺结核

(1)一般治疗:注意营养,选用富含蛋白质和维生素的食物。有明显结核中毒症状及高度衰弱者应卧床休息。居住环境应阳光充足,空气流通。避免感染麻疹、百日咳等疾病。

(2)抗结核治疗:小儿原发肺结核标准治疗方案为 2HRZ/4HR。对于药品敏感的肺结核可选用为期 9 个月的异烟肼和利福平的方案治疗,但这一方案可能会增加耐药和延长用药时间。对严重肺结核,如干酪性肺炎,可加用链霉素 2 个月,或 3 个月吡嗪酰胺。在异烟肼高耐药地区或怀疑异烟肼耐药时,常常将乙胺丁醇作为第 4 种药品加入开始的治疗中,一旦药物敏感试验证实对所有的药品敏感,可停用乙胺丁醇。药品敏感儿童与成人肺结核治疗疗程均为 6 个月。空洞性肺结核患儿易于复发或发展为严重肺结核,疗程可延长至 9 个月。

(3)糖皮质激素类药物治疗:中毒症状严重者,或支气管淋巴结结核导致呼吸困难时,抗结核药品治疗同时可加用肾上腺皮质激素类药物,如泼尼松 1 mg/(kg·d),最大剂量不超过 40 mg/d,2～4 周后减量。

(4)外科治疗:胸腔内淋巴结高度肿大,有破入气管引起窒息或破入肺部引起干酪性肺炎的可能时,宜考虑外科治疗。对于结核性支气管狭窄、闭塞造成的肺不张,甚至损毁肺需进行手术切除。

(5)局部雾化治疗:合并支气管结核者,加用雾化吸入,药品为 INH 0.1 g＋地塞米松 2 mg＋生理盐水 20 mL,1 天 1 次,1～2 个月。

(6)经支气管镜治疗:存在支气管结核可反复支气管灌洗或介入治疗。对支气管结核具有气道肉芽、干酪阻塞的患者,可进行经气管镜介入治疗,清理气道和进行气管远端冲洗,扩张管腔,改善通气。对气管、支气管瘢痕挛缩造成的管腔狭窄,可经气管镜用注水式柱状球囊扩张导管进行扩张,或放置支架,配合服用消除瘢痕的药品。经支气管镜将抗结核药物直接注入结核病灶内,使病灶局部药品达到高浓度。通过渗透和局部组织吸收,对肉芽、病灶、支气管肺泡内乃至空洞内的结核分枝杆菌,起到直接杀灭的作用;而且作用持久有效,可促使患者痰结核分枝杆菌阴转及病灶吸收。局部注入抗结核药品有异烟肼、阿米卡星等。可采用联合用药,也可根据药物敏感试验结果选择用药治疗,对改善预后起着重要作用。

(7)免疫治疗:多数肺结核患儿存在细胞免疫功能低下,因此对结核患儿给予抗结核药物治疗的同时,辅以免疫调节治疗,可促进患儿早期恢复,缩短疗程。可以选用胸腺素或匹多莫德等免疫调节剂。

2.干酪性肺炎

(1)抗结核治疗:强化期联合异烟肼、利福平、吡嗪酰胺。病情重者,可加用链霉素,使用链霉素要充分履行告知家长义务,询问家族耳聋史,并注意监测听力。继续期异烟肼、利福平 6～9 个月。

(2)糖皮质激素类药物治疗:肾上腺皮质激素类药物可减少中毒症状。高热、喘憋及中毒症状严重时,可选用,如泼尼松 1～1.5 mg/(kg·d),最大剂量不超过 40 mg/d,2～4 周后逐渐减量,4～6 周停完。

3.急性血行播散型肺结核

(1)一般治疗:加强营养和休息、降温、止咳化痰、吸氧。必要时可输血或丙种球蛋白以提高机体的免疫能力。

(2)抗结核治疗:强化期一般采用 3 种或 4 种抗结核药品联合治疗,即联合使用异烟肼、利福平、吡嗪酰胺和链霉素。链霉素对细胞外繁殖期的结核分枝杆菌有很强的杀灭作用,适用于新鲜的渗出病灶,所以急性粟粒型肺结核有使用链霉素的指征。剂量以不超过 20 mg/(kg·d)为宜,1 天 1 次,连用 1 个月,之后隔天 1 次,继续用 1 个月。强化期治疗需 2～3 个月。继续期继续应用异烟肼、利福平治疗 6～9 个月。急性粟粒型肺结核时,肝脏也可受累,但并不影响抗结核药品的应用,需密切观察,若用药 1 周后肝功能恶化,则需停用吡嗪酰胺,同时给予保肝治疗;继续观察肝功能变化,若 1 周后肝功能继续恶化,再停用利福平,酌情停用异烟肼;待肝功能好转后依次加用利福平、吡嗪酰胺和异烟肼。

(3)糖皮质激素类药物治疗:激素有控制体温、减轻中毒症状、促进粟粒阴影和渗出性病变吸收、减少纤维化的作用。根据患儿病情轻重,静脉应用氢化可的松或口服泼尼松。氢化可的松剂量为 5～10 mg/(kg·d),泼尼松剂量为 1～1.5 mg/(kg·d),足量 2～4 周,以后逐渐减量,总疗程6～8 周。

(4)并发症治疗:一旦诊断急性粟粒型肺结核,应常规进行脑脊液检查,观察是否合并结核性脑膜炎。合并者抗结核药品和激素的应用均按结核性脑膜炎处理。急性粟粒型肺结核可合并急性心力衰竭、急性呼吸衰竭、弥漫性血管内凝血(弥漫性血管内凝血),也可发生气胸、纵隔气肿和皮下气肿,应予相应处理。

4.继发性肺结核

(1)抗结核药品:联合使用异烟肼、利福平和吡嗪酰胺 3 个月,病情严重者加用链霉素 2 个月,继用利福平和异烟肼 6～9 个月。

(2)咯血的处理:若仅痰中带血丝,不必特殊处理,仅卧床休息,对症止咳;若反复少量咯血或中等量咯血时,需休息、镇静、镇咳,可给予止血药品,如酚磺乙胺和巴曲酶等。大量咯血或反复中等量咯血(1 次咯血量 100～200 mL,或 24 小时咯血量 600 mL),可导致窒息、休克、感染,甚至危及生命,需做紧急处理:能迅速判断出血部位时,应患侧卧位,不能确定出血部位时,取头低脚高,俯卧体位。镇静可适量肌内注射地西泮或苯巴比妥,镇咳可皮下注射地可待因。建立两条静脉给药通道:一条给予垂体后叶素,每次 3~5 IU,加入 25%~50%葡萄糖溶液 20~40 mL 缓慢注入,20~30 分钟注完,也可以此量的垂体后叶素加入 10%葡萄糖溶液 100~200 mL 静脉滴入,必要时 8~12 小时重复 1 次。注射过程中,可出现面色苍白、眩晕、心慌、腹痛,重者可有恶心,只要减慢速度,上述症状可立即消失。另一条通道补充血容量及抗感染治疗。若反复大量咯血,可考虑外科手术治疗。

5.结核性胸膜炎

(1)抗结核治疗:治疗方案可采用 2HRZ 或 9HR,再用 6HR。及时、有效和充分的抗结核治疗有利于缩短病程和提高治愈率,减少胸膜增厚和功能异常的后遗症。在开始化学治疗期间有时也会出现类似成人肺结核治疗中出现的矛盾反应,出现胸腔积液的增多。

(2)应用糖皮质激素类药物:激素可促进胸腔积液的吸收、减轻结核中毒症状、缩短病程,故应早期应用。但其远期疗效存在争议,有研究表明激素治疗并不能使后期胸膜增厚和肺功能损害减轻。一般用于中等量以上的胸腔积液、合并多浆膜腔积液及合并血行播散型肺结核的患者。泼尼松 1 mg/(kg·d),儿童最大剂量为 40 mg/d,足量 2~4 周后减量,总疗程 6~8 周。注意不宜过早停药,否则会出现反跳现象。对已有胸膜肥厚或慢性结核性胸膜炎则不再使用激素。

(3)胸腔穿刺抽液:积极的胸腔穿刺抽液可缩短病程,防止胸膜肥厚,促进肺功能的恢复。胸腔积液吸收是通过壁层胸膜淋巴孔重吸收后经淋巴管排出的,若积液大量积存于胸腔,其中的蛋白质、细胞碎片和纤维素遮盖胸膜表面,影响淋巴管排出胸腔积液,造成胸膜增厚甚至分隔样改变,肋膈角粘连或造成多个包裹积液。每次抽取胸腔积液应行 B 超准确定位,以免因抽液造成气胸,抽液时速度需缓慢,抽液量视积液的多少和患者对抽液的适宜程度而定,儿童即使是大量积液每次抽液也不应超过 500 mL。抽液中一旦患儿出现烦躁、面色苍白、出汗、血压降低等不适反应,应立即停止抽液,平卧休息。

6.结核性脑膜炎

(1)一般治疗:严格卧床休息,细心护理,变换患儿体位,预防压疮。耐心喂养,保证入量,昏迷患儿应用鼻饲法。

(2)抗结核治疗。①强化期治疗:一般为 2~3 个月,必须联合应用异烟肼、利福平、吡嗪酰胺。链霉素和乙胺丁醇不易渗透血脑屏障,但在脑膜有炎症时通透性增加。在结核性脑膜炎合并肺结核或其他部位结核病时,推荐加用链霉素。一般吡嗪酰胺应用 3 个月,病情重者或恢复较慢者可延长到 6 个月。丙硫异烟胺在正常和脑膜炎时均易通过血脑屏障,有人认为可把它作为第 4 种药品使用。②继续期治疗:联合应用异烟肼和利福平,一般患儿结核性脑膜炎总疗程为 1 年,若培养阳性或病情重、症状缓解缓慢者,疗程可延长到 18 个月。

(3)糖皮质激素类药物:激素有抗炎、抗纤维性变的作用,可使中毒症状及脑膜刺激症状迅速消失、颅内高压降低和脑积水减轻,为配合抗结核药品的有效辅助疗法。激素对脑底脑膜炎型效果最好,如患儿为脑膜脑炎型、极晚期或已发生蛛网膜下腔梗阻及合并结核瘤时,激素的效果则不理想。激素的剂量和疗程要适中,目前常用泼尼松或泼尼松龙 1.5~2 mg/(kg·d),最大剂量不超过 45 mg/d;足量激素用 4~6 周后缓慢减量,根据病情在 2~3 个月内减完,总疗程 8~12 周。个别患者在减量过程中临床和脑脊液改变出现反跳,可暂缓减量或将激素加回到最低有效剂量,待症状改善、脑脊液好转再继续减量。治疗困难患者总疗程往往超过 3 个月。长期应用糖皮质激素类药物时应注意观察其不良反应,并及时处理。

急性期可加用氢化可的松,剂量为 5 mg/(kg·d)或地塞米松 0.2～0.4 mg/(kg·d),疗程 1～2 周。对于中晚期结核性脑膜炎患儿,近年来北京儿童医院应用甲泼尼龙治疗,取得了较满意的效果。甲泼尼龙 5 mg/(kg·d),静脉注射 3～5 天后逐渐减至 1～2 mg/(kg·d),总疗程 1～2 周,后改为泼尼松口服,可以缩短昏迷时间,提高疗效。

(4)控制颅内高压和脑积水。

脱水剂和利尿药:当静脉快速滴入高渗脱水剂后,由于血与脑脊液之间渗透压之差而产生降颅内压作用。常用 20%甘露醇 0.5～1.5 g/kg,每天 3～4 次;甘油果糖 1 天 1～2 次。呋塞米可直接抑制钠离子进入正常或损伤的脑组织,缩小脑容积,降低脑脊液的生成率,提高肾小球滤过率,减少肾小管重吸收,抑制肾小管分泌,使尿排出增多,每次 0.5～1 mg/kg。

乙酰唑胺:为碳酸酐酶抑制剂,可能抑制脑室脉络丛中碳酸酐酶的作用,从而使脑脊液生成减少,降低颅内压,对慢性脑积水更为适用。剂量为 20～40 mg/(kg·d),持续 2 周至 6 个月。在较小的婴儿可发生代谢性酸中毒,一般同时服用等量碳酸氢钠用于预防。少见的不良反应有血尿伴腹痛,停药后很快恢复,最严重的不良反应是无尿及急性肾衰竭,但较少见。

侧脑室穿刺引流:适用于急性脑积水及慢性脑积水急性发作,用其他降颅内压措施无效,或疑有脑疝形成时。侧脑室穿刺引流有效表现为颅内压增高症状很快得到缓解或消失,如高热下降、头痛和呕吐消失、抽搐停止、呼吸变规则、意识障碍明显好转或恢复正常。一般持续引流时间为 1～3 周,引流量每天可达 50～200 mL。如果引流时间较长,可两侧脑室交替穿刺引流。

分流手术:侧脑室引流只能起到缓解症状的作用,长期引流易继发感染,对于严重梗阻性脑积水,在抗结核治疗脑脊液基本恢复正常或炎症基本控制的情况下可考虑采用脑室脑池分流术。

(5)鞘内注射治疗:鞘内注射可提高脑脊液抗结核药品和激素的浓度,形成局部高浓度的杀菌环境;避免口服 INH 通过肝脏乙酰化形成乙酰 INH;可较快降低脑脊液中细胞数和蛋白含量,有效预防和治疗椎管粘连和阻塞。适用于晚期患儿、耐药者、脑膜炎症及颅内压高难以控制者、激素减量困难者、脑脊液蛋白量超过 3.0 g/L 者、因肝功能不良而 INH 被迫减量或停用者及复治者。常用 INH 和地塞米松。3 岁以上 INH 每次 25～50 mg 及地塞米松 0.5～1 mg;3 岁以下剂量减半。鞘注和脑室内注药时必须严格消毒,每天 1 次,1 周后根据病情改为隔天 1 次、1 周 2 次、1 周 1 次,至脑脊液明显好转,即可停止。

(6)液体疗法:结核性脑膜炎患儿由于长期入量不足、反复呕吐、脑性低钠,降颅内压治疗对水盐代谢的影响,往往合并低血氯、低血钾、低血钠,故在补液过程中应注意液体张力要高、液量偏少、速度宜慢,注意氯离子、钾离子、钠离子的补充。

结核性脑膜炎时脑性低钠血症可分为 3 种情况:无症状性低钠血症:一般无须特殊处理,限制水的入量,并给予适当的钾即可;脑性失盐综合征:常有低张性脱水,甚至周围循环衰竭,应先给等张生理盐水,纠正休克、改善循环,脱水纠正后如血钠仍低,可再酌情补入 3%氯化钠以提高血钠;脑性水中毒:细胞外液不但无损失,反而增多,此时可引起水中毒,故应用 3%氯化钠 12 mL/kg 计算,可提高血钠 10 mmol/mL。一般先给半量,再根据病情酌情补充。

7.腹腔结核

(1)一般治疗:腹腔结核病患儿应予营养价值高、维生素充足及少渣的饮食,其中应多含蛋白质、维生素、钙及铁质,应禁忌食入易使胃肠道胀气的食物。肠狭窄及肠梗阻时应禁食,必要时行胃肠减压和静脉营养,注意水及电解质平衡。对于中毒症状严重或并发营养不良、贫血及恶病质的患者,多次小量输血可收到良好效果。

(2)抗结核治疗:强化治疗阶段可选择三联或四联治疗,总疗程9~12个月。

(3)激素应用:对于渗出型腹膜炎,加用糖皮质激素类药物治疗可促进腹水吸收及减少粘连发生,效果良好。但合并肠结核时是禁忌证,粘连型和干酪型应慎用,因为糖皮质激素类药物不能促进粘连增殖性病变吸收,一旦并发肠结核也可造成肠穿孔,导致急性化脓性腹膜炎的发生。同时糖皮质激素药物对于干酪性病变能促进液化和溶解,而且又能掩盖肠穿孔的症状和体征。

(4)腹水处理:大量腹水有压迫症状时,可穿刺放腹水,放腹水后用腹带包裹腹部,腹腔内可注入异烟肼和地塞米松。

8.结核性心包炎

急性期时应卧床休息,保证充分营养。结核性心包炎属重症结核病范畴,强化期应并用3~4种抗结核药品,其中必须含2种以上杀菌药。联合用药疗程至少9个月。有渗出液时应及时加用糖皮质激素类药物3~4周,可加速渗出液的吸收,减少粘连,防止缩窄性心包炎的产生。如停药过早,心包渗液可重复出现,则需要再重复1个疗程。心包大量积液影响呼吸及心脏功能时应行心包穿刺抽液,也可进行心包持续引流,可缓解心脏压塞症状,还可减少心包粘连缩窄。缩窄性心包炎一经确诊后,应施行手术治疗,只有剥离粘连及部分切除心包才能解除心脏束缚。如手术太晚会增加剥离难度;心肌受压变性,导致顽固性心力衰竭和心源性肝硬化。术后需继续应用抗结核药物1年。

三、儿童耐药结核病的治疗

(一)耐药结核病诊断

耐药结核病基于实验室诊断,由于儿童结核病排菌量少,较难分离到结核分枝杆菌,以下情况要考虑儿童耐药结核病的诊断:①采用正规治疗方案,患儿依从性很好,但未达到预期的临床治疗效果或病情恶化;②患儿有不规则及不合理的治疗史;③患儿与成人MDR-TB有接触史;④成人接触者治疗失败;⑤药物敏感试验不明确的再治疗或慢性患者;⑥患儿依从治疗但完成治疗后短期复发;⑦传染源不明确,但患儿所在的国家或地区为高耐药结核病流行区。

(二)儿童耐药结核治疗原则

(1)不要给一个治疗失败的方案加单一一种抗结核药品。

(2)应从小儿接触的成年人药物敏感试验结果选择抗结核药品,如无药物敏感试验结果,则可根据成人传染源对抗结核药的疗效来确定小儿的药品。

(3)应该每天给药,不能间歇给药,而且需直接督导下治疗。

(4)强化治疗阶段应当使用4种或更多的敏感药品。

(5)一线药品如敏感可以继续使用。二线药品在儿童中使用有限,但没有绝对的禁忌证。如果分离菌株对喹诺酮类和注射制剂如卡那霉素、阿米卡星或卷曲霉素敏感,可以考虑使用。其他二线药品,如丙硫异烟胺、环丝氨酸和对氨基水杨酸在权衡利弊后也可加用。免疫调节剂及有些疗效并不明确的药品,如克拉霉素和阿莫西林/克拉维酸钾在儿童耐药结核病中应用值得进一步探讨。

(6)应当告知父母可能的不良反应和依从治疗的重要性。

(7)疗程至少18个月。

四、合并人类免疫缺陷病毒感染儿童结核病的治疗

合并人类免疫缺陷病毒感染儿童结核病的治疗存在以下问题：死亡率高于人类免疫缺陷病毒阴性的患儿；常常对利福平、吡嗪酰胺和乙胺丁醇吸收不良；利福平和蛋白酶抑制剂及非核苷反转录酶抑制剂之间存在显著的药物相互作用，利福平可以降低除利托那韦以外所有蛋白酶抑制剂血浓度的75%，在非核苷反转录酶抑制剂中，可减少依非韦伦治疗曲线下面积22%和奈韦拉平37%～58%。皮疹、肝毒性、胃肠反应、白细胞计数减少、贫血和周围神经病变等不良反应既见于抗结核药品，又可见于抗反转录病毒药品，两者难于区分。人类免疫缺陷病毒感染患儿形成免疫重建炎症综合征，在开始抗结核治疗时可出现症状恶化和疾病进展表现。

合并人类免疫缺陷病毒感染的儿童一般推荐强化期4种抗结核药品联合应用，总疗程9个月。如果患儿尚未开始抗病毒治疗，推荐先抗结核治疗2～8周，或根据人类免疫缺陷病毒疾病的临床和免疫阶段考虑先完成抗结核治疗。推荐人类免疫缺陷病毒/TB双重感染的儿童抗结核治疗时应补充维生素 B_6 和服用复方磺胺甲唑预防其他感染。

五、儿童结核病治疗中的注意事项

(一)对结核病患儿实行全程督导

结核病治疗需要数月甚至更多时间，这对于患病儿童来说是一个困难过程。同时儿童结核病服用多种药品，服药时间也不尽相同。因此，需要对儿童结核病患儿治疗全程给予直接督导下服药。要建立儿童服药时间表，督促患儿按时服药。

(二)确定合理治疗剂量

儿童和成人身体药品代谢不同，更需要按照体重确定药品剂量。然而，目前我国尚没有针对儿童的药品剂型，大多数情况下需要将成人剂型掰开使用，这必将影响儿童药品剂量的准确性。因此，在儿童药品剂量问题上应尽量准确，必要时请药剂人员帮助。

(三)密切监测药品不良反应

由于儿童自身特点，身体不适时主诉可能不太准确，这为不良反应的早期发现带来困难。医护人员应将可能出现的不良反应告知患儿父母，请父母随时注意患儿可能的异常反应。同时，提高患儿随访频率、加强信息沟通(如电话)也有助于不良反应的早期发现。

（朱　聪）

第七节　结核性脓胸

一、概述

结核性脓胸是由于结核分枝杆菌及其分泌物进入胸腔引起的胸腔特异性、化脓性炎症。结核分枝杆菌经淋巴或血液循环引起胸腔感染；或肺内结核病灶直接侵犯胸膜；或病灶破裂将结核分枝杆菌直接带入胸腔，并同时使气体进入胸腔而形成脓气胸，甚至支气管胸膜瘘；淋巴结结核或骨结核的脓肿破溃也可形成脓胸。

有研究显示,结核性脓胸大多为肺结核的并发症,近90%的结核性脓胸有结核性胸膜炎的病史。发生脓胸的原因多系胸穿抽液不彻底,或因胸腔积液少未做胸穿抽液而造成脓胸,可见急性结核性胸膜炎延误诊治或治疗不当是结核性脓胸形成的重要原因。

二、治疗方法

结核性脓胸早期治疗应给予全身的营养支持及合理的化学治疗,局部行胸腔穿刺抽液、胸腔闭式引流及冲洗给药等,有手术条件时选择手术治疗。

(一)全身治疗

1.化学治疗

结核性脓胸的治疗原则同结核性胸膜炎,但由于多数患者在形成结核性脓胸之前服用过抗结核药品,因此,结核性脓胸在急性期可选择4~5种可能敏感的药品治疗,强化期治疗2~3个月,继续期用3~4种药治疗6~9个月。总疗程不少于12个月。

2.营养支持

结核性脓胸是一种消耗性疾病,常有混合感染,在抗感染的同时予以补液,注意水、电解质平衡。慢性结核性脓胸常伴有不同程度的营养不良、贫血,应补充蛋白质丰富的膳食,必要时可补充氨基酸等。

(二)局部治疗

1.胸腔穿刺

胸腔穿刺是结核性脓胸治疗的主要措施。结核性脓胸在化学治疗的同时,隔天或每2~3天胸腔穿刺抽液1次,胸腔积液争取一次抽尽。抽液后胸腔内给药,如异烟肼0.1~0.3 g,利福平0.15~0.3 g等药品。

2.胸腔引流术

胸腔闭式引流术是一种创伤小且简便易行的治疗方法,可使少数结核性脓胸患者得到治愈,又可为必要的根治性手术创造条件。

对少数年龄大、体质差、中毒症状严重而又不能耐受进一步手术的结核性脓胸患者,胸腔闭式引流术不仅能迅速缓解中毒症状、终止病情进一步发展而且可作为永久性的治疗方法;对反复胸穿效果不好、中毒症状严重、混合感染、心肺压迫症状明显及合并支气管胸膜瘘的患者,通过胸腔闭式引流术,将脓液尽快排尽,减少中毒症状,防止结核病变播散,解除心肺压迫症状,使被压缩的肺及时复张。

肺结核病灶破溃入胸腔致结核性脓胸者,常常伴有混合感染和肺内活动病变,应及时行胸腔闭式引流术,通过引流可减轻全身结核中毒症状,减少患者剧咳症状,有利于防止肺、支气管播散及肺部感染的控制,肺内结核病灶趋于稳定时方可考虑手术治疗。

胸腔引流分为胸腔闭式引流和开放引流两种类型。经闭式引流后胸腔脓液少于50 mL/d或更少时夹闭引流管,观察1~2天无明显引流液后拔除引流管。胸腔闭式引流适应证:①反复胸腔穿刺抽液不能缓解中毒症状或脓液黏稠不易抽吸;②作为脓胸外科手术前的过渡性治疗,一般引流2~3个月;③张力性脓气胸;④并发支气管胸膜瘘。目前中心静脉导管胸腔置入引流脓液的方法应用越来越广泛。将中心静脉导管置入胸腔,1小时内引流量小于1 000 mL,24小时内引流量小于1 500 mL。每周3次通过引流管应用0.9%氯化钠溶液500 mL反复冲洗脓腔后注入药品,注入后闭管3小时,放开引流管将胸内液体排出。

3.胸腔冲洗

经胸腔穿刺向胸腔注入冲洗液,清洁局部,提高疗效。碳酸氢钠为碱性溶液,结核分枝杆菌在 pH 为 6.8～7.2 的条件下生长活跃,碳酸氢钠胸腔冲洗可迅速改变胸腔酸碱度,使胸腔 pH 偏碱性,破坏结核分枝杆菌及其他细菌的生长环境,有效抑制结核分枝杆菌生长。因此碳酸氢钠可通过改变微生物的酸性环境而抑菌,而且碳酸氢钠液可溶解黏蛋白,清除有机物。用 5% 碳酸氢钠溶液(一般小于 500 mL)注入脓腔。冲洗液保留 6～8 小时后抽出,1 天 1 次。也可冲洗后胸腔注入抗结核药品及抗生素。可根据脓腔大小决定胸腔冲洗的间隔时间。有支气管胸膜瘘者禁用胸腔冲洗。

4.药品注入

结核性脓胸常含有大量纤维蛋白,使积液黏稠,形成多房分隔及胸膜纤维化,常规治疗效果不佳。尿激酶为纤维蛋白溶解药,能水解蛋白,无抗原性,可直接激活纤溶酶原,同样可以降解纤维蛋白原,主要用于肺栓塞、冠状动脉血栓等的治疗。Moulton 在 1989 年首次成功应用尿激酶胸腔内注入治疗包裹性积液,从此该疗法推广应用。目前可单次给予尿激酶 10 万～20 万 U 注入胸腔,可较好溶解纤维分隔。根据情况,可多次注入尿激酶治疗结核性脓胸。

(董萌萌)

第八节　结核性胸膜炎

结核性胸膜炎(Ⅴ型)虽非肺部病变,但在临床上因与肺结核关系密切,在结核病防治工作中同样实行治疗管理,故此,1998 年结核病新分类法中仍将该病单独列为一型。本病为常见病。

一、病因及发病机制

结核性胸膜炎是由结核菌及其代谢产物进入正处于高度过敏状态的机体胸膜腔中所引起的胸膜炎症。为儿童和青少年原发感染或继发结核病累及胸膜的后果。此时肺内可同时有或无明显结核病灶发现。结核菌到达胸膜腔的途径有三种方式。

(一)病变直接蔓延

邻近胸膜的结核病变,如胸膜下干酪病变、胸壁结核或脊柱结核等病灶破溃皆可使结核菌及其代谢产物直接进入胸膜腔。

(二)淋巴播散

肺门及纵隔淋巴结结核,由于淋巴结肿胀,淋巴引流发生障碍,结核菌通过淋巴管逆流至胸膜或直接破溃于胸膜腔。

(三)血行播散

急性或亚急性血行播散型结核感染也可造成胸膜炎,多为双侧及并发腹膜等浆膜腔炎症。

结核性胸膜炎往往在结核菌素阳转后的数周或数月发生,因此,机体变态反应性增强是结核性胸膜炎发病的重要因素之一。当机体处于高度变态反应状态,结核菌及其代谢产物侵入胸膜,则引起渗出性胸膜炎,当机体对结核菌变态反应较低,则只形成局限性纤维素性胸膜炎(即干性胸膜炎)。少数患者由干性胸膜炎进展为渗出性胸膜炎。胸膜炎症早期先有胸膜充血、水肿和白细胞浸润占优势,随后淋巴细胞转为多数,胸膜内皮细胞脱落,其表面有纤维蛋白渗出,继而浆液渗出,形成胸腔积液,胸膜常有结核结节形成。

二、临床表现

结核性胸膜炎多发生于儿童和 40 岁以下的青壮年。按病理解剖可分为干性胸膜炎和渗出性胸膜炎两大类,临床表现各异。

(一)干性胸膜炎

干性胸膜炎可发生于胸膜腔的任何部分。其症状轻重不一,有些患者很少或完全没有症状,而且可以自愈。有的患者起病较急,有畏寒,轻度或中度低热,但主要症状是局限性针刺样胸痛。胸痛是由壁层和脏层胸膜互相贴近摩擦所致,故胸痛多位于胸廓呼吸运动幅度最大的腋前线或腋后线下方,深呼吸和咳嗽时胸痛更著。如病变发生于肺尖胸膜,胸痛可沿臂丛放射,使手疼痛和知觉障碍;如在膈肌中心部,疼痛可放射到同侧肩部;病变在膈肌周边部,疼痛可放射至上腹部和心窝部。由于胸痛患者多不敢深吸气,故呼吸急促而表浅,当刺激迷走神经时可引起顽固性咳嗽。查体可见呼吸运动受限,局部有压痛,呼吸音减低。触到或听到胸膜摩擦音,此音不论呼气或吸气时均可听到而咳嗽后不变为其特点。此时,胸膜摩擦音为重要体征。

(二)结核性渗出性胸膜炎

病变多为单侧,胸腔内有数量不等的渗出液,一般为浆液性,偶见血性或化脓性。

按其发生部位可分为肋胸膜炎(又称典型胸膜炎)、包裹性胸膜炎、叶间胸膜炎、纵隔胸膜炎、膈胸膜炎、肺尖胸膜炎。

典型渗出性胸膜炎起病多较急,有中度或高度发热、乏力、盗汗等结核中毒症状,发病初期有胸痛,多为刺激性剧痛,随胸腔积液出现和增多,因阻碍壁层和脏层胸膜的互相摩擦,胸痛反而减轻或消失。但可出现不同程度的气短和呼吸困难,病初多有刺激性咳嗽,痰量通常较少,转移体位因胸液刺激胸膜可引起反射性干咳。体征随胸腔积液多少而异,少量积液可无明显体征;如果急性大量胸腔积液,因肺、心、血管受压,呼吸面积减少,心排血量减少,患者可出现呼吸困难、端坐呼吸、发绀。患侧胸廓饱满,肋间隙增宽,呼吸运动减弱,气管纵隔向健侧移位;叩诊积液部位呈浊音或实音,其顶点位于腋后线上,由此向内、向下形成弧线,构成上界内侧低外侧高的反抛物线(Ellis 线)。如胸腔积液位于右侧则肝浊音界消失,如位于左侧则 Traube 氏鼓音区下降。听诊呼吸音减弱或消失。由于接近胸腔积液上界的肺被压缩,在该部听诊可发现呼吸音并不减弱反而增强。在压缩的肺区偶可听到湿啰音。积液吸收后,往往遗留胸膜粘连或增厚,此时,患侧胸廓下陷,呼吸运动受限,轻度叩浊,呼吸音减弱。

纵隔胸膜炎常和典型胸膜炎并存,除一般结核中毒症状外,大量胸腔积液可引起压迫症状,如胸骨区疼痛、咳嗽、呼吸困难、吞咽困难、心悸、胃痛、呕吐、肩痛等。膈胸膜炎(肺底积液)右侧多于左侧,偶见于双侧,常有低热、气短、咳嗽、胸痛、肩痛、上腹痛或腰痛等。

三、胸部 X 线特点

干性胸膜炎:胸透时可见患侧横膈运动受限;病变局限时胸片无明显异常,纤维蛋白渗出物达 2～3 mm 厚度时,可见肺野透亮度减低。

渗出性胸膜炎:可因部位、积液量多少不同,而有不同的胸部 X 线表现。

(一)典型胸膜炎

X线表现为游离性胸腔积液。

1.小量积液

液体首先积聚于横膈后坡下部及后肋膈角,故站立后前位检查难以发现,需采取多轴透视,转动患者体位,使患者向患侧倾斜60°;行立位透视,肋膈角或侧胸壁下缘液体可易显示,或采取患侧在下的侧卧位进行水平投照,方能发现液体沿胸壁内缘形成窄带状均匀致密阴影。待积液增至300 mL以上时,可使外侧肋膈角变浅、变钝或填平。透视下液体可随呼吸及体位的变化而移动。此点可与轻微的胸膜粘连相鉴别。

2.中量积液

由于液体的重力作用而积聚于胸腔下部肺的四周,表现为均匀致密阴影,肋膈角完全消失。后前位片上有从外上方向内下方呈斜行外高内低的弧形线,膈影界限不清。

3.大量积液

液体上缘可达第二肋间或一侧胸腔完全呈均匀致密阴影,此外,纵隔向健侧移位,肋间隙增宽及膈下降等征象。

(二)包裹性胸膜炎

胸膜炎时,脏层与壁层胸膜的粘连使积液局限于胸腔的某一部位,称为包裹性积液。多发生于侧后胸壁,偶尔发生于前胸壁及肺尖部。切线位表现为自胸壁向肺野突出,大小不等的半圆形或梭形致密影,密度均匀,边缘光滑锐利。若靠近胸壁,其上下缘与胸壁夹角呈钝角。

(三)叶间积液

可以是单纯局限于叶间隙的积液或有时与游离性积液并存。可发生于水平裂与斜裂。右水平裂有积液时,后前位见水平裂增宽,略呈梭状影。斜裂有积液时,正位胸部X线诊断较困难,可呈圆形或片状阴影,边缘模糊,似肺内病变。侧位、前弓位检查易于识别,则见典型之梭状阴影,密度均匀,边缘光滑,梭状影的两尖端延伸与叶间隙相连。液体量多时可呈球形阴影。游离性积液进入叶间裂时常在斜裂下部,表现为尖端向上的三角形阴影。

(四)肺底积液

聚积在肺底与膈肌之间的积液称为肺底积液。右侧多见,偶见于双侧。胸部X线片可见下肺野密度增高,与膈影相连,由于液体将肺下缘向上推移,可呈现向上突出的圆弧状影,易误认为膈肌升高。正位胸部X线检查时,正常横膈顶的最高部位在内侧1/3处,而肺底积液时,形似"横膈"阴影的最高点偏于外侧1/3处,边缘较光滑。胸透时,当晃动患者可见积液阴影波动;若使患者向患侧倾斜60°,可使积液流入侧胸壁而显露膈肌并可见膈肌活动,另可见同侧下肺纹理呈平直且变密集。侧位胸片可见积液呈密度均匀的下弦月状;若采用平卧前后位,肺底的液体流到后背部胸腔,表现为患侧肺野密度均匀增高,"横膈抬高"现象消失而较直;立起时,液体又回到肺底,肺野亮度恢复正常。如侧卧于患侧行横照,积液与侧胸壁显示一清晰带状阴影,此法对诊断积液量少的流动型患者较敏感。A型超声或B超检查有助于本病的诊断。如肺底面胸膜粘连而液体不能流出,可采用人工气腹确定诊断。

(五)纵隔胸腔积液

常与典型胸膜炎并存,可发生于上、下、前、后纵隔旁腔隙。上纵隔少量积液时,呈带状三角形致密影,位于纵隔两旁,基底向下,外缘锐利,向内上可达胸膜顶部。积液多时,外形可呈弧形突出或分叶状。下纵隔积液时,胸部X线片表现为尖端向上,基底向下的三角形致密影。前下纵隔积液可鼓出于心影旁,似心脏扩大或心包积液。后纵隔脊柱旁区的纵隔积液,正位可显示一片密度较淡,边缘模糊的阴影,但当转到侧后斜位,使胸部 X 线片方向与积液的边缘一致时,则积液边缘清晰,呈现为沿脊柱旁的三角形或带状阴影,类似椎旁脓肿或扩张的食管。但定位时,下部比上部宽为其特征。

四、诊断

(1)多见于儿童及青少年。多数患者发病较急,有发热、干咳、胸痛,或先有结核中毒症状,大量胸腔积液时有呼吸困难。部分患者有结核接触史或既往史。

(2)胸膜摩擦音和胸腔积液的体征。

(3)血液白细胞计数正常或稍高,血沉快。胸腔积液为渗出液,多为草黄色,少数患者也可呈血性,其中以淋巴细胞为主。乳酸脱氢酶常增高,抗结核抗体阳性。胸腔积液中不易找到结核菌,结核菌培养约 1/5 为阳性。但胸腔积液 TBG PCR 及 TEG Ab 阳性率高。

(4)胸部 X 线检查可见有胸腔积液的影像。

(5)结核菌素试验呈阳性反应。

(6)B 超检查可见积液征象。

(7)应排除其他原因引起的胸腔积液,必要时可行胸膜穿刺活检,穿刺取胸腔积液进行 TB-RNA、TB-DNA联合检测,或基因芯片法检测。

五、治疗

结核性胸膜炎的治疗原则如下:①早期正规应用抗结核药物。②积极抽液。③适当使用皮质激素类药物。使其尽量减少胸膜肥厚粘连,减轻肺功能的损害,防止成为脓胸,预防肺内、肺外结核病的发生或发展。

化学治疗方案及疗程:可根据患者肺内有无结核病灶,以及初治或初治失败的复治患者的具体情况选用不同的方案。

胸腔穿刺抽液:少量胸腔积液一般不需抽液,或只做诊断性穿刺。但有中量积液应积极抽液,以减轻中毒症状,解除对肺及心血管的压迫,使肺复张,纵隔复位,防止胸膜肥厚粘连而影响肺功能。一般每周可抽液 2～3 次,直到积液甚少不易抽出为止。胸穿抽液偶尔并发"胸膜反应",患者表现头晕出汗,面色苍白,心悸脉细,四肢发凉,血压下降,应立即停止抽液,让患者平卧,多能自行缓解。必要时可皮下注射0.1%的肾上腺素 0.5 mL,呼吸兴奋剂,吸氧等措施,密切观察神志、血压变化,注意防止休克的发生。抽液应缓慢,抽液量应视患者耐受情况而定,初次抽液可在 1 000 mL 内,后酌情增加抽液量。抽液过多过快可使胸腔压力骤减,发生"肺复张后肺水肿"及循环障碍。肺水肿患者表现为咳嗽、气促、咳大量泡沫状痰,双肺遍布湿啰音,PaO_2下降,胸部 X 线片显示肺水肿征。应立即吸氧,酌情使用大量糖皮质激素类药物和利尿药,控制入水量,注意纠正酸碱平衡。胸腔抽液后,抗结核药物不必胸腔内注入,因全身用药后,胸腔积液药物已达有效浓度。

关于皮质激素类药物的应用:糖皮质激素类药物有抗炎、抗过敏、降低机体敏感性、减少胸腔积液渗出、促进吸收、防止胸膜粘连和减轻中毒症状等作用。在有急性渗出、症状明显、积液量多时,可在有效化学治疗和抽液的同时使用泼尼松或泼尼松龙。待体温正常,积液日渐吸收后,逐渐减量,一般疗程为 4～6 周。减量过程中须密切注意中毒症状和积液的反跳回升。

单纯的结核性脓胸可在全身应用抗结核药物的情况下,定期胸腔穿刺抽液,并以 2%～4% 碳酸氢钠溶液或生理盐水反复冲洗胸腔,然后向胸腔注入抗结核药物和抗生素。少数脓胸有时需采用开放引流法。对有支气管胸膜瘘者不宜冲洗胸腔,以免细菌播散或引起窒息。必要时可考虑外科手术。

六、预后

化学治疗时代以前,大约 25%渗出性胸膜炎患者在 2 年内发生进行性肺结核,或有的发生肺外结核。进入化学治疗时代后,结核性胸膜炎预后一般良好。只要早期合理治疗,可使渗液完全吸收,不发生以上继发症。但若发现过晚或治疗不当,仍可形成广泛胸膜肥厚粘连,影响肺功能,或转为结核性脓胸,或发生肺结核,肺外结核病等。

(董萌萌)

第九节　纵隔淋巴结结核

一、定义

纵隔淋巴结结核为结核分枝杆菌侵入纵隔内多组淋巴结引起的慢性疾病。受累的淋巴结多为最上纵隔淋巴结、气管旁淋巴结、气管支气管淋巴结和隆嵴下淋巴结等。过去本病多见于儿童,但现有资料证明,成人原发性结核病仍有 25.0%～35.7%的发病率。近年来原发性结核病的发病年龄后移,成人原发性结核病有增多趋势。临床上常见于成人原发性结核,少数为原发复合征表现。由于本病早期临床表现酷似多种疾病,影像学检查又缺乏特异征象,所以较易误诊,延误治疗。

二、病因和发病机制

结核分枝杆菌经由呼吸道感染后,在肺内形成炎性病灶,称为原发灶,病灶直径 2～3 mm,在其炎症阶段结核分枝杆菌沿淋巴管流入肺门淋巴结及纵隔淋巴结引起多组淋巴结炎性肿大或干酪样坏死,尤其是幼儿淋巴结对各种感染具有强烈的反应。此时,若机体免疫功能较强,侵入的结核分枝杆菌数量少、毒力弱,则一般不发病,肿大的淋巴结内病灶逐渐吸收或形成钙化;若机体免疫力低下,或者入侵的结核分枝杆菌数量多、毒力强,又未能及时治疗,则病情迅速发展恶化,肿大淋巴结干酪样变性坏死、液化,形成纵隔增殖性淋巴结核或结核性脓肿,肿大的淋巴结或脓肿压迫毗邻组织器官,产生相应的症状及体征。

三、病理变化

纵隔淋巴结结核从病理上可分为四期。

(1)第 1 期:为淋巴组织样增生,形成结核结节和肉芽肿,大量淋巴细胞、类上皮细胞、朗格汉斯巨细胞。

(2)第 2 期:淋巴结中央出现干酪样坏死,淋巴结包膜破坏,但其周围的脂肪层尚存在。

（3）第 3 期：为淋巴结干酪样坏死范围扩大，淋巴结包膜破坏，多个淋巴结融合，其周围的脂肪层消失。

（4）第 4 期：为干酪样坏死物质破裂进入周围软组织，形成融合性脓腔。

四、临床表现

纵隔淋巴结结核一般起病缓慢，少数患者可急性发病，主要症状为结核病中毒表现及纵隔肿大的淋巴结压迫症状。

（1）慢性起病者可有低热、乏力、盗汗等常见的结核病中毒表现，急性发病则可出现寒战、高热，体温可达 40 ℃，伴有头痛、周身酸痛等症状，此时往往被误诊为上感、流感等，抗炎及抗病毒治疗无效。

（2）压迫症状及体征：纵隔淋巴结结核可产生不同程度的压迫症状。气管旁、主支气管旁淋巴结肿大可压迫气管和主支气管引起呼吸困难，尤其是幼儿症状更明显，表现为吸气性呼吸困难，发绀，重者出现三凹征。气管及支气管长期受压，局部黏膜充血、水肿，气管壁缺血、软化、坏死，或淋巴结脓肿直接穿破气管壁而形成气管、支气管淋巴瘘；若瘘口较小表现为刺激性咳嗽，可咳出干酪样坏死物，瘘口较大，大量干酪样物质溃入气管可引起窒息。食管旁淋巴结肿大压迫食管可引起吞咽困难，食管吞钡检查为外压性狭窄，长期压迫可发生食管穿孔，干酪样坏死物经食管排出后，压迫症状随之缓解。肿大的淋巴结压迫喉返神经可引起同侧声带麻痹，出现声音嘶哑；压迫膈神经出现顽固性呃逆；压迫交感神经则出现 Horner 综合征；压迫大血管可出现上腔静脉压迫综合征；压迫主动脉可形成假性动脉瘤，严重者可并发主动脉穿孔；有时纵隔淋巴结结核可向上蔓延引起颈部淋巴结结核；脓肿穿破纵隔胸膜可形成脓胸，穿破胸骨或剑突下皮肤形成慢性窦道，经久不愈。

五、影像学表现

(一)X 线表现

（1）肿块多位于中纵隔，常为单侧，以右侧多见，可能为右气管旁淋巴结接受引流较左侧多，以及右侧纵隔组织松软，病变易向右侧发展所致。

（2）肿块多呈分叶或结节状，部分患者肿块内有钙化。

（3）常伴有肺部结核病灶。

（4）上纵隔淋巴结肿大：在后前位片上表现为纵隔影增宽增浓，边缘呈波浪状。

（5）气管支气管淋巴结肿大时肿块呈半圆形、椭圆形或梭形突向肺野，纵径常大于横径，密度高且均匀，少见钙化灶。

（6）隆嵴下淋巴结肿大时，在断层片上可见支气管分叉角度增大，隆嵴变钝，主支气管受压变钝等征象。

由于多种疾病均可引起纵隔淋巴结肿大，故凭 X 线影像学诊断纵隔淋巴结结核较为困难，若同时伴有肺部结核病灶或纵隔肿块内存在钙化，则有利于纵隔淋巴结结核的诊断，必要时应行肺 CT 检查。

(二)胸部 CT 检查

胸部 CT 检查是诊断纵隔淋巴结结核的重要方法。纵隔淋巴结结核多累及气管周围，尤以右侧 2R、4R 区多见，其次为气管隆嵴下 7 区。根据不同的病理分期可有不同的 CT 表现。

（1）第 1 期表现为肿大的淋巴结边缘较为模糊,密度较为均匀,增强 CT 可见明显强化,病理基础为淋巴结周围炎性反应,增殖性淋巴结含有丰富的毛细血管,淋巴细胞浸润明显,干酪坏死区较少且小,此种强化淋巴结直径一般在 2.0 cm 以下。

（2）第 2 期平扫表现为肿大的淋巴结中央局限性密度略减低,边缘大多清晰。强化扫描通常呈薄壁环形强化或厚壁环形强化,中央局限性密度减低区。肿大的淋巴结一般直径在 3~5 cm 大小。此为纵隔淋巴结结核特征性表现。

（3）第 3 期表现为肿大的淋巴结多发密度减低区,边缘部分清晰。强化扫描通常呈分隔样环形强化,是由于相邻淋巴结相融合而成。肿大的淋巴结一般直径在 3~5 cm 大小。也为纵隔淋巴结结核特征性表现。

（4）第 4 期表现为巨大的淋巴结内广泛密度减低区,似巨大脓肿。此期较为少见,肿大的淋巴结直径可达 5 cm。

六、其他辅助检查

（一）支气管镜检查

当纵隔淋巴结结核肿块压迫气管支气管或形成淋巴支气管瘘时,支气管镜下通常以支气管腔的外压性狭窄或隆突的增宽为主要表现,少数也可表现为支气管腔内"新生物阻塞""黏膜粗糙"表现,易引起误诊。若合并淋巴气管瘘则在管壁上可见干酪样坏死物,用活检钳将干酪样物质清除后多能见瘘口存在。通过支气管镜刷检和活检可找到结核病的证据。

（二）经支气管针吸活检术

近年来经支气管针吸活检(transbronchialneedleaspiration,TBNA)在纵隔淋巴结结核中的诊断应用已越来越广泛。所有操作均在常规的气管镜检查过程中进行,患者术前准备同常规气管镜检查。按术前根据 CT 扫描所定的穿刺点,在管腔内明确相应点,活检针经气管镜活检通道进入气道,推出活检部,将穿刺针刺入气管壁,调整气管镜,使穿刺针尽可能与气管壁垂直,综合利用各种穿刺技术直至穿刺针透过气道壁,穿刺针尾端接一空注射器,抽吸至 30 mL,持续 20 秒左右。期间操作者在维持穿刺针不退出气道黏膜的状态下,以尽可能快的速度和尽可能大的力度来回抽动穿刺针,每个穿刺点均先用细胞学穿刺针,无血液抽出,则再用组织学穿刺针获取组织学标本。拔出穿刺针,直接将标本喷涂在玻片上,涂匀后送检找分枝杆菌及癌细胞,组织学标本用福尔马林固定后做病理切片,所有患者均予以 2 个以上部位的穿刺。有学者对纵隔及肺门淋巴结进行活检,75%纵隔及肺门淋巴结结核患者可获得满意的标本,得到明确的病理学诊断。有学者认为,支气管针吸活检术可对气管、支气管旁及肺门的病变进行活检,检查范围较广,为诊断纵隔及肺门淋巴结结核提供了一个简单、方便的手段。

（三）纵隔镜检查

纵隔镜检查主要用于观察气管旁、隆突下及两主支气管开始部分的淋巴结肿大,对于前或后纵隔肿块不易作此项检查。此检查主要用于活检取得病理学诊断依据,对已形成寒性脓肿的患者还可借助纵隔镜切口引流治疗。纵隔镜检查的长处在于直视下取材,所获取的组织块较大,为确保病理诊断的准确提供了保证,这是穿刺活检难以做到的;该检查创伤小,操作时间短,较安全,是明确纵隔淋巴结肿大性质最好的检查手段。但该检查需要在全身麻醉下进行,从而限制了它在临床上的应用。

七、诊断与鉴别诊断

(一)诊断

以下几点有助于纵隔淋巴结结核的诊断。

(1)具有结核病中毒症状,如低热、乏力、盗汗等。

(2)同时伴有肺内结核病灶或肺外结核病变。

(3)CT 强化扫描呈环形强化,中央密度减低区。可有钙化灶。

(4)PPD 试验强阳性或阳性。

(5)穿刺取胸腔积液进行 TB-RNA、TB-DNA 联合检测,准确度高。

(6)取患者痰标本涂片进行 GeneXpert Mtb/RIF 检测,快速且敏感度高,尤其对耐药结核分枝杆菌能快速筛查,可提高病原学检出率,更好辅助临床医师进行诊断。

(7)取患者痰标本涂片进行 TB-LAMP 法检测,阳性率高,快速、费用低。

(8)基因芯片法检测胸腔积液标本,阳性率较高,且耗时短、准确性高,可为快速诊断结核性胸膜炎提供依据。

(9)罗氏培养法和 BACTEC MGIT960 也是临床常用检测技术,但是罗氏培养法需要周期相对较长,BACTEC MGIT960 检测对死亡的 MTB、休眠 MTB、MTB-L 等无法进行药物敏感试验检测,

(二)鉴别诊断

纵隔淋巴结核好发于中、青年,以气管周围特别是右侧和隆嵴下淋巴结累及多见,肿大淋巴结边缘清或不清,可有融合,中心密度减低,可有钙化等有助于诊断,但尚需和以下疾病进行鉴别。

1.恶性淋巴瘤

恶性淋巴瘤好发于前中纵隔,常有不规则发热,表浅淋巴结呈无痛性进行性增大,CT 检查纵隔肿块呈双侧性,融合成团块,边缘直或僵硬,呈花环状,肿块密度均匀,无密度减低或钙化,强化扫描多为均一性增强,轻度强化。PPD 试验和抗结核抗体常为阴性,常伴有肝、脾大,骨髓检查及表浅淋巴结活检可明确诊断。

2.肺癌纵隔淋巴结转移

影像学可表现为肺门阴影增大及纵隔增宽,多为单侧,以肺门淋巴结肿大为主,肺内可见原发病灶,肿大的淋巴结多有强化。PPD 试验多为阴性或弱阳性,痰脱落细胞学检查可发现癌细胞,纤维支气管镜检查可明确诊断。

3.胸内结节病

结节病是原因不明的多器官系统的肉芽肿性疾病,分为全身多器官结节病和胸内结节病,后者Ⅰ、Ⅱ期的 X 线典型表现为双侧肺门淋巴结肿大,呈"马铃薯"样肿块,边界清楚,常同时伴有右气管旁淋巴结

和左主动脉弓下淋巴结肿大,CT 增强扫描肿大的淋巴结强化明显,CT 值可增加 100 HU 左右。可伴有肺内网状、结节状阴影。实验宰检查可有血清血管紧张素转换酶(SACE)活性增高,高血钙,高尿钙,KveimG Siltzbach 皮肤试验阳性,PPD 阴性,表浅淋巴结活检、纤维支气管镜或纵隔镜活检可明确诊断。

4.纵隔良性肿瘤

主要有神经纤维瘤、胸腺瘤、畸胎瘤、胸内甲状腺肿等。纵隔良性肿瘤多分布于前、后纵隔,

病情发展缓慢,肿块边界清楚,密度均匀,强化扫描增强不明显,无纵隔淋巴结肿大。PPD 试验、抗结核抗体阴性。

八、治疗

(一)化学药物治疗

纵隔淋巴结结核的化学药物治疗方案推荐为 3HREZ/9～15HRE,由于肿大的淋巴结内有大量的干酪样坏死,3HREZ/9～15HRE 在坏死的酸性环境中可发挥强大的杀菌作用且对耐药结核分枝杆菌具有杀菌活性,因此必要时强化期可适当延长至半年。经过 2～3 个月抗结核治疗后若淋巴结继续增大或液化坏死范围扩大,可采取静脉强化抗结核治疗,药物包括 Am、INH、Pas、RFP、喹诺酮类药物等。

(二)外科手术治疗

纵隔淋巴结结核出现下列情况者需考虑手术治疗。

(1)重度气管、支气管压迫征:肿大的淋巴结压迫气管或支气管造成呼吸困难,经内科治疗 3 个月无效者应考虑手术,尤其是儿童形成淋巴气管瘘后,随时有发生窒息的危险,应急诊手术。

(2)食管压迫征:肿大的淋巴结压迫食管引起吞咽困难经抗结核治疗 3 个月无好转,应考虑手术治疗。

(3)纵隔淋巴结结核形成结核性脓肿穿破胸膜形成脓胸,或穿破皮肤形成慢性窦道,经引流及换药处理无效者,应考虑手术行病灶清除。

九、预后

纵隔淋巴结结核如能得到早期诊断,给予及时的抗结核治疗,常能获得较好的效果,预后良好。少数患者存在耐药结核病可能,对抗结核治疗反应差,易合并其他并发症如结核性脓胸、胸壁结核等,预后较差。

(李　正)

第十节　肺结核合并硅沉着病

一、概述

硅沉着病(旧称硅肺),是因长期吸入生产性粉尘并在肺内潴留而引起的以肺组织弥漫性纤维化为主的全身性疾病。硅沉着病是我国危害人数最多的职业病,发病率约占所有职业病的80%。硅沉着病和肺结核是两种不同的肺部疾病,但两者关系密切,硅沉着病患者是肺结核的易患人群。硅沉着病并发肺结核后称为硅沉着病结核(硅肺结核)。硅沉着病结核发生率非常高,两病并发多数是在硅沉着病的基础上并发结核病,为 20%～50%。两病并存后由于受这两种疾病病理过程和结核分枝杆菌生物学特性的影响,二氧化硅和结核分枝杆菌互为佐剂,互相促进结核病和硅沉着病病变的发展,加速病情恶化。早中期硅沉着病合并结核病时,结核病变散布于硅沉着病的病灶之间,两者基本单独存在,即所谓"分离型";发展到晚期时,往往两病融合为一体,构成独立的疾病类型,即所谓"结合型"。结核病灶可促进硅结节融合和肺纤维化过程;而大块的硅沉着病与结核融合病灶内极易出现空洞。硅沉着病病变由于合并结核,可加快其晋期过程,甚至出现"跳期"现象。硅沉着病合并结核后死亡率高,是硅沉着病患者过早死亡的主要原因之一。硅沉着病结核的严重程度与硅沉着病期别有关,以Ⅲ期最易合并结核,症状最严重、治疗最困难,死亡率也最高,预后极为不良。

硅沉着病结核的治疗包括对硅沉着病的治疗和抗结核治疗。

二、治疗

硅沉着病是慢性进展性疾病,主要病理学改变是硅结节和肺间质纤维化,目前还没有找到一种药物能逆转纤维化病变。现有的治疗药物及方法仅有一定的延缓纤维化进展、改善症状的作用,无法根治。目前,应提倡对因、对症综合治疗的治疗原则,即在保健、运动、物理康复、营养饮食支持治疗等疗法的基础上,应用抗纤维化、减轻或控制非特异性炎症反应、调节免疫功能、抗脂质过氧化等药物,依患者的病情进行肺灌洗,同时预防并积极治疗并发症,达到延缓病情进展、减轻患者痛苦、延长患者寿命、提高生活质量的目的。中医中药治疗有很好的疗效与发展前景,但还需要进行大量的实验和大样本的人群研究,任重而道远。

(一)保健治疗

对已患硅沉着病的患者,应及时脱离粉尘作业,加强健康管理,适当安排好工作或休养,建立良好的生活习惯,规律生活,不吸烟,预防感冒和呼吸系统感染,定期复查、随访,及时发现并积极治疗并发症。通过各种形式向患者进行健康教育,介绍硅沉着病的特点及有关预防与治疗的知识,同时加强心理治疗,指导和鼓励患者增强战胜疾病的信心,消除恐惧心理,积极配合医护人员进行综合治疗。

(二)运动及物理康复治疗

运动及康复治疗是硅沉着病综合治疗的重要内容。通过运动、康复治疗,可以增强机体的抵抗力,预防或减少并发症的发生、减轻症状、改善肺功能、提高生命质量、延长寿命。

1.全身康复锻炼

依病情鼓励患者进行,如练气功、户外行走、慢跑、打太极拳等适当的体育活动。

2.呼吸肌功能康复

呼吸肌功能康复包括腹式呼吸和缩唇呼吸,呼吸体操及膈肌起搏器应用,指导患者正确使用,耐心坚持,对改善肺功能、增强呼吸肌肌力会起到很好的效果。

(三)药物治疗

1.克矽平

聚2-乙烯吡啶氮氧化物,简称PVNO、P204。实验证明其在硅尘破坏巨噬细胞过程中起保护作用,间接增强肺对硅尘的廓清能力,阻断和延缓胶原的形成,具有延缓纤维化进展的作用。临床应用对急性硅沉着病疗效显著,对Ⅰ、Ⅱ期硅沉着病有一定疗效,Ⅲ期疗效则不明显。对改善患者的一般情况及呼吸道症状较明显。

(1)用法:以4%克矽平水溶液8～10 mL,1天喷雾吸入1次,每周6次。或将雾化吸入改为每周3次,同时肌内注射4%水溶液,每周3次,每次4～5 mL。也可单独肌内注射4%水溶液,每周6次,每次4 mL(肌内注射时可添加2%盐酸普鲁卡因数滴以减轻刺激),但单用不如同时合并雾化吸入疗效好。一般3～6个月为1个疗程,连续应用2～4个疗程,每疗程间隔1～2个月。以后每年复治 2 个疗程。

(2)注意事项：对肝肾疾病患者、心脏病及较严重的高血压患者,一般不宜使用。肌内注射后有刺激。偶有变态反应。部分患者可出现血清氨基转移酶暂时升高。单用雾化吸入治疗则毒不良反应甚少。

2.哌喹

又称抗矽 14 号。哌喹能降低肺泡巨噬细胞吞噬硅尘的能力,抑制肺泡巨噬细胞膜脂类过氧化反应,防止生物膜受损害,抑制胶原蛋白合成和胶原聚集成纤维,抑制免疫反应,具有延缓纤维化进展的作用。

(1)用法：口服,每周 1 次,0.5~0.75 g,6 个月为 1 个疗程。连续应用 2~4 个疗程,每个疗程间隔 1~2 个月。

(2)主要不良反应：胃肠道症状,多发生在开始几次服药后,有口苦、食欲减退、胃痛、腹泻及腹胀等,可自行缓解。少数窦性心动过缓。一过性肝功能异常,各疗程均可发生,部分患者可自然恢复,部分患者停药后恢复。皮肤色素沉着及瘙痒,多发生在 1~2 个疗程以后,用药时间越长,表现越明显,但停药后自行消失。

3.磷酸羟基哌喹

又称抗矽 1 号,简称羟哌。磷酸羟基哌喹可稳定和保护肺泡巨噬细胞溶酶体膜,阻止胶原的交联反应,抑制胶原纤维的形成,具有延缓纤维化进展的作用。

(1)用法：口服,每周 1~2 次,每次 0.25~0.5 g,晚饭后顿服,3~6 个月为 1 个疗程。连续应用 2~4 个疗程,每疗程间隔 1~2 个月。

(2)主要不良反应：与哌喹相似。此药与哌喹一样,有可能促使结核病灶发展,对合并肺结核者慎用。

4.柠檬酸铝

柠檬酸铝与硅尘表面有较强的亲和力,能降低硅尘的细胞毒性反应,维持肺泡巨噬细胞膜的稳定性,抑制肺泡巨噬细胞膜脂类过氧化反应,具有延缓纤维化进展的作用。

(1)用法：针剂 10~20 mg,每周 1 次肌内注射,或水溶液每周 50 mg,分 3 次雾化吸入,3~6 个月为 1 个疗程。连续应用 2~4 个疗程,每疗程间隔 1~2 个月。

(2)主要不良反应：肌内注射引起硬结、局部疼痛难以耐受。

5.矽宁

具有较强的亲和肺巨噬细胞的能力,对硅沉着病患者有阻止延缓病变进展的作用。

(1)用法：片剂 300 mg,口服,每周服药 6 天,3 个月为 1 个疗程,2 个疗程间隔时间为 1 个月,共治疗 4 个疗程。

(2)主要不良反应：临床不良反应较轻。

6.色甘酸钠

为变态反应介质阻滞剂。其作用机制是稳定肥大细胞的细胞膜,阻止肥大细胞脱颗粒,从而抑制组胺、5-羟色胺、慢反应物质等过敏介质的释放,避免或减轻支气管非特异性炎症反应,减轻症状。

(1)用法：干粉 40 mg 经超声雾化后吸入,每次 10~15 分钟,每天 1 次,每周 6 次,3 个月为 1 个疗程,共治疗 8 个疗程。

(2)主要不良反应：未发现明显的不良反应。

7.抗氧化剂

目前已有大量的研究证实抗氧化剂能够降低硅尘对巨噬细胞的损伤,抑制脂质过氧化反应,拮抗硅尘细胞毒性,增强肺泡巨噬细胞膜、亚细胞膜的稳定性。抗氧化剂包括 N_2-乙酰半胱氨酸、氨溴索、维生素 E、维生素 C、21-氨基类固醇和硒元素等。

8.转化生长因子-β(TGF-β)

在损伤修复及纤维组织增生方面的作用引人注目,TGF-β 可能成为抑制肺及其他器官纤维化的重要靶点,从而使硅沉着病的预防与治疗成为可能。

(四)大容量肺灌洗治疗

大容量肺灌洗治疗因其可清除肺泡腔、支气管树和肺间质内的粉尘、吞尘巨噬细胞及其产生的致炎症、致纤维化因子,具有去除病因、改善呼吸功能、缓解症状等效果,对于保护患者的肺功能、维护其劳动能力、提高生活质量具有较好的效果,具有药物不可替代,病因、对症同时治疗及疗效确切满意等优势。规范化的大容量肺灌洗治疗是治疗硅沉着病的一种安全有效的实用技术。但远期疗效由于观察患者数较少,尚需进行大样本配对资料的系统研究。

通过支气管肺泡间质灌洗排尘最佳时间研究结果表明,动物染尘后持续时间和硅沉着病病变程度,是影响排尘效果的重要因素,以染尘后持续时间短者和病变轻者排出粉尘量最多,效果最好。特别是模拟减尘实验表明,染尘剂量越大,减尘后生物效应越大,效果越好。以此类推,排尘治疗以选择病变轻、脱尘早和急性硅沉着病为佳。

大容量肺灌洗可分侧进行,也可双肺同期进行,但适应证选择较严。

1.分侧大容量肺灌洗基本方法

(1)术前需进行全身检查、常规实验室检查,肺功能、心电图、肝肾功能检查,胸部 X 线、胸部 CT 和支气管镜检查以了解病变严重程度。术中监测心电图、血压、呼吸、心率与血气变化。

(2)患者仰卧位,全身麻醉等充分肌松后插入双腔支气管导管。

(3)反复听诊,确认双腔导管就位,左右分隔完全,无漏气。连接麻醉呼吸器行机械通气。

(4)用纯氧双肺通气 15 分钟后,用血管钳将通向拟灌洗侧的导管分支管夹紧,将其与灌洗液容器连接,然后行对侧单肺纯氧通气 5～7 分钟。观察血气、心率、血压、心电图等如在正常范围即可予灌洗。

(5)灌洗液一般用生理盐水加温至 37 ℃。第 1 次灌注的速度宜慢,灌注量一般男性约 1 000 mL,女性约 700 mL。第 2 次及以后灌注量一般为 1 000～1 500 mL。当灌洗液进出时,应仔细听诊对侧肺有无啰音,警惕液体溢入对侧肺或溢入同侧胸腔。

(6)反复灌洗,一般灌洗一侧肺需 8～14 次,直到灌洗回收液由黑色浑浊变为无色澄清为止,灌洗总量一般为 15～20 L。

(7)灌洗完毕,宜采取体位引流,开放灌洗侧导管,交替应用双肺纯氧通气与灌洗侧肺大潮气量通气,并用细硅胶管进行开放式负压吸引,使残留于肺内的灌洗液尽快排净。当患者恢复自主呼吸,潮气量达 300 mL 以上,频率达 12 次/分,再通过双腔导管持续吹氧(5 L/min)约 30 分钟,查血气 PaO_2 与 $PaCO_2$ 接近术前水平,方可拔除双腔导管,回病室监测,继续用鼻导管吸氧,鼓励患者深呼吸及咳嗽。

(8)术后常规应用糖皮质激素类药物 3～5 天。5～7 天后再灌洗对侧。

2.双肺同期大容量灌洗基本方法

(1)术前检查与准备、术中监测、麻醉处理均与分侧大容量灌洗类似。

(2)顺序宜先灌洗容量较大的右肺或病变较轻侧肺。

(3)灌洗过程与分侧大容量灌洗类似,灌洗结束后第一侧肺的潴留已基本排净,听诊无啰音;肺的顺应性已恢复接近灌洗前水平,或气道峰压水平较灌洗前增高小于 0.5 kPa;用第一侧肺施行纯氧单肺通气8 分钟后 $PaO_2 > 13.3$ kPa 时,进行第二侧肺灌洗。

大容量肺灌洗禁忌证:靠近胸膜直径超过 2 cm 肺大疱、重度肺气肿、肺心病、活动性肺结核、支气管结核,近期内伴有咯血、气胸病史;或患有严重心血管疾病、血液病有明显出血倾向;或肝、肾、脑等器质性疾病;或气管与主支气管畸形,妨碍双腔支气管插管正确就位。

尽管支气管肺泡间质灌洗病因治疗具有排尘的优越性,但不可否认,它是在全身麻醉下进行,其潜在危险性和可能产生的并发症尚不可完全避免,特别是在远期疗效尚未肯定前,谨慎应用仍是必要的。大容量肺灌洗是风险性较高的操作技术,治疗小组应由富有经验的胸科麻醉医师、肺内科医师与训练有素的护士组成。灌洗应在各种麻醉用具、监护设施和急救器械齐全的手术室内实施,以保证安全。预防和处理术中及术后并发症是重点,包括低氧血症、心律失常、肺不张、支气管痉挛、肺感染等。

(五)小容量肺叶灌洗治疗

肺灌洗治疗作为硅沉着病的病因治疗之一,逐渐推广普及,但大容量全肺灌洗治疗需严格的患者选择及特殊医疗设备,患者需要全身麻醉和较复杂的技术操作,且有并发症较多的缺点。随着支气管镜的广泛临床应用,采用支气管镜下小容量肺叶灌洗术治疗硅沉着病逐渐受到重视。

小容量肺叶灌洗基本方法。①治疗前准备:治疗前常规使用地西泮注射液 10 mg 肌内注射、阿托品 0.5 mg 皮下注射,以镇静及减少气道分泌。②气道麻醉:用 1% 丁卡因溶液喷咽喉部,每次 3~4 喷,间隔 3~4 分钟喷 1 次,共喷 3 次;1% 丁卡因溶液 5 mL 分 3 次咽部含药 3 分钟后吐出。③操作步骤:患者仰卧,吸氧,心电监护下将支气管镜自鼻腔进入,经咽腔、声门进入气管、支气管直至所需灌洗治疗的各肺段及部分亚段内,在进镜过程中分别在声门下、隆嵴上及各肺叶支气管、段支气管视患者反应情况追加 2% 利多卡因,每次约 2 mL,然后用 37 ℃生理盐水,每次 50~100 mL,通过支气管镜注入灌洗的肺段;并借助吸引器负压抽出,如此反复。灌洗液总用量一般为 300~500 mL。在治疗中可根据患者情况局部给予氨茶碱、氧氟沙星、地塞米松等药物加强治疗效果。

大部分患者灌洗治疗前有咳嗽、咳痰、胸痛、胸闷、气促、活动后症状加重等症状。灌洗治疗后 1~2 天内咳嗽增多,25% 的患者有黑灰色黏液及"蝌蚪"状痰栓及异物排出。3 天后上述症状逐渐减轻或消失。尤以胸痛、胸闷、气促症状减轻最为明显,75% 的患者感到胸部"出气顺畅、轻松"。1~2 周后肺通气功能可提高 5%~10%。

小容量肺叶灌洗治疗未发现明显并发症。据报道有轻度咽部不适或疼痛、一过性低氧血症、支气管痉挛、寒战、低热等,但发生率低于 5%。故小容量肺叶灌洗治疗是一种实用、有效、安全的临床治疗方法。

小容量肺叶灌洗对抑制硅沉着病的发展起到一定的作用,至于影响程度有多大,尚需要进一步更长时间的系统观察。

三、抗结核治疗

硅沉着病合并的肺结核的治疗以化学治疗为主,化学治疗原则与单纯结核基本相同,但由于硅沉着病结核的化学治疗效果比单纯肺结核差,常需联用免疫治疗、经支气管镜介入治疗、人工气腹治疗、中医中药治疗、外科手术治疗等其他治疗手段以取得良好的效果。

(一)化学治疗

1.化学治疗原则

合理化学治疗遵循"早期、规律、全程、联用、适量"这一抗结核原则。据统计硅沉着病结核70%的患者有不规则化学治疗史。这说明对此类患者的治疗管理工作十分艰巨。全程督导治疗是必要的选择。最好全程住院治疗,起码做到强化期住院治疗。总疗程及强化期都应较单纯结核适当延长。联合用药是缩短疗程、减少耐药、降低复发的重要措施,用药种数应较单纯结核多。但要避免每次加一种药,根本没有起到联用的目的,既浪费了药品,又增加了耐药机会。用药剂量需较单纯结核大,但由于硅沉着病结核患者多为老年人,故在制订化学治疗方案时应充分认识到老年人组织修复能力差、肝肾功能减退、免疫力降低等特点,根据患者个体的不同情况,因人、因时而异,选用最佳组合和剂量。硅沉着病的纤维化及血管支气管间质改变,病灶药物浓度不足,且易产生耐药性及用量大、时间长,易致不良反应,故应密切监测肝肾功能。

硅沉着病结核的化学治疗效果较差,痰菌阴转率低,易复发,易耐药,肺内病变吸收慢,空洞不易闭合,临床症状持续存在时间长。硅沉着病结核不宜短程与间歇化学治疗,有些患者需长期或终身化学治疗。另外,由于硅沉着病结核菌的阴性比例较高,故在拟订化学治疗方案时,对菌阴性、菌阳性者不应有太大区别。

2.抗结核药物与硅沉着病治疗药物合并使用的注意事项

结核病化学治疗药物与硅沉着病治疗药物同时应用,在相互作用中理化性质、药效学、药动学等方面虽无明显配伍禁忌,但应用时药物相互作用,不良反应叠加,必将增加药物的毒性,增加不良反应的发生概率,联合用药中应注意统筹兼顾,慎重加减。

结核病化学治疗药物主要在肝肾排泄,且半衰期长,治疗周期长,加之中间产物作用及酶诱导作用等因素对肝、肾有肯定的毒性,尤以肝脏损害最为明显、普遍。硅沉着病治疗药物中克矽平、哌喹、磷酸羟基哌喹等也可引起肝脏损害。两者还常有胃肠反应、变态反应等不良反应。

在两者同时治疗的情况下出现不良反应时继续用药要特别谨慎,治疗硅沉着病抗纤维化药物,如哌喹、磷酸羟基哌喹不良反应较大,应用疗程较长,抗纤维化效果有限,并因有抑制纤维化的倾向,不利于结核病灶硬结钙化,如果治疗中一旦病情持续进展,或出现明显肝肾功能损害等不良反应,要先停止硅沉着病治疗,积极治疗结核病。或选用无肝肾毒性的药物调整治疗方案。为了减轻或避免不良反应的发生,也可采取减少用药量、改变用药途径、改变用药时间、使用对抗不良反应药物、改变用药方法等方式。

3.治疗方案

(1)初治患者:应不同于单纯肺结核,国内外文献证实,短于9个月的方案复发率高,疗效不肯定。强化期不能低于3个月。目前采用初治方案一般为12~18个月方案。如3HRZE/9HRE;3SHRZ/9HRZ;3HRZE/15HR。

(2)复治患者:众所周知,硅沉着病结核的治疗要比单纯肺结核困难。而一旦硅沉着病结核需要复治,其疗效则更差。制订化学治疗方案时尽量选用敏感药,强化期不宜少于 4 种,强化时间以 3~6 个月为宜。不轻易中途改换药物。疗程 18~24 个月。18 个月方案适用于Ⅰ、Ⅱ期硅沉着病合并结核,24 个月方案适用于Ⅲ期硅沉着病合并结核。常用方案如:3HRZES/6HRZE/9HRE;6HRZES/12HRE;3HRZES/9HRZ/12HR。

(3)耐药患者:硅沉着病结核患者的耐药率大大高于单纯结核,其中耐异烟肼、链霉素占首位,其次为利福平。究其原因:①硅沉着病结核患者多数为复治,病程较长,致使耐药率增高。②硅沉着病与结核相互促进,致使人体免疫力低下,其病变区域血流循环不良,药物不能有效渗透到病变中。③治疗方案不恰当,如剂量不足、疗程过短、敏感有效药物种类不多(假联合)、不规则用药等,致使化学治疗失败。④已产生的耐药结核病的传播。耐药种类越多,痰菌阴转率越低,在选择治疗方案时药物敏感试验就显得相当重要。

治疗原则:①化学治疗方案应根据患者用药史、耐药情况(药物敏感试验)、可供选用的药物及本地区耐药菌株的流行情况等进行综合制订。②参照抗结核药物的分组选用药物,化学治疗方案应该包括至少 4 种确定有效或几乎确定有效的核心药物,强化期最好由 6~7 种药物组成,继续期包括 4~5 种药物。③吡嗪酰胺、乙胺丁醇和氟喹诺酮类每天 1 次给药,以获得有效的峰值浓度。根据患者的耐受性,其他二线药物也可以每天使用 1 次。氨基糖苷类或卷曲霉素等注射剂建议治疗时间为 3~6 个月,甚至 1 年。④及时发现和处理药物的不良反应。⑤疗程为痰涂片和痰培养阴转后至少 18 个月。

单耐药结核病往往为初始耐药或原发性耐药,使用标准化学治疗方案仍然有效,但存在治愈率下降或增加复发可能性问题。因此,对于单耐药结核病,尤其是单耐利福平结核病,其化学治疗方案应进行适当调整,以尽量避免可能存在的治疗失败,避免获得性耐药风险。

多耐药结核病的耐药组合形式多样,对于这些患者再采用标准化学治疗方案治疗会产生更大的风险,应针对各种耐药组合的形式进行相应的个体化药物调整,以确保方案中有 4 种有效或几乎有效的核心药物。

(二)免疫治疗

化学药物联合免疫调节剂治疗硅沉着病结核疗效较好。其机制可能是通过增强机体细胞免疫功能而实现。较为成熟的免疫调节剂有卡介菌多糖核酸、母牛分枝杆菌菌苗、γ 干扰素、白细胞介素-2 等。对于Ⅰ、Ⅱ期硅沉着病结核可采用 1 种免疫调节剂治疗。对于Ⅲ期硅沉着病结核,特别是耐药患者选用 1~2 种免疫调节剂(1 种细胞因子制剂和/或 1 种分枝杆菌疫苗)。

(三)经支气管镜介入治疗

以支气管镜引导,经气道介入治疗是硅沉着病结核的有效治疗方法。只要条件允许,对于硅沉着病结核患者可尽早积极采用介入治疗措施。

四、对症治疗

主要是止咳祛痰,扩张支气管和清除分泌物等,改善缺氧状况。家庭氧疗可延长寿命,减少住院次数,提高生命质量。家庭氧疗指征为:缓解期 $PaO_2 \leqslant 7.3$ kPa 达 3 周以上;PaO_2 7.3~7.8 kPa 伴右心衰竭或血细胞比容$\geqslant 55\%$。

硅沉着病结核可导致营养不良,营养不良可使病情进一步恶化,因此,给予营养支持治疗很有必要。可添加维生素和微量元素。有条件者可给予氨基酸、能量合剂等,对全身情况极差、重度营养不良者可补充脂肪乳剂、清蛋白等。

五、并发症治疗

硅沉着病结核的并发症多且严重,最常见并发症为肺气肿、支气管扩张、肺部感染、气胸、肺心病等。少见的并发症有发音障碍、声音嘶哑、中叶综合征、膈肌麻痹、肺间质气肿、纵隔气肿、上腔静脉综合征。

硅沉着病结核合并肺部感染时及时应用抗生素控制感染。合并气胸时肺压缩面积≤30％予以卧床休息、吸氧处理,肺压缩面积≥50％予以卧床休息、吸氧,同时予以胸腔穿刺抽气或行闭式胸腔引流术。合并肺心病时主要予以抗心力衰竭治疗、抗呼吸衰竭治疗,氧疗或机械通气呼吸支持治疗,同时进行心力衰竭、呼吸衰竭并发症的控制。

总之,目前尚缺乏治疗硅沉着病结核的满意方法,单靠某一种治疗方法难以获得良好的临床效果。两病合并后治疗原则上两者同时进行,均须积极治疗,但应以治疗结核病为主。两病并发的后果极为严重,治疗十分困难,疗效也不甚满意,且容易复发,应引起广大临床医师的高度重视。

（朱　聪）

第十二章

胸 膜 疾 病

第一节 气 胸

胸膜腔是由壁层和脏层两层胸膜构成的一个密闭的不含空气的潜在性腔隙,任何原因致胸膜破损,空气进入胸膜腔即形成气胸。气胸分为自发性气胸和创伤性气胸。自发性气胸又可分为原发性和继发性两种;原发性气胸主要发生在既往无基础肺疾病的健康人,继发于原有基础肺或胸膜疾病的则称继发性气胸。创伤性气胸是指胸部直接或间接创伤所引起,也包括诊断和治疗操作过程中引起的医源性气胸。

一、病因和发病机制

原发性气胸又称特发性气胸,多发生在 30~40 岁,男多于女,发病比例为(4~6)∶1;右侧发病多于左侧,约 10%为双侧;肺部常规 X 线检查常无异常发现,其发病主要是由于胸膜下肺表面的气肿泡或肺尖部肺内大疱破裂所致,发病机制尚不清楚。有人解释:由于肺本身的重力作用,整个肺内机械张力的分布不均匀,肺尖部肺泡壁的张力比肺底部的大,此处的肺泡壁易于扩张破裂。原发性气胸患者多为瘦长体型身材较高者,这一人群从肺底到肺尖的压力梯度比正常人大,肺尖部肺泡壁所承受的张力相对较高,因而更易引起肺尖部胸膜下局限性气肿泡而发生气胸。吸烟人群中原发性气胸发病率较高,停止吸烟可以减少气胸复发。上述病变也可能是吸烟、支气管或肺部炎症所致的纤维组织牵拉或通气不畅引起,或肺纤维组织先天发育不全所致。有报道认为,原发性自发性气胸可能有遗传因素,11.5%患者有家族史,人类白细胞抗原(HLA)单连体A2B40 可能与原发性自发性气胸的发生有关,女性患者的家族史更明显,发病平均年龄较男性早 2~5 岁。

继发性自发性气胸,是在肺脏和胸膜各种疾病的基础上形成的气胸,因此临床症状较原发性气胸重,发病年龄也较高。最常见的病因是慢性阻塞性肺疾病(慢性阻塞性肺疾病)和肺结核并发肺大疱时,引流的小气道炎症狭窄、扭曲,肺泡内压急骤升高,导致大疱破裂,引起气胸。金黄色葡萄球菌、厌氧菌、革兰阴性杆菌等引起的肺化脓性病灶溃破入胸膜腔则引起脓气胸。近年获得性免疫缺陷综合征(AIDS)伴随的卡氏肺孢子菌感染引起的自发性气胸已受到重视。肺包虫囊肿破裂,肺吸虫等感染均可引起气胸。严重的支气管哮喘、肺癌、肺转移性肿瘤等疾病均可并发气胸。有时胸膜上具有异位子宫内膜,在月经期可以破裂而发生气胸(月经性气胸)。

气胸的发生大多数无明显诱因,凡能增加胸膜腔内压,尤其存在上述病因时病变区肺泡内压力增高因素均可诱发自发性气胸,剧烈运动、咳嗽、费力大便,甚至打哈欠、举物欢呼时,均可成为自发性气胸的诱因。乘坐飞机或潜水,因飞机迅速升高或潜水快速浮出水面,外界气压突然降低,肺内大泡胀大易于破裂。机械通气时,气道压力超过肺泡(尤其是病变组织)所能承受的压力时,也可诱发气胸。

二、病理生理

气胸时,胸膜腔内的负压消失使肺发生萎陷,可引起下述病理生理变化:①对通气功能的影响,主要表现为肺活量和最大通气量减少,属限制性通气功能障碍。一般肺压缩 20% 以上,就可影响通气功能。②对气体交换功能的影响,气胸初始时,通气/血流(VA/Q)比值下降,解剖分流增加,产生低氧血症,表现为动脉血氧饱和度(SaO_2)和动脉血氧分压(PaO_2)降低,但对动脉血二氧化碳分压(PaCO_2)影响不太大,PaCO_2 甚至低于正常。气胸发生数小时后,由于重新调整了 VA/Q 比例,使之恢复或接近正常比值,因此,PaO_2 和 PaCO_2 可恢复正常,患者缺氧现象可能缓解。③对循环功能的影响,一般气胸对循环功能的影响不大或无影响,但张力性气胸可使回心血量减少,影响心脏搏出量,可引起血压下降,甚至发生休克。

三、临床类型

根据脏层胸膜破裂情况及胸腔内压力的变化将气胸分为 3 种类型。

(一)闭合性气胸

由于脏层胸膜裂口随着肺脏萎陷而关闭,空气停止继续进入胸膜腔,胸膜腔内压接近或稍超过大气压。抽气后,胸膜腔内压下降,留针 1～2 分钟压力不再上升。

(二)开放性气胸

破裂口开放,空气从破裂口随呼吸自由进出胸膜腔,实际是支气管胸膜瘘,胸膜腔内压接近大气压力,测压表上显示在"0"上下,抽气后压力不变。

(三)张力性气胸

破裂口形成单向活瓣,吸气时,胸膜腔内压降低,活瓣开放,空气进入胸膜腔,呼气时胸膜腔内压升高,关闭活瓣,空气不能逸出,胸膜腔内压急骤上升,常在 0.78～0.98 kPa(8～10 cmH_2O),有时可高达 1.96 kPa(20 cmH_2O),致呼吸困难严重,纵隔被推向健侧,循环受到影响。抽气后胸膜腔内压下降,后又迅速上升为正压。

四、临床表现

气胸的临床表现与气胸发生的快慢、肺萎陷程度和胸膜腔内压大小、原有肺功能基础三个因素有关。

(一)症状

发病前可有咳嗽、提重物、剧烈运动等诱因,但许多是在正常活动或安静休息时发病。剧烈运动时发病不足 10%。典型表现为患侧突发胸痛,呈尖锐持续性刺痛或刀割痛,吸气加剧,多在前胸、腋下部,可放射到肩、背、上腹部。持续性胸骨后痛提示纵隔气肿的存在。因气体刺激胸膜,可产生短暂的刺激性干咳。这些症状多在 24 小时内缓解。继之出现呼吸困难,老年患者特别是既往肺功能严重减退者,在气胸量不大时,即可出现明显的呼吸困难;而既往无基础肺疾病的年轻人即使肺压缩 80% 以上,呼吸困难也可不明显。张力性气胸患者由于胸膜腔内压骤升,纵隔移位,呼吸困难显著并进行性加重,常伴有心动过速、恐惧、烦躁及大汗、皮肤湿冷等休克表现。发绀多见于张力性气胸和原有肺功能不全者。

(二)体征

气胸患者的体征视积气量和有无积液而定,少量气胸时体征不明显,肺压缩在 30% 以上,可见患侧胸廓膨隆,呼吸运动减弱,叩诊呈鼓音,心、肝浊音区消失,语颤和呼吸音均减弱或消失。左侧少量气胸或纵隔气肿时,可在左心缘或左胸骨缘处听到与心跳同步的噼啪声,称为黑曼征,于左侧卧位呼气时最清楚;其产生机制可能为心跳挤压纵隔和左胸膜腔内的空气,或心跳使分开的脏壁层胸膜突然接触而产生。大量气胸可使心脏、气管向健侧移位。若颈、胸部触及握雪感,为皮下气肿的表现,也提示可能有纵隔气肿。

五、X 线检查

气胸的典型 X 线检查表现为肺向肺门萎陷呈圆球形阴影,气体常聚集于胸腔外侧或肺尖,局部透亮度增加,无肺纹理;压缩的肺外缘可见发线状的阴影。少量气胸往往局限于肺尖,常被骨骼掩盖,嘱患者深呼气,使萎缩的肺更为缩小,密度增高,与外带积气透光区呈更鲜明对比,从而显示气胸带。局限性气胸在后前位 X 线检查时易遗漏,需 X 线透视转动体位方能见到气胸。CT 检查可以确诊局限性气胸,并有助于肺大疱和气胸的鉴别,前者在透光增强区域可见肺大疱间隔的存在。在肺复张后,CT 检查可以进一步明确基础肺部疾病。

六、诊断和鉴别诊断

根据患者突然发生胸痛、呼吸困难并有气胸体征,即可做出初步诊断。X 线检查显示胸膜腔积气带是确诊的依据。在无条件或病情危重不允许作 X 线检查时,可在患侧胸膜腔积气体征最明显处行诊断性穿刺,抽气测压,若为正压且抽出气体,说明有气胸存在,即应抽出气体以缓解症状,并观察抽气后胸膜腔内压的变化以判断气胸的类型。自发性气胸有时酷似其他心、肺疾病,应予鉴别。

(一)严重阻塞性肺气肿

有气急和呼吸困难,体检两肺叩诊反响增强,呼吸音减弱。呼吸道感染加重时,气急、发绀可加重,应仔细比较两侧叩诊和呼吸音是否对称,及时行 X 线检查可以鉴别。

(二)肺大疱

位于肺周边部位的肺大疱有时在 X 线检查时可误诊为气胸。肺大疱可因先天发育形成,也可因支气管内活瓣阻塞而形成张力性囊腔或巨型空腔,起病缓慢,气急不剧烈。从不同角度作胸部透视或 CT 检查,可见肺大疱为圆形或卵圆形透光区,疱内有细小的条纹,为肺小叶或肺血管的残遗物,肺大疱向周围膨胀,将肺压向周围;而气胸则见胸外侧的含气带,其中无肺纹理所见。肺大疱内压力与大气压相仿,抽气后,大疱容积无显著改变。

(三)急性心肌梗死

急性心肌梗死可突然发生胸痛、胸闷,甚至呼吸困难犹似气胸,但患者常有高血压及冠状动脉硬化性心脏病史,体征、心电图和 X 线检查有助于诊断。

(四)肺栓塞

肺栓塞有胸痛、呼吸困难和发绀等酷似气胸的表现,但患者常有咯血,并常有下肢或盆腔血栓性静脉炎、骨折、严重心脏病和房颤等病史,或发生在长期卧床的老年患者或肿瘤患者,体检或X射线检查有助于鉴别。

七、治疗

自发性气胸的治疗旨在消除症状,明确并发症,促进肺复张,防止复发和慢性气胸的发生。治疗方法的选择取决于症状的严重程度和持续时间,是否有基础肺部疾病,既往发作史及患者的职业。应选择能让患者尽早恢复正常生活和工作,并且复发率最低、痛苦最小的治疗方法。

(一)一般治疗

闭合性小量气胸(≤20%)患者若无症状,可不予特殊处理。但在发病后的 24~48 小时应密切观察,以保证气胸不再发展;嘱患者卧床休息,少讲话,减少肺活动。以利破口愈合和气体吸收。每天约有 1.25% 的胸膜腔内气体容积被吸收,如吸入高浓度氧(面罩呼吸或持续吸入),氧流量为每分钟 3 L,可使气胸气体吸收的速度提高达每天 4.2%,肺复张时间明显缩短。若复张延迟,气体进行性增多,症状加重,则需引流排气。

(二)排气疗法

1.穿刺抽气法

穿刺抽气法适用于闭合性气胸。患者取坐位或仰卧位,于第 2 肋间锁骨中线外或第 4 肋间腋前线处(如为局限性气胸,则根据气胸部位)消毒、局部麻醉,气胸针穿刺进入胸膜腔,测定初压,抽气至呼吸困难缓解或使胸膜内压在 $-0.40\sim-0.20$ kPa($-4\sim-2$ cmH$_2$O)停止;留针 3 分钟观察压力变化,判定气胸类型。一般抽气 1~2 次即可。抽气不能太快,以防复张性肺水肿。

2.胸腔闭式引流术

在上述部位局部麻醉后应用带针芯的粗套管针或用手术方法将引流导管插入胸膜腔,另一端接在水封瓶玻璃管上。①正压连续排气:将胸腔引流管连接于床旁的单瓶水封正压排气装置(图 12-1),引流的玻璃管端置于水面下 2 cm。闭合性气胸穿刺后观察数天肺未复张或交通性气胸和张力性气胸,用此方法可获良好效果。②持续负压排气法:对于闭式引流 1~2 周肺仍未复张,复发性或慢性气胸,可采用此法。胸腔引流管连接于负压连续排气装置(图 12-2),使胸膜腔内压保持负压水平[$-1.78\sim-0.37$ kPa($-14\sim-8$ cmH$_2$O)]为宜。本法可迅速排气并能引流胸腔积液,促使肺脏迅速复张。

(三)外科治疗

原发性气胸第一次发作后复发率为 30%,以后的复发率持续增加。气胸的反复发作往往给患者的正常工作和生活造成较大影响。10%~20% 的自发性气胸需外科治疗。自发性气胸的手术指征如下:①长期气胸;②复发性气胸;③双侧同时气胸;④自发性血气胸;⑤特殊职业等。一些特殊职业首次气胸也应手术治疗,如飞行员、潜水员、远洋船员及地质队员等需要长期野外或边远地区工作者。手术治疗成功率高,复发率低。

1.开胸手术

开胸手术包括完整肺大疱切除、部分肺大疱切除加胸膜粘连固定术。若肺内原有明显病变,可考虑将肺叶或肺段切除。

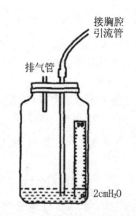

图 12-1 单瓶水封正压排气装置

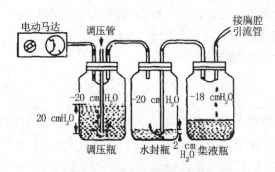

图 12-2 负压连续排气装置

2.电视胸腔镜(video assisted thoracic surgery,VATS)

电视胸腔镜已被广泛地应用于自发性气胸的治疗。其优点为手术效果确实,复发率低,切口小,创伤少,术后恢复快。

(四)其他治疗

由于气胸的存在,出现限制通气功能障碍,肺活量及其他肺容量减少,严重者可出现呼吸衰竭。要根据患者情况适当给氧,并治疗原发病。防治胸腔感染,镇咳、祛痰、镇痛、休息、支持疗法也应予以重视。

八、并发症及其处理

(一)复发性气胸

约 1/3 气胸 2~3 年可同侧复发。对于多次复发的气胸,能耐受手术者做胸膜修补术;对不能耐手术者,可考虑胸膜粘连疗法。可供选用的粘连剂有四环素粉针剂、凝血酶等。其作用机制是通过生物、理化刺激产生无菌性胸膜炎症,使两层胸膜粘连,胸膜腔闭锁,达到防治气胸的目的。胸膜腔注入粘连剂前,应用闭式引流负压吸引,务必使肺完全复张。为避免药物所致的剧烈胸痛,先注入适量利多卡因,让患者转动体位,充分麻醉胸膜,15~20 分钟后注入粘连剂。嘱患者反复转动体位,让药液均匀涂布胸膜(尤其是肺尖)。夹管观察数小时(如有气胸症状随时开管排气),吸出胸腔内多余药物。若一次无效,可重复注药。观察 2~3 天,经透视或摄片证实气胸治愈,可拔除引流管。

(二)血气胸

自发性气胸伴有胸膜腔内出血称为血气胸,是由于胸膜粘连带内的血管断裂。肺完全复张后,出血多能自行停止。若继续出血不止,除抽气排液和适当输血外,应考虑手术结扎出血的血管。

(三)纵隔气肿和皮下气肿

高压气胸或抽气或进行闭式引流后,可沿针孔切口出现胸壁皮下气肿。逸出的气体还可蔓延至腹壁和上肢皮下。高压的气体进入肺间质,从血管鞘经肺门进入纵隔。纵隔气体又可沿着筋膜进入颈部皮下组织及胸腹部皮下。X线片上可见到皮下和纵隔边缘含气带。纵隔内大血管受压,患者感到胸骨后疼痛,气短和发绀,甚至血压下降。

皮下气肿和纵隔气肿随胸膜腔内气体排出减压而能自行吸收,吸入浓度较高的氧气可以加大纵隔内氧的浓度,有利于气体的消散。纵隔气肿张力过高而影响呼吸和循环者,可作胸骨上穿刺或切开排气。

(四)张力性气胸并发循环障碍

病情危重危及生命,必须尽快排气。紧急时将消毒针头从患侧肋间隙插入胸膜腔,使大量积气得以由此自行排出,缓解症状。紧急时,还可用大注射器接连三路开关抽气,或者经胸壁插针,尾端用胶管连接水封瓶引流,使大量气体得以单向排出。也可用一粗注射针,在其尾部扎上橡皮指套,指套末端剪一小裂缝,插入气胸腔作临时简易排气,气体从小裂缝排出,待胸腔内压减至负压时,套囊即塌陷,小裂缝关闭,外界空气不能进入胸膜腔。对张力性气胸应尽早行胸腔闭式引流术。

(五)复张性肺水肿

由于气胸或胸腔积液引流过速,包括负压吸引,致单侧萎陷的肺组织复张过快时可出现肺水肿,有时也可累及对侧。患者可有不同程度的低氧血症和低血压,常有顽固性咳嗽和胸闷,治疗主要给予吸氧和利尿药,必要时行持续正压通气,可加快临床症状的缓解。复张性肺水肿严重时可危及生命,预防是重要环节。

(隰威威)

第二节　脓　　胸

脓胸是指脓性渗出液积聚于胸膜腔内的化脓性感染。按胸膜受累的范围,可分为局限性脓胸和全脓胸,单侧性脓胸或双侧性脓胸,局限性脓胸又称为包裹性脓胸。按病理发展过程可分为急性脓胸和慢性脓胸两大类。按病原菌不同可分为化脓性脓胸、结核性脓胸及其他特殊病原性脓胸。

一、急性脓胸

(一)病因

致病菌以肺炎球菌、链球菌多见。但由于抗生素的应用,这些细菌所致肺炎和脓胸已较前少见,而葡萄球菌特别是耐药性金黄色葡萄球菌却大大增多。尤以小儿更为多见,且感染不易控制。此外,还有大肠埃希菌、铜绿假单胞杆菌、真菌、厌氧菌、阿米巴原虫等。

致病菌进入胸膜腔的途径如下:①肺部化脓性病灶侵及胸膜或病灶破裂直接扩散到胸膜腔。②膈下脓肿、肝脓肿、纵隔脓肿、纵隔淋巴结炎和化脓性心包炎等邻近器官的化脓性感染直接穿破或经淋巴途径侵犯胸膜腔。③在全身败血症或脓毒血症时,致病菌可经血液循环进入胸膜腔。④胸部穿透伤带入细菌和/或异物引起胸腔内感染或化脓。⑤血胸的继发感染。⑥胸腔内手术后胸膜腔感染。⑦支气管瘘或食管吻合口瘘多种细菌引起的胸膜腔混合感染。⑧其他:自发性气胸引流后并发感染等均可形成脓胸。

(二)病理

感染侵犯胸膜后,引起胸腔积液大量渗出。初期为浆液性渗液,胸膜充血水肿,胸液含有白细胞和纤维蛋白,脓液稀薄。在此期若能排出渗液,肺易复张。随着病情的进展,脓液中纤维蛋白和脓细胞增多,沉积于壁层和脏层胸膜形成纤维素膜和多房性脓腔。纤维素韧性增强,纤维层逐渐增厚并覆盖胸膜,使肺膨胀受到限制。

(三)临床表现

急性炎症和呼吸困难是急性脓胸的两个主要症状。患者常有高热、胸痛、气急、食欲缺乏、深呼吸或咳嗽时胸痛加剧、白细胞总数和中性粒细胞增高等症状,积脓较多者尚有胸闷、咳嗽、咳痰症状。

查体可见急性病容及胸腔积液体征,即患侧呼吸运动减弱,全胸或下胸部肋间饱满,语颤减弱,叩诊呈浊音,听诊呼吸音减弱或消失。严重者可伴有发绀和休克。局限性脓胸,在病变部位可有些体征,叶间裂或纵隔的局限性脓胸,体征多不明显。

(四)胸部 X 线检查

胸部 X 线检查可见胸腔积液或包裹积液。少量积液仅表现为肋膈角变钝或模糊;大量积液,患侧呈现大片浓密阴影,纵隔向健侧移位;中等量以上积液时,显示外高内低的弧形浓密阴影。伴有气胸时则出现液面。若未经胸腔穿刺而出现液面者,应高度怀疑气管、食管瘘。

(五)实验室检查

胸腔积液为脓性,随病原不同,脓性质也不同,肺炎链球菌感染为黄色或黄绿色黏稠的脓性胸腔积液,链球菌感染为淡黄稀薄的脓性胸腔积液,金黄色葡萄球菌感染为黄色稠厚的胸腔积液,铜绿假单胞杆菌感染为淡绿色脓性胸腔积液,大肠埃希菌、粪产碱杆菌感染则胸腔积液有粪臭味,厌氧菌感染则有腐败臭味,阿米巴感染引起者为巧克力状脓性胸腔积液。胸腔积液中白细胞数超过 $10\times10^9/L$,胸腔积液 pH 小于 7.2,葡萄糖浓度低于 2.24 mol/L(40 mg/dL),乳酸脱氢酶活力高于 1 000 U/L,胸腔积液涂片见大量细菌。胸腔积液的 pH 与胸膜的炎症程度相关性最好。胸腔积液中的蛋白质含量和比重缺乏特异性。

(六)诊断与鉴别诊断

发热、胸痛、气短,查体和胸部 X 线检查为胸腔积液的征象,胸腔积液化验为脓性可确定诊断,抽得的脓液应分别送细菌涂片、细菌培养和抗菌药物敏感试验。根据脓液的性状和涂片染色显微镜检查结果可初步检出病原菌,以便及早选用敏感的抗生素。

类风湿性关节炎、急性胰腺炎和癌症患者的胸腔积液,有时酷似脓性胸腔积液。但恶性胸腔积液的 pH 极少低于 7.0,风湿病和胰腺炎胸腔积液的 pH 也很少低于 7.2,且风湿病的免疫试验阳性,胰腺炎的胸腔积液的淀粉酶升高。

(七)治疗

急性脓胸的治疗原则如下：①根据致病菌对药物的敏感性，选用有效抗生素。②彻底排净脓液，使肺早日复张。③控制原发感染，全身支持治疗，如补充营养和维生素、注意水和电解质的平衡、纠正贫血等。排出脓液的方法有以下两种。

1.胸腔穿刺抽液

胸腔穿刺抽液适用于脓液相当稀薄且液量较少的患者。反复胸腔穿刺，尽量抽净脓液，每次抽吸后向胸膜腔内注入抗生素。

2.胸腔闭式引流

对于脓液较稠厚、穿刺不易抽净，或经过治疗脓量不见减少，患者症状无明显改善，应及早施行肋间闭式引流术；对于有多个脓腔、脓液稠厚，肋间闭式引流不能控制中毒症状的多房性脓胸，应用肋床闭式引流，即切开一段肋骨，切入脓腔，分开多房腔成为一个脓腔，放置大口径引流管做闭式引流。对于脓气胸、食管瘘或腐败性脓胸者，也应及早施行胸腔闭式引流。

脓液排出后，肺逐渐膨胀，两层胸膜靠拢，空腔逐渐闭合。若空腔闭合缓慢或不够满意，可尽早行胸腔扩清及纤维膜剥除术。如脓腔长期不能愈合，则成为慢性脓胸。

二、慢性脓胸

(一)定义

急性脓胸病程超过6周，逐渐转入慢性期，脓腔壁硬结，脓腔容量固定，称为慢性脓胸。

(二)病因

形成慢性脓胸的主要原因有以下情况。

(1)急性脓胸就诊过迟，未及时治疗，逐渐进入慢性期。

(2)急性脓胸处理不当，如引流太迟，引流管拔除过早，引流管太细，引流管位置不当，造成排脓不畅。

(3)合并有支气管胸膜瘘或食管胸膜瘘而未及时处理，细菌及污染物质不断进入胸膜腔。

(4)脓腔内有异物存留，如弹片、死骨、棉球、引流管残端等，使胸膜腔感染难以控制。

(5)胸腔毗邻的慢性感染病灶，如膈下脓肿、肝脓肿等溃破入胸膜腔引起脓胸。

(6)某些特殊感染，如结核菌、放线菌等慢性炎症所致的纤维层增厚，肺膨胀不全，使脓腔长期不愈。

(三)病理

附着在脓腔的纤维素，在初期尚易与胸膜分离，随着成纤维细胞和血管内皮细胞的侵入，纤维素层日益增厚，逐渐机化形成瘢痕，厚达数厘米，病程久者常有钙化。故慢性脓胸的主要特征是脏、壁层胸膜纤维性增厚，肺脏不能膨胀，脓腔不能缩小，感染也不能控制。壁层胸膜增厚的纤维板使肋骨聚拢，肋间隙变窄，胸廓塌陷。胸壁收缩内陷，脊柱侧凸，膈肌也因增厚的纤维板而固定，限制肺的呼吸运动，纵隔受瘢痕收缩牵引而向患侧移位，长期肺萎缩可引起支气管变形，排痰不畅而并发感染，也可并发支气管扩张和肺纤维化。这些都严重影响呼吸功能。长期慢性缺氧，可出现杵状指(趾)。慢性脓胸患者长期感染中毒，肝、肾、脾等脏器可有淀粉样变，功能减退。

(四)临床表现

慢性脓胸患者常有全身中毒症状，如长期低热、食欲减退、消瘦、乏力、贫血、低蛋白血症等，有时可有气促、咳嗽、咳脓痰等症状。

查体:胸廓内陷,呼吸运动减弱或无呼吸运动。肋间隙变窄,叩诊实音,呼吸音减弱或消失。严重者脊椎凸向健侧,纵隔和气管移向患侧,杵状指(趾)。从脓腔引流管注入亚甲蓝,若患者咳出的痰中有亚甲蓝的颜色,可证明有支气管胸膜瘘存在。让患者服亚甲蓝后,如发现自引流管排出,即可诊断食管胸膜瘘。

(五)X 线检查

X 线检查可见胸膜增厚,胸廓内陷,肋间隙变窄,膈肌抬高,纵隔向患侧移位,胸膜可有钙化。

(六)治疗

慢性脓胸治疗原则:改善全身情况,缓解中毒症状和营养不良,消除致病原因和脓腔,去除坏死组织,尽力使受压的肺复张,保存和恢复肺功能。

1.全身治疗

增强患者对疾病做斗争的信心,尽快改善患者的营养状态。可输入氨基酸、多种维生素、多次少量输血,应用适量、有效的抗生素控制感染。

2.改进脓胸的引流

改进管腔较大的引流管,调整引流管的位置,不宜过深或太浅,有些患者经过改进引流后获得痊愈。

3.手术治疗

慢性脓胸经保守疗法久治不愈,肺部已有器质性改变或明显的胸膜肥厚引起的严重肺功能障碍者应考虑手术。术前应改善患者的一般情况,根据具体病情决定手术方法和选择手术时机。

(1)胸膜纤维板剥脱术:最大限度地恢复肺功能,是治疗慢性脓胸的主要原则之一。剥脱脓腔壁层胸膜和脏层胸膜上增厚的纤维板,使肺得以复张,消灭脓腔,改善胸廓呼吸运动,从而改善肺功能,又可免除胸廓畸形,是最理想的手术。

(2)胸廓成形术:目的是去除胸廓局部的坚硬组织,使胸壁内陷,以消灭两层胸膜间的无效腔。将脓腔顶部相应的肋骨和壁层胸膜内的纤维层切除,保留肋骨骨膜和肋间组织。适用于病程长、肺部不易复原的慢性脓胸患者。

(3)胸膜肺切除术:适用于慢性脓胸合并广泛而严重的肺内病变,如空洞、支气管高度狭窄或扩张、广泛纤维化、肺不张,或伴有不易修补成功的支气管胸膜瘘,可将纤维板剥除术加病肺切除术一次完成。但这一手术技术要求高、难度大、出血多、创伤重,必须严格掌握适应证。

(隰威威)

第三节 乳 糜 胸

乳糜胸于 1933 年首次由 Bartolet 报告,临床上虽不常见,但随着胸腔手术的增加,这一疾病更为常见。但随着现代诊断和治疗水平的不断提高,乳糜胸患者的病死率已下降到 10% 以下。

一、定义

由于胸导管或其分支的损伤及病变造成乳糜在胸膜腔内积聚,称为乳糜胸。胸导管经膈肌主动脉裂孔进入后纵隔右侧上行于主动脉和奇静脉之间,于第 5 胸椎水平走向脊柱左侧。该管沿食管的左缘上行至第 1 胸椎水平汇入左颈内静脉和锁骨下静脉的交界部。因此第 5 胸椎水平以下的胸导管损伤可出现右侧乳糜胸,病损若在第 5 胸椎以上可引起左侧乳糜胸。乳糜胸约占所有胸腔积液的 2%。

二、病因

(一)创伤性

创伤性占病因的 25%,其中医源性损伤占创伤病因的 30%。最常见于胸腔手术。据统计其发病率占胸腔内手术的 0.24%~0.5%。包括食管、主动脉、纵隔、心脏、肺和交感神经系统的手术可能引起胸导管或其分支的损伤。偶见于颈部手术、腹部交感神经切除术和根治性淋巴结清除术、腰部主动脉造影术、锁骨下静脉和左颈内静脉插管术后。

颈、胸部的刀、枪伤等穿透性损伤累及胸导管,致乳糜胸。肺脏外伤和脊柱骨折也较易引起乳糜胸。外伤性乳糜胸以右侧多见,损伤的位置常为第 9、10 胸椎。有时脊柱突然过度伸展,举重、咳嗽、呕吐等剧烈动作,均可发生乳糜胸。

(二)肿瘤性

肿瘤性为最常见的病因,占 50%,其中以淋巴瘤最多见,约占恶性肿瘤患者的 75%。癌肿纵隔转移侵及胸导管或其分支也可引起乳糜胸。文献报告艾滋病并发 Kaposi 肉瘤,胸导管受累时可出现乳糜胸。

(三)特发性

特发性较少见,在病因中占 15%,先天性乳糜胸是新生儿早期胸腔积液的最常见原因。发生于产后 1~7 天,可伴有先天愚型综合征、Noonan 综合征、母体羊水过多、淋巴管瘤、先天性淋巴管扩张、H 型气管食管瘘及胸导管发育不良和闭锁等。

(四)其他

其他原因约占 10%,包括丝虫病、淋巴结肿大、结核病、结节病、淀粉样变性、狼疮、静脉血栓形成、二尖瓣狭窄、肝硬化、心力衰竭、各种良性肿瘤、肺淋巴管肌瘤病、淋巴管瘤、肠淋巴管扩张、蛋白丢失性肠病等,其中大多数很少引起乳糜胸。肺淋巴管肌瘤病极少见,但发生乳糜胸的概率较高,约 75%患者伴有乳糜胸。

三、发病机制

肠道形成的淋巴液进入胸导管,会同其中的其他成分就称为乳糜。其富含甘油三酯和乳糜微粒,呈乳白色。每天有 1 500~2 500 mL 的乳糜液进入血液循环。进食脂肪后,胸导管内淋巴流动较进食前增加。产生乳糜胸的机制如下:①对胸导管或其分支的直接损伤。②肿瘤或炎症直接侵蚀。③外压性或放射治疗后使管腔闭塞,或先天性发育不良及闭锁,使淋巴管压力升高,产生淋巴、乳糜反流。④静脉压力升高使淋巴管压力升高,导致淋巴管破裂。

先天性乳糜胸一般与分娩时胎儿先天薄弱的胸导管过度伸展、撕拉或淋巴管发育异常有关;或分娩时胎儿静脉压突然增高引起先天性薄弱的胸导管破裂。

四、临床表现

乳糜胸患者临床上除原发病所见的症状外,主要表现为乏力、体重减轻、尿少和脂溶性维生素缺乏、严重脱水、消瘦等营养不良的症状。胸膜腔内大量乳糜液的积聚,使肺组织受压,纵隔向对侧移位,胸闷、呼吸困难、心悸等,重者可出现休克。由于乳糜液有制菌作用,对胸膜腔的刺激性小,故患者多无发热、胸痛。

先天性淋巴管发育不良或扩张表现为"黄甲综合征",即黄色甲、淋巴水肿、乳糜性胸腔积液三联症。查体有胸腔积液的体征。

五、胸部 X 线检查

胸部 X 线检查呈胸腔积液征,常可见纵隔淋巴结肿大。

六、实验室检查

乳糜静置后可以分成 3 层:上层呈乳膏样,为乳糜微粒;中层呈乳状,为蛋白质及少量脂质成分;下层主要为细胞成分,多为小淋巴细胞。乳糜外观呈乳白色,为无臭的渗出液,比重为 $1.012\sim1.025$,$pH>7.40$,总蛋白在 30 g/L 以上,白细胞计数平均为 $5\times10^9/L$,以淋巴细胞为主,脂肪含量超过 4 g/L,主要为甘油三酯。

乳糜中加入苏丹Ⅲ酒精液呈红色,显微镜下见多数淋巴球和苏丹Ⅲ阳性的脂肪球。加乙醚于乳糜液中,震荡后静置,乳糜溶于乙醚层中,胸腔积液便见澄清。

胸液甘油三酯测定:高于 1.2 mmol/L,胆固醇/甘油三酯小于 1。

七、淋巴管造影

淋巴管造影用 30%油碘剂碘苯酯从下肢淋巴管注入,可发现淋巴管、胸导管阻塞和破裂部位,观察淋巴管有无畸形、扩张、迂曲及造影剂外漏情况,24 小时后了解淋巴管病变部位。

八、胸、腹部 CT 检查

胸部 CT 能在乳糜胸出现前显示后纵隔影增宽(乳糜胸存在);能发现纵隔及腹主动脉旁淋巴结病变。

九、开胸探查

开胸探查对乳糜胸持续存在,上述检查不能明确病因诊断,CT 检查显示异常,此时需考虑开胸探查。

十、诊断

详细询问病史对诊断十分重要,询问近日有无胸外科手术史,有无胸部钝伤或隐性外伤。加上患者有大量胸腔积液、进行性呼吸困难,抽出胸液呈牛奶状,则具有高度诊断价值。但呈此典型外观者仅约 50%,有 12%患者胸液呈浆液性或血性,尤其在刚手术后禁食或刚出生后新生儿未喂养时。若浑浊液离心后上层液呈云雾状,提示有乳糜胸的可能。若浑浊液离心后变清晰,则非乳糜液。诊断时还需明确胸导管破裂或堵塞的部位,并寻找原发病。

十一、鉴别诊断

乳糜胸需与假性乳糜胸、脓胸等鉴别。

（一）假性乳糜胸

假性乳糜胸常见病因为结核、类风湿性关节炎、充血性心力衰竭、梅毒等。这是由于胸腔积液在胸腔内停留时间较长（多大于1年），胸腔积液内的细胞成分分解、坏死，或产生胆固醇的细胞释放胆固醇，使胸液中的胆固醇含量相对较高，而甘油三酯的含量相对较低，增厚的胸膜又难以将此大量的胆固醇移去。与乳糜胸的鉴别，见表12-1。

表12-1　乳糜液与假性乳糜液的鉴别要点

鉴别要点	乳糜液	假性乳糜液
外观	乳状	乳状
静置后的奶油层	有	没有
臭味	无臭味	无味或有臭味
pH	碱性	变化较大
脂肪球（苏丹Ⅲ染色）	有	没有
加乙醚	变清亮，容积变小	无变化
比重	＞1.012	＜1.012
微生物检查	无菌	一般无菌
甘油三酯	高（＞1.2 mmol/L）	低
胆固醇	低	高（10.4～26 mmol/L）
胆固醇/甘油三酯	＜1	＞1
脂蛋白电泳	有乳糜微粒带	无
口服嗜碱性染料	胸液中有染料	无
显微镜检	淋巴细胞，油滴	各类细胞，胆固醇结晶
病因	外伤、肿瘤或结核等损害或压迫胸导管、先天性	长期胸腔积液、胸膜肥厚，如结核性胸膜炎、类风湿性关节炎
起病	较急	慢性、长期胸腔积液史

（二）脓胸

急性脓胸时可伴有全身中毒症状，患侧胸壁水肿、红热、压痛等体征。慢性脓胸患者常有胸痛、发热，白细胞增多。由于胸液中有大量的脓细胞，或脓细胞分解，发生脂肪变性、坏死，呈乳糜样外观。离心沉淀后上层变为清澈液，下层细胞沉渣或有形成分沉渣。胸液涂片和培养常可查到致病菌。

十二、治疗

（一）病因治疗

按引起乳糜胸的原因治疗。

（二）内科治疗

内科治疗的原则是既要维持足够的营养，又要减少乳糜的生成。经过治疗促进破裂口早期愈合，或经2～3周后淋巴管侧支扩张，侧支循环建立，最终达到乳糜胸的治愈。

1.饮食治疗

食物中的脂肪在小肠分解吸收，长链脂肪酸（碳原子12个以上）脂化后是经淋巴管、胸导管进入左锁骨下静脉,而短链脂肪酸(碳原子 10 个以下)不脂化则经门静脉吸收。故采用低脂肪饮食,推荐使用中链甘油三酯(MCT),不仅能维持营养,而且降低胸导管的乳糜流量和胸腔乳糜液的贮积,从而促进破口愈合。如需进一步减少淋巴流量,可禁食,而行静脉高营养。

2.静脉高营养

静脉输入多种氨基酸、多种维生素、各种电解质及足量水分,以维持患者的营养。

3.胸腔引流

大量乳糜胸液致呼吸困难时应行胸腔引流,引流和大气压相等时中止,不再加负压吸引,以免胸腔内压差增大反而促进乳糜漏出、营养状态恶化和胸腔漏修复困难。

(三)手术治疗

1.手术指征

(1)成人每天平均丢失乳糜液超过 1 500 mL 或儿童超过 1 000 mL,并持续 5 天。

(2)经过 2 周保守治疗,乳糜量未见减少。

(3)保守治疗期间,营养状况急剧恶化。

2.手术方法

常用的手术方法有:直接结扎胸导管、大块结扎胸导管、胸腹膜腔分流术、胸膜切除术、肺包膜剥脱术等,而最多见的是直接结扎胸导管法。

(隰威威)

第四节　胸腔积液

胸膜腔是位于肺和胸壁之间的一个潜在的腔隙。在正常情况下脏层胸膜和壁层胸膜表面上有一层很薄的液体,在呼吸运动时起润滑作用。胸膜腔和其中的液体并非处于静止状态,在每一次呼吸周期中胸膜腔的形状和压力均有很大变化,使胸膜腔液体持续滤出和吸收并处于动态平衡,任何因素使胸膜腔内液体形成过快或吸收过缓,即产生胸腔积液。

一、病因与发病机制

胸腔积液是常见的内科问题,肺、胸膜和肺外疾病均可引起。临床上常见的病因和发病机制如下所述。

(一)胸膜毛细血管内静水压增高

胸膜毛细血管内静水压增高,如充血性心力衰竭、缩窄性心包炎、血容量增加、上腔静脉或奇静脉受阻,产生胸腔漏出液。

(二)胸膜通透性增加

胸膜通透性增加,如胸膜炎症(肺结核、肺炎)、结缔组织病(系统性红斑狼疮、类风湿关节炎)、胸膜肿瘤(恶性肿瘤转移、间皮瘤)、肺梗死、膈下炎症(膈下脓肿、肝脓肿、急性胰腺炎)等,产生胸腔渗出液。

(三)胸膜毛细血管内胶体渗透压降低

胸膜毛细血管内胶体渗透压降低如低蛋白血症、肝硬化、肾病综合征、急性肾小球肾炎、黏液性水肿等,产生胸腔漏出液。

(四)壁层胸膜淋巴引流障碍

癌性淋巴管阻塞、发育性淋巴管引流异常等,产生胸腔渗出液。

(五)损伤

主动脉瘤破裂、食管破裂、胸导管破裂等,产生血胸、脓胸和乳糜胸。

二、临床表现

(一)症状

呼吸困难是最常见的症状,可伴有胸痛和咳嗽。呼吸困难与胸廓顺应性下降、患侧膈肌受压、纵隔移位、肺容量下降刺激神经反射有关。病因不同,其症状有所差别。结核性胸膜炎多见于青年人,常有发热、干咳、胸痛,随着胸腔积液量的增加胸痛可缓解,但可出现胸闷、气促;恶性胸腔积液多见于中年以上患者,一般无发热,胸部隐痛,伴有消瘦和呼吸道或原发部位肿瘤的症状,炎症积液多为渗出性,常伴有咳嗽、咳痰、胸痛及发热;心力衰竭所致胸腔积液多为漏出液,有心功能不全的其他表现;肝脓肿所伴有右侧胸腔积液可为反应性胸膜炎,也可为脓胸,多有发热和肝区疼痛。症状也与积液量有关,积液量3.0～0.5 L时,症状多不明显;大量积液时,心悸呼吸困难更加明显。

(二)体征

体征与积液量有关。少量积液可无明显体征,或可触及胸膜摩擦感及听到胸膜摩擦音。中至大量积液时,患侧胸廓饱满,触觉语颤减弱,局部叩诊呈浊音,呼吸音减低或消失。可伴有气管、纵隔向健侧移位。肺外疾病如胰腺炎和类风湿关节炎等,引起胸腔积液多有原发病的体征。

三、实验室与特殊检查

(一)诊断性胸腔穿刺和胸腔积液检查

诊断性胸腔穿刺和胸腔积液检查对明确积液性质及病因诊断均至关重要。疑为渗出液必须做胸腔穿刺,如有漏出液病因则避免胸腔穿刺。不能确定时应做胸腔穿刺抽液检查。

1.外观

漏出液透明清亮,静置不凝固,相对比重<1.016。渗出液可呈多种颜色,以草黄色多见,易有凝块,相对比重>1.018。血性胸腔积液呈洗肉水样或静脉血样,多见于肿瘤、结核和肺栓塞。乳状胸腔积液多为乳糜胸。巧克力色胸腔积液考虑阿米巴肝脓肿破溃入胸腔的可能。黑色胸腔积液可能为曲霉感染。黄绿色胸腔积液见于类风湿关节炎。

2.细胞

胸膜炎症时,胸腔积液中可见各种炎症细胞及增生与退化的间皮细胞。漏出液的细胞数计少于$100\times10^6/L$,以淋巴细胞与间皮细胞为主。渗出液的白细胞数常超过$500\times10^6/h$。脓胸时白细胞计数$10\times10^9/L$。中性粒细胞增多时提示急性炎症;淋巴细胞为主则多为结核性或肿瘤性;寄生虫感染或结缔组织病时嗜酸粒细胞常增多。胸腔积液中红细胞计数超过$5\times10^9/L$时可呈淡红色,多由恶性肿瘤或结核所致。胸腔穿刺损伤血管也可引起血性胸腔积液,应谨慎鉴别。红细胞计数超过$100\times10^9/L$时,应考虑创伤、肿瘤或肺梗死。胸腔积液血细胞比容高于外周血细胞的50%以上时为血胸。

恶性胸腔积液中有40%～90%可查到恶性肿瘤细胞,反复多次检查可提高检出率。胸腔积液标本有凝块时,应固定及切片行组织学检查。胸腔积液中恶性肿瘤细胞常有核增大且大小不一、核畸变、核深染、核浆比例失常及异常有丝分裂等特点,胸腔积液中间皮细胞常有变形,易误认为肿瘤细胞。结核性胸腔积液中间皮细胞常低于 5%。系统性红斑狼疮并发胸腔积液时,可找到狼疮细胞。

3.pH

正常胸腔积液 pH 接近 7.6。pH 降低见于多种原因的胸腔积液,如脓胸、食管破裂、类风湿性关节炎时积液;pH<7.0 仅见于脓胸及食管破裂所致的胸腔积液。结核性和恶性积液的 pH 也可降低。pH 对感染的鉴别诊断价值优于葡萄糖。

4.病原体

胸腔积液涂片查找细菌及培养,有助于病原诊断。结核性胸膜炎胸腔积液沉淀后做结核菌培养,阳性率仅 20%。巧克力色胸腔积液应镜检阿米巴滋养体。

5.蛋白质

渗出液的蛋白含量较高(>30 g/L),胸腔积液/血清比值大于 0.5。漏出液的蛋白含量较低(<30 g/L),以清蛋白为主,黏蛋白试验(Rivelta 试验)阴性。

6.类脂

乳糜胸的胸腔积液呈乳状,离心后不沉淀,苏丹Ⅲ染成红色;甘油三酯含量>1.24 mmol/L,胆固醇不高,脂蛋白电泳可显示乳糜微粒,多见于胸导管破裂,假性乳糜胸的胸腔积液呈淡黄或暗褐色,含有胆固醇结晶及大量退变细胞(淋巴细胞,红细胞),胆固醇多大于 5.18 mmol/L,甘油三酯含量正常。与陈旧性积液的胆固醇积聚有关,见于陈旧性结核性胸膜炎、恶性胸腔积液、肝硬化和类风湿关节炎胸腔积液等。

7.葡萄糖

正常胸腔积液葡萄糖含量与血中含量相近,随血葡萄糖的升降而改变。测定胸腔积液葡萄糖含量,有助于鉴别胸腔积液的病因。漏出液与大多数渗出液的葡萄糖含量正常;而脓胸、类风湿关节炎、系统性红斑狼疮、结核和恶性胸积液中含量可<3.3 mmol/L。若胸膜病变范围较广,使葡萄糖及酸性代谢产物难以透过胸膜,葡萄糖和 pH 均较低。若由肿瘤引起,提示肿瘤广泛浸润,其胸腔积液肿瘤细胞发现率高,胸膜活检阳性率高,胸膜固定术效果差,患者存活时间也短。

8.酶

渗出液乳酸脱氢酶(LDH)含量增高,大于 200 U/L,且胸腔积液/血清 LDH 比值率大于 0.6。LDH 是反映胸膜炎症程度的指标,其值越高,表明炎症越明显。LDH>500 U/L 常提示为恶性肿瘤或胸腔积液已并发细菌感染。

胸腔积液淀粉酶升高可见于急性胰腺炎、恶性肿瘤等。急性胰腺炎伴胸腔积液时,淀粉酶溢漏致使该酶在胸腔积液中的含量高于血清中含量。部分患者胸痛剧烈、呼吸困难,可能掩盖腹部症状,此时胸腔积液淀粉酶已升高,临床诊断应予注意。淀粉酶同工酶测定有助于肿瘤的诊断,如唾液型淀粉酶升高而非食管破裂,则恶性肿瘤的可能性极大。

腺苷脱氨酶(ADA)在淋巴细胞内含量较高。结核性胸膜炎时,因细胞免疫受刺激,T 细胞活性增强,故胸腔积液中 ADA 多高于 45 U/L,其诊断结核性胸膜炎的敏感度较高。但人类免疫缺陷病毒合并结核性胸膜炎患者,胸腔积液 ADA 不升高。

9.免疫学检查

结核性与恶性胸腔积液中 T 细胞增高,尤以结核性胸膜炎为显著,可高达 90%,且以 CD4+

为主。结核性胸膜炎胸腔积液 γ 干扰素多大于 200 pg/mL。恶性胸腔积液中的 T 细胞功能受抑制,其对自体肿瘤细胞的杀伤活性明显较外周血淋巴细胞低,提示恶性胸腔积液患者胸腔局部免疫功能呈抑制状态。系统性红斑狼疮及类风湿关节炎引起的胸腔积液中补体 C_3、C_4 成分降低,免疫复合物含量增高。系统性红斑狼疮胸腔积液中抗核抗体滴度可达 1:160 以上。

10.肿瘤标志物

癌胚抗原(CEA)在恶性胸腔积液中早期即可升高,且比血清更显著。若胸腔积液 CEA >20 μg/L或胸腔积液/血清 CEA>1,常提示为恶性胸腔积液,其敏感性为 40%～60%,特异性为 70%～88%。胸腔积液端粒酶测定诊断恶性胸腔积液的敏感性和特异性均大于 90%。近年还开展了许多肿瘤标志物检测,如肿瘤糖链相关抗原、细胞角蛋白 19 片段、神经元特异性烯醇酶等,可作为鉴别诊断的参考。联合检测多种肿瘤标志物,可提高阳性检出率。

(二)胸部 X 线检查

其改变与积液量和是否有包裹或粘连有关。极小量的游离性胸腔积液,胸部 X 线检查仅见肋膈角变钝;积液量增多时显示向外、向上的弧形上缘的积液影。平卧时积液散开,使整个肺野透亮度降低。大量积液时患侧胸部有致密影,气管和纵隔推向健侧(图 12-3)。液气胸时有气液平面,积液时常遮盖肺内原发病灶,故复查胸片应在抽液后,可发现肺部肿瘤或其他病变。包裹性积液不随体位改变而变动,边缘光滑饱满,多局限于叶间或肺与膈之间。肺底积液可仅有假性膈肌升高和/或形状的改变。CT 检查可显示少量胸腔积液、肺内病变、胸膜间皮瘤、胸内转移性肿瘤、纵隔和气管淋巴结等病变,有助于病因诊断。

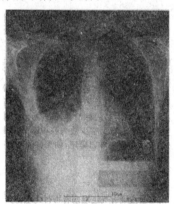

图 12-3 右胸腔积液 X 线片

(三)超声检查

超声探测胸腔积液的灵敏度高,定位准确。临床用于估计胸腔积液的深度和积液量,协助胸腔穿刺定位。B 超引导下胸腔穿刺用于包裹性和少量胸腔积液(图 12-4)。

(四)胸膜活检

经皮闭式胸膜活检对胸腔积液的病因诊断有重要意义,可发现肿瘤、结核和其他胸膜病变。拟诊结核病时,活检标本除做病理学检查外,还应作结核分枝杆菌培养。胸膜针刺活检具有简单、易行、损伤性较小的优点,阳性诊断率为 40%～75%。CT 或 B 超引导下活检可提高成功率。脓胸或有出血倾向者不宜做胸膜活检。如活检证实为恶性胸膜间皮瘤,在 1 个月内应对活检部分行放射治疗,以防止针道种植。

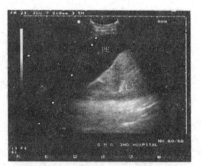

图 12-4　胸腔积液超声声像图

PE.胸腔积液；L.肝脏

(五)胸腔镜或开胸活检

对上述检查不能确诊者,必要时可经胸腔镜或剖胸直视下活检。由于胸膜转移性肿瘤87%在脏层,47%在壁层,故此项检查有积极的意义。胸腔镜检查对恶性胸腔积液的病因诊断率最高,可达70%～100%,为拟定治疗方案提供了依据。通过胸腔镜能全面检查胸膜腔,观察病变的形态特征、分布范围及邻近器官受累情况,且可在直视下多处活检,故诊断率较高,肿瘤的临床分期较准确。临床上有少数胸腔积液的病因虽经上述诸种检查仍难以确定,如无特殊禁忌,可考虑剖胸探查。

(六)支气管镜

对咯血或疑有气道阻塞者可行此项检查。

四、诊断

根据病史,临床表现及体征,结合胸部 X 线检查表现,一般可以做出胸腔积液诊断,但需进一步明确积液原因,进行胸腔积液的多项实验室检查,进行对因治疗。

五、治疗

胸腔积液为胸部或全身疾病的一部分,病因治疗尤为重要。

(一)结核性胸膜炎

1.一般治疗

一般治疗包括休息、营养支持和对症治疗。

2.抽液治疗

由于结核性胸膜炎的胸腔积液蛋白含量高,容易引起胸膜粘连,原则上应尽快抽尽胸腔内积液。抽液还可以解除肺、心脏、血管受压,改善呼吸,使肺功能免受损伤。抽液后减轻毒性症状,体温下降,有助于使被压迫的肺迅速复张。大量胸腔积液者每周抽液 2～3 次,直至胸腔积液完全消失。首次抽液不超过 700 mL,以后每次抽液量不应超过 1 000 mL,过快、过多抽液可使胸腔压力骤降,发生复张后肺水肿或循环衰竭。表现为剧咳、气促,咳大量泡沫状痰,双肺满布湿啰音,PaO_2 下降,X 线检查显示肺水肿征,应立即吸氧,酌情应用糖皮质激素类药物及利尿药,控制液体入量,严密检测病情与酸碱平衡,有时需气管插管机械通气。若抽液时发生头晕、冷汗、心悸、面色苍白、脉细等表现应考虑"胸膜反应",应立即停止抽液,使患者平卧,必要时皮下注射0.1%肾上腺素 0.5 mL,密切观察病情,注意血压变化,防止休克。一般情况下,抽胸腔积液后没必要胸腔内注射抗结核药物,但可注入链霉素等防止胸膜粘连。

3.糖皮质激素类药物

疗效不肯定。有全身毒性症状严重、大量胸腔积液者,在抗结核药物治疗的同时,可尝试加用泼尼松 30 mg/d,分 3 次口服。待体温正常、全身毒性症状减轻、胸腔积液量明显减少时,即应逐渐减量至停用。停药速度不宜过快,否则易出现反跳现象,一般疗程 4～6 周。注意不良反应或结核播散,应慎重掌握适应证。

(二)类肺炎性胸腔积液和脓胸

前者一般积液量少,经有效的抗生素治疗后可吸收,积液多者应胸腔穿刺抽液,胸腔积液 pH<7.2时应肋间插管闭式引流。脓胸的治疗原则是控制感染、引流胸腔积液及促进肺复张,恢复肺功能。抗菌药物要足量,体温恢复正常后再持续用药 2 周以上,防止脓胸复发,急性期联合抗厌氧菌的药物,全身及胸腔内给药。引流是脓胸最基本的治疗方法,应反复抽脓或闭式引流。可用 2%碳酸氢钠或生理盐水反复冲洗脓腔,然后注入适量抗生素及链激酶,使脓液稀释,便于引流。少数脓胸可采用肋间插管闭式引流。对有支气管胸膜瘘者不宜冲洗胸腔,以免细菌播散。慢性脓胸应改进原有的脓腔引流,也可考虑外科胸膜剥脱术等治疗。此外,一般支持治疗也相当重要,应给予高能量、高蛋白及富含维生素的食物,纠正水电解质紊乱及维持酸碱平衡,必要时可予少量多次输血。

(三)恶性胸腔积液

恶性胸腔积液包括原发病和胸腔积液的治疗。如部分小细胞肺癌所致胸腔积液全身化学治疗有一定疗效,纵隔淋巴结有转移者可行局部放射治疗。胸腔积液多为晚期恶性肿瘤的常见并发症,其胸腔积液生长迅速,常因大量积液压迫引起严重呼吸困难,甚至导致死亡。常需反复胸腔穿刺抽液,但反复抽液可使蛋白丢失太多,效果不理想。可选择化学性胸膜固定术,在抽吸胸腔积液或胸腔插管引流后,胸腔内注入博来霉素、顺铂、丝裂霉素等抗肿瘤药物,也可注入胸膜粘连剂,如滑石粉等,可缓解胸腔积液的产生。也可胸腔内注入生物免疫调节剂,如短小棒状杆菌疫苗、白介素-2、干扰素、淋巴因子激活的杀伤细胞、肿瘤浸润性淋巴细胞等,可抑制恶性肿瘤细胞,增强淋巴细胞局部浸润及活性,并使胸膜粘连。此外,可胸腔内插管持续引流,目前多选用细管引流,具有创伤小、易固定、疗效好、可随时胸腔内注入药物等优点。对插管引流后肺仍不复张者,可行胸-腹腔分流术或胸膜切除术。虽经上述多种治疗,恶性胸腔积液的预后不良。

(隰威威)

第五节　胸膜间皮瘤

胸膜间皮瘤是主要的胸膜原发肿瘤,发病率较低,仅占所有胸膜肿瘤的 5%,包括良性和恶性胸膜间皮瘤,其中后者更常见。恶性胸膜间皮瘤预后较差,自诊断起患者的中位生存期仅 12 个月,5 年生存率不到 5%,随着综合治疗措施的进展及新药的应用,恶性胸膜间皮瘤的预后有望改善。

一、病因

世界范围内间皮瘤的发病率为 19/100 万,其中男性发病率是女性的 3 倍,间皮瘤发病率没有种族差异,多数患者发病前有石棉接触史。石棉是胸膜间皮瘤最主要的致病因素,石棉中纤维较大的闪石是主要的致癌物,由于纤维体积大,吸入后不能被肺泡巨噬细胞吞噬,经过多年后移行到胸膜、心包膜和腹膜,导致肿瘤。石棉接触后发生间皮瘤的临床潜伏期是 35～40 年,这时出现发病高峰,患病年龄多在 50～70 岁。除了间皮瘤外,石棉还可以引起多种疾病,如良性胸膜斑块、弥散性胸膜增厚、良性渗出性胸膜炎和石棉沉着病等。并不是所有的石棉接触者均易患间皮瘤,在长期大量石棉接触者中,仅有 2%～10% 的个体发生恶性胸膜间皮瘤,但 80% 的恶性胸膜间皮瘤患者有石棉接触史。

由于一些恶性间皮瘤患者没有石棉接触史,并且不是所有的石棉接触者会发生间皮瘤,研究者试图寻找间皮瘤的其他致病因素或共患因素。曾有研究发现超过 50% 的上皮型恶性胸膜间皮瘤中可以检测到 SV40 病毒基因序列,并且实验室及动物实验证明 SV40 病毒有导致细胞恶性转化的作用,但流行病学资料显示 SV40 病毒在人类间皮瘤的发病过程中并不起主要作用。此外,偶有接触放射线后引起胸膜间皮瘤的报道,潜伏期 7～36 年,平均 16 年。

二、病理

组织学上,胸膜间皮瘤可分为良性间皮瘤与恶性间皮瘤,良性间皮瘤表现为胸膜孤立乳头状、多囊性间皮细胞增生和孤立纤维瘤。恶性间皮瘤更常见,组织学上分为 3 种类型:上皮型、肉瘤型和混合型,三者分别占 55%～65%、10%～15%、20%～35%。上皮型间皮瘤的预后好于其他两种类型的间皮瘤,其中位生存期为 12.5 个月,肉瘤型 9.4 个月,混合型 11 个月。

弥散性恶性间皮瘤肉眼可见在脏层或壁层胸膜上有大量白色或灰色颗粒和结节或薄板块,随着肿瘤的发展,胸膜表面结节增大,连接成片,胸膜增厚,受累胸廓塌陷,肺脏扩张受限、体积缩小。间皮瘤晚期,肿瘤可累及膈肌、肋间肌、纵隔结构、心包及对侧胸膜。

起源于肺、乳腺、卵巢、胃、肾脏或前列腺的腺癌常转移到胸腔,通过细胞学或组织学的方法很难与上皮型胸膜间皮瘤鉴别,肉瘤型间皮瘤也需和纤维肉瘤鉴别,免疫组织化学是间皮瘤鉴别诊断的重要方法。

三、临床表现

胸膜间皮瘤起病隐匿,症状没有特异性,容易漏诊,多数患者有石棉暴露史,仔细询问患者的职业对本病的诊断有提示意义。常见症状见表 12-2。持续性胸痛是最常见的症状,甚至可是本病早期的唯一症状。与结核性胸膜炎等胸膜性疼痛不同,胸痛呈持续性,与呼吸无关,并且不随胸腔积液增加而缓解,相反随着病程进展,胸痛逐渐加重。晚期胸痛剧烈,影响睡眠和饮食,一般镇痛剂难以缓解。若病变侵犯纵隔胸膜,则有胸骨后闷痛;若病变位于膈胸膜,则有同侧肩胛区或上腹部疼痛。呼吸困难是胸膜间皮瘤的另一种常见症状,随疾病进展逐渐加重,有时伴有干咳,偶有咯血。上皮型和混合型胸膜间皮瘤常有大量胸腔积液,其中血性胸腔积液占 3/4。全身症状包括消瘦、乏力、低热、盗汗。有些患者出现周期性低血糖和肥大性肺性骨关节病,但这些症状多见于良性间皮瘤。局限性间皮瘤症状出现较晚,多在体检时被发现。

表 12-2 胸膜间皮瘤常见症状

胸痛和/或呼吸困难	90%
体重下降	29%
咳嗽、乏力、发热、食欲缺乏	3%
咯血、声嘶、吞咽困难、Horner 综合征	<1%
胸腔积液	84%
无症状	3%

弥散性间皮瘤侵犯胸壁,可形成所谓的"冰冻胸",胸廓活动受限,胸膜明显增厚,却不伴有肋间或胸壁凹陷,反有局部胸壁膨隆。体检时患侧胸部表现为胸膜增厚或胸腔积液的体征,侵犯心包时有心脏压塞的表现。

四、实验室检查

间皮瘤合并的胸腔积液属渗出液,超过半数的胸腔积液为血性,由于含有大量透明质酸(>0.8 mg/mL),胸腔积液较黏稠,甚至可拉成细丝或堵塞针头。胸腔积液比重高,可达 1.020～1.028,如果肿瘤体积巨大,胸腔积液中的血糖含量和 pH 可能降低。胸腔积液中含有多种细胞成分,包括正常的间皮细胞,分化好或未分化的恶性间皮细胞及不同量的淋巴细胞和多形核白细胞。胸腔积液细胞学检查对诊断恶性病有肯定价值,但对间皮瘤确诊率低,结合盲式胸膜活检和免疫组化检查可以提高诊断率。

间皮素是一种细胞表面糖蛋白,它在胸膜间皮瘤、卵巢癌和胰腺癌中高表达,而在正常间皮组织中表达十分有限。血清间皮素相关蛋白(serum mesothelin-related protein,SMRP)是可溶性的间皮素,84% 的恶性间皮瘤患者有 SMRP 升高,而只有不到 2% 其他肺部或胸膜疾病患者SMRP 升高,SMRP 的水平随着间皮瘤的发展而升高,随着间皮瘤的衰退或切除而减少,是恶性间皮瘤的筛查及治疗效果监测的较好的指标,联合检测血清 CA125、CA15-3 和透明质酸骨桥蛋白可以提高恶性间皮瘤检测的特异性。

其他的实验室检查可能发现一些非特异性表现如血小板增多症,个别报道血小板计数高达 $10×10^{11}$/L,肝功能异常在恶性胸膜间皮瘤比较常见,晚期清蛋白降低导致全身水肿。此外可以出现 ESR 增快,贫血,血清 γ 球蛋白升高,具体原因不明。

五、影像学检查

常规胸部 X 线检查胸膜病变常被胸腔积液掩盖,抽去胸腔积液后可以更好地发现胸膜病变。典型的表现是胸膜广泛增厚,表面高低不平,局限性间皮瘤表现为孤立结节影。此外,还可以见到接触石棉的其他表现,如胸膜斑、胸膜钙化等。病变多局限在一侧胸腔,虽有大量胸腔积液,纵隔移位不明显。晚期肿瘤侵犯心包导致心包积液,心影增大,侵犯肋骨导致肋骨破坏。

胸部 CT 检查可发现胸膜不规则增厚或突入胸腔的块状增厚,典型的弥散性间皮瘤在肺的周围形成软组织壳,并延伸到叶间胸膜,增强 CT 能够更好地显示肿瘤侵犯胸壁的情况。此外CT 检查可以发现肿瘤对邻近脏器的侵犯情况及有无肺门、纵隔淋巴结转移。

胸部磁共振检查对于确定恶性间皮瘤的范围较 CT 检查更敏感,尤其容易发现肿瘤对局部结构如肋骨、膈肌的侵犯情况,对于确定手术范围很有帮助。PET 除了可以鉴别胸部结节的良恶性以外,还可以发现 CT 或 MRI 正常的淋巴结转移或其他转移灶,对肿瘤分期很有帮助。

六、病理学检查

胸腔积液细胞学检查具有创伤小,可以反复进行检查的优点,但对间皮瘤诊断的敏感性不高,只有 20%～33% 患者可以通过胸腔积液细胞学检查确诊。CT 引导下的胸部结节穿刺活检的阳性率可以达到 87%,电视胸腔镜直视下的胸壁结节活检的阳性率在 95% 以上。胸腔镜活检可以获得足够的肿瘤组织用于肿瘤的免疫组化检查,有助于与其他胸壁肿瘤的鉴别及肿瘤的分型,其主要缺陷是容易导致肿瘤沿手术切口和胸腔引流管播散,发生率约 20%。

七、诊断与鉴别诊断

对于长时间胸痛、胸腔积液伴胸膜不规则增厚的中老年患者均应怀疑胸膜间皮瘤,石棉接触史更有利于本病的诊断。排出结核性胸腔积液后,对于反复胸腔积液检查未见肿瘤细胞的患者,有条件的医院应尽早进行胸腔镜检查,胸壁结节明显的患者也可以在 B 超或 CT 引导下进行穿刺活检以明确诊断。

胸膜间皮瘤与感染性胸腔积液如结核性胸膜炎、脓胸的鉴别不难,难以区分的是胸膜腔转移性恶性肿瘤。上皮型间皮瘤需要与转移性腺癌鉴别。最常用的鉴别方法是免疫组化检查,目前没有对间皮瘤或腺癌完全特异性的抗体,因此常联合应用几种抗体提高诊断的特异性。腺癌阳性标志物为 CEA、B72.3、Leu-M1、BER-EP4,间皮相关抗原为 hBME-1,血栓调节蛋白(thrombomodulin)和肌钙网蛋白(calretinin),敏感性和特异性均较腺癌相关抗体低,但联合应用两种肿瘤的抗体几乎可将所有的间皮瘤与腺癌正确区分开来。肉瘤型间皮瘤表达低分子量角蛋白,肉瘤、局限性纤维瘤和反应性浆膜纤维化则不表达任何形式角蛋白。用广谱角蛋白标志物 aE1/aE3 和低分子量角蛋白 cAM5.2 可以将肉瘤样间皮瘤与局限性纤维瘤、硬纤维瘤样间皮瘤及反应性浆膜纤维化区分开来。肉瘤型间皮瘤不表达 hBME-1、thrombomodulin、calretinin 等间皮相关抗原,在肉瘤样间皮瘤的鉴别诊断中没有价值。

电镜检查也是间皮瘤鉴别诊断的方法。间皮瘤细胞表面有细长的蓬发样微绒毛,绒毛细长,胞质内张力丝及糖原颗粒较丰富,有双层或断续的基膜,瘤细胞间有较多的桥粒。转移性腺癌具有内在的组织变形,腺癌细胞微绒毛粗而短,胞质内有分泌颗粒,细胞外有腺腔形成。

八、分型

和其他肿瘤一样,准确的分期是确定胸膜间皮瘤治疗方案的关键。有多种分期的方法,目前常用的分期有两种:Butchart 分期(表 12-3)和国际间皮瘤学会(IMIG)TNM 分期(表 12-4)。

表 12-3　Butchart 分期

Ⅰ期	肿瘤局限于壁层胸膜,只累及同侧胸膜、肺、心包和纵隔
Ⅱ期	肿瘤侵犯胸壁或累及纵隔结构,即食管、心脏和对侧胸膜。仅胸部淋巴结受累
Ⅲ期	肿瘤穿过膈肌累及腹膜,侵犯对侧胸膜和双侧胸部,累及胸部外淋巴结
Ⅳ期	远处血源性转移

表 12-4 国际间皮瘤学会(IMIG)分期

原发肿瘤(T)

T_{1a}	肿瘤局限于同侧壁层胸膜,包括纵隔和膈胸膜,脏层胸膜未受累
T_{1b}	肿瘤局限于同侧壁层胸膜,包括纵隔和膈胸膜,脏层胸膜有散在病灶
T_2	肿瘤侵犯同侧各胸膜表面,并至少有下列一种情况
	膈肌受累;
	脏层胸膜有肿瘤融合(包括叶间裂)
	脏层胸膜肿瘤扩展至其下的肺实质
T_3	局限的进展期肿瘤,但仍有可能切除。肿瘤侵犯同侧各胸膜表面,并至少有下列一种情况:
	胸内筋膜受累
	扩展至纵隔脂肪
	扩展至胸壁软组织
	心包非跨壁受累
T_4	局限的进展期肿瘤,不能手术切除。肿瘤侵犯同侧各胸膜表面,并至少有下列一种情况:
	弥漫的或多发的胸壁肿瘤,有或无肋骨受累
	肿瘤直接跨膈侵犯
	直接扩展到对侧胸膜
	直接扩展到一个或多个纵隔器官
	直接扩展到脊柱
	肿瘤侵犯心包内面,伴或不伴心包积液
	侵犯心肌

淋巴结(N)

N_X	局部淋巴结无法评价
N_0	无局部淋巴结转移
N_1	同侧支气管肺或肺门淋巴结转移
N_2	转移至隆嵴下或同侧纵隔淋巴结,包括同侧乳房内结节
N_3	转移至对侧纵隔、对侧乳房,同侧或对侧锁骨上淋巴结转移(M)
M_X	有不能评价的远处转移
M_0	没有远处转移
M_1	有远处转移

分期

I$_a$ 期	$T_{1a}N_0M_0$
I$_b$ 期	$T_{1b}N_0M_0$
II 期	$T_2N_0M_0$
III 期	任何 T_3M_0、任何 N_1M_0 和任何 N_2M_0
IV 期	任何 T_4、任何 N_3 和任何 M_1

九、治疗

由于发病率低,针对胸膜间皮瘤的治疗方案缺乏大规模的随机对照研究,至今尚没有公认的治疗方案,但可以确定的是,任何单一的治疗均不能显著延长患者的生存期,故目前主张采用多种治疗方法联合治疗。

早期患者应以手术为治疗首选,即使是进展期的恶性胸膜间皮瘤也可以通过手术使生活质量改善,结合术后化学治疗和局部放射治疗延长患者的生存期、改善生活质量。手术方式有3种:胸膜切除术、胸膜外肺切除术(extrapleural pneumonectomy,EPP)和胸膜固定术。EPP是损伤最大的术式,手术切除范围包括脏层和壁层胸膜、肺、心包、同侧的膈肌及纵隔淋巴结。近年来随着医学的发展及严格的患者选择,EPP的手术死亡率已经由31%下降至5%以下。EPP由于是全肺切除,所以术后患者可以耐受较为大剂量的放射治疗,从而提高了局部的治疗效果。胸膜切除术也可以有效缓解肿瘤症状,抑制胸腔积液的复发,但由于弥散性胸膜间皮瘤广泛浸润,胸膜切除术实际上很难完全切除肿瘤组织,并且由于保留肺脏,限制了术后放射治疗的剂量,和EPP相比,其术后肿瘤局部复发率80%～90%。胸膜固定术通过药物注入引起胸膜表面的炎性、粘连反应来闭塞胸膜腔,可以有效地缓解患者的症状,提高患者的生活质量,是一种有效的姑息性治疗方法。恶性间皮瘤弥散性生长,要达到足够的放射剂量(>60 Gy),并且避免对周围脏器造成放射性损伤(肺20 Gy,肝脏30 Gy,脊髓45 Gy,心脏45 Gy,食管45～50 Gy)非常困难。因此,目前放射治疗仅用于进行活检、吸引术、引流术后,种植转移的肿瘤、浸润生长引起的疼痛及EPP后的辅助治疗。

化学治疗包括全身化学治疗和局部化学治疗,单药治疗有效的药物有多柔比星、顺铂、丝裂霉素、吉西他滨、长春瑞滨、培美曲塞等,有效率不超过20%。为提高疗效,临床上多采用2～3种药物联合化学治疗,有效率不超过50%,中位生存期8～15个月。常用化学治疗方案见表12-5。胸腔内化学治疗可以提高局部药物浓度,同时能减轻全身毒副作用。但MPN患者胸膜腔可能有不同程度闭塞,并且药物在肿瘤组织中的渗透性有限,因而腔内化学治疗的长期疗效有限。临床上常用药物有顺铂、多柔比星、丝裂霉素和甲氨蝶呤。腔内注入剂量与静脉一次用量相似或略高,经过治疗60%～90%患者胸腔积液减少,症状可有不同程度改善。

表12-5 恶性胸膜间皮瘤常用化学治疗方案

化学治疗方案	剂量(mg/m²)	用药时间	时间及周期
CAP方案			
多柔比星	40～60	第1天	
环磷酰胺	600	第1天	
顺铂	70	第1天(水化3天)	每周期21天×4～6周期
化学治疗方案	剂量(mg/m²)	用药时间	时间及周期
PaC方案			
紫杉醇	135	第1天	
顺铂	75	第1天(水化3天)	每周期21天×4周期
GC方案			
吉西他滨	1 000	第1,8,15天	
顺铂	100	第1天(水化3天)	每周期28天×4周期
PeC方案			
培美曲塞	500(配合应用叶酸和维生素B₁₂)	第1天	每周期21天×4周期
顺铂	75	第1天	每周期21天×4周期

(隰威威)

第十三章

纵隔及膈肌疾病

第一节 纵 隔 炎

纵隔炎可分为急性和慢性两种。前者为急性感染性病变,易迅速发展为纵隔脓肿,临床表现急重凶险,病死率较高;后者起病多潜隐,病理学改变可表现为以肉芽肿病变为主者(也称为肉芽肿样纵隔炎)或以纤维化病变为主者(也称为成纤维化纵隔炎、纵隔纤维化或硬化性纵隔炎),临床主要表现食管、腔静脉及纵隔内其他脏器狭窄或梗阻所致的症状和体征。

一、急性纵隔炎

(一)病因

1.继发于纵隔及其邻近脏器损伤或感染者

食管疾病是导致本病的常见原因,如食管癌手术后发生吻合口瘘、食管异物致食管穿孔、食管镜检查误伤食管致穿孔、食管扩张治疗等过程中损伤食管致穿孔、严重呕吐致食管损伤(Mallory-Weiss综合征)、剧烈咳嗽致食管破裂、食管癌坏死形成溃疡、放射治疗后食管壁坏死、气管切开后放置的气管内管压迫致气管食管瘘等,均可使含大量细菌的消化道或呼吸道液体进入纵隔,导致纵隔急性化脓性感染。气管插管或支气管镜检查损伤气管壁形成瘘管或气管术后吻合口瘘也可引起本病。近年来随着心脏外科手术的普遍开展,胸骨正中切口术后感染导致急性纵隔炎的患者日渐增多。其他如纵隔淋巴结、心包等部位的化脓性感染也可蔓延至纵隔的疏松结缔中。纵隔邻近脏器如肺和胸膜化脓性感染可扩散到纵隔,腹膜后的化脓性感染及膈下脓肿等也有累及纵隔者。战争期间钝性或贯通性胸部外伤是急性纵隔炎的常见原因。

2.下行性感染

颈深部筋膜间隙与纵隔是相通的,因此,口腔和颈部的化脓性感染可向下蔓延至纵隔导致本病,牙龈脓肿等口腔疾病所致的急性纵隔炎常为需氧菌与厌氧菌的混合性感染。

3.血行感染

血行感染可见于脓毒败血症患者,细菌(多为金黄色葡萄球菌)由身体其他部位经血行达到纵隔而致病。

由于纵隔内除各种脏器外为疏松的结缔组织,感染一旦发生常迅速蔓延,易于累及邻近脏器,如因食管穿孔所致的急性纵隔炎常并发脓胸。纵隔脓肿形成后也可破入胸膜腔、食管、支气管等邻近组织。

(二)临床表现

本病起病急骤。全身毒血症状十分明显,高热、寒战、烦躁不安,严重者发生感染中毒性休克。继发食管疾病者常有下咽不适或疼痛,其部位往往提示食管穿孔处;下行性急性纵隔炎常伴有原发感染灶的症状,如咽痛不适等。纵隔脓肿形成可压迫大气道,患者出现咳嗽、呼吸困难、发绀、心动过速等症状。胸骨后疼痛明显,并向颈部放射。感染向下蔓延时,可有上腹痛。体检患者多呈急性面容,胸骨触痛或叩痛,纵隔浊音界扩大,纵隔有积气者于颈部可扪及皮下气肿,发生脓胸或脓气胸者可查出胸腔积液或积气体征。周围血中见白细胞总数和中性粒细胞比例均明显增高。

胸部X线片见两侧纵隔阴影增宽,一般以上纵隔较明显,侧位胸片见胸骨后密度增高,气管和主动脉弓轮廓模糊。形成纵隔脓肿者见软组织阴影向纵隔的一侧凸出,可压迫气管或食管而使其移位,其内可见液平面。纵隔气肿、颈部皮下气肿也较常见。尚可见胸腔积液和积气的征象,左侧较多。对怀疑原发病为食管疾病者行食管碘油或有机碘液造影可证实食管穿孔、食管气管瘘、食管胸膜瘘等病变。CT扫描和磁共振成像对于明确纵隔脓肿的部位及确定引流治疗方案很有帮助。

(三)诊断

结合食管病变、内镜检查、口腔或咽部脓肿等相关病史,临床症状和体征及相应的胸部X线片改变一般即可做出临床诊断。

(四)治疗

1.内科治疗

早期根据经验性用药原则选用大剂量广谱抗生素,对于继发于口腔和颈部脓肿的下行性感染者应注意抗生素既能覆盖需氧菌、又能覆盖厌氧菌,对于血行感染者应重点选用抗金黄色葡萄球菌的药物,病原菌明确后可参考体外药物敏感试验结果选药。加强支持疗法,对于因食管穿孔或食管瘘而需禁食者可经完全胃肠外营养疗法补足所需的各种营养成分。积极纠正休克,纠正缺氧。

2.外科治疗

针对原发病进行相应处理,如对食管穿孔进行修补。尽可能彻底引流。可用含稀释的抗生素的生理盐水行局部灌注冲洗。对于经胸骨正中切口行心脏手术后发生急性纵隔炎者,可再次开胸彻底清创、引流、灌洗,用肌瓣填充修复。

二、慢性纵隔炎

(一)病因

本病病因尚不十分清楚,已知多种感染与其有关,包括结核分枝杆菌、非结核分枝杆菌、真菌(如组织胞浆菌)、土壤丝菌和放线菌等微生物感染。此外,结节病、外伤性纵隔出血、药物中毒等可能与部分患者有关。有认为自身免疫可能参与了本病的发生。胸外放射治疗也有引起本病的报道。尚有部分患者病因完全不明,称为特发性纵隔纤维化。

本病病理变化主要为肉芽肿样改变和纤维化样改变,有认为纤维化是由长期慢性肉芽肿演变而来。病变在纵隔内形成片状或团块状结构,压迫纵隔内重要结构而产生症状和体征。

（二）临床表现

早期患者可无明显症状。随病变缓慢加重，逐渐出现纵隔内器官粘连或压迫的相应表现。由于静脉壁薄易受压迫，故常出现上腔静脉阻塞综合征：患者头面部、颈部及上肢水肿；颈静脉充盈；胸壁静脉曲张，血液由上向下流动形成侧支循环；尚有食管静脉因侧支循环而曲张并破裂出血的报道。患者可有头痛、头昏、呼吸困难、发绀等症状。有时突然发生脑水肿症状。随着侧支循环的逐步建立，症状可代偿性缓解，有随诊数十年而仍生存者。病变压迫食管可产生吞咽不适甚至吞咽困难。气管和支气管受压可产生咳嗽，严重时可出现呼吸困难。压迫肺血管可致肺血管淤血、咯血、肺动脉高压、肺小动脉血栓形成等。喉返神经受压可出现声音嘶哑，膈神经受压可引起膈肌麻痹。

胸部 X 线片可无异常发现，也可见纵隔阴影增宽，纵隔内肿块状阴影凸出于肺野内，或仅见纵隔胸膜增厚，或见纵隔轮廓因纤维化性病变而显得僵硬平直，病变区内可见钙化阴影。静脉血管造影可显示上腔静脉阻塞等改变，尚可显示侧支循环血管。食管吞钡检查可见食管受压移位或狭窄。胸部 CT 有较大诊断价值，可见前上纵隔增宽，纵隔胸膜平直或向一侧凸出，边界不清，纵隔胸膜肥厚，尚可见纵隔内肿块影。气管、支气管、肺血管、腔静脉等的受压表现也可在 CT 上显示。

（三）诊断

本病的诊断除依赖临床表现及影像学改变外，纵隔组织活检（开胸活检或经纵隔镜活检）有重要价值。鉴别诊断需考虑其他可以引起上腔静脉阻塞的疾病。

（四）治疗

慢性纵隔炎（包括肉芽肿样改变和纤维化样改变者）的治疗比较困难，现有疗法效果不肯定。对于慢性纵隔炎发病与真菌（如组织胞浆菌）或结核分枝杆菌感染有关者，抗真菌治疗或抗结核治疗是否有效尚无明确结论。治疗的目的在于减轻和控制症状。大多数慢性纵隔炎进展缓慢，且在病程中随着受压迫血管侧支循环的建立症状有自然缓解的倾向。对于纵隔内病变较局限者，可手术切除肉芽肿组织以缓解血管、食管的压迫症状。上腔静脉阻塞严重者，可手术建立人工侧支循环，也有试行血管内导管扩张或放置支架者。有试用糖皮质激素类药物治疗者，但争议较大。

（张永娟）

第二节　纵　隔　疝

纵隔疝是指一侧肺脏的部分组织通过纵隔突入到另一侧胸腔，它与纵隔移位不同，后者系整个纵隔连同其内容物向对侧移位，但二者在临床上较难鉴别，且常可并存。

纵隔在解剖学上有三个较薄弱的区域。①前上纵隔：位于第 1～4 肋软骨水平，前方为胸骨，后方为大血管，下方以心脏为界。②后上纵隔：位于主动脉和奇静脉之上第 3～5 胸椎水平，前方为食管、气管和大血管，后方为脊椎。③后下纵隔：位于主动脉弓、奇静脉和第 5 胸椎之下，前方为大血管和心脏，后方为降主动脉和脊椎。纵隔疝常发生于前上纵隔结构薄弱区，而发生于后上纵隔或后下纵隔者较少见。

一、病因

纵隔疝产生的原因为两侧胸腔的内压不均等,导致压力较高一侧胸腔内部分肺脏经纵隔结构薄弱区突入压力较低的一侧胸腔内,以恢复两侧胸膜腔内压的平衡。常见者如一侧肺大疱、张力性气胸、局限性阻塞性肺气肿、胸腔积液、肺囊肿和肿瘤等;或一侧肺不张、一侧全肺切除术后。也有因一侧胸腔病变产生瘢痕收缩而将健侧胸腔部分肺脏经纵隔结构薄弱区域牵拉进入患侧胸腔的,如见于肺结核纤维化、慢性胸膜炎瘢痕收缩等。

二、临床表现

纵隔疝的临床表现主要为原发病的症状和体征,如发生于张力性气胸者表现为严重的呼吸困难和循环紊乱,因纵隔疝常与纵隔移位并存,故体检时可见气管移位,心界移位,心尖冲动点移位等体征。

三、诊断

纵隔疝的诊断主要依赖胸部 X 线检查。后前位胸片可见局部透亮区域超过气管轴线,是肺组织疝入对侧胸腔的征象,疝入对侧的肺组织内很少见肺纹理。胸部 CT 可以清晰地显示纵隔疝的部位和范围,对于确诊价值很大。此外,胸部 X 线检查多有助于明确导致纵隔疝的原发病的诊断。

四、治疗

纵隔疝严重时可影响回心血流量和循环呼吸功能,致心力衰竭、呼吸衰竭发生,在治疗上主要是处理原发病。注意解决双侧胸腔压力不平衡问题,对脓(气)胸患者均行胸腔闭式引流术,疝入对侧的肺组织可很快恢复原位。选用强有力抗生素、超声雾化吸入起化痰及改善呼吸道通畅作用。对喘憋性肺炎,常规应用干扰素 3 天(100 万 U 肌内注射,每天一次)。干扰素可以抑制细胞内毒素的复制,中断炎症的蔓延,在足够的抗体产生前即可使疾病早期康复。

(张永娟)

第三节 纵隔气肿

纵隔气肿指气体在纵隔的结缔组织间隙内聚积。该症多见于新生儿和婴幼儿,文献报道发病率自0.04%～1%;成人也不少见。成人男性发病多于女性。

一、病因和发病机制

根据纵隔内气体的来源部位可将纵隔气肿的病因和发病机制归纳为以下几类。

(一)肺泡壁破裂所致的纵隔气肿

肺泡壁因肺泡内压急剧上升或因其他疾病而发生损伤破裂即可导致气体由肺泡内进入肺间质,形成间质性肺气肿;气体再沿肺血管周围鞘膜进入纵隔。常因同时有脏层胸膜损伤而合并自发性气胸,但也可见仅有纵隔气肿者。常见原因如用力剧咳或吸气后用力屏气致肺泡内压剧增,哮喘急性发作时气流严重受限致肺泡内压剧增(尤其常见于儿童),机械通气使用不当致气道压过高,张力性气胸时过高的胸腔内压也可使邻近肺组织肺泡内压剧增致肺泡破裂,金黄色葡萄球菌肺炎等疾病致肺泡壁破坏,闭合性胸部外伤因外部剪切力致肺泡壁损伤等。

(二)纵隔内气道破裂所致的纵隔气肿

纵隔内气道破裂所致的纵隔气肿最常见于胸外伤患者,也有少数气管肿瘤并发纵隔气肿的报道;纤维支气管镜检查可因操作过程中患者剧咳或用于憋气导致肺泡壁破裂而发生纵隔气肿,也可因活检时损伤气道壁而使气体由气道破口进入纵隔。

(三)食管破裂所致的纵隔气肿

食管破裂所致的纵隔气肿包括剧烈呕吐致食管破裂,食管外伤,内镜检查损伤食管,食管痉挛阻塞而致近端破裂,异物损伤食管,食管癌肿瘤组织坏死,食管手术后瘘等。

(四)颈部气体进入纵隔

如气管切开术后、甲状腺手术后、扁桃体切除术后等,空气自颈部创口进入皮下组织聚积,沿颈深筋膜间隙即可进入纵隔内。

(五)腹腔气体进入纵隔

胃肠穿孔、人工气腹术等,腹腔内气体可沿膈肌主动脉裂孔和食管裂孔周围的疏松结缔组织进入纵隔。

尚有部分纵隔气肿患者临床不能确定其气体来源部位及病因。

二、临床表现

纵隔气肿的症状轻重不一,主要与纵隔气肿发生的速度、纵隔积气量的多少、是否合并张力性气胸等因素有关。少量积气患者可完全无症状,仅于胸部 X 线片上见纵隔气肿的征象。积气较多、压力较高时,患者可感胸闷不适,咽部梗阻感,胸骨后疼痛并向两侧肩部和上肢放射。纵隔内大量积气或合并有张力性气胸者,临床表现危重,严重呼吸困难,烦躁不安,意识模糊甚至昏迷,发绀明显,若不及时抢救可很快危及生命。

体格检查可发现颈部皮下气肿,严重者皮下气肿可蔓延至面部、胸部、上肢,甚至蔓延至腹部和下肢。皮肤黏膜发绀,呼吸困难。病情严重者血压下降,脉搏频数。颈静脉曲张。心尖冲动不能触及,心浊音界缩小或消失,心音遥远,约半数患者可于心前区闻及与心搏一致的咔嗒声,以左侧卧位时较为清晰。并有张力性气胸者尚可见相应体征。

胸部 X 线检查对明确纵隔气肿的诊断具有决定性的意义。于后前位胸片上可见纵隔胸膜向两侧移位,形成与纵隔轮廓平行的高密度线状阴影,其内侧与纵隔轮廓间为含气体的透亮影,通常在上纵隔和纵隔左缘较明显,上述征象应与正常存在的纵隔旁狭窄的透亮带(即由视觉误差所产生的 Mach 带)相区别,其鉴别要点在于 Mach 带的外侧并无高密度的纵隔胸膜影。此外,部分患者尚可在胸主动脉旁或肺动脉旁发现含气透亮带。婴儿当纵隔内气体量较多时可显示胸腺轮廓。纵隔气肿在侧位胸片上表现为胸骨后有一增宽的透亮度增高区域,将纵隔胸膜推移向后呈线条状阴影,心脏及升主动脉前缘与胸骨间距离增大。胸部 CT 因不受器官重叠的影响,对纵隔气肿显示较清楚,尤其是当纵隔内积气量较小时较后前位胸片易于识别。胸部 X 线检查尚可清晰地显示同时存在的气胸及下颈部和胸部皮下气肿。

三、诊断

根据有诱发纵隔气肿的有关疾病史,有呼吸困难和胸骨后疼痛等症状,应考虑纵隔气肿的可能性;若尚有颈部和胸部皮下气肿、颈静脉充盈等体征,则应高度怀疑本症,并行胸部 X 线检查以明确诊断。应注意与其他可以引起胸痛、呼吸困难、发绀等症状的疾病相鉴别。

四、治疗

纵隔气肿治疗的关键在于采取积极措施控制原发病,如控制哮喘发作以缓解气流受限,对外伤所致气道损伤应及早进行手术治疗。对气管切开术后并发的纵隔气肿应立即拆除皮肤和皮下组织缝线,使气体可外逸。对合并气胸的纵隔气肿患者应尽早施行胸腔闭式引流术,许多患者随着胸腔内压力下降,纵隔气肿的程度也可明显减轻。

对纵隔气肿本身应根据积气量多少和临床症状轻重决定治疗方案。对积气量少,症状不明显者不需特殊治疗,气体在 1~2 周常可自行吸收。对积气量大,压力高,致使纵隔内器官受压出现呼吸循环障碍者,可经胸骨上切口行排气减压术。伴有大量皮下气肿者可行多部位针刺排气或小切口排气。酌情使用抗生素以预防或控制感染。

(张永娟)

第四节　纵隔脂肪瘤

一、临床与病理

纵隔脂肪瘤少见,占纵隔肿瘤的 0.24%~2.30%。肿瘤可能来源于退化的胸腺脂肪组织或纵隔胸膜下活化皮下脂肪组织。脂肪瘤可见于任何年龄,常为单侧性,好发于前纵隔及心膈角区,有时可伸展至两侧胸腔。由于本瘤由脂肪组织构成,质地柔软,早期对周围器官一般不产生压迫或侵犯,多无临床症状,随着瘤体逐渐变大后,因纵隔空间有限,肿瘤变硬,对周围组织器官逐渐出现压迫症状。

二、诊断

(1)肿瘤密度低,CT 值在−40 HU 以下,通常密度均匀,有时肿瘤内可见条状略高密度影。

(2)病变边缘清楚,常有薄层包膜。

(3)肿瘤较小者呈圆形或椭圆形,但多数肿瘤巨大,可从前上纵隔向下延伸到心膈角区,上窄下宽,呈沙漏改变。

(4)增强扫描后肿瘤无强化。

(5)肿瘤仅对心脏、大血管及肺组织产生压迫。

当病变位于后纵隔,密度高于正常脂肪,甚至其中有软组织块状影,且边缘不清,向周围组织浸润生长时,要考虑纵隔脂肪肉瘤的可能性。

三、鉴别诊断

(一)囊性畸胎瘤

囊性畸胎瘤含有脂肪、软组织及钙化或骨化、牙等多种成分,增强扫描壁可见强化。

(二)胸骨旁裂孔大网膜疝

胸骨旁裂孔大网膜疝为均匀脂肪密度,通常位于右侧胸骨旁或胸骨后,疝囊一般较小,病灶贴膈肌处变小,可显示与腹腔内大网膜相连。CT冠状面重组通常能充分显示而易于鉴别。

(三)纵隔脂肪沉积症

纵隔脂肪沉积症易发生于肥胖患者或使用激素治疗的患者,纵隔内脂肪弥漫性增多,但无肿块形态,无包膜。

四、治疗

纵隔脂肪瘤应手术切除,尤其瘤体短期内明显增大时。脂肪肉瘤根治机会少,手术后可给予局部放射治疗,之后可化学治疗。

(张永娟)

第五节　原发性纵隔肿瘤

原发性纵隔肿瘤中以胸腺瘤、神经源性肿瘤和畸胎瘤较为多见,其他如囊肿、胸内甲状腺等相对少见。这些肿瘤多数为良性,但有恶变可能。

一、分类

纵隔位于胸廓的中央。上自胸腔入口,下达膈肌,左右以纵隔胸膜,前后以胸骨和胸椎为界。胸骨角水平以上的区域称为上纵隔。心包前称为前纵隔,心包所在处称为中纵隔,心包脊柱之间称为后纵隔。常见的纵隔肿瘤各有其好发部位,这对临床诊断有参考意义。

(一)前上纵隔肿瘤

前上纵隔肿瘤最常见的是胸腺瘤、淋巴瘤和生殖细胞肿瘤,其次是血管病变、间叶组织肿瘤、异位甲状腺或甲状旁腺。

(二)中纵隔肿瘤

中纵隔肿瘤大多数是前肠囊肿、淋巴系统肿瘤。常见的有霍奇金病、网状细胞肉瘤、淋巴肉瘤等。较少见的有胸膜和心包囊肿、神经管与原肠囊肿等。

(三)后纵隔肿瘤

后纵隔肿瘤几乎皆是神经源性肿瘤。可原发于脊髓神经、肋间神经、交感神经节和迷走神经,可为良性和恶性。良性者有神经鞘瘤、神经纤维瘤和神经节瘤;恶性者有恶性神经鞘瘤和神经纤维肉瘤。较少的有血管肿瘤、间叶肿瘤等。

377

二、常见纵隔肿瘤

(一)胸腺瘤

胸腺瘤多位于前上纵隔或前中纵隔,占原发性纵隔肿瘤的 1/5～1/4,男女发病率相仿。30％为恶性,30％为良性,40％为潜在或低度恶性。良性者常无症状,偶在胸部 X 线检查时发现。若肿瘤体积较小,密度较淡,紧贴于胸骨后,胸部 X 线检查颇难发现。胸腺瘤多毗邻升主动脉,故可有明显的传导性搏动。根据淋巴细胞浸润情况,组织学分为 5 型,即淋巴细胞型、淋巴上皮细胞型(混合型)、上皮细胞型、梭状细胞型和未分型等。常见的上皮细胞和淋巴细胞占优势的良性胸腺瘤,若手术切除不彻底,有复发和浸润转移的可能。胸腺瘤可认为是低度恶性肿瘤,术后应给予放射治疗。恶性胸腺瘤易侵犯周围组织,可发生程度不等的胸骨后疼痛和气急,晚期患者可产生血管、神经受压的症状,如上腔静脉阻塞综合征、膈肌麻痹、声音嘶哑等。10％～75％胸腺瘤患者可有重症肌无力的症状,但重症肌无力患者仅有 15％～20％有胸腺病变。切除肿瘤后约 2/3 患者的重症肌无力症状得到改善。少数患者可发生再生障碍性贫血、皮质醇增多症、红斑狼疮、γ球蛋白缺乏症和特发性肉芽肿性心肌炎。胸部 X 线检查,在前上纵隔见到圆形或椭圆形块影,良性者轮廓清楚光滑,包膜完整,并常有囊性变,胸部 CT 显示病灶边界清楚,边缘光整。恶性者轮廓粗糙不规则,可伴有胸膜反应。胸腺瘤手术切除效果良好,据报道肿瘤完全切除者 5 年生存率达 89％;另一组 141 例手术切除肿瘤后常规放射治疗(30～50 Gy)的患者,5 年生存率达 100％,10 年和 15 年生存率达 94.7％,而且只要能完全切除,不同分期间生存率无差别。有学者分析51 例胸腺瘤手术疗效,有局部浸润者 5 年生存率为 23％,无浸润者 5 年生存率达 80％。

(二)胸内甲状腺肿

胸内甲状腺肿包括先天性迷走甲状腺和后天性胸骨后甲状腺,前者少见,为胚胎期残留在纵隔内的甲状腺组织,发育成甲状腺瘤,完全位于胸内,无一定位置。后者为颈部甲状腺沿胸骨后伸入前上纵隔,多数位于气管旁前方,少数在气管后方,胸内甲状腺肿大多数为良性,个别患者可为腺癌。肿块牵引或压迫气管,可有刺激性咳嗽、气急等。这些症状可能在仰卧或头颈转向侧位时加重。胸骨或脊柱受压可出现胸闷、背痛,偶可出现甲状腺功能亢进症状。出现剧烈咳嗽、咯血、声音嘶哑时,应考虑到恶性甲状腺肿的可能。约有半数患者可在颈部摸到结节样甲状腺肿。胸部 X 线检查可见到前上纵隔块影,呈椭圆形或梭形,轮廓清晰,多数偏向纵隔一侧,也向两侧膨出。在平片上如见到钙化的肿瘤,具有诊断的价值。多数患者有气管受压移位和肿瘤阴影随吞咽向上移动的征象。

(三)皮样囊肿

皮样囊肿是含液体的囊肿,囊内有起源于外胚层的皮肤、毛发、牙齿等。常为单房,也有双房或多房。囊壁为纤维组织构成,内壁被覆多层鳞状上皮。

(四)畸胎瘤

畸胎瘤为一种实质性混合瘤。由外、中、内三胚层组织构成,内有软骨、平滑肌、支气管、肠黏膜、神经血管等成分。畸胎瘤恶变倾向较皮样囊肿大,常可变为表皮样癌或腺癌。文献报道 386 例畸胎瘤,其中 14.2％呈恶变。体积小者,常无症状,多在胸部 X 线检查中发现。若瘤体增大压迫邻近器官,则可产生相应器官的压迫症状,如上腔静脉受压,可发生上腔静脉综合征;喉返神经受压,则发生声音嘶哑;压迫气管,可发生气急,患者仰卧时气急加剧。囊肿向支气管溃破,可咳出含毛发、皮脂的胶性液。胶性液吸入肺内,可发生类脂性肺炎和类脂性肉芽肿。囊肿有继发感染时,可出现发热和周身毒性症状。囊肿若在短期内迅速增大,应想到恶变、继发感染或瘤体出血的可能。化脓性囊肿破入胸腔或心包时,可发生脓胸或心包积液。X线检查:囊肿位于前纵隔心脏和主动脉弓交接处,少数位置较高,接近前上纵隔,也可位于前下纵隔。多向一侧纵隔凸出,少数可向两侧膨出,巨大者可凸入后纵隔,甚至占满一侧胸腔。多呈圆形或椭圆形,边缘清楚,囊壁钙化较常见。有时可见特征性的牙齿和碎骨阴影。

(五)淋巴瘤

多以中纵隔淋巴结肿大为特征,但也可侵入肺组织形成浸润性病变。本病病程短,症状进展快,常伴有周身淋巴结肿大、不规则发热、肝脾大、贫血等。X线检查显示肿大淋巴结位于气管两旁及两侧肺门。明显肿大的淋巴结可融合成块,密度均匀,可有大分叶,但无钙化。支气管常受压变窄。

(六)神经源性肿瘤

绝大多数神经源性肿瘤位于后纵隔脊柱旁沟内,有时也可位于上纵隔,多数有被膜。X线征象为光滑、圆形的孤立性肿块。巨大的肿块迫使肋间隙增宽或椎间孔增大。有时肿瘤呈哑铃状伸进椎间孔,侵入脊椎管,引起脊髓压迫症状。神经纤维瘤多见于青壮年,通常无症状。肿瘤较大可产生压迫症状,如肩胛间或后背部疼痛、气急等。

三、诊断

纵隔肿瘤在形态上与原发或继发的肺肿瘤、肿大淋巴结、血管瘤等有时难以区别。常用检查方法如下。

(一)X线检查

透视发现肿瘤有搏动,应先明确为扩张性或传导性搏动。如为前者,可初步怀疑为动脉瘤,可用X线血管造影或MRI证实。上纵隔肿瘤在X线透视时若随吞咽而向上移动,可初步诊断为甲状腺肿瘤。正位、侧位、斜位X线片、分层片,或高千伏摄片,可明确肿瘤的部位、外形、密度、有无钙化或骨化等,从而初步判断肿瘤的类型。食管吞钡检查可了解食管或邻近器官是否受压。

(二)电子计算机体层摄影(CT)

对于纵隔肿瘤、淋巴结肿大、纵隔脂肪组织的病变(如脂肪瘤),应用CT检查比其他任何X线检查法均可靠,特别是增强扫描更能区别血管。CT诊断纵隔肿瘤、淋巴结肿大准确性可达90%以上。

(三)磁共振成像(MRI)

成像参数多,软组织分辨率高,切层方向灵活,图像无骨性伪影,安全可靠、无电离辐射损伤,对诊断纵隔肿瘤有独特之处。

(四)放射性核素检查

放射核素[131]I扫描,对异位甲状腺肿、甲状腺瘤的诊断很有帮助。

(五)纤维支气管镜或纤维食管镜检查

纤维支气管镜或纤维食管镜检查有助于明确支气管受压情况、程度,肿瘤是否已侵入支气管或食管,从而估计手术切除的可能性。经纤维支气管镜定位,近隆嵴部用针吸肿大淋巴结,进行细胞学检查,常可鉴别良恶性。

(六)正电子发射扫描成像(PET)

在早期对发现肿瘤和确定原发与转移,肿瘤的恶性分级和疗效预测等都有重要的价值。PET 不但能对肿瘤定位,而且对区别病灶良恶性有价值。

(七)纵隔镜检查

纵隔镜检查能明确气管旁、隆嵴下有无肿大的淋巴结,并可行活组织检查明确病因诊断。

(八)经皮活检

紧靠胸壁的肿块如胸腺瘤、神经源性肿瘤可在 B 超或 CT 定位下行针吸细胞学检查或穿刺组织学检查,方法简便,阳性率高。

(九)颈淋巴结活组织检查

支气管淋巴结核和淋巴瘤常伴有周围淋巴结和颈淋巴结受累,活组织检查有助于诊断。

(十)剖胸探查

经各种检查未能明确肿瘤性质,但已除外恶性淋巴瘤者,在全身情况许可下,可行剖胸探查。

(十一)生化检查

所有前纵隔的患者,特别是年轻患者,应检查血甲胎蛋白(AFP)、β-人绒毛膜促性腺激素(β-HCG)、癌胚抗原(CEA)等。这些指标在恶性生殖细胞肿瘤、畸胎瘤和其他恶性肿瘤中升高。

(十二)诊断性放射治疗

经检查未能证实、但临床高度怀疑恶性淋巴瘤可试用放射治疗。恶性淋巴瘤对放射较敏感,照射20～30 Gy,肿瘤迅速缩小。

四、鉴别诊断

(一)中央型肺癌

中央型肺癌有咳嗽、咳痰等呼吸道症状,X 线检查表现为肺门肿块,呈半圆形或分叶状。支气管检查常能见到肿瘤,痰中可查到肿瘤细胞。

(二)纵隔淋巴结核

纵隔淋巴结核多见于儿童或青少年,常无临床症状。少数伴有低热、盗汗等轻度中毒症状。在肺门处可见到圆形或分叶状肿块,常伴有肺部结核病灶。有时在淋巴结中可见到钙化点。结核菌素试验常为阳性或强阳性,鉴别困难时,可短期诊断性抗结核药物治疗。

(三)主动脉瘤

主动脉瘤多见于年龄较大的患者。体检时可听到血管杂音,透视可见扩张性搏动。逆行主动脉造影或 MRI 可明确诊断。

五、治疗

病灶局限的恶性淋巴瘤,可行放射治疗。病灶广泛者,可进行化学疗法。其他纵隔肿瘤的治疗方法主要为手术切除。有些纵隔肿瘤如畸胎瘤、神经纤维瘤、胸腺瘤有恶变可能,术后应辅以放射治疗或化学治疗。

(张永娟)

第六节 膈 肌 麻 痹

膈肌麻痹是由于一侧或两侧的膈神经受损,神经冲动传导被阻断而产生的膈肌麻痹,导致膈肌异常上升和运动障碍。

一、病因

病因多样,以恶性肿瘤直接侵犯、颈椎疾病导致的压迫和外科手术或外伤等创伤性因素为最常见的病因。

二、病理学改变

膈肌麻痹使膈肌处于松弛状态。由于胸膜腔的负压牵拉使膈肌被动延长和向上膨隆。长期膈肌麻痹可产生膈肌萎缩形成一层薄膜。最后形成后天性膈膨出。表现为薄膜状的膈肌与腹腔脏器明显向胸腔内膨升。

三、病理生理

从吸气肌肉的组成的角度来看,左右膈肌之间属于"并联"的连接,单侧的膈肌麻痹将会降低50%的膈肌力量,但仍然可以与肋间吸气肌肉等吸气肌肉共同维持相对有效的吸气肌肉功能;膈肌与肋间吸气肌肉之间属于"串联"的连接,双侧完全的膈肌麻痹将会导致整个吸气肌肉功能几乎丧失。肋间吸气肌肉的收缩,只能通过牵拉麻痹的膈肌产生的被动的张力,形成微弱的吸气力量,这是膈肌折叠术治疗双侧膈肌麻痹的理论基础。

四、临床表现

膈肌麻痹可以是单侧、双侧、完全性或不完全性。单侧完全性膈肌麻痹使膈肌升高和矛盾运动(吸气时患侧膈上升而健侧下降),但由于健侧膈肌的代偿,肺活量仅减少约30%。由于人体的肺通气功能有较大的储备能力,对平静状态或轻中度运动时的通气量无影响。因此,单侧膈肌麻痹者多数无症状,而在胸部X线检查时发现膈肌升高和矛盾运动。部分患者主诉剧烈运动时有呼吸困难。左侧膈麻痹因胃底升高可能有嗳气、腹胀、腹痛等消化道症状。双侧完全性膈肌麻痹时,肺活量的降低通常超过80%,静息状态下的通气也受到明显的影响,导致明显呼吸困难、腹部反常呼吸(吸气时腹部凹陷)、呼吸费力和动用辅助呼吸肌肉。通常有发绀等呼吸衰竭的表现,甚至造成呼吸机依赖。由于肺膨胀受限和排痰无力,容易有反复肺炎和肺不张。

五、诊断

双侧完全性膈肌麻痹时的临床表现有一定的特征性,可以根据临床上严重的呼吸困难和腹部反常呼吸,结合有可能引起膈肌麻痹的基础疾病作出临床诊断。单侧膈肌麻痹者,尤其是不完全性麻痹者,临床上通常无症状,需要通过辅助检查来明确诊断。对膈肌麻痹有确诊意义的检查包括胸部X线透视和摄片和膈神经电或磁波刺激诱发动作电位与跨膈肌压测定。

六、鉴别诊断

只要提高认识和警惕性,本症诊断不难。主要需要与膈肌膨出相鉴别,后者是膈肌局部或单侧薄弱,导致膈肌位置上升,但膈神经的功能存在,表现为吸气时仍然有一定程度的下降,诱发的膈神经复合动作电位存在;在成人应与肺底积液鉴别。

七、治疗

本症病因广泛,治疗上应该首先争取明确病因,作针对性治疗。牵拉性和炎症性的膈神经麻痹,大部分患者可在4～7个月自然恢复。切断性或侵犯性(如恶性肿瘤)膈神经麻痹是永久性损害。单侧膈肌麻痹通常无明显的症状,无须特殊治疗。两侧膈肌麻痹引起严重呼吸困难和呼吸衰竭时,多数需用机械通气辅助呼吸。应该首选无创性鼻(面)罩正压机械通气或胸外负压通气。当无创机械通气不能达到理想的通气效果或有明显肺部感染时,应考虑做气管插管或切开。对于双侧膈神经永久性麻痹的患者,当基础疾病稳定时,可考虑作膈肌折叠术,可减轻呼吸困难。

(张永娟)

第七节 膈 膨 出 症

膈膨出症是由于膈肌部分或全部变薄并异常地上升至高位。先天性膈膨出症为膈肌部分或全部发育不全、膈肌纤维不同程度的麻痹、萎缩或缺如所致,变薄的部分由胸膜、筋膜和腹膜构成。后天性膈膨出症由肌纤维退化或萎缩所致,变薄的部分由弹性纤维组成。

一、诊断

(一)病史

1.先天性

因膈肌的胚胎发育异常,膈肌发育不全,造成全部或部分膈膨出,后者又可分为前部、后外侧部或正中部三部分。常合并其他畸形,如同侧肺发育不全、胃逆转、肠旋转不良和异位高肾等。

2.后天性

为膈神经受损,一侧或双侧膈肌萎缩所致。常见的原因有肺癌转移到淋巴结、纵隔肿瘤、心包或心脏肿瘤、胸膜肿瘤等肿瘤侵犯或压迫膈神经;巨大的主动脉弓部瘤压迫左膈神经;肺炎、肺脓肿、纵隔炎、膈下感染、纵隔巨大的淋巴结结核等炎性病变损伤膈神经;颈胸部手术误伤、外伤等致膈神经受损及感染性多发性脊神经根炎、脊髓灰质炎、单纯疱疹、带状疱疹、白喉、酒精或铅中毒、变态反应等。

(二)临床表现

多数患者无症状,仅在胸部X线检查时才发现。膈膨出的主要症状包括呼吸及胃肠道两组非特异性症状。前者可表现为呼吸困难、咳嗽、喘鸣及反复发生的肺部感染;后者可表现为上腹饱胀、畏食、吞咽困难、反酸、恶心、呕吐、嗳气、间歇性肠梗阻等。双侧完全性膈膨出者临床表现重,呼吸困难、发绀、双侧呼吸频度减弱甚至消失,特别是婴幼儿的完全性膈膨出常有呼吸急促、不规则,啼哭或吃奶时呼吸困难加重甚至发绀,尤应引起注意。单侧膈膨出症状多较轻,查体时可发现呼吸频度受限,听诊无肺泡呼吸音,可听到肠鸣音,气管和心脏向对侧移位,平卧时可见健侧腹部在吸气时先鼓起,继而患侧鼓起,双侧活动明显不对称。

(三)胸部 X 线检查

膈膨出症主要靠胸部 X 线检查做出诊断。胸透时可见患侧膈肌升高,轮廓清晰似一条光滑完整的曲线,活动受限或消失甚至矛盾运动,吸气时心脏向健侧移位。

二、鉴别诊断

根据上述表现和 X 线检查可以明确诊断,但需与膈疝、肺脓肿、肺囊肿、心包囊肿、肺底积液,尤其是肿瘤所致膈肌麻痹,特别是单侧者相鉴别。

三、治疗

(1)膈膨出症内科保守治疗无效。
(2)无明显临床症状且肺功能良好者无须处理。
(3)有严重呼吸困难者需手术治疗。
(4)对不能接受手术的高位截瘫者可试用膈肌起搏器。

(张永娟)

第八节　膈　疝

腹腔内或腹膜后内脏器官通过膈肌裂孔或膈肌缺损部位疝入胸腔称为膈疝。膈疝分为4 种:①先天性胸腹膜疝;②先天性胸骨旁疝;③创伤性膈疝;④食管裂孔疝。

一、先天性胸腹膜疝

膈肌由胸骨部、肋骨部和腰部 3 个部分的肌肉和筋膜组成,如膈肌发育不良,形成薄弱点或缺损,腹内脏器可从膈裂孔或缺损部位疝入胸腔。腹腔脏器由膈后外侧部的胸腹膜孔疝入胸内者称胸腹膜疝,由 Bochdalek 于 1848 年首先报道,故又称 Bochdalek 疝,约占先天性膈疝的 90%。胸腹膜裂孔位于膈的后外侧部,左右均呈三角形,尖端朝膈的中央部,底边在肾脏上方。疝内容有小肠、结肠、肾、脾、胃、肝等。

(一)诊断
1.病史
此病多见于婴幼儿,左侧多于右侧,可伴有其他先天畸形,如消化道异常。
2.临床表现
呈多样性,与膈肌裂孔的大小有关,裂孔小时可无症状,裂孔大时形成较大疝孔,使大量腹腔脏器,如胃、肠、大网膜、肝、脾、肾等疝入胸腔内,致心肺受压、移位,甚至导致肺发育不全,出现气促、发绀、心动过速、恶心、呕吐、腹痛等相应症状,重者发生呼吸循环衰竭。上述症状以进食时显著。

3.体格检查

患者胸部叩诊浊音或鼓音,可闻及肠鸣音。

4.胸部 X 线检查

表现为膈面界限不清,单侧胸腔内可见肠曲充气或胃泡所致的不规则透明区,常伴多个液平面。

(二)鉴别诊断

本病应与肺囊肿、气胸、包裹性积液等相鉴别。可通过胃肠造影及人工气腹做出诊断。

(三)治疗

(1)首选手术治疗。延误手术时间增加死亡率,特别是对于婴幼儿,一旦明确诊断应及时手术。

(2)内科保守治疗无效。

二、先天性胸骨旁疝

腹腔脏器经 Morgani 孔疝入胸腔称为先天性胸骨旁疝。胸骨旁裂孔位于胸骨后膈的前部,故也称胸骨后疝或前膈疝。本病较少见。由于膈肌先天性发育障碍,胚胎期横中膈的胸骨后部分因发育不全或合并胸骨和肋骨发育不全而形成 Morgani 裂孔,左膈因有心包膈面相贴而增强,故此疝大多见于右侧。外伤腹内压突然增高也可引起此疝。

(一)诊断

1.病史

幼年发病或有外伤史。

2.临床表现

因疝内容多有腹膜疝囊,腹腔脏器很少疝入,故多表现为胸骨后疼痛或上腹部不适等轻微症状。出现狭窄或阻塞时则症状明显。

3.辅助检查

胸部 X 线检查可见右前胸心膈角区有一向上隆起、边缘清晰的致密影,内含气体。

(二)鉴别诊断

注意与心包脂肪垫、心包囊肿、局部膈肌膨出、包裹性积液鉴别。

(三)治疗

手术治疗。

三、创伤性膈疝

胸腹部直接的穿通伤、间接外力的挤压伤、挫伤、跌伤等均可引起膈肌破裂,腹内脏器由破裂处进入胸腔而形成创伤性膈疝。大多于创伤后立即发生,极少数在创伤后数月甚至数年后才被发现。手术或膈肌上、下感染也可引起膈肌破裂形成此疝。在上述情况下出现胸腹痛向肩部放射时,需警惕发生膈疝。

(一)诊断

1.病史

有创伤、手术史,偶有膈肌感染史。

2.临床表现

因创伤的轻重不同而异。有些患者可能因创伤较轻,膈肌虽有破裂但裂口较小,腹腔脏器在受伤当时不易进入胸腔,也无重要并发症而漏诊,伤后因查体或因胃肠道梗阻在手术时才发现。严重的胸腹伤致膈肌破裂,因膈肌血供丰富而致失血性休克。创伤性膈疝的症状除创伤症状外,主要是呼吸循环功能障碍,病情轻重与疝入胸腔的脏器多少及种类有关,严重者可出现低氧血症、呼吸困难、发绀、低血压,甚至死亡。

3.体格检查

可发现患侧叩诊浊音或鼓音,呼吸音减低,有时可闻及肠鸣音。纵隔向健侧移位。

4.辅助检查

胸腹部 X 线检查是诊断所必需的。放置胃管后若在胸内出现胃管影则可明确诊断。慎行胸膜腔穿刺以免损伤内脏。

(二)治疗

一旦明确诊断,应立即予以手术治疗。

四、食管裂孔疝

胃贲门、胃底及胃前壁或全胃经膈肌的食管裂孔疝入膈上的后纵隔,即为食管裂孔疝,为各种膈疝中最常见者。本病又分为三型:①滑动型。由胃贲门和胃体上部经扩大了的食管裂孔连同膈肌的食管韧带疝入后纵隔。当腹腔内的压力减低时,疝入的胃可自动回纳。这种可上可下来回滑动型膈疝,称为滑动型食管裂孔疝。本型多见,常发生于中老年人。②食管旁型。胃、食管连接部仍在膈下,但胃底部疝入胸腔内。③短食管型。多为后天性,为食管炎纤维收缩所致,也可因先天性短食管所致。

(一)诊断

1.临床表现

食管裂孔疝多见于成年男性,其主要症状与胃液反流及其并发症有关,如饱胀感、嗳气、呕吐,尤以进食后及卧位时明显,大多数患者有胸骨后不适及疼痛感,呈刺痛和牵拉痛,严重时类似消化性胃、十二指肠溃疡,胆绞痛、心绞痛等,应予以鉴别。胃液反流还可引起咽痛、口腔烧灼痛,刺激声带可引起声音嘶哑。睡眠时反流可造成吸入性肺炎。胃液反流也可导致食管下段黏膜糜烂、溃疡、瘢痕狭窄而出现吞咽困难等食管炎表现。食管裂孔疝也可引起疝入内脏的绞窄、出血、坏死、穿孔。

2.体格检查

可有上腹压痛。

3.辅助检查

X 线钡剂检查可以确诊。纤维食管镜检查、食管测压及 pH 测定对诊断也有一定帮助。

(二)鉴别诊断

有消化道症状时应与消化性溃疡、胆囊炎、心绞痛等鉴别。

(三)治疗

内科治疗仅限于对症处理,治疗有赖于手术。

(张永娟)

第九节　膈肌感染性疾病

膈肌感染性疾病多继发于膈肌周围感染性疾病,也可为全身性感染性疾病在膈肌的表现及创伤、术后合并感染,膈肌本身原发性感染少见。膈上感染常继发于肺炎、肺脓肿、脓胸等。膈下感染多见于腹腔感染,如肝脓肿及腹部手术后。由于腹腔上部压力较下部为低,故感染性腹腔液体沿结肠旁沟向上延伸至膈下间隙形成脓肿,并可通过膈肌附近的淋巴引流或直接侵袭膈肌致化脓、坏死并发脓胸、肺脓肿。

一、诊断

(一)病史
有膈肌周围感染、创伤、手术或全身性感染性疾病的病史。

(二)临床表现
在原发病的基础上可有发热、胸腹痛等表现,后者以呼吸时显著。

(三)实验室及其他辅助检查
胸部 X 线片表现为膈肌升高,活动受限,肺下部出现盘状不张、局部胸膜反应,甚至可见气液平面。也可出现肺部炎症浸润影及脓肿。值得注意的是,部分膈上的肺底积液 X 线片可表现为肺下界明显升高,似膈肌向上移位,称为假性横膈升高。可采用不同立位或卧位动态透视、摄片鉴别。也可通过 B 超、CT 检查进行鉴别。血常规检查呈感染血常规,血培养有助于明确病原菌,但原发性者常为阴性,血行播散者常为阳性。药物敏感试验有助选择有效的抗生素。在影像学检查指导下进行穿刺涂片检查、细菌培养＋药物敏感试验有助于明确病原菌及选用适当的抗生素。应同时进行需氧菌、厌氧菌培养及药物敏感试验。

二、治疗

(1)针对原发病进行治疗。

(2)全身应用有效抗生素。

(3)对于化脓性感染,可在影像学指导下进行引流、局部用药。

(4)全身支持治疗。

(张永娟)

第十四章

呼吸系统危重症

第一节 肺 栓 塞

肺栓塞（pulmonary embolism,PE）是以各种栓子阻塞肺动脉系统为其发病原因的一组疾病或临床综合征的总称,包括肺血栓栓塞症、脂肪栓塞综合征、羊水栓塞、空气栓塞等。肺血栓栓塞症（pulmonary thrombo embolism,PTE）是来自深静脉或右心的血栓堵塞了肺动脉及其分支所致疾病,以肺循环和呼吸功能障碍为其主要临床和病理生理特征。PTE占肺栓塞的绝大部分,通常在临床上所说的肺栓塞即指PTE。引起PTE的血栓主要来源于深静脉血栓形成（deep venous thrombosis,DVT）,PTE常为DVT的并发症。PTE与DVT是静脉血栓栓塞症（venous thrombo embolism,VTE）的两种重要的临床表现形式。

PTE-DVT一直是国内外医学界非常关注的医疗保健问题,在世界范围内发病率和病死率都很高,临床上漏诊与误诊情况严重。美国DVT的年发病率为1.0%,而PTE的年发病率为0.5%,未经治疗的PTE病死率高达26%~37%,而如果能够得到早期诊断和及时治疗,其病死率会明显下降。我国目前尚无PTE发病的准确的流行病学资料。但据国内部分医院的初步统计和依临床经验估计,在我国PTE绝非少见病,而且近年来其发患者数有增加趋势。

一、病因

PTE的危险因素包括任何可以导致静脉血液淤滞、静脉内皮损伤和血液高凝状态的因素,即Virchow三要素。这些因素单独存在或者相互作用,对于DVT和PTE的发生具有非常重要的意义。易发生VTE的危险因素包括原发性和继发性两类。

(一)原发性危险因素

由遗传变异引起,包括凝血、抗凝、纤溶在内的各种遗传性缺陷（表14-1）。如40岁以下的年轻患者无明显诱因出现或反复发生VTE,或呈家族遗传倾向,应考虑到有无易栓症的可能性。

表 14-1　引起 PTE 的原发性危险因素

抗凝血酶缺乏	Ⅻ因子缺乏
先天性异常纤维蛋白原血症	Ⅴ因子 Leiden 突变(活性蛋白 C 抵抗)
血栓调节因子(thrombomodulin)异常	纤溶酶原缺乏

高同型半胱氨酸血症	纤溶酶原不良血症
抗心脂抗体综合征(anticardiolipin antibodys syndrome)	蛋白 S 缺乏
纤溶酶原激活物抑制因子过量	蛋白 C 缺乏
凝血酶原 20210A 基因变异	

(二)继发性危险因素

由后天获得的多种病理生理异常所引起,包括骨折、创伤、手术、妊娠、产褥期、口服避孕药、激素替代治疗、恶性肿瘤和抗磷脂综合征等,其他重要的危险因素还包括神经系统病变或卒中后的肢体瘫痪、长期卧床、制动等。在临床上,可将上述危险因素按照强度分为高危、中危和低危因素(表 14-2)。

表 14-2　引起静脉血栓的危险因素

高危因素(OR 值>10)	中危因素(OR 值 2~9)	低危因素(OR 值<2)
骨折(髋部或大腿)	关节镜膝部手术	长时间旅行静坐不动(如长时间乘坐汽车或飞机旅行)
髋或膝关节置换	中心静脉置管	年龄
大型普外科手术	化学治疗	腔镜手术(如胆囊切除术)
大的创伤	慢性心力衰竭或呼吸衰竭	肥胖
脊髓损伤	雌激素替代治疗	静脉曲张
	恶性肿瘤	
	口服避孕药	
	瘫痪	
	妊娠/产后	
	既往 VTE 病史	
	易栓倾向	

即使积极地应用较完备的技术手段寻找危险因素,临床上仍有部分患者发病原因不明,称为特发性 VTE。这些患者可能存在某些潜在的异常病变(如恶性肿瘤)促进血栓的形成,应注意仔细筛查。

二、病理生理

PTE 发生后,一方面通过栓子的机械阻塞作用直接影响肺循环、体循环血流动力学状态和呼吸功能;另一方面,通过心脏和肺的反射效应及神经体液因素(包括栓塞后的炎症反应)等导致多种功能和代谢变化。以上机制的综合和相互作用加上栓子的大小和数量、多个栓子的递次栓塞间隔时间、是否同时存在其他心肺疾病等对 PTE 的发病过程和病情的严重程度均有重要影响。

(一)急性 PTE 后肺循环血流动力学变化

1.肺动脉高压

肺动脉的机械堵塞和神经-体液因素引起的肺血管痉挛是栓塞后形成肺动脉高压的基础。

当肺血管床被堵塞 20%～30% 时,开始出现一定程度的肺动脉高压;随着肺血管床堵塞程度的加重,肺动脉压力会相应增加,当肺血管床堵塞达 75% 以上时,由于严重的肺动脉高压,可出现右心室衰竭甚至休克、猝死。同时,PTE 时受损的肺血管内皮细胞、血栓中活化的血小板及中性粒细胞等可以释放血栓素 A_2(TXA$_2$)、5-羟色胺、内皮素和血管紧张素 II 等血管活性物质,这些物质可引起肺血管痉挛,加重肺动脉高压。

2.右心功能障碍

随着肺动脉高压的进展,右心室后负荷增加,导致右心室每搏做功增加,收缩末期压力升高。在栓塞早期,由于心肌收缩力和心率的代偿作用,并不导致心室舒张末期压力升高,不出现右心室扩张,维持血流动力学相对稳定。随着右心室后负荷的进一步增加,心率和心肌收缩力的代偿作用不足以维持有效的心排血量时,心室舒张末期压力开始显著升高,心排血量明显下降,右心室压升高,心房扩大,导致左心回心血量减少,体循环淤血,出现急性肺源性心脏病。

3.左心功能障碍

肺动脉堵塞后,经肺静脉回流至左心房的血液减少,左心室舒张末期充盈压下降,体循环压力趋于下降,通过兴奋交感神经使心率和心肌收缩力增加,以维持心排血量的相对稳定。当通过心率和心肌收缩力的改变不能代偿回心血量的继续下降时,心排血量明显减少,造成血压下降,内脏血管收缩,外周循环阻力增加,严重时出现休克症状。

上述病理生理改变的严重程度和发展速度受到以下因素影响:肺血管阻力升高的幅度、速度和患者基础心肺功能状态。如果肺血管阻力突然升高,且幅度越大时,右心功能损害就越严重,病情发展就越快;如果肺血管阻力极度升高,心脏射血功能接近丧失,会出现电机械分离现象,即心脏可以产生接近正常的电活动,但是心肌细胞的运动状态接近等长收缩,心室内压力虽可随心动周期而变化,却不能产生有效的肺循环血流,甚至可发生猝死。

(二)急性 PTE 后呼吸功能的变化

栓塞部位肺血流减少或阻断,肺泡无效腔量增大;肺梗死、肺水肿、肺出血、肺萎陷和肺不张等因素均可导致通气/血流(V/Q)比例失调;支气管痉挛及过度通气等因素综合存在可产生气体交换障碍,从而发生低氧血症和代偿性过度通气(低碳酸血症)。

(三)急性 PTE 的临床分型

按照 PTE 后病理生理变化,可以将 PTE 分为急性大面积 PTE 和急性非大面积 PTE。

急性大面积 PTE:临床上以休克和低血压为主要表现,即体循环动脉收缩压<12.0 kPa(90 mmHg),或较基础值下降幅度不低于 5.3 kPa(40 mmHg),持续 15 分钟以上。须除外新发生的心律失常、低血容量或感染中毒症所致血压下降。

急性非大面积 PTE(non-massive PTE):不符合以上大面积 PTE 标准的 PTE。此型患者中,一部分人的超声心动图表现有右心功能障碍(right ventricular dysfunction,RVD)或临床上出现右心功能不全表现,归为次大面积 PTE(submassive PTE)亚型。

三、临床表现

PTE 的临床症状多不典型,表现谱广,从完全无症状到猝死,因而极易造成漏诊与误诊。国家"十五"科技攻关课题——肺栓塞规范化诊治方法的研究中,对 516 例 PTE 患者的临床表现进行了分析,其各种临床症状及发生率,见表 14-3。

表 14-3　中国人 516 例急性 PET 患者的临床表现

症状	发生率（％）	症状	发生率（％）
呼吸困难	88.6	咯血	26.0
胸痛	59.9	心悸	32.9
心绞痛样胸痛	30.0	发热	24.0
胸膜炎性胸痛	45.2	晕厥	13.0
咳嗽	56.2	惊恐、濒死感	15.3

　　PTE 的体征也无特异性，最常见的体征是呼吸急促，占 51.7％，可部分反映患者病情的严重程度；心动过速的发生率为 28.1％，主要是缺氧、肺循环阻力增高和右心功能不全等因素引起交感神经兴奋所致；由于严重的低氧血症和体循环淤血可出现周围型发绀。

　　呼吸系统的体征较少出现，25.4％的患者存在细湿啰音，可能与炎症渗出或肺泡表面活性物质减少导致肺泡内液体量增加有关。另有 8.5％的患者存在哮鸣音，程度一般较轻，有的局限于受累部位，也有的波及全肺。如合并胸腔积液，可出现胸膜炎的相应体征，如局部叩诊实音、胸膜摩擦感和摩擦音等。

　　41.9％的患者在肺动脉瓣听诊区可闻及第二心音亢进。当存在右心室扩大时，可使三尖瓣瓣环扩张，造成三尖瓣相对关闭不全，出现收缩期反流。在胸骨左缘第四肋间可闻及三尖瓣收缩期反流性杂音，吸气时增强，发生率 7.8％。另有 20.2％的患者可出现颈静脉充盈或曲张，为右心压力增高在体表的反映。如果患者病情危重，出现急性右心衰竭时，可出现肝大、肝颈反流征阳性、下肢水肿等表现。

四、诊断

（一）诊断策略

　　中华医学会呼吸病学分会在《肺血栓栓塞症的诊断与治疗指南（草案）》中提出的诊断步骤分为临床疑似诊断、确定诊断和危险因素的诊断三个步骤。

　　1.临床疑似诊断（疑诊）

　　对存在危险因素的患者，如果出现不明原因的呼吸困难、胸痛、晕厥和休克，或伴有单侧或双侧不对称性下肢肿胀、疼痛等对诊断具有重要的提示意义。心电图、胸部 X 线、动脉血气分析等基本检查，有助于初步诊断，结合 D-二聚体检测（ELISA 法），可以建立疑似患者诊断。超声检查对于提示 PTE 诊断和排除其他疾病具有重要价值，若同时发现下肢深静脉血栓的证据则更增加诊断的可能性。

　　2.PTE 的确定诊断（确诊）

　　对于临床疑诊的患者应尽快合理安排进一步检查以明确 PTE 诊断。如果没有影像学的客观证据，就不能诊断 PTE。PTE 的确定诊断主要依靠核素肺通气/灌注扫描、CTPA、MRPA 和肺动脉造影等临床影像学技术。如心脏超声发现右心或肺动脉内存在血栓征象，也可确定 PTE 的诊断。

　　3.PTE 成因和易患因素的诊断（求因）

　　对于临床疑诊和已经确诊 PTE 的患者，应注意寻找 PTE 的成因和易患因素，并据以采取相应的治疗和预防措施。

(二)辅助检查及 PTE 时的变化

1.动脉血气分析

动脉血气分析常表现为低氧血症,低碳酸血症,肺泡-动脉血氧分压差$[P_{(A-a)}O_2]$增大,部分患者的血气结果可以正常。

2.心电图检查

心电图的改变取决于 PTE 栓子的大小、堵塞后血流动力学变化及患者的基础心肺储备状况。当栓塞面积较小时,心电图表现可以正常或仅有窦性心动过速。而当出现急性右心室扩大时,在 Ⅰ 导联可出现 S 波,Ⅲ 导联出现 Q 波,Ⅲ 导联的 T 波倒置,即所谓的 $S_I Q_{III} T_{III}$ 征。右心室扩大可以导致右心传导延迟,从而产生完全或不完全右束支传导阻滞。右心房扩大时,可出现肺型 P 波,在 PTE 患者心电图演变过程中,出现肺型 P 波,时间仅为 6 小时。当出现肺动脉及右心压力升高时可出现 $V_1 \sim V_4$ 的 T 波倒置和 ST 段异常,电轴右偏及顺钟向转位等。由于肺栓塞心电图的变化有时是非常短暂的,所需及时、动态观察心电图改变。

3.胸部 X 线检查

胸部 X 线检查可显示肺动脉阻塞征(如区域性肺纹理变细、稀疏或消失),肺野透亮度增加;另可表现为右下肺动脉干增宽或伴截断征,肺动脉段膨隆及右心室扩大等肺动脉高压症及右心扩大征象;部分患者胸部 X 线检查可见肺野局部片状阴影,尖端指向肺门的楔形阴影,肺不张或膨胀不全等肺组织继发改变。有肺不张侧可见横膈抬高,有时合并少至中量胸腔积液。胸部 X 线检查对鉴别其他胸部疾病有重要帮助。

4.超声心动图检查

在提示诊断和除外其他心血管疾病方面有重要价值。对于严重的 PTE 患者,可以发现右心室壁局部运动幅度降低;右心室和/或右心房扩大;室间隔左移和运动异常;近端肺动脉扩张;三尖瓣反流速度增快;下腔静脉曲张,吸气时不萎陷。若在右心房或右心室发现血栓,同时患者临床表现符合 PTE,可以做出诊断。超声检查偶可因发现肺动脉近端的血栓而直接确定诊断。

5.血浆 D-二聚体(D-dimer)检查

酶联免疫吸附法(ELISA)是较为可靠的检测方法。急性 PTE 时血浆 D-二聚体升高,但 D-二聚体升高对 PTE 并无确诊的价值,因为在外伤、肿瘤、炎症、手术、心肌梗死和穿刺损伤,甚至心理应激时血浆 D-二聚体均可增高。

(三)确诊检查方法及影像学特点

1.核素肺灌注扫描

PTE 典型征象呈肺段或肺叶分布的肺灌注缺损。当肺核素显像正常时,可以可靠地排除 PTE。根据前瞻性诊断学研究(prospective investigation of pulmonary embolism diagnosis,PIOPED),将肺灌注显像的结果分为四类,正常或接近正常、低度可能性、中间可能性和高度可能性。高度可能时约 90% 患者有 PTE,对 PTE 诊断的特异性为 96%;低度和中间可能性诊断不能确诊 PTE,需做进一步检查;正常或接近正常时,如果临床征象不支持 PTE,则可以除外 PTE 诊断。

2.CT 肺动脉造影(CTPA)

PIOPED Ⅱ 的结果显示,CTPA 对 PTE 诊断的敏感性为 83%,特异性为 96%,如果联合 CT 静脉造影(CTV)检查,则对 PTE 诊断的敏感性可提高到 90%。由于 CTPA 是无创性检查方法,且可以安排急诊检查,已在临床上广泛应用。PTE 的 CT 直接征象是各种形态的充盈缺损,间接征象包括病变部位肺组织有"马赛克"征、肺出血和肺梗死继发的肺炎改变等。

3.磁共振肺动脉造影(MRPA)

在大血管的 PTE,MRPA 可以显示栓塞血管的近端扩张,血栓栓子表现为异常信号,但对外周的 PTE 诊断价值有限。由于扫描速度较慢,故限制其临床应用。

4.肺动脉造影

敏感性和特异性达95%,是诊断 PTE 的金标准。表现为栓塞血管腔内充盈缺损或完全阻塞,外周血管截断或枯枝现象。肺动脉造影为有创性检查,可并发血管损伤、出血、心律失常、咯血和心力衰竭静脉注射等。致命性或严重并发症的发生率分别为 0.1% 和 1.5%,应严格掌握其适应证。

(四)鉴别诊断

1.肺炎

有部分 PTE 患者表现为咳嗽、咳少量白痰和低中度发热,同时有活动后气短,伴或不伴胸痛症状,化验血周围白细胞计数增多,胸部 X 线检查有肺部浸润阴影,往往被误诊为上呼吸道感染或肺炎,但经抗感染治疗效果不好,症状迁延甚至加重。肺炎多有明显的受寒病史,急性起病,表现为寒战高热,之后发生胸痛、咳嗽、咳痰和痰量较多,可伴口唇疱疹;查体肺部呼吸音减弱,有湿啰音及肺实变体征,痰涂片及培养可发现致病菌及抗感染治疗有效有别于 PTE。

2.心绞痛

急性 PTE 患者的主要症状为活动性呼吸困难,心电图可出现 Ⅱ、Ⅲ、aVF 导联 ST 段及 T 波改变,甚至广泛性 T 波倒置或胸前导联呈"冠状 T",同时存在胸痛、气短,疼痛可以向肩背部放射,容易被误诊为冠心病、心绞痛。需要注意询问患者有无高血压、冠心病病史,并注意检查有无下肢静脉血栓的征象。

3.支气管哮喘

急性 PTE 发作时可表现为呼吸困难、发绀、两肺可闻及哮鸣音。支气管哮喘多有过敏史或慢性哮喘发作史,用支气管扩张药或糖皮质激素类药物症状可缓解,病史和对治疗的反应有助于与 PTE 鉴别。

4.血管神经性晕厥

部分 PTE 患者以晕厥为首发症状,容易被误诊为血管神经性晕厥或其他原因所致晕厥而延误治疗,最常见的要与迷走反射性晕厥及心源性晕厥(如严重心律失常、肥厚型心肌病)相鉴别。

5.胸膜炎

PTE 患者尤其是周围型 PTE,病变可累及胸膜而产生胸腔积液,易被误诊为其他原因性胸膜炎,如结核性、感染性及肿瘤性胸膜炎。PTE 患者胸腔积液多为少量、1~2 周自然吸收,常同时存在下肢深静脉血栓形成,呼吸困难,胸部 X 线检查有吸收较快的肺部浸润阴影,超声心动图呈一过性右心负荷增重表现,同时血气分析呈低氧血症、低碳酸血症等均可与其他原因性胸膜炎鉴别。

五、治疗

(一)一般治疗

胸痛严重者可以适当使用镇痛药物,但如果存在循环障碍,应避免应用具有血管扩张作用的阿片类制剂,如吗啡等;对于有焦虑和惊恐症状者应予安慰并可以适当使用镇静药;为预防肺内感染和治疗静脉炎可使用抗生素。存在发热、咳嗽等症状时可给予相应的对症治疗。

(二)呼吸循环支持治疗

1.呼吸支持治疗

对有低氧血症患者,可经鼻导管或面罩吸氧。吸氧后多数患者的血氧分压可以达到10.7 kPa(80 mmHg)以上,因而很少需要进行机械通气。当合并严重呼吸衰竭时可使用经鼻(面)罩无创性机械通气或经气管插管机械通气。但注意应避免气管切开,以免在抗凝或溶栓过程中发生局部不易控制的大出血。

2.循环支持治疗

针对急性循环衰竭的治疗方法主要有扩容、应用正性肌力药物和血管活性药物。急性PTE时应用正性肌力药物可以使心排血量增加或体循环血压升高,同时也可增加右心室做功。临床上可以使用多巴胺、多巴酚丁胺和去甲肾上腺素治疗,三者通过不同的作用机制,可以达到升高血压、提高心排血量等作用。

(三)抗凝治疗

抗凝治疗能预防再次形成新的血栓,并通过内源性纤维蛋白溶解作用使已经存在的血栓缩小甚至溶解,但不能直接溶解已经存在的血栓。

抗凝治疗的适应证是不伴血流动力学障碍的急性PTE和非近端肢体DVT;进行溶栓治疗的PTE,溶栓治疗后仍需序贯抗凝治疗以巩固加强溶栓效果避免栓塞复发;对于临床高度疑诊PTE者,如无抗凝治疗禁忌证,均应立即开始抗凝治疗,同时进行PTE确诊检查。

抗凝治疗的主要禁忌证:活动性出血(肺梗死引起的咯血不在此范畴)、凝血机制障碍、严重的未控制的高血压、严重肝肾功能不全、近期手术史、妊娠头3个月及产前6周、亚急性细菌性心内膜炎、心包渗出、动脉瘤等。当确诊有急性PTE时,上述情况大多属于相对禁忌证。

目前抗凝治疗的药物主要有普通肝素、低分子肝素和华法林。

1.普通肝素

用药原则应快速、足量和个体化。推荐采用持续静脉泵入法,首剂负荷量80 U/kg(或2 000~5 000 U静脉推注),继之以18 U/(kg·h)速度泵入,然后根据APTT调整肝素剂量(表14-4)。也可使用皮下注射的方法,一般先予静脉注射负荷量2 000~5 000 U,然后按250 U/kg剂量每12小时 皮下注射1次。调节注射剂量使注射后6~8小时的APTT达到治疗水平。

表 14-4 根据 APTT 监测结果调整静脉肝素用量的方法

APTT	初始剂量及调整剂量	下次 APTT 测定的间隔时间(h)
治疗前测基础 APTT	初始剂量:80 U/kg 静脉推注,然后按 18 U/(kg·h)静脉滴注	4~6
低于 35 秒(>1.2 倍正常值)	予 80 U/kg 静脉推注,然后增加静脉滴注剂量 4 U/(kg·h)	6
35~45 秒(1.2~1.5 倍正常值)	予 40 U/kg 静脉推注,然后增加静脉滴注剂量 4 U/(kg·h)	6
46~70 秒(1.5~2.3 倍正常值)	无须调整剂量	6
71~90 秒(2.3~3.0 倍正常值)	减少静脉滴注剂量 2 U/(kg·h)	6
超过 90 秒(>3 倍正常值)	停药 1 小时,然后减少剂量 3 U/(kg·h)后恢复静脉滴注	6

肝素抗凝治疗在 APTT 达到正常对照值的 1.5 倍时称为肝素的起效阈值。达到正常对照值 1.5~2.5 倍时是肝素抗凝治疗的适当范围,若以减少出血危险为目的,将 APTT 维持在正常对照值 1.5 倍的低限治疗范围,将使复发性 VET 的危险性增加。因此,调整肝素剂量应尽量在正常对照值的 2.0 倍而不是 1.5 倍,特别是在治疗的初期尤应注意。

溶栓治疗后,当 APTT 降至正常对照值的 2 倍时开始应用肝素抗凝,不需使用负荷剂量肝素。

肝素可能会引起血小板减少症(heparin-induced thrombocytopenia,HIT),在使用肝素的第 3~5 天必须复查血小板计数。若较长时间使用肝素,尚应在第 7~10 天和第 14 天复查。HIT 很少在肝素治疗的 2 周后出现。若出现血小板迅速或持续降低达 30% 以上。或血小板计数 $<100\times10^9$/L,应停用肝素。一般在停用肝素后 10 天内血小板计数开始逐渐恢复。

2.低分子肝素(LMWH)

LMWH 应根据体重给药,每天 1~2 次,皮下注射。对于大多数患者,按体重给药是有效的,不需监测 APTT 和调整剂量,但对过度肥胖者或孕妇宜监测血浆抗 Xa 因子活性并据以调整剂量。

3.华法林

在肝素治疗的第 1 天应口服维生素 K 拮抗药华法林作为抗凝维持阶段的治疗。因华法林对已活化的凝血因子无效、起效慢,因此不适用于静脉血栓形成的急性期。初始剂量为 3.0~5.0 mg/d。由于华法林需要数天才能发挥全部作用,因此与肝素需至少重叠应用 4~5 天,当连续两天测定的国际标准化比率(INR)达到 2.5(2.0~3.0)时,即可停止使用肝素/低分子肝素,单独口服华法林治疗。应根据 INR 或 PT 调节华法林的剂量。在达到治疗水平前,应每天测定 INR,其后 2 周每周监测 2~3 次,以后根据 INR 的稳定情况每周监测 1 次或更少。若行长期治疗,约每 4 周测定 INR 并调整华法林剂量 1 次。

口服抗凝药的疗程应根据 PTE 的危险因素决定:低危人群指危险因素属一过性的(如手术创伤),在危险因素去除后继续抗凝 3 个月;中危人群指存在手术以外的危险因素或初次发病找不到明确的危险因素者,至少治疗 6 个月;高危人群指反复发生静脉血栓形成者或持续存在危险因素的患者,包括恶性肿瘤、易栓症、抗磷脂抗体综合征、慢性血栓栓塞性肺动脉高压者,应该长期甚至终身抗凝治疗,对放置下腔静脉滤器者终身抗凝。

(四)溶栓治疗

溶栓治疗主要适用于大面积 PTE 患者。对于次大面积 PTE,若无禁忌证可以进行溶栓。

溶栓治疗的绝对禁忌证包括活动性内出血和近 2 个月内自发性颅内出血、颅内或脊柱创伤、手术。

相对禁忌证:10~14 天的大手术、分娩、器官活检或不能压迫部位的血管穿刺;2 个月之内的缺血性卒中;10 天内的胃肠道出血;15 天内的严重创伤;1 个月内的神经外科或眼科手术;难以控制的重度高血压[收缩压 >24.0 kPa(180 mmHg),舒张压 >14.7 kPa(110 mmHg)];近期曾进行心肺复苏;血小板计数 $<100\times10^9$/L;妊娠;细菌性心内膜炎;严重的肝肾功能不全;糖尿病出血性视网膜病变;出血性疾病等。

对于大面积 PTE,因其对生命的威胁极大,上述绝对禁忌证也应视为相对禁忌证。

溶栓治疗的时间窗为 14 天以内。临床研究表明,症状发生 14 天之内溶栓,其治疗效果好于 14 天以上者,而且溶栓开始时间越早治疗效果越好。

目前临床上用于 PTE 溶栓治疗的药物主要有链激酶(SK)、尿激酶(UK)和重组组织型纤溶酶原激活剂(rt-PA)。

目前推荐短疗程治疗,我国的 PTE 溶栓方案如下。

(1)UK:负荷量 4 400 U/kg 静脉注射 10 分钟,继之以 2 200 U/(kg·h)持续静脉滴注 12 小时。另可考虑2 小时溶栓方案,即 20 000 U/kg 持续静脉滴注 2 小时。

(2)SK:负荷量 250 000 U 静脉注射 30 分钟,继之以 1 000 000 U/h 持续静脉滴注 24 小时。SK 具有抗原性,故用药前需肌内注射苯海拉明或地塞米松,以防止发生变态反应。也可使用 1 500 000 U静脉滴注 2 小时。

(3)rt-PA:50 mg 持续静脉滴注 2 小时。

出血是溶栓治疗的主要并发症,可以发生在溶栓治疗过程中,也可以发生在溶栓治疗结束之后。因此,治疗期间要严密观察患者神志改变、生命体征变化及脉搏血氧饱和度变化等,注意检查全身各部位包括皮下、消化道、牙龈、鼻腔等是否有出血征象,尤其需要注意曾经进行深部血管穿刺的部位是否有血肿形成。注意复查血常规、血小板计数,出现不明原因血红蛋白、红细胞下降时,要注意是否有出血并发症。溶栓药物治疗结束后每 2~4 小时测 1 次活化的部分凝血激酶时间(APTT),待其将至正常值的 2 倍以下时,开始使用肝素或 LWMH 抗凝治疗。

(五)介入治疗

介入治疗主要包括经导管吸栓碎栓术和下腔静脉滤器置入术。导管吸栓碎栓术的适应证为肺动脉主干或主要分支大面积 PTE 并存在以下情况者:溶栓和抗凝治疗禁忌证;经溶栓或积极的内科治疗无效。

为防止下肢深静脉大块血栓再次脱落阻塞肺动脉,可于下腔静脉安装滤器。适用于下肢近端静脉血栓,而抗凝治疗禁忌或有出血并发症;经充分抗凝而仍反复发生 PTE;伴血流动力学变化的大面积 PTE;近端大块血栓溶栓治疗前;伴有肺动脉高压的慢性反复性 PTE;行肺动脉血栓切除术或肺动脉血栓内膜剥脱术的患者。

(六)手术治疗

手术治疗适用于经积极的非手术治疗无效的紧急情况。适应证包括大面积 PTE,肺动脉主干或主要分支次全堵塞,不合并固定性肺动脉高压者(尽可能通过血管造影确诊);有溶栓禁忌证者;经溶栓和其他积极的内科治疗无效者。

六、预防

主要的预防措施包括机械性预防和药物预防。机械性预防方法包括逐步加压弹力袜和间歇充气压缩泵,药物预防可以使用 LWMH、低剂量的普通肝素等。机械性预防方法主要用于有高出血风险的患者,也可用于与药物预防共同使用加强预防效果。不推荐单独使用阿司匹林作为静脉血栓的预防方法。

(邓小彬)

第二节 肺 水 肿

肺内正常的解剖和生理机制保持肺间质水分恒定和肺泡处于理想的湿润状态,以利于完成肺的各种功能。如果某些原因引起肺血管外液体量过度增多甚至渗入肺泡,引起生理功能紊乱,则称为肺水肿。临床表现主要为呼吸困难、发绀、咳嗽、咳白色或血性泡沫痰,两肺散在湿啰音,影像学呈现为以肺门为中心的蝶状或片状模糊阴影。理解肺液体和溶质转运的基本原理是合理有效治疗肺水肿的基础。

一、肺内液体交换的形态学基础

肺泡表面为上皮细胞,肺泡表面约有 90% 被扁平 Ⅰ 型肺泡细胞覆盖,其余为 Ⅱ 型肺泡细胞(图 14-1)。细胞间连接紧密,正常情况下液体不能透过。Ⅱ 型肺泡细胞含有丰富的磷脂类物质,主要成分是二软脂酰卵磷脂,其分泌物进入肺泡,在肺泡表面形成一薄层减低肺泡表面张力的肺泡表面活性物质,维持肺泡开放,并有防止肺泡周围间质液向肺泡腔渗漏的功能。Ⅱ 型肺泡细胞除了分泌表面活性物质外,还参与钠运输。钠先通过肺泡腔侧的阿米洛利敏感性钠通道进入细胞内,再由位于基膜侧的 Na^+-K^+-ATP 酶将钠泵入肺间质。肺毛细血管内衬着薄而扁平的内皮细胞,内皮细胞间的连接较为疏松,允许少量液体和某些蛋白质颗粒通过。近来的研究还发现,支气管肺泡上皮还表达 4 种特异性水转运蛋白或称为水通道蛋白(aquaporin,AQP)1、3、4、5,可加速水的转运,参与肺泡液体的交换。

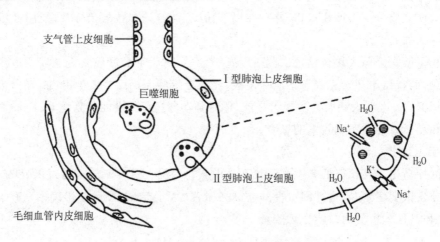

图 14-1 肺泡液体交换形态学基础示意图

电镜观察可见肺泡的上皮与血管的基膜之间不是完全融合,与毛细血管相关的肺泡壁存在一侧较薄和一侧较厚的边(图 14-2)。薄侧上皮与内皮的基膜相融合,即由肺泡上皮、基膜和毛细血管内皮三层所组成,有利于血与肺泡的气体交换。厚侧由肺毛细血管内皮质、基膜、胶原纤维和弹力纤维交织网、肺泡上皮、极薄的液体层和表面活性物质层组成。上皮与内皮基膜之间被间隙(肺间质)分离,该间隙与支气管血管束周围间隙、小叶间隔和脏层胸膜下的间隙相连通,以利液体交换。进入肺间质的液体主要通过淋巴系统回收。在厚侧肺泡隔中,电镜下可看到神经和点状胶原物质组成的感受器。当间质水分增加,胶原纤维肿胀刺激"J"感受器,传至中枢,反射性使呼吸加深加快,引起胸腔负压增加,淋巴管液体引流量增多。

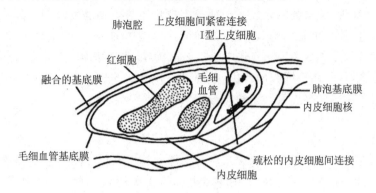

图 14-2　肺泡毛细血管结构示意图

二、发病机制

无肺泡液体清除时,控制水分通过生物半透膜的各种因素可用 Starling 公式概括,若同时考虑到滤过面积和回收液体至血管内的机制,可改写为下面公式:

$$EVLW = \{(SA \times Lp)[(P_{mv} - P_{pmv}) - \sigma(\pi_{mv} - \pi_{pmv})]\} - Flymph$$

式中 EVLW 为肺血管外液体含量;SA 为滤过面积;Lp 为水流体静力传导率;P_{mv} 和 P_{pmv} 分别为微血管内和微血管周围静水压;σ 为蛋白反射系数;π_{mv} 和 π_{pmv}。分别为微血管内和微血管周围胶体渗透压;Flymph 为淋巴流量,概括了所有将液体回收到血管内的机制。

这里之所以使用微血管而不是毛细血管这一术语,是因为液体滤出还可发生在小动脉和小静脉处。此外,$SA \times Lp = K_f$,是水过系数。虽然很难测定 SA 和 Lp,但其中强调了 SA 对肺内液体全面平衡的重要性。反射系数表示血管对蛋白的通透性。如果半透膜完全阻止可产生渗透压的蛋白通过,σ 值为 1.0,相反,如其对蛋白的滤过没有阻力,σ 值为 0。因此,σ 值可反映血管通透性变化影响渗透压梯度,进而涉及肺血管内外液体流动的作用。肺血管内皮的 σ 值为 0.9,肺泡上皮的 σ 值为 1.0。因此,在某种程度上内皮较肺泡上皮容易滤出液体,导致肺间质水肿发生在肺泡水肿前。

从公式可看出,如果 SA、Lp、P_{mv} 和 π_{pmv} 部分或全部增加,其他因素不变,EVLW 即增多。P_{pmv}、σ、π_{mv} 和 Flymph 的减少也产生同样效应。由于重力和肺机械特性的影响,肺内各部位的 P_{mv} 和 P_{pmv} 并不是均匀一致的。在低于右心房水平的肺区域中,虽然 P_{mv} 和 P_{pmv} 均可升高,但前者的升高程度大于后者,这有助于解释为什么肺水肿易首先发生在重力影响最明显的部位。

正常时,尽管肺微血管和间质静水压力受姿势、重力、肺容量乃至循环液体量变化的影响,但肺间质和肺泡均能保持理想的湿润状态。这是由于淋巴系统、肺间质蛋白和顺应性的特征有助于对抗液体潴留并连续不断地清除肺内多余的水分。肺血管静水压力和通透性增加时,淋巴流量可增加 10 倍以上对抗肺水肿的产生。起次要作用的是肺间质内蛋白的稀释效应,它由微血管内静水压力升高后致使液体滤过增多引起,效应是降低 πpmv,反过来减少净滤过量,但对血管通透性增加引起的肺水肿不起作用。预防肺水肿的另一因素是顺应性变化效应。肺间质中紧密连接的凝胶结构不易变形,顺应性差,肺间质轻度积液后压力即迅速升高,阻止进一步滤过。但同时由于间质腔扩张范围小,当移除肺间质内水分的速度赶不上微血管滤出的速度时,易发生肺泡水肿。

近来的研究又发现,肺水肿的形成还受肺泡上皮液体清除功能的影响。肺泡Ⅱ型细胞在儿茶酚胺依赖性和非依赖性机制的调节下,可主动清除肺泡内的水分,改善肺水肿。据此,可以推论,肺水肿的发病机制除了 Starling 公式中概括的因素外,还受肺泡上皮主动液体转运功能的左右。只有液体漏出的作用强于回收的作用,并超过了肺泡液体的主动转运能力后才发生肺水肿。而且,肺泡液体转运功能完整也有利于肺水肿的消散。

三、分类

为便于指导临床诊断和治疗,可将肺水肿分为微血管压升高性(高压性肺水肿)、微血管压正常性(常压性肺水肿)和高微血管压合并高肺毛细血管膜通透性肺水肿(混合性肺水肿)3 类(表 14-5)。

表 14-5　肺水肿分类

Ⅰ	高压性肺水肿
	心源性:左心衰竭、二尖瓣病、左心房黏液瘤
	肺静脉受累:原发性静脉闭塞性疾病、纵隔纤维化或肉芽肿病变
	神经源性:颅脑外伤、颅内压升高、癫痫发作后
Ⅱ	常压性肺水肿
	吸入有毒烟雾和可溶性气溶胶:二氧化氮、二氧化硫、一氧化碳、高浓度氧、臭氧、烟雾烧伤、氨气、氯气、光气、有机磷酸酯
	吸入有毒液体:液体性胃内容物、淹溺、高张性造影剂、乙醇
	高原肺水肿
	新生儿暂时性呼吸急促
	胸穿后肺复张胜肺水肿
	血浆胶体渗透压减少
	淋巴回流障碍
	其他:外伤性脂肪栓塞、肺挫伤急性放射性反应、循环毒素(四氧嘧啶、蛇毒)、循环的血管活性物质(组胺、激肽、前列腺素、5-羟色胺)
Ⅲ	混合性肺水肿
	吸毒或注射毒品过量
	急性呼吸窘迫综合征

四、病理和病理生理

肺表面苍白,含水量增多,切面有大量液体渗出。显微镜下观察,可将其分为间质期、肺泡壁期和肺泡期。

间质期是肺水肿的最早表现,液体局限在肺泡外血管和传导气道周围的疏松结缔组织中,支气管、血管周围腔隙和叶间隔增宽,淋巴管扩张。液体进一步潴留时,进入肺泡壁期。液体蓄积在厚的肺泡毛细血管膜一侧,肺泡壁进行性增厚。发展到肺泡期时,充满液体的肺泡壁会丧失其环形结构,出现褶皱。无论是微血管内压力增高还是通透性增加引起的肺水肿,肺泡腔内液体中蛋白与肺间质内相同时,提示表面活性物质破坏,而且上皮丧失了滤网能力。

肺水肿可影响肺顺应性、弥散功能、通气/血流比值和呼吸类型。其程度与病理学改变有关,间质期最轻,肺泡期最重。肺含水量增加和肺表面活性物质破坏,可降低肺顺应性,增加呼吸功。间质和肺泡壁液体潴留可加宽弥散距离。肺泡内部分或全部充满液体可引起弥散面积减少和通气/血流比值降低,产生肺泡动脉血氧分压差增加和低氧血症。区域性肺顺应性差异易使吸入气体进入顺应性好的肺泡,加重通气/血流比值失调。同时由于肺间质积液刺激感受器,呼吸浅速,进一步增加每分钟无效腔通气量,减少呼吸效率、增加呼吸功耗。当呼吸肌疲劳不能代偿性增加通气和保证肺泡通气量后,即出现二氧化碳潴留和呼吸性酸中毒。

此外,肺水肿间质期即可表现出对血流动力学的影响。间质静水压升高可压迫附近微血管,增加肺循环阻力,升高肺动脉压力。低氧和酸中毒还可直接收缩肺血管,进一步恶化血流动力学,加重右心负荷,引起心功能不全。

五、临床表现

高压性肺水肿体检时可发现心脏病体征。临床表现依病程而变化。在肺水肿间质期,患者可主诉咳嗽、胸闷、呼吸困难,但因为增加的水肿液体大多局限在间质腔内,只表现轻度呼吸浅速,听不到啰音。因弥散功能受影响或通气/血流比值失调而出现动脉血氧分压降低。待肺水肿液体渗入到肺泡后,患者可主诉咳白色或血性泡沫痰,出现严重的呼吸困难和端坐呼吸,体检时可听到两肺满布湿啰音。血气分析指示低氧血症加重,甚至出现二氧化碳潴留和混合性酸中毒。

常压性和混合性肺水肿的临床表现可因病因而异,而且同一病因引起肺水肿的临床表现也可依不同的患者而变化。吸入有毒气体后患者可表现为咳嗽、胸闷、气急,听诊可发现肺内干啰音或哮鸣音。吸入胃内容物后主要表现为气短、咳嗽。通常为干咳,如果经抢救患者得以存活,度过急性肺水肿期,可咳出脓性黏痰,痰培养可鉴定出不同种类的需氧菌和厌氧菌。淹溺后,由于肺泡内的水分吸收需要一定时间,可表现咳嗽、肺内湿啰音,血气分析提示严重的持续性低氧血症,部分患者表现为代谢性酸中毒,呼吸性酸中毒少见。高原肺水肿的症状发生在到达高原的12小时至3天,主要为咳嗽、呼吸困难、乏力和咯血,常合并胸骨后不适。体检可发现发绀和心动过速,吸氧或回到海平面后迅速改善。对于吸毒或注射毒品患者来讲,最严重的并发症之一即是肺水肿。过量应用海洛因后,肺水肿的发生率为 $48\% \sim 75\%$,也有报道应用美沙酮、右丙氧芬、氯氮䓬和乙氯维诺可诱发肺水肿。患者送到医院时通常已昏迷,鼻腔和口腔喷出粉红色泡沫状水肿液,发生严重的低氧血症、高碳酸血症、呼吸性合并代谢性酸中毒、ARDS(见急性呼吸窘迫综合征)。

六、影像学改变

典型间质期肺水肿的 X 线检查表现主要为肺血管纹理模糊、增多,肺门阴影不清,肺透光度降低,肺小叶间隔增宽。两下肺肋膈角区可见 Kerley B 线,偶见 Kerley A 线。肺泡水肿主要为腺泡状致密阴影,弥漫分布或局限于一侧或一叶的不规则相互融合的模糊阴影,或呈肺门向外扩展逐渐变淡的蝴蝶状阴影。有时可伴少量胸腔积液。但肺含量增加 30% 以上才可出现上述表现。CT 和磁共振成像术可定量甚至区分肺充血和肺间质水肿,尤其是体位变化前后的对比检查更有意义。

七、诊断和鉴别诊断

根据病史、症状、体检和 X 线检查表现常可对肺水肿做出明确诊断,但需要肺含水量增多超过 30% 时才可出现明显的 X 线变化,必要时可应用 CT 和磁共振成像术帮助早期诊断和鉴别诊断。热传导稀释法和血浆胶体渗透压-肺毛细血管楔压梯度测定可计算肺血管外含水量及判断有无肺水肿,但均需留置肺动脉导管,为创伤性检查。用 ^{99m} Tc-人血球蛋白微囊或 ^{113} In-运铁蛋白进行肺灌注扫描时,如果通透性增加可聚集在肺间质中,通透性增加性肺水肿尤其明显。此外,高压性肺水肿与常压性肺水肿在处理上有所不同,二者应加以鉴别(表 14-6)。

表 14-6　高压性肺水肿与常压性肺水肿鉴别

项目	高血压肺水肿	常压性肺水肿
病史	有心脏病史	无心脏病史,但有其他基础疾病史
体征	有心脏病体征	无心脏异常体征
发热和白细胞计数升高	较少	相对较多
X 线表现	自肺门向周围蝴蝶状浸润,肺上野血管影增深	肺门不大,两肺周围弥漫性小斑片阴影
水肿液性质	蛋白含量低	蛋白含量高
水肿液胶体渗透压/血浆胶体渗透压	<0.6	>0.7
肺毛细血管楔压	出现充血性心力衰竭时 PCWP>2.4 kPa	≤1.6 kPa
肺动脉舒张压-肺毛细血管楔压差	<0.6 kPa	>0.6 kPa
利尿药治疗效果	心影迅速缩小	心影无变化,且肺部阴影不能在 1～2 天消散

八、治疗

(一)病因治疗

输液速度过快者应立即停止或减慢速度。尿毒症患者可用透析治疗。感染诱发者应立即应用恰当抗生素。毒气吸入者应立即脱离现场,给予解毒剂。麻醉剂过量摄入者应立即洗胃及给予对抗药。

(二)氧疗

肺水肿患者通常需要吸入较高浓度氧气才能改善低氧血症,最好用面罩给氧。湿化器内置 75%～95% 乙醇或 10% 硅酮有助于消除泡沫。

(三)吗啡

每剂 5～10 mg 皮下或静脉注射可减轻焦虑,并通过中枢性交感神经抑制作用降低周围血管阻力,使血液从肺循环转移到体循环,并可舒张呼吸道平滑肌,改善通气。对心源性肺水肿效果最好,但禁用于休克、呼吸抑制和慢性阻塞性肺疾病合并肺水肿者。

(四)利尿

静脉注射呋塞米(速尿)40～100 mg 或布美他尼(丁尿胺)1 mg,可迅速利尿、减少循环血量和升高血浆胶体渗透压,减少微血管滤过液体量。此外静脉注射呋塞米还可扩张静脉,减少静脉回流,在利尿作用发挥前即可产生减轻肺水肿的作用。但不宜用于血容量不足者。

(五)血管扩张药

血管扩张药是治疗急性高压性肺水肿的有效药物,通过扩张静脉,促进血液向外周再分配,进而降低肺内促进液体滤出的驱动压。此外,还可扩张动脉、降低系统阻力(心脏后负荷),增加心排血量,其效果可在几分钟内出现。对肺水肿有效的血管扩张药分别是静脉扩张药、动脉扩张药和混合性扩张药。静脉扩张药代表为硝酸甘油,以 $10\sim15~\mu g/min$ 的速度静脉给药,每 $3\sim5$ 分钟增加 $5\sim10~\mu g$ 的剂量直到平均动脉压下降(通常$>2.7~kPa$)、肺血管压力达到一定的标准、头痛难以忍受或心绞痛减轻。混合性扩张药代表为硝普钠,通常以 $10~\mu g/min$ 的速度静脉给药,每 $3\sim5$ 分钟增加 $5\sim10~\mu g$ 的剂量直到达到理想效果。动脉舒张压不应小于 $8.0~kPa$($60~mmHg$),收缩压峰值应该高于 $12.0~kPa$($90~mmHg$),多数患者在$50\sim100~\mu g/min$剂量时可以获得理想的效果。

(六)强心剂

强心剂主要适用于快速心房纤颤或扑动诱发的肺水肿。2 周内未用过洋地黄类药物者,可用毒毛花苷 K $0.25~mg$ 或毛花苷 C $0.4\sim0.8~mg$ 溶于葡萄糖内缓慢静脉注射,也可选用氨力农静脉滴注。

(七)β_2 受体激动剂

已有研究表明雾化吸入长效、短效 β_2 受体激动剂,如特布他林或沙美特罗可能有助于预防肺水肿或加速肺水肿的吸收和消散,但其疗效还有待于进一步验证。

(八)肾上腺糖皮质激素类药物

肾上腺糖皮质激素类药物对肺水肿的治疗价值存在分歧。一些研究表明,它能减轻炎症反应和微血管通透性,促进表面活性物质合成,增强心肌收缩力,降低外周血管阻力和稳定溶酶体膜。可应用于高原肺水肿、中毒性肺水肿和心肌炎合并肺水肿。通常用地塞米松 $20\sim40~mg/d$ 或氢化可的松 $400\sim800~mg/d$静脉注射,连续 $2\sim3$ 天,但不适合长期应用。

(九)减少肺循环血量

患者坐位,双腿下垂或四肢轮流扎缚静脉止血带,每 20 分钟轮番放松一肢体 5 分钟,可减少静脉回心血量。适用于输液超负荷或心源性肺水肿,禁用于休克和贫血患者。

(十)机械通气

出现低氧血症和/或 CO_2 潴留时,可经面罩或人工气道机械通气,辅以 $0.29\sim0.98~kPa$($3\sim10~cmH_2O$)呼气末正压。可迅速改善气体交换和通气功能。但无法用于低血压和休克患者。

(邓小彬)

第三节　重症肺炎

肺炎是指终末气道、肺泡和肺间质的炎症,可由病原微生物、理化因素、免疫损伤、过敏及药物所致。细菌性肺炎是最常见的肺炎,也是最常见的感染性疾病之一。

目前肺炎按患病环境分成社区获得性肺炎(community-acquired pneumonia,CAP)和医院获得性肺炎(hospital-acquired pneumonia,HAP),CAP 是指在医院外罹患的感染性肺实质炎症,包括具有明确潜伏期的病原体感染而在入院后平均潜伏期内发病的肺炎。HAP 也称医院内肺炎(nosocomial pneumonia,NP),是指患者入院时不存在,也不处于潜伏期,而于入院 48 小时后在医院(包括老年护理院、康复院等)内发生的肺炎。HAP 还包括呼吸机相关性肺炎(ventilator associated pneumonia,VAP)和卫生保健相关性肺炎(healthcare associated pneumonia,HCAP)。CAP 和 HAP 年发病率分别约为12/1 000 人口和 5/1 000~10/1 000 住院患者,近年发病率有增加的趋势。肺炎病死率门诊肺炎患者<1%,住院患者平均为 12%,入住重症监护病室(ICU)者约 40%。发病率和病死率高的原因与社会人口老龄化、吸烟、伴有基础疾病和免疫功能低下有关,如慢性阻塞性肺疾病、心力衰竭、肿瘤、糖尿病、尿毒症、神经疾病、药瘾、嗜酒、艾滋病、久病体衰、大型手术、应用免疫抑制剂和器官移植等。此外,也与病原体变迁、耐药菌增加、HAP 发病率增加、病原学诊断困难、不合理使用抗生素和部分人群贫困化加剧等有关。

重症肺炎至今仍无普遍认同的定义,需入住 ICU 者可认为是重症肺炎。目前一般认为,如果肺炎患者的病情严重到需要通气支持(急性呼吸衰竭、严重气体交换障碍伴高碳酸血症或持续低氧血症)、循环支持(血流动力学障碍、外周低灌注)及加强监护治疗(肺炎引起的脓毒症或基础疾病所致的其他器官功能障碍)时可称为重症肺炎。

一、病因和发病机制

正常的呼吸道免疫防御机制(支气管内黏液-纤毛运载系统、肺泡巨噬细胞等细胞防御的完整性等)使气管隆凸以下的呼吸道保持无菌。是否发生肺炎决定于两个因素:病原体和宿主因素。如果病原体数量多,毒力强和/或宿主呼吸道局部和全身免疫防御系统损害,即可发生肺炎。病原体可通过下列途径引起社区获得性肺炎:①空气吸入。②血行播散。③邻近感染部位蔓延。④上呼吸道定植菌的误吸。医院获得性肺炎还可通过误吸胃肠道的定植菌(胃食管反流)和通过人工气道吸入环境中的致病菌引起。病原体直接抵达下呼吸道后,滋生繁殖,引起肺泡毛细血管充血、水肿,肺泡内纤维蛋白渗出及细胞浸润。

二、诊断

(一)临床表现特点

1.社区获得性肺炎

(1)新近出现的咳嗽、咳痰或原有呼吸道疾病症状加重,并出现脓性痰,伴或不伴胸痛。

(2)发热。

(3)肺实变体征和/或闻及湿啰音。

(4)白细胞计数>$10×10^9/L$ 或<$4×10^9/L$,伴或不伴细胞核左移。

(5)胸部 X 线检查显示片状、斑片状浸润性阴影或间质性改变,伴或不伴胸腔积液。

以上 1~4 项中任何 1 项加第 5 项,除外非感染性疾病可做出诊断。CAP 常见病原体为肺炎链球菌、支原体、衣原体、流感嗜血杆菌和呼吸病毒(甲、乙型流感病毒,腺病毒、呼吸道合胞病毒和副流感病毒)等。

2.医院获得性肺炎

住院患者 X 射线检查出现新的或进展的肺部浸润影加上下列 3 个临床症候中的 2 个或以上可以诊断为肺炎:①发热超过 38 ℃。②血白细胞增多或减少。③脓性气道分泌物。

HAP 的临床表现、实验室和影像学检查特异性低,应注意与肺不张、心力衰竭和肺水肿、基础疾病肺侵犯、药物性肺损伤、肺栓塞和急性呼吸窘迫综合征等相鉴别。无感染高危因素患者的常见病原体依次为肺炎链球菌、流感嗜血杆菌、金黄色葡萄球菌、大肠埃希菌、克雷伯杆菌肺炎等;有感染高危因素患者为金黄色葡萄球菌、铜绿假单胞菌、肠杆菌属、克雷伯杆菌肺炎等。

(二)重症肺炎的诊断标准

不同国家制订的重症肺炎的诊断标准有所不同,各有优缺点,但一般均注重对客观生命体征、肺部病变范围、器官灌注和氧合状态的评估,临床医师可根据具体情况选用。以下列出目前常用的几项诊断标准。

1.中华医学会呼吸病学分会 2006 年颁布的重症肺炎诊断标准

(1)意识障碍。

(2)呼吸频率≥30 次/分。

(3)PaO_2<8.0 kPa(60 mmHg)、氧合指数(PaO_2/FiO_2)<39.9 kPa(300 mmHg),需行机械通气治疗。

(4)动脉收缩压<12.0 kPa(90 mmHg)。

(5)并发脓毒性休克。

(6)胸部 X 线片显示双侧或多肺叶受累,或入院 48 小时内病变扩大≥50%。

(7)少尿:尿量<20 mL/h,或<80 mL/4 h,或急性肾衰竭需要透析治疗。

符合 1 项或以上者可诊断为重症肺炎。

2.美国感染病学会(IDSA)和美国胸科学会(ATS)2007 年新修订的诊断标准

具有 1 项主要标准或 3 项或以上次要标准可认为是重症肺炎,需要入住 ICU。

(1)主要标准:①需要有创通气治疗。②脓毒性休克需要血管收缩剂。

(2)次要标准:①呼吸频率≥30 次/分。②PaO_2/FiO_2≤250。③多叶肺浸润。④意识障碍/定向障碍;⑤尿毒症(BUN≥7.14 mmol/L)。⑥白细胞计数减少(白细胞计数<4×10^9/L)。⑦血小板计数减少(血小板计数<10×10^9/L)。⑧低体温(<36 ℃)。⑨低血压需要紧急的液体复苏。

说明:①其他指标也可认为是次要标准,包括低血糖(非糖尿病患者)、急性酒精中毒/酒精戒断、低钠血症、不能解释的代谢性酸中毒或乳酸升高、肝硬化或无脾。②需要无创通气也可等同于次要标准的①和②。③白细胞计数减少仅系感染引起。

(三)严重度评价

评价肺炎病情的严重程度对于决定在门诊或入院治疗甚或 ICU 治疗至关重要。肺炎临床的严重性决定于 3 个主要因素:局部炎症程度,肺部炎症的播散和全身炎症反应。除此之外,患者如有下列其他危险因素会增加肺炎的严重度和死亡危险。

1.病史

年龄>65 岁;存在基础疾病或相关因素,如慢性阻塞性肺疾病(慢性阻塞性肺疾病)、糖尿病、充血性心力衰竭、慢性肾功能不全、慢性肝病、一年内住过院、疑有误吸、神志异常、脾切除术后状态、长期嗜酒或营养不良。

2.体征

呼吸频率>30 次/分;脉搏≥120 次/分;血压<12.0/8.0 kPa(90/60 mmHg);体温≥40 ℃或≤35 ℃;意识障碍;存在肺外感染病灶如败血症、脑膜炎。

3.实验室和影像学异常

白细胞计数$>20\times10^9$/L或$<4\times10^9$/L,或中性粒细胞计数$<1\times10^9$/L;呼吸空气时$PaO_2<8.0$ kPa(60 mmHg)、PaO_2/$FiO_2<39.9$ kPa(300 mmHg),或$PaCO_2>6.7$ kPa(50 mmHg);血肌酐>106 μmol/L或BUN>7.1 mmol/L;血红蛋白<90 g/L或血细胞比容$<30\%$;血浆清蛋白<25 g/L;败血症或弥漫性血管内凝血(弥漫性血管内凝血)的证据,如血培养阳性、代谢性酸中毒、凝血酶原时间和部分凝血活酶时间延长、血小板计数减少;胸部X线片病变累及一个肺叶以上、出现空洞、病灶迅速扩散或出现胸腔积液。

为使临床医师更精确地做出入院或门诊治疗的决策,近几年用评分方法作为定量的方法在临床上得到了广泛的应用。PORT(肺炎患者预后研究小组,pneumonia outcomes research team)评分系统(表14-7)是目前常用的评价社区获得性肺炎(community acquired pneumonia,CAP)严重度及判断是否必须住院的评价方法,其也可用于预测CAP患者的病死率。其预测死亡风险分级如下:1~2级,$\leqslant70$分,病死率$0.1\%\sim0.6\%$;3级,71~90分,病死率0.9%;4级,91~130分,病死率9.3%;5级,>130分,病死率27.0%。PORT评分系统因可以避免过度评价肺炎的严重度而被推荐使用,即其可保证一些没必要住院的患者在院外治疗。

表14-7　PORT评分系统

患者特征	分值	患者特征	分值	患者特征	分值
年龄		脑血管疾病	10	实验室和放射学检查	
男性	−10	肾脏疾病	10	pH<7.35	30
女性	+10	体格检查		BUN>11 mmol/L(>30 mg/dL)	20
住护理院		神志改变	20	Na$^+<130$ mmol/L	20
并存疾病		呼吸频率>30次/分	20	葡萄糖>14 mmol/L(>250 mg/dL)	10
肿瘤性疾病	30	收缩血压<12.0 kPa(90 mmHg)	20	血细胞比容$<30\%$	10
肝脏疾病	20	体温<35 ℃或>40 ℃	15	$PaO_2<8.0$ kPa(60 mmHg)	10
充血性心力衰竭	10	脉率>12次/分	10	胸腔积液	10

为避免评价CAP肺炎患者的严重度不足,可使用改良的BTS重症肺炎标准:呼吸频率$\geqslant30$次/分,舒张压$\leqslant8.0$ kPa(60 mmHg),BUN>6.8 mmol/L,意识障碍。四个因素中存在两个可确定患者的死亡风险更高。此标准因简单易用,且能较准确地确定CAP的预后而被广泛应用。

临床肺部感染积分(clinical pulmonary infection score,CPIS)(表14-8)则主要用于医院获得性肺炎(hospital acquired pneumonia,HAP)包括呼吸机相关性肺炎(ventilator-associated pneumonia,VAP)的诊断和严重度判断,也可用于监测治疗效果。此积分从0~12分,积分6分时一般认为有肺炎。

表14-8　临床肺部感染积分评分表

参数	标准	分值
体温	$\geqslant36.5$ ℃,$\leqslant38.4$ ℃	0
	$\geqslant38.5\sim38.9$ ℃	1
	$\geqslant39$ ℃,或$\leqslant36$ ℃	2

参数	标准	分值
白细胞计数（×10⁹）	≥4.0,≤11.0	0
	<4.0,>11.0	1
	杆状核白细胞	2
气管分泌物	<14+吸引	0
	≥14+吸引	1
	脓性分泌物	2
氧合指数（PaO₂/FiO₂）	>240 或急性呼吸窘迫综合征	0
	≤240	2
胸部 X 线	无渗出	0
	弥漫性渗出	1
	局部渗出	2
半定量气管吸出物培养	病原菌≤1+或无生长	0
（0,1+,2+,3+）	病原菌≥1+	1
	革兰染色发现与培养相同的病原菌	2

三、治疗

（一）临床监测

1.体征监测

监测重症肺炎的体征是一项简单、易行和有效的方法，患者往往有呼吸频率和心率加快、发绀、肺部病变部位湿啰音等。目前多数指南都把呼吸频率加快（≥30 次/分）作为重症肺炎诊断的主要或次要标准。意识状态也是监测的重点，神志模糊、意识不清或昏迷提示重症肺炎可能性。

2.氧合状态和代谢监测

PaO_2、PaO_2/FiO_2、pH、混合静脉血氧分压（PvO_2）、胃张力测定、血乳酸测定等都可对患者的氧合状态进行评估。单次的动脉血气分析一般仅反映患者瞬间的氧合情况；重症患者或有病情明显变化者应进行系列血气分析或持续动脉血气监测。

3.胸部影像学监测

重症肺炎患者应进行系列胸部 X 线片监测，主要目的是及时了解患者的肺部病变是进展还是好转，是否合并有胸腔积液、气胸，是否发展为肺脓肿、急性呼吸窘迫综合征等。检查的频度应根据患者的病情而定，如要了解病变短期内是否增大，一般每 48 小时进行一次检查评价；如患者临床情况突然恶化（呼吸窘迫、严重低氧血症等），在不能除外合并气胸或进展至 ARDS 时，应短期内复查；而当患者病情明显好转及稳定时，一般可 10～14 天后复查。

4.血流动力学监测

重症肺炎患者常伴有脓毒症，可引起血流动力学的改变，故应密切监测患者的血压和尿量。这 2 项指标比较简单、易行，且非常可靠，应作为常规监测的指标。中心静脉压的监测可用于指导临床补液量和补液速度。部分重症肺炎患者可并发中毒性心肌炎或 ARDS，如临床上难于区分时应考虑行漂浮导管检查。

5.器官功能监测

器官功能监测包括脑功能、心功能、肾功能、胃肠功能、血液系统功能等,进行相应的血液生化和功能检查。一旦发现异常,要积极处理,注意防止多器官功能障碍综合征(multiple organ dysfunction syndrome,MODS)的发生。

6.血液监测

血液监测包括外周血白细胞计数、C反应蛋白、降钙素原、血培养等。

(二)抗生素治疗

经验性联合应用抗生素治疗重症肺炎的理论依据是联合应用能够覆盖可能的微生物并预防耐药的发生。对于铜绿假单胞菌肺炎,联用β-内酰胺类和氨基糖苷类具有潜在的协同作用,优于单药治疗;然而氨基糖苷类抗生素的抗菌谱窄,毒性大,特别是对于老年患者,其肾损害的发生率比较高。临床应用氨基糖苷类时要注意其为浓度依赖性抗生素,一般要用足够剂量、提高峰药浓度以提高疗效,同时也应避免与毒性相关的谷浓度的升高。在监测药物的峰浓度时,庆大霉素和妥布霉素$>7~\mu g/mL$,或阿米卡星$>28~\mu g/mL$的效果较好。氨基糖苷类的另一个不足是对支气管分泌物的渗透性较差,仅能达到血药浓度的40%。此外,肺炎患者的支气管分泌物pH较低,在这种环境下许多抗生素活性都降低。因此,有时联合应用氨基糖苷类抗生素并不能增加疗效,反而增加了肾毒性。

目前对于重症肺炎,抗生素的单药治疗也已得到临床医师的重视。新的头孢菌素、碳青霉烯类、其他β-内酰胺类和氟喹诺酮类抗生素由于抗菌效力强、广谱,并且耐细菌β-内酰胺酶,故可用于单药治疗。即使对于重症HAP,只要不是耐多药的病原体,如铜绿假单胞菌、不动杆菌和耐甲氧西林金黄色葡萄球菌(MRSA)等,仍可考虑抗生素的单药治疗。对重症VAP有效的抗生素一般包括亚胺培南、美罗培南、头孢吡肟和哌拉西林/他唑巴坦。对于重症肺炎患者来说,临床上的初始治疗常联用多种抗生素,在获得细菌培养结果后,如果没有高度耐药的病原体就可以考虑转为针对性的单药治疗。

临床上一般认为不适合单药治疗的情况包括以下几种:①可能感染革兰阳性、革兰阴性菌和非典型病原体的重症CAP。②怀疑铜绿假单胞菌或克雷伯杆菌肺炎的菌血症。③可能是金黄色葡萄球菌和铜绿假单胞菌感染的HAP。第三代头孢菌素不应用于单药治疗,因其在治疗中易诱导肠杆菌属细菌产生β-内酰胺酶而导致耐药发生。

对于重症VAP患者,如果为高度耐药病原体所致的感染则联合治疗是必要的。目前有3种联合用药方案:①β-内酰胺类联合氨基糖苷类,在抗铜绿假单胞菌上有协同作用,但也应注意前面提到的氨基糖苷类的毒性作用。②2个β-内酰胺类联合使用,因这种用法会诱导出对两种药同时耐药的细菌,故虽然有过成功治疗的报道,仍不推荐使用。③β-内酰胺类联合氟喹诺酮类,虽然没有抗菌协同作用,但也没有潜在的拮抗作用;氟喹诺酮类对呼吸道分泌物穿透性很好,对其疗效有潜在的正面影响。

对于铜绿假单胞菌所致的重症肺炎,联合治疗往往是必要的。抗假单胞菌的β-内酰胺类抗生素包括青霉素类的哌拉西林、阿洛西林、氨苄西林、替卡西林、阿莫西林;第三代头孢菌素类的头孢他啶、头孢哌酮;第四代头孢菌素类的头孢吡肟;碳青霉烯类的亚胺培南、美罗培南;单酰胺类的氨曲南(可用于青霉素类过敏的患者);β-内酰胺类/β-内酰胺酶抑制剂复合剂的替卡西林/克拉维酸钾、哌拉西林/他唑巴坦。其他的抗假单胞菌抗生素还有氟喹诺酮类和氨基糖苷类。

1.重症 CAP 的抗生素治疗

重症 CAP 患者的初始治疗应针对肺炎链球菌（包括耐药肺炎链球菌）、流感嗜血杆菌、军团菌和其他非典型病原体,在某些有危险因素的患者还有可能为肠道革兰阴性菌属包括铜绿假单胞菌的感染。无铜绿假单胞菌感染危险因素的 CAP 患者可使用 β-内酰胺类联合大环内酯类或氟喹诺酮类（如左氧氟沙星、加替沙星、莫西沙星等）。因目前为止还没有确立单药治疗重症CAP 的方法,所以很难确定其安全性、有效性（特别是并发脑膜炎的肺炎）或用药剂量。可用于重症 CAP 并经验性覆盖耐药肺炎链球菌的 β-内酰胺类抗生素有头孢曲松、头孢噻肟、亚胺培南、美罗培南、头孢吡肟、氨苄西林/舒巴坦或哌拉西林/他唑巴坦。目前高达 40%的肺炎链球菌对青霉素或其他抗生素耐药,其机制不是 β-内酰胺酶介导而是青霉素结合蛋白的改变。虽然不少β-内酰胺类和氟喹诺酮类抗生素对这些病原体有效,但对耐药肺炎链球菌肺炎并发脑膜炎的患者应使用万古霉素治疗。如果患者有假单胞菌感染的危险因素（如支气管扩张、长期使用抗生素、长期使用糖皮质激素类药物）应联合使用抗假单胞菌抗生素并应覆盖非典型病原体,如环丙沙星加抗假单胞菌 β-内酰胺类,或抗假单胞菌 β-内酰胺类加氨基糖苷类加大环内酯类或氟喹诺酮类。

临床上选取任何治疗方案都应根据当地抗生素耐药的情况、流行病学和细菌培养及实验室结果进行调整。关于抗生素的治疗疗程目前也很少有资料可供参考,应考虑感染的严重程度,菌血症、多器官功能衰竭、持续性全身炎症反应和损伤等。一般来说,根据疾病的严重程度和宿主免疫抑制的状态,肺炎链球菌肺炎疗程为 7～10 天,军团菌肺炎的疗程需要 14～21 天。ICU 的大多数治疗都是通过静脉途径的,但近期的研究表明只要病情稳定、没有发热,即使在危重患者,3 天静脉给药后也可转为口服治疗,即序贯或转换治疗。转换为口服治疗的药物可选择氟喹诺酮类,因其生物利用度高,口服治疗也可达到同静脉给药一样的血药浓度。

由于嗜肺军团菌在重症 CAP 的相对重要性,应特别注意其治疗方案。虽然目前有很多体外有抗军团菌活性的药物,但在治疗效果上仍缺少前瞻性、随机对照研究的资料。回顾性的资料和长期临床经验支持使用红霉素 4 g/d 治疗住院的军团菌肺炎患者。在多肺叶病变、器官功能衰竭或严重免疫抑制的患者,在治疗的前 3～5 天应加用利福平。其他大环内酯类（克拉霉素和阿奇霉素）也有效。除上述之外可供选择的药物有氟喹诺酮类（环丙沙星、左氧氟沙星、加替沙星、莫西沙星）或多西环素。氟喹诺酮类在治疗军团菌肺炎的动物模型中特别有效。

2.重症 HAP 的抗生素治疗

HAP 应根据患者的情况和最可能的病原体而采取个体化治疗。对于早发的（住院 4 天内起病者）重症肺炎患者而没有特殊病原体感染危险因素者,应针对"常见病原体"治疗。这些病原体包括肺炎链球菌、流感嗜血杆菌、甲氧西林敏感的金黄色葡萄球菌和非耐药的革兰阴性细菌。抗生素可选择第二、三、四代头孢菌素、β-内酰胺类/β-内酰胺酶抑制剂复合剂、氟喹诺酮类或联用克林霉素和氨曲南。

对于任何时间起病、有特殊病原体感染危险因素的轻中症肺炎患者,有感染"常见病原体"和其他病原体危险者,应评估危险因素来指导治疗;如果有近期腹部手术或明确的误吸史,应注意厌氧菌,可在主要抗生素基础上加用克林霉素或单用 β-内酰胺类/β-内酰胺酶抑制剂复合剂;如果患者有昏迷或有头部创伤、肾衰竭或糖尿病史,应注意金黄色葡萄球菌感染,需针对性选择有效的抗生素;如果患者起病前使用过大剂量的糖皮质激素类药物,或近期有抗生素使用史,或长期 ICU 住院史,即使患者的 HAP 并不严重,也应经验性治疗耐药病原体。治疗方法是联用两种抗假单胞菌抗生素,如果气管抽吸物革兰染色见阳性球菌还需加用万古霉素(或可使用利奈唑胺或奎奴普丁/达福普汀)。所有的患者,特别是气管插管的 ICU 患者,经验性用药必须持续到痰培养结果出来之后。如果无铜绿假单胞菌或其他耐药革兰阴性细菌感染,则可根据药物敏感试验情况使用单一药物治疗。非耐药病原体的重症 HAP 患者可用任何以下单一药物治疗:亚胺培南、美罗培南、哌拉西林/他唑巴坦或头孢吡肟。

ICU 中 HAP 的治疗也应根据当地抗生素敏感情况,以及当地经验和对某些抗生素的偏爱而调整。每个 ICU 都有它自己的微生物药物敏感试验情况,而且这种情况随时间而变化,因而有必要经常更新经验用药的策略。经验用药中另一个需要考虑的是"抗生素轮换"策略,它是指标准经验治疗过程中有意更改抗生素使细菌暴露于不同的抗生素从而减少抗生素耐药的选择性压力,达到减少耐药病原体感染发生率的目的。"抗生素轮换"策略目前仍在研究之中,还有不少问题未能明确,包括每个用药循环应该持续多久? 应用什么药物进行循环? 这种方法在内科和外科患者的有效性分别有多高? 循环药物是否应该针对革兰阳性细菌同时也针对革兰阴性细菌等。

在某些患者中,雾化吸入这种局部治疗可用以弥补全身用药的不足。氨基糖苷类雾化吸入可能有一定的益处,但只用于革兰阴性细菌肺炎全身治疗无效者。多黏菌素雾化吸入也可用于耐药铜绿假单胞菌的感染。

对于初始经验治疗失败的患者,应该考虑其他感染性或非感染性的诊断,包括肺曲霉感染。对持续发热并有持续或进展性肺部浸润的患者可经验性使用两性霉素 B。虽然传统上应使用开放肺活检来确定其最终诊断,但临床上是否活检仍应个体化。临床上还应注意其他的非感染性肺部浸润的可能性。

(三)支持治疗

支持治疗主要包括液体补充、血流动力学、通气和营养支持,起到稳定患者状态的作用,而更直接的治疗仍需要针对患者的基础病因。流行病学证据显示营养不良影响肺炎的发病和危重患者的预后。同样,临床资料也支持肠内营养可以预防肺炎的发生,特别是对于创伤的患者。对于严重脓毒症和多器官功能衰竭的分解代谢旺盛的重症肺炎患者,在起病 48 小时后应开始经肠内途径进行营养支持,一般把导管插入到空肠进行喂养以避免误吸;如果使用胃内喂养,最好是维持患者半卧体位以减少误吸的风险。

(四)胸部理疗

拍背、体位引流和振动可以促进黏痰排出的效果尚未被证实。胸部理疗广泛应用的局限在于:①其有效性未被证实,特别是不能减少患者的住院时间。②费用高,需要专人使用。③有时引起 PaO_2 的下降。目前的经验是胸部理疗对于脓痰过多(>30 mL/d)或严重呼吸肌疲劳不能有效咳嗽的患者是最为有用的,如对囊性纤维化、慢性阻塞性肺疾病和支气管扩张的患者。

使用自动化病床的侧翻疗法,有时加以振动叩击,是一种有效地预防外科创伤及内科患者肺炎的方法,但其地位仍不确切。

(五)促进痰液排出

雾化和湿化可降低痰的黏度,因而可改善不能有效咳嗽患者的排痰,然而雾化产生的大多水蒸气都沉积在上呼吸道并引起咳嗽,一般并不影响痰的流体特性。目前很少有数据支持湿化能特异性地促进细菌清除或肺炎吸收的观点。乙酰半胱氨酸能破坏痰液的二硫键,有时也用于肺炎患者的治疗,但由于其刺激性因而在临床应用上受到一定限制。痰中的 DNA 增加了痰液黏度,重组的 DNA 酶能裂解 DNA,已证实在囊性纤维化患者中有助于改善症状和肺功能,但对肺炎患者其价值尚未被证实。支气管舒张药也能促进黏液排出和纤毛运动频率,对慢性阻塞性肺疾病合并肺炎的患者有效。

(邓小彬)

第四节 重 症 哮 喘

支气管哮喘(简称哮喘)是常见的慢性呼吸道疾病之一,近年来其患病率在全球范围内有逐年增加的趋势,参照全球哮喘防治创议(GINA)和我国 2008 年版支气管哮喘防治指南,将定义重新修订为哮喘是由多种细胞包括气道的炎性细胞和结构细胞(如嗜酸性粒细胞、肥大细胞、T 细胞、中性粒细胞、平滑肌细胞、气道上皮细胞等)和细胞组分参与的气道慢性炎症性疾病。这种慢性炎症导致气道高反应性,通常出现广泛多变的可逆性气流受限,并引起反复发作性的喘息、气急、胸闷或咳嗽等症状,常在夜间和/或清晨发作、加剧,多数患者可自行缓解或经治疗缓解。如果哮喘急性发作,虽经积极吸入糖皮质激素类药物($\leqslant 1\,000\ \mu g/d$)和应用长效 β_2 受体激动剂或茶碱类药物治疗数小时,病情不缓解或继续恶化;或哮喘呈暴发性发作,哮喘发作后短时间内即进入危重状态,则称为重症哮喘。如病情不能得到有效控制,可迅速发展为呼吸衰竭而危及生命,故需住院治疗。

一、病因和发病机制

(一)病因
哮喘的病因还不十分清楚,目前认为同时受遗传因素和环境因素的双重影响。

(二)发病机制
哮喘的发病机制不完全清楚,可能是免疫-炎症反应、神经机制和气道高反应性及其之间的相互作用。重症哮喘目前已经基本明确的发病因素主要有以下几种。

1.诱发因素的持续存在

诱发因素的持续存在使机体持续地产生抗原-抗体反应,发生气道炎症、气道高反应性和支气管痉挛,在此基础上,支气管黏膜充血水肿、大量黏液分泌并形成黏液栓,阻塞气道。

2.呼吸道感染

细菌、病毒及支原体等的感染可引起支气管黏膜充血肿胀及分泌物增加,加重气道阻塞;某些微生物及其代谢产物还可以作为抗原引起免疫—炎症反应,使气道高反应性加重。

3.糖皮质激素类药物使用不当

长期使用糖皮质激素类药物常常伴有下丘脑-垂体-肾上腺皮质轴功能抑制,突然减量或停用,可造成体内糖皮质激素类药物水平的突然降低,造成哮喘的恶化。

4.脱水、痰液黏稠、电解质紊乱

哮喘急性发作时,呼吸道丢失水分增加、多汗造成机体脱水,痰液黏稠不易咳出而阻塞大小气道,加重呼吸困难,同时由于低氧血症可使无氧酵解增加,酸性代谢产物增加,合并代谢性酸中毒,使病情进一步加重。

5.精神心理因素

许多学者提出心理社会因素通过对中枢神经、内分泌和免疫系统的作用而导致哮喘发作,是使支气管哮喘发病率和死亡率升高的一个重要因素。

二、病理生理

重症哮喘的支气管黏膜充血水肿、分泌物增多甚至形成黏液栓及气道平滑肌的痉挛导致呼吸道阻力在吸气和呼气时均明显升高,小气道阻塞,肺泡过度充气,肺内残气量增加,加重吸气肌肉的负荷,降低肺的顺应性,内源性呼气末正压(呼气末正压 i)增大,导致吸气功耗增大。小气道阻塞,肺泡过度充气,相应区域毛细血管的灌注减低,引起肺泡通气/血流(V/Q)比例的失调,患者常出现低氧血症,多数患者表现为过度通气,通常 $PaCO_2$ 降低,若 $PaCO_2$ 正常或升高,应警惕呼吸衰竭的可能性或是否已经发生了呼吸衰竭。重症哮喘患者,若气道阻塞不迅速解除,潮气量将进行性下降,最终将会发生呼吸衰竭。哮喘发作持续不缓解,也可能出现血液循环的紊乱。

三、临床表现

(一)症状

重症哮喘患者常出现极度严重的呼气性呼吸困难、被迫采取坐位或端坐呼吸,干咳或咳大量白色泡沫痰,不能讲话、紧张、焦虑、恐惧、大汗淋漓。

(二)体征

患者常出现呼吸浅快,呼吸频率>30 次/分,可有三凹征,呼气期两肺满布哮鸣音,也可哮鸣音不出现,即所谓的"寂静胸",心率增快(>120 次/分),可有血压下降,部分患者出现奇脉、胸腹反常运动、意识障碍,甚至昏迷。

四、实验室检查和其他检查

(一)痰液检查

哮喘患者痰涂片显微镜下可见到较多嗜酸性粒细胞、脱落的上皮细胞。

(二)呼吸功能检查

哮喘发作时,呼气流速指标均显著下降,第 1 秒钟用力呼气容积(FEV_1)、第 1 秒钟用力呼气容积占用力肺活量比值($FEV_1/FVC\%$,即 1 秒率)及呼气峰值流速(PEF)均减少。肺容量指标可见用力肺活量减少、残气量增加、功能残气量和肺总量增加,残气占肺总量百分比增高。大多数成人哮喘患者呼气峰值流速<50%预计值则提示重症发作,呼气峰值流速<33%预计值提示危重或致命性发作,需做血气分析检查以监测病情。

(三)血气分析

由于气道阻塞且通气分布不均,通气/血流比例失衡,大多数重症哮喘患者有低氧血症,$PaO_2 < 8.0\ kPa(60\ mmHg)$,少数患者 $PaO_2 < 6.0\ kPa(45\ mmHg)$,过度通气可使 $PaCO_2$ 降低,pH 上升,表现为呼吸性碱中毒;若病情进一步发展,气道阻塞严重,可有缺氧及二氧化碳潴留,$PaCO_2$ 上升,血 pH 下降,出现呼吸性酸中毒;若缺氧明显,可合并代谢性酸中毒。$PaCO_2$ 正常往往是哮喘恶化的指标,高碳酸血症是哮喘危重的表现,需给予足够的重视。

(四)胸部 X 射线检查

早期哮喘发作时可见两肺透亮度增强,呈过度充气状态,并发呼吸道感染时可见肺纹理增加及炎性浸润阴影。重症哮喘要注意气胸、纵隔气肿及肺不张等并发症的存在。

(五)心电图检查

重症哮喘患者心电图常表现为窦性心动过速、电轴右偏,偶见肺性 P 波。

五、诊断

(一)哮喘的诊断标准

(1)反复发作喘息、气急、胸闷或咳嗽,多与接触变应原、冷空气、物理、化学性刺激及病毒性上呼吸道感染、运动等有关。

(2)发作时双肺可闻及散在或弥漫性、以呼气相为主的哮鸣音,呼气相延长。

(3)上述症状和体征可经治疗缓解或自行缓解。

(4)除外其他疾病所引起的喘息、气急、胸闷和咳嗽。

(5)临床表现不典型者(如无明显喘息或体征),应至少具备以下一项试验阳性:①支气管激发试验或运动激发试验阳性。②支气管舒张试验阳性,第 1 秒用呼气容积增加≥12%,且第 1 秒用呼气容积增加绝对值≥200 mL。③呼气峰值流速日内(或 2 周)变异率≥20%。

符合(1)～(4)条或(4)～(5)条者,可以诊断为哮喘。

(二)哮喘的分期及分级

根据临床表现哮喘可分为急性发作期、慢性持续期和临床缓解期。急性发作是指喘息、气促、咳嗽、胸闷等症状突然发生,或原有症状急剧加重,常有呼吸困难,以呼气流量降低为其特征,常因接触变应原、刺激物或呼吸道感染诱发。哮喘急性发作时病情严重程度可分为轻度、中度、重度、危重四级(表 14-9)。

表 14-9　哮喘急性发作时病情严重程度的分级

临床特点	轻度	中度	重度	危重
气短	步行、上楼时	稍事活动	休息时	
体位	可平卧	喜坐位	端坐呼吸	
谈话方式	连续成句	常有中断	仅能说出字和词	不能说话
精神状态	可有焦虑或尚安静	时有焦虑或烦躁	常有焦虑、烦躁	嗜睡、意识模糊
出汗	无	有	大汗淋漓	
呼吸频率(min)	轻度增加	增加	>30	
辅助呼吸肌活动及三凹征	常无	可有	常有	胸腹矛盾运动
哮鸣音	散在,呼气末期	响亮、弥漫	响亮、弥漫	减弱,甚至消失
脉率(/min)	<100	100～120	>120	脉率变慢或不规则
奇脉(深吸气时收缩压下降,mmHg)	无,<10	可有,10～25	常有,>25	无

临床特点	轻度	中度	重度	危重
使用 β_2 受体激动剂后呼气峰值流速占预计值或个人最佳值%	>80%	60%~80%	<60%或<100 L/min 或作用时间<2 小时	
PaO_2(吸空气,mmHg)	正常	≥60	<60	<60
$PaCO_2$(mmHg)	<45	≤45	>45	>45
SaO_2(吸空气,%)	>95	91~95	≤90	≤90
pH				降低

注:$(mmHg)×0.133=(kPa)$。

六、鉴别诊断

(一)左心衰竭引起的喘息样呼吸困难

(1)患者多有高血压、冠状动脉粥样硬化性心脏病、风湿性心脏病和二尖瓣狭窄等病史和体征。

(2)阵发性咳嗽,咳大量粉红色泡沫痰,两肺可闻及广泛的湿啰音和哮鸣音,左心界扩大,心率增快,心尖部可闻及奔马律。

(3)胸部 X 线及心电图检查符合左心病变。

(4)鉴别困难时,可雾化吸入 β_2 受体激动剂或静脉注射氨茶碱缓解症状后,进一步检查,忌用肾上腺素或吗啡,以免造成危险。

(二)慢性阻塞性肺疾病

(1)中老年人多见,起病缓慢、病程较长,多有长期吸烟或接触有害气体的病史。

(2)慢性咳嗽、咳痰,晨间咳嗽明显,气短或呼吸困难逐渐加重。有肺气肿体征,两肺可闻及湿啰音。

(3)慢性阻塞性肺疾病急性加重期和哮喘区分有时十分困难,用支气管扩张药和口服或吸入激素做治疗性试验可能有所帮助。慢性阻塞性肺疾病也可与哮喘合并同时存在。

(三)上气道阻塞

(1)呼吸道异物者有异物吸入史。

(2)中央型支气管肺癌、气管支气管结核、复发性多软骨炎等气道疾病,多有相应的临床病史。

(3)上气道阻塞一般出现吸气性呼吸困难。

(4)胸部 X 线、CT、痰液细胞学或支气管镜检查有助于诊断。

(5)平喘药物治疗效果不佳。

此外,应和变态反应性肺浸润、自发性气胸等相鉴别。

七、急诊处理

哮喘急性发作的治疗取决于发作的严重程度及对治疗的反应。对于具有哮喘相关死亡高危因素的患者,应给予高度重视。高危患者有以下几种:①曾经有过气管插管和机械通气的濒于致死性哮喘的病史。②在过去 1 年中因为哮喘而住院或看急诊。③正在使用或最近刚刚停用口服糖皮质激素类药物。④目前未使用吸入糖皮质激素类药物。⑤过分依赖速效 β_2 受体激动剂,特别是每月使用沙丁胺醇(或等效药物)超过 1 支的患者。⑥有心理疾病或社会心理问题,包括使用镇静药。⑦有对哮喘治疗不依从的历史。

(一)轻度和部分中度急性发作哮喘患者可在家庭中或社区中治疗

治疗措施主要为重复吸入速效 β_2 受体激动剂,在第 1 小时每次吸入沙丁胺醇 $100\sim200$ μg 或特布他林 $250\sim500$ μg,必要时每 20 分钟重复 1 次,随后根据治疗反应,轻度调整为 $3\sim4$ 小时再用 $2\sim4$ 喷,中度 $1\sim2$ 小时用 $6\sim10$ 喷。如果对吸入性 β_2 受体激动剂反应良好(呼吸困难显著缓解,呼气峰值流速占预计值 $>80\%$ 或个人最佳值,且疗效维持 $3\sim4$ 小时),通常不需要使用其他药物。如果治疗反应不完全,尤其是在控制性治疗的基础上发生的急性发作,应尽早口服糖皮质激素类药物(泼尼龙 $0.5\sim1$ mg/kg 或等效剂量的其他激素),必要时到医院就诊。

(二)部分中度和所有重度急性发作均应到急诊室或医院治疗

1.联合雾化吸入 β_2 受体激动剂和抗胆碱能药物

β_2 受体激动剂通过对气道平滑肌和肥大细胞等细胞膜表面的 β_2 受体的作用,舒张气道平滑肌、减少肥大细胞脱颗粒和介质的释放等,缓解哮喘症状。重症哮喘时应重复使用速效 β_2 受体激动剂,推荐初始治疗时连续雾化给药,随后根据需要间断给药(6 次/天)。雾化吸入抗胆碱药物,如溴化异丙托品(常用剂量为 $50\sim125$ μg,$3\sim4$ 次/天)、溴化氧托品等可阻断节后迷走神经传出支,通过降低迷走神经张力而舒张支气管,与 β_2 受体激动剂联合使用具有协同、互补作用,能够取得更好的支气管舒张作用。

2.静脉使用糖皮质激素类药物

糖皮质激素类药物是最有效的控制气道炎症的药物,重度哮喘发作时应尽早静脉使用糖皮质激素类药物,特别是对吸入速效 β_2 受体激动剂初始治疗反应不完全或疗效不能维持者。如静脉及时给予琥珀酸氢化可的松($400\sim1\,000$ mg/d)或甲泼尼龙($80\sim160$ mg/d),分次给药,待病情得到控制和缓解后,改为口服给药(如静脉使用激素 $2\sim3$ 天,继之以口服激素 $3\sim5$ 天),静脉给药和口服给药的序贯疗法有可能减少激素用量和不良反应。

3.静脉使用茶碱类药物

茶碱具有舒张支气管平滑肌作用,并具有强心、利尿、扩张冠状动脉、兴奋呼吸中枢和呼吸肌等作用。临床上在治疗重症哮喘时静脉使用茶碱作为症状缓解药,静脉注射氨茶碱[首次剂量为 $4\sim6$ mg/kg,注射速度不宜超过 0.25 mg/(kg·min),静脉滴注维持剂量为 $0.6\sim0.8$ mg/(kg·h)],茶碱可引起心律失常、血压下降,甚至死亡,其有效、安全的血药浓度范围应在 $6\sim15$ μg/mL,在有条件的情况下应监测其血药浓度,及时调整浓度和滴速。发热、妊娠、抗结核治疗可以降低茶碱的血药浓度;而肝疾病、充血性心力衰竭及合用西咪替丁、喹诺酮类、大环内酯类药物等可影响茶碱代谢而使其排泄减慢,增加茶碱的毒性作用,应引起重视,并酌情调整剂量。

4.静脉使用 β_2 受体激动剂

平喘作用较为迅速,但因全身不良反应的发生率较高,国内较少使用。

5.氧疗

使 $SaO_2\geqslant90\%$,吸氧浓度一般 30% 左右,必要时增加至 50%,如有严重的呼吸性酸中毒和肺性脑病,吸氧浓度应控制在 30% 以下。

6.气管插管机械通气

重度和危重哮喘急性发作经过氧疗、全身应用糖皮质激素类药物、β_2 受体激动剂等治疗,临床症状和肺功能无改善,甚至继续恶化,应及时给予机械通气治疗,其指征主要包括意识改变、呼吸肌疲劳、$PaCO_2 \geqslant 6.0$ kPa(45 mmHg)等。可先采用经鼻(面)罩无创机械通气,若无效应及早行气管插管机械通气。哮喘急性发作机械通气需要较高的吸气压,可使用适当水平的呼气末正压治疗。如果需要过高的气道峰压和平台压才能维持正常通气容积,可试用允许性高碳酸血症通气策略以减少呼吸机相关肺损伤。

(邓小彬)

第五节　肺转移性肿瘤

　　肿瘤远处转移是恶性肿瘤的主要特征之一。肺脏有着丰富的毛细血管网,承接来自右心的全部血流,并且由于肺循环的低压、低流速的特点,使得肺成为恶性肿瘤最常见的转移部位之一。此外肿瘤还可以通过淋巴道或直接侵犯等多种方式转移到肺,尸检发现 20%～54% 死于恶性肿瘤患者发生了肺转移,但仅有部分患者在生前被发现(表 14-10)。血供丰富的恶性肿瘤更容易发生肺部转移,如肾癌、骨肉瘤、绒毛膜癌、黑色素瘤、睾丸肿瘤、睾丸畸胎瘤、甲状腺癌等。大多数肺部转移瘤来自常见的肿瘤,如乳腺癌、结直肠癌、前列腺癌、支气管癌、头颈部癌和肾癌。

表 14-10　原发恶性肿瘤肺内转移情况

原发肿瘤	临床发现(%)	尸检发现(%)
黑色素瘤	5	66～80
睾丸生殖细胞瘤	12	70～80
骨肉瘤	15	75
甲状腺瘤	7	65
肾癌	20	50～75
头颈部肿瘤	5	15～40
乳腺癌	4	60
支气管肺癌	30	40
结肠直肠癌	<5	25～40
前列腺癌	5	15～50
膀胱癌	7	25～30
子宫癌	<1	30～40
子宫颈癌	<5	20～30
胰腺癌	<1	25～40
食管癌	<1	20～35
胃癌	<	20～35
卵巢癌	5	10～25
肝细胞瘤	<1	20～60

一、转移途径

恶性肿瘤肺部转移的途径有 4 种:血行转移、淋巴道转移、直接侵犯和气道转移。血行转移是恶性肿瘤肺部转移的主要方式。肺部有着丰富的毛细血管网,并且位于整个循环系统的中心环节,来自原发病灶的肿瘤栓子,经过静脉系统、肺动脉,很易被肺脏捕获,在适宜的微环境下肿瘤细胞发生增殖,形成转移肿瘤。经血行转移的肿瘤多位于肺野外带及下肺野等毛细血管丰富的部位,以多发转移病灶多见,少数情况下为孤立病灶。

经淋巴道转移在肺转移瘤中相对少见,肿瘤栓子首先通过血流转移到肺毛细血管,继而侵犯肺外周的淋巴组织,并沿淋巴管播散,临床上表现为肺淋巴管癌病,常见于乳腺癌、肺癌、胃癌、胰腺癌或前列腺癌的转移。原发肿瘤也可以先转移到肺门或纵隔淋巴结,再沿淋巴道逆行播散到肺,这种转移方式少见。

发生在肺脏周围的肿瘤皆有可能通过直接侵犯的方式转移到肺,如起源于胸壁的软组织肉瘤、起源于纵隔的原发瘤、食管癌、乳腺癌、贲门癌、肝癌、后腹膜肉瘤等。恶性肿瘤经气道转移罕见,理论上头颈部肿瘤、上消化道肿瘤及气管肿瘤有可能通过这种方式转移,但临床上很难证实。

二、临床表现

90%的肺转移瘤患者有已知的原发肿瘤或原发肿瘤的症状,但 80%～95%肺部转移瘤本身没有症状。当肿瘤巨大、阻塞气道或出现胸腔积液时会出现呼吸困难。突然出现的呼吸困难与胸腔积液突然增加、气胸或肿瘤内出血有关。气道转移瘤在肺部转移肿瘤中非常罕见,临床上表现为喘鸣、咯血、呼吸困难等症状,常见于乳腺癌、黑色素瘤等。肿瘤侵犯胸壁可以出现胸痛。个别患者在发现肺部转移瘤时没有原发肿瘤的症状,应积极寻找原发肿瘤,特别是胰腺癌、胆管癌等容易漏诊的肿瘤。淋巴管癌病的患者主要表现为进行性加重的呼吸困难和干咳、发绀,一般无杵状指,肺部体征轻微,常有细湿啰音。

三、影像学检查

常规的胸部 X 线摄影(chest X-ray,CXR)是发现肺部转移瘤的首选方法,胸部 CT 较 CXR 的敏感性高,其分辨率是 3 mm,而 CXR 仅能发现 7 mm 以上的病变,尤其是肺尖、近胸壁和纵隔的病变更容易漏诊。但 CT 扫描费用较高,特异性较 CXR 没有增加。如果 CXR 发现肺部有多发的转移灶,没有必要再进行 CT 检查,但以下情况应进行 CT 检查:CXR 正常、没有发生其他部位转移的畸胎瘤、骨肉瘤;CXR 发现肺内孤立性转移灶或打算进行手术切除的肺部转移瘤。对于高度危险的肿瘤,如骨和软组织肉瘤、睾丸畸胎瘤、绒毛膜癌等,应 3～6 个月复查胸部 CT,连续随访 2 年。

肺部转移瘤通常表现为多发结节影,由于发生转移的时间不同,结节常大小不等,直径 3～15 mm,或者更大,同样大小的结节,提示是同一时间发生,结节位于肺野外带,尤其是下肺野。小于 2 cm 的结节常常是圆形的,边界清楚。较大的病灶尤其是转移性腺癌,边缘不规则,有时呈分叶状。4%的转移瘤有空洞,常见于鳞癌,上肺的空洞性病变比下肺多见,但多发性空洞性病变可能是良性病变,如 Wegener 肉芽肿。出血性转移灶表现为肿瘤周围的晕征,常见于绒毛膜癌,有时也见于血管肿瘤,如血管肉瘤或肾细胞癌。

肺部转移瘤的单发结节影少见,占所有单发结节影的 2%～10%。容易形成单发结节的肿瘤包括结肠癌、骨肉瘤、肾癌、睾丸癌、乳腺癌、恶性黑色素瘤等。结肠癌尤其是来源直肠乙状结肠的结肠癌,占孤立性肺部转移瘤的 1/3。

肺淋巴管癌病主要表现为弥漫的网索状、颗粒状或结节状阴影,支气管壁增厚,动脉轮廓模糊,CXR 可见 Kerley B 线。20%～40%的患者有肺门及纵隔淋巴结肿大,30%～50%的患者有胸腔积液或心包积液。但 CXR 检查难以发现早期的肺淋巴管癌病,在早期诊断肺淋巴管癌病方面高分辨 CT 有更大优势。

FDG-PET 用于鉴别肺部良恶性病变的特异性较 CT 和 CXR 高,PET 检查能够提供更多的信息。但 PET 的分辨率不高,直径小于 1 cm 的病变显像不佳,一些肉芽肿和炎症病变也可能出现假阳性结果。近年来 CT 与 PET 联合应用的 CT-PET 技术已在临床广泛应用,明显提高了恶性肿瘤诊断和鉴别诊断的敏感性和特异性,但目前此项检查的费用较高。

四、组织学检查

由于转移瘤主要位于胸膜下,因此经胸针吸活检是组织学检查最常用的方法。其诊断肺部恶性病变的敏感性为 86.1%,特异性 98.8%,但对肺淋巴管癌病的诊断价值有限。气胸是最常见的并发症,发生率为 24.5%,但需要插管的仅 6.8%。其他并发症包括出血、空气栓塞、针道转移较少见。

气管镜检查可以采用多种手段获取组织标本,如经支气管镜肺活检、气管镜引导下针吸活检、刷检、肺泡灌洗等。对于外周病变,支气管检查的阳性率不到 50%,但淋巴管癌病的诊断率较高。

电视胸腔镜可以取代开胸肺活检用于肺转移瘤的诊断,并可同时进行手术治疗,并发症少,诊断特异性高。

此外,经食管超声引导下的纵隔淋巴结针吸活检、纵隔镜下纵隔淋巴结活检对于诊断肺部转移瘤也有一定的参考价值。

五、治疗

手术是肺部转移瘤首选的治疗方法,和不能手术的患者相比,能够手术切除的肺部转移瘤患者的长期生存率明显改善,在满足手术条件的患者中(不论肿瘤类型),预计超过 1/3 的患者能获得长期生存(>5 年)。接受肺转移瘤切除术的患者应满足以下条件:没有肺外转移灶(如果有肺外转移灶,这些转移灶应能够接受手术或其他方法的治疗);患者的机体状态能够耐受手术;转移病灶能够完全切除,并能合理地保护残存的正常肺组织;原发肿瘤能被完全控制或切除。

手术方式主要包括胸骨正中切开术、胸廓切开术、横断胸骨双侧胸廓切开术和胸腔镜手术(VATS),各种手术方式的优劣,见表 14-11。手术以剔除术为主,病灶切除时使肺膨胀,尽可能保留肺组织,应避免肺叶或全肺切除术。

表 14-11　转移瘤切除术比较

手术方式	优点	缺点
胸骨正中切开术	行双侧胸腔探查,疼痛轻	不利于肺门后病灶,左肺下叶病灶的切除。胸骨放射治疗是胸骨正中切开术的绝对禁忌证

续表

手术方式	优点	缺点
胸廓切开术	标准手术方式,暴露好	只能暴露一侧胸腔,疼痛明显; 双侧胸腔探查多需分期手术
横断胸骨双侧胸廓切开术	可以行双侧胸腔探查,改进下叶暴露, 便于探查纵隔病变及胸腔的情况	切断了乳内动脉,痛苦增加
胸腔镜手术(VATS)	胸膜表面显示清楚,疼痛轻,住院 时间短和恢复快,并发症很少	不能触诊肺脏,无法发现从肺表面不能看见 的或 CT 未能查出的病变,可能增加住院费用

　　肺部转移瘤即使在完全切除后仍有一半的患者会复发,中位复发时间是 10 个月,再手术患者的预后明显好于未手术患者,5 年、10 年生存率分别为 44％、29％及 34％、25％。目前再发肺转移瘤的手术适应证仍无明确的定论,一般认为对于年龄较轻、一般状况较好的患者,如果再发肺转移较为局限,原发肿瘤的恶性程度较低,原发肿瘤已被控制且无其他部位的远处转移,心肺功能能耐受手术的情况下可以考虑再次手术治疗。

　　肺转移瘤患者手术本身的并发症较低,手术死亡率为 0～4％。能够手术的肺转移瘤患者总的 5 年生存率可以达到 24％～68％,但不同组织类型的肿瘤预后有很大的差异,手术后预后较好的肿瘤为畸胎瘤、绒毛膜癌、睾丸癌,其次是肾癌、大肠癌和子宫癌等,预后较差的是肝癌和恶性黑色素瘤。转移灶切除是否完全对预后也有影响,完全切除患者的 5 年、10 年生存率分别为 36％和 26％,而不完全切除者则分别为 22％和 16％。无瘤间期(disease-free interval,DFI)是指原发肿瘤切除至肺转移出现的时间,DFI 越长,预后越好。肿瘤倍增时间(tumor-doubling time,TDT)反映的是转移瘤的发展速率,TDT 也是患者预后的重要预测指标,TDT 越长,预后越好,如果 TDT≤60 天则不应进行手术治疗。

　　除手术以外,对化学治疗敏感的肿瘤或不能手术的肺部转移瘤仍应进行全身化学治疗,如霍奇金和非霍奇金淋巴瘤、生殖细胞肿瘤对化学治疗非常敏感,乳腺癌、前列腺癌和卵巢癌对全身化学治疗也有较好的反应。软组织肉瘤对化学治疗不敏感,但联合转移瘤切除术仍能改善患者的预后。除全身化学治疗外,对于不能手术的患者可以考虑局部栓塞和化学治疗,由于肿瘤局部药物浓度较高,在减轻化学治疗引起的全身反应的同时,可以提高治疗局部肿瘤的疗效。

　　放射治疗对于肺转移瘤患者的长期生存没有益处,对于气道阻塞的患者,放射治疗可以作为姑息性治疗方法。

(邓小彬)

第六节　肺部良性肿瘤

　　肺部良性肿瘤是指生长在气管、支气管和肺实质内的良性肿瘤,包括支气管腺瘤、支气管错构瘤、乳头状瘤、支气管平滑肌瘤、支气管软骨瘤、脂肪瘤、肺纤维瘤、肺黏液瘤、肺化学感受器瘤等所谓的真性肿瘤,也包括一组临床和影像学上酷似肿瘤的肿瘤样病变,如肺炎性假瘤、支气管炎性息肉、淀粉样变性、子宫内膜易位症等。大多数肺部肿瘤为恶性,肺部良性肿瘤少见,美国报道的肺部良性肿瘤仅占所有肺部肿瘤的 2%～5%,国内一组 1 953 例肺部原发肿瘤中,经手术证实的良性肿瘤占 12.6%(246 例)。良性肿瘤生长缓慢,生长过程中不侵犯周围组织,也不发生远处转移,虽然良性肿瘤本身对健康的危害不大,肿瘤阻塞气道可以导致肺不张、咯血、肺炎等多种并发症。

肺部良性肿瘤的症状与肿瘤的生长部位有密切关系。位于气管内的肿瘤,患者表现为刺激性干咳、胸闷、喘鸣,有时有咯血,部分患者因胸闷喘憋被长期误诊为哮喘;胸部 X 线片和胸部 CT 发现气管内阴影,气管镜检查可以明确诊断。支气管良性肿瘤常出现支气管阻塞导致的症状,如反复发作的同一部位的肺炎、肺不张,胸片和胸部 CT 往往难以发现支气管肿瘤,支气管镜检查可以明确诊断。位于肺实质的良性肿瘤多无症状,仅偶然被发现,大多数的肿瘤表现为肺内孤立性结节影。胸部 X 线检查有时难以鉴别肿瘤的良恶性,功能显像的 FDG-PET 检查对肺内结节病变的诊断有较高的特异性。

一、支气管腺瘤

支气管腺瘤是起源于支气管黏液腺体、腺管上皮或黏膜下 Kulchitsky 细胞一组良性肿瘤,包括支气管类癌、腺样囊性癌和黏液表皮样癌。占肺部良性肿瘤的 50%,肿瘤生长缓慢,但有恶性倾向,目前认为在这一组肿瘤中多数实为低度恶性的肿瘤。

(一)临床特点

1.支气管类癌

支气管类癌来源于支气管黏膜上皮和黏膜下的神经内分泌细胞(Kulchitsky 细胞),占支气管腺瘤的 80%～90%,大体上类癌分为 3 种类型:中央型、周围型和微瘤型。中央型最常见,占支气管类癌的60%～80%,肿瘤倾向在支气管内生长,多形成表面光滑、血管丰富的息肉样肿块。微瘤型极少见,其发生常与慢性肺病,特别是支气管扩张或纤维化有关,肿瘤直径不超过4 mm,临床上常没有症状,仅在外科或尸检标本中被发现。

发病年龄较高,平均 56 岁。临床表现除了肿瘤阻塞气道导致的症状如发热、咳嗽、咯血、喘鸣或呼吸困难外,部分患者出现类癌综合征,表现为面部潮红、腹泻、哮喘样发作。迁延性患者,右心可发生瓣膜病,如肺动脉狭窄、三尖瓣狭窄或关闭不全。少数患者伴发库欣病、肢端肥大症等内分泌病。

2.腺样囊性癌

腺样囊性癌占支气管腺瘤 10%～15%。仅发生在气管及左右主支气管,尤以气管多见,肿瘤常突入气道,呈息肉样生长,或沿管壁浸润生长,呈弥漫浸润性结节。本病多见于中年人,发病没有性别差异。其恶性程度是腺瘤中最高的,可局部浸润,常见局部淋巴结和肺转移,甚至可以转移到肝、肾。

3.黏液表皮样瘤

黏液表皮样瘤源于大支气管的黏液腺,临床罕见,占支气管腺瘤的 2%～3%。多发生在大支气管内,一般为无蒂肿块。发病早,近半数患者发生在 30 岁以前,平均发病年龄 35 岁。根据肿瘤中黏液细胞、表皮样细胞及中间型细胞的比例不同和异型性差异,组织学上又分为低度恶性型和高度恶性型。低度恶性型生长局限,手术后预后良好,高度恶性型肿瘤罕见,呈浸润性生长,并可发生远处转移。儿童及年轻成人几乎均为低度恶性的黏液表皮样瘤。

(二)诊断

由于支气管腺瘤多发生在大气道,呼吸道症状出现较早,症状依肿瘤生长部位和支气管腔是否阻塞而异。肿瘤引起气道阻塞可以导致阻塞性肺气肿、肺不张、阻塞性肺炎、支气管扩张或肺脓疡。临床上容易误诊为哮喘、慢性支气管炎、支气管扩张。胸部 X 线检查是发现支气管腺瘤的常用手段,除常规的胸部 X 线摄影外,过去常借助体层摄影发现气道内病变,随着 CT 扫描及计算机重建技术的发展,传统的体层摄影技术已让位于胸部 CT 扫描。发生在气管支气管内的肿瘤较小时 X 线检查常难以发现原发肿瘤,但肿瘤导致的阻塞性改变为进一步检查提供依据。肿瘤较大时,胸部 X 线检查可以显示大气道内的肿块影,肺实质内的肿瘤则表现为周围型结节或肿块影。通过支气管镜获得肿瘤组织标本是确诊位于大气道的支气管腺瘤的主要方法,但表面覆盖有正常支气管黏膜的肿瘤,由于支气管镜活检深度的限制,有时难以取到真正的肿瘤组织。

(三)治疗

瓣手术切除是治疗支气管腺瘤的主要方法。切除范围取决于肿瘤生长部位和受累及远端肺组织情况。对于恶性程度较低的类癌,在切除肿瘤时应尽可能保留正常肺组织,恶性程度较高的黏液表皮样癌可以行肺叶或全肺切除,并清扫可疑转移的区域淋巴结。术后可以辅助放射治疗。对于因禁忌证无法手术的中央型腺瘤,可以在气管镜介导下进行肿瘤切除,或植入支架缓解症状。

二、肺错构瘤

错构瘤是最常见的肺部良性肿瘤,生长在肺实质,国内报道约占肺内球形病灶的 8%。过去认为肺错构瘤是肺正常组织的不正常组合所构成的瘤样畸形,现在认为是一种良性间叶性肿瘤。

(一)临床特点

肺错构瘤大多位于肺实质内,偶尔可以累及中央气道。位于肺实质的肿瘤多发生在胸膜下肺表浅部位,常为单发病灶,呈球形或椭圆形,边界清楚,有完整的包膜,直径 1~7 cm,多小于 4 cm。肿瘤由肺内组织成分异常组合而形成,含有多种间叶成分,如软骨、平滑肌、脂肪组织、结缔组织等。肿瘤可发生钙化,多位于中心,分布较均匀,此种钙化结构常见爆米花式或核桃肉样。

此瘤多见于成年人,平均发病年龄为 40 岁,男性多于女性,男女比为 2∶1。肺错构瘤大多位于肺的外周,由于生长缓慢,一般没有症状,多为偶然发现。少数位于中央气道的肿瘤引起刺激性干咳,喘鸣,呼吸困难,发生阻塞性肺炎时出现发热。

典型的胸部 X 线检查表现为肺野外带的单个圆形或椭圆形结节或肿块,直径多小于 4 cm,肿瘤边缘光滑,可有浅分叶,周围无浸润。肿瘤内可见钙化,多在中心而且分布均匀,典型者呈"爆米花"样,脂肪组织较多者,瘤体内见低密度区。

(二)诊断

肺错构瘤多为偶然经胸部 X 线检查发现,典型的"爆米花"样钙化虽然不是此瘤的特征性表现,但有助于和恶性肿瘤鉴别。支气管镜对大气道内错构瘤诊断有帮助,经胸针吸活检有助于良恶性病变鉴别,多数患者需要手术活检确诊。

(三)治疗

手术切除病灶是唯一的治疗方法。肺错构瘤极少恶变,但有些病灶难与周围型肺癌鉴别,因而对于有肺癌高危因素,疑为肺错构瘤的中、老年人患者应行剖胸手术探查,并切除病灶。大多数肺错构瘤患者可采用肿瘤摘除术,尽量保留正常的肺组织,减少术后并发症。

三、肺炎性假瘤

炎性假瘤是一种境界清楚的炎症增生性肿块,由炎症细胞和梭形间叶细胞以不同比例混合而成,并非真正的肿瘤,其发病机制不清楚。其发病率在肺部良性肿瘤中仅次于肺部错构瘤。

(一)临床特点

肺炎性假瘤的病理学特征是组织学的多形性,肿块内含有排列成条索的成纤维细胞、浆细胞、淋巴细胞、组织细胞、上皮细胞及内含中性脂肪和胆固醇的泡沫细胞或假性黄瘤细胞,以往文献按假瘤中细胞成分将炎性假瘤分为假乳头状瘤型、纤维组织细胞瘤型、浆细胞瘤型、假淋巴瘤型等。目前新的分类中将假性淋巴瘤归为交界性淋巴增生性病变,其余部分分为纤维组织细胞型和浆细胞肉芽肿型两种类型。

本病可发生在任何年龄,多数患者的年龄在 40 岁以下。半数患者常没有任何症状,仅在胸部 X 射线检查时偶然发现。部分患者在此前有呼吸道感染病史,表现为咳嗽、咳痰及痰中带血等症状。

(二)诊断

胸部 X 线检查是发现炎性假瘤的主要方法,表现为密度较低而均匀、边缘清楚、轮廓完整的球形阴影,没有特征性表现,可以发生于任何肺叶,但多位于肺的外周,可累及胸膜。10％的患者缓慢增大。肺炎性假瘤没有特异性诊断方法,纤维支气管镜检查无助于诊断,确定诊断靠开胸肺活检。

(三)治疗

影像学上炎性假瘤很难与恶性肿瘤鉴别,并且部分炎性假瘤可缓慢增大,药物治疗无效,因此,一旦发现应积极采取手术治疗,手术应采用肺楔形切除或肺段切除,尽量保留正常肺组织,手术切除后预后良好。

四、支气管乳头状瘤

支气管乳头状瘤是一种少见良性肿瘤,组织学分为鳞状上皮乳头状瘤、柱状细胞乳头状瘤和混合型。临床上支气管乳头状瘤分单发性和多发性,前者多见,多发性者又称为乳头状瘤病,与人乳头状瘤病毒感染有关。孤立性肿瘤在支气管腔内呈乳头状生长,基底部较宽,多发性肿瘤多见于喉,部分波及气管、支气管,呈疣状或菜花状赘生物。

常见症状与气道刺激和阻塞有关,表现为咳嗽、咯血、胸闷。哮喘样症状,胸部 X 线检查可能发现阻塞性肺炎、肺不张等气道阻塞的表现。支气管镜检查有助于诊断。

肿瘤位于大气道内可以通过气管镜摘除,无法经气管镜介入治疗时可以考虑手术。部分成人孤立性乳头状瘤可能恶性变,术后注意随访,以便及早发现复发或恶变。

五、肺部其他罕见良性肿瘤

间叶性肿瘤如黏液瘤、纤维瘤、脂肪瘤、软骨瘤及其他良性肿瘤如肺硬化性血管瘤、透明细胞瘤、神经鞘瘤、畸胎瘤、副节瘤临床罕见,仅有少量的患者报道,此类肿瘤临床表现没有特异性,术前很难获得确定诊断。手术是此类肿瘤诊断和治疗的主要手段。

(刘 腾)

第七节　非小细胞肺癌

一、非小细胞肺癌早期筛查的现状与进展

(一)背景

肺癌是全球最常见的恶性肿瘤,发病率及死亡率均位于恶性肿瘤之首,成为严重危害人类健康的杀手。在世界范围内,肺癌是造成肿瘤死亡的主要病因之一。

近几十年来,全球肺癌的发病和死亡人数呈明显上升趋势。数据显示,2012 年约有 180 万的肺癌患者,占所有新发肿瘤患者的 13%,死于肺癌的患者约 160 万,占所有肿瘤死亡患者的 20%。2012 年美国癌症协会(American Cancer Society,ACS)统计美国大约有 160 340 例肺癌患者死亡,超过大肠癌、乳腺癌、胰腺癌和前列腺癌的总和。据估计到 2030 年,在发达国家中肺癌将成为排名第三的死亡原因,在发展中国家则排在第五位。

肺癌的发生是由多种因素导致的,包括吸烟、环境污染、基因突变等。研究发现吸烟是肺癌最主要的致病因素,特别是与重度吸烟有明显的相关性。肺癌死亡率的时间和空间的变化趋势也反映了人群吸烟行为的变化趋势。吸烟者的患病风险为不吸烟者的 10~80 倍,在美国等发达国家由于其香烟消费逐渐降低,发病率已经由高峰阶段开始下降。而在中国等发展中国家,随着其香烟消费率升高,肺癌发生率不断攀升,中国肺癌发病率在过去 30 年上升了 465%。

2012 年 5 月,原卫生部发布的《中国吸烟危害健康报告》中显示,我国烟民总数为 3.5 亿人,被动吸烟人数为 7.4 亿人。目前我国男性烟草使用的流行水平已达到高峰,由于吸烟危害的滞后性,加上人口老龄化、城镇工业化的进程,以及生存环境污染和破坏的加剧,可以确信在未来的几十年内,我国男性肺癌的发病和死亡率仍将继续保持上升的趋势。同时,女性发病也呈明显上升趋势,目前越来越常见的腺癌很大比例是非吸烟的女性患者,这部分患者可能是由基因突变所引起。

肺癌的预后与临床分期关系密切,有研究数据显示,全球肺癌平均 5 年生存率仅为 16%,这主要是由于多数肺癌早期无症状,出现咳嗽、痰中带血等症状及体征时,往往已经到了肺癌中晚期,许多患者在首次就诊时就已经出现了转移,甚至有的已有肺外播散,因而失去了根治性手术治疗的机会。此时再进行临床干预,投入大、效果差,对降低肺癌死亡率的作用极为有限。如果患者在肺癌的早期就得到确诊,便可能有效改善肺癌患者的预后。在手术的患者中,TNM 分期较早的患者,其五年生存率远远高于晚期患者。

肺癌患者的治疗也是一个沉重的经济问题。据估计美国在 2010 年肺癌的医疗费用就达到 121 亿美元,约占所有医疗费用的 10%。而晚期肺癌因为其治疗的复杂性,导致其花费远远高于早期的患者。通过筛查能更多地发现肺癌早期病变,临床医师能及时采取手术、放射治疗、化学治疗等治疗措施,不仅能提高预后水平,还大大降低治疗的难度及费用。

因此降低肺癌死亡率的关键是对肺癌高危人群进行合理有效的筛查,以期做到早期诊断和早期治疗,来降低病死率及治疗成本,以最小的经济及医疗代价取得最大的治疗收益。

肺本身的解剖和生理特征便于利用影像学技术和痰细胞学进行早期诊断。而近年来影像学

技术和设备及分子生物学的迅速发展及针对早期肺癌有效的治疗手段,都使其早期诊断和早期治疗成为可能。建立合理有效的筛查方案,对高危人群进行简单而有效的筛查是临床工作的重点。国际上许多医疗协会都建议行肺癌筛查,包括美国癌症协会(American Cancer Society,ACS)、美国放射协会(American College of Radiology,ACR)、美国临床肿瘤学会(American Society of Clinical Oncology,ASCO)、和美国胸外科医师协会(American Association for Thoracic Surgery,AATS)等。

(二)肺癌筛查现状

1.肺癌筛查对象的选择

对肺癌进行筛查,首先要确定筛查对象,即肺癌高危人群。不同的试验研究、学术机构及文献报道中所划定的高危人群标准也不尽相同。

(1)美国全国性肺癌筛查试验(National Lung Screening Trial,NLST):将肺癌高危人群定为 A:年龄 55～74 岁,吸烟≥30 包年(pack-years)(1 包年指每 1 年每 1 天吸烟 1 包。每天 1 包、吸烟 30 年或每天 2 包、吸烟 15 年,总共为 30 包年),戒烟不足 15 年的人群;B:年龄≥50 岁,吸烟指数≥20 包年,并且合并下列情况之一者:肿瘤病史、肺病史、肺癌家族史、住所氡暴露及致癌物质的职业性暴露(包括石棉、二氧化硅和柴油烟气等)。同时将有并存疾病寿命有限、胸部或背部有金属植入装置及需要家庭吸氧的这些人群排除在高危人群范围之外,因为其糟糕的健康状况已大大限制了其预期寿命或接受治疗性肺部手术的能力。

(2)美国国家综合癌症网(National Comprehensive Cancer Network,NCCN):基于 NLST 的结果,NCCN 在 2011 年 10 月首次发表了肺癌筛查指南,建议对肺癌高危人群每年进行 LDCT 筛查。2013 年最新的 NCCN 指南推荐年龄超过 50 岁、吸烟史超过 30 包年、现吸烟或戒烟时间尚不足 15 年的高危人群中进行 LDCT 筛查肺癌,证据级别为Ⅰ类。

(3)美国胸外科协会(AATS):推荐对年龄在 55～79 岁、有 30 包年的吸烟史的成人每年进行 LDCT 肺癌筛查,对于有 20 包年的吸烟史及估算 5 年累积肺癌发生率在 5% 以上的患者,筛查起始时间应提前到 50 岁。5 年累积肺癌发生率的计算与英国肺癌筛查试验相符,该试验采用利物浦肺脏计划来计算风险。

(4)美国预防服务工作组(US Preventive Services Task Force,USPSTF):基于美国国家肺癌筛查试验的结果,美国预防服务工作组于 2013 年 12 月发布的肺癌筛查指南推荐:每年吸烟 30 包、当前仍在吸烟或戒烟时间不足 15 年的 55～80 岁高危人群应每年接受 1 次小剂量 CT 筛查。一旦患者戒烟时间满 15 年或患有其他影响寿命或影响进行肺癌手术的疾病时,可中止筛查。该肺癌筛查推荐指南中指出:年龄、总累积烟草暴露量、戒烟时间是肺癌最重要的风险因素。其他风险因素还包括特异性职业暴露、氡元素暴露、家族史、肺纤维化或慢性阻塞性肺疾病病史等。据发表于 2013 年 Cancer 期刊的一篇文献显示,如果在符合筛查条件的美国成人(估计约有 860 万人)中实施一种相似的筛查方法,那么每年可能挽救的大约 12 250 例肺癌死亡患者。

(5)纽约的早期肺癌行动计划(New York Early Lung Cancer Action Project,NY-ELCAP):其研究对象为年龄 60 岁以上,吸烟史为 10 包年的人群。而在法国的 Blanchon 等肺癌筛查研究中,研究对象为 50 岁至 75 岁的无症状、且当前吸烟(每天吸烟大于 15 支,持续 20 年)或者之前有吸烟史(戒烟不超过 15 年)的男性或者女性人群。

(6)前列腺、肺癌、结直肠和卵巢肿瘤筛查试验(the Prostate,Lung,Colorectal and varian Cancer Screening Trial,PLCO):通过 Logistic 回归模型,模拟年龄、性别、种族、教育水平、体重

指数(BMI)、家族史、吸烟史等多个影响因素,模型中还考虑了性别种族间的交互作用。其制定的肺癌高危标准增加了被 NLST 排除的一些危险因素,如社会经济状况、体重指数、肺癌家族史、慢性阻塞性肺疾病病史、3 年内拍摄胸片等。其模拟的吸烟史不仅包括每年吸烟包数还包括了烟龄的长短。PLCO 标准的敏感性显著高于 NLST 标准(83%:71%),阳性预测值也更高(4%:3.4%),并且特异性与 NLST 标准相当(均为 6%)。不符合 PLCO 筛查条件的人群中,仅有 0.5% 出现了肺癌,显著低于被 NLST 标准排除但之后又出现肺癌的患者比例(0.85%)。说明 PLCO 模型可以更少地遗漏肺癌患者,是目前较为完善的肺癌高危人群筛查标准。肺癌高危人群模型可能有助于更准确的筛查高危人群,未来危险预测模型的建立可能需要考虑年龄和吸烟外更多的因素,如家族史等。但是 PLCO 模型较复杂,在临床上的应用尚有限制。

目前来看,还没有一个统一的肺癌高危人群标准,参考以上所述研究及组织所设定的筛查标准,我们在确定肺癌筛查的人群时应该综合考虑到以下几点:①年龄。②吸烟史(即烟草暴露量)。③其他肺部疾病。④职业因素。⑤家族史等。

2.肺癌筛查的方法

好的筛查方法必须具备以下特点:①有较高的敏感性和特异性。②风险较低、伤害及不良后果很小,能够被筛查人群所接受。③个人、家庭及社会可以负担得起,性价比较高。④适合群体性普查,可以在人群中大规模广泛开展,不受地域空间等条件因素的限制。通过这种筛查方法,能够发现较早期能被治愈的肺癌,特别是筛查出无临床症状但潜在有肺癌高风险的患者。从而进行早期干预,改变肺癌的进程、早期治疗以降低死亡率。

目前肺癌筛查的方法主要有以下几种。

(1)痰细胞学检查:在肺癌筛查方法中,痰细胞学检测(如镜检异常形态细胞)是最传统也是最早期的手段,从 1930 年沿用至今。其不仅可对肿瘤进行病理分型,还具有特异性高、取材简单方便、无创等优点。但因为细胞学检测受诸多因素影响,敏感度较低,且与病灶部位和病理类型相关,因此痰细胞学检测在筛查中的作用大大受限。文献报道中其特异性高达 98%,但敏感性较差,平均仅为 66%,受到肿瘤分型分期、送检次数及痰标本取材方法等诸多因素影响。近年来液基细胞学也应用于痰细胞学检查,它除去了黏液红细胞杂质等非有效成分,提高了肿瘤细胞阳性检出率。液基薄层细胞涂片检测痰中脱落细胞的敏感性较传统痰涂片提高了 24.5%。但液基细胞学痰涂片在除去杂质的同时,也改变了肿瘤细胞的排列方式,不利于病理分类,故临床上很少单独应用痰细胞学检查筛查肺癌。

(2)胸部 X 线检查:从 20 世纪 50 年代起,利用胸部 X 线片进行肺癌筛查的临床试验便在世界各地开展起来。在 1970 年,胸部 X 线片在肺癌筛查中的作用被认可,因与对照组相比,胸部 X 线片筛查出的肺癌相对早期,预后相对较好。在 20 世纪 80 年代以前,胸部 X 线检查逐渐成为肺癌筛查的主要方法,因其经济、无创等优势,成为筛查肺癌最常用的工具之一,有助于发现早期周围型肺癌。

Meta 分析结果显示,胸部 X 线片诊断肺癌的汇总特异度为 93%(93%～93.3%),说明其误诊率为 7%,适用于肺癌诊断。但其汇总灵敏度仅为 25%(22%～28%),漏诊率很高(75%)。这可能是因为胸部 X 线片分辨率低,纵隔、心脏、横膈、肋骨等掩盖病变部位,使某些肺部结节被漏诊。另有研究表明,胸部 X 线片肺癌筛查组(联合或不联合痰细胞学检查)与对照组在筛查最初 3 年及随访 15 年的病死率无差异。因此,单用胸部 X 线片或联合痰细胞学检查筛查肺癌并不十分可靠。

20 世纪 60～70 年代开展的一系列有关肺癌筛查的前瞻性随机对照临床试验观察了胸部 X 线片联合痰脱落细胞学筛查是否能够降低肺癌的病死率,结果均为阴性。20 世纪 70～80 年代美国大样本随机对照研究证实胸片普查作用有限,且数字化胸片(digital radiography,DR)也不能改善早期周围型肺癌的检出率及降低肺癌的死亡率。考虑到早期临床试验在方法学方面存在着较明显的不足,这些矛盾的临床数据导致胸部 X 线片在肺癌筛查中被广泛认为是无效的。

美国癌症协会(ACS)在 1970 年推荐目前吸烟者及既往吸烟者中使用胸部 X 线片进行肺癌筛查,但到 1980 年却取消了这项推荐。1990 年开始的前列腺、肺、结直肠和卵巢肿瘤筛查试验(PLCO)在 2011 年发表的结果再次指出,每年利用胸部 X 线片进行筛查并没有有效降低肺癌死亡率。

但毋庸置疑的是,胸部 X 线片单独或者联合痰细胞学检查能够筛查出相对早期的肺癌,与患者的预后相关,尽管目前尚无证据支持胸部 X 线片可以降低肺癌的病死率,但不可否认胸部 X 线片在肺癌筛查中的作用。胸部 X 线片的敏感度主要取决于病变的大小和位置、影像质量及医师本身的技术水平。若肺部病灶较小或靠近纵隔,或者阅片医师本身的失误,会导致胸部X 线片检测的敏感度降低。因此,临床工作人员逐渐寻找更敏感的适合于肺癌筛查的影像技术手段。

(3)PET/CT 正电子发射型计算机断层显像(positron emission computed tomography,ET):具有结合病灶影像学及代谢信息的双重作用,在小结节的筛查和诊断中有一定优势,但因费用较高,大样本筛查尚缺乏一定的可行性。对于<10 mm 结节,仅应用 PET/CT 定性无价值;对 10 mm 以上的结节,它的敏感性为 $80\%\sim100\%$,特异性为 $40\%\sim100\%$。应用 PET/CT 联合 HRCT 对 SPN 定性诊断的特异性、准确性及敏感性均高于 CT,分别为 81.8%、91.7% 和 97.4%,但是由于核素检查需要向患者体内注入放射性核素 ^{18}F-FDG 等,加上 CT 检查的 X 线辐射剂量远远大于单一使用低剂量 CT。故目前 PET/ CT 的诊断价值明显受限。

(4)肿瘤标志物检测:肿瘤标志物是细胞癌变时所分泌的活性物质,存在于癌组织及宿主体液内,对肺癌早期筛查和诊断具有一定价值,在胸腔积液和肺泡灌洗液中,肿瘤标志物的升高较血清更为明显。从早期的痰细胞学检测到目前的血液标本基因检测,临床工作人员也努力在分子生物学方面寻找适合的生物学标志物。

肿瘤标志物检测是通过对病变部位分泌的特有物质的检测来间接判断恶性病灶的存在。目前血清及胸腔积液中的肿瘤标志物,如癌胚抗原(CEA)、糖类抗原 19-9/125/15-3(CA19-9/125/15-3)、细胞角质蛋白片段抗原 21-1(CYFRA 21-1)、鳞状细胞癌抗原(SCC)、神经元烯醇化酶(NSE)等已广泛应用于肺癌的临床诊断。其中 CYFRA 21-1 对非小细胞肺癌敏感性和特异性相对较高,尤其是肺鳞癌;NSE 对小细胞肺癌敏感性和特异性相对较高;癌胚抗原、神经元特异性烯醇化酶和细胞角蛋白 19 片段是目前临床上常用并且认为是最有价值的肺癌标志物。这些标志物的单项检测可能具有一定的局限性,但联用时肺癌检测的阳性率明显增高,对早期诊断具有一定的临床意义,并且也为基因组学及蛋白组学作为筛查的手段提供了思路。

最新的文献报道中的肿瘤标志物还有端粒酶、循环肿瘤细胞(circulating tumour cell,CTC)等。端粒酶在恶性肿瘤如乳腺癌、前列腺癌、肺癌、肝癌和胰腺癌等中表达上调,与其他肿瘤标志物相比,端粒酶活性的水平可在肿瘤发生早期即开始上升,从而提示了端粒酶活性可能是肿瘤早期筛查的一个有利的生物学标志物。循环肿瘤细胞是循环中自由存在的恶性肿瘤细胞,从原发肿瘤或转移部位中脱离而进入血液。近年来,新的技术已发展至可从外周血中识别、分离和鉴定这些循环肿瘤细胞。与传统的侵入性方法如活检不同,CTC 代表着一类可帮助肿瘤诊断的便利资源。进一步确认 CTC 在早期肺癌筛查作用的临床试验目前仍在进行中。

除上述标志物之外，另有 $P53$ 抑癌基因、血浆蛋白组学、循环 DNA、SURVIVIN 蛋白及 $P16$ 基因等均是目前报道的肺癌筛查指标。但值得注意的是，单一的肿瘤标志物敏感度较低，在大样本筛查中的作用受限，联合使用肿瘤标志物可能会增加早期肺癌的检出率，这也需要进一步的临床研究结果证实。

大量研究表明，目前尚未发现对于肺癌敏感性和特异性兼顾的肿瘤标志物，且由于现阶段肿瘤标志物的检测受到仪器、试剂及方法不统一等诸多因素的限制，临床上尚无统一的肿瘤标志物上线标准，肿瘤标志物尚不能用于肺癌的筛查。今后的研究应一方面继续探索新的肺癌肿瘤标志物，另一方面对现有的肺癌标志物进行筛选，建立有效的联合检测，以提高敏感性和特异性。

（5）纤维支气管镜：纤维支气管镜适用于肺叶、段及亚段支气管病变的观察、活检采样、细胞学检查等，能帮助发现早期病变。

白光支气管镜（white Light bronchoscopy，WLB）：现已广泛应用于临床肺癌的诊断和肺癌分期的确定，但对气道黏膜早期癌变的识别，特别是周围型肺癌的早期诊断比较困难，敏感性较差。

荧光纤维支气管镜（fluorescence bronchoscopy，FLB）：为了弥补白光支气管镜在确定支气管内细胞是否癌变这方面的不足，现在应用广泛的荧光纤维支气管镜能利用正常组织癌变组织与肿瘤之间的自身荧光差异来识别早期癌变。欧洲研究表明，通过 FLB 检查，患者的诊断率可升高 37%～75%，每个活检区的诊断率可提高 25%～67%。结果显示通过联合检查对于原位癌及早期黏膜下浸润的肿瘤诊断明显优于单一纤维支气管镜检查。与白光支气管镜相比，荧光支气管镜确实提高了对 Ⅱ～Ⅲ 度非典型增生的检出率，但对原位癌检出率并未提高。同时，由于肉芽组织化生组织低度异型增生等多种非恶性病变都会有异常的自身荧光，荧光支气管镜的阳性预测值并不高，导致其难以区分炎症改变与上皮内瘤变，从而使假阳性增多。

不过在研究前沿，还有许多更加先进的内镜技术，它们或许能在将来为肺癌的筛查及早期检查提供一种新的、可参考的诊断依据。如修正自荧光技术（the modified auto fluorescence technique）、光学相干断层扫描（the optical coherence tomography）、共聚焦荧光显微镜（the fibered confocal fluorescence microscopy）等。修正自荧光技术的工作原理与 FLB 相同，但是增加了对微血管血运很敏感的过滤器，摒弃了 FLB 测肿块总血运判断良恶性的方法，这样在保证敏感度没有明显下降的同时可以提高特异性至 80%；光学相干断层扫描具有很高的图像分辨率，通过深达 3 mm 的纵向成像，根据病变的厚度区别炎症与癌变；共聚焦荧光显微镜是应用直径为 1 mm 的光学微小探头，通过获得 0～50 μm 深的气管表皮图像来增加敏感度。这些支气管镜技术都对肺癌早期细胞学变化的检查有着独特的优势，与 FLB 相比，提高了敏感性和特异性，或许很快就会用于临床的诊疗实践中，使得更早、更准确地检测出早期肺癌，提高患者的生存率和治愈率。

（6）自身抗体检测：很多证据证明了在肿瘤患者体内存在针对肿瘤相关抗原（tumor associated antigen，TAA）的抗体，并且在肿瘤出现临床表现之前这些抗体已经可以从血清中被检测出来。因此血清中自身抗体的检测可能对肿瘤的筛查和早期诊断有重要意义。目前发现的肺癌相关抗原主要包括 P53、NY-ESO-1、CAGE、GBU4-5、HER-2 等。与肿瘤标志物相似，单个自身抗体诊断肺癌也缺乏敏感性和特异性，其敏感性仅为 10%～30%。某些肿瘤抗体在自身免疫病患者，如系统性红斑狼疮、类风湿关节炎、1 型糖尿病等患者血清中也能检测到，单个自身抗体诊断肺癌特异性也不高,因此需采取多个抗体联合分析或自身抗体谱来提高敏感性和特异性。利用 Annexin1、14-3-3theta、LAMR1,这 3 个自身抗体联合,诊断肺癌敏感性为51%,特异性为 82%。P53、NY-ESO-1、CAGE、GBU4-5 联合检测诊断肺癌的敏感性甚至达90%左右。不过目前自身抗体谱检测尚处于实验室研究阶段,而未广泛应用于临床,要判断自身抗体在肺癌筛查中的价值需更大样本量的前瞻性研究及相关的 Meta 分析才能实现。

(7)螺旋 CT:CT 扫描是对肺部结节最敏感的影像学检查。自 20 世纪 90 年代应用以来,可以检出尚未远处转移、无或仅有局部浸润、直径<1 cm 的周围型小肺癌,其中 80%~90%的肿瘤可通过充分的手术切除治愈,无须进一步放射治疗和化学治疗。但常规的胸部 CT 辐射剂量大、扫描时间长,不适用于肺癌的筛查。一次胸部 CT 的射线辐射剂量相当于 8~9 mSv,为胸部X 射线剂量(0.08~0.12 mSv)的 60~100 倍,被认为是造成医源性辐射的最主要原因。因此 CT 不宜作为常规的检查随访方法。

二、孤立性小结节的早期筛查

(一)孤立性肺结节的定义、分类

目前孤立性肺结节(solitarypulmonarynodule,SPN)公认的定义为:位于肺实质内圆形或类圆形的、单一的、边界清楚的、影像不透明的、直径小于或等于 3 cm、周围完全由含气肺组织所包绕的病变,不伴肺不张、肺门淋巴结肿大或胸腔积液等表现。其病因纷繁复杂,常见的良性结节包括感染性肉芽肿和错构瘤。常见的恶性结节主要包括原发性肺癌、类癌及肺部转移性肿瘤等。

大部分肺部孤立性结节(SPN)的患者没有症状,常由胸部 X 线片或胸部 CT 检查偶然发现。根据直径,SPN 分为直径≤8 mm 的亚厘米结节(subcentimeter nodules)、8~30 mm 的典型SPN。根据结节的密度不同,分为实质性结节、部分实质性结节和非实质性结节。根据 CT 片上是否存在磨玻璃样变结节(ground glass nodule,GGN),对肺部结节进行进一步分类:包括纯磨玻璃结节(pure ground glass nodule,pGGN)、纯实质样结节或混合磨玻璃结节(mixed ground glass nodule,mGGN)。这些特征均能帮助鉴别肺部结节的良恶性,明确肺部孤立性小结节的良恶性对于制定治疗方案非常重要。

(二)对筛查所发现的肺部孤立性结节的评估

在胸部 X 射线检查中,SPN 的检出率仅达到 0.09%~0.2%。随着 CT 的发展和普及,特别是低剂量螺旋 CT(LDCT)应用于肺癌的早期筛查,病灶的检出率明显增加,多个早期肺癌筛查的试验结果显示,SPN 的 CT 检出率能够达到 40%~60%。发现 SPN 后,判断其良恶性是后续选择诊断、治疗和随访方式的关键,也与患者的预后密切相关。筛查后续所进行的检查不仅会对受试者造成伤害、增加其心理负担,也会增加成本。因此为了使后续的检查最小化,许多研究与指南都根据结节评估的恶性概率来确定下一步诊疗方案。

在人群中实施 CT 筛查项目时,由于既往没有影像学研究帮助确定所发现的肺部结节是否是新发的或它们的生物学特征行为。因此,第一轮的筛查得出了大量对诊断研究的评估。

当发现肺部结节后,首先应根据获得信息如患者的有无肺癌相关的临床危险因素和肺部结节的影像学特征进行结节恶性概率的评估,根据结节恶性概率的不同而选择不同的后续检查办法。评估方法简单概括包括临床评估和影像特征评估。

1.临床评估

临床评估包括对患者的病史和体征进行检查。根据 USPSTF 2013 年推荐的指南,肺癌最重要的风险因素有年龄、总累积烟草暴露量和戒烟时间。其他风险因素还包括特异性职业暴露、氡元素暴露、肿瘤家族史、肺纤维化或慢性阻塞性肺疾病病史等。

2.影像特征评估

影像特征评估用于评估肺部结节风险的 CT 特征包括结节大小、结节的边界特征及结节密度等。

(1)结节的大小：一般而言结节的恶性概率随着结节直径的增大而增加。研究显示，肺部亚厘米结节的整体恶性程度偏低。在多个肺癌筛查试验中，直径小于 5 mm 的肺结节的恶性概率为 0～1%，直径在 11～20 mm 的肺结节的恶性概率有 33%～64%，而直径大于 20 mm 的肺结节的恶性概率达到 64%～82%。

(2)结节的边界特征：良性病变边界清楚，常伴钙化，生长缓慢；恶性肿瘤常伴有分叶、毛刺等边缘征象。若 SPN 呈不规则、分叶状或毛刺状边界，则较边界光滑的恶性可能性高。

(3)结节的密度：在区别良恶性中也起到重要作用。弥散的、中央的、薄层的或爆米花样钙化都提示良性结节可能大，结节内呈脂肪密度(如错构瘤)都提示恶性概率低，具有以上特征的结节不推荐密切随访，甚至不用随访，可避免多余的、不必要的诊断性检查。点状或者偏心样钙化则不能完全排除恶性可能，常需要进一步的检查明确。而恶性肿瘤通常会有空泡、密度不均等内部征象，以及胸膜凹陷等外部征象。这些征象虽然并非肿瘤特异，却是病灶定性诊断的重要依据。

与实质样结节比较，GGN、MGGN 的恶性概率高。原位腺癌(adenocarcinoma in situ, AIS)和微小浸润性腺癌(minimally invasive adenocarcinoma, MIA)可表现出典型的小的磨玻璃样变(ground glass opacity, GGO)，即以往所称细支气管肺泡细胞癌(bronchioloalveolar cell carcinoma, BAC)，或其公认的癌前病变、非典型性腺瘤样增生等。这两类病灶若行根治性手术切除，患者的无症状 5 年生存率可达 100% 或接近 100%。

临床医师根据这些风险因素、结节的影像学特征及一定的恶性概率计算模式计算结节的恶性概率，2013 年新版美国胸科医师协会(AATS)指南中建议，根据概率的高低选择后续 CT 扫描监测、非手术性的活检(包括功能影像学检查、穿刺活检)及外科手术诊断。然后结合检查结果再一次评估检查后 SPN 的恶性概率。

三、CT 在肺部肿瘤诊治中的应用

X 射线检查历来是胸部疾病检查和诊断的重要方法之一，20 世纪 70 年代第一台 CT 机的问世，被喻为影像史上的一场革命。CT 全称为计算机横断 X 射线摄影(computer tomograph, CT)，CT 机主要由球管、检测器、高压发生器、机架、检查床、计算机系统组成。CT 扫描克服了传统 X 射线平片成像组织器官前后重叠、遮挡，密度分辨率不高的不足，准确、清晰地显示体内的结构和病变。随着 1989 年螺旋 CT 的临床应用及 1998 年后多排螺旋 CT(MSCT)的普及，CT 检查在肺部疾病的检查和诊断中有着不可取代的地位。

(一)低剂量螺旋 CT 在早期肺癌筛查中的应用

早期肺癌的筛查方法，过去以痰细胞学检查与胸部 X 线片为主要筛查工作。前者假阳性和假阴性比例较高，而后者对于部位隐匿、密度淡、体积小的病灶容易漏诊，尤其是直径＜1 cm 的磨玻璃密度结节，胸部 X 线片并不能发现，而且大量的临床试验证明胸部 X 线筛查并不能降低肺癌的死亡率。

近十多年来，随着医疗设备和计算机技术的发展，尤其是螺旋 CT 的普及应用，影像学检查可敏锐地发现肺部小病灶。CT对肺部隐匿部位和亚厘米级小病灶的检出有很高的敏感性,对病灶的细节显示能力明显优于胸部X线片。但CT检查X线辐射剂量较高,一次胸部CT扫描的有效辐射剂量视设备和扫描方案不同,为2～25 mSv,而胸片剂量仅为0.3 mSv,前者为后者的10～100倍,因此,CT作为筛查手段并不合适。而低剂量螺旋CT(low dose CT,LDCT)是通过优化扫描参数,改变管电流、管电压和螺距等合理降低X线辐射剂量,有效检出隐匿部位的亚厘米级的早期肺癌,具有扫描速度快、剂量低、图像清晰、检出率高等优势,在早期肺癌筛查工作中担任越来越重要的地位。多年的临床表明,由于肺为含气组织,具有天然良好的密度对比,在一定范围内降低辐射剂量并不影响在肺窗上对亚厘米级微小病灶的观察,足以胜任肺部肿瘤的检出,使患者获得更优化的放射防护,同时,降低剂量能有效延长CT机X线球管的使用寿命,从而降低CT检查成本。

20世纪90年代以来,低剂量螺旋CT已在国际上开始使用,近年来,国际及国内大量循证医学证明LDCT能显著提高早期肺癌的检出率,如美国国立癌症研究中心有一项研究肺部肿瘤筛查项目(NLST),由33个医学中心参与,经过10年的肺癌筛查,得出结论是LDCT早期肺癌的检出率是普通X射线胸片的3倍,可以降低肺癌20%以上的死亡率,展示了令人信服的结论。

目前,上海市胸科医院放射科低剂量螺旋CT筛查肺癌采用优化的扫描条件,使有效受照剂量约1 mSv,为常规CT剂量的1/6～1/10,通过人体组织等效胸部模型对照实验和上万例的临床实践证明,能有效发现直径≥2.5 mm的磨玻璃密度结节,又能最大限度减少患者的受照辐射量,筛查出的肺癌85%为Ⅰ期,可以通过微创手术切除治愈,无须进一步放射治疗、化学治疗,达到国际先进水平,既减少了患者痛苦,提高了生存率,又大量节约了社会医疗资源。同时,筛查时对受检者敏感部位做适当的防护可进一步减少X线的辐射剂量。

当然,低剂量螺旋CT筛查也有弊端,存在假阳性率太高而特异性不高和偶然发现、诊断过度、射线暴露等问题,因此我们目前只推荐在肺癌高危人群中进行筛查。如何进行高质量的低剂量螺旋CT筛查,正确解读结果,作出最合适的处理和随访,尚待进一步规范。好的思路和方法可弥补低剂量螺旋CT筛查的不足,是我们需要探索研究的方向。

(二)CT在肺癌诊治中的应用

由于肺为含气组织,所含空气与肺实质具备天然对比特性,故迄今为止,胸部CT检查在病灶的检出及定位、定性上均有不可替代的优势,主要具备以下方面的优势。

1.检出病灶

CT对肺部隐匿部位和2～3 mm亚厘米级小病灶的检出有很高的敏感性,对病灶的细节显示能力明显优于胸部X线片。可以清楚显示普通平片无法显示的磨玻璃密度结节(ground glass nodule,GGN)影、粟粒影、网状影、线状影、蜂窝状影等间质性病变。对支气管扩张或闭锁、气管支气管腔内狭窄或梗阻、支气管阻塞等征象显影良好。

2.准确定位

CT扫描可鉴别病变来源于肺实质、气管、支气管、胸膜、纵隔、横膈、心包、心脏、胸部组成骨等部位,从而有助于疾病种类的判定及诊断。并进一步通过多平面重建等计算机后处理技术,判别病灶所在的叶、段、亚段或支气管及胸椎、肋骨等具体解剖部位,为手术方案的制订提供准确的影响资料。

3.准确显示病灶的形态、轮廓、边缘情况

实性肿块或结节边缘毛糙、边界模糊,具备分叶、毛刺、棘突、血管支气管集束、邻近胸膜粘连伴胸膜凹陷等征象,提示恶性病变可能性大;而边界清楚、轮廓光整,无分叶、毛刺、棘突、血管支气管集束、胸膜凹陷等征象,提示恶性病变可能性小;肿块或结节周围有粟粒影或钙化灶,提示病灶可能为结核灶;实性肿块或结节周围伴有晕征,提示可能为真菌性肉芽肿。

4.准确显示病灶的密度分布

对磨玻璃密度早期肺癌的鉴别诊断极具优势。如病灶为纯磨玻璃密度结节,提示不典型腺瘤样增生或原位腺癌可能,混合性磨玻璃密度结节则提示肺腺癌可能,实性结节则需要结合病灶的形态、轮廓、边缘情况进一步分析判定。值得注意的是磨玻璃密度结节可能为炎症、肺泡内出血,局灶纤维化等良性病变,部分患者抗炎后 CT 复查或不做治疗短期随访病灶消失或密度减淡、体积缩小,需要动态观察,慎重做出手术决定。

5.准确显示病灶的内部结构

准确显示病灶的内部结构如磨玻璃密度结节内存在空泡征,或支气管壁不规则增厚、狭窄、截断,提示恶性病变可能大;大片实变组织内存在支气管充气征,或空洞、液平面形成,空洞壁光整且无壁结节形成,则提示感染性病变可能大。

6.分析病灶与支气管关系

胸外科医师术前需注意了解患者是否存在支气管先天变异。气管性支气管是大气道较常见的先天性变异,多发生在右侧的叶或段支气管直接从气管发出,最常见于右上叶尖段支气管,横断位显示气管下段细管状含气影,最小密度投影及气管容积三维成像均能直观显示变异支气管与气管的解剖关系。掌握正确的解剖结构是叶切或段切手术成功的关键之一。

7.分析病灶与血管关系

CT 增强薄层扫描能很好地显示病灶的供血动脉及引流静脉,及病灶与周边大血管的解剖关系。仔细观察病灶与血管之间脂肪间隙存在,则血管未受侵,若脂肪间隙部分消失,提示血管外壁受侵可能,手术时须特别注意血管的分离过程。肺隔离症患者的隔离肺组织血供多数来自胸主动脉下部,但需注意少数可来自腹主动脉,自膈下穿越而过进入病灶,也可来自肋间动脉,胸廓内动脉;大部分患者静脉回流至肺静脉系统,小部分回流至下腔静脉、奇静脉或半奇静脉、门静脉,术前需通过 CT 增强扫描及多平面重建仔细观察。

8.分析病灶与胸膜、胸壁、心包、横膈的关系

做肺癌叶切手术前需仔细观察病灶所在叶的叶裂是否完整,注意叶裂先天发育不全或奇裂形成患者的特异性。胸腔镜手术需仔细观察患者是否存在结核性胸膜炎或慢性脓胸后胸膜明显增厚、粘连情况,认真考虑手术的可行性。肺上沟瘤的患者术前需通过 CT 增强扫描多平面重建图像来分析胸壁、肋骨受累情况,必要时加做 MRI 增强扫描来明确肿块与胸顶部软组织及臂丛神经的关系。肿块邻近心脏及横膈时,通过观察病灶与组织接触部位的范围大小,其间的脂肪层是否清晰存在,进一步判断组织受累的可能性及程度,做好充分的术前预估。膈肌修补术前做 CT 扫描结合多种重建技术能清晰显示膈肌裂口及疝入胸腔的腹腔脏器,以及病变与周围结构的关系。漏斗胸或鸡胸矫形术前做薄层 CT 扫描和多平面重建及容积重建,能直观显示病变部位的形态、范围,及对心脏、大血管及其他邻近脏器的压迫情况,为制定最佳手术方案提供真实可靠的影像资料。

9.肺癌骨侵犯及骨转移的诊断

骨质破坏是肺癌骨侵犯及骨转移常见的表现形式,可分为融骨型、成骨型及混合型,以肋骨、脊柱、骨盆、头颅及四肢骨较为常见。直接侵犯征象为肿块与邻近骨组织紧贴或包绕,其间脂肪层消失,CT 可清晰显示骨小梁和骨皮质的破坏。融骨型破坏表现为骨皮质不连续,骨松质密度

减低,边缘模糊;成骨型表现为骨密度不均匀增高、致密,周围有软组织肿块出现;转移性骨肿瘤表现为肺癌病灶远处局部骨质破坏,伴或不伴软组织肿块形成;脊柱融骨型转移时表现为虫蚀状、融冰状骨质破坏,可见单个或多个不规则形或类圆形低密度区,范围大小不等,椎体和附件最常受累,椎体可发生病理性骨折、椎体压缩,但椎间盘往往不受侵犯,椎间隙常保持正常;成骨型转移要表现为斑点状、斑片状或结节状高密度影,或多个椎体内孤立的密度增高影,边界清晰或不清晰。在放射治疗或化学治疗后,病变周围可出现或部分出现硬化带,说明经过治疗肿瘤的生物学活性降低。若病灶边缘部分清楚部分模糊,或原先清楚继而模糊,说明病变进展。生长极快的肿瘤侵犯松质骨时,瘤组织迅速侵入骨小梁间隙,破坏成骨细胞、破骨细胞及血管,使其功能完全丧失,骨代谢中止,CT 图像上仅表现为轻微的骨小梁稀疏改变,甚至看不到结构变化,更看不到破坏边缘。此时应选用其他检查技术,如 MRI、核素骨扫描检查。

四、PET/CT 在肺癌中的应用进展

正电子发射断层(Positron emission tomography,PET)是一种无创性探测发射正电子的核素在机体内分布的断层显像技术。PET/CT 是将 PET 和 CT 安装在同一机架上,实现了 PET 与 CT 功能与解剖结构的同机图像融合,双方信息互补,彼此印证,可以提高诊断的灵敏度、特异性和准确性。自 1998 年全球第一台 PET/CT 原型机在美国匹兹堡大学(UPMC)应用于临床以来,近些年国内 PET/CT 发展迅速,根据 2014 年 1 月全国 PET/CT 配置与使用情况调查资料,我国 PET/CT(包括 PET 单机)装机并临床应用 198 台,2013 年完成临床 PET 显像达 44.6 万例,肿瘤是 PET/CT 临床应用的主要适应证,占 80.13%。肺癌是 PET/CT 最好的适应证之一,有关 PET 显像在肺癌诊断、分期及再分期、疗效监测、预后估测及指导放射治疗计划中生物靶区定位等中的价值国内外已积累了较多的资料,FDG PET/CT 显像已应用于肺癌临床实践指南,而且在国外多个国家包括美国、法国、英国、日本、韩国、澳大利亚等肺癌的 PET/CT 检查已纳入医疗保险支付的范围。

^{18}F-FDG(脱氧葡萄糖)是目前临床上最常用的 PET 肿瘤显像剂。Warburg 于 1930 年发现恶性肿瘤细胞糖酵解作用增强,并认为是癌细胞的特征之一,恶性肿瘤细胞糖酵解速率异常高于正常或良性病变。肿瘤对 FDG 的摄取基于肿瘤细胞糖酵解的增加,注射后 FDG 被摄入至细胞内,运输 FDG 进入细胞内的一个重要机制是葡萄糖转运蛋白(GLUT)的作用,而且结合于肿瘤细胞线粒体的高活性的己糖激酶(HK)使 FDG 磷酸化生成 FDG-6-PO4 而滞留于细胞内,不能参与进一步的代谢过程。另外由于缺氧状态下可以激活葡萄糖的无氧酵解,FDG 的高摄取也可能与肿瘤组织的相对缺氧状态有关。因为所有的具有活力的细胞均需要葡萄糖作为能量供应,因此 FDG 的摄取对肿瘤而言并不是特异的。了解和认识 FDG 这一显像剂的局限性,可使临床医师更好地解释检查结果。

(一)PET/CT 肺部肿瘤检查适应证

(1)肺癌 TNM 分期和再分期。

(2)肺部占位病变良、恶性的诊断与鉴别诊断。

(3)早期监测和评估放射治疗、化学治疗疗效。

(4)肺癌治疗后肿瘤的纤维化瘢痕或放射性肺炎与肿瘤残余及复发的鉴别诊断。

(5)不明原因的胸腔积液检查。

(6)临床上首先发现肿瘤转移灶或副癌综合征,需要进一步寻找肿瘤的原发灶。

(7)指导肿瘤放射治疗计划的制订,提供肿瘤代谢信息。

(8)帮助确定肿瘤的活检部位。

(9)评估恶性病变的分化程度及预后。

(二)PET/CT 技术操作要点

(1)嘱受检者携带既往和近期检查资料。详细询问患者疾病的发病经过(包括现病史、既往史、家族史、职业、吸烟史等),了解病变的部位、诊断与治疗的经过(如活检结果、手术、放射治疗、化学治疗、有无应用骨髓刺激因子及激素、目前的药物治疗情况),尤其是糖尿病史及血糖控制情况、近期接触和感染史。

(2)注射^{18}F-FDG 之前禁食 4～6 小时,不禁水。避免服用止咳糖浆、糖锭类药物,避免静脉输入含葡萄糖的液体。

(3)显像前 24 小时内避免剧烈活动。

(4)检查前测量身高、体重,测试血糖。血糖水平原则上一般应低于 150 mg/dL(8.3 mmol/L)。血糖升高会降低肿瘤对 FDG 的摄取,并增加本底。大多数情况下血糖水平高于 200 mg/dL(11.1 mmol/L)要求控制血糖后另行预约检查时间。

(5)静脉注射^{18}F-FDG 2.96～7.77 MBq/kg(儿童酌情减量),因显像仪器等不同,剂量可进行适当调整。注射部位宜选择已知病变对侧肢体,药物注射后安静休息,不要与人交谈,避免紧张体位。

(6)注射时及注射后嘱患者放松,对精神过度紧张的患者,检查前可用镇静药。患者在注射后取卧位或坐位安静避光休息。注意保暖,以减少棕色脂肪的摄取。

(7)显像时间:一般常规选择注射药物后 1 小时进行。单时相法:即上述常规注射 FDG 后 1 小时的图像采集。双时相法:在初次显像 1～2 小时后再次进行 PET/CT 图像采集,比较病灶 SUV 随时间的变化,有助于良恶性病变的鉴别诊断。脑部显像可考虑完成全身显像后进行,可提高病灶与正常脑皮质的对比度。对晚期肿瘤多发转移者,建议必要时补充下肢或上肢的采集(真正的全身显像),避免遗漏病灶。

(8)肺小结节建议增加呼吸控制的 2 mm 薄层 CT 采集。无近期胸部 CT 图像的患者,完成 PET/CT 采集后增加呼吸控制的 CT 采集图像。CT 的三维容积显示和 PET 图像的融合(4D 图像)可酌情应用。

(9)增强 CT 的合理选择:当需要判断病灶与邻近血管或器官的关系、小病灶与血管断面鉴别时可考虑应用增强 CT。

(三)正常图像与异常图像判读

1.正常图像

PET/CT 图像经重建处理后可获得全身三维立体投射图像(MIP)和横截面、冠状面及矢状面的 CT、PET 及 PET/CT 的融合图像。正常禁食状态下,大脑葡萄糖代谢非常旺盛,脑摄取 FDG 较多,肾及膀胱因显像剂的排泄而显影,心肌显影因人而异,部分患者左心室心肌可见显影,唾液腺体对称显影,肝脏和脾脏显影一般较淡且均匀,胃肠道变异较大,可见胃的轮廓和肠形,双肺野清晰,FDG 摄取呈本底水平,纵隔心血池 FDG 摄取较低,分布欠均匀。借助 CT 的解剖信息,可帮助鉴别上述生理性摄取和病变组织。

2.图像分析方法

(1)PET 目测法:对于胸部病灶,一般将病灶的放射性摄取程度与纵隔心血池的摄取程度进行比较,分为 4 级:1＝未见放射性摄取;2＝轻度放射性摄取但低于纵隔血池;3＝中度放射性摄取,与纵隔血池摄取程度相似;4＝明显放射性摄取,摄取程度高于纵隔血池。4 级提示恶性结节,1 级提示良性结节,2～3 级提示结节倾向于良性,但需结合其他病史资料综合考虑。

(2)SUV 半定量分析法:标准化摄取值(standardized uptake value,SUV)是目前最常用的评价病灶 FDG 摄取程度的半定量分析指标。由于局部组织摄取 FDG 的绝对量不仅取决于其葡萄糖代谢率,还受引入体内的 FDG 活度及个体大小的影响,因此局部的 FDG 摄取程度需要用后两者进行标准化。SUV 是单位重量(或体积)组织显像剂的摄入量与单位体重显像剂注射量的比值:SUV＝组织的 FDG 浓度(MBq/g)/[FDG 注射剂量(MBq)/患者体重(g)]。目前 PET/CT 厂家都有相应的软件提供,因此 SUV 获得很简单。对于一个 ROI 可同时获得 SUV 平均值和最大值。为保证 SUV 的可重复性和减少 ROI 的设置对 SUV 的影响,临床一般采用病灶 SUV 最大值作为诊断的参考依据,尤其是放射性分布不均匀的病灶。影响 SUV 的因素还包括 FDG 注射后至显像的时间、图像重建所用的滤波函数和截止频率、体重和注射量的计量正确性等。FDG 注射时的血糖浓度是影响 SUV 的另一个重要因素,血糖升高将使病灶处的 FDG 摄取减低,SUV 减低。另外,由于 FDG 在脂肪内的分布和摄取较少,因此用体重对 FDG 进行分布容积标准化将使肥胖者的 SUV 偏高。有研究者提出用瘦体重(lean body mass,LBM)和体表面积(body surface area,BSA)对 FDG 进行分布标准化,可部分消除这种影响。因此在应用 SUV 时,要考虑以上各种因素,并尽量减少其影响。对于肺内结节,一般推荐以 2.5 作为良、恶性鉴别的临界值,即 SUV≥2.5 诊断为恶性,SUV<2.5 倾向良性。随着经验的积累,目前认为仅靠 SUV 来判断肺良、恶性病变有明显的局限性,SUV 只能作为鉴别肺部结节良、恶性的一个重要参考指标,并不能绝对化,需要结合病灶的位置、大小、形态学特征、病变的数量及病灶内放射性分布情况,结合病史及其他临床资料进行全面综合分析,方可做出准确诊断。

(3)PET/CT 综合分析法:PET/CT 兼有 PET 和 CT 的优势,在对 PET 图像进行分析的同时可参考 CT 图像及 PET/CT 融合图像,结合 CT 提供的解剖信息对 PET 上的高浓聚灶进行定性和定位,必要时可行 CT 后处理如多平面重建、仿真内窥镜等,提供更多的诊断信息。

五、胸部磁共振检查在肺癌中的应用进展

对于所有的胸部 MRI 检查,首先进行的序列是 T_1WI(短 TR,短 TE)或者横断的单次激发快速自旋回波序列。通常选择快速自旋回波或者单次激发快速自旋回波序列是因为它的速度比常规自旋回波快,而且能获得较好的解剖影像。它不仅可显示胸壁和纵隔软组织结构,而且还可用于显示心脏和大血管。与 T_2WI(长 TR,长 TE)相比,T_1WI 和单次激发快速自旋回波序列具有较高的信噪比和较低的运动敏感性,有利于显示解剖结构。特别是纵隔内高信号的脂肪,为中等信号的软组织结构,如淋巴结和无信号的流空血管,提供了极佳的对比。由于 T_2WI 对组织含水量增加的敏感性较高,有助于显示病变软组织的结构。为了缩短扫描时间,常采用快速自旋回波 T_2 技术。

静脉注射钆螯合物的 T_1WI,可用于明确胸壁或纵隔肿瘤的侵犯范围,研究炎症或感染性疾病的范围,或者进行磁共振血管成像(MRA)。新的设备,在胸部钆增强检查时,可常规进行三维的脂肪抑制 T_1 加权成像。此快速的扫描技术能够在一次屏气时间内完成对整个胸部的成像。MRI 相对于 CT 的优势是能够直接进行多方向的成像,不使用碘对比剂和无电离辐射。MRI 设备的孔径较小,对于身材较大或有幽闭恐惧症的患者可能存在问题。MRI 检查的其他禁忌证包

括心脏起搏器和某些金属内置物。

胸部的 MRI 面临很多挑战。两个最大的挑战就是必须要克服呼吸和心跳所致的伪影。

(一)呼吸门控

消除呼吸伪影最简单的方法就是通过屏气来停止呼吸运动。虽然日常工作中经常使用屏气技术,但并不是所有患者都能够坚持足够长的屏气时间,以完成图像的采集。这样就需要使用呼吸门控和呼吸补偿技术。呼吸补偿是通过相位编码进行重新排序来实现的。在整个呼吸周期中,通过包绕在患者胸部周围的压力传感器来监测前胸壁的运动,然后对相位编码进行重新排序。重新排序后的相位编码,可降低呼吸运动伪影的强度,改变数据中运动伪影的位置。此技术比呼吸门控具有更大的优势,因为数据的采集时间没有增加。但是,信号的平均会造成空间分辨率明显下降和细微结构显示不清。此外,这项实时技术实施过程中的复杂性也限制了它的实际应用。随着快速扫描技术的常规临床应用,对于这样复杂扫描技术的需求就进一步降低。通常,快速扫描序列可获得比呼吸补偿技术更高质量的图像。

与此不同的是,采用呼吸门控的 MRI 是一种简单和实用的降低呼吸运动伪影的技术。在连续呼吸时进行数据采集,但是只有设定范围内的数据才被用于进行图像重建。通常在患者上腹部包绕一条内置位移传感器的带子,从而获得呼吸运动的参考信息。最近,采用导航回波技术可以监测膈肌的运动。此技术的数据筛选,可以采用实时方式,或者在数据采集后以回顾性方式进行。呼吸门控的缺点是,它会导致成像时间的延长。

(二)心脏运动

为减轻心脏运动的伪影,可以使用心电门控技术。通常在患者胸部(腹侧体表)或者背部(背侧体表)放置 MR 兼容的电极,测量心电图(ECG)信号,就可以监测心脏的运动。通常认为在背侧放置电极,可降低导联运动所致的运动伪影。导线不要互相交叉或形成环状,以免造成不必要的感应电流,并可能造成表皮灼伤。需要测量 R 波之间的时间间隔,图像采集通过 R 波进行触发。

(三)线圈

胸部 MR 成像最常使用两种类型线圈,标准体线圈和相控阵表面线圈。早期的表面线圈不能提供体部中心的足够信号强度,但相控阵线圈与它不同,对中心和外周结构的成像都较好,可维持较好的场均匀性,比标准体线圈有更高的信噪比。另外还有专门设计较小的可弯曲表面线圈,可使用肺上沟瘤和臂丛的成像。此区域也可用专门的肩部线圈来进行成像。

(四)对比剂

胸部的 MRI 最常使用对比剂,和腹部 MRI 一样,需要通过静脉注射钆的螯合剂。这些对比剂包括钆喷酸二甲葡胺(马根维显,Magnevist)、钆替醇(普络显思,Prohance)和钆二胺(欧乃影,Omniscan)。这些都是顺磁性对比剂,可使信号升高,每毫摩尔的浓度可使弛豫率缩短 4.5 ms。在采集 T_1WI 之前,注射顺磁性对比剂,常规剂量为 0.1 mmol/kg,或者按照大约 1 mL/10 kg 的标准使用。一个例外情况是胸部的双倍剂量钆动态增强扫描,这种技术是显示主动脉和大血管病变的很好方法。目前,与蛋白结合的血管内对比剂仍处于研究阶段,它比传统的 MR 对比剂在心血管系统内可存留更长的时间,这样就可以延长血管系统的强化时间。

虽然一般认为钆对比剂相对比较安全,但还是有一些不良反应的报道。和碘对比剂一样,所有患者在注射钆对比剂前,需接受有关药物过敏史的调查。

(五)特殊应用

1.主动脉和大血管

磁共振成像是研究主动脉和大血管很好的方法,已经成为评价主动脉夹层、动脉瘤、假性动脉瘤和先天畸形(如缩窄和血管环)的重要手段。双反转恢复单次激发自旋回波技术可快速进行黑血成像。这是一种"黑血的序列",可以与高信号的纵隔脂肪形成鲜明对比。通常此序列至少包括横断方向,而且还应该在第二个方向进行采集。第二个方向可以是斜矢状或冠状方向。斜矢状面上主动脉位于图像正中(呈"拐杖"样表现),对于评价主动脉的缩窄和夹层的范围很有价值。标准的主动脉成像包括心电门控的自旋回波序列,和亮血的梯度回波(GRASS,FISP 或 FLASH)电影序列。这些图像通常沿矢状面,或者不同的横断位置(特别是有问题,如怀疑夹层内瓣膜的水平)进行。有时,可采用相位对比成像来评价血流的方向。

2.动态双倍剂量钆增强三维成像

它是新的主动脉和大血管 MRI 方法。在注射对比剂以前,首先沿斜矢状方向进行三维半傅里叶采集的毁损梯度回波序列,而后试注 2 mL 的钆对比剂,采用高压注射器进行,从而确定团注的峰值时间,然后再注射双倍剂量的钆对比剂(0.2 mmol/kg),根据先前的试注结果设定好延迟时间,以便在团注的峰值采集图像。

3.心脏

标准的心脏成像,同样也应至少沿两个方向进行。通常一个也是横截面,第二个是矢状面或冠状面。与主动脉成像相同,通常首先进行黑血的自旋回波序列,可以很好地评价解剖形态。还可使用快速单次激发自旋回波(HASTE)黑血序列,特别是对于儿童先天性心脏病的检查,因为它不仅图像质量好,而且采集速度快。虽然此技术设计是屏气检查,但由于速度很快,无须屏气也能得到良好的图像。此外,快速采集还可降低心脏运动所致的伪影。附加的预饱和脉冲、可以抑制不需要的血流信号。标准 SE 序列 HASTE 序列,都使用心电门控技术。其他用于心脏的成像方法,有三维梯度回波(GRE)和真稳态进动(True FISP)的快速采集技术。GRE 成像可采用双反转脉冲技术产生黑血的效果,但是也可采用无反转脉冲而产生亮血的效果。与心电门控联合应用时,True FISP 序列可产生高质量的亮血图像,能够良好地显示解剖细节。心脏 MRI 通常用于评价先天性疾病,二维电影 GRE 序列能够显示血流情况,提示瓣膜的狭窄和反流,电影和靶向饱和序列都评估了左心室功能的可能。

4.胸部磁共振成像的伪影

尽管已介绍了呼吸和心脏运动伪影与它们的抑制方法,在胸部还可能出现一些特殊的伪影。"鬼影"或搏动伪影发生于相位编码,偶可类似胸部病变。这种现象不仅可见于搏动的血流,还可见于搏动的脑脊液或者心脏和呼吸的周期性运动。层面流入现象,也称为"流入相关增强",发生于黑血的 SE 序列中,由于新鲜的未饱和血液流入成像范围而引起。因此,受影响层面内血管中的血液是亮的,而不是黑的。它通常发生于多个采集层面的末端结束时。注意不要将此表现误认为是慢血流或腔内血块。鉴别关键点是此现象为周期性出现。一旦产生,通常位于每组层面最后几层。磁敏感性伪影是磁共振不适合进行肺实质检查的主要原因。肺实质有很多的空气组织交界面,会减低磁场的均匀性,导致体素内失相位和信号丢失。这种伪影在梯度回波时中最明显,但也是所有常规 MRI 的常见问题。卷折伪影不是胸部成像所特有,当成像体积超出视野时可出现。当患者身材较大或成像范围局限,如臂丛成像时,可能会出现此类问题。这种伪影通常在相位编码方向上更重。解决此问题的最简单方法就是增大视野;但是,这样会降低空间分辨率,因此并不实用。交换相位和频率编码方向,虽然不会消除此伪影,但可将伪影转换到对诊断意义不大的区域。其他降低卷折伪影的方法包括,使用表面线圈或者在视野外施加饱和脉冲。此外,大部分设备都有"无相位卷折"功能,它实际上是在相位方向上进行过采样的软件。化学位移伪影出现于频率编码方向上脂肪和水的交界面,是由于脂肪和水的共振频率存在差异而产生。当脂肪和水分子位于同一体素内时,脂肪分子的信号会在频率编码方向上偏移至另外的体素。在胸部检查时,当需要准确测量淋巴结或其他纵隔脂肪包绕的软组织结构的大小时,这点会很重要。通过增大接受带宽、增加平面内的空间分辨率或者减小层厚,就可以减轻化学位移伪影。此外,伪影在 T_2WI 要比 T_1WI 上更明显。

(六)肺部病变

1.良性病变

肺隔离症分为叶内型和叶外型。成人的肺隔离症大多数为叶内型,它位于肺内,通常是下叶。MRI 可发现和显示隔离肺组织的异常供血动脉走行和大小特点。

2.恶性病变

(1)中央型肺癌。

肺门肿块:肺门肿块是中央型肺癌的主要征象。在检出肺门小肿块方面,包括肿瘤本身与淋巴结肿大,MRI 与 CT 一样有效。由于 MRI 有良好的对比分辨率,故可检出直径 1 cm 的肿块,而且 MRI 比 CT 更容易区分肿块与血管。因为血管经常显示中至低信号,而肺癌肿块结节或淋巴结呈较高信号。但由于其空间分辨率低,在确定肿块与气管、支气管关系方面不如 CT。一般来说,MRI 对肺叶支气管狭窄能做出诊断。MRI 常对段以下支气管有无狭窄、闭塞、支气管内或壁内肿块,不能做出分析。当病变局限时,MRI 上不易确定是外源性的、支气管内的、还是黏膜下或壁内性的。在支气管肺癌的评估中,MRI 能确定肿瘤的气管外成分,尤其是从支气管向周围扩展进入气管隆崎下的成分。MRI 能检出肺门肿大淋巴结,但对于鉴别是转移性的还是炎症性的仍有困难。

肺癌引起的继发改变:肺癌引起的支气管狭窄或阻塞性肺炎和肺不张。MRI 可将发生在肺癌阻塞远侧的实变与肿瘤本身鉴别开。

根据肺不张与阻塞性肺炎出现的时间不一致,MRI 表现有所不同,因而可与肿瘤区别。如长期阻塞性肺炎会使 T_1 弛豫时间明显缩短,在 T_1WI 上肺不张信号高于肿块。相反,肺不张时间段,不张肺内的残存空气或肺不张的肺内没有慢性炎症,就会出现相反的信号强度,即在 T_1WI 上肿块的信号高于不张。但有时两者的信号强度可无明显不同而难以区分。注射顺磁性对比剂(Gd-DTPA)有助于肿块与继发性改变的鉴别。

(2)周围型肺癌:周围型肺癌主要表现为肺内孤立性肿块或结节。转移瘤结节常为多发。MRI 能检出直径<1 cm 肺结节。原发性肺癌与转移瘤信号强度相仿,于 T_1WI 呈中等信号(与肌肉信号相仿),T_2WI 为高信号。使用长 TR 扫描序列可提供较好的信噪比,但 CT 仍是研究肺结节的首选方法。因 CT 的空间分辨率高,能检出直径仅为几毫米的小结节,尤其在发现靠近膈肌、胸壁或其他结构的病变,优于 MRI。

MRI 对显示位于肺门周围的结节性病变可能比非增强 CT 有效。对较大的结节或肿块,MRI 同样显示良好,但其形态学特点如肿瘤边缘有无毛刺、分叶切迹、棘状突起、胸膜凹陷等,MRI 均不易观察到,对病变内部结构如空洞、坏死、钙化、空泡征、细支气管充气征等的发现率也远不如 CT,而这些征象对于病变的良恶性分析十分重要。

(3)肺癌对纵隔的侵犯:MRI与CT一样可用于评价支气管肺癌治疗前的区域扩散。MRI可明确显示肿瘤对纵隔的直接侵犯,或扩展至纵隔大血管、心腔与气管,或侵犯分隔和脏器的脂肪间隙。MRI可清楚显示肿瘤侵犯血管的范围和程度,对术前判断能否切除肿瘤很有帮助。肿瘤包绕主动脉、上腔静脉在周径 1/2 以上时一般不易切除,肿块与血管壁间无界线而且信号相同,接触范围在血管周径的 1/2 一些多预示肿块与血管粘连。MRI 显示大血管与肿瘤的关系优于非增强 CT,一是其对比分辨率高,二是 MRI 冠状面显示主动脉弓下、左肺动脉与左支气管间的肿瘤比较清楚。

(4)肺癌纵隔淋巴结转移的诊断:淋巴结转移的诊断与CT一样,是以淋巴结肿大为依据的。一般以淋巴结直径>10 mm 作为转移标准。MRI 冠状面能清晰显示主动脉弓下、左肺动脉和左支气管之间的淋巴结,而 CT 对于主肺动脉窗的绿化因部分容积效应而显示不清。冠状面还能将气管支气管分叉和左心房显示清楚,能在隆嵴下缺少脂肪情况下不难显示肿大淋巴结。

(5)肺癌对胸膜胸壁的侵犯:在 T_2WI 图像上 MRI 的对比分辨率较高,常能将肿瘤与肌肉和脂肪相区别。在 MRI 上,胸膜外脂肪呈高信号,该高信号为软组织肿瘤信号替代时提示胸膜受侵,如看到肿瘤对胸壁较显著地浸润,肋骨的破坏或胸壁脂肪界面的消失则诊断为胸壁受侵。在显示肺尖肿瘤(肺上沟瘤)与纵隔或胸壁血管或臂丛的关系方面,MRI 矢状面与冠状面扫描更优于横截面 CT。

(七)纵隔病变

1.胸腺瘤磁共振影像学表现

典型胸腺瘤在 T_1WI 上呈近似或稍高于肌肉的信号,在 T_2WI 上信号增高,胸腺瘤在 T_2WI 可表现为信号均匀,也可由于囊变或出血区表现为不均匀,抑或显示为由薄的、相对低信号的分隔分离的肿瘤结节或小叶。用二乙烯三胺五乙酸钆(Gd-DTPA)增强 MR 像,常可呈中等强化。

2.胸腺癌磁共振影像学表现

在 MRI T_1WI 上,胸腺癌的信号比肌肉信号高,T_2WI 肿瘤信号增高。混杂信号可能反映了坏死、肿瘤内囊性区或出血的存在。肿瘤多呈分叶结节状改变。

3.胸腺神经内分泌癌

胸腺神经内分泌癌在 MRI 上表现与胸腺癌无明显差别。一些肿瘤可能显示显著强化,这种肿瘤较胸腺瘤更具侵袭性,常出现在进展期,胸腺类癌患者出现上腔静脉阻塞要比胸腺瘤多。局部淋巴结转移或远处转移可能被发现,转移包括成骨性病灶。

4.胸腺脂肪瘤

由于胸腺脂肪瘤的脂肪成分,MRI 在 T_1WI 上显示类似于皮下脂肪的高信号区域,伴有中等信号区域反映了软组织的存在。尽管肿块很大时也不侵犯临近结构。然而,半数可见纵隔结构受压。

5.胸腺囊肿

单纯典型的胸腺囊肿 MRI 上表现为 T_1WI 呈低信号,T_2WI 均匀高信号,增强后无强化,壁较薄。如囊肿内含蛋白成分或出血,则信号混杂;部分囊肿可出现较厚的壁,增强后囊壁强化而内部无强化。

6.胸腺淋巴瘤和转移

霍奇金淋巴瘤(HL)倾向累及胸腺同时也伴有纵隔淋巴结受累。对一个对新诊断为胸部受累的成人 HL 患者的研究中,胸腺增大见于 30% 的患者,所有这些患者也可见纵隔淋巴结肿大。

在一组 60 例儿童 HL 患者的研究中,17 例(28%)有胸腺增大,在纵隔异常的患者中占 49%。在这一研究中,73%也显示了纵隔淋巴结增大。胸腺增大见于 38%的胸内复发的患者中。因此,HL,特别是结节坏死型,应视为胸腺肿块的鉴别诊断。通常存在淋巴结肿大,至少在成人患者,此时应该提示为正确诊断。非霍奇金淋巴瘤(NHL)累及胸腺者要少见的多。

HL 或其他淋巴结累及胸腺通常与胸腺或其他原因的前纵隔肿瘤不能鉴别,分叶或结节状表现常见。在一些患者,增大的胸腺仍保持其正常形态,有箭头状(83%)或双叶状(17%)外观,但表现为增大而有外凸的边缘,与肺相接触。在成人,HL 患者胸腺厚度为 1.5~5 cm;在儿童,胸腺较大叶的厚度为 2.5~8.6 cm。

在 MRI T_1 加权像上,胸腺淋巴结呈低信号,在 T_2 加权像上,呈各种不同的信号,低信号区可能代表纤维化,高信号区可能反映了出血或囊性变。尽管淋巴瘤 MRI 特点是非特异性的,结合胸腺肿块与纵隔淋巴结增大强烈提示诊断。

肺和乳腺癌及其他转移性肿瘤也能累及胸腺。在肺癌,尽管可能会通过血行转移,但胸腺受累通常是直接侵犯的结果。纵隔淋巴结肿大也常见。胸腺转移的 MRI 表现是非特异性的。

7.原发性生殖细胞肿瘤

原发性生殖细胞肿瘤在原发性纵隔肿瘤中占 10%~15%,在前纵隔肿瘤中占有更高的比例。它们在组织学上等同于其生殖腺的相应结构。推测它们起源于纵隔胚胎移行过程中被俘获的原始生殖细胞,经常位于胸腺内。它们最常见于前纵隔,仅 5%~8%起自后纵隔。大多数生殖细胞肿瘤发生于 21~40 岁。生殖细胞瘤包括良性和恶性畸胎瘤、精原细胞瘤、胚胎癌、内胚窦(卵黄囊)瘤、绒毛膜癌及混合型。一般来说,生殖细胞瘤被分为三个范畴:畸胎瘤、精原细胞瘤、非精原细胞生殖细胞瘤。总的来说,超过 80%的生殖细胞瘤是良性的,大多数良性肿瘤是畸胎瘤。虽然良性生殖细胞瘤的男女比例大致相等,但恶性生殖细胞瘤患者中有很强的男性分布倾向。

在恶性肿瘤患者中,精原细胞瘤最常见,占 30%~40%,胚胎癌和恶性畸胎瘤分布占大约 10%,绒毛膜癌和内皮窦瘤各占 5%,其余恶性者为混合型肿瘤,将近占 40%。

(1)畸胎瘤:畸胎瘤通常位于血管前间隙,但有 20%的患者可能发生在纵隔的其他部位,包括中纵隔、后纵隔和跨越多个纵隔分区。成熟型畸胎瘤(皮样囊肿)通常见于前纵隔;它们偶尔见于后纵隔和肺。一个大的、以囊性为主的、具有薄而边界清楚的壁的前纵隔肿块高度提示为成熟型囊性畸胎瘤。大多数囊性畸胎瘤是多房的,但单房囊性病灶也可发生。偶尔,成熟畸胎瘤有一个模糊的壁。依肿瘤不同成分 MRI 能显示各种表现。它们常见包含脂肪和囊性区,前者在 T_1WI 上呈高信号,后者在 T_1WI 上呈低信号,T_2WI 上信号增加。恶性畸胎瘤典型表现为结节状或轮廓模糊,肿瘤铸型和压迫邻近结构;而良性畸胎瘤则边缘清楚、光滑。恶性畸胎瘤更可能表现为实性的,与良性畸胎瘤比较更不常含脂肪,但它们也可能是囊性的。注射对比剂后,恶性畸胎瘤可能显示一个厚的强化包膜。

(2)精原细胞瘤:精原细胞瘤几乎均见于男性,平均发病年龄为 29 岁,在单一组织学类型恶性生殖细胞瘤中占 40%。大约 10%的单纯精原细胞瘤有 β-人类绒毛膜促性腺激素(β-HCG)水平升高的证据,但从没有甲胎蛋白(AFP)水平升高。典型的原发性纵隔精原细胞瘤表现为大的、边缘光滑或分叶状的、均匀的软组织肿块,其内可能见到小的低密度区。虽然邻近结构的直接侵犯罕见,但脂肪层的消失常见,可能出现胸膜或心包积液。

(3)非精原细胞性生殖细胞瘤:非精原细胞性生殖细胞瘤包括胚胎癌、内胚窦(卵黄囊)瘤、绒毛膜癌及混合型。由于其表现和侵犯行为相似,故常被分作一类。这些肿瘤常表现为不均匀强化,包括继发于坏死和出血或囊性变区,MRI 可反映病灶的不均匀特性。它们经常表现为浸润性的,可为针刺状伴有脂肪层的消失。

8.甲状腺

通常甲状腺病变用放射性核素或超声来评价,有指征时进行针吸活组织检查。胸骨后甲状腺肿几乎总是表现为甲状腺肿或其他病变连续性生长进入纵隔。它们总是与甲状腺相连。真正异位在纵隔的甲状腺肿块罕见。胸内甲状腺病变的鉴别诊断包括甲状腺肿、与甲状腺炎有关的甲状腺增大和甲状腺癌。

甲状腺病变累及纵隔最常见于前纵隔。在 80% 的患者,增大的甲状腺延伸进入喉返神经和锁骨下及无名血管前方的甲状腺心包间隙。后纵隔甲状腺肿占 10%~25%。后位甲状腺肿典型的起自甲状腺的后侧部,在头臂血管后方下降,最常见在右侧接近气管,在下方以奇静脉弓为界。也有少数情况,甲状腺组织可在气管食管之间向下延伸,甚至位于食管后方。

MRI 是评价甲状腺肿块的有用方法。其特征为,在 T_1WI 上,正常甲状腺的信号等于或稍高于临近胸锁乳突肌的信号,在 T_2WI 上或增强 T_1WI 上,甲状腺的信号显著增加。因为其 T_2 值显著延长,大多数局灶性病变的病理过程容易在 T_2WI 或增强序列上被识别,这些病灶包括腺瘤、囊肿和癌。

多结节甲状腺肿在 T_1WI 上交正常甲状腺组织呈相对低信号,但局灶性出血或囊性变除外,此时可能见到局灶性高信号区。它们一般保持较肌肉更强的信号。在 T_2WI 上,多结节甲状腺肿通常表现为混杂信号,伴有高信号散布在大部分腺体内。虽然认为良性肿瘤根据腺瘤周围完整的假包膜的存在能够与滤泡性癌鉴别,但还没有足够的文献报道支持。

9.甲状旁腺

甲状旁腺位于甲状腺附近。虽然通常甲状旁腺有四个腺体,但其精确的位置在数码影像上有一定变异。上面一对典型的位置是甲状腺上极的背侧,下面一对位于甲状腺下极的正下方,小神经血管束区域,后者位置变异较大。大多数甲状旁腺腺瘤见于下面一组。

约 10% 的甲状旁腺是异位的。大多数异位于前纵隔,其余为后上纵隔、气管食管沟周围。前纵隔甲状旁腺被认为是在胚胎发育过程中被下降的胸腺带到纵隔的甲状旁腺小岛。前纵隔甲状旁腺腺瘤与胸腺紧密相连。

在原发性甲状旁腺功能亢进患者中由于孤立性腺瘤引起者约 85%,其他原因包括弥漫性增生 10%,多方向腺瘤 5% 和极少见的癌 1%。与甲状腺腺瘤类似,大多数甲状旁腺腺瘤在 T_2WI 上较 T_1WI 信号显著增加。甲状旁腺增生和癌也有类似表现。少数占一定百分比的甲状旁腺腺瘤 T_2WI 信号强度不增加。钆增强后有典型表现,脂肪抑制 T_1WI 显示病灶有显著强化。

六、非小细胞肺癌的放射治疗概述

(一)概述

放射治疗可有效控制肿瘤的生长,是非小细胞肺癌(non-small cell lung cancer,NSCLC)最主要的治疗手段之一。75% 以上的非小细胞肺癌患者在病程进展中需要接受放射治疗。根据治疗目的的不同,放射治疗可以分为根治性和姑息性两大类。根治性放射治疗以彻底治疗肿瘤为目的,故一般在正常组织可以耐受的情况下给予较高剂量的照射以尽可能达到控制肿瘤的目的。通常根治性放射治疗的应用,主要针对早期或者局部中晚期的 NSCLC 患者。

　　姑息性放射治疗的主要目的是为了减轻肿瘤引起的不适,多用以缓解晚期患者因局部肿瘤引起的症状。如肺部原发肿瘤导致的咳嗽、咯血,纵隔受侵的淋巴结压迫,或累及喉返神经引起的声音嘶哑,骨转移所致的局部剧烈疼痛或病理性骨折,脑转移造成的肢体功能障碍或者头痛、恶心呕吐等。放射治疗可以缓解上述多种不适、提高生活质量,甚至起到延长生命的作用。

　　不同分期的 NSCLC 根据需要选择不同的放射治疗技术、分割方式、照射范围及和其他治疗的配合等。早期肿瘤的治疗通常需要非常局限的高剂量精确放射治疗。而局部中晚期 NSCLC 的治疗,则需要针对较大范围的靶区包括肿瘤和受累淋巴结予以照射,通常还需要化学治疗。虽然姑息照射的技术含量较低,但许多仅伴有寡转移患者,若其他部位病灶控制良好,则较高剂量的局部精确照射(如针对脊椎的精确照射、针对颅内转移的立体定向放射治疗等),不仅可以减缓症状,而且可延长患者的生存时间。

　　放射治疗技术在近 20 年内有了很大的进步。从伦琴射线被发现后的多年来临床一直沿用常规的二维放射治疗,在 20 世纪有了非常快速的发展,三维适形放射治疗(3-dimensional radiotherapy,3D-CRT)、调强放射治疗(intensity modulated radiotherapy,IMRT)、立体定向放射治疗(stereotactic body radiotherapy,SBRT)、影像引导下的放射治疗(image-guided radiotherapy,IGRT)和更为新型的质子和重离子射束放射治疗在短短几十年、尤其是近 20 年中快速发展。从常规二维放射治疗到 3D-CRT,IMRT 和 SBRT,均是技术革新带来的成果,以日益精确地放射治疗来达到更多地杀灭肿瘤的同时,更好地保护正常组织的目的;而质子和重离子放射治疗除了技术上的进步外,更是采用了完全不同的放射源,因而有了完全不同的放射物理特性、甚至是迥异的放射生物特性。这些新技术,在不同分期的 NSCLC 中的应用也各自不同。

(二)放射治疗在不同分期的非小细胞肺癌中的应用

1.放射治疗在早期非小细胞肺癌中的应用

　　手术治疗是早期肺癌的标准治疗,早期(Ⅰ期)肺癌手术后的局部控制率可以达到 90%,而 5 年的总生存率则在 50%～70%。但一方面,手术明显降低患者的生存质量,尤其在全肺切除的患者中,较单纯肺叶切除术患者在身体功能、社会角色活动功能、整体健康上表现较差,且有更高的疼痛发生率。尽管现在越来越多的外科医师选择尽可能实行肺叶切除术来取代全肺切除,但中央型肺癌由于邻近气管、主支气管,会带来手术范围的扩大,有时还是不可避免的需要切除全肺,从而导致更高的手术死亡率和并发症发生率。另一方面,叶切术后超过 4% 的患者 30 天死亡率,高龄或者同时患有其他伴随疾病(尤其是慢性阻塞性肺炎、肺气肿等),往往使患者无法耐受手术治疗或拒绝手术治疗。约 25% 的Ⅰ期非小细胞肺癌患者会因为其他的疾病或者个人拒绝的原因而无法接受手术治疗。这类患者若不接受任何治疗,自然生存率极低,中位生存率仅 9 个月,而 5 年生存率更是低于 7%。

　　放射治疗是这些无法或者不愿手术的早期患者主要的治疗选择。常规分割放射治疗在 20 世纪八九十年代时经常被用于不能手术的早期非小细胞肺癌患者,但是疗效远无法达到期望。通常其原发瘤的控制率介于 30%～40%,中位生存率在 18～33 个月,3 年和 5 年生存率一般不超过 30% 和 15%。局部复发是常规放射治疗治疗失败的主因。

　　放射治疗技术在进入 21 世纪后伴随计算机技术的快速发展而获得了长足发展。21 世纪初三维适形放射治疗(3D-CRT)开始在各大肿瘤中心被越来越广泛的应用。然而三维适形放射治疗技术未能为这些患者带来长期生存和局部控制的大幅提高。Lagerwaard 等研究者报导采用 3D-CRT 技术治疗Ⅰ期非小细胞肺癌,中位生存期仅为 20 个月,1 年、3 年、5 年的生存率分别为

71％、25％和 12％，同时局部复发仍然是放射治疗失败的主要原因。源自美国纽约的 Wisnicesky 等研究者从美国国立癌症中心（National Cancer Institute）资助的一个肿瘤的监测、流行病学和最终结果（Surveillance，Epidemiology，and End Results，SEER）数据库中筛选了 4 357 例1988－2001 年接受（2 749 例）或不接受（1 608 例）放射治疗的非手术治疗的Ⅰ或Ⅱ期 NSCLC 患者，并比较了各自的生存情况。该研究观察到接受放射治疗可以提高Ⅰ、Ⅱ期肺癌患者的中位生存期（从 14 个月和 9 个月分别提高了 7 个月和 5 个月），多因素 Cox 回归分析也证实了是否放射治疗对生存率的影响具有统计学意义（$P<0.000\ 1$），但 5 年生存率的提高并不明显（从 14％和 10％分别提高到 15％和 11％），与手术的疗效相比仍相差甚远。

随后立体定向体部放射治疗（stereotactic body radiotherapy，SBRT）逐渐走入了大家的视野，基于其在不能手术患者中的成功，SBRT 甚至被应用到可以手术的患者中，也取得了令人满意的治疗效果。

2.放射治疗在局部晚期非小细胞肺癌中的应用

同期放化学治疗是目前不能手术的局部晚期非小细胞肺癌公认的标准治疗方案，只对不能耐受同期放化学治疗的局部晚期 NSCLC 患者才考虑采用序贯放化学治疗或者单纯放射治疗，并且可以考虑采用加速放射治疗以提高疗效。一般采用 3D-CRT 技术或者 IMRT 技术以更好地保护正常组织；进入21 世纪 10 年代以来，也有采用弧形放射治疗来达到相似效果的同时节省放射治疗时间。选择性区域淋巴结放射治疗未被发现有更好的局部控制率、且带来更多的毒副作用。因此放射野一般仅针对影像学检查中的可见病灶（即累及野照射），尤其是在需要和化学治疗同期使用或者提高可见肿瘤照射剂量时。局部晚期（即Ⅲ$_a$或者Ⅲ$_b$期）NSCLC 患者放射治疗的目的为根治性放射治疗，故肿瘤剂量在常规分割 60～70 Gy；同时 RTOG0617 最近发表的研究结果显示同期放化学治疗74 Gy组不仅没有比 60 Gy 组获得更好的疗效，且可能反而起到伤害作用。

还有一些情况可以考虑放射治疗和手术相结合的综合治疗。术前放射治疗或放化学治疗在肺上沟瘤患者中获得了良好的效果，不仅提高了完整切除率，并且可以获得 50％～60％的病理完全反应率（pCR 率）、从而提高局部控制和总生存，5 年总生存可以达到约 50％，已经成为该类患者的标准治疗方案。通常术前放射治疗剂量为 45～50 Gy，常规分割；放射治疗后 4 周左右接受手术治疗。术后放射治疗（postoperative radiotherapy，PORT）因为 1998 年一篇荟萃分析得出的负面结果一度地位急剧下降，然而这篇荟萃分析由于时间跨度大，且收录了大量采用早期二维放射治疗技术治疗的患者而一直被诟病。一个关于 PORT 的前瞻性研究认为其可以提高术后分期到 N$_2$（即有纵隔淋巴结转移）患者的局控率，但没有明显的生存获益。2006 年、2008 年和 2015 年发表的 3 个大样本回顾性分析均支持了对术后病理分期为 N$_2$ 的患者进行术后放射治疗可提高此类患者的局部肿瘤控制率，以及总生存率。特别是 2015 年发表的一项来自美国国家癌症数据库（National Cancer Data Base）的、迄今为止最大样本的回顾性分析的结果令人振奋。选择术后病理为Ⅲ$_a$（N$_2$）的患者，一组接受了术后放射治疗（1 909 例），另一组未接受（2 676 例），结果显示 PORT 能提高术后病理为 N$_2$ 患者的 5 年生存率5％左右，中位生存时间延长 4 个月，差别有统计学意义。术后放射治疗的区域通常包括支气管残端和高危的淋巴结引流区，后者根据原发灶所在肺叶决定；剂量一般为 50～54 Gy，常规分割，需要对有淋巴结包膜外侵犯或者镜下残留的部位加量。

3.放射治疗在晚期肺癌中的应用

NSCLC 通常在被发现时就已有近一半的患者出现了远处转移。在这些患者中,局部治疗如手术、放射治疗等,往往作为姑息性治疗的手段。姑息性放射治疗在提高晚期肺癌患者的生存质量中的作用不容置疑,可以缓解各类种因局部肿瘤浸润或者转移导致的不适、功能障碍或预防严重事件的产生从而改善生活质量,并在部分患者中延长了生存,相对手术而言是一种经济有效、且创伤小的治疗手段。姑息性放射治疗一般仅针对引起症状或不适的局部放射治疗,采用比较低的放射治疗总剂量和略高的单次剂量,以达到在短期内迅速控制症状的目的。比如在骨转移患者中,可以采用 3 Gy 一次,10～13 次的放射治疗方案,达到既能控制疼痛又不会对周围危险器官(如脊髓)造成明显损伤的目的。

然而局部放射治疗的意义可能不仅仅如此。加强局部治疗在孤立性转移的 NSCLC 中的意义已被证实。NCCN(National Comprehensive Cancer Network)肿瘤临床实践指南就推荐用局部根治性治疗手段如手术或者立体定向放射治疗(stereotactic body radiotherapy,SBRT)治疗孤立性转移的脑、肾上腺等病灶。

1995 年,Hellman 等把已经发生远处转移但转移病灶数目尚少的肿瘤作为一种生物学和临床状态提出,称为 Oligometastases(寡转移),认为是肿瘤在“局限于原发病灶”和“发生广泛远处转移”两种状态间的一种状态,这时若对所有病灶进行积极的局部治疗或许能阻止其进一步进展从而取得更好的疗效。目前对于“寡转移”的定义尚不完全明确,通常是指远处转移灶数目≤5 个。临床上确实可以观察到部分远处转移的患者在治疗后进展时约有 2/3 的机会仍然为单纯的原有病灶进展,而未出现新发转移灶;而且仅出现原病灶进展的时间短于出现新病灶的时间(HR 0.66,95%CI 0.40～1.10)。由此可见,NSCLC 寡转移患者中,可能确实有部分患者倾向于原有病灶进展的发展模式,使其可能从积极的局部治疗中获益。

一些回顾性和前瞻性研究报告的结果也提示在全身治疗(化学治疗或靶向治疗)的基础上,积极的局部治疗可能使 NSCLC 寡转移患者获得生存获益,甚至可以达到和局部晚期 NSCLC 相似的治疗效果并且足够安全。2014 年 ESMO 指南中已经建议对局限于肺的寡转移灶进行以治愈为目的的手术或者根治性放射治疗。

七、非小细胞肺癌放射治疗的进展及其临床意义

(一)放射治疗技术的发展

近 20 年来,非小细胞肺癌放射治疗的发展主要通过 3 条线:一是通过计算机和物理技术的发展和更新,即放射治疗技术的发展,如 3D-CRT、IMRT、VMAT 技术等;二是通过放射生物学的考量优化剂量分割方式,如加速放射治疗、超分割放射治疗、大分割放射治疗等;三是通过多学科综合治疗的模式与其他治疗相结合,如和化学治疗、靶向等药物治疗相结合(同期放化学治疗等)、和手术相结合(术前、术后放射治疗等)。第一条线是其中非常重要、一直在持续发展、且已获得了很多丰硕的成果,可以说没有放射治疗技术的发展就不会有现代精确放射治疗。

20 世纪末 21 世纪初,放射治疗开始走向三维精确放射治疗时代,标志就是 CT 和放射治疗剂量计算模型的完美集合-治疗计划系统(treatment planning system,TPS)的发展和成熟。三维适形放射治疗(3D-CRT)及以后所有精确放射治疗技术的实现均以其为基础。3D-CRT 利用 CT 图像重建三维人体结构,通过在不同方向设置一系列不同形状的照射野,使得高剂量区的分布形状在三维方向上与靶区形状一致(适形性),同时使得病灶周围正常组织的受量降低。放射

治疗因此开始向精确治疗进发,判断一个放射治疗计划的优劣性时适形性成为一个重要指标,即剂量的分布应该在三维尺度上尽量贴合肿瘤的形状。随后发展起来的调强放射治疗(intensity modulated radiotherapy,IMRT)因为增加了束流强度的调节功能而进一步提高了放射治疗的适形性、进而减少正常组织高剂量区的照射。弧形容积调强技术(volumetric modulated arc therapy,VMAT;或称rapid ARC)是近年来发展的更为先进的放射治疗技术,通过计算机控制使得机架在运动的时候就可以完成所需的多叶准直器的运动速度、机架的旋转速度、剂量率等多种调整,达到肿瘤区域获得精确的辐射剂量,同时周围的正常组织接收最小的辐射量。因此极为高效省时,在2分钟内即可完成治疗,在改善患者舒适度的同时减少了二次致癌的发生率。但是从3D-CRT到IMRT,再到Rapid ARC,高剂量区的适形性逐渐改善,但低剂量区范围逐渐增大。

放射治疗技术越是发展,图像引导就越显重要,以保障放射治疗的精确性。图像引导放射治疗(image guided radiotherapy,IGRT)的关键是在放射治疗的各个阶段通过各种影像技术获取的信息,提高放射治疗的精确性,主要内容有利用各种影像(CT、MR、PET/CT等)更精确地靶区勾画;利用四维CT或者配置在治疗用的直线加速器上的锥形束CT(CBCT)获得实时的靶区和正常组织运动的信息,用在线或者离线修正的方法以减少摆位误差等引起的照射不准确。在IGRT技术对比图像数据的基础上,进一步将治疗时的肿瘤和周围正常组织实际吸收剂量于治疗计划中出来的剂量进行比对,以及时调整患者摆位、治疗计划再优化,甚至在必要时修正处方剂量,即剂量引导的放射治疗(dose guided radiotherapy,DGRT)。利用各种手段(如上述影像对比、剂量估算等)对治疗过程的各种偏差进行实时检测、反馈和再优化的放射治疗技术,即自适应放射治疗(adaptive radiotherapy,ART)。而实时或称在线ART的实现将最终真正实现现代精确放射治疗。

上述多种放射治疗技术,临床使用时在有条件的中心可以根据需要做出选择。比如骨转移的局部放射治疗、多发脑转移的全脑放射治疗等多数情况下3D-CRT技术即可满足需求;局部晚期的非小细胞肺癌由于受照射面积大,需要更多考虑正常组织的保护,可以选择IMRT、甚至VMAT技术;早期NSCLC使用SBRT时,由于单次剂量高、对精确性要求高,必须配合IGRT技术。放射治疗技术日新月异,已经为临床带来很多惊喜,也期盼其进一步的发展。

(二)立体定向体部放射治疗(stereotactic body radiotherapy,SBRT)

放射治疗的要旨在于正常组织能耐受的情况下给予肿瘤组织尽可能大的剂量。分次照射使正常组织有时间修复,拉开与肿瘤修复能力的差距,提高治疗效能;这成为传统的常规放射治疗分割照射(每次1.8~2 Gy)的主要理由。然而有相当一部分肿瘤细胞,常规照射的剂量并不能满意地控制其生长,根据放射生物学理论计算,单次大剂量的大分割照射可能对这部分肿瘤细胞效果更佳。Mehta等指出,基于放射生物学分析,非小细胞肺癌患者在每次2 Gy的分割照射下,给予85 Gy以上的剂量才能获得大于50%的长期局部控制率;且由于细胞再生长加速,疗程超过6周以上时,每延长1天,生存率将损失1.6%。因此作者建议,提高分割剂量可望在不提高副作用的同时提高疗效。大分割照射在颅内肿瘤中最先应用,常常被称为立体定向放射外科治疗(stereotactic radiosurgery,SRS),SRS实现了理想中的精确、安全的单次大剂量照射。20世纪90年代早期,Lax和Blomgren等研究者开始探索位于颅外的体部肿瘤(如肝、肺)的大分割照射,并获得了令人鼓舞的结果。体部的大分割放射治疗被称为立体定向体部放射治疗(stereotactic body radiotherapy,SBRT),美国放射肿瘤学会(American Society of Radiation Oncology,ASTRO)对其定义为:"对头颅以外的体部目标给予一次或数次的高剂量照射,其放射治疗计划满足靶区获得高剂量、靶区以外剂量则下降非常迅速"。SBRT 由于有类似微波射频消融的效果,又被称为立体定向体部消融放射治疗(stereotacticablative body radiotherapy,SABR),具有精度高、病灶剂量高但正常组织和器官剂量低、所需放射治疗次数少的特点,21 世纪以来逐渐成为不能手术的早期非小细胞肺癌患者的根治性治疗手段。来自 Plama 等的研究成果显示了从 20 世纪末到 21 世纪初的近 10 年中随着 SBRT 的逐渐加入和广泛使用使高龄(≥75 岁)早期肺癌患者的总生存率获得了提高,而同时期接受手术治疗患者的疗效仍维持在相同水平。此外,一项分析表明,SBRT 对患者而言治疗更便利,在老龄化患者增多的趋势下较传统放射治疗更有治疗效益,且有助于减少医疗支出。因此,在非小细胞肺癌治疗中,SBRT 逐渐受到越来越多的关注,现在,NCCN 指南和 ESMO 临床时间指南中,均推荐 SBRT 为不能手术的非小细胞肺癌患者的一线治疗选择,SBRT 成为非小细胞肺癌放射治疗新方式之一。

1.SBRT 的临床疗效

如前所述,对于不可手术的早期非小细胞肺癌患者来说,放射治疗是其最佳选择。SBRT 相比常规分割放射治疗,疗程短,等效生物剂量高,可以在维持生活质量的同时获得较好的治疗效果,被 NCCN 和 ESMO 指南推荐为不可手术非小细胞肺癌患者的一线治疗选择。而基于 SBRT 在不能手术患者中取得的良好效果,该技术也被引入可以手术的早期非小细胞肺癌患者中,同样取得了良好疗效。

SBRT 的报道疗效不一,越来越多的证据证明 BED 的升高可以获得疗效的提升。有学者在不可手术的非小细胞肺癌患者中,将 SBRT 与传统放射治疗进行比较。一些前瞻性研究表明,SBRT 在早期 NSCLC 患者获得了良好的疗效,2~3 年的肿瘤局控率为 84%~98%,总生存率为 43%~72%。尽管在这些研究中,SBRT 的具体实施方式各不相同,但结果却高度一致。在传统放射治疗中,提高局控率意味着生存率的提高,在 SBRT 中,局控提高的更为明显,因此生存率得到更显著的改善。Grutters 等的一项荟萃分析表明,SBRT 治疗后的非小细胞肺癌患者2 年总生存率可达到 70%,疾病特异性生存率可达 83%,而传统放射治疗则仅为 53% 和 67%。更大规模的回顾性研究肯定了上述前瞻性研究的结果,分析表明,局控率和总生存率与因时间阶段、研究中心不同造成的 SBRT 具体实施方法差异无关,而剂量升级是影响局控和生存较为显著的一个因素。BED(生物等效剂量)大于 100 Gy 是一个关键的剂量点。来自日本的 Onishi 等研究表明,BED 大于 106 Gy 组,3 年局控为 92.5%,远高于整体的 79.6%,3 年总生存率也从47.1% 上升至 62.2%。随后 3 年作者进一步增加患者后显示,BED 是否大于 100 Gy 仍然是一个显著影响局控和生存率的因素。Grills 和 Zhang 等获得了与上述类似的研究结果,Grills 的临床研究获得的 BED 分界数值是 105 Gy,而 Zhang 的荟萃分析表明,这个关键的分界值应该为83.2~106 Gy。

SBRT 是否可以取代手术成为早期可手术 NSCLC 患者的标准治疗?数项研究提示在可手术的早期非小细胞肺癌患者中 SBRT 的疗效可与手术媲美,但缺乏临床随机对照研究的结果。其实已有三个随机临床研究试图直接比较两者的疗效。ROSEL,STAR 研究将 SBRT 与肺叶切除术比较,而 ACOSOG Z4099/RTOG 1021 研究比较 SBRT 与亚肺叶切除术疗效。但由于入组速率过低,这三个研究均未完成。因 STARS 和 ROSEL 两个研究入组条件接近,MD Anderson 肿瘤中心(MDACC)的 Chang(张玉蛟)等将其原始数据合并分析,发现 SBRT 组 1 年和 3 年的预计总生存率为 100% 和 95%,超过手术组的 88% 和 79%,两者在统计学上有显著差异。两组局部或区域复发、远处转移及无复发生存均无显著差异。不良反应方面,手术组有 44％患者有 3～4 级治疗相关反应且有 6 例死亡,而 SBRT 组则仅有 10％的患者发生 3 级不良反应且仅 1 例死亡。因此作者指出,SBRT 应该作为可手术的 Ⅰ 期 NSCLC 患者的治疗选择之一。此外,Palma 等的研究表明,在患有严重的慢性阻塞性肺疾病(chronic obstructive pulmonary disease,慢性阻塞性肺疾病)的患者中,SBRT 与手术相比较,尽管局控率都高于 89％、生存率相似(SBRT 组 1 年和 3 年的生存率分别为 79％～95％和 43％～70％,手术组分别为 45％～86％和 31％～66％),但 SBRT 治疗后的患者中,疗后平均 30 天的死亡率为零,而术后患者则高达 10％。提示在患有慢性肺部疾病的可手术患者中,SBRT 可能较手术更有优势。

中央型肺癌是否比周围型肺癌的治疗风险大? 本世纪初,印第安纳大学在不可手术的非小细胞肺癌患者中开展了 SBRT 的 Ⅰ 期和 Ⅱ 期临床试验。在 T_1 期患者中,最大耐受剂量未达到,实施了每 3 次 60 Gy 的大分割照射;而在 T_2 期患者中,最终的剂量设为每 3 次 66 Gy 分割。该研究的 2 年局控率高达 95％,2 年总生存率为 54.7％。然而,在入组研究的 70 个患者中,共有 6 例治疗相关的死亡,其中 5 例是呼吸相关并发症。分析表明,中央型肿瘤(指肿瘤与气管、隆嵴、主支气管或叶支气管相距 2 cm 以内)患者毒性较高。该研究结果与其他多数临床数据类似,即在相同的剂量下,中央型肺癌比周围型肺癌存在更大的发生严重不良反应的风险。然而美国斯坦福大学最近一项回顾性研究分析了中央型和周围型非小细胞肺癌患者接受每 4～5 次 50 Gy 分割的 SBRT 照射后的结果,发现两组患者在总生存率、原发肿瘤控制和局部控制上均无显著统计学差异;在不良反应方面,食管炎、肺炎、胸壁疼痛、出血、脊髓损伤和臂丛神经损伤等反应,两组无显著差异。该研究更进一步提出了"超中央型"肿瘤的概念,定义为直接长在气管或近端支气管树主干上的肿块,并根据其与气管的位置,细分为 Gen0、1、2 三类,分析表明,超中央型肿瘤患者治疗效果和毒副作用与中央型和外周型肿瘤患者无统计学差异,提示在严格的质量控制下,SBRT 治疗中央型非小细胞肺癌不一定显著提高毒副作用和治疗相关死亡,有进一步深入研究的价值。Senthi 等的一篇系统回顾同意他们的观点。为了探讨中央型不可手术早期肺癌合适的 SBRT 实施方式(分割模式及最大耐受剂量),RTOG 开展了一项Ⅰ/Ⅱ期临床研究(RTOG 0813),已经完成入组。

对于周围型不可手术非小细胞肺癌的 SBRT 治疗,最佳的剂量分割是多少? RTOG2036 研究称得上是其中里程碑式的研究。该研究采用每 3 次 54 Gy 的照射,3 年局控率达到 98％,总生存率达到 56％,无进展生存率为 48.3％,播散性复发率为 22.1％,而仅有 2 例发生局部未控。毒副作用轻微,3 级不良反应发生率为 12.7％,4 级为 3.6％,且无治疗相关性死亡。在第 56 期 AS-TRO 年会上,Timmerman 等报道了该研究的更新结果,5 年中 55 例患者中仅有 4 例(7％)原发肿瘤未控,5 年的局部区域和远处复发率分别为 38％和 31％,不良反应则仅在原有报道基础上增加 2 例 3/4 级不良反应的患者,而没有治疗相关死亡发生。该研究结果提示 SBRT 治疗周围型非小细胞肺癌 5 年疗效已经和肺叶切除术相近,而且不良反应小。由于放射性肺损伤的发生率相当低,相对于中央型 NSCLC 更为安全,目前有越来越多的研究建议在周围型早期非小细胞肺癌患者中进一步提高总的生物等效剂量,减少单次分割量甚至到单次。如在 RTOG0915 研究中,94 例周围型 Ⅰ 期非小细胞肺癌患者,接受单次 34 Gy 或者 48 Gy(分 4 次照射)的 SBRT 治疗,经过中位 20.6 个月的随访,2 组患者的局部控制率均达到 97％。但也有研究指出,分割大可能导致不良反应发生率增大,克利夫兰医学中心的一项回顾性研究分析了用每 5 次 50 Gy 或每 3 次 60 Gy 的 SBRT 治疗的 86 例非小细胞肺癌患者的研究结果,表明两组在生存率和局控率上无显著差异,而胸壁疼痛的发生率 60 Gy 组更高。

总体来说,SBRT 在不可手术的早期非小细胞肺癌患者中局控率基本在 80% 以上,甚至在 90% 以上,已经可以和手术媲美。中央型肺癌患者虽然不良反应发生率较高,但随着技术不断进步,相信会有更好的研究结果涌现。SBRT 在早期的 NSCLC 中体现了相当优秀的结果,那么是否可以在局部晚期的非小细胞肺癌中应用呢? 研究表明,局部晚期非小细胞肺癌常规放射治疗的失败模式与早期非小细胞肺癌相似,原发肿瘤局部控制不良比率较高,而区域淋巴结复发发生率较低,密歇根大学的研究表明,尽管照射剂量达到 63～103 Gy,仍有高达 37% 的局部未控,而斯隆凯瑟琳肿瘤中心的研究发现,传统放射治疗局部未控率可达 49%,区域淋巴结复发仅为 6%,提示局部累及野照射是可行的。事实上,已经有相当的研究表明,局部累及野照射后区域淋巴结未控率仅为 7%。此外,利用常规放射治疗技术提高放射治疗剂量往往导致较高的放射治疗不良反应,从而抵消了局控提高带来的生存率获益,如 RTOG0617 研究,将 74 Gy 和 60 Gy 两个剂量组比较,发现 74 Gy 组并未有总生存率的获益。因此,SBRT 技术很可能给局部晚期的非小细胞肺癌患者带来较大的获益,但这一假设需要更多的临床试验来证实。

另外,随着局部治疗在伴有寡转移的晚期 NSCLC 中的地位被逐渐确立,SBRT 在其中的使用也越来越受到重视。近年来放射治疗界对 SBRT 在转移性肺癌中的应用研究较多,而非小细胞肺癌是转移性肺癌的主要原发灶来源。Hof 等采用总剂量为 12～30 Gy 治疗了 61 例转移性肺癌患者,发现随访过程中没有出现新的转移灶患者的生存率明显提高。不良反应方面,尽管 70.4% 的患者出现病灶周围正常组织的改变,但并没有造成临床上较为显著的毒性。Rusthoven 等的一项 I/II 期临床研究使用剂量爬坡的方法,将剂量从每 3 次 48 Gy 逐渐提高至每 3 次 60 Gy,共入组 63 例转移性肺癌患者,没有发现 4 级以上的不良反应,3 级的不良反应发生率仅为 8%;1 年和 2 年的局控率分别为 100% 和 96%,中位生存期为 19 个月。因此作者认为 SBRT 治疗转移性肺癌是安全而有效的。Milano 等发现,SBRT 治疗转移性单一肺部病灶的局部控制效果较好,2 年和 4 年的局控率分别为 77% 和 73%,但在大肿块患者中局控显著变差。他们的另一项研究表明,经历了一次以上的 SBRT 治疗的转移性肺癌患者,其 2 年生存率可达到 65%,无疾病进展生存率为 54%;更重要的是,相对于仅接受了一次 SBRT 的患者而言,其无疾病进展生存率显著改善(中位时间为 28:9 个月),总生存率也有改善的倾向。Osti 等用 SBRT 治疗了 66 例转移灶个数在 5 个以下的转移性肺癌患者,59 个中央型肿块接受 23 Gy 的单次照射,54 个周围型肿块则使用 30 Gy 一次照射,1 年和 2 年的局控率分别为 89.1% 和 82.1%,总生存率为 76.4% 和 31.2%,肿瘤特异生存率则为 78.5% 和 35.4%,无疾病进展生存率为 53.9% 和 22%。中位生存时间为 12 个月,中位无疾病进展生存时间为 10 个月。总体上毒副作用发生率非常低,仅有 2 例出现 3 级肺炎。分析表明,23 Gy 组和 30 Gy 相比,1 年局控率无明显统计学差异,但高剂量组有提高局控的倾向。小体积肿瘤(<10 mm)者局控好,而接受 30 Gy 照射的小体积肿瘤患者局控最佳。

2.毒副作用

随着 SBRT 越来越广泛的使用,毒副作用越来越受到重视。常规放射治疗适用的剂量限值可能不再适合 SBRT 实践。因此,总结分析与 SBRT 毒副作用相关的因素,对安全实施 SBRT、选择合适的患者、照射剂量递增或递减的选择均有着重要意义。

Bishawi 等回顾性分析了 30 个部分患有慢性阻塞性肺疾病的 I/II 期非小细胞肺癌患者 SBRT 治疗(每 3 次 60 Gy)对一秒用力呼气容积(forced expiratory volume in one second,

FEV1)和肺弥散功能(diffusion capacity for carbon monoxide of the lung, DLCO)的影响,并将非慢性阻塞性肺疾病患者和慢性阻塞性肺疾病患者做比较,发现 FEV1 在两组治疗前后均未受到显著影响,而 DLCO 在非慢性阻塞性肺疾病的患者中有改善,在慢性阻塞性肺疾病患者中无明显变化,提示 SBRT 对慢性阻塞性肺疾病患者肺功能影响较小。

很多研究提示,SBRT 治疗中央型肿瘤比周围型有着更高的不良反应发生率,印第安纳大学的研究表明,每 3 次 60～66 Gy 照射后,中央型肺癌患者发生 3～5 级不良反应的概率高于外周型肺癌患者 3 倍以上。Le 等研究中,25% 的患者有晚期放射治疗反应,这部分患者均为中央型肿瘤患者。总体上看,62.5% 的不良反应发生于这部分患者,且研究中发生的 3 个治疗相关死亡均发生于该部分患者内。SBRT 的不良反应还包括中央气道相关的反应,包括肺不张、气道狭窄、气道坏死和/或瘘管形成等。Song 等报道了 9 例中央型肺癌患者接受每 3～4 次 40～60 Gy 照射后,8 例出现了部分或完全的支气管狭窄。更严重的气道晚期反应还包括支气管坏死和致命性的咯血等。食管也是常常发生治疗相关性不良反应的器官之一,不良反应包括食管炎、食管狭窄、穿孔和食管气管瘘等。食管受到高剂量照射是最有意义的预测因子。但在 SBRT 实践中,即使物理剂量限制在安全范围内,也可能因生物学剂量超过这些剂量限制值,从而导致严重的食管不良反应。此外,同步化学治疗也可加重食管不良反应,原因可能与化学治疗导致食管损伤修复较慢有关。SBRT 治疗中央型肺癌还可能加重心血管,尤其是主动脉的不良反应。Evans 等做出了关于心血管反应的经典研究,他们分析了剂量与继发于主动脉损伤后的咯血、破裂、受照区域内的动脉瘤形成或主动脉夹层等不良反应的关系,发现 1 cm³ 主动脉体积受到总剂量 ≥120 Gy 组,其 5 级心血管毒性为 25%,而小于 120 Gy 组则为 0%。其他的血管相关不良反应还包括咯血和肺出血。导致这些危险的因素包括:肿块位于中央、病理类型为鳞癌、肿瘤空洞和支气管内累及。其中肿块位于中央是致命性咯血的重要因素,此外,使用 SBRT 再次对中央型肿瘤进行放射治疗也提高了咯血的危险。

放射性肺炎是一个限制胸部照射实施的主要因素。SBRT 后放射性肺炎发生率据报道在 0～29%。大于 3 级以上的放射性肺炎即使在肺功能受损的患者中发生率也不高,但也有高达 12% 的致死性放射性肺炎的报道。因此 SBRT 治疗前一定要对此进行仔细评估,预测放射性肺炎的一些指标包括肺平均剂量、V_5 和 V_{20} 等剂量学指标,也包括一些生物学指标如Ⅱ型肺泡细胞表面抗原(KL-6)和表面活性蛋白 D 等;患者本身的肺部疾病虽然与 SBRT 直接引起的放射性肺炎影响不大,但与总生存率相关,在治疗实践中值得注意。SBRT 其他的不良反应还包括自发性气胸和肺功能损伤,然而 SBRT 对肺功能的影响较为轻微,因此基线肺功能差不是 SBRT 的禁忌证。中央型肺癌 SBRT 治疗后还可能引起的一个较为罕见不良反应为迷走神经损伤,症状可表现为声音嘶哑。其诱发因素包括再程放射治疗、相邻组织疾病等。

在肿瘤位于中央区域外的其他部位的非小细胞肺癌患者治疗中,SBRT 引起的反应类型有所不同。如在周围型肺癌中可引起皮肤反应、肋骨骨折和慢性胸壁疼痛等损伤。如果肿瘤距离胸壁 1～2 cm、距离皮肤 5 cm 以上,则这些反应发生率是非常低的。引起胸壁疼痛的机制至今未明,发生疼痛的器官或组织最有可能的是肋间神经和骨骼。就诊时年龄小、吸烟、肥胖和糖尿病等均可导致胸壁疼痛发生危险升高。此外,胸壁疼痛还部分与肋骨骨折有关。而在肺尖部的肿瘤中,SBRT 可能引起较为特殊的反应-臂丛神经损伤。Forquer 等的研究发现,臂丛受到每 3～4 次 26 Gy 照射时,2 年内臂丛神经损伤的危险性显著升高。这一剂量界限相当于 BED 为 100 Gy 或单次分割等效剂量为 15 Gy。张玉蛟等的研究发现,臂丛受到的最大剂量大于 35 Gy 及 V_{30} 大于 0.2 cm³ 时神经损伤的风险显著增加。

减轻 SBRT 的毒副作用的手段包括严格选择患者,严格的体位固定和使用呼吸门控等技术减少呼吸运动对放射治疗计划的影响,探索最合理的分割照射方式,使用更适合大分割照射的剂量限制指标及提升治疗设备的性能等。

3.存在问题和前景

虽然 SBRT 的具体过程与 SRS 相类似,但 SBRT 治疗胸腔内肿瘤不可避免的靶器官移动,是颅内肿瘤 SRS 中所不曾遇到的。SBRT 要求放射治疗摆位精确、重复性和耐受性好,这对于非小细胞肺癌来说是一个很大的挑战。肺部呼吸运动导致了肿瘤靶区的运动,因此除了大体肿瘤体积(gross tumor volume,GTV)、临床靶区体积(clinical target volume,CTV)外,国际辐射单位及测量委员会(ICRU)提出了内靶区体积(internal target volume,ITV)的概念,定义为在患者坐标系中,由于呼吸或器官运动引起的 CTV 外边界运动的范围。因此确定运动靶区的 ITV,需要采用 4-D CT 模拟定位;而进一步确认运动的靶区是否在 TPS 设计的放射野剂量分布范围内则需要依靠影像引导下的放射治疗(image-guided radiotherapy,IGRT)来实现,后者通常是通过在线的锥形束 CT(cone beam CT,CBCT)另外完成。

此外,传统的放射治疗一般利用 LQ 模型(线性二次模型)来计算等效生物剂量(biological effective dose,BED),而无论是实验室还是临床试验的数据表明,LQ 模型适合 1～8 Gy 分次照射时的 BED 计算,SBRT 中单次剂量大于 8 Gy 时便无法准确计算。因此 SBRT 只能采用其他的模型如 MLQ 或 LQL 模型等。这些模型对大分割或传统分割照射均可良好预测肿瘤控制,但对正常组织损伤预测能力有限,此外,除了剂量本身外,患者机体对坏死肿瘤组织的免疫能力、高剂量照射激发的细胞信号传导通路复杂性等,均可能影响 SBRT 的疗效。因此,未来必然需要开发更适合 SBRT 的放射生物模型,才能更好地预测疗效,避免严重毒副作用。

虽然 SBRT 在早期肺癌中的应用在过去的 20 年中日趋成熟,但仍然处于发展阶段,需要更多的研究和数据来寻找最佳的(可以个体化的)分割方案、最合适的治疗后评价方法,以及最可靠的无创性诊断方法,使其可以更安全、有效地应用于越来越多的经 CT 筛查发现的肺部小结节。SABR 技术日趋成熟的同时,外科手术也在发展,尤其是在微创手术日益精湛的今天,手术仍然被广泛地认为是早期肺癌的最佳治疗方法,因此,SBRT 和手术的竞争仍然在继续。相信随着更多的新技术、新设备的出现,SBRT 能在非小细胞肺癌中发挥更大的作用。

(三)质子重离子治疗的应用

1.定义和特性

质子和重离子(统称粒子)都是微小的带电粒子,质子是指氢原子剥去电子后带有正电荷的粒子,而重离子则是指碳、氖、硅等原子量较大的原子失去一个或几个电子后的粒子。质子重离子放射治疗这一治疗技术的核心,简单说来,就是把质子和重离子加速到高能状态,形成射线,轰击肿瘤细胞。目前临床上最常用的重离子为碳离子,本节中如无特殊说明,均将碳离子作为讨论对象。与光子线相比,质子、重离子射线有其放射物理学和放射生物学的优势。

首先,质子和重离子射线有共同的物理学优势。在射线入射人体后、射程结束前,由于粒子速度较快,对于周围的剂量沉积较少(即剂量较低),而到射程末端由于粒子速度降低,能量瞬间释放,形成布拉格峰(Bragg peak),之后迅速下降到零或接近零,到达类似于“定向爆破”的效果。人们在通过加速器将这些带电粒子加速的同时,赋予了其极高的能量,使之能够进入人体内深达 30 cm 处,能够满足几乎所有患者的临床需求。射程的长短取决于入射时粒子的能量高低,可以通过计算机系统精确控制,因此可以选在肿瘤病灶所在处"爆破",从而最大限度地保护正常组织。布拉格峰这一光子所不具备的剂量分布特点有助于减少射线入射途径上肿瘤前、后方(尤其是后方)正常组织的剂量,同时也使粒子治疗只需要少量的射野(一般为 2~3 个,而光子多数需要 5~7 个)即可实现肿瘤区域剂量明显高于周围正常组织的目的,从而使正常组织受到低剂量照射的区域明显减小,或者使在不明显提高正常组织剂量时大幅度提高肿瘤剂量成为可能,进而达到提高肿瘤局部控制甚至延长生存的目的。粒子射线的第二个剂量分布特点是半影较窄。更窄的半影可以使照射靶区外的剂量更迅速地跌落,对于和肿瘤距离较近、但仍留有若干毫米空隙的关键器官或组织(如脊髓)来说,这几毫米的间隙可以使剂量迅速跌落到一个相对安全的区域,使正常组织得到更好的保护。

其次,粒子治疗尚有其放射生物学优势,主要体现在重离子上。质子射线属于低线性能量传递(linear energy transfer,LET)射线,相对生物效应(relative biological effect,RBE)与光子相当,约为光子的 1.1 倍左右;也有研究认为在布拉格峰末端,RBE 值可达到 2.05 左右,因此要避免布拉格峰末端落在重要的关键脏器(如脊髓)上。同时质子线的氧增强比(oxygen enhancement ratio,OER)为 2.5~3.0,与 X 线无显著区别。碳离子则属于高 LET 射线,布拉格峰的 RBE 为 2.0~3.5,明显高于光子。更妙之处在于碳离子 Bragg 峰之前入射区域的 RBE 并无明显升高,因此可进一步加大正常组织和肿瘤之间的生物剂量的差别;而且碳离子线两者间 RBE 值的比值在众多重离子中最高,因此目前重离子治疗大多以碳离子为基础。同时碳离子射线的氧增强比低,即碳离子对缺氧细胞杀伤能力较强,肿瘤细胞是否处于缺氧状态对其放射敏感性影响不大,可更好地杀灭伴有缺氧的肿瘤。

作为放射治疗技术的一种,采用质子重离子治疗肿瘤患者可以追溯到大约 20 世纪 50 年代,但其真正发展起来还是在最近约 20 年的时间,相对于光子治疗而言仍是一种非常新、仅少数放射治疗中心在使用的技术。目前质子治疗患者数在全世界累计约为 11 万例,而重离子治疗患者数约为 1.5 万例。相对于历史更久远和患者数更庞大的光子治疗而言,质子重离子治疗设备精密、对精确度要求高、治疗步骤相对复杂,可以说刚刚进入发展阶段。非小细胞肺癌光子放射治疗的效果仍然不能令人满意,局部晚期的 NSCLC 更是经常因为肺、心脏、脊髓等周围正常组织器官的剂量限制因素而影响肿瘤剂量的给予。质子重离子出色的放射物理学特性,可以为几乎所有接受放射治疗的肺癌患者带来正常组织受量降低的好处,避免因不能给予根治剂量的放射治疗或者过重的放射治疗反应而降低疗效;而碳离子的放射生物学优势尚有可能带来更多疗效上的获益。因此在粒子治疗的发展中,非小细胞肺癌一直是其中比较重要的一部分。

此外,目前国际上的粒子治疗设备大致可以分为两类:被动散射系统和动态扫描系统。被动散射系统相对简单,安全性高,治疗过程也较为稳定。缺点是粒子利用效率较低,次级中子引起全身散射剂量较高,诱发第二原发肿瘤概率相对增高。而动态扫描系统可以通过磁铁将布拉格峰的深度根据肿瘤形状进行调整,适形度更高,可做调强治疗。其缺点是设备复杂,治疗时间较长,靶区的运动将对剂量分布产生更大影响,因此对肿瘤的运动控制和摆位重复性提出了更高要求。虽然目前的粒子治疗设备在数量上以被动散射系统为主,但动态扫描系统必是将来的趋势所向。

由于质子重离子射线相对放射生物效应的差别,直接使用其物理剂量会在临床上与传统光子剂量比较时产生不便,因此目前国际上采用生物等效剂量 GyE(Gy equivalent)、或者相对生物效应剂量(Gy RBE)作为质子重离子射线的剂量单位,表示和光子放射治疗相当的放射生物效应,以便直接和光子的剂量做对比。

2.肺癌的质子放射治疗

(1)剂量学研究结果。

自放射治疗计划系统(treatment planning system,TPS)广泛使用于肿瘤放射治疗后,质子与光子照射对照研究的相当一部分是在治疗计划系统上用电脑计算完成的,即剂量学研究。借此研究者在治疗前就可以很直观地预判肿瘤周围的正常组织在放射治疗中将会接受的照射剂量和范围,对比不同计划的优劣。

在不可手术的早期非小细胞肺癌患者中,SBRT已经因其低毒(放射治疗相关的不良反应率低)、高效(照射次数少但疗效堪比手术切除)的特点而成为标准治疗方法。与SBRT相比,质子射线放射治疗可以进一步减少正常组织的受量。Hoppe等比较SBRT放射治疗计划和质子被动散射计划后发现,给予PTV的剂量两者无显著差异,但质子放射治疗计划对肺、心脏、脊髓、气管、食管等多脏器的保护显著提高,且越是低剂量的区域体积下降得越明显。Kadoya等也做了相似的剂量学比较,在肺和心脏中都发现了类似的结果和趋势。

Mayo医学中心,比较了光子SBRT、质子的被动散射和动态扫描3种方式的放射治疗计划在中央型早期非小细胞肺癌患者中的差别,发现质子放射治疗计划可以较光子达到PTV(计划靶区体积)剂量分布更为均匀的结果,而质子的动态扫描相较于被动散射计划而言,可以进一步优化PTV内的最高剂量、V30(接受大于等于30 GyE放射治疗剂量的体积百分比)和距离PTV外2 cm任一部位的剂量和PTV内的最低剂量,也就是降低前三者而提高后者。来自M.D.Anderson肿瘤中心(M.D.Anderson Cancer Center,MDACC)的Register等也做了这3种计划间的比较。他们采取的方法是在对放射治疗计划设置了严格的剂量限制后,给15个患者用三种方式各做一次放射治疗计划,发现SBRT仅有6个计划达到之前设定的标准,而质子的被动散射和动态扫描计划分别有12和14个计划满足要求。

但也有剂量学研究提出要注意组织对质子的阻止本领的不确定性(stopping power uncertainties)在放射治疗计划设计中的重要性。来自麻省总院的Seco等的研究同样支持"质子的SBRT放射治疗可以降低正常组织的低剂量照射范围(如肺的V_5、食管的最高剂量等)"的结论。但他们同时发现接受95%及以上处方剂量的范围,质子计划要大于光子计划($46.5 cm^3$∶$33.5 cm^3$,$P=0.009$);对于靠近胸壁的肿块,胸壁接受大于等于30 Gy剂量照射的范围,质子计划大于光子,P值接近有统计学意义(0.06)。

非小细胞肺癌的术后放射治疗,在过去的研究中被认为有可能对患者的生存有不利影响,即使其局部控制有所提高,推测其原因可能是较大范围的放射治疗损伤了放射部位的正常组织器官。质子放射治疗是否可以降低正常组织的照射从而减弱这种影响呢?来自西雅图癌症治疗联盟质子中心的研究者对每28次50.4 Gy的术后放射治疗进行了光子和质子的剂量学比较研究,他们发现被动散射质子放射治疗计划,相比于光子放射治疗,可以降低肺V_5的容积,但是增加了肺V_{20}、V_{30}和心脏、食管的V_{40}的容积;而动态扫描技术,无论和光子还是质子的被动散射技术相比,都可以显著降低肺的平均剂量、和V_5、V_{10}、V_{20}及V_{30}的容积百分比,以及心脏的平均剂量和V_{40}容积百分比。

局部晚期非小细胞肺癌占首诊的肺癌患者的30%~50%,其标准治疗是同期放化学治疗,其中广泛使用的放射治疗是三维适形照射(3D-CRT)和调强照射(IMRT),但疗效仍然不能令人满意。究其原因,可能是同期放化学治疗的毒性限制了肿瘤剂量的进一步提高。早在2006年,

M.D.Anderson 肿瘤中心张玉蛟的团队就比较了光子的 3D-CRT、IMRT 和质子的被动散射放射治疗计划间的差异。研究表明,质子放射治疗计划的肺、心脏、食管和脊髓等危及器官受量均显著低于光子放射治疗计划;即使将质子放射治疗靶区总剂量推高至 74 GyE、而光子计划总剂量仍保持在 66 Gy,质子放射治疗在危及器官中的剂量仍然处于较低的水平。此后该中心就设计并实施了用每 37 次 74 GyE 质子射线照射Ⅲ期 NSCLC 患者的临床试验。Roelofs 等利用质子线照射了 25 例Ⅰ$_a$～Ⅲ$_b$ 期的非小细胞肺癌患者(其中 20 例为Ⅱ$_b$～Ⅲ$_b$ 期患者),获得了与 MDACC 相仿的结果。即与三维适形和调强照射相比,即使剂量提高至 70 Gy,质子照射也显著降低了危及器官如肺、食管、脊髓和心脏等的剂量;而在肺部剂量分布中,质子照射显著降低了全肺的平均剂量和 V$_5$ 的百分容积。Nichols 等的研究也发现,质子放射治疗相对于光子照射能降低约 30% 的肺 V$_{20}$ 容积百分比。

(2)临床研究结果。

在早期肺癌中的应用。如前所述,质子放射治疗计划在早期、局部中晚期、和术后放射治疗的患者中均显示了剂量分布优势,尤其是主动扫描技术,那么在实际临床应用中表现如何呢?与 SBRT 一样,质子线治疗可能在早期非小细胞肺癌中可达到和手术类似的结果。Loma Linda 大学医学中心的 Bush 等是最早开始质子线治疗早期非小细胞肺癌的团队,他们于 2004 年报告了 68 例Ⅰ期非小细胞肺癌患者的治疗结果,采用每 10 次 51 GyE 或每 10 次 60 GyE 的分割剂量,3 年无病生存率为 72%。来自日本筑波的 Hata 等采用了类似的每 10 次 50 GyE 或每 10 次 60 GyE 分割放射治疗,21 例Ⅰ期非小细胞肺癌质子治疗的 2 年局控率高达 95%,2 年总生存率为 74%。Loma Linda 团队在后期将剂量提高到了每 10 次 70 GyE,并在 2013 年更新了他们的研究结果报道,4 年总生存在 3 个剂量组分别为 18%、32% 和 51%。来自日本国立放射线综合研究所(NIRS)医院的 Nihei 等在 2006 年报道了他们用质子线治疗 37 例Ⅰ期非小细胞肺癌的结果。总剂量为 80～88 GyE,分割剂量为 3.5～4.9 GyE,局部控制率达 92.6%,2 年的无疾病进展生存率和总生存率分别为 80% 和 84%。

和光子 SBRT 相仿,在早期肺癌的质子放射治疗中,剂量越高则局部控制机会越大、生存越佳。鉴于质子放射治疗轻微的毒副作用发生率,质子治疗有希望进一步提升肿瘤剂量从而继续提高治疗效果,尤其在周围型肺癌中。但基于光子 SBRT 获得的经验,中央型病灶较周围型病灶发生放射性肺炎等不良反应的风险可能增大,在质子放射治疗中不少研究者都对中央型肺癌采取了比较保守的剂量分割方式,比如增加照射的次数,或者降低肿瘤的剂量。日本兵库的 Nakayama 等用质子线治疗 55 例不可手术的Ⅰ期非小细胞肺癌患者,周围型肿块者使用剂量为每 10 次 66 GyE,而中央型肿块者每 22 次 72.6 GyE,BED 分别为 110 GyE 和 97 GyE。2 年的总生存率、无疾病进展生存率和局控率分别为 97.8%、88.7% 和 97%。其中 2 例(3.6%)出现肺功能下降,2 例出现 3 级肺炎。在这个研究中,周围型和中央型肿块两组间的局部复发无显著差异。筑波的 Kanemoto 等也对Ⅰ期 NSCLC 患者作了类似分割方法的质子线放射,即针对周围型肿块使用剂量为每 10～12 次 66 GyE,而中央型肿块为每 22 次 72.6 GyE。结果显示,3 年总生存率和局控率分别为 76.7% 和 81.8%;在随访 31 个月后,周围型肿块患者的局控率为 88.4%,显著高于中央型肿块患者的 63.9%(P＝0.017)。单因素分析显示,肿瘤剂量可能是影响局部控制和肿瘤控制(即未发生局部和远处)的因素(P 分别为 0.026 和 0.01)。Bush 等的研究同样证实随着剂量的升高(自 51 GyE、60 GyE 到 70 GyE),患者的局部控制率和生存率逐渐升高,差别具有统计学意义。

肿瘤大小对质子治疗的影响尚不清楚。Bush 等研究指出,局控率在 T 分期不同的患者中有显著差异,T_1 和 T_2 的患者分别是 87% 和 49%($P=0.03$)。Nihei 等的研究则显示在 19 例 I B 期患者中,2 例发生局部进展,8 例出现淋巴结或远处转移,提示 T_2 的患者更容易发生局部进展或转移。Kanemoto 等的研究中发生局部复发的患者其中位肿瘤直径为 30 mm（16～42 mm），而未发生局部复发患者为 22 mm,单因素分析未达到统计学意义($P=0.11$);但肿瘤大小仍然可能对肿瘤控制产生影响（控制和未控制患者的中位肿瘤直径分别为 30 mm 和 21 mm,$P=0.02$）。但在筑波的 Nakayama 等在 2010 年发表的研究显示 T_1 和 T_2 的患者在 2 年总生存率和疾病特异生存率上的差异并无统计学意义($P=0.87$)。Iwata 等的研究也显示 I_a 和 I_b 期患者的总生存率、局部控制率、和无病生存率等均无统计学意义的差别。

采用每 10 次 50 GyE 或每 10 次 60 GyE 分割剂量质子放射治疗的 Bush 等和 Hata 等的研究均没有发生 3 级以上的不良反应。Nihei 等研究报告了 37 例患者中 3 例（8%）发生了 3 级的放射性肺损伤,其中发生 2～3 级肺损伤的 6 例患者中 5 例为 I_b 期。Iwata 等的研究观察到 57 例患者中 1 例（1.7%）发生了 3 级放射性肺损伤,3 例（5.3%）出现症状性的皮肤反应。纳入 Nakayama 等研究的 55 例患者中,2 例患者因为在每 8 次 52.8 GyE 放射治疗后出现 2 或者 3 级放射性肺损伤而停止治疗;共观察到 2 例 3 级放射性肺炎,1 例肋骨骨折。Bush 等报道了在所有患者（111 例）中,没有出现需要激素治疗或者住院治疗的肺损伤;肋骨骨折发生率也仅为 4%。值得注意的是,若在质子治疗中仅使用单野照射,将有很大的机会使其肋骨处于 70%～100% 的处方剂量区域,可以使肋骨骨折的发生率明显提高,如 Iwata 等报道大于 2 级的肋骨骨折发生率为 14%～27%。

MDACC 的张玉蛟等研究者报道的 18 例 $T_{1\sim3}N_0M_0$ 肺癌患者接受每 35 次 87.5 GyE 质子放射治疗的结果显示,最常见的不良反应为皮炎（2 度 67%,3 度 17%）,其次为 2 度的乏力（44%）、2 度放射性肺炎（11%）、2 度食管炎和胸痛（均为 6%）。尤为难得的是,该研究和另外一个 Gomez 等的研究基于 MDACC 在光子和质子治疗肺癌上的经验给出了质子每次 2.5 GyE 和每次 4 GyE 分割照射的正常组织剂量限制的建议,在尚无明确相关方面指导意见的今天,对各地新建质子治疗中心开展胸部肿瘤的质子放射治疗极具借鉴意义。

总体来说,早期非小细胞肺癌的质子治疗不良反应较低,≥2 级的急性、晚期不良反应率在基本在 10% 以内,大于等于 3 级的不良反应率则多在 5% 以内。

在局部晚期非小细胞肺癌中的应用。晚期非小细胞肺癌治疗中,同期放化学治疗已经是公认的标准治疗手段,但带来的是毒副作用的明显增加,以及仍然不够理想的治疗效果。同期放化学治疗中的放射治疗标准剂量为 60～70 Gy,人们试图通过提高其中放射治疗的剂量进一步提高同期放化学治疗的疗效。但 RTOG0617 研究发现提高光子放射治疗剂量到 74 Gy 未能带来总生存的获益,甚至可能带来伤害。利用质子的放射物理学和剂量学优势有望抵消部分同期化学治疗带来的损伤,从而带给患者更多希望。MDACC 的张玉蛟团队进行了一项 II 期临床研究,给予 III 期非小细胞肺癌每 37 次 74 GyE 质子射线照射并同步每周方案化学治疗。结果显示 PTV 内局部复发率为 13.3%,淋巴结转移和远处转移率分别为 13.3% 和 20%,治疗未控（局部复发和远处转移）发生率为 16.7%。没有一例患者出现 4～5 级放射治疗相关的不良反应,质子放射治疗相关 3 级毒性反应中最常见的为皮肤反应和食管炎（均为 13.3%）,肺炎的发生率为 2.2%。作者认为,联合化学治疗后,提高了局控效果并降低了毒副作用,且这一研究结果与 MDACC 以往的调强放射治疗相比,显著降低了不良反应,尤其是肺炎和食管炎。

对于不适合使用化学治疗的患者,日本筑波的 Nakayama 等分析了 35 例Ⅱ和Ⅲ期非小细胞肺癌用单纯质子放射治疗的结果,其中Ⅱ期患者 5 例。照射中位剂量为 78.3 GyE,肺内病灶、区域淋巴结复发率分别为 11.4% 和 35%,远处转移发生率 20%。1 年和 2 年的总生存率分别为 82% 和 59%,2 年的无进展生存为 29%。没有发现 3 级及以上的不良反应。Oshiro 等 2012 年发表了 57 例Ⅲ期非小细胞肺癌患者单纯质子线照射的结果,中位剂量 74 GyE。其中 14 位患者使用了诱导化学治疗,但肿瘤无明显缩小。研究结果显示中位随访 16.2 个月,中位生存率 21.3 个月,1 年及 2 年的局控率为 79% 和 64%,1 年及 2 年的总生存和无进展生存分别为 65.5%、39% 和 36%、25%。仅有 3 例(5.3%)患者发生 3 级及以上肺毒性反应,其中 2 位治疗前已有肺炎存在。这些研究证实,较高剂量的质子线照射联合或不联合同步化学治疗,患者耐受性较好,因此该治疗方式有望在Ⅲ期非小细胞肺癌的治疗中获得更好的应用。

但由于局部晚期非小细胞肺癌原发灶较大,质子放射治疗期间肿块形状变化可能较为明显,因此需要在治疗期间根据肿瘤变化情况缩野照射。Oshiro 等的研究中,常规每周复查胸部 CT,44 例Ⅲ期肺癌患者中,因为放射治疗后的肿瘤缩小所有患者均需缩野,其中 32 例(73%)为 1 次缩野、11 例(25%)为 2 次缩野,1 例(2%)患者甚至进行了 3 次缩野。Koay 等的研究也证实了在大肿块患者需要进行缩野照射,且缩野可以改善食管和脊髓的剂量分布。

上述这些研究虽然提示质子照射局控率高、不良反应小,但由于入组患者较少,且均为回顾性研究,尚且需要进一步大样本的临床研究结果来证实。

3.肺癌的碳离子放射治疗

碳离子在肺癌治疗中尚未普遍应用,现有报道均集中在早期非小细胞肺癌的治疗上,而且均为日本两个较大的重离子治疗中心即千叶的 NIRS 和兵库的 HIBMC 所发表。两个中心均在治疗中使用呼吸门控技术以减少呼吸运动,不同的是 NIRS 使用垂直和水平两个方向照射,而 HIBMC 除了垂直和水平外,还有一个 45 度的斜野。NIRS 的 Miyamoto 等曾用快中子治疗肺癌,作为高 LET 射线的一种,其研究结果对作者后续开展碳离子在肺癌中的治疗具参考意义。在一项临床Ⅰ/Ⅱ期研究中,起初使用碳离子线剂量为每 18 次 59.4 GyE 分割方式,后逐渐以 10% 的速率增加到每 18 次 95.4 GyE。确认安全性后,他们将分割次数减少至 9 次,总剂量从 68.4 GyE 以 5% 的速率递增至 79.2 GyE。18 次分割和 9 次分割照射的 5 年局控率分别为 64% 和 84%。分割次数减少似乎提高了局控率;但 79.2 GyE 组中,2/3 的患者发生了 2 级放射性肺炎。于是作者将总剂量降低至 72 GyE 进行了进一步的Ⅱ期临床研究。Ⅱ期研究入组了 50 名患者,5 年局控率高达 94.7%,总生存率和疾病特异生存率分别为 50% 和 75.7%,没有发现 3 级及以上的放射性肺炎。进一步分析发现,I_a 期患者的总生存率和疾病特异生存率分别为 55.2% 和 89.4%,显著高于 I_b 期患者的 42.9% 和 55.1%。受到这一结果鼓舞,他们又进行了另一项Ⅱ期临床研究,将分割次数进一步减少为 4 次,一周内完成治疗。该研究入组了 79 例患者,I_a 期总剂量设定为每 4 次 52.8 Gy,ⅠB 期为每 4 次 60 Gy,5 年局控率为 90%,总生存率为 45%;没有观察到 3 级或以上的不良反应。尽管入组患者年龄偏高,治疗效果仍能与手术媲美且没有产生放射治疗相关的严重毒副作用。此后,研究者进一步将分割次数减少至 1 次,实现了真正意义上的"碳离子刀"治疗。Takahashi 等最新发表的研究中,接受了单次 36～50 GyE 碳离子射线照射的 151 名患者,5 年局控率和总生存率分别为 79.2% 和 55.1%,T_1 和 T_2 患者 5 年局控率达到了 83.6% 和 72.2%;没有发现 2 级及以上的不良反应。

上述研究结果显示 NIRS 的研究者们在逐渐减少碳离子的照射次数。从表中可见随着放射治疗次数的减少,尤其是减少到单次放射治疗,肿瘤的局控率有所下降,但总生存和疾病特异生存率仍然维持在相似的水平。

受到碳离子治疗早期肺癌毒副作用轻微的鼓励,Sugane 等进一步开展了 28 名年龄大于 80 岁的 I 期非小细胞肺癌患者碳离子治疗临床研究,照射方法为每 4～9 次 52.8～72 GyE。这批患者中有 16 例因肺功能不佳而无法手术,另外 7 例因高龄和一般情况差,不适合手术治疗。因此,除了关注疗效外,研究者还着重关注了治疗后的生活质量。5 年局控率和总生存率分别为 95.8％和 30.7％的同时,没有观察到 3 级或以上的不良反应,没有患者需要家庭氧疗,生活质量也未发生明显的下降。

日本兵库县的 HIBMC 研究结果受到设备的影响,2003－2005 年仅能用质子治疗,2005 年 4 月后才使用碳离子治疗患者。因此该中心的习惯是每一个患者均准备质子和重离子两份计划,并选择其中更适合患者的那份治疗计划。Iwata 等参考 NIRS 的方法,用每 4 次 52.8 GyE 的方法治疗 23 例 I 期非小细胞肺癌患者,2010 年报道 3 年局控率和总生存率均为 86％,没有发现 3 级及以上的不良反应。

综上所述,用大分割碳离子射线治疗 I 期小细胞肺癌,毒副作用轻微而疗效尚可,可以考虑进一步扩大研究样本量以获取更多有用的信息供分析。

4.粒子线治疗展望

关于粒子治疗和光子的比较中,对于粒子治疗所具备的明显优越的放射物理学和生物学特性,临床是否可以观察到确实的收益被广泛关注。然而目前发表的研究还没能给出肯定的答复,原因可能在于目前的粒子放射治疗研究多数为小样本回顾性研究,尚没有粒子治疗和光子治疗前瞻性对比的研究,随访时间也相对较短。

一项荟萃分析比较了光子传统放射治疗、光子 SBRT 放射治疗、质子放射治疗和碳离子放射治疗在非小细胞肺癌中的疗效。2 年的生存率分别为 53％、73％、61％和 74％,5 年的生存率则分别为 19％、42％、40％和 42％。统计分析表明传统光子放射治疗的生存率显著劣于其他三种治疗方式,而光子 SBRT、质子放射治疗和碳离子放射治疗间无显著差异。

Iwata 等假设在原发肿块较大（T_2 期）的患者中粒子线照射要优于光子 SBRT 技术,有针对性地研究了粒子射线对 3 cm 以上肿块的治疗效果,发表于 2013 年。研究者们采用质子和碳离子技术治疗了 70 例 T_2 期非小细胞肺癌患者（其中 27 例为每 4～10 次 52.8～68.4 GyE 分割碳离子射线治疗）,4 年的局控率和总生存率达到 75％和 58％,4 年的局部复发率仅 17％,且 T_{2a} 组和 T_{2b} 组者间无显著性差异。相较于 T_2 患者 SBRT 放射治疗的疗效,该结果值得期待。仅有的 2 例出现 3 级放射性肺炎的患者,肿块均大于 5 cm 且患有特发性肺部纤维化,呼吸功能差。因此作者认为,粒子射线治疗 $T_2N_0M_0$ 的非小细胞肺癌患者耐受性非常好。

关于质子和碳离子射线放射治疗的差异,也有作者进行了回顾性分析。Fujii 等最近的研究中用碳离子射线每 4～26 次 52.8～70.2 GyE 的分割剂量照射 41 例患者,3 年局控率和总生存率分别为 78％和 76％;将该结果与之前的质子治疗结果进行回顾性分析,未发现显著性差异。Iwata 等 2010 年发表的研究也对质子和碳离子射线的治疗效果做了对比研究,结果同样是无明显统计学差异。其中 Iwata 等进一步报道了 cT_{2a} 和 cT_{2b} 的患者长期随访结果,发现 4 年局控率为 75％;统计学分析,cT_{2a} 和 cT_{2b} 组间治疗效果无明显差异。

综上所述,对于 I 期非小细胞肺癌,光子 SBRT 技术、质子和碳离子治疗的疗效无明显差别,但各项对比研究目前还都局限于小样本的回顾性分析,且各组所采用的剂量分割方式并不相同,随访时间也不够长,因此目前得出粒子治疗不能优于 SBRT、或碳离子与质子孰优孰劣的结论还为时过早。而对于Ⅲ期肺癌患者而言,目前的研究已经显示出质子治疗在降低毒副作用从而提高肿瘤剂量和局控率、进而提高生存的可能。因此粒子治疗可能在淋巴结转移范围较广、大肿块(或伴坏死)、高龄、心肺功能差,或者距离重要器官(如脊髓)较近的非小细胞肺癌患者中更能显示出其优势,但需要临床进一步的研究证实。

尽管粒子线因其良好的物理学特性及生物学效应有望给肿瘤放射治疗带来新的希望,但目前的研究结果并未显示其疗效能够达到预期。因此,发掘粒子线在物理学和生物学上的优势,进而设法将这些优势转化为患者生存的提高,以及选择出有粒子治疗潜在优势的患者群进行个体化粒子放射治疗是未来粒子线治疗进一步研究的方向。剂量学研究证明,粒子线相较于光子SBRT,物理剂量分布更理想;而基础生物学研究表明,碳离子线除了更高的相对生物效应和更低的氧增强比等放射生物学优势外,还具有抑制肿瘤细胞远处转移的能力,该特性值得在临床中进一步观察。此外,大分割照射较常规分割照射的劣势之一是失去了肿瘤再氧合和细胞周期再分布的机会;然而,碳离子照射疗效受细胞的氧合状态、细胞周期分布等因素影响相对小,且已有研究表明 50 GyE 的单次碳离子放射治疗并未带来显著不良反应,而减少分割可以为患者带去更舒适的治疗体验、并降低医疗相关费用,故碳离子的大分割照射值得进一步研究。另外,粒子线照射联合化学治疗等药物治疗报道甚少,NIRS 在头颈部肿瘤和腹腔肿瘤中碳离子线照射同步化学治疗的临床经验表明其反应较光子线同步化学治疗反应轻微,同步化学治疗的耐受性较好。相信将来粒子线联合各种药物,包括化学治疗药物、靶向药物甚至免疫治疗药物的综合治疗会成为新的研究趋势。

八、非小细胞肺癌的化学治疗

肿瘤研究的主要目的之一是降低肿瘤的发病率与死亡率,而降低肿瘤死亡率主要靠治疗。在肿瘤的三大主要治疗手段——手术、放射治疗、化学治疗中,虽然肿瘤化学药物治疗的历史最短,但已经取得了显著成绩。随着新的化学治疗药物的不断出现,抗肿瘤药物治疗与外科手术、放射治疗等相互配合的多学科综合治疗模式在肿瘤治疗中发挥着越来越重要的作用,加深对化学治疗药物药理学基础的认识是合理应用化学治疗药物的前提。

(一)抗肿瘤药物的分类

目前临床常用的抗肿瘤药物约 80 余种,常用于肺癌治疗的有 40 种左右。根据来源及其作用机制的不同,传统上将化学治疗药物分为五类,即烷化剂、抗代谢药物、抗肿瘤抗生素、植物来源的抗肿瘤药物及其他类型抗癌药物(包括铂类、激素类、L-门冬酰胺酶等)。常用于治疗肺癌的药物包括抗代谢药、植物来源药和铂类等。根据作用机制,抗肿瘤药物可分为以下几类:作用于 DNA 结构的药物(包括烷化剂、蒽环类和铂类化合物)、影响核酸合成的药物(主要是抗代谢药物)、作用于 DNA 模板影响 DNA 转录或抑制 DNA 依赖性 RNA 聚合酶抑制 RNA 合成的药物、影响蛋白质合成的药物(如高三尖杉酯碱、紫杉醇、长春碱及 VP-16 等)及其他类型的药物(如激素、生物反应调节剂、单克隆抗体)。

(二)癌细胞的增殖和细胞周期动力学

癌组织中的癌细胞基本上可分为三大细胞群,即由增殖细胞群、静止细胞群及无增殖能力细胞群所组成。肿瘤的潜在倍增时间(potential doubling time,DT):是在假设没有细胞丢失的情况下,肿瘤细胞数目增加一倍所需要的时间,代表着某个细胞群体的平均增长率。增殖细胞群是指不断按指数分裂增殖的癌细胞,这部分细胞占肿瘤全部细胞群的比例称为生长比率(growth fraction,GF)。各种肿瘤的生长比率不同,即使同一肿瘤,早、中、晚期 GF 也不同,早期生长比率较大。GF 较高的肿瘤,瘤体生长迅速,对化学治疗的敏感性也较高。静止细胞群是癌肿的后备细胞,有增殖能力但暂不进入细胞周期,当增殖期的细胞被抗癌药物杀灭后,它即可进入增殖期。静止细胞群对药物敏感性低,是肿瘤治疗后复发的根源。无增殖能力细胞群,为不进入分裂的终细胞,通过分化、老化而死亡。在癌组织中此类细胞很少,在化学治疗中无意义。癌细胞增殖周期大致可分为几个阶段。

1.G_1 期

G_1 期即 DNA 合成前期。是经过有丝分裂而来的细胞继续生长的时期。此期内主要为下阶段合成 DNA 做准备,并进行核糖核酸(RNA)和蛋白质的合成。此期长短在不同种类的癌细胞差异较大,可由数小时至数日。

2.S 期

S 期即 DNA 合成期。是进行 DNA 复制的时期,此期的 DNA 含量成倍的增加。S 期波动为 2～30 小时,多数为十几个小时。

3.G_2 期

G_2 期即 DNA 合成后期或分裂前期。此期 DNA 合成已结束,正进行细胞分裂的准备工作,继续合成与癌细胞有关的蛋白质和微管蛋白。所占时间为 2～3 小时。

4.M 期

M 期即有丝分裂期。细胞进行有丝分裂,一个癌细胞分裂为两个子细胞。此期相当短,所占时间为 1～2 小时。

M 期结束后,两个子细胞可以再继续进行增殖而进入 G_1 期,也可以进入暂时静止状态的 G_0 期,或者成为无增殖能力的细胞。

肿瘤的生长快慢,不仅取决于增殖细胞群的大小及增殖周期时间的长短,而且取决于细胞的丢失。如果细胞的增殖速度超过细胞丢失,则肿瘤就增大,反之,肿瘤则缩小。

(三)抗肿瘤药物与细胞周期

一般来说,增殖细胞对有效的抗肿瘤药物,不论其作用机制如何,均较敏感。非增殖细胞(通常为 G_0 期细胞)对抗肿瘤药物不敏感或部分敏感,这些细胞可能成为化学治疗后复发的根源。根据抗肿瘤药物对增殖细胞杀伤的特点及其作用的周期时相,大致上将抗肿瘤药物分为细胞周期非特异性药物和细胞周期特异性药物。前者对增殖细胞的各期细胞包括 G_0 期细胞均具有杀伤作用,主要有烷化剂、抗癌抗生素及铂类化合物,其他如丙卡巴肼等。细胞周期特异性药物对增殖细胞中特别是 S 期及 M 期细胞有杀灭或抑制作用,主要有抗代谢药物和有丝分裂抑制剂,如培美曲塞、吉西他滨、长春瑞滨、长春地辛、紫杉醇等。

细胞周期非特异性药物的作用较强而迅速,能很快地杀死癌细胞。其剂量-反应曲线是一条直线,在机体能耐受的毒性限度内,杀伤癌细胞的能力随剂量的增大而增加,剂量增加一倍,杀死癌细胞的能力可增加数倍至近百倍,在影响疗效的浓度(C)和时间(T)的关系中,浓度是主要因素,因此适宜用于增殖比率较小,生长缓慢的肿瘤。细胞周期特异性药物的作用较弱,其剂量-反应曲线呈渐近线,即小剂量时类似一条直线,达到一定剂量后,即使使用剂量再增大,杀伤癌细胞的能力也不再增加,在浓度和时间的关系中,时间是主要的因素。由于它仅作用于增殖细胞,故对增殖比率较大、迅速增长的肿瘤常较有效。

为使化学治疗药物能发挥最大的作用,非特异性药物宜静脉一次注射,而特异性药物则以缓慢静脉滴注或肌内注射为宜。在临床实际工作中常常是由两类药物组成的联合化学治疗方案才能取得良好的临床疗效。

(四)化学治疗药物的剂量强度

所谓剂量强度是指不论给药途径及用药方案如何,疗程中单位时间内所给药物的剂量称为剂量强度,通常以 $mg/(m^2 \cdot w)$ 表示。剂量强度的概念是在 20 世纪 80 年代由 Hryniuk 等首先提出的,已在体内外研究证明剂量强度对潜在的可治愈性恶性肿瘤化学治疗的临床疗效中具有重要作用。相对剂量强度是指实际给药剂量强度与人为的标准剂量强度之比。由于剂量强度是整个疗程中平均每周所接受的剂量,故在临床化学治疗中,不论减低每次给药剂量还是延长给药间隔时间均可导致剂量强度降低。

已有较多资料表明化学治疗药物的剂量强度与治疗效果明显相关,这些已在淋巴瘤、卵巢癌、乳腺癌等的治疗中得以证实。临床上对于有可能治愈的患者,应尽可能使用患者可以耐受的最大剂量强度的化学治疗药物来保证疗效。对于大多数细胞毒类药物而言,骨髓抑制仍是其主要的剂量限制性毒性,由于骨髓抑制通常导致化学治疗药物剂量强度下调,会对治疗效果带来负面影响。近年来随着粒细胞集落刺激因子及自体骨髓移植和/或自体外周血造血干细胞移植的发展,使用高剂量化学治疗已经为部分患者带来临床获益。

因药物本身可能引起严重不良反应,故抗肿瘤药物需合理应用。临床医师必须对药物有较深的了解,包括药代动力学特点、药物之间的相互作用、是否有器官特异性毒性、如何预防、谨慎观察和及时有效的处理各种毒副作用。合理用药是相对的,要不断学习不断提高业务水平,才能胜任临床工作,并根据循证医学、规范化和个体化治疗的原则减少失误,使患者获益。

(五)驱动基因及免疫治疗时代下化学治疗的地位

进入 21 世纪后,随着肺癌驱动基因研究的逐步深入,肺癌靶向治疗已取得较大进展。根据分子标志筛选特定的疾病人群,应用阻断此标志的化合物来抑制肿瘤生长已成为治疗肺癌的新思路,目前已知的具有显著分子特征的标志有表皮生长因子受体(EGFR)突变、间变性淋巴瘤激酶(ALK)突变和 ROS1 突变等,存在驱动基因突变患者首选靶向治疗已经得到学者的广泛认可。美国的肺癌突变联盟(Lung Cancer Mutation Consortium;LCMC)研究表明有 EGFR 敏感突变的患者接受大约中位 16 个月厄洛替尼和 10 个月吉非替尼治疗后疾病出现进展;ALK 阳性的肺腺癌患者接受大约中位 8 个月 crizotinib 治疗后疾病出现进展,对于这部分患者如何才能进一步延长生存? 化学治疗是一个很重要的选择。同时目前研究表明:至今仍有大约 40% 的肺癌患者不存在任何一种我们已知的驱动基因,这些患者的治疗仍然需要化学治疗作为标准的一线治疗。因此,当务之急是要了解如何最好地个体化使用化学治疗与靶向治疗药物。

1.对于有驱动基因的肺癌患者如何使用化学治疗

有驱动基因的肺癌患者接受化学治疗药物或靶向药物的随机试验中,一个重要的观察指标是驱动基因是否增加化学治疗的疗效。如在卡铂联合紫杉醇与吉非替尼比较的 IPASS 试验中,有 EGFR 突变的腺癌患者接受化学治疗的疗效是 EGFR 野生型患者的两倍(47%∶24%)。ALK 阳性肺癌患者接受克唑替尼或者化学治疗(无论是用培美曲塞或多西他赛)后 PR 率分别在 65% 与 20%,早期不加选择的患者接受培美曲塞治疗的患者 PR 率仅为 ALK 阳性患者接受培美曲塞的 1/3。有驱动基因的患者接受化学治疗疗效较好的原因目前仍然不是很清楚,这些结果可为今后研究如何增加化学治疗的敏感性提供线索。

2.化学治疗如何与靶向治疗联合使用

既往十年中有不少关于化学治疗联合靶向治疗的研究,目的是两者联合以求提高效果。但是初始的结果却令人失望。INTACT$_1$和INTACT$_2$试验中,将吉非替尼联合吉西他滨+顺铂(GP)与紫杉醇+卡铂(TC)治疗初治NSCLC患者,均未见与单用化学治疗相比有统计学差异。而同样TRIBUTE试验比较了紫杉醇+卡铂及紫杉醇+卡铂联合厄洛替尼150 mg/d治疗NSCLC,两者缓解率、TTP和生存率也无明显差异,反见厄洛替尼组皮疹和腹泻的发生率显著增加。

已有基础研究证实,厄洛替尼在多西他赛之后序贯使用可增强后者的M期阻滞和诱导凋亡的作用,提示靶向与化学治疗序贯得当可能有协同作用。FAST-ACT研究比较了吉西他滨+顺铂/卡铂方案序贯或不序贯厄洛替尼治疗的疗效与安全性。序贯厄洛替尼组PFS显著延长,疾病进展风险显著降低43%。该研究显示,厄洛替尼与化学治疗序贯一线治疗晚期肺癌可能是一种有希望的治疗模式。FAST-ACT-II是在前期基础上开展的一项III期研究。研究显示厄洛替尼组与安慰剂组相比,中位PFS(7.6 m:6.0 m,HR=0.57,$P<0.000\ 1$),中位OS(18.3 m:15.2 m,HR=0.79,$P<0.042$),均有显著意义。在出现客观缓解的患者中,厄洛替尼组的中位缓解持续时间显著长于安慰剂组(10.3 m:5.6 m,HR=0.32,$P<0.000\ 1$)。对EGFR突变亚组进行分析,实验组与安慰剂的中位PFS(18.8 m:8.8 m,HR=0.25,$P<0.000\ 1$),中位OS(31.4 m:20.6 m,HR=0.48,$P<0.009$),差距更加显著。未来需要进一步关注化学治疗与靶向药物如何结合在一起。

3.化学治疗与免疫治疗的联合使用

(1)肺癌中的抗肿瘤免疫应答:当肿瘤细胞碎片被抗原呈递细胞(antigen-presentingcells,APCs)(尤其是树突细胞)内化、加工,并与I型和II型主要组织相容性复合物(major histocompatibilitycomplex,MHC)结合出现于APC胞外表面时,免疫系统可产生抗肿瘤应答。当引流至邻近的淋巴结并成熟后,这些APCs可与幼稚T细胞相互作用,触发肿瘤特异性CD4$^+$辅助分子和CD8$^+$细胞毒性T细胞的活化与增殖。T细胞的活化需要APCs上的抗原-MHC复合体和幼稚T细胞表面的T细胞受体相互作用,以及APCs上B7.1(CD80)或B7.2(CD86)与T细胞上CD28共刺激的相互作用。若不能充分激活该共刺激通路,则产生免疫耐受性。

T细胞活化后,细胞毒性T细胞抗原-4(CTLA-4)在T细胞表面表达。CTLA-4与CD80/CD86发生高亲和力结合,并给出抑制性信号限制T细胞的进一步活化。该机制有助于维持对正常细胞表面宿主抗原的耐受性,可预防淋巴增殖性疾病。但是,肿瘤可通过诱导耐受性或产生T细胞介导破坏的抗性,而逃逸免疫系统。

肿瘤细胞可能能够高表达CD4$^+$CD25$^+$调节性T细胞,该细胞可抑制肿瘤特异性CD4$^+$和CD8$^+$效应细胞的功能与增殖。骨髓来源的抑制细胞和肿瘤相关巨噬细胞的增多也可抑制T细胞增殖及其效应子功能,并促进肿瘤的生长和转移。除此之外,肿瘤可通过促进或抑制一系列因子的表达从而阻断抗肿瘤免疫细胞的活化、增殖或功能。如肿瘤抗原的下调或MHC-I类分子的表达,以及改变免疫调节细胞因子的分泌。

尽管肺癌不是典型的"免疫原性"恶性肿瘤,但越来越多的证据表明肺部肿瘤可能存在免疫应答,其强度与患者的预后相关。肺癌患者肿瘤标本的回顾性分析表明,抗肿瘤细胞的免疫应答与预后呈正相关。几项临床研究表明,较高的CD4$^+$和/或CD8$^+$T细胞肿瘤内浸润程度与更长的早期NSCLC的生存期有关。在最大的研究中,335例手术切除的I期到III$_a$期NSCLC患者中,基质 CD8$^+$ 和 CD4$^+$ T 细胞计数高与疾病特异性高存活率独立相关。另一组患者中,CD4$^+$ 和 CD8$^+$ T 细胞的同时高度浸润是独立的预后因素,提示 CD4$^+$ 和 CD8$^+$ 细胞协同作用可产生比各自单独作用更强的免疫应答。癌巢中 CD8$^+$ T 细胞高度浸润与鳞癌有关,而 CD4$^+$ T 细胞浸润与组织学无关。74 例早期 NSCLC 中,B 细胞滤泡旁存在有成熟的树突状细胞和 T 细胞簇,含这些细胞簇的三级淋巴结构的密度与总体生存期(overall survival,OS)、疾病特异性 OS、无瘤生存期密切相关。肿瘤内树突状细胞少,则肿瘤浸润淋巴细胞的密度也低。与肿瘤周围的基质组织相比,较多的癌巢中肿瘤浸润巨噬细胞和 CD8$^+$ T 细胞数量,与 IV 期 NSCLC 患者预后较好独立相关。

如上所述,CD4$^+$CD25$^+$ 调节性 T 细胞可抑制抗肿瘤免疫。几项回顾性研究提示肿瘤浸润调节性 T 细胞的高表达与早期 NSCLC 疾病复发相关。在一组手术切除的 I 期 NSCLC 患者中,高调节性 T 细胞与肿瘤浸润 T 细胞的比例与疾病复发相关。该证据支持如下假说,通过免疫治疗来诱导或强化免疫应答可作为肺癌的一种治疗方法,包括内科治疗远远不够的患者亚群。免疫治疗的目的是强化免疫系统对肺癌细胞的应答。如免疫治疗制剂的作用机制可能促进更多的免疫介导的细胞毒效应器机制的产生和/或可能削弱促进肿瘤细胞免疫耐受性的调节机制。疫苗治疗和非抗原免疫治疗是目前正在研发的肺癌治疗方法。

(2)联合使用的应用:以往研究人员普遍不愿意将细胞毒化学治疗药物与免疫疗法结合在一起使用,其理由在于化学治疗后导致的淋巴细胞减少会拮抗免疫治疗,并且化学治疗导致的细胞凋亡既不是免疫原性(通过组织细胞凋亡),也不是免疫抑制性(通过大量的抗原释放导致细胞耐受和衰竭)。然而目前有研究表明,细胞毒性化学治疗可与针对肿瘤的免疫反应有协同机制,相关的理由可能有以下几种:①肿瘤特异性抗原加工和呈递由专职抗原呈递细胞的释放。②肿瘤细胞表面上的主要组织相容性复合物表达的上调。③免疫刺激性细胞因子和趋化因子上调可以直接导致 T 细胞浸润,起到增强疗效的作用。④破坏免疫细胞在肿瘤微环境。⑤促进某些危险/死亡信号的表达,促进效应 T 细胞反应。

最近的研究还表明,某些常用于治疗肺癌患者的化学治疗药物,包括顺铂、紫杉醇、吉西他滨,均能增强患者针对肿瘤的免疫反应。在小鼠模型中,紫杉醇,顺铂可以使肿瘤细胞更容易被肿瘤特异性细胞毒性 T 细胞杀伤。T 细胞介导的增加肿瘤细胞的杀伤并没有导致 T 细胞朝向邻近的正常组织迁移的增加。既往有一项类似的研究表明,乳腺癌患者接受紫杉醇治疗后显著增加淋巴细胞在肿瘤组织中的浸润,从而增加临床疗效。其他相关的研究已经表明,吉西他滨在肿瘤微环境中能选择性地消耗某些免疫细胞(包括髓源性抑制细胞和调节性 T 细胞),从而提高 T 细胞活性,增强 T 细胞对肿瘤的效应。

基于这些研究结果,两个临床研究已经评估细胞毒化学治疗药物联合 T 细胞检验点抑制剂治疗肺癌患者的疗效。Lynch 等将 204 例晚期肺癌患者随机分配到卡铂和紫杉醇联合或不联合伊匹单抗(抗-CTLA-4)治疗。伊匹单抗被同时与化学治疗联合或化学治疗两个周期后开始使用。与单纯化学治疗组相比,联合治疗组中位无进展生存期显著延长(5.6 个月:4.6 个月,HR 0.72,$P=0.05$);第二项研究将纳武单抗(抗 PD-1)与铂类为基础的化学治疗联合。总有效率达到 30%~40%,这个结果并不优于既往单纯化学治疗的结果,我们需要等待长期随访的结果来进一步证实纳武单抗与化学治疗联合是否可以增加缓解率与生存期。

化学治疗的一个缺陷是由于正常和恶性组织均暴露于药物,而正常组织所能耐受的毒性限制了化学治疗的剂量。抗体-药物偶联物可以将肿瘤抗原特异性抗体与药物共价连接,从而改善药物输送到肿瘤细胞的途径,并减少了对正常组织的毒性。经常使用的四个治疗策略包括:抗体-蛋白质毒性偶联物,抗体-放射性核素偶联物,抗体-小分子药物和抗体-酶偶联物连同小分子的前药。

有一项研究铂类为基础的化学治疗联合曲妥珠单抗治疗晚期 NSCLC 的随机Ⅱ期试验,以及一项研究单药曲妥珠单抗二线治疗晚期 NSCLC 的单臂Ⅱ期临床试验,均未发现患者接受曲妥珠单抗治疗后获益,但是这两项研究均未对 HER2 的表达情况做研究,结合在胃癌及其他肿瘤方面类似的经验,未来有必要研究针对非小细胞肺癌中 HER2 过度表达而采用相关抗体联合化学治疗的问题。

既往研究已经表明叶酸受体在许多恶性肿瘤中有表达,叶酸受体抑制剂(EC145)是一个连接叶酸与微管去稳定剂(如长春碱)的药物,叶酸-药物偶联物与叶酸受体结合,当发生胞吞作用时,可以使药物长期潴留在恶性细胞内,从而提高疗效。临床前数据表明该药物可以与长春碱或多西他赛有协同作用,目前需要进一步的随机临床研究。

Toll 样受体(Toll-like receptors,TLRs)是识别病原相关分子模式的受体家族,调控抗原特异性的先天免疫。TLR9 是该家族的一员,表达于树突细胞、T 细胞、B 细胞和类浆细胞样细胞。含非甲基化胞嘧啶-鸟嘌呤结构域的。合成寡核苷酸可激活 TLR9 以降低免疫耐受性、促进肿瘤抗原识别与肿瘤细胞死亡。在一项Ⅱ期随机临床研究中,与每三周一次的一线紫杉醇/卡铂化学治疗联合,于第 8 天和第 15 天皮下注射 0.2 mg/kg TLR9 拮抗剂 PF-3512676,表现有改善中位 OS 的趋势(分别为 12.3 个月和 6.8 个月,HR＝0.747;P＝0.188)。2 项Ⅲ期国际临床研究已启动,评估分别与一线紫杉醇/卡铂化学治疗或吉西他滨/顺铂化学治疗联合的 PF-3512676 疗效;但是,中期分析提示与单纯化学治疗相比,增加 PF-3512676 并无获益,提前终止。其他 TLR9 拮抗剂,如 IMO-2055,尚处于 NSCLC 早期研究中。

九、经典免疫治疗方法

经典免疫治疗方法主要通过增强免疫系统的功能进行肿瘤治疗,可包括主动免疫治疗、被动免疫治疗和支持性免疫治疗三种类型。

(一)主动免疫治疗

通过利用肿瘤抗原物质或肿瘤细胞诱导启动机体免疫系统而特异性识别肿瘤,增加抗肿瘤细胞形成免疫刺激环境,并避免正常的宿主细胞被特异性效应 T 细胞攻击,从而达到抑制和清除肿瘤的目的,主要依靠注射肿瘤疫苗来实现。

目前 NSCLC 的疫苗治疗包括抗原特异性疫苗和肿瘤细胞疫苗。抗原特异性疫苗需要先鉴定肿瘤宿主细胞的特异性抗原确保疫苗的效率,因此并不是所有的肺癌患者都可以接受抗原特异性疫苗。肿瘤细胞疫苗可以是自体细胞也可以是同种异体细胞,通过体外的培养的抗原特异性细胞去激活患者的免疫应答,但是肿瘤的个体差异化大,自体肿瘤疫苗商业化非常难处理,需要取出患者的肿瘤组织培养并加工处理,代价也很大。因此,目前的商业化肿瘤的肿瘤疫苗都是同种异体疫苗,但是同种异体疫苗激活机体的抗肿瘤免疫的效率相对比自体细胞要差。近年来,肺癌的肿瘤疫苗治疗取得了巨大的进展,目前已发展多种肿瘤疫苗,包括抗原特异性的肿瘤疫苗,肿瘤细胞疫苗和 DC 细胞疫苗。目前,针对非小细胞肺癌,有 6 种疫苗正在进行或是已经完成了Ⅳ期临床试验:L-BLP25 疫苗及 MAGE-A3 疫苗用于肺癌早期的治疗,EGF 疫苗、belagen-pumatucel-L 疫苗、tergenpumatucel-L 及 TG4010 疫苗则用于肺癌晚期的治疗。尽管这些药物在Ⅱ期临床试验中未能证明可以延长这些接种过的患者的生存期,然而许多药物的Ⅲ期临床试验却一直进行。到目前为止,L-BLP25 and belagenpumatucel-L 的Ⅲ期临床试验的结果已经发表。

1.抗原特异性肿瘤疫苗

用于肿瘤疫苗治疗的抗原具有肿瘤中唯一或异常的特异性表达模式,应在此类肿瘤性疾病中普遍存在,并在疾病的早期和转移性病变的进展过程中持续存在。

(1)恶性黑色素瘤-A3(melanoma-associated antigen-A3,MAGE-A3):MAGE-A3 是首先发现于黑色素瘤细胞内的肿瘤特异性抗原,除睾丸和胎盘组织外,其在其他正常组织中均不表达,但广泛表达于多种肿瘤细胞及组织中,如黑色素瘤、肺癌、胃癌、肝癌、食管癌、头颈部癌、结直肠癌及多发性骨髓瘤等,其中在 35%～55%的 NSCLC 患者组织均有 MAGE-A3 表达,MAGE-A3 肽段被 HLA-A1 分子识别后激活效应 T 细胞起到激活抗肿瘤免疫,临床上可作为 NSCLC 预后不佳的预测因子。

现有的 MAGE-A3 肿瘤疫苗是将 MAGE-A3 与流感嗜血杆菌蛋白 D 重组融合,并联合免疫增强剂(AS15 或 AS02B),从而刺激机体免疫系统特异性识别体内 MAGE-A3 并清除癌细胞。在第 43 届美国临床肿瘤学会年会(American Society of Clinical Oncology,ASCO)会议上葛兰素史克公司发布了 MAGE-3 疫苗 GSK1572932A 的Ⅱ期临床研究结果。该实验入选对象为 MAGE-A3 阳性的ⅠB、Ⅱ期的 NSCLC 患者 182 例,经手术切除后按 2∶1 分为两组,随机给予 MAGE-A3 疫苗或安慰剂每 3 周 1 次肌内注射,共 5 次,随后给予每 3 月 1 次肌内注射,共 8 次,不进行辅助化学治疗治疗。研究发现,经术后 44 个月随诊,MAGE-A3 治疗组和对照组的肿瘤复发率分别为 35%、43%,两组无疾病干预期(HR=0.75,95%CI 0.46～1.23,P=0.254)、无疾病生存期(HR=0.76,95%CI 0.48～1.21,P=0.248)及总生存期(HR=0.81,95%CI 0.47～1.40,P=0.454)均未达到统计学显著差异,70 个月中位随访得出的结果与上述结论类似。目前正进行 MAGE-A3 疫苗的Ⅲ期临床试验 MAGERIT(MAGE-A3 as adjuvantnon-small cell lung cancer immuno therapy),是一项随机、双盲、安慰剂对照研究,旨在评估 MAGE-A3 免疫治疗用于Ⅰ$_b$、Ⅱ期及Ⅲ$_a$期完全切除的 MAGEA3 阳性 NSCLC 患者的疗效和安全性,是目前 NSCLC 免疫治疗的最大临床研究这项试验,这项试验共入组了 2 270 名 MAGE-A3 阳性的且经过切除手术Ⅰ$_b$～Ⅲ期 NSCLC 患者。经过 27 个月的研究后发现,与安慰剂相比,MAGE-A3 治疗组未显著延长整个 MAGE-A3 阳性群体和未接受化学治疗的 MAGE-A3 阳性群体的无病生存期,后期试验的目的旨在筛选出可能从 MAGE-A3 免疫治疗中获益的 MAGE-A3 阳性亚组群体,并进一步评估 MAGE-A3 肿瘤疫苗的术后辅助治疗效果。

(2)BLP25 脂质体疫苗(liposomal BLP25,L-BLP25):目前 L-BLP25(商品名:Stimuvax)是 Merk Serono 公司与 Oncothyreon 公司合作开发的一种靶向于黏蛋白-1(MUC-1)的抗原性特异性疫苗。L-BLP25 疫苗是将肿瘤特异性抗原 MUC-1 包裹在脂质体中,包括 BLP25 脂肽(含 25 个氨基酸)、可促进抗原递呈细胞摄取的脂质体呈递系统(包含胆固醇、磷脂酰甘油和二棕榈磷脂酰胆碱)及可以帮助增强免疫的单磷酰脂质 A,其靶目标是针对暴露的 MUC-1 抗原的核心多肽。MUC-1 黏膜糖蛋白和细胞转化密切相关,肿瘤细胞表面的 MUC-1 高表达水平具有保护和促进肿瘤生长和存活的能力,因此该疫苗易被抗原递呈细胞摄取并输送给免疫细胞,刺激机体产生免疫应答,诱导特异性细胞免疫,从而使表达 MUC-1 抗原的肿瘤细胞受到免疫和杀伤。目前 BLP-25 疫苗主要应用于进展期肺癌治疗稳定后的维持治疗。

在该药的Ⅱ期临床试验中,选取经一线化学治疗后得到控制的Ⅲ_b期和Ⅳ期 NSCLC 患者 171 例,随机分为试验组和对照组两组,试验组先给予免疫抑制剂环磷酰胺 300 mg/m² 治疗3 天后,每周给予 L-BLP25 肿瘤疫苗 1 000 μg 皮下注射,共 8 周,此后每 6 周给予 1 次维持免疫治疗;对照组给予最佳支持治疗(best supportive care,BSC),最终观察两组的总生存期(overall survival,OS)。结果表明试验组和对照组的中位总生存期分别为 17.2 和 13.0 个月(HR=0.745,95%CI 0.533~1.042),3 年生存率分别为 31% 和 17%(P=0.035);亚组分析发现无恶性胸腔积液的ⅢB 期 NSCLC 患者中,试验组和对照组的总生存期分别为 30.6 和 13.3 个月(HR=0.548,95%CI 0.301~0.999),3 年生存率分别为 49% 和 27%(P=0.070)。尽管上述结果统计学检验无明显差异,但是接受 L-BLP25 疫苗治疗的患者在生存期改善方面已表现出一定的优势,可能使肿瘤负荷较低的患者有更多的机会从治疗中获益。

随后国外学者针对无法手术切除、初始放射治疗、化学治疗后病情稳定的Ⅲ期 NSCLC 患者进行了 L-BLP25 疫苗的国际多中心、随机、Ⅲ期临床试验(Stimulating Targeted Antigenic Responses to NSCLC,START),共有 1 513 例符合条件的患者入组,按随机原则(2:1,双盲)分为试验组和对照组,所有患者在实验前 3 天均给予环磷酰胺化学治疗治疗(300 mg/m²),试验组给予 L-BLP25(806 μg脂肽)治疗,对照组给予同样方式予以安慰剂处理,初始治疗为每周 1 次,共 8 周,后每周 1 次,共 6 次,直至病情加剧或患者退出,研究两组患者的总生存期。研究结果发现 L-BLP25 治疗组和对照组的中位生存期分别为 25.6 和 22.3 个月(HR=0.88,95%CI 0.75~1.03,P=0.123);亚群分析发现:在接受同期放化学治疗的患者中,两组的中位生存期分别为 30.8 个月和 20.6 个月(HR=0.78,95%CI 0.64~0.95,P=0.016),而在接受连续性放化学治疗的患者中,两组的中位生存期分别为 19.4 个月和 24.6 个月(HR=1.12,95%CI 0.87~1.44,P=0.38)。总体上 L-BLP25 肿瘤疫苗在治疗Ⅲ期非小细胞肺癌患者的研究中,并未显著延长患者的总生存期,但是亚群发现对于接受同期放化学治疗的肺癌人群对 L-BLP25 获益明显。

针对东亚人群的一项随机对照双盲多中心Ⅲ期临床试验 INSPIRE 也在进行中,试验拟入组Ⅲ期不可切除 NSCLC 患者 420 例,按 2:1 随机分为两组,试验组给予 L-BLP25(930 μg,1 次/周)联合 BSC,对照组则给予安慰剂(930 μg,1 次/周)联合 BSC,共 8 次治疗,后续予以 6 次维持治疗,直至病情进展,整个试验旨在研究试验组是否较对照组提高患者生存时间,相关研究结果有待进一步公布。

这两个大型Ⅲ期临床研究 START(全球)和 INSPIRE(亚洲)曾一度因为引发 1 例患者发生脑炎而暂停,于 2010 年 7 月得到美国食品和药品监督管理局的同意继续开展。

(3)TG4010:也是一种 MUC-1 相关的抗原特异性疫苗,其是以经修饰后的 Ankara 病毒为载体进行重组的病毒疫苗,其既可表达肿瘤相关性抗原 MUC-1,也可表达白细胞介素-2(interleukin-2,IL-2)。IL-2 是 T 细胞分化的重要细胞因子,可刺激机体的 T 细胞,激活或强化作用于表达 MUC-1 肿瘤的细胞应答,增强机体的抗肿瘤免疫反应。

最近已完成一项 TG4010 与化学治疗联合应用的Ⅱ_b期临床研究,选取免疫组织化学检查 MUC-1 表达阳性的 148 例ⅢB 期或Ⅳ期 NSCLC 患者,随机分为试验组和对照组各 74 例,对照组给予吉西他滨 1 250 mg 联合顺铂 75 mg 方案化学治疗 6 周期;试验组在接受化学治疗同时注射 TG4010 疫苗(108 空斑形成单位),前 6 周每周给药,随后每 3 周给药直至病情进展。试验结果表明试验组与对照组 6 个月无进展生存率(progress free survival,PFS)分别为 43.2% 和 35.1%(P=0.307),两组客观缓解率(objective response rate,ORR)分别为 41.9% 和 28.4%

（$P=0.082$），中位疾病进展时间分别为 5.9 个月和 5.2 个月（$P=0.070$），试验组患者的病情得到了更好的控制，但是两组的中位 OS 为 10.7 个月和 10.3 个月（$P=0.594$），无显著差异。进一步分析发现，具有自然杀伤（natural killer，NK）细胞表型的细胞（如 CD16、CD56、CD69）比例可作为预测 TG4010 抗肿瘤疗效的标志物。治疗前 NK 细胞水平正常的亚组，试验组和对照组 6 个月 PFS 分别为 56.3% 和 37.7%（$P=0.065$），两组中位 OS 分别为 17.1 个月和 11.3 个月（$P=0.062$）；而 NK 细胞水平升高的肺癌患者中，试验组和对照组 6 个月 PFS 分别为 19.0% 和 31.3%（$P=0.423$），两组中位 OS 为 5.3 个月和 10.5 个月（$P=0.041$），从而说明 NK 细胞比例正常的患者接受 TG4010 联合化学治疗较单纯治疗具有更好的疗效，预后较 NK 细胞比例升高的患者明显改善。目前正进行 TG4010 对于晚期 NSCLC 一线化学治疗的 II B/III 期临床研究，II b 期侧重于评判 NK 细胞水平的预测值，而 III 期则侧重于评价 TG4010 疫苗加入后对化学治疗表现出生存期延长的效果。

（4）重组人表皮生长因子（recombinant human epidermal growth factor，CIMAvax EGF）：重组人表皮生长因子是一种针对表皮生长因子（EGF）的疫苗，其主要作用于表皮生长因子受体（epidermal growth factor receptor，EGFR）信号通路，该通路与细胞增殖、凋亡、血管生成及转移密切相关。最近所研究的 EGF 疫苗由重组人 EGF 蛋白耦合脑膜炎奈瑟菌 P64K 载体蛋白及免疫佐剂 ISA51 构建形成，通过诱导机体产生抗 EGF 特异性抗体，阻断 EGF 与 EGFR 的结合，抑制肿瘤的增殖和生长，从而达到抗肿瘤效果。

在对于 CimaVax 的 II 期临床试验研究中，共入选 80 例 III b 期或 IV 期完成一线化学治疗后的 NSCLC 患者，随机分为接受 EGF 疫苗治疗的试验组和 BSC 的对照组。试验组在接受免疫治疗前 3 天给予小剂量环磷酰胺（200 mg/m²）化学治疗治疗，50 μg 当量的 EGF 疫苗应用 4 周，随后每月应用 1 次，评价疫苗的安全性及对生存的影响。研究结果发现：试验组和对照组的中位 OS 分别为 6.47 个月和 5.33 个月（$P=0.098$），试验组更具有生存优势。对亚组的分析发现年龄低于 60 岁的两组患者的中位 OS 分别为 11.57 个月和 5.33 个月（$P=0.012\,4$），该人群更能从 EGF 疫苗治疗中获益；而超过 60 岁的两组患者的中位 OS 则没有明显差异。该研究设定 GAR（good anti-EGF antibody response）作为免疫反应的程度，将其定义为产生了抗 EGF 抗体，抗体滴≥1:4 000 并且至少是免疫治疗前的 4 倍。试验组和对照组达到 GAR 的比率分别为 51.3% 和 0，有明显差异性；GAR 患者和免疫反应差（poor antibody response，PAR）患者的中位 OS 分别为 11.7 个月和 3.6 个月，说明 GAR 患者具有更好的生存空间。此外试验发现试验组抗 EGF 抗体滴度与血浆 EGF 浓度负相关，可将血浆 EGF 浓度作为疫苗治疗疗效的预测因子，该组中有 64.3% 的患者血浆 EGF 浓度可降至 168 pg/mL 以下；而对于血浆 EGF 浓度降至 168 pg/mL 以下和没有降至该水平的两组肺癌患者的 OS 分别为 13 个月和 5.6 个月（$P<0.05$），进一步说明 EGF 浓度的降低与生存期明显相关。

近期报道了一项 CimaVax 的 III 期临床研究，共入组 III B/IV 期 NSCLC 患者 405 例，研究结果与 II 期研究观察到的结果大致相同，试验组较对照组的 OS 显著延长，应用该疫苗可显著增加抗 EGF 抗体的滴度，降低血浆 EGF 水平，改善患者的生存时间。此外还比较了不同剂量的 CimaVax（0.6 mg：2.4 mg）在免疫功能、安全性及疗效方面的差异，研究对象分别选取 40 例该 II 期临床研究的患者与该 III 期研究的前 40 例患者，III 期临床研究与 II 期研究相比在试验组给予高剂量疫苗多点注射（三角肌和臀肌各 2 点）。研究发现 II 期与 III 期两组患者疫苗治疗后平均抗 EGF 抗体滴度分别为 1:3 160 和 1:7 328（$P>0.05$），GAR 比率分别为 52.8% 和 56.4%，两组无明显差异,但是两组在抗 EGF 抗体滴度高于 1∶64 000(super good antibody response, SGAR)的发生率分别为 10.8% 和 30.8%($P<0.05$),有显著差异。在疗效方面,两组中位 OS 分别为 6.47 个月和 13.57 个月,两组中取得 GAR 的患者的中位 OS 分别为 11.76 个月和 26.87 个月,在Ⅲ期研究达到 SGAR 的患者中位 OS 甚至高达 29.9 个月。在安全性方面,两组患者不良反应的发生率和严重程度没有差异。

因此对于患病年龄轻或能取得 GAR 的患者给予 CimaVax 免疫治疗可明显提高其生存率,改善预后,且治疗耐受性较好,是该疫苗治疗的合适人群。

2.肿瘤细胞免疫

肿瘤细胞免疫是指将自身或异体同种肿瘤细胞,经过相应处理后,改变或消除其致瘤性,保留其免疫原性,以激发增强机体的自身免疫功能,从而达到治疗肿瘤的目的。

(1)belagenpumatucel-L:转录生长因子-β_2(transforming growth factor-β_2,TGF-β_2)是肿瘤细胞所产生的一种免疫抑制剂,其通过对自然杀伤细胞、树突状细胞和淋巴因子激活的杀伤细胞的负性调节作用来诱导肿瘤的免疫抑制,因此 TGF-β_2 的表达水平与 NSCLC 的预后呈负相关。

belagenpumatucel-L(商品名:Lucanix)由 NovaRx 公司研发,是一种经过基因改造转染了包含免疫抑制因子转化生长因子-β_2(TGF-β_2)反义转基因质粒的同型异体疫苗,可阻断 TGF-β_2 的免疫抑制作用,阻止肿瘤细胞逃逸免疫监视。belagenpumatucel-L 是目前针对 NSCLC 进行Ⅲ期的唯一一种肿瘤细胞疫苗,是将 TGF-β_2 反义核酸转染 4 种不同的 NSCLC 细胞株(包括 2 株腺癌、1 株鳞癌和 1 株大细胞癌)而制成的同种异体疫苗,设计抗 TGF-β_2 反义 mRNA 的表达以减少该细胞因子的产生,增强自然杀伤细胞和 DC 的免疫活性,从而提高机体对肿瘤细胞的免疫杀伤作用,目前主要应用于化学治疗稳定后的维持免疫治疗。

在该药的Ⅱ期临床试验研究中,共有 75 例 NSCLC 患者入组,其中包括Ⅱ期 2 例、Ⅲₐ期 12 例、Ⅲ_b 期 15 例和Ⅳ期 46 例,共接种疫苗共 550 株。每位患者采用三个剂量中的一种皮下注射(1.25、2.5 或 $5×10^7$ 细胞/剂),每 1 或 2 个月免疫 1 次,最多注射 16 次,试验目的为监测疫苗的免疫功能、安全性及抗癌活性。结果发现:三组不良反应无明显差异;接种≥$2.5×10^7$ 的两个较高剂量组 OS 较 $1.25×10^7$ 的低剂量组明显延长($P=0.000\,69$);61 例可评估的Ⅲ_B 期和Ⅳ期患者中部分缓解率为 15%;接受较高剂量两组与低剂量一组的 1 年生存率分别为 68% 和 39%,2 年生存率分别为 52% 和 20%,差异有统计学意义;同时对这 61 例晚期肺癌患者进行免疫功能分析发现,取得疗效的患者的多种细胞因子表达明显增加(γ干扰素,$P=0.006$;IL-6,$P=0.004$;IL-4,$P=0.007$)。在随后的亚组分析中,接种疫苗后能产生机体免疫的患者较免疫反应阴性的患者 OS 分别为 32.5 个月和 11.6 个月($P=0.011$),生存时间明显改善,说明机体的免疫功能在疫苗的抗肿瘤免疫活性中起着非常重要的作用,治疗疗效与诱导免疫反应密切相关。

随后对 belagenpumatucel-L 疫苗进行了Ⅲ期 STOP 研究,其为一项随机、对照双盲、多中心临床试验,共入组 532 例经含铂类化学治疗 6 个周期稳定的晚期 NSCLC 患者,其中 42 例为Ⅲₐ期,490 例为Ⅲ_b/Ⅳ期,按 1∶1 随机分组,分别给予 belagenpumatucel-L 及安慰剂,直至病情进展或出现不可耐受性不良反应。研究期间 belagenpumatucel-L 治疗组予以疫苗 18 个月皮内注射接种,随后再注射 2 次,每次之间间隔 3 个月,每剂含 $2.5×10^7$ 个细胞,整个试验研究目的是探讨 NSCLC 患者进行成功一线化学治疗后,接种 belaenpumatucel-L 疫苗是否预防疾病进展及改善生存率。研究结果发现:疫苗治疗组的缓解率为 2.6%,完全缓解率和部分缓解率仅为 0.4% 和 2.2%;疫苗治疗组和安慰剂组患者中位 OS 分别为 20.3 个月和 17.8 个月(HR=0.54,

$P=0.0595$)。然而分别在停止化学治疗 12 周以内和以后接种疫苗的患者的 OS 分别为 20.7 个月和 13.3 个月($HR=0.77$,$P=0.0092$),总体上来说该试验性肺癌疫苗仅可延长部分 NSCLC 患者的总生存时间。

(2)tergenpumatrel-L:最近有研究报道了有关异源疫苗 tergenpumatrel-L 用于肺癌患者化学治疗后治疗的影响。tergenpumatrel-L 由三个异源肺肿瘤细胞系构成,这三个细胞系被改变来表达编码 α 半乳糖转移酶(α-GAL)催化酶的基因,这可能会增强免疫系统对肿瘤细胞的识别能力。在一项 Ⅱ 期试验中,28 名进展期 NSCLC 患者给予 2 周长时间的 8 种疫苗,致免疫性的检测则是通过检测血清中的 α-GAL 抗体和 γ 干扰素来实现。OS 中位期为 11.3 个月,而 8 名病情稳定患者的 OS 中位期则长达至少 16 周之久。11 名患者体内发现 γ 干扰素免疫反应,这一组人的 OS 期达 21.9 个月之久。另外,在接种疫苗的患者中,有 31% 的人对随后使用的化学治疗药物有反应。如今,tergenpumatrel-L 正在进行 Ⅲ 期试验,此试验是和使用二线化学治疗药物的进展期 NSCLC 肺癌患者来对比的。

3.DC 细胞免疫

目前利用负载肿瘤抗原的 DC 细胞进行肿瘤的免疫治疗已成为抗肿瘤主动免疫治疗的一个重要研究方向,现已形成多种方法来制备基于 DC 细胞的肿瘤疫苗,如使用肿瘤细胞裂解物或凋亡的肿瘤细胞冲击致敏 DC 细胞,肿瘤相关抗原直接致敏 DC 细胞,将肿瘤相关抗原基因通过电穿孔、质粒 DNA、病毒性载体直接转染 DC 细胞等。最近报告了一项小规模的 Ⅰ 期临床研究,采用电穿孔法将肿瘤裂解物致敏 DC 细胞作为肿瘤疫苗应用临床,15 例不能手术的 Ⅲ 期或 Ⅳ 期 NSCLC 患者入组,在 2 周内接受 3 次 DC 疫苗皮下注射(3、6 或 12×10^6),评估免疫和肿瘤反应。结果发现接种最大剂量(12×10^6)的 DC 疫苗,患者的耐受性较好,临床证明是安全的;9 例患者中有 5 例接种 DC 疫苗后,由于 $CD8^+$ 细胞暴露于肿瘤细胞裂解物,从而导致 γ 干扰素产生增多;此外有 2 例患者出现混合应答,具有一定的临床获益。

(二)被动免疫治疗

指给机体输注外源的免疫效应物质,由其在机体内发挥增强免疫治疗的效果,常见的被动免疫形式有重组因子、免疫效应细胞及单克隆抗体等。

(1)细胞因子:在宿主抗肿瘤的自身免疫中发挥着极其重要的作用,常见的有 γ 干扰素(interferon,IFN)和白细胞介素-2(interleukin-2,IL-2),是体内主要的淋巴细胞生长因子,可通过扩增细胞因子诱导的杀伤细胞而发挥抗肿瘤作用。

在 NSCLC 免疫治疗中研究最多的细胞因子是 IL-2,在一项 Ⅰ/Ⅱ 临床试验研究中,共有 82 例可接受手术切除的 N_2 期 NSCLC 患者入组,所有患者均予以顺铂及吉西他滨的新辅助化学治疗方案,其中 23 例患者在新辅助化学治疗前接受血小板单采术,收集外周血单核细胞(peripheral blood mononuclear cells,PBMC)进行表型分析,然后储存在液氮中冷冻,术前 5 天予以解冻的 PBMC 输注,后给予 IL-2 皮下注射直至手术,研究主要目的是评估新辅助化学治疗和免疫治疗(PBMC 联合重组 IL-2)在手术切除的 N_2-NSCLC 患者中的可行性、安全性和潜在效果。结果发现在免疫治疗组和对照组两组的整体 OS 和无时间生存时间(eventfree survival,EFS)均无统计学差异,但两组 5 年 OS 分别为 59% 和 32%,差异有明显统计学意义,充分说明 PBMC 联合重组 IL-2 的免疫治疗和新辅助治疗 NSCLC 具有令人满意的临床功效。

在一个多中心随机 Ⅲ 期临床试验中研究低剂量皮下注射 IL-2 联合标准化学治疗对晚期 NSCLC 患者总生存期的影响,共有 241 例不能手术的 Ⅲb 期或 Ⅳ 期 NSCLC 患者随机入组,所有患者均接受吉西他滨(1 000 mg/m²)联合顺铂(100 mg/m²)的标准化学治疗方案,每疗程21天,至少6个周期,在治疗组患者还需接受低剂量皮下注射 IL-2(300 万 U)治疗。研究发现治疗的总反应率为 12.8%,在化学治疗联合 IL-2 治疗组和单纯化学治疗组的总反应率分别为 14% 和 11.4%;两组的疾病进展率分别为 16% 和 21.8%,随访 32 个月后,两组的 1 年 OS 分别为 45% 和 51%;两组平均无进展生存期分别为 6.6 个月和 6.9 个月,上述结果说明常规化学治疗联合 IL-2 治疗并未取得临床上有意义的结果。

(2)过继免疫活性细胞治疗:是将具有特异性或非特异性抗肿瘤活性的免疫效应细胞输注给肿瘤患者,通过诱发机体免疫反应或直接杀伤肿瘤细胞,促进宿主抗肿瘤免疫功能,达到治疗肿瘤的目的。近年来应用与 NSCLC 的过继免疫治疗方法众多:

A 淋巴因子激活的杀伤细胞(lymphokine-activated killer,LAK):是 NK 细胞或 T 细胞在体外培养时,在高剂量 IL-2 等细胞因子诱导下成为能够杀伤 NK 不敏感肿瘤细胞的杀伤细胞;LAK 细胞抗肿瘤作用是 MHC 非限制性和非特异性的,对自身和同种异体肿瘤都有广发杀伤作用,对正常细胞则无影响。LAK 细胞既可以与肿瘤细胞相互接触直接杀伤肿瘤细胞,也可分泌肿瘤坏死因子、IFN 间接杀伤肿瘤细胞,临床上多与 IL-2 联合应用,IL-2 对 LAK 细胞的激活呈剂量依赖关系。

B 肿瘤浸润淋巴细胞(tumor-infiltrating lymphocytes,TIL):是一种具有比 LAK 细胞更强的杀瘤活性的抗肿瘤效应细胞,其有针对肿瘤抗原的高亲和力 T 细胞受体,抗瘤作用具有一定的靶细胞特异性,来自自体肿瘤组织的 TIL 对自体肿瘤具有强大的杀伤作用,但对异体同类肿瘤和传代肿瘤的杀伤力有限,对自体正常组织无杀伤作用;此外 TIL 与 IL-2 联合应用时有协同作用,但不严格依赖 IL-2 发挥抗肿瘤作用。但是 TIL 需要通过手术或活检而取得,临床上在一定程度上限制了其应用。

C 细胞因子诱导的杀伤细胞(cytokine induced killer,CIK):是一种非 MHC 限制性免疫活性细胞毒性 T 细胞,其具有增殖能力强、杀瘤活性高及不良反应小等优点;CIK 细胞可以通过体外应用 IL-12、IL-2、γ 干扰素及抗 CD3 单克隆抗体作用于外周血淋巴细胞孵化而得,对清除微小转移病灶、防止肿瘤的扩散复发及提高肿瘤患者自身的免疫能力有着重要作用,对无法手术及化学治疗耐受的终末期肿瘤患者可起到改善生活质量及延长寿命的作用。

D γδT 细胞:主要分布于呼吸道、肠道及泌尿道等黏膜和皮下组织,在外周血中仅占 CD3⁺ T 细胞的 0.5%～1%,其 T 细胞抗原受体由 γ 链和 δ 链组成,执行固有免疫功能的 T 细胞。γδT 细胞既能杀伤肿瘤细胞,又能识别肿瘤抗原,其杀伤细胞作用具有特异性和非特异性,且不受 MHC 限制,对 MHC 表达阴性和阳性的肿瘤细胞都有作用,可对肿瘤细胞 MHC 表达阴性的患者进行有效治疗;γδT 细胞能够与多种免疫细胞发生作用,对抗原应答呈现出多克隆反应,能在肿瘤发生的早期阶段迅速引起有效的免疫应答,在机体整个抗肿瘤免疫过程中具有重要的保护作用;此外 γδT 细胞还可以通过细胞毒性效应杀伤肿瘤细胞,并能分泌相关细胞因子和穿孔素,从而发挥杀伤与调节的双重作用,诱导肿瘤细胞凋亡,防止肿瘤的发生及发展。

E 抗 CD3 单克隆抗体激活的杀伤细胞(anti-CD3 monoclonal antibody activated killer cells,CD3AK):是继 LAK 和 TIL 之后又出现的一种抗肿瘤免疫效应细胞,具有扩增能力强、存活时间长、外源性 IL-2 用量少及体内外抗肿瘤效果显著等优点,已成为免疫治疗中不可缺少的组成部分。CD3AK 细胞可通过肿瘤细胞受体,识别并与肿瘤细胞结合,溶解细胞并释放细胞毒性颗粒或因子,从而杀灭肿瘤细胞;此外其还能分泌 IL-2、肿瘤坏死因子、γ 干扰素等多种细胞因子,对肿瘤细胞产生细胞毒活性或抑制作用,产生间接杀伤肿瘤细胞的作用。CD3AK 具有广谱的非 MHC 限制性杀伤肿瘤细胞作用,其比 LAK 和 TIL 细胞具有更强的扩增和抗肿瘤能力,但对自体或异体转化的淋巴细胞及正常组织细胞无杀伤作用。

F 细胞毒性 T 细胞(cytotoxic T lymphocyte,CTL):是体内抗病毒、抗肿瘤及移植排斥反应的重要效应细胞,其主要识别存在于病毒感染细胞或肿瘤细胞等靶细胞表面的抗原多肽,静止期的 CTL 在识别并结合表面抗原多肽-MHC Ⅰ类分子复合物后,活化为抗原特异性 CTL 效应细胞,发挥特异性杀伤靶细胞的功能。活化的 CTL 可分泌穿孔素,插入靶细胞膜中形成穿膜的管状结构,改变靶细胞的渗透压而导致细胞溶解,分泌淋巴毒素,直接杀伤靶细胞;并可释放多种丝氨酸酯酶,通过活化穿孔素促进杀伤作用;此外可高度表达 FasL,与靶细胞表面的 Fas 抗原结合,诱导靶细胞凋亡。

大量临床研究表明,过继免疫治疗与手术、放化学治疗联合应用,可以提高治疗疗效并能改善患者的生存质量,但也有其局限性,如免疫细胞培养的费用高、培养过程个体化、免疫反应评估时间长、免疫细胞获得过程复杂及条件要求高等,在一定程度上限制了它们的发展。

(三)支持性免疫治疗

重组人体乳转铁蛋白(talactoferrin alpha,TLF)是目前所研究的一种口服免疫调节剂,可诱导免疫细胞的运动并刺激其成熟,并能增加细胞因子的产生,促进 $CD8^+$ T 细胞和 NK 细胞等抗肿瘤细胞的成熟与增殖,从而提高抗肿瘤的先天免疫与适应性免疫。

在最近的一项随机、双盲、安慰剂对照的 Ⅱ 期临床试验中,共有 100 例对一种或两种全身化学治疗失败的 Ⅲ$_b$/Ⅳ 期 NSCLC 患者入组,随机分为试验组和对照组,两组除常规的支持治疗外,试验组给予口服 TLF(1.5 g/15 mL 磷酸缓冲液)每天 2 次,而对照组仅给予安慰剂(15 mL 磷酸缓冲液)每天 2 次口服,治疗时间最多为 3 个周期,每个周期 14 个周,其中 12 周连续用药,此后 2 周停药。研究主要目标为 OS,次要目标包括 PFS、疾病控制率(disease control rate,DCR)和药物安全性。结果发现:与对照组安慰剂相比,TLF 治疗试验组的中位 OS 增加了 65%(3.7~6.1 个月,$P=0.04$);在 PFS 和 DCR 中也得到了支持的趋势;药物的安全性方面 TLF 的耐受性良好,不良事件较少。因此对一种或两种全身抗癌治疗失败的晚期 NSCLC 患者,TLF 可明显改善患者的生存期,使患者从治疗中获益。

此后进行了一项国际多中心、随机、双盲的大型临床试验(FORTIS-M),共有 742 例经两种或以上抗癌治疗方案失败的 Ⅲ$_b$/Ⅳ NSCLC 患者入组,随机分配(2:1)为 TLF 治疗组和安慰剂对照组,治疗组给予 TLF 1.5 g 口服,每天 2 次,而对照组则给予安慰剂口服,每天 2 次,给药时间最多为 5 个周期,每周期 14 周,主要研究终点为 OS,次要终点为 6 个月和 12 个月生存率、PFS 及 DCR。研究结果显示:TLF 治疗组和安慰剂组的中位 OS 分别为 7.49 个月和 7.66 个月(95%CI 0.873~1.240,$P=0.660\ 2$),6 个月生存率分别为 55.7% 和 59.9%,12 个月生存率分别为 30.9% 和 32.2%;两组的中位 PFS 分别为 1.68 个月和 1.64 个月(95%CI 0.835~1.160,$P=0.807\ 3$),DCR 分别为 37.6% 和 38.4%(95%CI 0.698~1.330,$P=0.833\ 6$)。结果表明对于两种或以上抗癌治疗方案无效的进展期 NSCLC 患者,TLF 免疫治疗并没有改善疾病的治疗效果。

(刘 腾)

参 考 文 献

[1] 李建华.呼吸防护指南[M].北京:中国石化出版社,2021.

[2] 杨晓东.现代临床呼吸病诊治[M].北京:中国纺织出版社,2021.

[3] 马雨霞.临床呼吸系统疾病诊疗规范[M].北京:中国纺织出版社,2021.

[4] 李圣青.呼吸危重症临床实践手册[M].上海:复旦大学出版社,2021.

[5] 张红梅.呼吸道传染病护理实践手册[M].郑州:郑州大学出版社,2021.

[6] 常静侠.呼吸内科常见疾病新规范[M].开封:河南大学出版社,2021.

[7] 何权瀛.呼吸内科诊疗常规[M].北京:中国医药科技出版社,2020.

[8] 杨晓东.临床呼吸内科疾病诊疗新进展[M].开封:河南大学出版社,2020.

[9] 赵庆厚.现代呼吸病的诊断治疗进展[M].北京:中国纺织出版社,2020.

[10] 何朝文.新编呼吸内科常见病诊治与内镜应用[M].开封:河南大学出版社,2020.

[11] 柳光远.呼吸内科疾病诊断与治疗[M].北京:北京工业大学出版社,2020.

[12] 明晓.临床呼吸内科疾病诊疗[M].沈阳:沈阳出版社,2020.

[13] 包红.呼吸内科疾病诊疗与进展[M].北京:科学技术文献出版社,2020.

[14] 侯栋.实用呼吸病诊疗精要[M].长春:吉林科学技术出版社,2020.

[15] 刘敬才.呼吸内科疾病诊断与治疗[M].北京:科学技术文献出版社,2020.

[16] 史俊平.呼吸系统疾病的防治与护理[M].北京:科学技术文献出版社,2019.

[17] 郭娜.临床呼吸内科疾病诊治学[M].长春:吉林科学技术出版社,2019.

[18] 庚俐莉.呼吸科急危重症救治手册[M].郑州:河南科学技术出版社,2019.

[19] 潘建亮.呼吸系统危重症诊治精要[M].长春:吉林科学技术出版社,2019.

[20] 赵娜.实用呼吸内科技术与临床[M].长春:吉林科学技术出版社,2020.

[21] 平芬,韩书芝.呼吸系统疾病基础与临床[M].石家庄:河北科学技术出版社,2020.

[22] 顾玉海.实用呼吸内科治疗学[M].天津:天津科学技术出版社,2020.

[23] 刘琳.呼吸系统疾病诊疗实践[M].北京:科学技术文献出版社,2020.

[24] 邱菊.现代呼吸系统疾病与职业防护[M].北京:科学技术文献出版社,2020.

[25] 蒋永亮.呼吸常见疾病基层诊疗规范[M].南昌:江西科学技术出版社,2020.

[26] 包红.呼吸内科疾病基础与诊治技术[M].北京:科学技术文献出版社,2020.

[27] 任江.新编呼吸系统疾病诊断与治疗[M].长春:吉林科学技术出版社,2020.

[28] 荣磊.呼吸科常见病诊断与防治[M].南昌:江西科学技术出版社,2020.

[29] 钟安桥.呼吸内科临床疾病治疗方案[M].沈阳:沈阳出版社,2020.

[30] 林卫涵.呼吸系统疾病诊治与重症监护[M].北京:科学技术文献出版社,2020.

[31] 屈庆会.现代呼吸病诊疗与重症监护[M].天津:天津科学技术出版社,2020.

[32] 刘海.呼吸内科临床诊治思维与实践[M].天津:天津科学技术出版社,2020.

[33] 崔艳红.呼吸科常见病诊断与防治[M].北京:科学技术文献出版社,2020.

[34] 门翔.呼吸内科常见病救治学[M].天津:天津科学技术出版社,2020.

[35] 吴海良.现代中西医结合呼吸内科学[M].北京:金盾出版社,2020.

[36] 陈耿仟,吴国平,王光余,等.无创呼吸机对阻塞性睡眠呼吸暂停低通气综合征血清炎症因子及颈动脉斑块风险的影响[J].临床肺科杂志,2022,27(2):213-218.

[37] 马力丰,刘月霞,刘宏强,等.呼吸机相关性肺炎患者肺部超声评分与 NAMPT、Endocan、NLR 的关系[J].影像科学与光化学,2022,40(1):94-99.

[38] 薛维亮,王刚,马东景,等.无创机械通气对急诊 COPD 合并呼吸衰竭患者肺功能及血气指标的影响[J].宁夏医学杂志,2022,44(6):537-539.

[39] 郑莉,吴云肖,许志飞.中重度阻塞性睡眠呼吸暂停低通气综合征患儿二氧化碳的监测与分析[J].中国耳鼻咽喉颅底外科杂志,2022,28(1):84-88.

[40] 郑华,胡亚兰,张绵,等.经鼻高流量氧疗在治疗重症肺炎合并急性呼吸窘迫综合征患者中的应用[J].上海医药,2022,43(7):58-61.